E. Mayatepek (Hrsg.)
Repetitorium Facharztprüfung Kinder- und Jugendmedizin

Ertan Mayatepek (Hrsg.)

Repetitorium Facharztprüfung Kinder- und Jugendmedizin

1. Auflage

Mit Beiträgen von: Fuat Aksu, Datteln; Markus Bettendorf, Heidelberg; Markus Blankenburg, Stuttgart; Hans Martin Bosse, Düsseldorf; Knut Brockmann, Göttingen; Carl Friedrich Classen, Rostock; Birgit C. Donner, Basel; Gregor Dückers, Krefeld; Jörg M. Fegert, Ulm; Thomas Fischbach, Solingen; Henning Hamm, Würzburg; Thomas Höhn, Düsseldorf; Frank Jochum, Berlin; Markus Knuf, Wiesbaden; Ertan Mayatepek, Düsseldorf; Thomas Meissner, Düsseldorf; Tim Niehues, Krefeld; Hanna Petersen, Berlin; Burkhard Rodeck, Osnabrück; Franz Schaefer, Heidelberg; Ulrike M.E. Schulze, Ulm; Lothar Schweigerer, Frankfurt/Oder; Volker Stephan, Berlin; Thomas Wirth, Stuttgart; Marion Wobser, Würzburg; Johannes Zschocke, Innsbruck

Elsevier GmbH, Hackerbrücke 6, 80335 München, Deutschland
Wir freuen uns über Ihr Feedback und Ihre Anregungen an kundendienst@elsevier.com

ISBN 978-3-437-21681-7
eISBN 978-3-437-09683-9

Alle Rechte vorbehalten
1. Auflage 2021
© Elsevier GmbH, Deutschland

Wichtiger Hinweis für den Benutzer
Ärzte/Praktiker und Forscher müssen sich bei der Bewertung und Anwendung aller hier beschriebenen Informationen, Methoden, Wirkstoffe oder Experimente stets auf ihre eigenen Erfahrungen und Kenntnisse verlassen. Bedingt durch den schnellen Wissenszuwachs insbesondere in den medizinischen Wissenschaften sollte eine unabhängige Überprüfung von Diagnosen und Arzneimitteldosierungen erfolgen. Im größtmöglichen Umfang des Gesetzes wird von Elsevier, den Autoren, Redakteuren oder Beitragenden keinerlei Haftung in Bezug auf jegliche Verletzung und/oder Schäden an Personen oder Eigentum, im Rahmen von Produkthaftung, Fahrlässigkeit oder anderweitig, übernommen. Dies gilt gleichermaßen für jegliche Anwendung oder Bedienung der in diesem Werk aufgeführten Methoden, Produkte, Anweisungen oder Konzepte.

Für die Vollständigkeit und Auswahl der aufgeführten Medikamente übernimmt der Verlag keine Gewähr.
Geschützte Warennamen (Warenzeichen) werden in der Regel besonders kenntlich gemacht (®). Aus dem Fehlen eines solchen Hinweises kann jedoch nicht automatisch geschlossen werden, dass es sich um einen freien Warennamen handelt.

Bibliografische Information der Deutschen Nationalbibliothek
Die Deutsche Nationalbibliothek verzeichnet diese Publikation in der Deutschen Nationalbibliografie; detaillierte bibliografische Daten sind im Internet über https://www.dnb.de abrufbar.

21 22 23 24 25   5 4 3 2 1

Für Copyright in Bezug auf das verwendete Bildmaterial siehe Abbildungsnachweis

Das Werk einschließlich aller seiner Teile ist urheberrechtlich geschützt. Jede Verwertung außerhalb der engen Grenzen des Urheberrechtsgesetzes ist ohne Zustimmung des Verlages unzulässig und strafbar. Das gilt insbesondere für Vervielfältigungen, Übersetzungen, Mikroverfilmungen und die Einspeicherung und Verarbeitung in elektronischen Systemen.

Um den Textfluss nicht zu stören, wurde bei Patienten und Berufsbezeichnungen die grammatikalisch maskuline Form gewählt. Selbstverständlich sind in diesen Fällen immer alle Geschlechter gemeint.

Planung: Dr. Andreas Dubitzky, München
Projektmanagement und Herstellung: Petra Laurer, München
Redaktion: Sonja Hinte, Bremen
Satz: Thomson Digital, Noida/Indien
Druck und Bindung: Drukarnia Dimograf Sp. z o. o., Bielsko-Biała/Polen
Umschlaggestaltung: SpieszDesign, Neu-Ulm
Titelfotografie: © Ridofranz/istockphoto.com (Mädchen links © ReedcupStudio–stock.adobe.com)

Aktuelle Informationen finden Sie im Internet unter **www.elsevier.de**.

Vorwort

Mit dem vorliegenden Werk soll angehenden Fachärztinnen und Fachärzten für Kinder- und Jugendmedizin ein kompaktes Repetitorium zur Vorbereitung der Weiterbildungsprüfung in Kinder- und Jugendmedizin angeboten werden.

Im Vergleich zu einschlägigen umfangreicheren Lehrbüchern ist das Ziel dieses Repetitoriums, dem Leser systematisch, umfassend und leitliniengerecht, aber dennoch kurz und prägnant das notwendige Wissen für die Weiterbildungsprüfung in Kinder- und Jugendmedizin zu vermitteln. Das Buch deckt sämtliche Themen ab, die an einen Facharzt für Kinder und Jugendmedizin zu stellen sind. Die möglichen Prüfungsinhalte werden übersichtlich, unterstützt durch zahlreiche Abbildungen, Graphiken, Flussdiagramme und unter Verzicht von epischen Breite sowie ausgedehnter Literaturverzeichnisse dargestellt.

Dieses Repetitorium basiert auf den Inhalten des Lehrbuchs „Pädiatrie. Grundlagen, Klinik und Praxis". Bei den Autoren handelt es sich um ausgewiesene Experten der jeweiligen Fachgebiete. An dieser Stelle gilt mein herzlicher Dank an alle Autoren des Lehrbuches, die die gesamten Inhalte ihrer Kapitel für das Repetitorium freigegeben haben. Bei der schwierigen Aufgabe, die wesentlichen und prüfungsrelevanten Inhalte aus den einzelnen Kapiteln zu extrahieren und aufzubereiten, haben mich in ganz hervorragender Weise zwei Mitarbeiter aus meiner Klinik unterstützt: Frau Dr. Katharina Remke, Fachärztin in meiner Klinik, die zum Zeitpunkt der Erstellung des Repetitoriums gerade ihre Facharztprüfung in der Kinder- und Jugendmedizin erfolgreich abgelegt hatte und daher aufgrund ihrer Prüfungsvorbereitung noch ganz klar vor Augen hatte, was zu den jeweiligen Themen von besonderer Bedeutung ist und eben auch was nicht. Zum anderen Herr Dr. Carsten Döing, Oberarzt in meiner Klinik und ein überaus erfahrener Dozent für unser gesamtes Fach, der u. a. mit dem Lehrpreis der Medizinischen Fakultät der Heinrich-Heine-Universität Düsseldorf ausgezeichnet wurde. Er ist zudem Leiter des Trainingszentrums für ärztliche Fertigkeiten an unserer Fakultät. Beiden danke ich für ihre hohe Motivation bei der Auswahl der Texte, Tabellen, Graphiken und Abbildungen. Zudem gilt mein Dank allen Mitarbeitern des Elsevier-Verlages, die an der verlagsseitigen Erstellung dieses Buches beteiligt waren, für die sehr gute Zusammenarbeit und hervorragende Ausgestaltung. Hier gilt mein Dank vor allem Frau Petra Laurer und Herrn Dr. Andreas Dubitzky sowie der Redakteurin Frau Sonja Hinte.

Ich wünsche allen Lesern viel Freude und Erfolg mit diesem Buch und eine erfolgreiche Weiterbildungsprüfung in der Kinder- und Jugendmedizin.

Düsseldorf, im Herbst 2020
Prof. Dr. med. Ertan Mayatepek

Benutzerhinweise

Zusammenfassung wichtiger Aspekte

CAVE
Wichtige (Warn-)Hinweise, die unbedingt beachtet werden sollten.

PRAXISTIPP
Praxisrelevante Hinweise und Informationen

Adressen

Herausgeber

Prof. Dr. Ertan Mayatepek
Klinik für Allgemeine Pädiatrie, Neonatologie und
Kinderkardiologie
Zentrum für Kinder- und Jugendmedizin
Universitätsklinikum Düsseldorf
Moorenstr. 5
40225 Düsseldorf

Beitragsautoren

Prof. Dr. Fuat Aksu
Ehem. Chefarzt des Zentrums für Neuropädiatrie,
Entwicklungsneurologie und Sozialpädiatrie
Vestische Kinder- und Jugendklinik Datteln
Universität Witten / Herdecke
Körtlingstr. 7
45711 Datteln

Prof. Dr. Markus Bettendorf
Zentrum für Kinder- und Jugendmedizin
Klinik I (Schwerpunkte: Allgemeine Kinderheilkunde,
Neuropädiatrie, Stoffwechsel, Gastroenterologie,
Nephrologie)
Universitätsklinikum Heidelberg
Im Neuenheimer Feld 430
69120 Heidelberg

Prof. Dr. Markus Blankenburg
Zentrum für Kinder- und Jugendmedizin
Pädiatrie I – Pädiatrische Neurologie, Psychosomatik
und Schmerztherapie
Klinikum Stuttgart – Olgahospital
Kriegsbergstr. 60
70174 Stuttgart

PD Dr. Hans Martin Bosse, MME
Klinik für Allgemeine Pädiatrie, Neonatologie und
Kinderkardiologie
Zentrum für Kinder- und Jugendmedizin
Universitätsklinikum Düsseldorf
Moorenstr. 5
40225 Düsseldorf

Prof. Dr. Knut Brockmann
Klinik für Kinder- und Jugendmedizin
Sozialpädiatrisches Zentrum
Universitätsmedizin Göttingen
Robert-Koch-Str. 40
37075 Göttingen

Prof. Dr. Carl Friedrich Classen
Kinder- und Jugendklinik
Universitätsmedizin Rostock
Ernst-Heydemann-Str. 8
18057 Rostock

Prof. Dr. Birgit C. Donner
Universitäts-Kinderspital beider Basel (UKBB)
Spitalstr. 33
CH-4056 Basel

Dr. Gregor Dückers
Zentrum für Kinder- und Jugendmedizin
Helios Klinikum Krefeld
Lutherplatz 40
47805 Krefeld

Prof. Dr. Jörg M. Fegert
Klinik für Kinder- und Jugendpsychiatrie / Psycho-
therapie
Universitätsklinikum Ulm
Steinhövelstr. 5
89075 Ulm

Dr. Thomas Fischbach
Praxis für Kinder- und Jugendmedizin Solingen
Focher Str. 20
42719 Solingen

Prof. Dr. Henning Hamm
Klinik und Poliklinik für Dermatologie, Venerologie und Allergologie
Universitätsklinikum Würzburg
Josef-Schneider-Str. 2
97080 Würzburg

Prof. Dr. Thomas Höhn
Klinik für Allgemeine Pädiatrie, Neonatologie und Kinderkardiologie
Zentrum für Kinder- und Jugendmedizin
Universitätsklinikum Düsseldorf
Moorenstr. 5
40225 Düsseldorf

PD Dr. Frank Jochum
Evangelisches Waldkrankenhaus Spandau
Klinik für Kinder- und Jugendmedizin
Stadtrandstr. 555
13589 Berlin

Prof. Dr. Markus Knuf
Klinik für Kinder- und Jugendliche
Helios Dr. Horst Schmidt Kliniken Wiesbaden
Ludwig-Erhard-Str. 100
65199 Wiesbaden

Prof. Dr. Ertan Mayatepek
Klinik für Allgemeine Pädiatrie, Neonatologie und Kinderkardiologie
Zentrum für Kinder- und Jugendmedizin
Universitätsklinikum Düsseldorf
Moorenstr. 5
40225 Düsseldorf

Prof. Dr. Thomas Meissner
Klinik für Allgemeine Pädiatrie, Neonatologie und Kinderkardiologie
Zentrum für Kinder- und Jugendmedizin
Universitätsklinikum Düsseldorf
Moorenstr. 5
40225 Düsseldorf

Prof. Dr. Tim Niehues
Zentrum für Kinder- und Jugendmedizin
Helios Klinikum Krefeld
Lutherplatz 40
47805 Krefeld

Dr. Hanna Petersen
Klinik für Kinder- und Jugendmedizin
Evangelisches Waldkrankenhaus Spandau
Stadtrandstr. 555
13589 Berlin

PD Dr. Burkhard Rodeck
Zentrum für Kinder- und Jugendmedizin
Christliches Kinderhospital Osnabrück GmbH
Johannisfreiheit 1
49074 Osnabrück

Prof. Dr. Franz Schaefer
Zentrum für Kinder- und Jugendmedizin
Klinik I (Schwerpunkte: Allgemeine Kinderheilkunde, Neuropädiatrie, Stoffwechsel, Gastroenterologie, Nephrologie)
Universitätsklinikum Heidelberg
Im Neuenheimer Feld 430
69120 Heidelberg

PD Dr. Ulrike M. E. Schulze
Klinik für Kinder- und Jugendpsychiatrie / Psychotherapie
Universitätsklinikum Ulm
Steinhövelstr. 5
89075 Ulm

Prof. Dr. Lothar Schweigerer
Klinikum Frankfurt (Oder) GmbH
Müllroser Chaussee 7
15236 Frankfurt (Oder)

Prof. Dr. Volker Stephan
Klinik für Kinder- und Jugendmedizin
Sana Klinikum Lichtenberg
Gotlindestr. 2–20
10365 Berlin

Prof. Dr. Thomas Wirth
Orthopädische Klinik
Klinikum Stuttgart – Olgahospital
Kriegsbergstr. 62
70174 Stuttgart

PD Dr. Marion Wobser
Klinik und Poliklinik für Dermatologie, Venerologie
und Allergologie
Universitätsklinikum Würzburg
Josef-Schneider-Str. 2
97080 Würzburg

Prof. Dr. Johannes Zschocke
Sektion für Humangenetik
Zentrum Medizinische Genetik Innsbruck
Medizinische Universität Innsbruck
Peter-Mayer-Str. 1
A-6020 Innsbruck

Abkürzungen

AAD	antibiotikaassoziierte Diarrhöen	csDMARDs	conventional synthetic disease modifying antirheumatic drugs
ACE	Angiotensin-Converting-Enzym		
ADEM	akute disseminierte Enzephalomyelitis	CSW	zerebrales Salzverlustsyndrom
ADH	antidiuretisches Hormon	CTG	Kardiotokografie / -gramm
aEEG	amplitudenintegriertes Elektroenzephalogramm	CVID	Common Variable Immunodeficiency
		CVVH	continuous veno-venous hemofiltration
AFP	α-Fetoprotein	DGS	DiGeorge-Syndrom
AGN	akute postinfektiöse Glomerulonephritis	DKA	diabetische Ketoazidose
AGS	adrenogenitales Syndrom	DORV	Double Outlet Right Ventricle
AHO	Albrightsche hereditäre Osteodystrophie	EBV	Epstein-Barr-Virus
AIDS	Acquired Immuno Deficiency Syndrome	ECF	Epiphyseolysis capitis femoris
AIH	autoimmune Hepatitis	ED	Einzeldosis
AIM	akute infektiöse Mononukleose	EEG	Elektroenzephalografie / -gramm
AK	Antikörper	ERC	endoskopische retrograde Cholangiografie
ALI	acute lung injury	ESR	Erythrozytensedimentationsrate
ALL	akute lymphatische Leukämie	FAP	familiäre adenomatöse Polyposis coli
ALPS	autoimmunes lymphoproliferatives Syndrom	FEV	forciertes exspiratorisches Volumen
		FMF	familiäres Mittelmeerfieber
ALV	akutes Leberversagen	FSGS	fokal-segmentale Glomerulosklerose
AML	akute myeloische Leukämie	FSME	Frühsommer-Meningoenzephalitis
ANV	akutes Nierenversagen	FUO	fever of unknown origin
AOM	akute Otitis media	FVC	forcierte Vitalkapazität
AP	alkalische Phosphatase	GABA	Gamma-Aminobuttersäure
ARDS	acute respiratory distress syndrome	GALT	Galaktose-1-phosphat-Uridyltransferase
ASD	Atriumseptumdefekt	GAS	Gruppe-A-Streptokokken
AVM	arteriovenöse Malformationen	GBS	Gruppe-B-Streptokokken
AVSD	atrioventrikulärer Septumdefekt	GBS	Guillain-Barré-Syndrom
BAG	Blutsenkungsgeschwindigkeit	GCS	Glasgow Coma Scale
BAL	bronchoalveoläre Lavage	GFR	glomeruläre Filtrationsrate
BGA	Blutgasanalyse	GGT	Gamma-Glutamyl-Transferase
CDG	kongenitale Glykosylierungsstörung	GIT	Gastrointestinaltrakt
CDI	zentraler Diabetes insipidus	GÖRE	gastroösophageale Refluxerkrankung
CED	chronisch entzündliche Darmerkrankungen	GPA	Granulomatose mit Polyangiitis
		GTKA	generalisierte tonisch-klonische Anfälle
CGD	septische Granulomatose	HAE	hereditäres Angioödem
CHN	kongenitale hypomyelinisierende Neuropathie	HBSS	hepatobiliäre Sequenzszintigrafie
		HCC	hepatozelluläres Karzinom
CINCA	chronic infantile neurocutaneous articular syndrome	HFO	Hochfrequenzoszillation
		HFV	Hochfrequenzbeatmung
CK	Kreatinkinase	HHV	humanes Herpesvirus
CML	chronische myeloische Leukämie	HiB	Haemophilus influenzae Typ B
CMV	Zytomegalievirus	HIE	hypoxisch-ischämische Enzephalopathie
CNI	chronische Niereninsuffizienz	HLA B27	humanes Leukozyten-Antigen Typ B27
CP	Zerebralparese	HLH	hämophagozytische Lymphohistiozytose
CRMO	chronisch rezidivierende multifokale Osteomyelitis	HMSN	hereditäre motorische und sensible Neuropathie
CRP	C-reaktives Protein	HPV	humane Papillomaviren

HSN	hereditäre sensorische Neuropathien	NSSV	nichtsuizidales selbstverletzendes Verhalten
HSV	Herpes-simplex-Virus		
HUS	hämolytisch-urämisches Syndrom	NTM	nichttuberkulöse Mykobakterien
HWI	Harnwegsinfekt	NTx	Nierentransplantation
IEF	isoelektrische Fokussierung	oGTT	oraler Glukosetoleranztest
IfSG	Infektionsschutzgesetz	OI	Osteogenesis imperfecta
IFT	Immunfluoreszenztest	ORL	orale Rehydratationslösungen
ITP	idiopathische thrombozytopenische Purpura	PAH	Phenylalaninhydroxylase
		PAT	Partikelagglutinationstest
JDM	juvenile Dermatomyositis	pAVK	periphere arterielle Verschlusskrankheit
JIA	juvenile idiopathische Arthritis	pCAP	pediatric community-acquired pneumonia
JME	juvenile myoklonische Epilepsie		
JMML	juvenile myelomonozytäre Leukämie	PCOS	polyzystisches Ovarsyndrom
KE	Kohlenhydrateinheit	PCR	Polymerasekettenreaktion
KHK	koronare Herzkrankheit	PDA	persistierender Ductus arteriosus
KMT	Knochenmarktransplantation	PDH	Pyruvatdehydrogenase
KNS	Koagulase-negative Staphylokokken	PEA	Phosphoethanolamin
KOF	Körperoberfläche	PEG	perkutane endoskopische Gastrostomie
LCH	Langerhans-Zell-Histiozytosen	PEP	Postexpositionsprophylaxe
LCI	Lung-Clearance-Index	PFO	persistierendes Foramen ovale
LDH	Laktatdehydrogenase	PJP	Pneumocystis-jiroveci-Pneumonie
LGS	Lennox-Gastaut-Syndrom	PKF	pharyngokonjunktivales Fieber
Lj.	Lebensjahr	PKU	Phenylketonurie
LOS	„Late-onset"-Infektion	PNET	primitiver neuroektodermaler Tumor
LTx	Lebertransplantation	PPHN	persistierende pulmonale Hypertension des Neugeborenen
MAS	Mekoniumaspirationssyndrom		
MCAD	Medium-Chain-Acyl-CoA-Dehydrogenase	PPI	Protonenpumpenblocker
MCU	Miktionszystourethrografie/-gramm	PSC	primär sklerosierende Cholangitis
MDS	myelodysplastisches Syndrom	PSH	Purpura Schönlein-Henoch
MER	Muskeleigenreflex	PTBS	posttraumatische Belastungsstörung
MMC	Myelomeningozele	PVL	periventrikuläre Leukomalazie
MODY	Maturity-Onset Diabetes of the Young	RDS	respiratory distress syndrome
MPGN	membranoproliferative Glomerulonephritis	RIND	reversibles ischämisches neurologisches Defizit
MPS	Mukopolysaccharidosen		
MRE	multiresistente Erreger	RSV	Respiratory Syncytial Virus
MRGN	multiresistente gramnegative Erreger	SCID	schwerer kombinierter Immundefekt
MRSA	Methicillin-resistenter Staphylococcus aureus	SHT	Schädel-Hirn-Trauma
		SIADH	Syndrom der inadäquaten ADH-Sekretion
MRT	Magnetresonanztromografie/-gramm	SIRS	systemisches inflammatorisches Response-Syndrom
MS	Multiple Sklerose		
mtDNA	mitochondriale DNA	SLE	systemischer Lupus erythematodes
MUS	Miktionsurosonografie	SMA	spinale Muskelatrophie
NBO	nichtbakterielle Osteitis	SOFA	sequential organ failure assessment
NEC	nekrotisierende Enterokolitis	SVT	supraventrikuläre Tachykardie
NF1	Neurofibromatose Typ 1	T1D	Typ-1-Diabetes
NHL	Non-Hodgkin-Lymphome	T2D	Typ-2-Diabetes
NLG	Nervenleitgeschwindigkeit	Tbc	Tuberkulose
NME	neuromuskuläre Erkrankungen	THT	Tuberkulin-Hauttest
NNR	Nebennierenrinde	TIA	transitorische ischämische Attacke
NOMID	neonatal onset multiinflammatory disease	TIN	tubulointerstitielle Nephritis
NRTI	nukleosidische Reverse-Transkriptase-Inhibitoren	TSC	Tuberöse-Sklerose-Komplex
		TSH	Thyreoidea-stimulierendes Hormon
NSAR	nichtsteroidale Antirheumatika	TSS	Toxic-Shock-Syndrom

TTN	transiente Tachypnoe des Neugeborenen	**VZV**	Varizella-Zoster-Viren
UAW	unerwünschte Arzneimittelwirkung	**WASP**	Wiskott-Aldrich-Syndrom-Protein
VSD	Ventrikelseptumdefekt	**ZDV**	Zidovudin
VUR	vesikoureteraler Reflux	**ZNS**	zentrales Nervensystem
VWS	Von-Willebrand-Syndrom	**ZVD**	zentraler Venendruck

Abbildungsnachweis

Der Verweis auf die jeweilige Abbildungsquelle befindet sich bei allen Abbildungen im Werk am Ende des Legendentextes in eckigen Klammern.

E282	Kanski, J.: Clinical Ophthalmology – A Systematic Approach. Elsevier / Butterworth-Heinemann, 2003.
E499-002	Ralston, S. H. / et al.: Davidson's Principles and Practice of Medicine. Elsevier Canada, 23. Aufl. 2018.
E539	Shah, B. R. / Laude, T. A.: Atlas of Pediatric Clinical Diagnosis. W. B. Saunders Company, 5. Aufl. 2000.
F802-002	Schäfer, T. / et al.: S3-Guideline on allergy prevention: 2014 update. In: Allergo Journal International. Volume 23, Pages 186–199. Springer, October 2014.
G116	Medizinisch-Literarische Verlagsgesellschaft, Imprint der Mediengruppe Oberfranken – Fachverlage GmbH & Co. KG, Verlagsleiter Bernd Müller
G623	Hochberg, M. C. / et al.: Rheumatology. Elsevier United Kingdom, 7. Aufl. 2019.
H090-001	Magalhães, S. P. / et al.: Anomalous pulmonary venous connection: An underestimated entity. In: Revista Portuguesa de Cardiologia. Volume 36, Issue 4, Page 327. Elsevier, April 2017.
L141	Stefan Elsberger, Planegg.
L157	Susanne Adler, Lübeck.
L238	Sonja Klebe, Löhne.
M552	Prof. Dr. med. Ertan Mayatepek, Düsseldorf.
O530	Prof. Dr. med. Dr. sci. nat. Christoph Klein, München.
P511	Priv.-Doz. Dr. Markus Blankenburg, Stuttgart.
P512	Prof. Dr. Thomas Wirth, Stuttgart.
P514	PD Dr. med. Winfried Göbel, Würzburg.
P516	Univ.-Prof. Dr. Markus Knuf, Wiesbaden.
P518	PD Dr. med. Burkhard Rodeck, Osnabrück.
P523	Prof. Dr. med. Fuat Aksu, Datteln.
R232	Mayatepek, E.: Pädiatrie. Elsevier, 1. Aufl. 2007.
T699	Prof. Dr. med. Thomas Höhn, Düsseldorf.
T993	Zentrum für Kinder und Jugendmedizin, Helios-Klinik, Krefeld.
T1006	Priv.-Doz. Dr. Thekla von Kalle, Stuttgart.
T1007	Prof. Dr. Grellner, Göttingen.
T1008	Univ.-Prof. Dr. med. Fred Zepp, Mainz.
V786	Thomson Digital, Noida, Indien.
X315-003	© ÄZQ, BÄK, KBV und AWMF 2018 (Quelle: Nationale Versorgungs Leitlinie Asthma 3. Aufl. 2018, Version 1)
X368	Claviez, A. / et al.: Lymphknotenvergrößerung. In: S1 Leitlinie der Gesellschaft für Pädiatrische Onkologie und Hämatologie, 2012.

Inhaltsverzeichnis

1	**Anamnese, Untersuchung und Arbeitstechniken** Ertan Mayatepek, Thomas Fischbach, Hans Martin Bosse............	1
1.1	Anamnese..................	1
1.2	Untersuchung...............	2
1.2.1	Spezielle Untersuchungstechniken..	2
1.3	Arbeitstechniken..............	4
1.3.1	Lumbalpunktion...............	4
1.3.2	Uringewinnung...............	4
2	**Vorsorgeuntersuchungen** Hans Martin Bosse, Thomas Fischbach, Ertan Mayatepek..............	7
2.1	Hintergrund.................	8
2.2	Ziele der Vorsorgeuntersuchungen..	8
2.3	Besonderheiten bei der klinischen Untersuchung bei Vorsorgeuntersuchungen.........	8
2.4	Spezielle Screeninguntersuchungen........	8
2.4.1	Erweitertes Neugeborenenscreening..........	8
2.4.2	Hörscreening................	13
2.4.3	Sehscreening................	13
2.4.4	Screening auf Gallengangsfehlbildungen.........	13
2.4.5	Sonografiescreening der Säuglingshüfte..............	13
2.4.6	Pulsoxymetrie-Screening.........	14
2.5	Interaktionsbeobachtung........	15
2.5.1	Prävention des plötzlichen Kindstodes (U2–U5)............	15
2.5.2	Vitamin-K-Mangel-Blutungen......	15
2.5.3	Rachitisprophylaxe (U2–U6)......	15
2.5.4	Kariesprophylaxe und Mundhygiene (U2–U6)..........	15
2.5.5	Ernährung..................	15
2.5.6	Exzessives Schreien in den ersten 3 Monaten...................	16
2.6	Besonderheiten der einzelnen Vorsorgeuntersuchungen........	16
2.6.1	U1 (unmittelbar nach der Entbindung).................	16
2.6.2	U2 (3.–10. Lebenstag)..........	17
2.6.3	U3 (4.–5. Lebenswoche).........	18
2.6.4	U4 (3.–4. Lebensmonat).........	18
2.6.5	U5 (6.–7. Lebensmonat).........	19
2.6.6	U6 (10.–12. Lebensmonat).......	20
2.6.7	U7 (21.–24. Lebensmonat).......	20
2.6.8	U7a (34.–36. Lebensmonat)......	21
2.6.9	U8 (46.–48. Lebensmonat).......	22
2.6.10	U9 (60.–64. Lebensmonat).......	22
2.6.11	U10 (7. Geburtstag bis 1 Tag vor 9. Geburtstag).................	23
2.6.12	U11 (9. Geburtstag bis 1 Tag vor dem 11. Geburtstag)............	24
2.6.13	J1 (12. Geburtstag bis 1 Tag vor 15. Geburtstag).................	25
2.6.14	J2 (16. Geburtstag bis 1 Tag vor 18. Geburtstag).................	26
3	**Ernährung** Frank Jochum, Hanna Petersen.....	27
3.1	Empfehlungen für die Nährstoffzufuhr..............	27
3.1.1	Flüssigkeitszufuhr.............	27
3.1.2	Energiezufuhr................	27
3.1.3	Nährstoffzufuhr..............	27
3.2	Infusionstherapie.............	28
3.2.1	(Teil)parenterale Ernährung......	28
3.3	Besondere klinische Situationen...	29
3.3.1	Dehydratation...............	29
3.3.2	Volumenmangelschock..........	30
3.3.3	Hyperkaliämie...............	30
3.3.4	Hyponatriämie...............	31
3.3.5	Hypernatriämie...............	31
3.3.6	Hypokaliämie................	31
3.3.7	Hypokalzämie...............	32

4 Genetik in der Pädiatrie
Johannes Zschocke............ 33

4.1 Genetisch verursachte Dysmorphiesyndrome........... 33
4.1.1 Chromosomale Dysmorphiesyndrome............ 33
4.1.2 Dysmorphiesyndrome aufgrund von epigenetischen Störungen........ 36
4.1.3 Monogene Dysmorphiesyndrome... 37

5 Neonatologie
Thomas Höhn................ 39

5.1 Definitionen................ 41
5.1.1 Strategie der antenatalen Steroidgabe................ 41
5.2 Postnatale Adaptation.......... 41
5.2.1 Pulmonale Adaptation........... 41
5.2.2 Kardiovaskuläre Adaptation....... 42
5.3 Spezifische Anamnese mit neonatologisch relevanter Fragestellung................ 42
5.3.1 Geburtsanamnese.............. 42
5.4 Untersuchung des Früh- und Reifgeborenen............... 42
5.4.1 Kopf und Hals................ 43
5.4.2 Thorax..................... 43
5.4.3 Abdomen................... 43
5.4.4 Rücken..................... 43
5.4.5 Extremitäten................. 43
5.4.6 Neurologie................... 44
5.4.7 Haut...................... 44
5.4.8 Dysmorphiezeichen............. 44
5.4.9 Reifezeichen.................. 44
5.5 Erstversorgung und Reanimation des Früh- und Reifgeborenen..... 44
5.5.1 Atemwege................... 44
5.5.2 Beatmung................... 44
5.5.3 Kardiokompression............. 45
5.5.4 Drugs...................... 45
5.5.5 Endotracheale Intubation......... 45
5.5.6 Sauerstoff................... 46
5.5.7 Volumenexpansion.............. 46
5.5.8 Kongenitale Zwerchfellhernie...... 46
5.5.9 Ösophagusatresie 47
5.5.10 Gastroschisis und Omphalozele.... 47
5.5.11 Spina bifida.................. 47
5.5.12 Pierre-Robin-Sequenz............ 47
5.5.13 Hydrops fetalis................ 48
5.5.14 Perinatale Asphyxie............. 48
5.6 Unreifeassoziierte Erkrankungen multikausaler Ätiologie mit besonderer Bedeutung von Perfusion und Sauerstoffpartialdruck........ 48
5.6.1 Retinopathie des Frühgeborenen... 48
5.6.2 Nekrotisierende Enterokolitis (NEC)...................... 49
5.7 Erkrankungen des Neugeborenen als Folgezustand von mütterlicher Erkrankung, Infektion, Antikörperbildung oder Substanzabusus der Mutter....... 50
5.7.1 Plazentainsuffizienz............. 50
5.7.2 Intrauterine Infektionen.......... 50
5.7.3 Amnioninfektionssyndrom........ 51
5.7.4 Morbus haemolyticus neonatorum... 51
5.7.5 Rhesus-Inkompatibilität.......... 51
5.7.6 AB0-Inkompatibilität............ 52
5.7.7 Substanzabusus während der Schwangerschaft............... 52
5.8 Infektionen des Neugeborenen.... 53
5.8.1 Perinatal erworbene Infektionen.... 53
5.8.2 Nosokomiale Infektionen......... 53
5.9 Erkrankungen des ZNS.......... 54
5.9.1 Hypoxisch-ischämische Enzephalopathie (HIE)............ 54
5.9.2 Intraventrikuläre Hämorrhagie..... 54
5.9.3 Periventrikuläre Leukomalazie..... 55
5.9.4 Krampfanfälle des Früh- und Neugeborenen................ 56
5.10 Funktionelle Störungen des Herzens in der Neonatalperiode.......... 56
5.10.1 Persistierende pulmonale Hypertension des Neugeborenen... 56
5.10.2 Persistierender Ductus arteriosus... 58
5.11 Erkrankungen der Lunge......... 59
5.11.1 Zwerchfellhernie............... 59
5.11.2 Atemnotsyndrom.............. 59
5.11.3 Bronchopulmonale Dysplasie...... 60

5.11.4	Mekoniumaspiration	61	6.5.2	Schockformen und Therapieoptionen	76
5.11.5	Pneumonie	62	6.5.3	Sepsis und SIRS	78
5.11.6	Transiente Tachypnoe des Neugeborenen	62	6.5.4	Multiorganversagen	79
5.12	Metabolische Störungen des Früh- und Reifgeborenen	63	6.6	Management des Nierenversagens	81
5.12.1	Hyperbilirubinämie	63	6.6.1	Flüssigkeitsregime und medikamentöse Therapie	81
5.12.2	Hypoglykämie	64	6.6.2	Nierenersatzverfahren auf der Intensivstation	81
6	**Notfälle und Intensivmedizin** Thomas Höhn	65	6.7	Management des Leberversagens	81
6.1	Spezielle Arbeitstechniken	66	6.8	ZNS-Erkrankungen	82
6.1.1	Zentralvenöse Katheterisierung	66	6.8.1	Meningitis und Enzephalitis	82
6.1.2	Intraossärer Zugang	66	6.8.2	Hirndruckmonitoring und -therapie	82
6.1.3	Arterieller Zugang	67	6.9	Akutes Abdomen	83
6.1.4	Pleurapunktion und Pleuradrainage	67	6.10	Akute Leiste, akutes Skrotum	84
6.1.5	Perikardpunktion und Perikarddrainage	68	6.11	Vergiftungen und Unfälle	84
6.2	Kardiopulmonale Reanimation	68	6.11.1	Vergiftungen	84
6.2.1	Atemwege	68	6.11.2	Unfälle	86
6.2.2	Beatmung	69	6.11.3	Präventionsstrategien	90
6.2.3	Kardiokompression	70			
6.2.4	Medikamente	70	7	**Stoffwechselerkrankungen** Ertan Mayatepek	91
6.2.5	Rhythmusstörungen	71	7.1	Allgemeine klinische und paraklinische Hinweise auf angeborene Stoffwechselerkrankungen	92
6.2.6	Nach der Reanimation	71			
6.3	Management des zentralen respiratorischen Versagens	72	7.1.1	Familienanamnese	92
6.3.1	Zentrale Atemdysregulation	72	7.1.2	Manifestationsalter und prädisponierende Faktoren	92
6.3.2	Intrakranielle Druckerhöhung	72	7.1.3	Auffälligkeiten in der Routinediagnostik	93
6.3.3	Koma	73	7.2	Der Stoffwechselnotfall	93
6.3.4	Status epilepticus	73	7.3	Neugeborenenscreening	94
6.4	Management des peripheren respiratorischen Versagens	73	7.4	Störungen des Kohlenhydratstoffwechsels	95
6.4.1	Nichtinvasive Beatmung	73	7.4.1	Glukosestoffwechsel	95
6.4.2	Intubation	73	7.4.2	Hypoglykämien	95
6.4.3	Tracheostoma	74	7.4.3	Kongenitaler Hyperinsulinismus	97
6.4.4	Beatmungsformen	74	7.4.4	Störungen des Galaktosestoffwechsels	98
6.4.5	Beatmungsstrategien	74	7.4.5	Störungen des Fruktosestoffwechsels	99
6.4.6	Spezifika bei ALI/ARDS	74	7.4.6	Glykogenosen	100
6.5	Management des Herz-/Kreislaufversagens	75			
6.5.1	Monitoring der Herz-/Kreislauffunktion	75			

7.5	Störungen des Eiweißstoffwechsels	102		8.3.2	Hyperthyreosen	138
7.5.1	Aminoazidopathien	102		8.3.3	Schilddrüsenvergrößerung (Struma)	139
7.5.2	Störungen des Harnstoffzyklus	107		8.4	Knochenstoffwechsel	140
7.5.3	Organoazidopathien	110		8.4.1	Hypoparathyreoidismus	140
7.6	Mitochondriale Erkrankungen	112		8.4.2	Hyperparathyreoidismus	142
7.7	Störungen des Transports und der Oxidation von Fettsäuren	113		8.4.3	Rachitis	143
				8.4.4	Hypophosphatasie	146
7.8	Lysosomale Stoffwechselerkrankungen	115		8.5	Erkrankungen der Nebennieren	146
				8.5.1	Adrenogenitales Syndrom (AGS)	146
7.8.1	Mukopolysaccharidosen	115		8.5.2	Unterfunktion der Nebennierenrinde	148
7.8.2	Oligosaccharidosen	116				
7.8.3	Sphingolipidosen	116		8.5.3	Überfunktion der Nebennierenrinde	149
7.8.4	Mukolipidosen	118				
7.9	Peroxisomale Stoffwechselerkrankungen	118		8.6	Störungen der Pubertät und der Geschlechtsentwicklung	150
7.9.1	Peroxisomenbiogenesedefekte (Entwicklungsstörungen von Peroxisomen)	118		8.6.1	Vorzeitige Pubertätsentwicklung	151
				8.6.2	Verzögerte Pubertätsentwicklung	154
				8.6.3	Varianten der Geschlechtsentwicklung (DSD)	155
7.9.2	Isolierte Defekte peroxisomaler Stoffwechselwege	119		8.6.4	Maldescensus testis	157
7.10	Kongenitale Glykosylierungsstörungen (CDG)	119		**9**	**Diabetologie** Thomas Meissner	159
7.11	Störungen der Sterolsynthese	120		9.1	Definition und Pathogenese des Diabetes mellitus	159
7.12	Störungen des Harnsäurestoffwechsels	120				
				9.1.1	Typ-1-Diabetes	159
7.13	Störungen des Lipoproteinstoffwechsels	121		9.1.2	Typ-2-Diabetes	160
				9.1.3	Andere spezifische Diabetestypen	160
7.13.1	Primäre Hyperlipoproteinämien	121		9.2	Klinik und Therapie der Diabeteserkrankungen	160
7.13.2	Primäre Hypolipoproteinämien	122				
				9.2.1	Typ-1-Diabetes	161
8	**Endokrinologie** Markus Bettendorf	125		9.2.2	Typ-2-Diabetes bei Jugendlichen	168
				9.2.3	Weitere Diabetesformen	168
8.1	Störungen des Hypothalamus-Hypophysen-Systems	126		**10**	**Infektiologie** Markus Knuf	169
8.1.1	Diabetes insipidus	126		10.1	Allgemeine Infektiologie	171
8.1.2	Inadäquate ADH-Sekretion (SIADH; Schwartz-Bartter-Syndrom)	127		10.1.1	Diagnostik von Infektionskrankheiten	171
8.1.3	Zerebraler Salzverlust (CSW)	128		10.1.2	Nosokomiale Infektionen	176
8.2	Störungen des Wachstums	128		10.1.3	Prävention von Infektionskrankheiten inkl. Impfungen	176
8.2.1	Kleinwuchs	128				
8.2.2	Hochwuchs	132				
8.3	Erkrankungen der Schilddrüse	135		10.2	Klinische infektiöse Krankheitsbilder	179
8.3.1	Hypothyreosen	135				

10.2.1	Exantheme	179	10.3.15	Enteroviren	221
10.2.2	Fieber unbekannter Ursache	179	10.3.16	Frühsommer-Meningoenzephalitis (FSME)	222
10.2.3	Gastroenteritis	182	10.3.17	Gelbfieber	223
10.2.4	Harnwegsinfektionen	183	10.3.18	Giardiasis	223
10.2.5	Haut- und Weichteilinfektionen	185	10.3.19	Gonokokken-Infektion	223
10.2.6	Epididymitis / Orchitis	187	10.3.20	*Haemophilus-influenza*-Infektion	224
10.2.7	Infektionen bei immunsupprimierten Kindern und Jugendlichen	187	10.3.21	Hand-Fuß-Mund-Krankheit	224
			10.3.22	Hepatitis A, B, C, D und E	225
10.2.8	Infektionen durch grampositive und gramnegative Bakterien und multiresistente Erreger	188	10.3.23	Herpes-simplex-Virus 1 und 2	226
			10.3.24	Humanes Herpesvirus Typ 6 (HHV6) und Typ 7 (HHV7)	227
10.2.9	ZNS-Infektionen: Enzephalitis, Meningitis, Meningoenzephalitis	188	10.3.25	HIV / AIDS	228
			10.3.26	Humane Papillomavirus-Infektionen	230
10.2.10	Atemwegsinfektionen	192			
10.2.11	Invasive Pilzinfektionen	200	10.3.27	Influenza und Parainfluenza	230
10.2.12	Infektionen nach Stichverletzungen	202	10.3.28	Katzenkratzkrankheit (Bartonellose)	231
10.2.13	Knochen- und Gelenkinfektionen	202			
10.2.14	Fetale und konnatale Infektionen: „TORCH"	203	10.3.29	*Kingella-kingae*-Infektionen	231
			10.3.30	Keuchhusten (Pertussis)	232
10.2.15	Lymphadenitis (Lymphknotenvergrößerung)	204	10.3.31	Kopfläuse (Pedikulose)	233
			10.3.32	Kryptosporidiose	233
10.2.16	Neonatale Infektionen	206	10.3.33	Legionellen	233
10.2.17	Nosokomiale Sepsis	207	10.3.34	Leishmaniose	234
10.2.18	Ophthalmologische Infektionen	208	10.3.35	Listeriose	235
10.2.19	Sepsis (jenseits der neonatalen Sepsis)	210	10.3.36	Lyme-Borreliose	235
			10.3.37	Malaria	237
10.2.20	Toxic-Shock-Syndrom	210	10.3.38	Masern	238
10.3	**Spezifische Erreger und Infektionskrankheiten**	**211**	10.3.39	Meningokokken-Infektionen	239
			10.3.40	Mumps	240
10.3.1	Adenovirus-Infektionen	211	10.3.41	Infektionen durch Mykoplasmen	240
10.3.2	Amöbenruhr	212	10.3.42	Infektionen durch nichttuberkulöse Mykobakterien (NTM)	241
10.3.3	Anaerobe Infektionen	212			
10.3.4	Arboviren	213	10.3.43	Noroviren	241
10.3.5	Botulismus	213	10.3.44	Parvoviren	242
10.3.6	*Campylobacter*-Infektionen	215	10.3.45	Pneumokokken-Infektionen	242
10.3.7	Candidiasis und andere Pilzerkrankungen	216	10.3.46	*Pneumocystis*-Pneumonie	243
			10.3.47	Polioviren	243
10.3.8	Chlamydien	216	10.3.48	Molluscum-contagiosum-Viren (Dellwarzen)	244
10.3.9	Cholera	217			
10.3.10	*Clostridium difficile*	218	10.3.49	Respiratory Syncytial Virus (RSV)	244
10.3.11	Zytomegalievirus (CMV)	218	10.3.50	Rotaviren	245
10.3.12	Dermatophytosen	220	10.3.51	Röteln	245
10.3.13	Diphtherie	220	10.3.52	Salmonellen	246
10.3.14	EBV-Infektionen	221			

10.3.53	Schistosomiasis	246
10.3.54	Shigellen	247
10.3.55	Skabies	247
10.3.56	Staphylokokken-Infektionen	248
10.3.57	Streptokokken-Infektionen	248
10.3.58	Syphilis	249
10.3.59	Tetanus	250
10.3.60	Tollwut	250
10.3.61	Toxocariasis	251
10.3.62	Toxoplasmose	251
10.3.63	Tuberkulose	252
10.3.64	Typhus und Paratyphus	253
10.3.65	Varizellen (Windpocken)	253
10.3.66	Wurmerkrankungen	255
10.3.67	Yersiniose	255

11 Immunologie
Tim Niehues, Gregor Dückers 257

11.1	Immunologische Diagnostik	257
11.2	Immundefekterkrankungen	258
11.2.1	Primäre und sekundäre Immundefekte	258
11.2.2	Schwerer kombinierter Immundefekt (SCID)	259
11.2.3	X-chromosomale Agammaglobulinämie (Bruton-Syndrom)	259
11.2.4	Common Variable Immunodeficiency (CVID)	260
11.2.5	Selektiver Mangel bestimmter Immunglobulin-Isotypen	261
11.2.6	Immundefektsyndrome	261
11.2.7	Defekte der Sauerstoffradikalproduktion: septische Granulomatose (CGD)	264
11.2.8	Komplementdefekte	264
11.2.9	Hereditäres Angioödem (HAE, C1-Esterase-Inhibitor-Defekt)	265
11.2.10	Autoinflammatorische Erkrankungen	265

12 Rheumatische Erkrankungen
Gregor Dückers, Tim Niehues 267

12.1	Arthritiden	270
12.1.1	Juvenile idiopathische Arthritis (JIA)	270
12.1.2	Infektionsassoziierte Arthritiden	273
12.2	Rheumatische Erkrankungen der Haut, der Bindegewebe und der Blutgefäße	274
12.2.1	Kollagenosen	274
12.2.2	Vaskulitiden	277
12.3	Idiopathische Myositiden	280
12.4	Andere rheumatische Erkrankungen	281

13 Allergologie
Volker Stephan 283

13.1	Immunologische Grundlagen	283
13.1.1	IgE-vermittelte Typ-I-Allergien	283
13.2	Atopische Erkrankungen: Genetik, Umweltfaktoren und Prävalenzen	285
13.3	Diagnostische Verfahren	286
13.4	Krankheitsbilder	286
13.4.1	Nahrungsmittelallergien	286
13.4.2	Atopische Dermatitis	287
13.4.3	Allergische Rhinokonjunktivitis	289
13.4.4	Asthma bronchiale	290
13.4.5	Insektengiftallergie	290
13.4.6	Medikamentenallergie	290
13.4.7	Urtikaria	291
13.5	Therapie	291
13.5.1	Karenzmaßnahmen	291
13.5.2	Spezifische Immuntherapie	291
13.5.3	Medikamentöse Therapie	292
13.6	Prävention	294

14 Pneumologie
Volker Stephan 295

14.1	Diagnostische Techniken	295
14.2	Fehlbildung von Trachea und Bronchien	298
14.2.1	Tracheomalazie	298
14.3	Fehlbildungen der Lunge	298
14.3.1	Kongenitales lobäres Emphysem	298
14.3.2	Lungensequestration	299
14.4	Obstruktive Atemwegserkrankungen	299

14.4.1	Obstruktive Bronchitis	299
14.4.2	Chronischer Husten	300
14.4.3	Asthma bronchiale	301
14.5	Aspiration von Fremdkörpern	307
14.6	Erkrankungen der Pleura (Pleuritis und Empyem)	308
14.7	Genetische Krankheiten mit pulmonaler Manifestation	308
14.7.1	Mukoviszidose	308
14.7.2	Primäre ziliäre Dysfunktion	312
14.8	Bronchiektasen	313
14.9	Primäre Erkrankungen des Lungenparenchyms	314
15	**Kardiologie** Birgit C. Donner	**315**
15.1	Grundlagen	316
15.1.1	Perinatale Kreislaufumstellungsprozesse	316
15.2	Abklärung von Herz-Kreislauf-Erkrankungen	316
15.3	Angeborene Herzerkrankungen	322
15.3.1	Pulmonalstenose	322
15.3.2	Aortenstenosen im Kindesalter	322
15.3.3	Aortenisthmusstenose	323
15.3.4	Aortenklappeninsuffizienz	324
15.3.5	Fehlbildung der Trikuspidalklappe: Ebstein-Anomalie	325
15.3.6	Anomalien der Mitralklappe: Stenose, Insuffizienz und Prolaps	326
15.3.7	Vorhofseptumdefekt (Atriumseptumdefekt, ASD)	327
15.3.8	Ventrikelseptumdefekt (VSD)	328
15.3.9	Atrioventrikulärer Septumdefekt (AVSD)	330
15.3.10	Persistierender Ductus arteriosus (PDA)	331
15.3.11	Partielle und totale Lungenvenenfehlmündung	332
15.3.12	Fallot-Tetralogie	333
15.3.13	Transposition der großen Gefäße	334
15.3.14	Double Outlet Right Ventricle (DORV)	335
15.3.15	Truncus arteriosus communis	335
15.3.16	Herzfehler mit (funktionell) univentrikulärem Herzen	336
15.4	Erworbene Herzerkrankungen	338
15.4.1	Kawasaki-Syndrom	338
15.4.2	Rheumatisches Fieber	338
15.4.3	Infektiöse Endokarditis und Endokarditisprophylaxe	339
15.4.4	Perikarditis	341
15.4.5	Myokarditis	342
15.5	Kardiomyopathien	343
15.6	Herzrhythmusstörungen im Kindes- und Jugendalter	345
15.6.1	Tachykarde Herzrhythmusstörungen	345
15.6.2	Bradykarde Herzrhythmusstörungen	349
15.7	Kardiale Manifestation und Therapieprinzipien ausgewählter Krankheitsbilder und klinischer Situationen	350
15.7.1	Kardiale Manifestation des Marfan-Syndroms	350
15.7.2	Medikamentöse Therapie der chronischen Herzinsuffizienz im Kindesalter	351
15.7.3	Herztransplantation im Kindes- und Jugendalter	352
16	**Gastroenterologie und Hepatologie** Burkhard Rodeck	**353**
16.1	Erkrankungen der Speiseröhre	354
16.1.1	Gastroösophageale Refluxerkrankung/ Refluxösophagitis	354
16.1.2	Eosinophile Ösophagitis	355
16.1.3	Fremdkörperingestion	356
16.1.4	Verätzungsösophagitis	357
16.1.5	Achalasie	357
16.2	Erkrankungen des Magens	358
16.2.1	Gastritis (*Helicobacter-pylori*-Infektion)	358
16.2.2	Peptisches Ulkus (Ulcus ventriculi/Ulcus duodeni)	359

16.3	**Erkrankungen des Dünndarms**	**360**
16.3.1	Pathophysiologie der Diarrhö	360
16.3.2	Gastrointestinale Infektionen	360
16.3.3	Disaccharidasemangel	362
16.3.4	Nahrungsmittelallergie	363
16.3.5	Zöliakie	363
16.3.6	Bakterielle Übersiedelung	365
16.3.7	Intestinales Organversagen	365
16.3.8	Eiweißverlierende Enteropathie	365
16.3.9	Morbus Hirschsprung, chronische intestinale Pseudoobstruktion	366
16.3.10	Invagination	366
16.4	**Chronisch-entzündliche Darmerkrankungen (CED)**	**367**
16.4.1	Morbus Crohn	367
16.4.2	Colitis ulcerosa	369
16.4.3	Nicht klassifizierbare Kolitis	370
16.4.4	Extraintestinale Manifestationen/ Komplikationen chronisch-entzündlicher Darmerkrankungen	370
16.5	**Dickdarmerkrankungen**	**370**
16.5.1	Obstipation	370
16.5.2	Intestinale Polypen	371
16.6	**Funktionelle Bauchschmerzen**	**372**
16.7	**Lebererkrankungen**	**373**
16.7.1	Neonatale Cholestase	373
16.7.2	Gallengangsatresie	374
16.7.3	Familiäre intrahepatische Cholestasesyndrome	375
16.7.4	Stoffwechselerkrankungen der Leber	375
16.7.5	Entzündliche Lebererkrankungen	379
16.7.6	Portale Hypertension	380
16.7.7	Fulminantes Leberversagen	382
16.7.8	Lebertransplantation (LTx)	385
16.8	**Gallenwegserkrankungen**	**385**
16.8.1	Cholelithiasis	385
16.8.2	Sklerosierende Cholangitis	386
16.8.3	Caroli-Krankheit/-Syndrom/ Duktalplattenmalformation	386
16.9	**Pankreaserkrankungen**	**387**
16.9.1	Pankreatitis	387

17	**Hämatologie**	
	Lothar Schweigerer	**389**
17.1	**Krankheiten des hämatopoetischen Systems**	**389**
17.1.1	Krankheiten unreifer Zellen des hämatopoetischen Systems	389
17.1.2	Krankheiten reifer Zellen des hämatopoetischen Systems	392
17.1.3	Krankheiten der humoralen Gerinnung	405
18	**Onkologie**	
	Lothar Schweigerer, Carl Friedrich Classen	**409**
18.1	**Allgemeine Onkologie**	**409**
18.2	**Spezielle Onkologie**	**413**
18.2.1	Leukämien, myelodysplastisches Syndrom, Lymphome und Histiozytosen	413
18.2.2	Solide Tumoren	421
19	**Pädiatrische Nephrologie**	
	Franz Schaefer	**431**
19.1	**Nieren- und Harnwegsfehlbildungen**	**432**
19.1.1	Nierenfehlbildungen	432
19.1.2	Harnwegsfehlbildungen	433
19.2	**Glomerulopathien**	**437**
19.2.1	Nephritische Syndrome	439
19.2.2	Nephrotische Syndrome	441
19.2.3	Andere Glomerulopathien	443
19.3	**Tubulointerstitielle Erkrankungen**	**443**
19.3.1	Tubulointerstitielle Nephritis	443
19.3.2	Steinerkrankungen und Nephrokalzinose	444
19.4	**Tubulopathien**	**445**
19.4.1	Diabetes insipidus renalis	446
19.4.2	Hypophosphatämische Rachitis	446
19.4.3	Komplexe Tubulopathien	447
19.5	**Systemerkrankungen mit Nierenbeteiligung**	**447**
19.5.1	Purpura Schönlein-Henoch	447
19.5.2	Lupus erythematodes	447

19.5.3	Hämolytisch-urämisches Syndrom	447
19.6	Renale Hypertonie	449
19.7	Akutes Nierenversagen (ANV)	450
19.8	Chronische Niereninsuffizienz (CNI)	452
19.9	Nierenersatztherapie	454
19.9.1	Indikationsstellung	454
19.9.2	Nierentransplantation (NTx)	454
19.9.3	Behandlungsergebnisse	455

20 Neuropädiatrie
Markus Blankenburg, Fuat Aksu 457

20.1	Neurologische Untersuchung	458
20.1.1	Neurologische Untersuchung des Neugeborenen und Säuglings	458
20.1.2	Neurologische Untersuchung des Klein- und Schulkindes	460
20.2	Angeborene Fehlbildungen des zentralen Nervensystems	460
20.2.1	Fehlbildungen des ZNS	461
20.3	Neurokutane Syndrome	463
20.3.1	Neurofibromatose Typ 1 (Morbus Recklinghausen)	463
20.3.2	Tuberöse-Sklerose-Komplex	464
20.4	Entwicklungsstörungen	465
20.5	Zerebralparesen	466
20.6	Neurodegenerative Erkrankungen	469
20.6.1	Krankheitsbilder	469
20.7	Epilepsien	471
20.8	Fieberkrämpfe	479
20.9	Nichtepileptische paroxysmale Funktionsstörungen	482
20.10	Schädel-Hirn-Traumata	482
20.11	Neuromuskuläre Erkrankungen	484
20.11.1	Spinale Muskelatrophien	484
20.11.2	Erkrankungen der peripheren Nerven	486
20.11.3	Erkrankungen der neuromuskulären Endplatte	488
20.11.4	Angeborene Myopathien	489
20.11.5	Erworbene und sekundäre Myopathien	493
20.12	Entzündliche Entmarkungserkrankungen	493
20.13	Vaskuläre ZNS-Erkrankungen	496
20.14	Tumoren des zentralen Nervensystems	498
20.15	Kopfschmerzen	501
20.16	Schwindel	504
20.17	Psychosomatische neurologische Erkrankungen	505

21 Erkrankungen des Bewegungsapparats
Thomas Wirth 507

21.1	Hüftgelenk	507
21.1.1	Angeborene Hüftdysplasie, Coxa vara congenita	507
21.1.2	Morbus Perthes	508
21.1.3	Epiphyseolysis capitis femoris	510
21.2	Muskuloskelettale Systemerkrankungen	510
21.2.1	Osteogenesis imperfecta	510
21.2.2	Skelettdysplasien	511

22 Erkrankungen der Haut
Henning Hamm, Marion Wobser 513

22.1	Infantile Hämangiome	513
22.2	Ekzeme	515
22.2.1	Atopisches Ekzem	515
22.2.2	Seborrhoisches Säuglingsekzem	517
22.3	Psoriasis	517
22.4	Akne	519
22.4.1	Acne neonatorum	519
22.4.2	Acne vulgaris	519

23 Psychische, psychosomatische und Verhaltensstörungen
Ulrike M.E. Schulze, Jörg M. Fegert... 521

23.1	Affektive Psychosen (F3)	521
23.1.1	Depressive Störungen	521
23.1.2	Selbstverletzendes Verhalten	522
23.1.3	Suizidalität	523
23.2	Angststörungen	524
23.3	Traumatisierung im Kindes- und Jugendalter	524

23.3.1	Traumafolgestörungen: mögliche Symptome im Kindesalter	525	23.10	Schlafstörungen: Diagnostik und Therapie ... 530
23.3.2	Traumafolgestörungen im Jugendalter: Anpassungsstörungen und posttraumatische Belastungsstörungen (F43)	525	**24**	**Sozialpädiatrie** Knut Brockmann ... 531
23.4	Dissoziative Störungen (F44)	526	24.1	Prävention und Früherkennung von Krankheiten ... 531
23.5	Somatoforme Störungen (F45)	526	24.2	Kindeswohlgefährdung: Vernachlässigung, Misshandlung, sexueller Missbrauch ... 532
23.6	Essstörungen (F50)	526		
23.7	Umschriebene Entwicklungsstörungen schulischer Fertigkeiten (F81)	527	24.2.1	Schütteltrauma ... 535
			24.2.2	Sexueller Kindesmissbrauch ... 535
23.8	Tiefgreifende Entwicklungsstörungen (F84)	527	24.2.3	Vernachlässigung ... 536
			24.2.4	Münchhausen-by-proxy-Syndrom ... 537
23.9	Aufmerksamkeit, Impulsivität und aggressives Verhalten	528	24.3	Sozialpädiatrische Versorgungssysteme ... 537
23.9.1*	Einfache Aktivitäts- und Aufmerksamkeitsstörung (F90.0)	528		**Register** ... 539
23.9.2	Störungen des Sozialverhaltens: dissoziales Verhalten und Aggression im Kontext	529		

KAPITEL 1

Ertan Mayatepek, Thomas Fischbach, Hans Martin Bosse

Anamnese, Untersuchung und Arbeitstechniken

1.1	Anamnese	1
1.2	Untersuchung	2
1.2.1	Spezielle Untersuchungstechniken	2
1.3	Arbeitstechniken	4
1.3.1	Lumbalpunktion	4
1.3.2	Uringewinnung	4

1.1 Anamnese

➤ Tab. 1.1

Tab. 1.1 Einteilung und Inhalte der persönlichen Anamnese

Einteilung der persönlichen Anamnese	Inhalte
Schwangerschaftsanamnese, pränatale Störungen	• Alter der Mutter bei Geburt • Vorbestehende Erkrankungen der Mutter • Gesundheit während der Schwangerschaft • Alkohol- oder Nikotinabusus • Drogen, Medikamente • Röntgenstrahlen • Psychosoziale Situation in der Schwangerschaft • Zeitpunkt der ersten Kindsbewegungen • Dauer der Schwangerschaft • Verlauf (Blutungen, Infektionskrankheiten) • Ergebnisse der Vorsorgeuntersuchungen • ggf. Mutterpass (z. B. Hepatitis-B-Titer)
Geburtsanamnese, Neonatalperiode	• Geburtsgewicht, Länge • Kopfumfang • Prophylaktische Maßnahmen vor der Geburt (z. B. zur Lungenreifung) • Dauer und Verlauf der Geburt • Lage, Art der Entbindung • Komplikationen (Zyanose, Krämpfe, Hypoglykämie, Beatmung / CPAP, Reanimation etc.) • Apgar-Score • Ikterus • Vitamin-K-Gabe • Gabe von Vitamin D, Fluoridprophylaxe • Ausscheidungsfunktionen (Windel nass? Stuhlgang?)

Tab. 1.1 Einteilung und Inhalte der persönlichen Anamnese *(Forts.)*

Einteilung der persönlichen Anamnese	Inhalte
Ernährungsanamnese	• Stillen (vollgestillt / teilgestillt, wie lange?) • Flaschennahrung (welche?) • Trinkschwierigkeiten • Erbrechen / Speien • Technik der Ernährung • Beginn der Beikost • Zahl der Mahlzeiten • Nahrungsunverträglichkeiten • Stuhlbeschaffenheit
Entwicklungsanamnese	• Motorische, neurologische, intellektuelle, sprachliche und soziale Entwicklung • Regression in allen Entwicklungsbereichen (z. B. erneutes Bettnässen)
Impfungen	• Von der STIKO empfohlene Impfungen (➤ Kap. 10; Vollständigkeit, Zeitpunkt, letzte Applikation) • ggf. Impfausweis
Kontakt mit Infektionskrankheiten	• In Kindergarten, Schule etc. • Auslandsaufenthalt
Frühere Krankheiten	• „Typische Kinderkrankheiten", falls keine Impfung erfolgt (z. B. Windpocken, Masern, Mumps etc.) • Frühere Krankenhausaufenthalte, Unfälle • (ggf. radiologische Untersuchungen?)
Besonderheiten des Kindes	• Hyperaktivität, gesteigerte Aggressivität mit oder ohne körperliche Übergriffigkeit; oppositionelles, delinquentes, dissoziales, zwanghaftes oder autistisches Verhalten • Zurückgezogenheit • Depressivität • Schlafstörungen • Enuresis, Enkopresis
Fragen nach Systemerkrankungen	Je nach Vorstellungsgrund mehr oder weniger ausführliche organspezifische Anamnese
Sozialanamnese	• Familien- oder Wohnverhältnisse • Beruf der Eltern • Betreuungssituation der Kinder • ggf. Nachfragen zu möglichen Erziehungsschwierigkeiten

1.2 Untersuchung

1.2.1 Spezielle Untersuchungstechniken

Einzelheiten zur Untersuchung bestimmter Körperregionen bzw. Organe finden sich in den entsprechenden Kapiteln. Die neurologische Untersuchung (inkl. physiologischer Reflexe, Lagereaktionen, Muskeleigenreflexen, Fremdreflexen, Motorik und Kraftprüfung etc.) und Beurteilung der statomotorischen und mentalen Entwicklung wird ausführlich in ➤ Kap. 20 abgehandelt. Die Untersuchung von Früh- und Neugeborenen und deren spezielle Aspekte werden in ➤ Kap. 5 beschrieben.

Bei den Untersuchungstechniken gelten grundsätzlich die gleichen Regeln wie beim Erwachsenen. Je jünger jedoch ein Kind ist, desto mehr sind spezielle Handgriffe und Techniken notwendig. Dies gilt insbesondere für die Untersuchung von Säuglingen. Im Folgenden werden einige gerade für Säuglinge und Kleinkinder spezielle Untersuchungstechniken bzw. besondere Handgriffe aufgeführt.

Haut und Hautanhangsgebilde

Ein Anhaltspunkt für Flüssigkeitsverluste ist die Beurteilung des Hautturgors (> Abb. 1.1). Zur Feststellung des Hautturgors schiebt man am Bauch oder an den Oberschenkeln eine Hautfalte zusammen und beurteilt, ob diese prall (guter Hautturgor) oder schlaff (schlechter Hautturgor) ist. Die Hautfalte wird zwischen Daumen und Zeigefinger angehoben und dann abrupt losgelassen. Unter normalen Bedingungen verstreicht sie blitzartig, bei einer verminderten Elastizität ist das Verstreichen aber deutlich zu sehen, in ausgeprägten Fällen von starker Exsikkose bleibt die Falte sogar stehen.

Das Vorhandensein von Petechien kann ein Hinweis auf das Vorliegen einer Thrombopenie oder als (dunklere) septische Einblutungen Hinweis auf eine Meningokokkensepsis sein. Isoliert im Kopf- und Halsbereich auftretende Petechien sind oftmals durch Erbrechen oder exzessiven Husten verursacht. Hämatome können auf einen Gerinnungsfaktorenmangel oder -verbrauch hinweisen, z. B. bei einer Verbrauchskoagulopathie im Rahmen einer Sepsis, bei einer Leukämie oder auch (bei Blutungen an untypischen Stellen wie am Rücken) Zeichen einer Kindesmisshandlung sein. Das Mischbild von Petechien und flächigen Blutungen weist auf eine Vaskulitis hin (z. B. Purpura Schönlein-Henoch, > Kap. 12 und > Kap. 19). Exantheme finden sich u. a. häufig im Rahmen infektiöser Erkrankungen oder z. B. nach Einnahme von Arzneimitteln (> Abb. 1.2). Alopezie und strukturelle Haarstörungen werden z. B. bei einigen angeborenen Stoffwechselkrankheiten (z. B. Biotinidasemangel, Argininbernsteinsäure-Krankheit; > Kap. 7) beobachtet. Trommelschlägelfinger und / oder Uhrglasnägel können Ausdruck einer chronischen Hypoxämie sein (z. B. bei Herzvitien, zystischer Fibrose und chronischen Lungenkrankheiten).

> Petechien können z. B. auf das Vorliegen einer Purpura Schönlein-Henoch, einer Thrombopenie oder einer Sepsis hinweisen.

Kopf und Hals

Meningismus

Meningismus ist die allgemeine Bezeichnung für meningeale Reizerscheinungen. Ein Meningismus tritt vor allem bei den verschiedensten Formen der infektiösen Meningitis, aber auch bei Subarachnoidal-

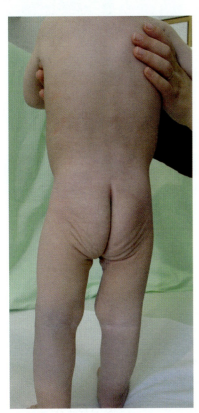

Abb. 1.1 Patient mit Tabaksbeutelgesäß als Ausdruck einer ausgeprägten Gedeihstörung als Grunderkrankung [R232]

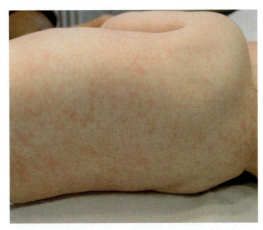

Abb. 1.2 Exanthem, verursacht durch Arzneimittel (in diesem Fall einige Tage nach Einnahme von Amoxicillin) [R232]

blutungen oder einer Intoxikation auf. Häufig liegt ein Symptomenkomplex mit Nackensteifigkeit, Kopfschmerzen und Erbrechen vor. Bei bakteriellen Meningitiden werden diese Symptome durch Fieber, Bewusstseinstrübung bzw. Hirnnervenausfälle (bei Beteiligung der Hirnbasis) ergänzt. Jedes fiebernde Kind mit Kopfschmerzen und unklaren neurologischen Symptomen ist auf das Vorliegen eines Meningismus zu prüfen. Bei Säuglingen und auch älteren Kindern kommt es bei Nackensteifigkeit zu Schmerzen beim passiven Anheben des Kopfes in Rückenlage. Darüber hinaus ist ein sog. Kniekuss, bei dem der Säugling in Kniekehlen und Nacken gefasst und durch passive Bewegung versucht wird, die Stirn mit den Knien zu berühren, nicht möglich. Zu den Untersuchungsverfahren des Meningismus zählen des Weiteren, insbesondere ab dem späteren Säuglingsalter bzw. bei älteren Kindern:

- Brudzinski-Zeichen (im Liegen werden bei passiver Beugung des Nackens Hüfte und Knie gebeugt)
- Kernig-Zeichen (befindet sich die Hüfte im Liegen im rechten Winkel, kann das Knie nicht voll gestreckt werden)
- Lasègue-Zeichen (Schmerzen in der Lendenwirbelsäule, wenn ein Bein im Liegen nach oben gestreckt wird)

Eine positive Testung eines oder mehrerer dieser Zeichen deutet bei entsprechendem klinischem Verdacht auf das Vorliegen einer Meningitis hin. Bei Säuglingen kann trotz Vorliegen einer Meningitis bei der klinischen Untersuchung kein Meningismus nachweisbar sein, d. h., auch bei negativem Ausfall dieser Untersuchungen ist eine Meningitis nicht mit Sicherheit auszuschließen.

Ophthalmologische Untersuchung

Im Rahmen der Inspektion ist z. B. auch auf das Vorliegen eines Nystagmus zu achten, der zentral u. a. im Rahmen von entzündlichen Prozessen oder bei Hirntumoren auftreten kann. Schielende Kinder sollten zeitnah einem Augenarzt vorgestellt werden. Die Prüfung der Gesichtsfelder und Bulbomotorik wird ergänzt durch eine direkte Beleuchtung der Pupille (Transillumination). Bei fehlendem Aufleuchten besteht der Verdacht auf eine Katarakt. Eine Augenspiegeluntersuchung z. B. bei Hirndruck, Pseudotumor cerebri oder Optikusatrophie bzw. eine Spaltlampenuntersuchung (z. B. bei Katarakt oder Hornhauttrübungen) kann differenzialdiagnostisch wertvolle augenärztliche Hinweise liefern. Bei weißem Aufleuchten des Augenhintergrunds (Leukophorie, sog. Katzenaugenphänomen) muss ein Retinoblastom ausgeschlossen werden.

Zu Augenuntersuchungen im Rahmen der Vorsorgeuntersuchungen siehe Sehscreening (➤ Kap. 2).

> Bei direkter Beleuchtung der Pupille ist das fehlende Aufleuchten ein Hinweis auf das Vorliegen einer Katarakt.

1.3 Arbeitstechniken

1.3.1 Lumbalpunktion

➤ Abb. 1.3

> Eine Erhöhung des Hirndrucks ist eine Kontraindikation für die Durchführung einer Lumbalpunktion.

1.3.2 Uringewinnung

Die Gewinnung von Urin kann bei Neugeborenen und Säuglingen mittels eines selbstklebenden Beutels über der Harnröhrenöffnung erfolgen. Hier besteht jedoch

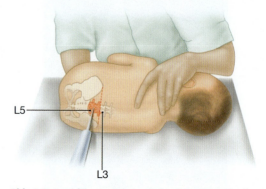

Abb. 1.3 Durchführung einer Lumbalpunktion beim Säugling [L238]

die Gefahr eines falsch positiven Ergebnisses durch eine Kontamination.

Genereller Standard ist die Gewinnung von Mittelstrahlurin, die auch bereits bei Säuglingen und Kleinkindern möglich ist.

Die genaueste Methode zur sicheren Diagnostik einer HWI ist die Durchführung einer Blasenpunktion (> Abb. 1.4).

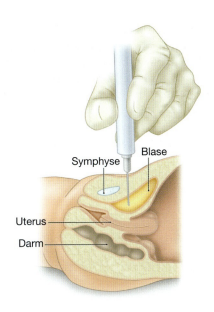

Abb. 1.4 Durchführung einer Blasenpunktion [L238]

KAPITEL 2

Hans Martin Bosse, Thomas Fischbach, Ertan Mayatepek

Vorsorgeuntersuchungen

2.1	Hintergrund	8
2.2	Ziele der Vorsorgeuntersuchungen	8
2.3	Besonderheiten bei der klinischen Untersuchung bei Vorsorgeuntersuchungen	8
2.4	**Spezielle Screeninguntersuchungen**	8
2.4.1	Erweitertes Neugeborenenscreening	8
2.4.2	Hörscreening	13
2.4.3	Sehscreening	13
2.4.4	Screening auf Gallengangsfehlbildungen	13
2.4.5	Sonografiescreening der Säuglingshüfte	13
2.4.6	Pulsoxymetrie-Screening	14
2.5	**Interaktionsbeobachtung**	15
2.5.1	Prävention des plötzlichen Kindstodes (U2 – U5)	15
2.5.2	Vitamin-K-Mangel-Blutungen	15
2.5.3	Rachitisprophylaxe (U2 – U6)	15
2.5.4	Kariesprophylaxe und Mundhygiene (U2 – U6)	15
2.5.5	Ernährung	15
2.5.6	Exzessives Schreien in den ersten 3 Monaten	16
2.6	**Besonderheiten der einzelnen Vorsorgeuntersuchungen**	16
2.6.1	U1 (unmittelbar nach der Entbindung)	16
2.6.2	U2 (3. – 10. Lebenstag)	17
2.6.3	U3 (4. – 5. Lebenswoche)	18
2.6.4	U4 (3. – 4. Lebensmonat)	18
2.6.5	U5 (6. – 7. Lebensmonat)	19
2.6.6	U6 (10. – 12. Lebensmonat)	20
2.6.7	U7 (21. – 24. Lebensmonat)	20
2.6.8	U7a (34. – 36. Lebensmonat)	21
2.6.9	U8 (46. – 48. Lebensmonat)	22
2.6.10	U9 (60. – 64. Lebensmonat)	22
2.6.11	U10 (7. Geburtstag bis 1 Tag vor 9. Geburtstag)	23
2.6.12	U11 (9. Geburtstag bis 1 Tag vor 11. Geburtstag)	24
2.6.13	J1 (12. Geburtstag bis 1 Tag vor 15. Geburtstag)	25
2.6.14	J2 (16. Geburtstag bis 1 Tag vor 18. Geburtstag)	26

2.1 Hintergrund

Vorsorgeuntersuchungen (➤ Tab. 2.1) sollen die gesunde Entwicklung von Kindern und Jugendlichen aus ihren eigenen Ressourcen heraus fördern (primäre Prävention). Dazu gehört gemäß der Definition von Gesundheit durch die Weltgesundheitsorganisation (WHO) eine normale körperliche, geistige und soziale Entwicklung.

Tab. 2.1 Zeitpunkte und Toleranzgrenzen der Durchführung von Vorsorgeuntersuchungen*

Untersuchung	Zeitraum	Toleranzgrenze
U1	1. Lebenstag, unmittelbar nach Entbindung	
U2	3. – 10. Lebenstag	3. – 14. Lebenstag
U3	4. – 5. Lebenswoche	3. – 8. Lebenswoche
U4	3. – 4. Lebensmonat	2. – 4. Lebensmonat
U5	6. – 7. Lebensmonat	5. – 8. Lebensmonat
U6	10. – 12. Lebensmonat	9. – 14. Lebensmonat
U7	21. – 24. Lebensmonat	20. – 27. Lebensmonat
U7a	34. – 36. Lebensmonat	33. – 38. Lebensmonat
U8	46. – 48. Lebensmonat	43. – 50. Lebensmonat
U9	60. – 64. Lebensmonat	58. – 66. Lebensmonat
U10	7–8 Jahre	7. Geburtstag bis 1 Tag vor 9. Geburtstag
U11	9–10 Jahre	9. Geburtstag bis 1 Tag vor 11. Geburtstag
J1	13 Jahre	12. Geburtstag bis 1 Tag vor 15. Geburtstag
J2	16–17 Jahre	16. Geburtstag bis 1 Tag vor 18. Geburtstag

* Gemeinsamer Bundesausschuss (U2 – U9, J1), Berufsverband der Kinder- und Jugendärzte (BVKJ) e.V. (U10, U11 und J2)

2.2 Ziele der Vorsorgeuntersuchungen

Die Ziele und Schwerpunkte ab der U3 sind:
- Umfangreiche Anamnese erheben
- Vollständige körperliche Untersuchung durchführen (mit definierten altersentsprechenden Schwerpunkten)
- Interaktion zwischen Kind und primärer Bezugsperson beurteilen (U3 – U6)
- Orientierend die Entwicklung beurteilen (U3 – U9)
- Antizipatorisch beraten als primäre Prävention (u. a. zu Motorik, Sprache, Impfungen)
- Einen möglichen „erweiterten Beratungsbedarf" erfassen und Hilfsangebote formulieren

2.3 Besonderheiten bei der klinischen Untersuchung bei Vorsorgeuntersuchungen

Bei jeder Vorsorgeuntersuchung erfolgt eine vollständige körperliche Untersuchung. Darüber hinaus legt der Untersucher ein besonderes Augenmerk auf die nachfolgend erläuterten Auffälligkeiten bei der **motorischen, geistigen, sprachlichen** und **sozialen Entwicklung** (➤ Tab. 2.2).

2.4 Spezielle Screeninguntersuchungen

2.4.1 Erweitertes Neugeborenenscreening

Das flächendeckende erweiterte Neugeborenenscreening (Entnahme von kapillärem Fersenblut in der Regel zwischen der 36. und 72. Lebensstunde) mittels Filterpapierkarte untersucht gemäß den aktuellen Empfehlungen eine größere Anzahl an angeborenen Stoffwechselkrankheiten (➤ Kap. 7), zwei Endokrinopathien (➤ Kap. 8) und Mukoviszidose (➤ Kap. 14).

2.4 Spezielle Screeninguntersuchungen

Tab. 2.2 Besonderheiten im Rahmen einiger Vorsorgeuntersuchungen [L141]

Untersuchung (Alter)	Grobmotorik	Feinmotorik	Perzeption/Kognition	Sprache	Soziale und emotionale Kompetenz	Checkliste (Auswahl)	Tipps
U3 (4.–5. Lebenswoche)	Kopf wird in schwebender Bauchlage für wenigstens 3 s gehalten und in Rumpfebene / Rückenlage mindestens 10 s in Mittelstellung gehalten	Hände werden spontan geöffnet, sind jedoch meist geschlossen	Folgt mit den Augen einem Gegenstand nach beiden Seiten bis mindestens 45°		Aufmerksames Schauen auf nahe Gesichter nächster Bezugspersonen	Impfberatung inkl. Impfstatus der Bezugspersonen Perzentilen einschl. Kopfumfang Hörscreening Augen: u. a. Transillumination Stuhlkartenfarbe? Beratung zu: Stillen, Ernährung, SIDS, Unfallverhütung, Regulationsstörungen, Rachitis- und Vitamin-K-Prophylaxe, Interaktionsbeobachtung, ggf. frühe Hilfen?	Hinweise auf Wochenbettdepression? Erforderliche Trinkmenge und Gewichtszunahme erörtern
U4 (3.–4. Lebensmonat)	Kräftiges alternierendes und beidseitiges Beugen und Strecken der Arme und Beine Kopf wird in Sitzhaltung mindestens 30 s aufrecht gehalten Bauchlage wird toleriert Unterarmstütz Kopf wird in Bauchlage zwischen 40 und 90° mindestens 1 min gehoben	Mittellinienkontakt möglich	Fixiert ein bewegtes Gesicht und folgt ihm Wendet sich einem bekannten Geräusch zu	Differenziertes intentionelles Schreien (z. B. Hunger, Schmerz)	Freut sich über Zuwendung und hält Blickkontakt Reaktives Lächeln, („soziales Lächeln")	Perzentilen inkl. Kopfumfang Hoden deszendiert? Augen: u. a. Brückner-Test Beratung: Ernährung, Impfungen, Unfallvermeidung, Rachitisprophylaxe, Sprache, SIDS, ggf. frühe Hilfen	Nur seriöse Informationsquellen und Beratungsportale nutzen Besondere Hinweise auf die Gefahr des Schütteltraumas und bezüglich des Passivrauchens

Tab. 2.2 Besonderheiten im Rahmen einiger Vorsorgeuntersuchungen [L141] *(Forts.)*

Untersuchung (Alter)	Grobmotorik	Feinmotorik	Perzeption/Kognition	Sprache	Soziale und emotionale Kompetenz	Checkliste (Auswahl)	Tipps
U5 (6. Monat)	Handstütz mit Kopf 90°, Arme gestreckt Traktion: Kopf bleibt symmetrisch in Verlängerung der Wirbelsäule Drehen aus der Bauch- in die Rückenlage	Wechselt Spielzeug (z. B. Würfel) zwischen beiden Händen (Transferieren)	Ergreift und hantiert mit Spielzeug Orales und manuelles Erkunden von Objekten	Verschiedene Laute als Silbenketten („gagaga", „mamamam") Spontanes Vokalisieren für sich allein Auf Ansprache „Dialog"	Freut sich über Zuwendung, Ansprache oder Anlachen	Impfungen Perzentilen inkl. Kopfumfang Hörscreening Augen: u. a. Brückner-Test Beratung zu: Ernährung, SIDS, Sprachentwicklung, ggf. frühe Hilfen	Das Wachstum verläuft nicht linear, es gibt Wachstumsschübe. Das muss bei der Interpretation einer Perzentilenkurve berücksichtigt werden. Erläuterung des anstehenden Übergangs der ersten in die zweite Lallphase mit Silbenkettenbildung. Ein Ausbleiben kann Hinweis auf eine Hörstörung sein. Das Kind wird mobiler! Unfallverhütung besprechen, Sicherung der Wohnung (Treppenauf- und -abgänge, Steckdosen, Haushaltschemikalien, Kleinteile).
U6 (10.–12. Lebensmonat)	Freies Sitzen mit geradem Rücken und locker gestreckten Beinen (Langsitz) Freies Aufsetzen, Hochziehen in den Stand Stehen mit Festhalten	Pinzettengriff: greift kleinen Gegenstand mit Daumen und Zeigefinger Lässt Gegenstände in kleine Schachtel fallen Klopft zwei Würfel aufeinander	Gibt z. B. der Mutter ein Objekt nach Aufforderung	Befolgt einfache Aufforderungen („Komm her", „Gib mir") Gezieltes Einsetzen von Doppelsilben mit „a" („mama, papa")	Enge emotionale Bindung an Bezugspersonen	Perzentilen inkl. Kopfumfang Hoden deszendiert? Augen: u. a. Brückner-Test Beratung zu: Ernährung, Sprache, Unfallvermeidung, kindliche Mundhygiene (Zähneputzen starten), ggf. frühe Hilfen	Auf die Normvarianzen der physiologischen kindlichen Entwicklung hinweisen, z. B. Poporutscher, fehlendes Krabbeln. Die Möglichkeit des sekundären Hodenhochstands erwähnen, daher ist bei jeder Vorsorge der Genitalstatus ein Muss! Geeignete Kinderzahnbürste verwenden. Wenn fluoridhaltige Kinderzahnpasta verwendet wird, keine systemische (orale) Fluoridsubstitution!

2.4 Spezielle Screeninguntersuchungen

Tab. 2.2 Besonderheiten im Rahmen einiger Vorsorgeuntersuchungen [L141] (Forts.)

Untersuchung (Alter)	Grobmotorik	Feinmotorik	Perzeption/Kognition	Sprache	Soziale und emotionale Kompetenz	Checkliste (Auswahl)	Tipps
U7 (21.–24. Lebensmonat)	Freies Aufrichten aus Hocke. Kann über längere Zeit frei und sicher gehen. Geht 3 Stufen im Kinderschritt (Beistellschritt) hinunter und hält sich mit einer Hand fest. Beim Laufen sicheres Ausweichen von Hindernissen	Malt flache Spirale. Kann eingewickelte Bonbons oder andere kleine Gegenstände auswickeln oder auspacken. Baut Turm mit 4–9 Klötzchen. Brückenbauen. Perlen auf Schnur auffädeln	Stapelt drei Würfel. Zeigt im Bilderbuch auf bekannte Gegenstände	Kombiniert sicher zwei Wörter, Wortschatz > 20 Wörter. Versteht und befolgt einfache Aufforderungen. Zeigt auf mindestens drei benannte Körperteile. Drückt durch Gestik oder Sprache Ablehnung aus	Bleibt und spielt etwa 15 min allein, auch wenn die Bezugsperson nicht im Zimmer, jedoch in der Nähe ist. Kann mit dem Löffel essen. Interessiert sich für andere Kinder	Impfungen. Perzentilen inkl. Kopfumfang. Augen: u.a. Brückner-Test. Beratung zu: Mundhygiene und Kariesprophylaxe, Unfallverhütung, Bewegung und Ernährung, Sprachentwicklung, ggf. Frühe Hilfen	Bei stark unkooperativem Kind Wiedereinbestellung. Eltern über die Wichtigkeit des Kindergartenbesuchs aufklären und eine frühzeitige Anmeldung empfehlen
U7a (34.–36. Lebensmonat)	Beidseitiges Abhüpfen von der untersten Treppenstufe mit sicherer Gleichgewichtskontrolle. Steigt 2 Stufen im Erwachsenenschritt („Wechselschritt"), hält sich mit der Hand fest. Fährt Dreirad, ggf. Laufrad	Präziser Dreifinger-Spitzgriff auch bei sehr kleinen Gegenständen	Kann zuhören und konzentriert spielen. „Als-ob"-Spiele. Öffnet große Knöpfe	Spricht mindestens 3-Wort-Sätze. Spricht in der Ich-Form. Kennt und sagt seinen Rufnamen	Kann sich gut über einige Stunden trennen, wenn vertraute Person in der Nähe ist. Beteiligt sich an häuslichen Tätigkeiten. Rollenspiele	Perzentilen inkl. Kopfumfang. Hoden deszendiert? Stereotest, Hornhautreflexbildchen, Sehtest durch nonverbale Formwiedererkennungstests. Beratung zu: Ernährung, Sprache, Unfallvermeidung, kindliche Mundhygiene (Zähneputzen starten und Verweis Zahnarzt), Impfstatus, ggf. frühe Hilfen	Notwendigkeit des Kindergartenbesuchs (falls ausstehend). Kontinenzberatung (Belohnungsprinzip, keinen Druck aufbauen, Kontinenzentwicklung als Reifungsprozess)

Tab. 2.2 Besonderheiten im Rahmen einiger Vorsorgeuntersuchungen [L141] *(Forts.)*

Untersuchung (Alter)	Grobmotorik	Feinmotorik	Perzeption/Kognition	Sprache	Soziale und emotionale Kompetenz	Checkliste (Auswahl)	Tipps
U8 (46.–48. Lebensmonat)	Beidseitiges freihändiges Stehen auf einem Bein (> 5 s) Hüpfen mit geschlossenen Beinen > 20–30 cm vorwärts Fersen- und Zehenspitzengang Fährt Laufrad zielgerichtet und sicher	Malstift wird richtig zwischen den ersten drei Fingern gehalten Zeichnet geschlossene Kreise und Kreuze, oft Rechtecke Malt einen „3-Teile-Menschen" und einen Kreis nach Vorlage aus bzw. nach Vorlage („Kopffüßler")	Fragt die „Fünf W's": warum, wie, wo, wieso, woher?	Spricht 6-Wort-Sätze in Kindersprache Gibt Geschichten in zeitlichem und logischem Verlauf wieder Korrekter Satzbau mit Nebensätzen Versteht Artikel, Mehrzahl, Gegensätze und Zeit	Spielt mit Gleichaltrigen Rollenspiele Hält sich an Regeln Bereit zu teilen Toleriert meist leichtere Enttäuschungen, Freude, Ängste und Stresssituationen	Impfungen Perzentilen inkl. Kopfumfang Beratung zu: Ernährung und Bewegung, Unfallverhütung, Sprachentwicklung, Medienkonsum, ggf. Frühe Hilfen	Unbedingt Kindergartenbesuch, falls noch nicht der Fall Kinderturngruppen Sprachförderung Deutsch in der Kita, wenn Deutsch Fremdsprache ist Tagsüber sichere Blasen- und Darmkontrolle?
U9 (60.–64. Lebensmonat)	Hüpft auf einem Bein rechts wie links, kann ca. 10 s auf einem Bein stehen Fängt größere Bälle mit beiden Händen Kann Treppen auf- und abwärts im Wechselschritt sicher laufen Sicherer Zehen-Hacken-Gang beidseits Fährt Laufrad oder Fahrrad	Malt nach Vorlage Kreis, Quadrat und Dreieck Kann mit der Schere anhand einer geraden Linie schneiden Malt einen „6-Teile-Menschen"	Erkennt und benennt mindestens drei Farben	Erzählt Geschichten und Ereignisse im richtigen zeitlichen wie logischen Ablauf Beginnt im Zahlenraum bis 10 zu zählen Zeichnet erste Figuren (Haus, Mensch)	Kann sich mit anderen Kindern im Spiel gut abwechseln Versteht emotionale Äußerungen anderer Kinder und kann darauf reagieren (Trösten, Helfen) Lädt Kinder zu sich nach Hause ein und wird eingeladen Intensive Rollenspiele mit Verkleiden und Verwandlung	Perzentilen inkl. Kopfumfang Hoden deszendiert? Beratung zu: Impfungen, Ernährung und Bewegung inkl. Adipositasprävention, Unfallvermeidung, Mundhygiene, Medienkonsum, ggf. Frühe Hilfen	Kindersport. Ab ca. 5 Jahren gibt es geeignete Sportangebote der Sportvereine Schwimmenlernen Vollständige Blasen-Darm-Kontrolle, kommt auf der Toilette selbst zurecht?

2.4.2 Hörscreening

Etwa eines von 1.000 Kindern hat eine Hörstörung von mehr als 35 Dz Hörverlust. Ein generelles Neugeborenen-Hörscreening mit nichtinvasiven Verfahren, otoakustischen Emissionen bzw. im zweiten Schritt mit einer Hirnstammaudiometrie kann viele der betroffenen Kinder frühzeitig identifizieren.

Betroffene Neugeborene bzw. Säuglinge und Kleinkinder profitieren vor allem auch in ihrer Sprachentwicklung von einer frühzeitigen Behandlung. Unbehandelt können sich zudem sekundäre kognitive, emotionale und psychosoziale Entwicklungsstörungen einstellen.

Eine Therapie erfolgt je nach Befund und Ursache mit einem Hörgerät, bei angeborener Innenohrtaubheit mit einem Cochlea-Implantat bzw. mit begleitenden Fördermaßnahmen. Die Teilnahme sowie die ggf. erforderliche Konfirmationsdiagnostik und Therapie werden im Rahmen der U2 bis U5 überprüft.

Auch nach unauffälligem Neugeborenen-Hörscreening können Hörstörungen auftreten. Daher erfolgt ein weiteres Hörscreening im Kleinkindalter. Weitere audiologische Untersuchungen schließen sich an, wenn bei 30 dB mindestens zwei von vier Frequenzen auf einem Ohr nicht gehört werden und wenn Senken im Tief-, Mittel- oder Hochtonbereich vorliegen.

2.4.3 Sehscreening

In Deutschland liegt bei etwa 5 % aller Kinder und Jugendlichen eine Schwachsichtigkeit (Amblyopie) vor. Diese ist irreversibel, wenn die Ursachen nicht rechtzeitig identifiziert und behoben werden. In über 90 % findet sich dafür ursächlich ein Strabismus oder eine Fehlsichtigkeit.

Im Rahmen der U2 und U3 erfolgt eine klinische Prüfung der Augen inkl. Transillumination auf Nystagmen, Kolobome oder Unterschiede der Bulbusgrößen sowie auf das Vorliegen einer konnatalen Katarakt (etwa 1 : 3.500). Eine Katarakt muss frühzeitig, bei beidseitigem Auftreten bis zur 8. Lebenswoche, operiert werden, um eine irreversible und schwere Amblyopie zu verhindern.

Im Rahmen der U4 bis U7 können mithilfe des Brückner-Tests Schielen, Anisometropien sowie das Vorliegen einer Katarakt erkannt werden. Im abgedunkelten Raum werden mit einem lichtstarken direkten Ophthalmoskop beide Pupillen des Kindes gleichzeitig durchleuchtet. Die Blickrichtung des Arztes und die Beleuchtungsrichtung sollten genau übereinstimmen. Getestet wird einmal aus kürzerer (20–50 cm) und dann aus weiterer Distanz (3–4 m). Für einen unauffälligen Befund erscheint der rote Retinareflex beider Augen in beiden Distanzen seitengleich, wenn das Kind auf die Lichtquelle schaut. Bei manifestem Schielen erscheint der Rotreflex des schielenden Auges heller. Bei einer Katarakt erscheinen die Lichtreflexe aus naher Distanz getrübt, bei einer Myopie erscheinen die Pupillen aus der weiteren Distanz dunkler. Generell gilt, dass jede Ungleichheit zwischen linkem und rechtem Auge weiter ophthalmoskopisch abgeklärt werden sollte.

Ab der U7a wird mittels eines Stereotests (z. B. Lang-Test II) das räumliche Sehen untersucht (z. B. Test auf Vorliegen eines Mikrostrabismus). Dabei müssen drei Figuren auf speziell geprägten Karten mit winzigen (dreidimensionalen) Zylindern erkannt werden. Ein viertes Objekt wäre auch nur mit einem Auge erkennbar – was die aktive Mitarbeit bei jungen betroffenen Kindern ermöglicht.

Im Rahmen der U7a, U8 und U9 erfolgt jeweils eine Visusprüfung. Es wird dabei ein seitengleicher Visus von mindestens 0,5 zur U7a bzw. von 0,8 zur U9 erwartet.

2.4.4 Screening auf Gallengangsfehlbildungen

Von der U2 bis zur U4 wird die Stuhlfarbe mithilfe einer Farbtafel erfragt. Bei einer Entfärbung im Rahmen der U2 oder U3 muss eine Gallengangsatresie ausgeschlossen werden (➤ Kap. 16).

2.4.5 Sonografiescreening der Säuglingshüfte

Das Risiko einer Hüftdysplasie liegt in Deutschland bei etwa 2 %; deutlich höher ist es für Mädchen sowie nach Beckenendlage (etwa 6 %) und bei anamnestisch familiärer Disposition (bekannter Hüftdysplasie). Im Rahmen der U3 erfolgt das Sonografiescreening des Hüftgelenks zur Frühdiagnose der resultierenden Luxation bzw. zur Prävention, um ein luxationsgefährdetes Hüftgelenk rechtzeitig zu erkennen. Die Formdifferenzierung bzw. knöcherne Entwicklung des Hüftgelenks bzw. Pfannendachs ist in den ersten Lebenswochen sehr hoch, sodass bei frühzeitiger Therapie mit konsequenter biomechanischer Behandlung (Abduktionsbehandlung mit Spreizhose) eine vollständige Ausheilung vor dem Ende des 3. Lebensmonats möglich ist. Daher wird diese Untersuchung bei positiver Anamnese (s. o.) oder bei auffälligem klinischem Befund (z. B. sichtbare Stellungsanomalien oder Fehlbildungen) bei der U2 vorgezogen. Der früher angewandte Ortolani-Handgriff ist inzwischen obsolet und sollte wegen möglicher Komplikationen nicht mehr durchgeführt werden.

Lumbosakrale Faltenasymmetrien, die vor der Sonografie-Ära mit einer Dysplasie in Verbindung gebracht wurden, sind in den meisten Fällen völlig harmlose Befunde ohne Assoziation mit einer geschädigten Hüfte.

Die Untersuchung erfolgt in Seitenlagerung des Kindes mit Spontanhaltung des Beins in leichter Innenrotation und fixiert in einer Schale. Dokumentiert werden Alpha- (zwischen Grundlinie und Pfannendachlinie) und Beta-Winkel (zwischen Grundlinie und Ausstelllinie) je Gelenkseite und der sich ergebende Hüfttyp nach Graf je Gelenkseite.

2.4.6 Pulsoxymetrie-Screening

Kritische angeborene Herzfehler (kAHF) sind pränatal bereits in ca. 60 % aller Fälle bekannt, ca. 20 % werden klinisch rasch erkennbar. Bei den verbliebenen 20 % fehlen (noch) typische Zeichen wie ein auskultierbares Herzgeräusch, Zeichen einer Herzinsuffizienz oder eine sichtbare Zyanose. Um diese „diagnostische Lücke" zu reduzieren, erfolgt das pulsoxymetrische Screening am 2. Lebenstag (> Abb. 2.1).

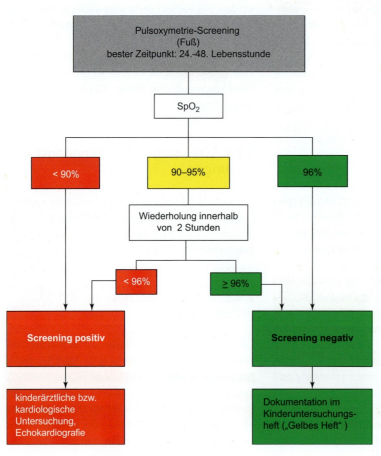

Abb. 2.1 Empfehlung zur Durchführung des Pulsoxymetrie-Screenings bei Neugeborenen (gemäß der Deutschen Gesellschaft für Pädiatrische Kardiologie) [V786]

2.5 Interaktionsbeobachtung

Nach den geltenden Richtlinien ist die Interaktionsbeobachtung im 1. Lebensjahr verpflichtender Leistungsbestandteil der Kindervorsorgeuntersuchungen U3 bis U6. Ziel ist eine altersbezogene Einschätzung von Stimmung, Kommunikations- und Regulationsmöglichkeiten des Kindes im Kontakt mit seiner primären Bezugsperson (Bonding) als Grundlage für das Ärztin- oder Arzt-Elterngespräch (siehe U3).

2.5.1 Prävention des plötzlichen Kindstodes (U2–U5)

Der plötzliche Kindstod (Säuglingstod) oder das *Sudden Infant Death Syndrome* (SIDS) ist definiert als plötzlicher, unerwarteter Tod eines zuvor gesunden Säuglings im Schlaf, auch in einer Autopsie ohne definierbare Ursache. Die pathophysiologischen Ursachen sind nicht abschließend geklärt. Der Altersgipfel liegt zwischen 2 und 4 Monaten.

Die „3-R-Faustregel" zur Prävention des SIDS lautet: **Rauchfrei – Rückenlage – Richtig betten.** Der größte einzelne Risikofaktor ist Rauchen: Nicht in der Schwangerschaft bzw. nicht im 1. Lebensjahr des Kindes zu rauchen senkt dessen Risiko für ein SIDS um den Faktor 4. Empfohlen wird auch das Schlafen in Rückenlage im Schlafsack ohne weiche Kissen bei etwa 16 bis 18 °C. Stillen über mindestens 2 Monate reduziert das Risiko weiter.

2.5.2 Vitamin-K-Mangel-Blutungen

Ein Vitamin-K-Mangel bei Neugeborenen ist häufig: Es bestand eine geringe plazentare Übertragung, der Metabolismus ist noch unreif, die Besiedelung des Darms mit Vitamin K produzierenden Bakterien ist noch nicht erreicht, und Muttermilch enthält (zu) wenig Vitamin K. Heute treten Vitamin-K-Mangel-Blutungen fast ausschließlich bei vollgestillten Kindern mit fehlender oder nur einer oralen Gabe von Vitamin K auf. Eine präpartale Gabe ist unwirksam.

Zur Prävention der Vitamin-K-Mangel-Blutungen von reifen Neugeborenen wird eine Prophylaxe mit Vitamin-K_1-Gaben 3×2 mg oral (2 mg jeweils zur U1–U3) empfohlen. Sie senkt die Rate an Vitamin-K-Mangel-Blutungen von gestillten Kindern von etwa 25 auf 0,8 / 100.000. Noch wirksamer wäre die einmalige Gabe von 1 mg Vitamin K_1 i.m. rasch nach der Geburt (0,2 / 100.000).

Reifgeborene mit Resorptionsstörungen (Cholestase), in schlechtem Allgemeinzustand oder bei mütterlicher Einnahme von Enzyminduktoren (z. B. Barbiturate, Rifampicin) erhalten einmalig Vitamin K_1 1 mg i.m. oder i.v. nach der Geburt. Frühgeborene erhalten Vitamin K_1 200 µg / kg / ED i.m. oder i.v. nach der Geburt plus einmal nach einer Woche.

Zum Vergleich: Der tägliche Bedarf an Vitamin K eines Schulkindes liegt in etwa bei 30 µg / d p.o. Die in den 1990er-Jahren beschriebene Assoziation zwischen i.m. Vitamin-K_1-Gaben und der Entwicklung von Leukämien bzw. soliden Tumoren im Kindesalter konnte in späteren Metaanalysen nicht bestätigt werden.

2.5.3 Rachitisprophylaxe (U2–U6)

Zur Vorbeugung einer Rachitis (> Kap. 8) wird in den ersten 12 Lebensmonaten bzw. verlängert bis zum folgenden Frühsommer die Gabe von Vitamin D_3 als Tabletten oder Tropfen täglich mit 400–500 IE (10–12,5 µg) p.o. empfohlen.

2.5.4 Kariesprophylaxe und Mundhygiene (U2–U6)

In der Wissenschaft besteht bislang kein Konsens hinsichtlich einer effizienten Fluoridprophylaxe. Spätestens ab dem ersten Zahndurchbruch ist eine zusätzliche Fluoridprophylaxe erforderlich. Diese kann bis zur Findung eines wissenschaftlichen Konsenses entweder systemisch in Form einer Kombinationsgabe von Vitamin D_3 und Fluorid oder lokal durch die Zahnpflege mit einer fluoridhaltigen Kinderzahnpasta durchgeführt werden. Eine Kombination von systemischer und lokaler Fluoridprophylaxe sollte wegen der Gefahr einer Fluorose nicht erfolgen.

2.5.5 Ernährung

Stillberatung (U2 – U4)   Muttermilch ist die maßgeschneiderte Nahrung für fast alle Säuglinge in den ersten 4–6 Lebensmonaten und bietet einem reifen

Kind alle notwendigen Nährstoffe, ist leicht verdaulich, stets verfügbar, richtig temperiert und hygienisch einwandfrei. Stillen fördert die Nähe, das Bonding von Mutter und Kind. Auch Zwillinge und prinzipiell nach einiger Zeit auch Frühgeborene können gestillt werden.

Auch kürzeres oder teilweises Stillen ist sinnvoll. Wird aus medizinischen oder persönlichen Gründen nicht oder nur z. T. gestillt, erhält das Kind bis zum Zufüttern mit 4–6 Lebensmonaten eine Säuglingsanfangsnahrung (Pre-Nahrung oder 1-Nahrung).

Beikost Ab dem Beginn des 5. bis spätestens mit Ende des 6. Lebensmonats sollte die Beikost parallel zum Stillen eingeführt werden, auch mit potenziell starken Nahrungsmittelallergenen. Eine weitverbreitete spätere Einführung bzw. eine nur schrittweise, verzögerte Einführung von Beikost und potenziellen Allergenen bei familiärem Allergierisiko ist unbegründet und bezüglich einer Allergieprävention sogar kontraproduktiv! Eine erste Beikostmahlzeit kann ein Brei aus Kartoffeln mit Gemüse und Fleisch (Eisen, Zink) sein. Eine ovolaktovegetarische Ernährung von Säuglingen ist möglich, bedeutet aber das Risiko eines Eisenmangels. Von einer veganen Ernährung sollte dringend abgeraten werden. Mutter und Kind bestimmen, wann schließlich abgestillt wird.

2.5.6 Exzessives Schreien in den ersten 3 Monaten

Ausgeprägte Schrei- und Unruheepisoden sind häufig: 10–25 % aller gesunden Säuglinge schreien in den ersten 3 Monaten über längere Zeit (Wochen) an mehr als 3 Tagen der Woche jeweils länger als 3 Stunden und lassen sich von den Eltern kaum beruhigen. Häufig finden die Säuglinge (noch) nicht selbst zur Ruhe bzw. in den Schlaf oder sind überreizt. Verdauungsprobleme werden häufig angenommen, weil die Kinder beim Schreien die Beine anziehen – einen Beleg dafür gibt es nicht. Bei unauffälligem Untersuchungsbefund ist eine somatische Abklärung – wenn die Kinder zwischendurch völlig unbeeinträchtigt sind – meist nur bei zusätzlichen Symptomen, bei einer Trinkschwäche oder Gedeihstörung notwendig.

Wichtig ist, die Eltern mit ihren Sorgen und ihren schlaflosen Nächten ernst zu nehmen und ihnen Schuldgefühle zu nehmen. Es sollte gemeinsam nach einer Entlastung der Eltern durch Mobilisation des unmittelbaren sozialen Umfelds gesucht werden. Für den Säugling ist bedeutsam, eine Reizreduktion, eine Strukturierung seines Tagesablaufs mit regelmäßigen Schlafphasen am Tag einzurichten sowie die Wachphasen für gemeinsame Spiele und Dialoge zu nutzen. Viele Säuglinge beruhigen sich durch Ablegen, auch wenn das Schreien den Eltern zunächst nicht beeinflussbar erscheint.

Eltern sollten sich abwechseln und sich bei Überlastung zurückziehen, bevor „die Sicherung durchbrennt". Es muss ausdrücklich vor der Gefahr eines Schütteltraumas („shaken baby syndrome", ➤ Kap. 20, ➤ Kap. 24) gewarnt werden!

Sollte das exzessive Schreien nach dem 3. Lebensmonat und auch nach einer Beratung anhalten, darf von einer Störung im eigentlichen Sinne ausgegangen werden, mit dem Risiko einer gestörten Langzeitentwicklung. Weitere Diagnostik sowie Unterstützung (Frühe Hilfen) und in Einzelfällen eine Eltern-Kind-Psychotherapie sollten sich anschließen.

2.6 Besonderheiten der einzelnen Vorsorgeuntersuchungen

Zu jeder Untersuchung werden eine vollständige Anamnese sowie eine Sozial- und Familienanamnese erhoben, zudem wird das Kind vollständig körperlich untersucht.

2.6.1 U1 (unmittelbar nach der Entbindung)

Anamnese
- Vorerkrankung der Mutter (s. Mutterpass): Diabetes mellitus bzw. Gestationsdiabetes (Hypoglykämie, Makrosomie und relative Unreife des Neugeborenen)
- Einnahme von Medikamenten, Alkohol, Drogen, Nikotin (Entzugssyndrom des Neugeborenen; Hepatitis-B- oder HIV-Exposition bei i. v. Drogenabhängigen?)

- Screening der Mutter: Hepatitis-B-Status, Antikörper-Suchtest, B-Streptokokken-Status, ggf. CMV-, Parvovirus-B19- oder Toxoplasmose-Infektion
- Vorzeitiger Blasensprung, Hinweis für akute Infektionen / Amnioninfektionssyndrom in der Schwangerschaft (Neugeborenensepsis)
- Poly- oder Oligohydramnion (Atemnotsyndrom)
- Weitere Besonderheiten

Untersuchung
- Apgar (**A**tmung, **P**uls, **G**rundtonus, **A**ussehen, **R**eflexe) (➤ Kap. 5)
- Äußerlich erkennbare Fehlbildungen: Hals, Rücken, Extremitäten u. a.
- Auskultation des Herzens, Tasten der Femoralispulse: Herzfehler kann man hören (Auskultation) oder sehen (Zyanose, Pulsoxymetrie-Screening 24. – 36. Lebensstunde)
- Atmung (Norm: ca. 40 / min) und Atemmuster (Atemnotsyndrom)
- Körperlänge, -gewicht und Kopfumfang (Perzentilen eintragen)

Diagnostik / Screening
- Pulsoxymetrie-Screening am 2. Lebenstag.
- Neugeborenen-Hörscreening.
- Arterielles Nabelschnurblut (Umbilikalarterie; direkt *post partum* analysiert): Der mittlere pH beträgt 7,25, ein pH < 7,10 ist Zeichen einer schweren perinatalen Maladaptation; der mittlere Base Excess (BE) beträgt – 4 mmol / l

Beratung
- Stillen und Ernährung
- Erweitertes Neugeborenenscreening
- Neugeborenen-Hörscreening
- Erste Vitamin-K-Gabe zur Vorbeugung von Hirnblutungen

2.6.2 U2 (3. – 10. Lebenstag)

Anamnese
- Schwierigkeiten beim Trinken, Schluckstörungen
- Stuhlfarbe mit Farbtafel erfragen (Gallengangsatresie)
- Ist das erweiterte Neugeborenenscreening erfolgt und dokumentiert? Sonst jetzt nachholen!
- Gibt es Hinweise auf psychosoziale Risikofaktoren / Belastungen?
- Ist das Pulsoxymetrie-Screening erfolgt? Sonst jetzt nachholen!
- Passivrauchen oder Medikamenteneinnahme?
- Impfstatus der Eltern erfragen bzw. überprüfen, ggf. Pertussis- und Masern-Auffrischung empfehlen

Familienanamnese
- Risikofaktoren für Hüftdysplasie? Dann Sonografie vorziehen!
- Augenerkrankungen oder angeborene Hörstörungen
- Erbkrankheiten
- Gesundheitliche Risikofaktoren im familiären Umfeld (z. B. Rauchen etc.)

Untersuchung
- Gewicht: Geburtsgewicht sollte spätestens am 10. Lebenstag wieder erreicht sein
- Eingehende Untersuchung u. a. der Haut (Ikterus, auffallende Blässe, Zyanose, Fehlbildungen), Thorax und Leistenpulse (Herzfehler)
- Sehen (Transillumination der Augen zum Ausschluss einer Katarakt)
- Fehlbildungen?

Diagnostik / Screening
- Neugeborenen-Hörscreening
- Erweitertes Neugeborenenscreening ggf. nachholen

Beratung
- Vitamin D zur Prophylaxe der Rachitis ab 10. Lebenstag
- Zweite Vitamin-K-Gabe zur Vorbeugung von Hirnblutungen
- Fluorid zur Zahnhärtung und Kariesprophylaxe (spätestens nach Zahndurchbruch)
- Risiko eines plötzlichen Kindstods vermindern
- Ggf. Informationen zu regionalen Unterstützungsangeboten (z. B. Frühe Hilfen)

Bei früh- und / oder mangelgeborenen Kindern ist zusätzlich insbesondere auf die Temperaturregulation und die ausreichende Nahrungsaufnahme (häufigere Mahlzeitenfolge, Spezialnahrung) zu achten. Frühgeborene mit einem Geburtsgewicht < 1.500 g sollten täglich 1.000 IE Vitamin D peroral erhalten.

2.6.3 U3 (4.–5. Lebenswoche)

Das Baby kann zu diesem Zeitpunkt bereits den Kopf in Bauchlage kurz anheben und nach links und rechts drehen, öffnet die Hände spontan und schaut aufmerksam in nahe Gesichter.

Anamnese
- Ernsthafte Erkrankungen seit der Geburt?
- Ernährungsprobleme? Stillen, Zwiemilch- oder Flaschenernährung?
- Ist eine Hebamme in der Familie?
- Wird die Vitamin-D-Prophylaxe verlässlich durchgeführt?
- Stuhlgang und Miktion (Stuhlfarbe mit Stuhlkarte erfragen; Windel regelmäßig nass?)
- Rauchen oder Medikamenteneinnahme der Mutter?
- Augenerkrankungen bzw. Hörstörungen in der Familie?
- Erbkrankheiten in der Familie?
- Hinweise auf frühkindliche Regulationsstörungen (z. B. exzessives Schreien, Fütterstörungen, Schlafstörungen) erfragen
- Psychosoziale Belastungsfaktoren und ggf. Unterstützungsbedarf
- Impfstatus der Eltern erfragen bzw. überprüfen, ggf. Pertussis- und Masern-Auffrischung empfehlen

Untersuchung
- Ganzkörperuntersuchung inkl. Körpermaße am unbekleideten Kind; auf perzentilengerechtes Wachstum achten bzw. dokumentieren
- Untersuchung auf Haltungs- und Lagerungsasymmetrien, ggf. einschließlich Vojta-Diagnostik
- Untersuchung des Muskeltonus und Motoskopie
- Interaktionsbeobachtung: Kind wirkt zufrieden in Anwesenheit der Bezugsperson, lässt sich beruhigen und wirkt offen und ausgeglichen

Diagnostik / Screening / Maßnahmen
- Transillumination der Augen
- Ggf. Hörscreening nachholen / wiederholen
- Sonografie der Säuglingshüfte inkl. Dokumentation; neben Anamnese und klinischem Befund: Alpha- und Beta-Winkel und resultierender Hüfttyp nach Graf je Gelenkseite, mögliche diagnostische und / oder therapeutische Konsequenzen und ob eine Überweisung veranlasst wurde
- Durchführung der Vitamin-K-Prophylaxe

Beratung
- Plötzlichen Kindstod (SIDS) vermeiden
- Unfallverhütung (ggf. Unfallmerkblätter verwenden)
- Frühkindliche Regulationsstörungen
- Vitamin-D- und Fluoridprophylaxe
- Vitamin-K-Prophylaxe
- Ernährungsberatung
- Impfberatung gemäß STIKO-Empfehlungen und Vereinbarung eines ersten Impftermins in der 9. Lebenswoche
- Ggf. Information zu regionalen Unterstützungsangeboten (z. B. Frühe Hilfen)

Den Eltern müssen die erforderlichen Trinkmengen (etwa ein Sechstel bis ein Siebtel des Körpergewichts, aufgeteilt auf die Anzahl der Mahlzeiten) sowie die zu erwartende Gewichtszunahme (mindestens 20 g / d) erläutert werden.

2.6.4 U4 (3.–4. Lebensmonat)

Das Baby ist immer aktiver und mobiler geworden, greift nach Dingen und reagiert auf das Lächeln der Bezugsperson (meist auch des Untersuchers) ebenfalls mit einem Lächeln. Die Entwicklung der Sprache beginnt mit der Bildung von Lauten.

Anamnese
- Schwerwiegende Erkrankungen seit der letzten Vorsorgeuntersuchung?
- Ernährungsprobleme
- Abnorme Stühle (Stuhlfarbkarte verwenden)
- Hinweise auf Regulationsstörungen
- Psychosoziale Belastungsfaktoren und ggf. Unterstützungsbedarf
- Verträglichkeit der ersten Impfung (falls durchgeführt)
- Vitamin-D-Prophylaxe erfragen

Untersuchung
- Ganzkörperuntersuchung inkl. der Körpermaße am unbekleideten Kind; auf perzentilengerechtes Wachstum achten und dokumentieren
- Untersuchung auf Haltungs- und Lagerungsasymmetrien inkl. Vojta-Diagnostik
- Untersuchung des Muskeltonus und Motoskopie
- Interaktionsbeobachtung: Kind wirkt zufrieden in Anwesenheit der Bezugsperson, lässt sich beruhigen und wirkt offen und ausgeglichen

Diagnostik / Screening / Maßnahmen
- Ggf. Durchführung des Neugeborenen-Hörscreenings veranlassen (falls noch nicht erfolgt)
- Transillumination der Augen und Brückner-Test
- Durchführung der 2. Impfserie gemäß STIKO

Beratung
- Ernährungsberatung und ggf. Beratung über die Einführung von Beikost (ab dem 5. Lebensmonat)
- Plötzlichen Kindstod (SIDS) vermeiden
- Unfallverhütung (ggf. Unfallmerkblätter verwenden)
- Ggf. Beratung zu frühkindlichen Regulationsstörungen und Vermittlung von Hilfsangeboten (z. B. Schreiambulanz)
- Ggf. Information zu regionalen Unterstützungsangeboten (z. B. Frühe Hilfen)
- Sprachberatung (Vorlesen, Vorsingen, Bevorzugung der Muttersprache bei Bilingualität)
- Vitamin-D-Prophylaxe
- Impfberatung gemäß STIKO-Empfehlungen

2.6.5 U5 (6.–7. Lebensmonat)

Das Kind hat sein Geburtsgewicht etwa verdoppelt, deutliche Entwicklungsschritte gemacht und gewinnt zunehmend Handlungskompetenz. Es beobachtet aufmerksam, z. B. die Zubereitung der Nahrung. Beikost ist eingeführt. Es greift nach Gegenständen und führt sie in der Mittellinie zusammen, spielt mit den Beinen / Füßen, dreht sich über beide Seiten vom Rücken auf den Bauch und ggf. auch schon zurück, kommt in den Handwurzel- bzw. Handstütz, beginnender Vierfüßlerstand. Es lässt sich necken, lautiert und bildet evtl. bereits Silbenketten; dialogisches Lautieren erfolgt.

Anamnese
- Schwerwiegende Erkrankungen seit der letzten Vorsorgeuntersuchung
- Ernährungsverhalten und ggf. Ernährungsprobleme. Beikost eingeführt?
- Stuhlgang und auffällige Stühle
- Frühkindliche Regulationsstörungen
- Impfungen nach STIKO durchgeführt?
- Vitamin-D- und Fluoridprophylaxe erfolgt?
- Psychosoziale Belastungsfaktoren und ggf. Unterstützungsbedarf

Untersuchung
- Ganzkörperuntersuchung inkl. Körpermaße am unbekleideten Kind; auf perzentilengerechtes Wachstum achten und dokumentieren
- Untersuchung auf Haltungs- und Lagerungsasymmetrien, ggf. einschließlich Vojta-Diagnostik
- Untersuchung des Muskeltonus und Motoskopie
- Interaktionsbeobachtung: Kind wirkt zufrieden in Anwesenheit der Bezugsperson, lässt sich beruhigen und wirkt offen und ausgeglichen

Diagnostik / Screening / Maßnahmen
- Überprüfung des Sehvermögens mittels Brückner-Test und Transillumination
- Überprüfung des Hörvermögens, z. B. mit Hochtonrassel
- Durchführung der 3. Impfserie nach STIKO, falls noch nicht erfolgt

Beratung
- Ernährungsberatung inkl. Probleme bei der Beikosteinführung
- Stuhlgang
- Unfallverhütung (ggf. Unfallmerkblätter verwenden)
- Ggf. Beratung zu frühkindlichen Regulationsstörungen und Vermittlung von Hilfsangeboten (z. B. Schreiambulanz)
- Ggf. Information zu regionalen Unterstützungsangeboten (z. B. Frühe Hilfen)
- Sprachberatung (Vorlesen, Vorsingen, Bevorzugung der Muttersprache bei Bilingualität)
- Vitamin-D-Prophylaxe
- Impfstatus überprüfen, Impfberatung gemäß STIKO-Empfehlungen

2.6.6 U6 (10.–12. Lebensmonat)

Das Kind hat inzwischen sein Geburtsgewicht etwa verdreifacht und sich in seinem Autonomieverhalten beständig weiterentwickelt, was seinen Bewegungsraum und sein Erleben enorm erweitert: Es krabbelt, evtl. robbt es, geht im Bärengang als Vorbote des Laufens oder läuft bereits frei, setzt sich auf und zieht sich in den Stand hoch. Die Bewegungsübergänge sind flüssig. Seine Fingerfertigkeit ist viel feiner geworden (Pinzettengriff von kleinen Gegenständen). Versteckte Objekte sind nicht mehr „verschwunden", sondern werden z. B. nach Bedecken mit einem Becher darunter erwartet (Objektpermanenz).

Die Sprache besteht zumindest aus Doppelsilben, viele Kinder sprechen auch schon erste Worte und reagieren auf ihren Namen.

Anamnese
- Schwerwiegende Erkrankungen
- Hörvermögen, Schnarchen
- Besondere Belastungssituationen
- Essverhalten und Ernährungsprobleme
- Stuhlverhalten
- Psychosoziale Belastungen und ggf. Inanspruchnahme von Hilfsangeboten (z. B. Frühe Hilfen)
- Betreuungssituation

Untersuchung
- Ganzkörperstatus inkl. Gewicht und Körperlänge auf fortgeführten Perzentilen zum Gedeihen
- Motorische, sprachliche und kognitive Entwicklung
- Soziale und emotionale Kompetenz, Interaktion von Bezugsperson und Kind beurteilen

Diagnostik / Screening / Maßnahmen
- Sinnesorgane: Sehtest, Brückner-Test
- Impfberatung und Fortsetzung der Grundimmunisierung

Beratung
- Ernährung, Rachitisprophylaxe; Empfehlung einer zahnärztlichen Untersuchung
- Unfallverhütung (ggf. Unfallmerkblätter verwenden)
- Ggf. Beratung zu frühkindlichen Regulationsstörungen und Vermittlung von Hilfsangeboten (z. B. Schreiambulanz)
- Ggf. Information zu regionalen Unterstützungsangeboten (z. B. Frühe Hilfen)
- Sprachberatung (Vorlesen, Vorsingen, Bevorzugung der Muttersprache bei Bilingualität)
- Mundhygiene
- Nächste Impfungen: 6-fach-Impfung (erste mit 11–14 Lebensmonaten, zweite mit 24 Lebensmonaten), Mumps / Masern / Röteln / Varizellen (mit 11–14 Lebensmonaten), Meningokokken (ab 12. Lebensmonat)

2.6.7 U7 (21.–24. Lebensmonat)

Bis zur U7 hat die Entwicklung einen weiteren Quantensprung vollzogen. Das Kind ist noch autonomer geworden, es kann sich frei bücken, um Gegenstände hochzuheben, Bonbons auswickeln, auf einem Rutscherauto fahren, die Tür öffnen und es dirigiert die Bezugsperson an bestimmte Orte.

Es lehnt Hilfen ab, stapelt Bauklötze übereinander, räumt Schubladen ein und aus, betätigt den Lichtschalter und bewältigt Holzpuzzles. Es kann die Treppe im Beistellschritt hoch- und an der Hand oder dem Geländer vorwärts hinuntergehen.

Die Ich-Identifikation ist fortgeschritten, das Kind erkennt sein Spiegelbild und folgt einfachen Aufforderungen. Die sprachliche Kommunikation hat sich deutlich entwickelt, sodass ca. 20 Einzelworte gesprochen und beginnend Zweiwortsätze gebildet werden.

Die Sauberkeitserziehung beginnt und muss seitens der Eltern umsichtig und ohne Druck erfolgen.

Anamnese
- Schwerwiegende Erkrankungen seit der letzten Kindervorsorgeuntersuchung? Auffällige Infektanfälligkeit?
- Essverhalten und ggf. Ernährungsprobleme
- Stuhlgang und ggf. Auffälligkeiten
- Kariesprophylaxe
- Hörvermögen und Sprachentwicklung
- Regelmäßiges Schnarchen
- Betreuungssituation
- Psychosoziale Belastungsfaktoren und ggf. Inanspruchnahme von Hilfsangeboten

Untersuchung
- Ganzkörperstatus inkl. Gewicht und Körperlänge auf fortgeführten Perzentilen: Gedeihen, motorische, sprachliche und kognitive Entwicklung. Soziale und emotionale Kompetenz
- Interaktion von Bezugsperson und Kind beurteilen

Diagnostik / Screening / Maßnahmen
- Überprüfung des Sehvermögens (Brückner-Test)
- Überprüfung des Hörvermögens (z. B. Hochtonrassel)
- Impfberatung und Fortsetzung der Grundimmunisierung

Beratung
- Hinweise zur Zahnpflege, Fluoridprophylaxe und Empfehlung einer zahnärztlichen Vorstellung
- Unfallverhütung (z. B. Unfallmerkblätter)
- Ggf. Merkblätter zum Mediengebrauch
- Sprachberatung (Vorlesen, Vorsingen, Bevorzugung der Muttersprache bei Bilingualität)
- Bewegungsförderung und Ernährung
- Impfberatung und ggf. Komplettierung der Grundimmunisierung (falls noch ausstehend)

2.6.8 U7a (34.–36. Lebensmonat)

Das Kind ist jetzt ca. 3 Jahre alt und im Kindergartenalter. Es spricht mit Bezugspersonen und auch mit anderen Kindern und Erwachsenen, vielleicht bei Letzteren noch etwas scheu. Es hat einen großen Bewegungsdrang, fährt Dreirad oder Laufrad, steigt die Treppe frei im Wechselschritt herauf und herab, es malt noch wenig gegenständlich, spielt gern mit anderen Kindern auch in Rollenspielen, kann sich von der Bezugsperson auch über einige Stunden trennen und sich teilweise selbst an- und ausziehen.

Das Kind spricht Drei- bis Fünfwortsätze, spricht in der Ich-Form und kann seinen Namen sagen. Zuweilen tritt aufgrund der Autonomieentwicklung eine Trotzphase auf, die den Eltern und dem Untersucher viel Geduld abverlangen kann. Die Sauberkeitserziehung verläuft manchmal erschwert, da gerade der Stuhl gern eingehalten wird, was zu Verstopfung und Bauchschmerzen führen kann. Mit 3 Jahren sind ca. 90 % der Kinder stuhlkontinent, hingegen ist nur etwa die Hälfte der Kinder sowohl tagsüber als auch nachts trocken.

Die meisten Kinder können sich im Alter von 3 Jahren auf eine Untersuchungssituation einlassen.

Anamnese
- Schwerwiegende Erkrankungen seit der letzten Kindervorsorgeuntersuchung? Auffällige Infektanfälligkeit?
- Essverhalten und ggf. Ernährungsprobleme
- Stuhlgang und ggf. Auffälligkeiten
- Kariesprophylaxe
- Hörvermögen und Sprachentwicklung, Stottern
- Regelmäßiges Schnarchen
- Betreuungssituation
- Psychosoziale Belastungsfaktoren und ggf. Inanspruchnahme von Hilfsangeboten

Untersuchung
- Ganzkörperstatus inkl. Gewicht und Körperlänge auf fortgeführten Perzentilen: Gedeihen, motorische, sprachliche und kognitive Entwicklung. Soziale und emotionale Kompetenz
- Interaktion von Bezugsperson und Kind beurteilen

Diagnostik / Screening / Maßnahmen
- Ggf. Komplettierung der Grundimmunisierung, falls noch nicht erfolgt
- Überprüfung des Sehvermögens (Lang-, Titmus-, Lea-Hyvärinen-Test)
- Überprüfung der Sprachentwicklung (z. B. anhand von Kottmann-Bogen, evaluiert ab 3½ Jahren)

Beratung
- Hinweise zur Zahnpflege, Fluoridprophylaxe und Empfehlung einer zahnärztlichen Vorstellung
- Unfallverhütung (z. B. Unfallmerkblätter)
- Sprachberatung (Vorlesen, Vorsingen, Bevorzugung der Muttersprache bei Bilingualität)
- Bewegungsförderung und Ernährung
- Rehabilitationssport kann aufgrund einer Diagnose eine sinnvolle Therapieergänzung darstellen. Die Verordnung („Muster 56") belastet nicht das Budget des Arztes.
- Kindergartenbesuch einschließlich ggf. Sprachförderung bei Bilingualität
- Medienkonsum

2.6.9 U8 (46.–48. Lebensmonat)

Mit 4 Jahren ist die Selbstständigkeit weit fortgeschritten. Das Kind kann sich selbst an- und ausziehen, kann frei mit anderen Kindern sprachlich kommunizieren und erzählt kleine Geschichten in korrekter zeitlicher und logischer Reihenfolge. Es ist das typische Fragealter nach dem Warum, Was, Wie, Wo und Wann. Die meisten Kinder können Laufrad oder auch bereits Fahrrad fahren und auch Hindernissen ausweichen. Das Auffangen eines größeren Balls gelingt mit Händen, Armen und Körper. Die Feinmotorik ist fortentwickelt und das Kind malt Kopffüßler, aber auch Häuser, Bäume o. Ä. Ein Rechteck und ein Kreis können gezeichnet werden. Die Kinder beherrschen die Darm- und Blasenfunktion, wobei nachts noch etwa ein Drittel nicht trocken ist. Die emotionale Verfassung ist jetzt meist ausgeglichen, das Kind versteht Spielregeln und kann sich in Kindergruppen angemessen einordnen.

Anamnese
- Schwerwiegende Erkrankungen seit der letzten Kindervorsorgeuntersuchung? Auffällige Infektanfälligkeit?
- Kariesprophylaxe
- Hörvermögen und Sprachentwicklung, Stottern
- Regelmäßiges Schnarchen
- Betreuungssituation
- Psychosoziale Belastungsfaktoren und ggf. Inanspruchnahme von Hilfsangeboten
- Kindergartenbesuch

Untersuchung
- Ganzkörperstatus inkl. Gewicht und Körperlänge auf fortgeführten Perzentilen: Gedeihen, motorische, sprachliche und kognitive Entwicklung. Soziale und emotionale Kompetenz
- Interaktion von Bezugsperson und Kind beurteilen

Diagnostik / Screening
- Ggf. Komplettierung der Grundimmunisierung, falls noch nicht erfolgt
- Überprüfung des Sehvermögens (Lang-Test, E-Haken oder Landolt-Ringe)
- Durchführung einer 5-Ton-Frequenz-Audiometrie
- Überprüfung der Sprachentwicklung (z. B. anhand von Kottmann-Bogen, evaluiert ab 3½ Jahren)
- Urinstatus und -sediment

Beratung
- Hinweise zur Zahnpflege, Fluoridprophylaxe und Empfehlung einer zahnärztlichen Vorstellung
- Unfallverhütung (z. B. Unfallmerkblätter)
- Sprachberatung (Vorlesen, Vorsingen, Bevorzugung der Muttersprache bei Bilingualität)
- Bewegungsförderung und Ernährung
- Rehabilitationssport kann aufgrund einer Diagnose eine sinnvolle Therapieergänzung darstellen
- Medienkonsum

2.6.10 U9 (60.–64. Lebensmonat)

Das Kind ist jetzt etwa 5 Jahre alt, und der Schulbeginn naht. Der Bewegungsdrang ist meist stark ausgebildet, und die Kinder profitieren sehr von einer Förderung der Bewegungsmöglichkeiten, z. B. in der Kita oder im Sportverein. Fahrgeräte wie Lauf- oder Fahrrad werden beherrscht, Klettern und Ballfangen gelingt.

Die Sprachentwicklung ist im Wesentlichen abgeschlossen und (bis auf zuweilen leichte Lispelfehler) fehlerfrei. Dadurch sind die Kommunikationsmöglichkeiten optimal, was sich auch im Spielverhalten zeigt, wo inzwischen auch kompliziertere Regelspiele mit oftmals großer Fantasie gespielt werden können. Die Grundfarben und der Zahlenraum bis 10 werden beherrscht. Die Kinder malen gegenständlich, können Rechteck, Kreis, Kreuz und Dreieck zeichnen. Oftmals gelingt bereits das Schreiben des Namens.

Die Kontinenzentwicklung ist bei den meisten Kindern ebenfalls erfolgreich verlaufen, lediglich ca. 15 % der Altersstufe benötigen nachts noch eine Windel.

Anamnese
- Schwerwiegende Erkrankungen seit der letzten Kindervorsorgeuntersuchung? Auffällige Infektanfälligkeit?
- Kariesprophylaxe
- Hörvermögen und Sprachentwicklung, Stottern
- Regelmäßiges Schnarchen
- Betreuungssituation
- Psychosoziale Belastungsfaktoren und ggf. Inanspruchnahme von Hilfsangeboten
- Kindergartenbesuch

Untersuchung
- Ganzkörperstatus inkl. Gewicht und Körperlänge auf fortgeführten Perzentilen: Gedeihen, motorische, sprachliche und kognitive Entwicklung. Soziale und emotionale Kompetenz
- Interaktion von Bezugsperson und Kind beurteilen

Diagnostik / Screening
- Überprüfung des Sehvermögens (Lang-Test, E-Haken oder Landolt-Ringe)
- Überprüfung der Sprachentwicklung (z. B. anhand von Kottmann-Bogen, evaluiert ab 3½ Jahren)
- Urinstatus und -sediment

Beratung
- Hinweise zur Zahnpflege, Fluoridprophylaxe und Empfehlung einer zahnärztlichen Vorstellung
- Unfallverhütung (z. B. Unfallmerkblätter)
- Sprachberatung (Vorlesen, Vorsingen, Bevorzugung der Muttersprache bei Bilingualität)
- Bewegungsförderung und Ernährung; Adipositasprävention
- Medienkonsum inkl. Suchtverhalten
- Impfberatung (Auffrischung DTPa mit 6 Jahren)

Mit großer Regelmäßigkeit wird der Untersucher auf die **Schulreife** des Kindes angesprochen. Diese unterliegt neben kognitiven aber auch physischen und sozialen Befähigungen, wobei viele Eltern nur Erstere im Blick haben. Unsere Empfehlung: Auf das harmonische Zusammenspiel zwischen Wunsch des Kindes und der Eltern, Meinung des Kindergartens und Ergebnis der U9 ist zu achten. Im Zweifelsfall lieber später einschulen.

Mit der Vorsorgeuntersuchung U9 endet das Kindervorsorgeprogramm des G-BA nach der Kinderrichtlinie, nicht jedoch die weitere, potenziell durchaus störanfällige Entwicklung des Kindes bis zum Erwachsensein. Es wurden daher von Experten der Kinder- und Jugendmedizin weitere Zusatzvorsorgen im Schulalter (U10 und U11) sowie eine im Jugendalter (J2) entwickelt, die den besonderen Problemen in diesem Entwicklungsabschnitt Rechnung tragen. Im Vordergrund stehen Krankheiten des Stütz- und Bewegungsapparats, Essstörungen, Allergien, Erkrankungen der Schilddrüse und insbesondere Schulprobleme, emotionale, psychosomatische und Sozialverhaltensstörungen. Unter psychischen Erkrankungen leiden ca. 20 % aller Kinder und Jugendlichen, wobei Angststörungen am häufigsten auftreten. Nur etwa ein Drittel der Betroffenen befindet sich in ärztlicher Behandlung.

Mit dem Mannheimer Elternfragebogen (MEF) wurde ein Frageninventar in diese Vorsorgen implementiert, das der Anbahnung eines zielgerichteten Arzt-Patient-Gesprächs dient und seit vielen Jahren erfolgreich eingesetzt wird. Diese Vorsorgen gehören bisher nicht zum Leistungskatalog der GKV, werden jedoch als Satzungsleistungen im Rahmen selektivvertraglicher Regelungen von den meisten Krankenkassen übernommen.

2.6.11 U10 (7. Geburtstag bis 1 Tag vor 9. Geburtstag)

Der Übergang vom Kindergarten- ins Schulalter bedeutet zunächst einmal eine Zäsur im Leben eines Kindes. In der Schule werden vom Schulkind neben kognitiven Leistungen ein hohes Maß an mitgebrachter Persönlichkeitsstruktur sowie die Fähigkeit zur Regelakzeptanz und soziale Eingliederungsfähigkeit erwartet. Proaktives Mitarbeiten und Kritikfähigkeit gehören ebenso dazu. Manche Kinder erleben hier Anpassungsstörungen, entwickeln emotionale Störungen, psychosomatische Beschwerden oder Sozialverhaltensstörungen bzw. bereits vor Einschulung vorhandene Störungsbilder verstärken sich.

Anamnese durch Elternfragebogen und gezieltes Nachfragen
- Zwischenanamnese, Ernährung, Bewegung, Allergien, Schlafstörungen, Harn- / Stuhlverhalten, Obstipation
- Außerfamiliäre Betreuung, Kinderkontakte, Freizeitgestaltung
- Risikofaktoren Misshandlung (häusliche Gewalt u. a.)
- Familiensituation (Eltern getrennt, Patchwork u. a.)
- Spezielle Förderung erfolgt oder als notwendig erachtet
- Impfstatus: Impfungen nach STIKO? Impflücken schließen!

Untersuchung und Befragung Entwicklung:
- Kognitive Entwicklung: Anhalt für Lernstörungen, Lese-Rechtschreib-Störungen, Rechenstörungen?
- Verhalten: Aufmerksamkeit, Impulsivität, oppositionelles Verhalten
- Emotionale Entwicklung: Ängste, Depressionen
- Soziale Entwicklung: Schule, Soziales, Autonomie, geht gern zur Schule, Schüler-Lehrer-Beziehung, keine Probleme auf Schulweg, Mobbing, kann sich wehren, vor Gewalt schützen
- Familie und Freunde: Beziehung zu Eltern unproblematisch; hat Freunde, keine Tendenz zu Rückzug
• Umgang mit Medien

Körperliche Untersuchung ausgewählter Befunde:
- Zahn-, Mund- und Kieferanomalien
- Augen, Hören
- Haut
- Genitale, Stadien nach Tanner (➤ Kap. 8)
- Rücken, Beinachsen, Körperwachstum
- Adipositas
• Überprüfung auffälliger Befunde aus der U9

Diagnostik Blutdruck: familiäre Belastung? Risikofaktoren?

Beratung
• Gesunde Ernährung und Bewegung, ggf. auf Präventionsangebote der Krankenkassen verweisen
• Unfallprävention (Verkehr, Sport)
• Rehabilitationssport kann aufgrund einer Diagnose eine sinnvolle Therapieergänzung darstellen
• Erziehungsstil
• Kariesprophylaxe
• Rauchfreie Umgebung
• Umgang mit Medien: TV, Internet, soziale Netzwerke, Spielkonsolen, Dauerbeschallung
• Gewaltprävention
• Sonnenschutz
• Tertiärprävention: vorausschauende Beratung zur weiteren Betreuung bei chronischen Krankheiten

2.6.12 U11 (9. Geburtstag bis 1 Tag vor 11. Geburtstag)

Diese zweite zusätzliche Vorsorgeuntersuchung soll die große zeitliche Lücke zwischen der U10 und der J1 schließen. In diesem Alter können häufig Schulschwierigkeiten auftreten, deshalb dient die U11 u. a. auch dem Erkennen von Schulleistungs-, Sozialisations- und Verhaltensstörungen. Zudem sollen auch Zahn-, Mund- und Kieferanomalien oder gesundheitsschädigendes Medienverhalten erkannt und – falls erforderlich – die entsprechenden Maßnahmen eingeleitet werden. Die U11 soll u. a. auch der Bewegungs- und Sportförderung dienen, den problematischen Umgang mit Suchtmitteln erkennen und verhindern helfen sowie gesundheitsbewusstes Verhalten unterstützen, z. B. mithilfe von Ernährungs-, Bewegungs-, Stress-, Sucht- und Medienberatung – je nach Bedarf.

Anamnese (Elternfragebogen und gezieltes Nachfragen zur psychischen Entwicklung)
• Zwischenanamnese
• Ernährung und Bewegung
• Allergien
• Schlafstörungen
• Harn-/Stuhlverhalten, Obstipation
• Akzeptanz des eigenen Körpers
• Ist über bevorstehende Pubertät aufgeklärt?
• Außerfamiliäre Betreuung, Kinderkontakte
• Familiensituation (Eltern getrennt, Patchwork u. a.)
• Ist eine spezielle Förderung erfolgt oder notwendig erachtet?
• Impfstatus: Impfungen nach STIKO? Impflücken schließen!

Untersuchung und Befragung Entwicklung:
- Kognitive Entwicklung: Anhalt für Lernstörungen, Lese-Rechtschreib-Störungen, Rechenstörungen?
- Verhalten: Aufmerksamkeit, Impulsivität, oppositionelles Verhalten
- Emotionale Entwicklung: Ängste, Depressionen
- Soziale Entwicklung: Schule, Soziales, Autonomie, geht gern zur Schule, Schüler-Lehrer-Beziehung, keine Probleme auf Schulweg, Mobbing, kann sich wehren, vor Gewalt schützen
- Familie und Freunde: Beziehung zu Eltern unproblematisch; hat Freunde, keine Tendenz zu Rückzug
• Umgang mit Medien

Körperliche Untersuchung ausgewählter Befunde:
– Zahn-, Mund- und Kieferanomalien
– Augen, Hören
– Haut
– Genitale, Stadien nach Tanner (➤ Kap. 8)
– Rücken, Beinachsen, Körperwachstum
– Adipositas
• Überprüfung auffälliger Befunde aus der U10

Beratung
• Gesunde Ernährung und Bewegung
• Unfallprävention (Verkehr, Sport)
• Rehabilitationssport kann aufgrund einer Diagnose eine sinnvolle Therapieergänzung darstellen
• Erziehungsstil
• Kariesprophylaxe
• Rauchfreie Umgebung
• Umgang mit Medien: TV, Internet, soziale Netzwerke, Spielkonsolen, Dauerbeschallung
• Gewaltprävention
• Sonnenschutz
• Tertiärprävention: vorausschauende Beratung zur weiteren Betreuung bei chronischen Krankheiten

2.6.13 J1 (12. Geburtstag bis 1 Tag vor 15. Geburtstag)

Anamnese
• Zwischenanamnese
• Ernährung (Zusammensetzung, Essstörung) und Bewegung
• Allergien
• Schlafstörungen
• Körperliche Leistungsfähigkeit, funktionelle Beschwerden, Gemütsschwankungen, Suchtmittel
• Akzeptanz des eigenen Körpers
• Ist über Pubertät aufgeklärt? Stimmbruch, Menarche
• Freunde
• Risikofaktoren Misshandlung (häusliche Gewalt, Gewalterfahrungen u. a.)
• Familiensituation (Eltern getrennt, Patchwork u. a.)
• Freizeitgestaltung
• Spezielle Förderung
• Bewertung des Jugendlichen-Fragebogens und gezieltes Nachfragen

• Impfstatus: Impfungen gemäß STIKO erfolgt? Ggf. Impflücken schließen!

Untersuchung / Befragung Entwicklung / Kompetenzen:
– Kognitive Entwicklung: Schulleistungen zufriedenstellend, Anhalt für Lernstörungen, Lese-Rechtschreib-Störungen, Rechenstörungen?
– Verhalten: Aufmerksamkeit, Impulsivität, oppositionelles Verhalten, Rückzug, Isolation
– Emotionale Entwicklung: Ängste, Depressionen
– Soziale Entwicklung: Schule, Soziales, Autonomie, geht gern zur Schule, Schüler-Lehrer-Beziehung, keine Probleme auf Schulweg, Mobbing, kann sich wehren, vor Gewalt schützen
– Familie und Freunde: Beziehung zu Eltern unproblematisch, hat Freunde, keine Tendenz zu Rückzug
• Umgang mit Medien

Körperliche Untersuchung ausgewählter Befunde:
– Zahn-, Mund- und Kieferanomalien
– Augen, Hören
– Haut
– Schilddrüse
– Genitale, Stadien nach Tanner (➤ Kap. 8)
– Haltung, Skoliose, Hüfte, Wachstum
– Adipositas
• Überprüfung auffälliger Befunde aus der U10

Diagnostik
• Blutdruck: familiäre Belastung? Risikofaktoren?
• Ggf. Cholesterin bei familiärer Belastung

Beratung
• Impfstatus: Impfungen nach STIKO? Impflücken schließen!
• Gesunde Ernährung und Bewegung
• Unfallprävention (Verkehr, Sport)
• Kariesprophylaxe
• Rauchfreie Umgebung, Suchtmittelgebrauch
• Umgang mit Medien: TV, Internet, soziale Netzwerke, Spielkonsolen, Dauerbeschallung
• Gewaltprävention
• Sonnenschutz
• Sexualität, Antikonzeption, Infektionsschutz
• Tertiärprävention: vorausschauende Beratung zur weiteren Betreuung bei chronischen Krankheiten

2.6.14 J2 (16. Geburtstag bis 1 Tag vor 18. Geburtstag)

Anamnese
- Zwischenanamnese
- Ernährung (Zusammensetzung, Essstörung) und Bewegung
- Allergien
- Schlafstörungen
- Körperliche Leistungsfähigkeit
- Funktionelle Beschwerden, Gemütsschwankungen, Suchtmittel
- Impfstatus: Impfungen gemäß STIKO erfolgt? Ggf. Impflücken schließen!
- Akzeptanz des eigenen Körpers
- Menstruationsanamnese, Antikonzeption
- Freunde
- Risikofaktoren Misshandlung (häusliche Gewalt, Gewalterfahrungen direkt und über Medien)
- Familiensituation (Eltern getrennt, Patchwork u. a.)
- Freizeitgestaltung
- Berufswunsch
- Bewertung des Jugendlichen-Fragebogens und gezieltes Nachfragen

Untersuchung / Befragung Entwicklung / Kompetenzen:
- Kognitive Entwicklung: Schulleistungen bzw. Ausbildungsweg zufriedenstellend?
- Verhalten: aggressives, oppositionelles Verhalten, Rückzug, Isolation
- Emotionale Kompetenz: Ängste, Depressionen, psychische Stabilität
- Soziale Entwicklung: Schule / Arbeitsplatz, Soziales, Autonomie, geht gern zur Schule / zur Arbeit, Schüler-Lehrer- / Ausbilder- / Kollegen-Beziehung, Mobbing, kann sich wehren, vor Gewalt schützen
- Familie und Freunde: Beziehung zu Eltern unproblematisch, hat Freunde, keine Tendenz zu Rückzug
- Angemessener Umgang mit Medien

Körperliche Untersuchung ausgewählter Befunde:
- Augen, Hören
- Haut
- Schilddrüse
- Genitale, Stadien nach Tanner (➤ Kap. 8)
- Skelett, Haltung, Skoliose, Hüfte, Körperwachstum
- Adipositas
- Überprüfung auffälliger Befunde aus der J1

Diagnostik
- Blutdruck: familiäre Belastung? Risikofaktoren?
- Ggf. Cholesterin bei familiärer Belastung
- Ggf. für arbeitende bzw. in Ausbildung befindliche Jugendliche: Jugendschutz-Untersuchung nach Jugendarbeitsschutzgesetz

Beratung
- Impfstatus: Impfungen nach STIKO? Impflücken schließen!
- Gesunde Ernährung und Bewegung; ggf. auf Präventionsangebote der Krankenkassen hinweisen. Inanspruchnahme jedoch von eigener Einsichtsfähigkeit und Änderungsbereitschaft abhängig!
- Unfallprävention (Verkehr, Sport)
- Kariesprophylaxe
- Rauchfreie Umgebung, Suchtmittelgebrauch
- Umgang mit Medien: TV, Internet, soziale Netzwerke, Spielkonsolen, Dauerbeschallung
- Gewaltprävention
- Sonnenschutz
- Sexualität, Antikonzeption, Infektionsschutz
- Tertiärprävention: vorausschauende Beratung zur weiteren Betreuung bei chronischen Krankheiten; ggf. vorbereiten: Transition in die Erwachsenenmedizin

KAPITEL 3

Frank Jochum, Hanna Petersen

Ernährung

3.1	Empfehlungen für die Nährstoffzufuhr	27
3.1.1	Flüssigkeitszufuhr	27
3.1.2	Energiezufuhr	27
3.1.3	Nährstoffzufuhr	27
3.2	Infusionstherapie	28
3.2.1	(Teil)parenterale Ernährung	28
3.3	Besondere klinische Situationen	29
3.3.1	Dehydratation	29
3.3.2	Volumenmangelschock	30
3.3.3	Hyperkaliämie	30
3.3.4	Hyponatriämie	31
3.3.5	Hypernatriämie	31
3.3.6	Hypokaliämie	31
3.3.7	Hypokalzämie	32

Der Bedarf an Nährstoffen ist neben dem Lebensalter auch signifikant von der klinischen Situation und individuellen Einflussgrößen (z. B. Fieber, Beatmung, Flüssigkeitsverluste usw.) abhängig. Die Angaben in den folgenden Tabellen können darum nur einen groben Anhalt für die Zufuhr bieten, die individuell an den jeweiligen Bedarf angepasst werden muss. Hierzu ist ein situationsangepasstes Monitoring notwendig.

3.1 Empfehlungen für die Nährstoffzufuhr

3.1.1 Flüssigkeitszufuhr

Um die Flüssigkeitszufuhr mit den physiologischen Anpassungsvorgängen nach der Geburt in Einklang zu bringen, sollte die Flüssigkeitsmenge – entsprechend dem zunächst geringen Bedarf – stufenweise bis zur Zielflüssigkeitsmenge gesteigert werden. Dieses Vorgehen reflektiert die postnatalen Adaptationsphasen Neugeborener (➤ Tab. 3.1).

Der Flüssigkeitsbedarf von Früh- und Reifgeborenen in der stabilen Wachstumsphase ist, proportional zum Körpergewicht, höher als bei älteren Kindern und Jugendlichen (➤ Tab. 3.2).

3.1.2 Energiezufuhr

➤ Tab. 3.3

3.1.3 Nährstoffzufuhr

Makronährstoffe

Zu den Makronährstoffen gehören Wasser, Kohlenhydrate, Proteine und Lipide (➤ Tab. 3.4).

Tab. 3.1 Empfehlungen für die Flüssigkeitszufuhr für Früh- und Reifgeborene in der Anpassungs- bzw. Stabilisationsphase (1.–7. Lebenstag)

Flüssigkeitszufuhr (ml/kg KG/d)	Lebensalter in Tagen (LT)					
	1. LT	2. LT	3. LT	4. LT	5. LT	6./7. LT
Frühgeborene						
• < 1.000 g [a,b]	90	110	130	150	160	160
• 1.000–1.500 g [a,b]	80	100	120	140	160	160
• > 1.500 g [a,b]	60	80	100	120	140 [c]	160 [c]
Reife Neugeborene						
	60	80	100	120	140	160

* Modifiziert nach ESPGHAN (2005) und DGEM (2014)
[a] Geburtsgewicht (Berechnungsgrundlage bis aktuelles Gewicht > Geburtsgewicht)
[b] Nach Tsang et al. (2005)
[c] ESPGHAN (2005)

Tab. 3.2 Empfehlungen für die Flüssigkeitszufuhr (Früh- und Reifgeborene in der Phase des stabilen Wachstums/Phase III, ab ca. 8. Lebenstag)*

Lebensalter	Flüssigkeitsbedarf (ml/kg KG/d)
Frühgeborene	
• < 1.000 g [a, b, c]	80–180–(200)
• 1.000–1.500 g [a, b, c]	80–160–(180)
• > 1.500 g [a]	100–140–160
Reife Neugeborene [b, d]	100–140–160
Reife Säuglinge ab 2. Monat [d]	100–150–(180)
2. Lebensjahr [d]	80–120–(150)
3.–5. Lebensjahr [d]	80–100
6.–10. Lebensjahr [d]	60–80
11.–14. Lebensjahr [d]	50–70
Erwachsene	40–70

* Modifiziert nach ESPGHAN (2005) und DGEM (2014)
[a] Geburtsgewicht
[b] 7. LT bis Erreichen der nächsthöheren Gewichtskategorie
[c] Nach Tsang et al. (2005)
[d] ESPGHAN (2005)

Tab. 3.3 Empfehlungen für die Energiezufuhr für pädiatrische Patienten (Früh- und Reifgeborene ab der Phase des stabilen Wachstums/Phase III [(ab ca. 8. Lebenstag])*

Lebensalter	Energiezufuhr (kcal/kg KG/d)
Frühgeborene	
• < 1.500 g [a,b]	100–130(–150)
• 1.500–2.500 g [a,b]	70–140
0 bis < 1 Lebensjahr [c]	90–100
1 bis < 7 Lebensjahre [c]	75–90
7 bis < 12 Lebensjahre [c]	60–75
12–18 Lebensjahre [c]	30–60

* Modifiziert nach ESPGHAN (2005) und DGEM (2014)
[a] Geburtsgewicht
[b] Nach Tsang et al. (2005)
[c] ESPGHAN (2005)

3.2 Infusionstherapie

3.2.1 (Teil)parenterale Ernährung

Zugangswege

Aufgrund der niedrigeren Komplikationsrate sollte bei Kindern nach Möglichkeit ein periphervenöser Zugang (PVK) einem zentralvenösen Zugang (ZVK) vorgezogen werden. Eine langfristige parenterale Ernährung bei Kindern jenseits des Neugeborenenalters ist allerdings häufig nicht ohne ZVK möglich.

Drei-Stufen-Modell

Die (teil)parenterale Ernährung wird anhand ihrer Dauer in drei Stufen eingeteilt.
- **Stufe I** (kurzfristige [teil]parenterale Ernährung bis maximal 48 h): Hier reicht die entsprechende Zufuhr einer bedarfsgerechten Menge an Flüssigkeit, Glukose, Natrium und Kalium.

Tab. 3.4 Empfehlungen zur Glukose-, Protein- und Lipidzufuhr*

Alter	Glukose (g/kg KG/d)	Aminosäuren (g/kg KG/d)	Lipide (g/kg KG/d) [a]
1. Lebensjahr [b]	8–15	1,5–2,5	2–4
2. Lebensjahr	12–15	1,0–2,5	2–3
3.–5. Lebensjahr	12	1,0–2,0	1–3
6.–10. Lebensjahr	10	1,0–2,0	1–3
11.–14. Lebensjahr	8	1,0–2,0	1–3

* Modifiziert nach ESPGHAN (2005) und DGEM (2014).
[a] Es existieren keine guten Zufuhrempfehlungen für die parenterale Lipidzufuhr bei Säuglingen und Kindern. Entsprechend den Empfehlungen der ESPGHAN (2005) sollte die parenterale Lipidzufuhr für Säuglinge auf max. 3–4 g/kg KG/Tag bzw. 2–3 g/kg KG/Tag für ältere Kinder beschränkt werden.
[b] Nach der Neonatalperiode.

- **Stufe II** (mittelfristige [teil]parenterale Ernährung mit einer Dauer von 3–7 d): erfordert die zusätzliche bedarfsgerechte Gabe von Lipiden, Aminosäuren und Vitaminen.
- **Stufe III** (langfristige [teil]parenterale Ernährung für > 7 d): Hier sollten bis zu einem enteralen Nahrungsanteil von 50 % zusätzlich Magnesium, Phosphat und Spurenelemente zugeführt werden. Über einen ZVK kann eine angepasste Supplementation mit Kalzium erfolgen, über einen PVK sollte eine routinemäßige Gabe nur bei einer TPE/PE > 14 Tagen erfolgen.

3.3 Besondere klinische Situationen

3.3.1 Dehydratation

Definition Entsprechend dem Gehalt an Plasmanatrium werden drei Formen der Dehydratation unterschieden:
- Hypertone Dehydratation: Na-Gehalt > 150 mmol/l
- Isotone Dehydratation: Na-Gehalt 130–150 mmol/l
- Hypotone Dehydratation: Na-Gehalt < 130 mml/l

CAVE
Stehende Hautfalten sind bei der hypertonen Dehydratation häufig maskiert → Unterschätzung des klinischen Ausmaßes.
Die Osmolarität bei hypertoner Dehydratation darf nicht zu schnell gesenkt werden (Gefahr von Hirn- und Lungenödem!).

Abschätzung des Flüssigkeitsverlusts
- Anamnestisch über den Gewichtsverlust
- Bei unklarem Gewichtsverlust durch klinische Beurteilung (➤ Tab. 3.5)

Tab. 3.5 Beurteilung des Schweregrads einer Dehydratation nach klinischen Zeichen

	Schweregrad		
	leicht	mittel	schwer
Säugling	< 5 %	5–10 %	10–15 %
> 12 Monate	< 3 %	3–6 %	6–10 %
Klinisch			
Hautturgor	↓	↓↓	↓↓↓↓
Rekapillarisierungszeit	prompt	±	verzögert
Schleimhäute	trocken	trocken	brüchig
Blutdruck	normal	±	↓
Puls	normal	↑	↑↑
Urinausscheidung	konzentriert	Oligurie	Oligo-/Anurie
Fontanelle	Niveau (↓)	↓↓	↓↓↓↓

Therapeutisches Vorgehen
1. Ermittlung des Tages-Flüssigkeits- und Elektrolytbedarfs (Natrium und Kalium)
2. Kalkulation des Korrekturbedarfs
3. Berechnung laufender Verluste (z. B. Diarrhö)

Nach Möglichkeit orale bzw. enterale (Magensonde) Rehydratation anstreben.

- **Orale oder enterale Therapie:** Volumensubstitution durch industriell hergestellte Rehydratationslösung (in Europa nach den Vorgaben der ESPGHAN 45–60 mmol / NaCl / l). Verabreichung der kühlen Lösung mittels Glas, Flasche, flachen Löffels oder Spritze. Bei Trinkverweigerung oder anhaltendem Erbrechen ggf. enterale Verabreichung über eine Magensonde.
- **Parenterale Therapie:** Altersadaptierter Tagesbedarf an Flüssigkeit, Natrium, Chlorid und Kalium soll kontinuierlich über einen Zeitraum von 24 h zugeführt werden. Anpassung der verwendeten Glukoselösung, z. B. Glukose 5-prozentig / 10-prozentig, an den Blutzuckerspiegel.
    - Um eine schnelle klinische Besserung zu erreichen, sollten die Verluste (Flüssigkeit / Elektrolyte) zügig ausgeglichen werden → erste Hälfte der Verlustmenge in 8 h, zweite Hälfte über 16 h zuführen.
    - Laufende Verluste sollten regelmäßig abgeschätzt und ersetzt werden (1 Liter Diarrhö → Natriumverlust 60 ± 30 mmol; Kaliumverlust 30 ± 15 mmol).

Therapiesteuerung anhand von Klinik, Labor und Bilanz.

Hypertone Dehydratation

Zum Ausgleich der Dehydratation sollte zunächst eine isoosmolare Infusionslösung mit angepasstem Natriumgehalt verwendet werden. Um eine höhere Osmolarität zu erzielen, kann NaCl 0,9 % mit einem NaCl 5,85-prozentigen Zusatz supplementiert werden. Durch entsprechende Adaptation der Osmolarität der Infusionslösung sollte der Natrium-Plasmaspiegel um maximal 4 mmol / h gesenkt werden (**cave:** Hirnödem). Besteht gleichzeitig eine Hypoglykämie, muss eine Glukoselösung durch Zusatz von NaCl 5,85 % so weit angereichert werden, bis die Infusionslösung weitgehend isoosmolar zum Plasma ist.

3.3.2 Volumenmangelschock

Definition Der Volumenmangelschock ist eine schwere Kreislaufstörung des Organismus aufgrund eines intravasalen Volumenmangels.

Therapeutisches Vorgehen
- **Erstmaßnahmen:** Beruhigen, Sicherung der Vitalfunktionen nach ABC, ggf. Schocklagerung.
- **Initialtherapie (Volumensubstitution):** 20–60 ml balancierte Vollelektrolytlösung (z. B. Ringer-Laktat, Ringer-Acetat) oder 0,9-prozentige NaCl-Lösung aus der Hand. Volumengaben sollten entsprechend dem klinischen Zustand gegeben werden (Therapiemonitoring: Rekapillarisierungszeit, Herzfrequenz, Blutdruck, Diurese, bei schwerem Schockzustand Volumengaben nach zentralem Venendruck [ZVD]). Bei fehlendem Therapieansprechen auf 60 ml / kg KG kristalloide Lösung: Katecholamintherapie und ggf. Einsatz von kolloidalen Lösungen. Blutprodukte nach Labor (z. B. Hämatokrit, Gerinnung) und Umfang des Volumenverlusts (Erythrozytenkonzentrat, Plasmaprodukte).
- **Elektrolytimbalancen:** Elektrolytimbalancen können im Rahmen von akuten Erkrankungen, z. B. gastrointestinalen Infekten, iatrogen oder aber auch durch Verluste oder Verschiebungen von Volumina in den Körperkompartimenten entstehen. Seltenere Ursachen sind u. a. die nonoligurische Hyperkaliämie bei sehr unreifen Frühgeborenen, Niereninsuffizienz oder Untergang von Gewebe. Neben der Therapie der Elektrolytstörung ist es entscheidend, die Ursache der Elektrolytimbalance zu suchen.

3.3.3 Hyperkaliämie

Definition Plasma-Kalium > 5 mmol / l, Frühgeborene > 6 mmol / l.

Therapeutisches Vorgehen Erneute Kontrolle des Plasmakaliums zum Ausschluss von Hämolyse und Fehlbestimmung. Bei symptomatischer Hyperkaliämie jegliche Kaliumzufuhr über Medikamente beenden, Umstellung auf kaliumfreie Infusionslösung. Therapeutische Maßnahmen unter EKG-Überwachung durchführen. Andere Elektrolytstörungen ausgleichen.

Notfallmaßnahmen mit kurzfristiger Wirkung:
- **Kalziumglukonat,** 10-prozentig: 0,5 ml / kg KG langsam über ca. 5 min i. v., ggf. wiederholte Gabe, Kalziumspiegel hoch-normal halten. Bei einem Kalzium-Plasmaspiegel > 3 mmol / l ist die Wirkung gering. Wirkdauer ca. 10–15 min. **Cave:** hyperosmolar
- **Natriumbikarbonat,** 8,4-prozentig: (1 ml = 1 mmol) 1 : 1 mit Aqua dest. verdünnen: 1–2 mmol / kg KG über 20 min als Kurzinfusion. Wirkung nach ca. 30 min. **Cave:** keine Wirkung bei Niereninsuffizienz, hyperosmolar
- **Salbutamol:** 1–5 µg / kg / KG als Kurzinfusion über 20 min, ggf. in Notfallsituationen und bei fehlendem i. v. Zugang inhalativ. Wirkungseintritt nach 10–20 min. Wirkdauer 15–60 min
- **Kurzinfusion mit NaCl 0,9 %:** 10 ml / kg KG in 20 min. Prolongierte Wirkung bei Hyponatriämie

Maßnahmen mit mittel- und langfristiger Wirkung:
- **Furosemid:** 1–3 mg / kg KG / Tag i. v. steigert die renale Kaliumausscheidung und senkt so langsam den K-Plasmaspiegel.
- **Glukose-Insulin-Infusion:** 0,3–0,6 g Glukose / kg KG (3–6 ml G 10 % / kg KG) + 0,05–0,3 IE Insulin / kg KG über 30 min; ggf. Fortführung als Dauerinfusion (0,5–4 ml / kg KG / h der Glukose-Insulin-Mischung). Wirkungseintritt nach 30 min Laufzeit.
- **Resoniumeinlauf:** 0,5–1 g / kg / KG, 1 g Resonium mit 2 ml NaCl 0,9 % verdünnen. Wirkungseintritt nach ca. 1 h.
- **Ultima Ratio:** (Peritoneal-)Dialyse.

3.3.4 Hyponatriämie

Definition Plasma-Natrium < 135 mmol / l.

Therapeutisches Vorgehen Natriumdefizit + laufende Verluste + Grundbedarf zuführen.

Ermitteln des Natriumdefizits:

Natriumdefizit =
Natrium-Zielwert (125 mmol) − Natrium-Istwert (mmol / l) ×
Verteilungsraum (0,5 Säugling, 0,4 Kleinkind, 0,3 Erwachsene) ×
KG (kg)

Die erste Hälfte des Natriumdefizits sollte rasch über 8 h, der Rest über 16 h zugeführt werden. Laufende Verluste sollten zeitnah und in regelmäßigen Abständen der Infusion zugeführt werden (keine Bolusgaben).

Grundbedarf: 2 – 5(–7) mmol / kg / KG / d

> **PRAXISTIPP**
> Eine Hyponatriämie soll langsam (≤ 8 mmol / l / d) ausgeglichen werden, keine Bolusgaben. Bei zu zügigem Ausgleich besteht die Gefahr der Entstehung einer pontinen Myelinolyse.

3.3.5 Hypernatriämie

Definition Plasma-Natrium > 145 mmol / l

Therapeutisches Vorgehen Natrium im unteren physiologischen Bereich (2–3 mmol / kg / KG / d) mit altersadaptiertem Flüssigkeitsbedarf infundieren. Dabei sollte der Natrium-Plasmaspiegel langsam und nicht schneller als 4 mmol / h gesenkt werden. Engmaschige Elektrolytkontrollen, bis ein gleichmäßiges Sinken des Natrium-Plasmaspiegels erreicht ist.

> **PRAXISTIPP**
> Natrium-Plasmaspiegel um maximal 10–12 mmol / l in 24 h senken. Bei zu raschem Ausgleich besteht die Gefahr, dass sich ein Gehirn- und Lungenödem entwickelt.

3.3.6 Hypokaliämie

Definition Plasma-Kalium < 3,5 mmol / l.

Therapeutisches Vorgehen Kalium sollte nach Möglichkeit enteral supplementiert werden. Bei asymptomatischem Verlauf langsamer Ausgleich im Bereich des oberen Grundbedarfs (3 mmol / kg KG / Tag) mit Zusätzen bei bestehenden Verlusten.

Bei klinisch signifikanten Symptomen (QT-Zeit-Verlängerung, erhöhte U-Welle) Zufuhr von maximal 0,5 mmol / kg KG / h. Dabei darf die Kaliumkonzentration einer peripheren Infusionslösung nicht > 40 mmol / l betragen.

> **CAVE**
> Keine Kaliumzufuhr mittels Bolusgabe. Es besteht die Gefahr der Entstehung von Herzrhythmusstörungen bis zum Kammerflimmern.

3.3.7 Hypokalzämie

Definition Plasma-Kalzium < 1,8 mmol / l; ionisiertes Kalzium < 0,9 mmol / l

Therapeutisches Vorgehen Bei Hypokalzämie ohne signifikante klinische Symptome: bevorzugt orale (enterale) Kalziumsupplementation, um den Kalziumspiegel langsam in einen normalphysiologischen Bereich zu bringen. Bei Säuglingen kann dies durch eine angepasste Supplementation mit Kalziumglukonat 10-prozentig zu jeder Mahlzeit, z. B. 1–2 ml / Flasche, erfolgen. Bei älteren Kindern können die handelsüblichen Kalziumzusätze verwendet werden.

Im Notfall und zur Akuttherapie einer Hypokalzämie mit schweren Symptomen Gabe von 2 ml / kg KG Kalziumglukonat 10-prozentig langsam i. v. (1 ml Kalziumglukonat = 0,22 mmol).

> **CAVE**
> Bei i. v. Bolusgabe von Kalziumglukonat 10-prozentig können bei Paravasat Gewebsnekrosen auftreten, Gefahr der Entstehung von Gefäßspasmen und AV-Überleitungsstörungen. Eine Entstehung von Lebernekrosen bei Applikation über einen Nabelvenenkatheter ist auch bei korrekter Katheterlage möglich.

KAPITEL 4

Johannes Zschocke

Genetik in der Pädiatrie

4.1 Genetisch verursachte Dysmorphiesyndrome 33
4.1.1 Chromosomale Dysmorphiesyndrome 33
4.1.2 Dysmorphiesyndrome aufgrund von epigenetischen Störungen 36
4.1.3 Monogene Dysmorphiesyndrome 37

4.1 Genetisch verursachte Dysmorphiesyndrome

4.1.1 Chromosomale Dysmorphiesyndrome

Zahlenmäßige oder strukturelle Chromosomenveränderungen verursachen typischerweise eine Fehlsteuerung von Entwicklungsvorgängen aufgrund der veränderten Expression zahlreicher Gene. Die daraus resultierenden typischen **klinischen Merkmale** umfassen:
- Fehlbildungen innerer Organe
- Auffälligkeiten des Aussehens (Dysmorphien)
- Psychomotorische Entwicklungsstörung und geistige Behinderung
- Häufig (aber nicht immer) veränderte Wachstumsparameter, z. B. Kleinwuchs

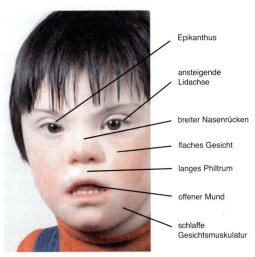

Abb. 4.1 Faziale Dysmorphien bei Trisomie 21 [R232]

Trisomie 21 (Down-Syndrom)

Die für das Down-Syndrom charakteristische Kombination kraniofazialer Dysmorphien lässt sich in der Regel bereits beim **Neugeborenen** erkennen (> Abb. 4.1). Wesentliche klinische Merkmale sind muskuläre Hypotonie, Brachyzephalus, flaches Gesicht mit kleiner Nase, ansteigende Lidachsen und Epikanthus, kleiner Mund und kleine Ohren etc. Etwa die Hälfte der betroffenen Kinder hat einen Herzfehler, häufig einen atrioventrikulären Septumdefekt, (AVSD, AV-Kanal bzw. Endokardkissendefekt); wiederum in etwa der Hälfte der Fälle ist eine operative Korrektur notwendig. Andere gehäuft auftretende Fehlbildungen sind Duodenalatresie oder -stenose und Morbus Hirschsprung.

Das **Wachstum** ist verzögert: Während die Körpermaße bei Geburt meist noch im (unteren) Normbereich liegen, zeigen Erwachsene mit Trisomie 21 einen Kleinwuchs (durchschnittliche Körpergröße ♀ 144 cm, ♂ 155 cm). Aufgrund eines reduzierten metabolischen Grundumsatzes neigen Personen mit Trisomie 21 zu Übergewicht.

Die **psychomotorische Entwicklung** ist verzögert, alle Meilensteine werden jedoch früher oder später erreicht (freies Sitzen 6–30 Monate, Gehen 1–4 Jahre, erste Worte 1–3 Jahre, Sauberkeit 2–7 Jahre). Der durchschnittliche IQ bei Kindern und jungen Erwachsenen mit Down-Syndrom beträgt 45–48, mit großer Variabilität auch abhängig von der Intelligenz der Eltern. Als Erwachsene erreichen die meisten Menschen mit Down-Syndrom eine gewisse Selbstständigkeit, und viele können mit Unterstützung selbstständig leben und arbeiten.

Wesentliche **Komplikationen** sind Störungen des Hörens (Schwerhörigkeit 75 %, Otitis media 50–70 %) und Sehens (schwere Fehlsichtigkeit 50 %, Katarakte 15 %), obstruktive Schlafapnoe (50–75 %), Hüftgelenkluxation (6 %, aufgrund von Kapsel- und Muskelschwäche), Parodontose, Hypothyreose (20–40 %), Zöliakie (5–7 %), früh auftretender Diabetes mellitus Typ 1 (1 %), Leukämie (1 %; transientes myeloproliferatives Syndrom bei 10 % der Neugeborenen) und zerebrale Krampfanfälle (1–10 %).

Frauen mit Trisomie 21 können schwanger werden; bis zu 50 % der Kinder haben ebenfalls eine Trisomie 21. Männer sind in der Regel infertil. Erwachsene mit Trisomie 21 entwickeln aufgrund des Vorliegens von drei Exemplaren des *APP*-Gens auf Chromosom 21q21.3 regelmäßig eine vorzeitige Demenz vom Alzheimer-Typ (50 % der über 50-Jährigen). Die Lebenserwartung ist mit ca. 60 Jahren zwar viel höher als noch vor wenigen Jahrzehnten, aufgrund der vorzeitigen Alterung ab einem Alter von 40–50 Jahren im Vergleich zum Bevölkerungsdurchschnitt jedoch deutlich verkürzt.

Die Trisomie 21 ist mit einer **Inzidenz** von 1 : 650 die häufigste Ursache einer geistigen Behinderung, wobei sich die Datenlage u. a. durch die Möglichkeiten der pränatalen Diagnostik deutlich verändert. In etwa 95 % der Fälle liegt eine **freie Trisomie 21** vor. Diese beruht in > 90 % auf einer chromosomalen Fehlverteilung in der maternalen Meiose; der Ursprung ist in ca. 5 % paternal und in ca. 2 % postzygotisch. Die Wahrscheinlichkeit für die Geburt eines Kindes mit freier Trisomie 21 steigt mit dem Alter der Mutter; sie beträgt im Alter von 35 Jahren etwa 0,3 %, im Alter von 40 Jahren etwa 1 %, im Alter von 45 Jahren etwa 4 %. Von den Zygoten mit Trisomie 21 sterben 60 % intrauterin in den ersten Schwangerschaftswochen; 20 % werden tot geboren. Bei etwa 4 % der Personen mit Down-Syndrom liegt eine **Robertson-Translokation** vor, d. h., das zusätzliche Chromosom 21 ist mit einem akrozentrischen Chromosom verschmolzen. In diesem Fall ist eine Chromosomenanalyse bei den Eltern von großer Wichtigkeit, um das Wiederholungsrisiko genauer zu bestimmen. Translokationstrisomien sind nicht vom Alter der Mutter abhängig. Sie können familiär bedingt sein, wenn bei einem Elternteil eine balancierte Translokation vorliegt, können aber auch de novo entstehen. Bei etwa 1–2 % der Patienten findet sich ein **Mosaikbefund.** Dieser kann aus einer trisomen oder einer normalen Zygote durch mitotische Non-Disjunction entstehen. Sehr selten findet sich eine **partielle Trisomie 21,** bei der ein Teil von Chromosom 21 dupliziert (meist an ein anderes Chromosom transloziert) vorliegt.

Zu den **Untersuchungen** bei Neugeborenen mit Trisomie 21 gehören ein Echokardiogramm zur Abklärung eines möglichen Herzfehlers, ein genauer Hörtest sowie eine ophthalmologische Vorstellung. Im weiteren Verlauf sind regelmäßige Gesundheitskontrollen notwendig. Besonders wichtig ist die Früherkennung von Hör- und Sehstörungen sowie von Zöliakie und Hypothyreose; entsprechende Spezialuntersuchungen sollten jährlich durchgeführt werden. Darüber hinaus ist auf die Vermeidung von Übergewicht und Parodontitis zu achten.

Trisomie 18 (Edwards-Syndrom)

Das Vorliegen einer Trisomie 18 bei einem Feten wird inzwischen meist während der Schwangerschaft durch pathologisches Ersttrimesterscreening bzw. Wachstumsverzögerung und multiple Fehlbildungen auffällig. Das **Neugeborene** liegt hinsichtlich Gewicht (durchschnittlich 2.200 g), Körperlänge und Kopfumfang deutlich unter der 3. Perzentile. Der Kopf ist dolichozephal mit prominentem Hinterkopf; die Ohren sind dysplastisch nach oben ausgezogen; Hände und Füße zeigen charakteristische Anomalien (Fauststellung mit Überlagerung von Zeige- und Kleinfinger über Mittel- und Ringfinger, Wiegenkufenfüße, prominenter Kalkaneus). Mehr als 90 % der Kinder haben einen Herzfehler (meist Ventrikelseptumdefekt) oder andere Fehlbildungen (ZNS, Wirbelsäule, Zwerchfell, Urogenitaltrakt). Die mediane **Lebenserwartung** beträgt 4 Tage, 5–10 % der Kinder werden jedoch älter als 1 Jahr und haben dann eine schwerste psychomotorische Entwicklungsstörung. Die wichtigste Todesursache im 1. Lebensjahr ist eine zentrale Apnoe.

Die **Inzidenz** der Trisomie 18 wird mit 1 : 7.900 Lebendgeburten angegeben, nimmt jedoch durch die verbesserten Möglichkeiten der pränatalen Diagnostik ab. Es besteht eine Abhängigkeit vom Alter der Mutter. Etwa 95 % der betroffenen Feten versterben intrauterin, bei den Lebendgeborenen besteht ein Geschlechterverhältnis von 4 : 1 zugunsten des weiblichen Geschlechts, wahrscheinlich aufgrund einer erhöhten Abortrate männlicher Feten. Etwa 80 % der Fälle zeigen eine freie Trisomie 18, bei 20 % liegen eine Translokationstrisomie oder Mosaike von normalen und trisomen Zellen vor.

Trisomie 13 (Pätau-Syndrom)

Die Trisomie 13 ähnelt in Schwere und Verlauf der Trisomie 18 und wird meist ebenfalls bereits während der Schwangerschaft diagnostiziert. **Neugeborene** zeigen eine ausgeprägte Wachstumsstörung (durchschnittliches Geburtsgewicht 2.600 g) und häufig faziale Merkmale einer Holoprosenzephalie (Teilungsstörung des Vorderhirns und der angrenzenden Gesichtspartie), Hypo- oder Hypertelorismus mit lateral ansteigender Lidachse, Fehlbildungen der Augen (60–70 % Mikro- oder Anophthalmie, Kolobom), ein- oder doppelseitige Lippen-Kiefer-Gaumen-Spalte (60–70 %; ➤ Abb. 4.2) und typische Kopfhautdefekte. Finger und Zehen sind insbesondere in den Mittelphalangen verkürzt, mit Klinodaktylie des Kleinfingers.

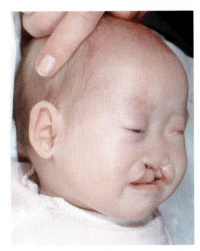

Abb. 4.2 Ausgeprägte Lippen-Kiefer-Gaumen-Spalte bei Trisomie 13 [R232]

Die meisten Kinder haben einen Herzfehler (80 %, meist Vorhof- oder Ventrikelseptumdefekt) bzw. eine Holoprosenzephalie (60–70 %), Omphalozele und / oder Urogenitalfehlbildungen (polyzystische Nieren). Die **Lebenserwartung** hängt insbesondere von der Schwere der Fehlbildungen ab. 5–10 % der betroffenen Kinder werden älter als 1 Jahr und haben dann eine schwerste psychomotorische Entwicklungsstörung, oft mit Blindheit, Taubheit und Epilepsie.

Die **Inzidenz** der Trisomie 13 wird (bei sich stark verändernder Datenlage) mit 1 : 9.500 Lebendgeburten angegeben. In der Mehrzahl der Fälle liegt eine freie Trisomie 13 vor; bei 20 % der betroffenen Kinder findet sich eine Translokationstrisomie, bei 5 % ein Mosaikbefund. Das überzählige Chromosom 13 bei freien Trisomien stammt in 85 % der Fälle von der Mutter.

Mikrodeletion 22q11.2

Eine mikroskopisch meist nicht sichtbare Deletion im Bereich von Chromosom 22q11.2 ist das häufigste Mikrodeletionssyndrom beim Menschen. Abhängig vom Symptomenspektrum wurde die Krankheit u. a. als **DiGeorge-Syndrom, Shprintzen-Syndrom** bzw. **velokardiofaziales Syndrom** oder „conotruncal anomaly face syndrome" (CTAF- bzw. Tako-Syndrom) beschrieben.

Die typischen klinischen Merkmale werden auf eine gestörte Entwicklung im Bereich des dritten und vierten Kiemenbogens (Entwicklungsfelddefekt) zurückgeführt. Richtungsweisende Auffälligkeiten, insbesondere bei Neugeborenen bzw. Säuglingen, sind:
- **Herzfehler** (50–85 %), typischerweise konotrunkal (20 % Fallot-Tetralogie).
- **Hypokalzämie**, ggf. mit Krampfanfällen, durch Hypoplasie der Nebenschilddrüse (30–60 %).
- **Infektneigung** durch gestörte zellvermittelte Immunität (Thymusaplasie).
- **Typische Gesichtsmerkmale:** langes schmales Gesicht, Hypertelorismus bzw. Telekanthus, relativ große und langgezogene Nase mit breitem Rücken und hypoplastischen Nasenflügeln, dysplastische Ohren (überfaltete obere Helix).
- **Gaumensegelinsuffizienz** (75 %), ggf. mit Gaumenspalte (9 %, submuköse 5 %); eine näselnde Sprache kann diagnostisch richtungsweisend sein.

Die **geistige Entwicklung** ist variabel beeinträchtigt und reicht von normal bis zu mäßiger Lernbehinderung. Gehäuft finden sich Verhaltensauffälligkeiten oder psychiatrische Probleme.

Die **Inzidenz** wird mit 1 : 5.000 angegeben, 15 % der Fälle sind familiär. Die **Diagnose** erfolgt optimal gezielt über eine FISH-Analyse bzw. bei fehlendem klinischem Verdacht über einen DNA-Array. Angesichts des variablen klinischen Bildes sollten die Eltern eines diagnostizierten Kindes und ggf. andere Familienmitglieder ebenfalls (mittels FISH) untersucht werden.

Williams-Beuren-Syndrom (Williams-Syndrom)

Die charakteristischen Merkmale der Mikrodeletion im Bereich des Chromosoms 7q11.23 umfassen:
- **Supravalvuläre Aortenstenose,** periphere Pulmonalstenose und/oder andere Gefäßanomalien aufgrund einer Haploinsuffizienz des in der Mikrodeletion erhaltenen Elastin-Gens.
- **Faziale Auffälligkeiten,** die als „Faunsgesicht" beschrieben wurden: periorbitale Fülle, breite Stirn mit suprapalpebralen Polstern, Mittelgesichtshypoplasie, antevertierte Nares, langes Philtrum, volle Wangen und Lippen, großer Mund, hypoplastische weitstehende Zähne.
- **Wachstumsauffälligkeiten:** Gedeihstörung, Mikrozephalie und Kleinwuchs.
- **Geistige Behinderung mit typischem kognitivem Muster:** Kinder mit Williams-Beuren-Syndrom sind verbal ausdrucksstark und sozial offen, bisweilen distanzlos und hyperaktiv. Sie sind oft musikalisch und lärmempfindlich.

Wie bei allen Mikrodeletionssyndromen erfolgt die Diagnose entweder gezielt über eine FISH-Analyse oder einen DNA-Array. Therapeutisch ist eine gezielte Förderung der spezifischen kognitiven Schwächen zu berücksichtigen.

4.1.2 Dysmorphiesyndrome aufgrund von epigenetischen Störungen

Mit dem Begriff der genomischen Prägung („genomic imprinting") wird das Phänomen bezeichnet, dass die Expression einiger Gene auf dem mütterlichen oder väterlichen Exemplar blockiert ist. Meist finden sich mehrere entweder maternal oder paternal geprägte Gene zusammen in einer umschriebenen chromosomalen Region (Imprinting-Cluster).

Angelman-Syndrom

Das Angelman-Syndrom wird durch den Funktionsverlust des im Gehirn nur maternal exprimierten *UBE3A*-Gens auf Chromosom 15q11.2 verursacht. Die klinischen Merkmale sind:
- Psychomotorische Entwicklungsstörung mit fehlender aktiver Sprache (meist maximal 2–3 Wörter)
- Ataktisches, breitbasiges Gangbild
- Freundliches Verhalten, häufiges Lachen ohne nachvollziehbaren Anlass
- Epilepsie mit typischen EEG-Veränderungen
- Mikrobrachyzephalie und typische faziale Dysmorphien: Mittelgesichtshypoplasie, großer Mund, Progenie

Die **Inzidenz** beträgt ca. 1 : 25.000. Das Angelman-Syndrom kann durch zahlreiche unterschiedliche Mechanismen verursacht werden. Meist liegt eine **Mikrodeletion** des maternalen Chromosoms 15q11–q13 vor (70 % der Fälle). Bei ca. 10 % der Patienten findet sich eine *UBE3A*-**Genmutation** auf dem maternalen Allel. Jeweils 5–10 % der Patienten zeigen eine **paternale uniparentale Disomie** (UPD) oder eine **Mutation im Imprinting-Zentrum,** das die epigenetische Steuerung der Region übernimmt. Bei ca. 10 % der Patienten ist die Ursache unbekannt.

Die **Diagnose** erfolgt über eine Methylierungsanalyse des Imprinting-Clusters auf Chromosom 15q11–q13 bzw. durch den Nachweis der typischen Mikrodeletion mittels MLPA, FISH oder SNP-Array. *UBE3A*-Genmutationen werden durch diese Analysen jedoch nicht erfasst, dazu ist eine Sequenzierung notwendig.

Prader-Willi-Syndrom

Das Prader-Willi-Syndrom wird durch den Funktionsverlust des paternalen Allels des Imprinting-Clusters auf Chromosom 15q11–q13 verursacht und ist insofern molekular das Spiegelbild des Angelman-Syndroms, das klinische Bild ist jedoch gänzlich anders. Betroffene Kinder zeigen im Neugeborenenalter eine ausgeprägte **Muskelhypotonie, Trinkschwäche und Dystrophie,** die eine Fütterung durch Magensonde notwendig macht. Ab dem 2. Lebensjahr wandelt sich die Ernährungssituation zu einer starken **Hyperphagie** mit fehlendem Sättigungsgefühl, was ungestört zu einer massiven Adipositas führt. Weitere Merkmale sind **Kleinwuchs** mit kleinen Händen und Füßen, Hypogonadismus mit kleinem Genitale sowie geistige Behinderung (IQ 60–70) und nicht selten Verhaltensauffälligkeiten.

Die **Inzidenz** des Prader-Willi-Syndroms beträgt ca. 1 : 10.000. Etwa 70 % der Patienten zeigen eine Deletion am paternalen Chromosom 15q11q13, 20–30 % eine maternale UPD und 2–5 % eine umschriebene Imprintingstörung. Die **Diagnose** erfolgt wie beim Angelman-Syndrom über eine Methylierungsanalyse des Chromosomenabschnitts 15q11 (maternales Methylierungsmuster, Sensitivität 99 %); die genaue Ursache wird mittels MLPA, FISH oder SNP-Array (Deletionen) oder UPD-Analyse geklärt.

Beckwith-Wiedemann-Syndrom

Das Beckwith-Wiedemann-Syndrom ist ein Großwuchssyndrom, das durch Überwiegen der Funktion von paternal exprimierten Genen auf Chromosom 11p15 verursacht wird. Das betroffene Neugeborene liegt mit Größe, Gewicht und Kopfumfang deutlich über dem Normbereich und zeigt nicht selten Hypoglykämien mit erhöhtem Insulinspiegel. Weitere Merkmale sind Viszeromegalie, Exomphalos, Makroglossie, Teleangiektasien im Stirnbereich, Kerben im Bereich der Ohren sowie eine Hemihypertrophie. In den ersten Lebensjahren (vor allem bis zum Alter von 5–8 Jahren) kann ein erhöhtes Risiko für das Auftreten maligner Tumoren (z. B. Wilms-Tumor oder Hepatoblastom) bestehen.

Die **Inzidenz** des Beckwith-Wiedemann-Syndroms liegt bei 1 : 10–15.000. Molekulare Ursache ist das Überwiegen von paternal geprägten Genen auf Chromosom 11p15, das über zahlreiche Mechanismen (u. a. paternale Duplikation oder maternale Deletionen, paternale UPD, Imprintingstörung) auftreten kann. Die **Diagnose** erfolgt über eine Methylierungsanalyse, kombiniert mit Deletions-/Duplikationsanalyse (MLPA).

4.1.3 Monogene Dysmorphiesyndrome

Fra(X)-Syndrom

Bereits seit dem 19. Jahrhundert ist bekannt, dass eine geistige Behinderung beim männlichen Geschlecht häufiger auftritt als beim weiblichen, was vor allem auf die große Zahl von X-chromosomal vererbten Formen einer geistigen Behinderung zurückzuführen ist. Das wahrscheinlich häufigste Krankheitsbild dieser Gruppe ist das Fragiles-X-Syndrom bzw. Fra(X)-Syndrom, das eine Häufigkeit von ca. 1 : 4.500 bei männlichen und ca. 1 : 9.000 bei weiblichen Neugeborenen aufweist.

Das Fra(X)-Syndrom resultiert aus einer **Expansion von CGG-Trinukleotid-Wiederholungen (Repeats)** in der 5'-untranslatierten Region des *FMR1*-Gens. Normalerweise liegen 5–50 Repeats vor; bei Patienten sind sie auf 200 bis über 1.000 Repeats expandiert. Wenn die Anzahl der Repeats 200 übersteigt, kommt es zu einer Hypermethylierung und Inaktivierung des *FMR1*-Gens. Eine Besonderheit des Fra(X)-Syndroms (wie auch anderer Trinukleotid-Repeat-Krankheiten) ist die sog. Antizipation, d. h. die Vergrößerung der Repeatzahl und die zunehmende Schwere des klinischen Verlaufs in nachfolgenden Generationen. Eine CGG-Expansion mit einer Repeatzahl unter 200 führt nicht zur Hypermethylierung und daher nicht zu einer geistigen Behinderung (Prämutation), kann sich jedoch bei der Weitergabe durch die Mutter weiter ausdehnen, wodurch eine sog. Vollmutation entsteht. Bei Weitergabe einer Prämutation durch männliche Überträger kommt es nicht zur Repeat-Expansion. Männer mit einer Prämutation entwickeln im höheren Erwachsenenalter oft ein **Fra(X)-assoziiertes Tremor-Ataxie-Syndrom** (FXTAS, 17 % mit 50–59 Jahren, 75 % im Alter von 80 Jahren); der Pathomechanismus ist gänzlich anders als beim Fra(X)-Syndrom. Frauen haben ein geringeres FXTAS-Risiko, jedoch oft eine vorzeitige Menopause (20 % im Alter < 40 Jahren).

Die charakteristischen **klinischen Merkmale** des Fra(X)-Syndroms sind:
- Langes, schmales Gesicht, hohe Stirn, supraorbitale Wülste, Prognoie (mit Alter zunehmend); große Ohren
- Kopfumfang und Körpergröße eher im oberen Normbereich

- Bindegewebsschwäche mit überstreckbaren Gelenken
- Fleischige bzw. pastöse Hände und Füße mit tiefen Fußsohlenfurchen
- Feine, samtartige Haut
- Muskuläre Hypotonie, Plattfüße
- Autistisches Verhalten, Hyperaktivität, Konzentrationsschwäche, geringer Augenkontakt
- Makroorchidie ab Pubertätsalter

Die **Diagnose** des Fra(X)-Syndroms erfolgt molekulargenetisch mittels Southern Blot bzw. Fragmentanalyse (kleinere Prämutationen). Alle Jungen mit Vollmutation zeigen das Vollbild des Fra(X)-Syndroms, 50–60 % der Frauen mit Vollmutation haben eine relevante Intelligenzminderung.

KAPITEL 5

Thomas Höhn

Neonatologie

5.1	Definitionen	41
5.1.1	Strategie der antenatalen Steroidgabe	41
5.2	Postnatale Adaptation	41
5.2.1	Pulmonale Adaptation	41
5.2.2	Kardiovaskuläre Adaptation	42
5.3	Spezifische Anamnese mit neonatologisch relevanter Fragestellung	42
5.3.1	Geburtsanamnese	42
5.4	Untersuchung des Früh- und Reifgeborenen	42
5.4.1	Kopf und Hals	43
5.4.2	Thorax	43
5.4.3	Abdomen	43
5.4.4	Rücken	43
5.4.5	Extremitäten	43
5.4.6	Neurologie	44
5.4.7	Haut	44
5.4.8	Dysmorphiezeichen	44
5.4.9	Reifezeichen	44
5.5	Erstversorgung und Reanimation des Früh- und Reifgeborenen	44
5.5.1	Atemwege	44
5.5.2	Beatmung	44
5.5.3	Kardiokompression	45
5.5.4	Drugs	45
5.5.5	Endotracheale Intubation	45
5.5.6	Sauerstoff	46
5.5.7	Volumenexpansion	46
5.5.8	Kongenitale Zwerchfellhernie	46
5.5.9	Ösophagusatresie	47
5.5.10	Gastroschisis und Omphalozele	47
5.5.11	Spina bifida	47
5.5.12	Pierre-Robin-Sequenz	47
5.5.13	Hydrops fetalis	48
5.5.14	Perinatale Asphyxie	48

5.6 Unreifeassoziierte Erkrankungen multikausaler Ätiologie mit besonderer Bedeutung von Perfusion und Sauerstoffpartialdruck ... 48
- 5.6.1 Retinopathie des Frühgeborenen ... 48
- 5.6.2 Nekrotisierende Enterokolitis (NEC) ... 49

5.7 Erkrankungen des Neugeborenen als Folgezustand von mütterlicher Erkrankung, Infektion, Antikörperbildung oder Substanzabusus der Mutter ... 50
- 5.7.1 Plazentainsuffizienz ... 50
- 5.7.2 Intrauterine Infektionen ... 50
- 5.7.3 Amnioninfektionssyndrom ... 51
- 5.7.4 Morbus haemolyticus neonatorum ... 51
- 5.7.5 Rhesus-Inkompatibilität ... 51
- 5.7.6 ABO-Inkompatibilität ... 52
- 5.7.7 Substanzabusus während der Schwangerschaft ... 52

5.8 Infektionen des Neugeborenen ... 53
- 5.8.1 Perinatal erworbene Infektionen ... 53
- 5.8.2 Nosokomiale Infektionen ... 53

5.9 Erkrankungen des ZNS ... 54
- 5.9.1 Hypoxisch-ischämische Enzephalopathie (HIE) ... 54
- 5.9.2 Intraventrikuläre Hämorrhagie ... 54
- 5.9.3 Periventrikuläre Leukomalazie ... 55
- 5.9.4 Krampfanfälle des Früh- und Neugeborenen ... 56

5.10 Funktionelle Störungen des Herzens in der Neonatalperiode ... 56
- 5.10.1 Persistierende pulmonale Hypertension des Neugeborenen ... 56
- 5.10.2 Persistierender Ductus arteriosus ... 58

5.11 Erkrankungen der Lunge ... 59
- 5.11.1 Zwerchfellhernie ... 59
- 5.11.2 Atemnotsyndrom ... 59
- 5.11.3 Bronchopulmonale Dysplasie ... 60
- 5.11.4 Mekoniumaspiration ... 61
- 5.11.5 Pneumonie ... 62
- 5.11.6 Transiente Tachypnoe des Neugeborenen ... 62

5.12 Metabolische Störungen des Früh- und Reifgeborenen ... 63
- 5.12.1 Hyperbilirubinämie ... 63
- 5.12.2 Hypoglykämie ... 64

5.1 Definitionen

Definitionen dienen in der Neonatologie der Vereinfachung von Kommunikation und der Vergleichbarkeit von Gruppen. Dies ist einerseits für nationale und internationale Vergleiche von bestimmten Patientengruppen von Bedeutung (z. B. Inzidenzen definierter Komplikationen bei VLBW-Kindern [very low birth weight = Geburtsgewicht < 1.500 g]), andererseits vor allem bei Parametern, deren Bestimmbarkeit einer gewissen Ungenauigkeit unterworfen ist. Ein Paradebeispiel für Letztere ist die Bestimmung des Gestationsalters bei Früh- und Reifgeborenen.

Gestationsalter Das reife Neugeborene hat nach WHO-Definition eine minimale intrauterine Verweildauer von minimal 37 + 0 (259 Tagen) und maximal 41 + 6 Gestationswochen (294 Tagen). Unterhalb von 259 Tagen beginnt die Frühgeburtlichkeit, oberhalb von 294 Tagen bzw. 42 SSW die Übertragung. Dabei wird vom ersten Tag der letzten Periode an gerechnet (postmenstruelles Alter).

SGA / LGA Als SGA („small for gestational age") bzw. hypotrophes Früh- oder Reifgeborenes wird ein Kind bezeichnet, dessen Geburtsgewicht unterhalb der 10. Perzentile für das entsprechende Gestationsalter liegt; oberhalb der 90. Perzentile beginnt das LGA („large for gestational age").

Perinatal- und Neonatalperiode Die Perinatalperiode beginnt mit vollendeten 22 SSW (154 Tagen) und endet mit 7 vollendeten Tagen nach der Geburt. Die Neonatalperiode beginnt mit der Geburt und endet mit 28 vollendeten Lebenstagen. Bei Todesfällen innerhalb der Neonatalperiode wird zwischen frühneonatalen Sterbefällen (innerhalb der ersten 7 Lebenstage) und spätneonatalen Sterbefällen (Tag 7 bis zum Ende der Neonatalperiode) unterschieden.

5.1.1 Strategie der antenatalen Steroidgabe

Seit der Arbeit von Liggins (1972) ist bekannt, dass eine antenatale Steroidgabe an die schwangere Mutter die Inzidenz des neonatalen Atemnotsyndroms (RDS) reduziert. Mittlerweile liegen Daten von vielen tausenden Frühgeborenen vor, die zeigen, dass nicht nur RDS, sondern auch Mortalität, Inzidenzen von Hirnblutung und den meisten klassischen Komplikationen von Frühgeburtlichkeit reduziert sind. Zusätzlich ist belegt, dass dies auch bei Vorliegen eines Amnioninfektionssyndroms gilt. Dabei spielt es keine Rolle, ob Betamethason oder Dexamethason verwendet wird. Andere Steroide sind allerdings nicht plazentagängig und haben nicht die erwünschten fetalen Effekte. Komplettierte Zyklen antenataler Steroide sind erwartungsgemäß effektiver als nur begonnene. Trotzdem sollte ein Zyklus begonnen werden, auch wenn absehbar erscheint, dass es zeitnah zur Entbindung kommen wird.

> **PRAXISTIPP**
> Bezüglich des Gestationsalters gilt entsprechend den amerikanischen Empfehlungen das Zeitfenster 24 + 0–33 + 6 SSW, wobei es Evidenz für die Wirksamkeit antenataler Steroide bereits ab 23 + 0 SSW gibt. Dies soll den werdenden Eltern entsprechend kommuniziert werden.

5.2 Postnatale Adaptation

5.2.1 Pulmonale Adaptation

Die Lunge ist intrauterin mit Flüssigkeit gefüllt und im Vergleich zum postnatalen Zustand erheblich weniger durchblutet. Trotz fehlender respiratorischer Aktivität sind die Lungen sowohl mechanisch als auch metabolisch aktiv. Atemexkursionen, Surfactantproduktion und Sekretion von Flüssigkeit in später luftgefüllte Kompartimente finden lange vor der Geburt statt. Wie wichtig die ungehinderte Zirkulation von Fruchtwasser für die Entwicklung der Lunge ist, kann man daran ersehen, dass eine Abflussbehinderung des Fruchtwassers durch die Trachea ein überproportionales Wachstum der peripheren Lungenanteile und eine Verminderung der Surfactant produzierenden Typ-II-Pneumozyten nach sich zieht. Umgekehrt führt eine permanente Leckage des Fruchtwassers (z. B. bei einem sehr frühzeitigen Blasensprung) zu einer verminderten Lungengröße und einer reaktiven Vermehrung der Typ-II-Zellen. Der Übergang vom plazentaren zum pulmonalen Gasaustausch nach der Geburt erfordert ein schnelles Entfernen von Flüssigkeit aus den Atemwegen. Über viele Jahre wurde die Kompression des Thorax beim Durchtritt durch den Geburtskanal für das Entfernen der intraluminalen Flüssigkeit als ursächlich angesehen. In den letzten Jahren haben Untersuchungen gezeigt, dass dieser Vorgang jedoch wesentlich komplexer und langfristiger ist. Obwohl der eigentliche Stimulus für die Umstellung um die Geburt bislang unbekannt ist, hat sich erwiesen, dass das intrauterin Chloridionen sezernierende Lungenepithel postnatal aktiv Natrium ins Interstitium transportiert und hierbei Flüssigkeit mit sich zieht. Die in den späteren Luftwegen befindliche Flüssigkeit enthält praktisch kein Protein, während die interstitielle Lungenflüssigkeit einen Proteingehalt von ca. 30 mg/ml besitzt. Deshalb entsteht ein transepithelialer osmotischer Druckgradient von mehr als 10 cmH$_2$O in Richtung Interstitium. Dort wird die Flüssigkeit zunächst in perivaskulären Räumen gesammelt, um in den folgenden Stunden über das lymphatische System der V. cava zugeleitet zu werden.

5.2.2 Kardiovaskuläre Adaptation

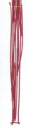

Die entscheidende Änderung der Perfusionsverhältnisse ist bedingt durch die postnatal einsetzende Lungenbelüftung und die hiermit verbundene Widerstandsverminderung im pulmonalen Blutkreislauf. Hierdurch erfolgt eine Umverteilung des Blutflusses mit einer schlagartig vermehrten Lungendurchblutung, einem funktionellen Verschluss des Foramen ovale und zunächst einer Flussumkehr im Ductus arteriosus Botalli, dann im Verlauf von Stunden bis Tagen ein funktioneller Verschluss des Ductus. Ursache für eine Konstriktion des Ductus ist die Aktivierung des kontraktilen Gewebes in der Ductuswand. Der Triggermechanismus für die Vasokonstriktion ist der Anstieg der arteriellen Sauerstoffspannung, mediiert über lokale sauerstoffsensible Chemorezeptoren. Jegliche Störung, die in dieser Umstellungsphase zu einer Hypoxämie führt, kann den Prozess der Adaptation wieder umkehren und zu intrauterinen Kreislaufverhältnissen führen (persistierende pulmonale Hypertension des Neugeborenen [PPHN]).

5.3 Spezifische Anamnese mit neonatologisch relevanter Fragestellung

5.3.1 Geburtsanamnese

Hierzu gehören Informationen über den Geburtsmodus und ggf. dessen Indikation, Wehenbeginn, Zeitpunkt des Blasensprungs, Farbe des Fruchtwassers, Dauer der Wehentätigkeit, medikamentöse Therapien inkl. Analgesie, Antibiotika und antenataler Steroide, Interpretation des CTG, ggf. das Ergebnis einer fetalen pH-Bestimmung und der Nabelschnur-pH. Das Neugeborene betreffende Informationen beinhalten Geburtszeit und -gewicht, Anzahl des Ausstreichens der Nabelschnur bzw. Zeitspanne des verzögerten Abnabelns, spontane Adaptation, etwaige Störungen der Adaptation inkl. durchgeführter Maßnahmen des Geburtshelfers, der Hebamme bzw. des Pädiaters und den Apgar-Score (➤ Tab. 5.1). Der Apgar-Score soll als objektive Zustandsbeschreibung verwendet werden, der die Geschwindigkeit einer erfolgreichen Adaptation oder das Auftreten von Adaptationsproblemen darstellen soll.

5.4 Untersuchung des Früh- und Reifgeborenen

Voraussetzungen für eine gründliche Untersuchung des Früh- und Reifgeborenen sind eine warme Umgebung, Expertise des Untersuchers und ausreichend Zeit. Ausnahmslos wird für die Untersuchung das Kind komplett ausgezogen, dies gilt auch für die Windel.

Tab. 5.1 Apgar-Score

Kriterium	0 Punkte	1 Punkt	2 Punkte
Herzfrequenz	0	< 100	> 100
Atmung	keine	unregelmäßig	regelmäßig
Reflexe	keine	Grimassieren	kräftiges Schreien
Muskeltonus	schlaff	leichte Beugung	aktive Bewegung
Kolorit	blau, blass	zentral rosig	überall rosig

Grundsätzlich empfiehlt es sich, einen immer gleichen Untersuchungsablauf einzuhalten, z. B. von oben nach unten. Dies stellt vor allem sicher, dass kein Organsystem ausgelassen wird. Da vernünftigerweise die Auskultation beim ruhigen, nicht schreienden Kind erfolgt, sind trotzdem des Öfteren Modifikationen der Reihenfolge nötig.

5.4.1 Kopf und Hals

Bereits bei der Inspektion der Lippen lässt sich die Oxygenierung des Neugeborenen beurteilen, sind die Lippen rosig, kann keine zentrale Zyanose vorliegen. Dies gilt auch bei Neugeborenen mit stark gestautem Gesicht, deren Gesichtskolorit sonst das Vorhandensein einer Zyanose nahelegen würde. Dyspnoezeichen wie Nasenflügeln sind ebenfalls leicht rein inspektorisch zu erkennen. Spaltbildungen des Gaumens lassen sich entweder beim Schreien des Kindes visuell oder palpatorisch beim Abtasten des Gaumens erfassen. Die Ausdehnung von kleiner und großer Fontanelle ist erheblichen Variationen unterworfen. Bei der Palpation sind neben der Größe auch die Relation zum Neutralniveau und die Schädelnähte zu beurteilen. Das Caput succedaneum ist eine Schwellung der Kopfhaut, dessen Ausdehnung nicht an die Schädelknochen gebunden ist und das nach wenigen Tagen wieder verschwunden ist. Dagegen ist ein Kephalhämatom als subperiostale Blutung an die Grenze der Schädelnähte gebunden, und die Resorption dauert über Wochen. Weitere häufige Geburtsverletzungen sind ein Hämatom des M. sternocleidomastoideus und die Klavikulafraktur, nach beiden sollte während der Erstuntersuchung des Neugeborenen gesucht werden.

5.4.2 Thorax

Die Inspektion offenbart bereits, ob Thoraxexkursionen symmetrisch sind, Dyspnoezeichen wie Nasenflügeln, Einziehungen interkostal, infra-, supraklavikulär oder substernal sind in der Regel gut erkennbar. Die Auskultation gibt zusätzliche Information über die Seitengleichheit der Lungenbelüftung. Herzgeräusche werden nach ihrer zeitlichen Zuordnung zur Systole bzw. Diastole und ihrer Lautstärke bzw. Fortleitung beschrieben.

5.4.3 Abdomen

Physiologischerweise findet sich häufig eine Rektusdiastase. Die Leber kann im Normalfall unterhalb des Rippenbogens getastet werden, die Milz in der Regel nicht. Die Palpation soll sich auf die Detektion von Raumforderungen richten, die nicht nur von intraabdominalen Organen, sondern auch von retroperitonealen Strukturen ausgehen können. So ist die am häufigsten getastete Raumforderung im Abdomen des Neugeborenen eine Hydronephrose der Niere, die bei vorausgegangener Pränataldiagnostik bereits sonografisch bekannt sein sollte. Beim männlichen Genitale ist auf die Dezension beider Hoden, das Vorhandensein einer Hydrozele und Variationen der Urethramündung in Form einer Hypo- bzw. Epispadie zu achten. Beim weiblichen Neugeborenen finden sich nicht selten Hautanhängsel des Hymens oder vaginal Ausfluss von weißlichem Sekret – beides Normvarianten ohne pathologische Bedeutung.

> **C A V E**
> Es gibt eine Minorform einer Omphalozele, bei der lediglich eine singuläre Darmschlinge in die Nabelschnur prolabiert. Damit besteht die Gefahr, dass diese wegen des unscheinbaren Befunds beim Anbringen der Nabelklemme inkarzeriert wird.

5.4.4 Rücken

Die Inspektion des Rückens konzentriert sich auf die Integrität der Haut im gesamten Verlauf der Wirbelsäule bis hinunter zum Anus. Ist ein Sinus pilonidalis (auch Sakralgrübchen genannt) vorhanden, sollte durch Spreizung der Haut herausgefunden werden, ob die Vertiefung blind endet oder nicht. Zur Erstuntersuchung gehören selbstverständlich auch die Identifikation einer Analöffnung und deren Lokalisation am loco typico oder ggf. an anderer Stelle.

5.4.5 Extremitäten

Neben angeborenen Fehlbildungen der Extremitäten gibt es Fehlstellungen, Hypo- und Hypertrophien, Aplasien (z. B. Radiusaplasie bei der VATER-Assoziation). Die Untersuchung des Hüftgelenks sollte dem Ultraschall vorbehalten werden, klinisch kann allenfalls die Stabilität des Gelenks überprüft werden.

5.4.6 Neurologie

Die neurologische Untersuchung des Früh- und Neugeborenen beginnt mit dem Ausziehen des Kindes und hier mit der Inspektion. Dabei werden sowohl die Seitengleichheit der Spontanbewegungen als auch der Tonus aller Extremitäten beurteilt. Von den zahlreich beschriebenen Neugeborenenreflexen eignet sich vor allem die Moro-Reaktion, um eine Plexusparese auszuschließen bzw. zu bestätigen (> Kap. 20). Dabei wird in sitzender Position des Kindes bei gestütztem Rücken der Kopf ein wenig nach hinten fallen gelassen; die Arme machen hierbei eine ausfahrende Bewegung nach hinten und oben, bevor sie langsam zum Rumpf zurückkehren. Einen generellen Eindruck vom Tonus eines Neugeborenen vermittelt die Hochziehreaktion.

5.4.7 Haut

Häufige Befunde sind ein meist ubiquitäres Neugeborenenexanthem (Exanthema toxicum neonatorum), Milien auf dem Nasenrücken und der sogenannte Storchenbiss (Naevus simplex) im Kopf- oder Nackenbereich. Bei der Inspektion des Nabels sollte auf Zeichen einer Omphalitis in Form von Rötung und Sekretproduktion geachtet werden.

5.4.8 Dysmorphiezeichen

Auffällige Aspekte wie Lidachsenstellung, Augenabstand, Form der Nase und des Nasenrückens, Ohrposition und -form, Besonderheiten von Maxilla und Mandibula sollten genau dokumentiert werden. Weitere mögliche Befunde umfassen Syndaktylien, zusätzliche rudimentäre Fingeranlagen, Polydaktylien, Vier-Finger-Furche, Sandalenfurche usw. Letztlich entscheidet der klinische Gesamteindruck; bei V. a. Vorliegen einer chromosomalen Aberration ist eine Chromosomenanalyse hilfreich.

5.4.9 Reifezeichen

Die klinische Reifezeichenbestimmung kann anhand verschiedener Scores erfolgen. Am verbreitetsten sind in Deutschland derzeit die Scores von Farr, Ballard und Dubowitz. Darin gehen im Fall des Farr-Scores externe Zeichen wie Hautbeschaffenheit, Menge des Brustdrüsengewebes, Fußsohlenfalten und Ohrmuschelfaltung ein.

5.5 Erstversorgung und Reanimation des Früh- und Reifgeborenen

5.5.1 Atemwege

Bei wenigen reifen Neugeborenen und häufiger bei Frühgeborenen kann eine Atemwegsobstruktion durch Sekret Ursache einer fehlenden Eigenatmung sein. Dann sollte mit dem Absaugen begonnen werden, und zwar primär oral, danach nasal. Auch wenn in den ILCOR-Empfehlungen das Absaugen nicht *expressis verbis* erwähnt wird, meint „Open the airway", für eine Lungenbelüftung zu sorgen. Das kann bei Vorhandensein von Sekret entweder durch das klassische Absaugen erfolgen oder alternativ durch die 5 großlumigen Atemhübe. Im Endeffekt geht es lediglich darum, Luft in eine ausreichende Anzahl von Alveolen zu bringen, um sekundär für einen Anstieg der Herzfrequenz zu sorgen. Sollte dies nicht innerhalb der ersten 30 Sekunden zu einer Eigenatmung des Kindes mit einer Herzfrequenz > 100/min führen, wird mit der konventionellen Beatmung für 30 s begonnen.

5.5.2 Beatmung

Für eine effektive Beatmung ist es weniger wichtig, womit sie durchgeführt wird, als dass sie bei bestehender Indikation ohne Zeitverzögerung begonnen wird. So lässt sich bei fehlender Ausrüstung eine Mund-zu-Mund- bzw. Mund-zu-Nase-Beatmung sehr effektiv durchführen. Im klinischen Umfeld steht in der Regel ein Beatmungsbeutel oder ein T-Piece-System zur Verfügung, für die Effektivität sind dabei die adäquate Maskengröße und die Dichtigkeit des Systems entscheidend. Zielparameter einer angemessenen Ventilation ist hierbei das Erreichen einer sichtbaren Thoraxexkursion. Angestrebt wird eine Normoventilation mit einer Beatmungsfrequenz von 40–60/min. Alternativ kann im Rahmen einer

Reanimation jederzeit eine Intubation indiziert sein. Dies hängt im Wesentlichen von der Expertise des Reanimierenden und dem zu erwartenden Verlauf der Grunderkrankung ab. Einmal begonnen, wird diese Beatmung (sobald sie sicher effektiv ist!) für 30 Sekunden durchgeführt, dann erst erfolgt eine Kontrolle der Herzfrequenz. Wird das Hautkolorit im Verlauf der Beatmung rosig, ist der klinische Nachweis einer Zirkulation bereits erbracht. Liegt dagegen die Herzfrequenz bei Kontrolle unter 60/min, wird nach den komplettierten 30-Sekunden-Beatmung mit der Thoraxkompression begonnen.

5.5.3 Kardiokompression

Für die Thoraxkompression stehen im Neugeborenenalter zwei verschiedene Techniken zur Verfügung: einmal die Kompression mit zwei bis drei Fingern einer Hand von vorn auf dem unteren Drittel des Sternums, alternativ mit beiden Daumen (über- oder nebeneinander) und mit beiden Händen den Thorax umfassend. Die angestrebte Frequenz der Kompression beträgt 90/min; die parallel durchgeführte Beatmung reduziert sich dann auf 30/min. Um eine effektive Druckerhöhung im Thorax zu erreichen, ist es wichtig, auf eine ausreichende Kompressionstiefe zu achten (⅓ des a.-p. Thoraxdurchmessers). Dabei sollen die Finger während der Relaxierungsphase auf dem Sternum verbleiben. Da auch während der Applikation von Thoraxkompressionen die Ventilation auf keinen Fall kompromittiert sein soll, wird empfohlen, ein striktes 3:1-Verhältnis bezüglich Kompression zu Ventilation durchzuführen. Dies bedeutet insgesamt 120 Ereignisse pro Minute oder eine Dauer von ½ Sekunde pro Ereignis. Dabei soll alle 30 Sekunden die Herzfrequenz überprüft werden; die Thoraxkompressionen werden fortgeführt, bis die Herzfrequenz > 60/min beträgt.

> **PRAXISTIPP**
> Da alle 30 Sekunden die Effizienz der Reanimation überprüft werden soll, empfiehlt es sich, die die Ventilation durchführende Person bei jedem Atemhub zählen zu lassen. Die Frequenz der Beatmung beträgt 30/min oder 15/30 s. Wenn also bei jedem Atemhub laut bis 15 gezählt wird, sind danach idealerweise genau 30 Sekunden vergangen.

5.5.4 Drugs

Kommt es nach 30 Sekunden effektiver Thoraxkompression in Kombination mit Beatmung nicht zu einem Herzfrequenzanstieg auf > 60/min, werden Medikamente gegeben. Das Medikament der Neugeborenenreanimation ist Adrenalin (engl. epinephrine); es hat den Vorteil, dass es sowohl intravenös als auch intratracheal verabreicht werden kann. Dies ist der Zeitpunkt, zu dem zwecks Medikamentenapplikation entweder ein trachealer Tubus oder ein vaskulärer Zugang erforderlich ist. Der einfachste Zugangsweg ist die Nabelvene. Die Dosierung für Adrenalin beträgt 0,01–0,03 mg/kg KG pro Dosis, zum Zweck der Dosierbarkeit wird üblicherweise eine Lösung 1 : 10.000 hergestellt. Diese Dosis kann alle 3–5 min wiederholt verabreicht werden, während Beatmung und Kardiokompression fortgeführt werden.

Über den Nabelvenenkatheter kann bei entsprechendem Bedarf auch Volumen in Form von kristalloider Lösung oder Blut gegeben werden. Auch eine Pufferung mit Natriumbikarbonat (auch wenn hier die Datenlage durchaus nicht eindeutig ist) kann über diesen Zugangsweg erfolgen. Diese Pufferung sollte idealerweise nach Blutgaskontrolle titriert werden und den pH-Wert in einen nicht azidotischen Bereich bringen, in dem Katecholamine maximal wirksam sein können.

5.5.5 Endotracheale Intubation

Eine Intubation kann zu verschiedenen Zeitpunkten während der neonatalen Reanimation indiziert sein:
- Zum trachealen Absaugen bei Mekoniumaspiration
- Falls Beutelbeatmung nicht effektiv ist
- Falls Kardiokompression erforderlich ist
- Bei dauerhafter Apnoe oder insuffizienter Eigenatmung
- Bei spezifischen Reanimationssituationen wie Zwerchfellhernie oder extrem niedrigem Geburtsgewicht

Üblicherweise verwendete Tuben haben durchgehend einen einheitlichen Durchmesser, sind entsprechend den anatomischen Verhältnissen vorgekrümmt, haben eine röntgendichte Positionierungslinie, eine Zentimeterskala und eine Markierung des trachealen Tubusanteils zur Vermeidung bronchialer Intubationen. Der

Erfolg der Intubation kann durch eine Reihe von Maßnahmen verifiziert werden:
- Sichtbare, seitengleiche Thoraxexkursion
- Atemgeräusch in beiden Axillae auskultierbar und fehlende Atemgeräusche über dem Magen
- Fehlende Magenüberblähung
- Bei durchsichtigen Endotrachealtuben: Feuchtigkeitsniederschlag im Tubuslumen während der Exspiration
- Klinische Verbesserung des kindlichen Zustands bezüglich Herzfrequenz, Hautkolorit und Aktivität
- Farbumschlag bei exhalativer CO_2-Messung

5.5.6 Sauerstoff

Seit den Empfehlungen des *International Liaison Committee on Resuscitation* (ILCOR) von 2010 wird bei der Reanimation von reifen Neugeborenen Raumluft anstelle von 100 % Sauerstoff verwendet. Bei Frühgeborenen sehen die Leitlinien die Verwendung von Raumluft oder einer Sauerstoffkonzentration bis maximal 30 % vor und orientieren sich als Zielgröße der präduktalen Sättigung an der 25. Perzentile der Sättigung von Reifgeborenen (➤ Abb. 5.1).

5.5.7 Volumenexpansion

Liegt eine Hypovolämie vor, kann beim Neugeborenen eine Volumengabe notwendig werden. An einen Volumenmangel ist insbesondere dann zu denken, wenn ein Neugeborenes nicht adäquat auf die normalen Reanimationsmaßnahmen anspricht oder anamnestisch (Nabelschnurkomplikation) oder klinisch (blasses Hautkolorit, schwache Pulse) ein Hinweis auf einen Blutverlust besteht. Flüssigkeit der Wahl zur Volumensubstitution ist eine isotone Kochsalzlösung oder Ringer-Laktat, bei definitiven Blutverlusten 0-negatives Blut. Albuminhaltige Lösungen sollten aufgrund der beobachteten Assoziation mit einer erhöhten Mortalität nicht verwendet werden. Die initiale Dosis bei Volumenexpansion beträgt 10 ml/kg KG über 5–10 min, dies kann bei entsprechender Klinik wiederholt werden. Zurückhaltung bezüglich großzügiger Volumengaben ist bei asphyktischen Neugeborenen und bei Frühgeborenen geboten.

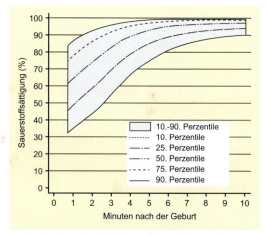

Abb. 5.1 Perzentilen der präduktalen transkutanen Sauerstoffsättigung beim Reifgeborenen in den ersten 10 Lebensminuten [V786]

5.5.8 Kongenitale Zwerchfellhernie

Die Standardbehandlung bei Vorliegen einer kongenitalen Zwerchfellhernie (engl.: congenital diaphragmatic hernia [CDH]) beinhaltet unmittelbar postnatal die primäre Intubation und Beatmung mit dem Ziel der Vermeidung einer Hypoxämie und einer möglicherweise resultierenden persistierenden pulmonalen Hypertension des Neugeborenen. Die pathophysiologische Vorstellung hinter dieser Strategie ist die Vermeidung der Belüftung intrathorakaler Darmanteile bei einer nichtselektiven trachealen Beatmung, z. B. mit Maske und Beutel. Trotz einer hohen pränatalen Ultraschalldichte in Deutschland ist die intrauterine Detektion der kongenitalen Zwerchfellhernie keinesfalls in jedem Fall gegeben. Deshalb muss bei jedem reifen Neugeborenen mit ausgeprägter, sonst nicht erklärbarer Atemstörung an die Möglichkeit einer CDH gedacht werden. Klinische Hinweise ergeben sich aus einem einseitig fehlenden Atemgeräusch, dem Vorhandensein intrathorakaler Darmgeräusche, der Verlagerung des Herzspitzenstoßes und einer Tachydyspnoe meist mit Zyanose. Da bei der CDH die Lungen in der Regel sowohl hypoplastisch als auch dysfunktional sind, lautet das therapeutische Ziel: Normoxie bei möglichst niedrigen bis moderaten Beatmungsparametern.

> **CAVE**
> Eine gefürchtete Komplikation bei der kongenitalen Zwerchfellhernie ist der kontralaterale Pneumothorax. Deshalb sicherstellen, dass die Ausrüstung zur Thoraxdrainage vorhanden ist.

5.5.9 Ösophagusatresie

Intrauterine Zeichen wie Polyhydramnion und nicht darstellbare Magenblase können bei der Diagnostik wegweisend sein. Die endgültige Diagnose bleibt der unmittelbaren postnatalen Präsentation vorbehalten. Versuche eines generellen Screenings mittels obligatem Magensondieren bei allen Neugeborenen haben ebenfalls nur eine begrenzte Detektionsquote. Hauptziele bei Vorliegen dieser intrauterinen Verdachtsdiagnose sind die rasche radiologische Bestätigung der Diagnose und die Prävention von Mikroaspirationen. Dies kann durch kontinuierliches Absaugen von Sekret im oberen Blindsack des Ösophagus („Schlürfsonde") und durch eine zeitnahe operative Korrektur erreicht werden. Allerdings lassen sich Mikroaspirationen von Sekret aus der unteren Fistel (beim häufigsten Typ IIIb nach Vogt) durch gastroösophagealen Reflux nicht komplett vermeiden. Daraus folgt auch, dass eine Intubation und Beatmung nicht primär von Vorteil ist, weil auch diese die Aspiration über die untere Fistel nicht verhindert. In den meisten Fällen kann eine Intubation elektiv erfolgen, die genaue Tubusposition lässt sich am elegantesten mittels einer Optik bestimmen und stellt sicher, dass, bedingt durch die Tubusposition, der Ösophagus nicht überwiegend über die Fistel belüftet wird. Die Kombination von Ösophagusatresie und Frühgeburtlichkeit kann im Rahmen der Primärversorgung eine Herausforderung darstellen. In Abhängigkeit von der Position des Endotrachealtubus zur Fistellokalisation ist es u. U. schwierig, Surfactant adäquat in der Lunge zu verteilen, da bei geringer Compliance der Lunge eine relevante Menge von Surfactant auch den Weg in den Gastrointestinaltrakt nehmen kann. Hier hilft nur eine repetitive Dosierung von Surfactant, ggf. mit veränderter Tubusposition, bis letztendlich eine ausreichende Verbesserung der Lungencompliance erreicht ist.

5.5.10 Gastroschisis und Omphalozele

Primärziele der Erstversorgung von Neugeborenen mit beiden Fehlbildungen sind die Wahrung der Integrität und die Vermeidung einer Perfusionseinschränkung in prolabierten Darm- bzw. Organanteilen. Weiterhin wird versucht, die prolabierten Bauchinhalte keimfrei und ausreichend feucht zu halten. Hierfür empfiehlt sich die unmittelbar postnatale Lagerung in einer großen Plastiktüte, die sowohl für einen mechanischen und einen Verdunstungsschutz als auch für eine optische Beurteilbarkeit der prolabierten Organe sorgt. In diese Plastiktüte wird das Kind unmittelbar nach Entwicklung mit den Füßen voran positioniert und unterhalb der Axilla zugezogen und fixiert. Das lässt beide Hände und Arme frei für venöse Zugänge. Erfolgt die operative Korrektur des Defekts unmittelbar im Anschluss an die Entbindung, kann das Neugeborene im Rahmen der Primärversorgung intubiert und beatmet werden.

5.5.11 Spina bifida

Im Zusammenhang mit der Erstversorgung des Neugeborenen sind hier diejenigen Fälle einer Spina bifida gemeint, bei denen die Gefahr einer Schädigung des Myelons gegeben ist. Im Wesentlichen bezieht sich dies auf Myelomeningozelen (MMC), Ähnliches gilt für Enzephalozelen. Bei Vorliegen einer MMC erfolgt die Primärversorgung in Bauchlage; auch das ggf. erforderliche Anlegen eines nasopharyngealen CPAP ist so möglich. Auf den Defekt selbst werden sterile, kochsalzgetränkte Kompressen gelegt, um ein Austrocknen des darunter liegenden Gewebes zu verhindern. Tritt eine MMC in Kombination mit ausgeprägter Frühgeburtlichkeit auf oder wird aus sonstigen Gründen eine Intubation erforderlich, wird das Neugeborene von einer Person in Rückenlage so gehalten, dass kein Druck auf das Myelon ausgeübt wird. Nach der Intubation kann das Neugeborene dann weiter in Bauchlage versorgt werden.

5.5.12 Pierre-Robin-Sequenz

Die Primärversorgung dieser nicht ganz so seltenen Fehlbildung erfordert viel Erfahrung. Die assoziierte

Retrognathie kann durch das Zurückfallen der Zunge in den Hypopharynx zu einer ausgeprägten Obstruktion der Atemwege führen. Oft ist eine konventionelle Intubation durch die Larynxverlagerung auch für den geübten Intubateur extrem schwierig; manchmal ist tatsächlich ein flexibles Endoskop zur Intubation erforderlich. Deshalb ist es wichtig, alternative Maßnahmen zur Vermeidung der Intubation zu kennen. Zu den primären Maßnahmen, die Atemwege freizuhalten, gehört die Bauchlage bzw. die Applikation eines Guedel- oder Wendel-Tubus. Die Alternative ist die Überwindung der Obstruktion durch die Zunge mittels eines ausreichend langen nasopharyngealen mononasalen CPAP-Tubus.

PRAXISTIPP
Die Obstruktion der Atemwege bei der Pierre-Robin-Sequenz lässt sich durch Bauchlage, einen Guedel- oder Wendel-Tubus oder einen mononasalen Tubus überwinden.

5.5.13 Hydrops fetalis

Die Primärversorgung beim Hydrops fetalis erfordert in erster Linie mehrere Hände und eine gute Koordination aller Beteiligten. Dabei ist eine frühzeitige Aufgabenverteilung von besonderer Bedeutung für eine erfolgreiche Durchführung der Reanimationsmaßnahmen. Eine erste Person ist für die Atemwege zuständig; häufig wird bei bestehenden Pleuraergüssen eine endotracheale Intubation erforderlich sein. Für die Beurteilung des aktuellen Ausmaßes der Ergüsse kann ein zeitnah zur Geburt angefertigter intrauteriner Ultraschall hilfreich sein. Entsprechend dieser Information drainiert eine zweite Person die Pleuraergüsse, z. B. mit Pigtail-Drainagen, die für die jeweils erforderliche Liegedauer *in situ* verbleiben können. Sobald mit diesen kombinierten Maßnahmen eine adäquate Lungenbelüftung erreicht ist, ist eine Normalisierung der Kreislaufverhältnisse zu erwarten, ohne ggf. vorhandenen Aszites zu drainieren. Für die weitere Intensivüberwachung ist es bei einem ausgeprägten Hydrops angemessen, die Nabelgefäße zu kanülieren, um so ein ausreichendes Monitoring der Vitalparameter zu gewährleisten. Je nach Ausgangswert des Hämatokrits kann zu diesem Zeitpunkt über die Nabelvene auch transfundiert werden, um der Pathophysiologie der Aufrechterhaltung des Hydrops aktiv entgegenzuwirken.

5.5.14 Perinatale Asphyxie

Das Ziel beim Neugeborenen, das bereits intrauterin bzw. *sub partu* eine Asphyxie erlitten hat, ist die schnelle Wiederherstellung normaler Perfusions- und Oxygenierungsverhältnisse. Mit Vorliegen der ILCOR-Empfehlung zur therapeutischen Hypothermie im Jahre 2010 gilt es im Rahmen der Reanimation bereits darüber nachzudenken, ob die Kriterien für eine Kühlung erfüllt sind oder nicht. Nabelschnur-pH bzw. Base Excess stehen in der Regel zeitnah zur Verfügung, und auch die Neurologie des Neugeborenen ist bereits früh beurteilbar. In der Kombination mit einem perinatalen Ereignis (z. B. vorzeitige Plazentalösung) reicht das bereits als Rechtfertigung für eine therapeutische Hypothermie. Elegant ist es, wenn zusätzlich die Möglichkeit der Ableitung eines amplitudenintegrierten Elektroenzephalogramms (aEEG) besteht. Neben einem zusätzlichen Argument für den Beginn der Kühlung kann der Verlauf des aEEG über die Geschwindigkeit der Erholung des Hirnstrommusters wertvolle prognostische Hinweise geben.

5.6 Unreifeassoziierte Erkrankungen multikausaler Ätiologie mit besonderer Bedeutung von Perfusion und Sauerstoffpartialdruck

5.6.1 Retinopathie des Frühgeborenen

Epidemiologie Die „retinopathy of prematurity" (ROP) ist eine Erkrankung vor allem des sehr unreifen und untergewichtigen Frühgeborenen; die Inzidenz nimmt mit sinkendem Gestationsalter und Geburtsgewicht zu. Trotz zunehmender Anzahl der sehr unreifen Frühgeborenen in den letzten Jahren hat die Häufigkeit der ROP abgenommen. Die Faktoren, die hierfür kausal in Betracht kommen, sind die weite Verbreitung der Pulsoxymetrie, der Einsatz von Surfactant, die antenatale Steroidgabe an die Mutter und die verbesserte Ernährungssituation der Frühgeborenen.

5.6 Unreifeassoziierte Erkrankungen multikausaler Ätiologie

Pathogenese Eine entscheidende Rolle bei der Entstehung der ROP scheint dem „vascular endothelial growth factor" (VEGF) zuzukommen. Im Glaskörper wurden erhöhte VEGF-Spiegel bei Patienten mit ROP nachgewiesen; zusätzlich stimuliert die Glaskörperflüssigkeit das Wachstum von endothelialen Zellen in vitro. Aus verschiedenen Tiermodellen ist bekannt, dass hohe Sauerstoffpartialdrücke (wie im Fall der ausreifenden vaskularisierten Retina) die Expression von VEGF vermindern und zu einer Regression der retinalen Kapillaren führen. Umgekehrt führt eine relative Hypoxämie zu einer vermehrten Expression von VEGF und kann zu einer abnormalen Angiogenese beitragen. Pathogenetisch am deletärsten scheint ein beständiger Wechsel zwischen VEGF-Suppression und -Stimulation zu sein, der möglicherweise zu einem Nebeneinander von Vasoobliteration und übertriebener Vasoproliferation führen kann.

Symptome Das Grundproblem der ROP ist die inkomplette Vaskularisierung der Retina, und die ophthalmologischen Befunde zeigen die einzelnen Stadien dieser unterbrochenen Entwicklung. Der Ort der Unterbrechung der normalen Vaskulogenese hängt vom Zeitpunkt der Geburt und dem hierbei erreichten Gestationsalter ab. Die klinische Wertung der einzelnen Stadien der ROP hängt wiederum von der genauen Lokalisierung der vaskularisierten-avaskulären Grenze ab.

Diagnostik Die Diagnostik besteht aus der indirekten Ophthalmoskopie in Mydriasis. In das Frühgeborenen-Screening werden derzeit alle Frühgeborenen mit einem Geburtsgewicht von < 1.500 g oder einem Gestationsalter von < 32 Wochen aufgenommen. Zusätzlich werden auch Frühgeborene zwischen 32 und 36 SSW untersucht, die postnatal für mehr als 3 Tage zusätzlichen Sauerstoffbedarf hatten. Die Erstuntersuchung findet in der 6. Lebenswoche statt, nicht aber vor einem postmenstruellen Alter von weniger als 31 SSW. Die Abstände zu weiteren Untersuchungen ergeben sich aus dem Untersuchungsbefund und sollten bis zur Ausreifung der Retina oder bis zu einer deutlichen Befundbesserung nach dem errechneten Geburtstermin erfolgen.

Prävention Es gelten die Grundsätze der Vermeidung von Frühgeburtlichkeit. Zusätzlich effektiv sind die Gabe von antenatalen Steroiden und die Vermeidung unnötiger Schwankungen der Sauerstoffsättigung.

Therapie Therapeutisch kann mittels einer Koagulationstherapie die sonst drohende retinale Ablösung verhindert werden. Dies geschieht üblicherweise mithilfe der Lasertherapie. In den letzten Jahren hat sich bei definierten Lokalisationen der ROP die intravitreale Injektion der VEGF-Antagonisten Bevacizumab und Ranibizumab etabliert.

Prognose Sehr abhängig vom Ausmaß der Proliferation, vom Erfolg der Intervention und von der resultierenden Narbenbildung.

5.6.2 Nekrotisierende Enterokolitis (NEC)

Epidemiologie Die NEC ist eine Erkrankung überwiegend des Frühgeborenen mit höchst variabler Inzidenz von 2,6 % bis zu 28 %. Dabei ist bekannt, dass die NEC typischerweise in sowohl räumlichen als auch in zeitlichen Clustern auftritt.

Pathogenese Die Ätiologie dieser Erkrankung ist ungeklärt; ein multifaktorielles Geschehen wird angenommen. Wesentliche Faktoren in diesem Szenario sind ein unreifer Darm, dessen Mukosa nicht für die Belastung durch enterale Nahrung konzipiert ist, bzw. eine Darmwand, deren Perfusion durch die Persistenz eines Rezirkulationsvitiums (i. e. offener Ductus arteriosus Botalli) oder aus anderen Gründen eingeschränkt ist, eine verminderte intestinale Peristaltik, die häufig nur mit Mühe und über Tage zu einer Entleerung zähen Mekoniums führt, und die Präsenz verschiedenster potenziell pathogener Erreger in diesem Darm.

Symptome Initiale Symptome sind diskret und können vielfältig sein. Meist stehen Zeichen der Nahrungsunverträglichkeit wie hämatinhaltige oder gallige Magenreste, abdominale Distension oder gelegentlich Blutauflagerungen im Stuhl im Vordergrund. Zeichen der systemischen Reaktion folgen mit Glukoseverwertungsstörung, metabolischer Azidose und ultimativ dem Anstieg der Infektionsparameter.

Gleichzeitig schreitet die abdominale Distension fort, die Perfusion in der Darmwand nimmt bedingt durch die Distension ab, die Bauchhaut wird glänzend, die Venenzeichnung nimmt zu und die Peristaltik sistiert.

Diagnostik Entscheidend ist die klinische Präsentation; Laborparameter tragen lediglich zu einer Bestätigung der Diagnose bei. Das Röntgen des Abdomens ist hilfreich zur Bestätigung oder zum Ausschluss einer Perforation. Eine Pneumatosis intestinalis kann Zeichen einer NEC sein, aber auch im Zusammenhang mit anderen abdominalen Affektionen auftreten (➤ Abb. 5.2).

Prävention Eine effektive Prävention ist in Anbetracht der multikausalen und letztendlich ungeklärten Ätiologie schwierig. Ein Ausschalten des Risikofaktors offener Ductus arteriosus Botalli ist auch aus anderen Gründen erstrebenswert, ein gutes kontinuierliches, nichtinvasives Monitoring der intestinalen Perfusion nicht verfügbar. Ein protektiver Effekt konnte außer für die Muttermilchernährung für eine Therapie mit Probiotika gezeigt werden.

Therapie Die konventionelle Therapie der NEC besteht aus Nahrungskarenz und antibiotischer Therapie neben den üblichen supportiven Maßnahmen der neonatologischen Intensivmedizin. Bei erfolgter Perforation besteht die Therapie in einer Laparotomie mit einer Evaluation des betroffenen Darms, ggf. einer Resektion nekrotischer Anteile und einer Ausleitung zwecks Entlastung.

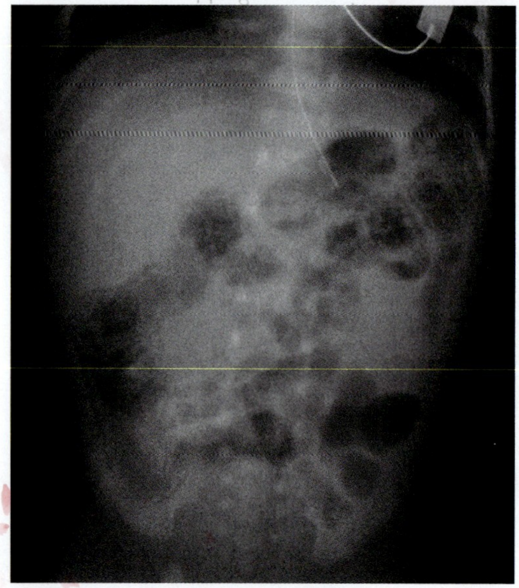

Prognose Abhängig vom Ausmaß der erkrankten Darmabschnitte bzw. der verbleibenden Resorptionsfläche, der Komorbidität und der resultierenden Verlängerung der stationären Aufenthaltsdauer.

5.7 Erkrankungen des Neugeborenen als Folgezustand von mütterlicher Erkrankung, Infektion, Antikörperbildung oder Substanzabusus der Mutter

5.7.1 Plazentainsuffizienz

Die Ursachen für eine plazentare Dysfunktion lassen sich in drei Bereiche unterteilen (➤ Tab. 5.2):

5.7.2 Intrauterine Infektionen

(s. auch ➤ Kap. 10)

Abb. 5.2 Pneumatosis intestinalis [T699]

Tab. 5.2 Ursachen von IUGR („intrauterine growth retardation")

Lokalisation der Ursache	Grunderkrankung bzw. Risikofaktor
Mütterliche Ursachen	Arterieller Hypertonus, Diabetes, Anämie, Vitium cordis, Gestose, niedriges bzw. hohes mütterliches Alter, Untergewicht, vorheriges SGA, geringe Gewichtszunahme während der Schwangerschaft, körperliche Arbeit während der Schwangerschaft, Teratogene (z. B. Alkohol, Drogen, Strahlung), Aufenthalt in großer Höhe
Plazentare Ursachen	Anlagestörungen, Verkalkungen bei mütterlichen vaskulären Erkrankungen, Mehrlinge, Tumoren
Fetale Ursachen	Chromosomale Aberrationen, Fehlbildungssyndrome, intrauterine Infektionen, Mehrlinge, konstitutionell

Unter dem Akronym STORCH (engl.: TORCH) wird eine Reihe von Erregern subsumiert, die für intrauterine Infektionen und deren postnatale Präsentation verantwortlich sind:
- **S**yphilis
- **T**oxoplasmose
- **O**thers für HIV, Hepatitis, Varizellen, Parvo-B19 usw.
- **R**öteln
- **C**ytomegalie
- **H**erpes

5.7.3 Amnioninfektionssyndrom

Definition Das Amnioninfektionssyndrom (AIS; engl. chorioamnionitis) ist eine meist bakterielle Infektion des Fruchtwassers, die subklinisch, aber auch mit deutlichen Symptomen bei der Mutter und dem Feten verlaufen kann. Assoziierte Symptome sind Fieber der Mutter, maternale oder fetale Tachykardie, übelriechendes Fruchtwasser oder maternale Leukozytose; häufig hat vorher ein Blasensprung stattgefunden.

Epidemiologie Traditionelle Inzidenzangaben variieren zwischen 1 und 2 %; einzelne Studien berichten von Häufigkeiten von mehr als 10 % in ausgesuchten Risikokollektiven. Spezifische Risikofaktoren stellen niedrige Parität, Dauer der Blasensprunglatenz, Anzahl der vaginalen Untersuchungen und Dauer der Wehentätigkeit dar.

Pathogenese Bakterien können die Amnionhöhle auf drei Hauptwegen erreichen: aszendierend, hämatogen und durch direkten Kontakt im Rahmen einer Prozedur. Dabei spielt der aszendierende Infektionsweg die bei Weitem größte Rolle, was aus der Tatsache, dass sich die typischerweise im unteren Genitaltrakt vorhandenen Erreger und die ein AIS verursachenden Erreger gleichen, hervorgeht.
Bestimmte Bakterien können auch transplazentar die Amnionhöhle erreichen. Hierzu gehören Listerien, die auf diesem Weg nach Ingestion von Rohmilch bzw. -käse zu einer intrauterinen Infektion des Feten führen können.

Diagnostik Neben der eingehenden klinischen Untersuchung stehen an labortechnischen Untersuchungen das Blutbild und das CRP zur Verfügung, beide mit schlechten positiven wie negativen prädiktiven Werten.

Im Vaginalabstrich lassen sich die Keime des üblichen Erregerspektrums vorzeitiger Wehentätigkeit nachweisen. Da das kulturelle Ergebnis aus Vaginalabstrich oder Amniozentese erst Tage später vorliegt, sind alternative Methoden wie Gram-Färbung, Glukosekonzentration im Fruchtwasser, Anzahl der Leukozyten im Fruchtwasser, IL-6 und weitere Parameter untersucht worden.

Prävention und Therapie Da die zugrunde liegende beginnende Infektion in den meisten Fällen nicht wirksam verhindert werden kann, gilt es, die Folgen von Blasensprung, vorzeitiger Wehentätigkeit und drohender Frühgeburtlichkeit zu vermeiden.

5.7.4 Morbus haemolyticus neonatorum

Die Hämolyse beim Neugeborenen durch Isoimmunisierung der Mutter kommt durch einen Übertritt fetaler Erythrozyten in den mütterlichen Kreislauf und anschließende Antikörperbildung gegen fetale Erythrozytenoberflächenantigene zustande. Durch die freie Passierbarkeit der Plazenta für Antikörper der IgG-Klasse erreichen diese im fetalen Kreislauf die Oberflächenantigene der fetalen Erythrozyten, reagieren mit ihnen und zerstören sie. Die Inzidenz und der klinische Ausprägungsgrad der Hämolyse hängen vom Typ der Blutgruppenunverträglichkeit zwischen Mutter und Kind ab. Die größte Rolle spielen auch heute noch Rhesusantikörper, gefolgt von A0- bzw. B0-Inkompatibilitäten und selteneren Antikörpern im Kell- oder Duffy-System.

5.7.5 Rhesus-Inkompatibilität

Pathogenese Bereits die Übertragung von weniger als 0,1 ml Zellen kann für eine intrauterine Immunisierung ausreichen. Schätzungen zufolge entwickelt ca. 1 % aller Rh-negativen Schwangeren Antikörper aufgrund von transplazentaren Blutungen vor der Geburt ihres ersten Kindes.

Diagnostik Der Antikörpersuchtest bei der Mutter während der Schwangerschaft gehört zum Routineprogramm der Schwangerschaftsüberwachung in Deutschland.

Prävention und Therapie Die Prävention besteht in einer konsequenten Durchführung der Anti-D-Prophylaxe, der Antikörpersuchtests und der Vermeidung unnötiger Prozeduren, die zu einer Sensibilisierung führen können.

5.7.6 AB0-Inkompatibilität

Pathogenese Im Gegensatz zur Rhesus-Inkompatibilität kommt es bei Unverträglichkeiten im AB0-System zu keiner intrauterinen Beeinträchtigung des Feten. Nach einem Übertritt der mütterlichen Antikörper *sub partu* kommt es mit einer kurzen Latenzzeit zur neonatalen Hämolyse.

Diagnostik Identifizierung der Antikörper, Quantifizierung der neonatalen Hämolyse und Bilirubinbildung.

Prävention und Therapie Wirksame Präventionsmaßnahmen sind nicht bekannt. In den meisten Fällen einer Inkompatibilität im AB0-System ist beim Neugeborenen eine wirksame Fototherapie ausreichend; nur gelegentlich ist eine Austauschtransfusion erforderlich.

5.7.7 Substanzabusus während der Schwangerschaft

Diagnostik

Der Nachweis konsumierter Drogen kann aus mütterlichem Urin, besser jedoch aus einer Haarprobe erbracht werden. Dabei spiegelt der proximalste Anteil des Haares die kürzer zurückliegende Zeitspanne wider, der distale Anteil weiter zurückliegende Ereignisse. Der Nachweis von Substanzen beim Neugeborenen erfolgt am besten aus Mekonium, das durch seine „Gedächtnisfunktion" fast den gesamten intrauterinen Aufenthalt widerspiegelt. Alternativ kann auch beim Neugeborenen eine Haarprobe auf Substanzabusus untersucht werden.

Einzelsubstanzen

Opioide

Opioideffekte auf den Feten bzw. das Neugeborene sind Wachstumsretardierung, Frühgeburtlichkeit, perinatale Asphyxie, mekoniumhaltiges Fruchtwasser und postnatale Entzugssymptomatik. Allerdings besitzen Drogenabhängige viele weitere Risikofaktoren, sodass die aufgelisteten Zustände nicht unbedingt monokausal dem Opioidabusus zuzuordnen sind.

Zur Quantifizierung des Entzugssyndroms hat sich in der klinischen Praxis der Score nach Finnegan bewährt. Hiernach lässt sich auch eine neonatale Substitutionstherapie mit Tinctura opii oder einer wässrigen Morphinlösung steuern.

Kokain

Der Kokainkonsum bei Schwangeren hat in den vergangenen Jahren deutlich zugenommen. Unmittelbar nach einer Gabe von Kokain findet sich eine reduzierte Perfusion des Uterus mit resultierender fetaler Minderperfusion. Sowohl intrazerebrale Blutungen als auch Hirninfarkte in der Perinatalperiode sind bei diesen Kindern berichtet.

Für das praktische Management empfiehlt sich, nach der Geburt mittels Sonografie eine zerebrale Blutung bzw. einen Infarkt auszuschließen.

Alkohol

➤ Tab. 5.3

Nikotin

Der Haupteffekt des Zigarettenrauchens in der Schwangerschaft ist eine kindliche Wachstumsrestriktion. Dabei ist bisher unklar, ob die Produktion von Kohlenmonoxid oder nikotininduzierte Vasospasmen zu dieser Minderversorgung führen. Postnatal ist bei Kindern rauchender Mütter das Risiko des plötzlichen Kindstods (SIDS) signifikant erhöht. Das Beendigen des Rauchens bzw. die Dosisreduktion während der Schwangerschaft wäre ein therapeutisches Ziel. Wichtig ist bei vorhandener Wachstumsretardierung des Kindes andere potenzielle Ursachen hierfür nicht zu übersehen (i. e. intrauterine Infektionen,

Tab. 5.3 Symptome des fetalen Alkoholsyndroms

Wachstumsrestriktion mit intrauterinem Beginn	Gewicht, Länge Kopfumfang
Faziale Anomalien	Kurze Lidspalten, Epikanthusfalten, Hypoplasie der Maxilla, Mikrognathie, dünne Oberlippe *(langes Philtrum)*
Kardiale Vitien	Ventrikelseptumdefekt, Atriumseptumdefekt
Gelenk- und Extremitätenabnormalitäten	Bewegungseinschränkungen, verändertes Palmarfaltenmuster
Neurologische und intellektuelle Entwicklung	Entwicklungsverzögerung, grenzwertige bis schwere mentale Retardierung

chromosomale Aberrationen, Syndrome anderer Ätiologie).

5.8 Infektionen des Neugeborenen

Infektionen des Neugeborenen werden eingeteilt in:
- Residualzustände intrauterin abgelaufener Infektionen
- Perinatal erworbene Infektionen, die nach der Geburt ihr volles klinisches Bild entwickeln
- Nosokomiale Infektionen
- Postnatal erworbene Infektionen

5.8.1 Perinatal erworbene Infektionen

Symptome Symptome der Neugeboreneninfektion sind häufig unspezifisch und in der Anfangsphase meist subtil. Primäre Atemstörungen im Sinne einer Pneumonie können vorliegen, eine Beeinträchtigung der Perfusion kann anhand einer verlängerten Rekapillarisierungszeit nachweisbar sein, oder es können Apnoen und sekundäre Bradykardien auftreten. Störungen der Temperaturregulation machen sich am häufigsten als Schwankungen der Temperatur bemerkbar, seltener als Hypothermien und am seltensten als Hyperthermie, dem klassischen Fieber.

Pathogenese In der Regel findet die Besiedlung mit mütterlichen pathogenen Keimen in der Amnionhöhle oder beim Durchtritt durch den Geburtskanal statt.

Diagnostik und Therapie Nach Abnahme der entsprechenden diagnostischen Proben (Blutkultur, ggf. Liquor, ggf. Urin) erfolgt eine empirische antibiotische Kombinationstherapie (i. e. ein Penicillin mit einem Aminoglykosid oder ein Cephalosporin mit einem Aminoglykosid). Die Therapiedauer richtet sich danach, ob ein Erreger in der Blutkultur wächst und wie schnell die zur Therapie führende Symptomatik abgeklungen ist.

Ampi 200 mg/kg/d
Genta 3/3,5/5 mg/kg/d

5.8.2 Nosokomiale Infektionen

Symptome Die Symptome gleichen denen der perinatal erworbenen Infektion; zusätzlich kommen bei bereits etablierter Nahrungsaufnahme Symptome wie Trinkunlust, Erbrechen oder unspezifische Zeichen wie Unruhe oder Apathie hinzu. Auch auffällige neurologische Präsentationen wie abnormale Bewegungsmuster oder ein Krampfanfall können Ausdruck einer Infektion sein.

Pathogenese Risikofaktoren umfassen u. a. sämtliche invasiven Katheter und Plastikteile (Endotrachealtuben, zentrale und periphere Zugänge, Blasenkatheter, Drainagen, externe Liquorableitungen usw.). Bei sehr unreifen Frühgeborenen stellt auch die Darmwand mit ihrem unausgereiften Immunsystem eine für Bakterien überwindbare Barriere dar. Nicht selten kommt es hier zu nosokomialen Infektionen durch Erreger der eigenen Darmflora.

Diagnostik und Therapie Die Diagnostik unterscheidet sich nicht von der der perinatal erworbenen Infektion. Zusätzlich werden invasive Zugänge bzw. Drainagen auf bakterielles Wachstum untersucht. Die Therapie unterscheidet sich in Kenntnis der häufigsten Erreger dahingehend, dass stärker als bei der perinatal erworbenen Infektion auf Staphylokokkenwirksamkeit der verwendeten Antibiotika geachtet werden muss.

ggf. Fortum 100 mg/kg/d
Vanco

5.9 Erkrankungen des ZNS

5.9.1 Hypoxisch-ischämische Enzephalopathie (HIE)

Definition Der HIE liegt in der Regel eine Asphyxie zugrunde, ein im Rahmen der Perinatologie häufig verwendeter und wenig konkreter Ausdruck. Die eigentliche Bedeutung des aus dem Griechischen abgeleiteten Begriffs ist die Pulslosigkeit; die praktische sprachliche Verwendung geht aber weit darüber hinaus. Praktisch wird hierunter jegliche Beeinträchtigung von entweder Perfusion oder Oxygenierung des Feten und des gerade neugeborenen Kindes unabhängig von der zugrunde liegenden Ursache verstanden.

Epidemiologie Die Inzidenz der HIE ist insgesamt in den letzten Jahren deutlich rückläufig. Zahlen aus England zeigen eine Reduktion der Häufigkeit von 7,7 pro 1.000 Neugeborene Ende der 1970er-Jahre auf 1,9 pro 1.000 Mitte der 1990er-Jahre.

Symptome Das Spektrum der klinischen Symptome der HIE ist sehr breit und kann von einer diskreten Hyperexzitabilität bis zum Koma mit Ausfall vieler Vitalfunktionen reichen.

Diagnostik Die Anamnese ist häufig suggestiv für eine bestehende bzw. drohende Asphyxie.
Postnatal kann anhand von pH-Wert und Basendefizit eine Schweregradeinschätzung vorgenommen werden; entscheidender ist die Neurologie in den folgenden Stunden und Tagen. Marker einer zellulären Schädigung des Gehirns werden derzeit evaluiert; in der klinischen Anwendung befinden sich S-100B und NSE. Als mögliches Kriterium zur Einleitung einer Hypothermie sowie zur Prognoseabschätzung sollte bettseitig ein aEEG abgeleitet werden.

Therapie Für die Primärversorgung des Neugeborenen nach Asphyxie gilt zunächst das konventionelle ABCD der Reanimation. Ziel der Reanimationsmaßnahmen ist die möglichst zeitnahe Wiederherstellung normaler Zirkulationsverhältnisse mit Normoxie und Normokapnie bei kompensierten metabolischen Verhältnissen. Dies bedeutet eine symptomatische Therapie mit Atemunterstützung, wenn indiziert, und einer antikonvulsiven Therapie bei Krampfanfällen. Eine therapeutische Hypothermie sollte bei Erfüllen der Eintrittskriterien zeitnah und innerhalb von 6 h eingeleitet werden (33–34 °C, für 72 h, bei Schwangerschaftsalter ≥ 36 + 0). Allerdings profitiert derzeit nur etwa die Hälfte aller betroffenen Neugeborenen. Zahlreiche Add-on-Therapien zusätzlich zur Hypothermie sind derzeit in der präklinischen bzw. klinischen Erprobung.

Prognose Orientierend am klinischen Schweregrad der HIE besitzen die milden HIE-Formen meist eine gute Erholungstendenz und heilen ohne neurologische Folgen aus. Die moderaten Formen haben ein deutlich höheres Risiko, mit bleibenden Schäden aus der HIE hervorzugehen (diese sind am ehesten positiv durch Hypothermie zu beeinflussen), während die schweren Formen nicht nur nahezu regelhaft mit schwersten neurologischen Schädigungen aus der Asphyxie hervorgehen, sondern auch eine hohe Mortalitätsrate aufweisen.

5.9.2 Intraventrikuläre Hämorrhagie

Definition Intraventrikuläre Blutungen gibt es auch beim reifen Neugeborenen, in diesem Abschnitt soll aber aus zwei Gründen ausschließlich auf die dort lokalisierte Blutung des Frühgeborenen eingegangen werden: Erstens ist die Hirnblutung des Frühgeborenen diejenige Erkrankung, die als singulärer Faktor die größte Bedeutung für das entwicklungsneurologische Outcome der Kinder besitzt. Zweitens handelt es sich beim Frühgeborenen mit der germinalen Matrixblutung um einen anderen Pathomechanismus als beim reifen Neugeborenen; der entscheidende Risikofaktor für Frühgeborene ist die Unreife der zerebrovaskulären Strukturen.

Epidemiologie Da die intraventrikuläre Hämorrhagie (IVH) nicht gleichmäßig über alle Gestationsaltersgruppen der Frühgeborenen verteilt ist, soll im Folgenden primär von der Hochrisikogruppe mit einem Geburtsgewicht von < 1.500 g die Rede sein. Inzidenzraten aller Schweregrade von Hirnblutungen schwanken im weltweiten Vergleich nicht unerheblich und liegen zwischen 10 und 20 %.

5.9 Erkrankungen des ZNS

① hohe Vaskularisation u. Gefäßfragilität der germinalen Matrix durch Hypoxie
② eingeschränkte Autoregulation der zerebralen Perfusion (Schwankungen von RR = Schwankungen der zerebralen Perfusion)
③ postnatale RR-Schwankungen

→ Gefäßruptur im Bereich d. germinalen Matrix

Pathogenese Die überwiegende Mehrzahl der Hirnblutungen des Frühgeborenen beginnt in der subependymalen germinalen Matrix in unmittelbarer Nachbarschaft zu den Seitenventrikeln. Innerhalb der germinalen Matrix kann sich eine derartige Blutung relativ einfach ausbreiten; sobald Anschluss an das Ventrikelsystem gefunden wird, kann die Blutung auch dort zu einer Art Tamponade führen und den Ventrikel komplett ausfüllen.

Mehr als 90 % aller IVH beim Frühgeborenen finden innerhalb der ersten 72 Lebensstunden statt – unabhängig von der ursprünglich bei Geburt erreichten Reife.

→ 50 % am 1. LT!

Tab. 5.4 Schweregradeinteilung der intraventrikulären Blutung des Frühgeborenen

Schweregrad	Beschreibung
I subependymale Blutung ohne Ventrikeleinbruch	Blutung in der germinalen Matrix ohne oder mit minimaler intraventrikulärer Blutung (< 10 % der Ventrikelfläche im Parasagittalschnitt)
II Ventrikeleinbruch < 50 %	Intraventrikuläre Blutung (10–50 % der Ventrikelfläche im Parasagittalschnitt)
III Ventrikeleinbruch > 50 %	Intraventrikuläre Blutung (> 50 % der Ventrikelfläche im Parasagittalschnitt; distendiert häufig den Seitenventrikel)
Zusätzliche Dokumentation	Periventrikuläre Echodensitäten (Lokalisation und Ausmaß)

Symptome Symptome reichen vom komplett asymptomatischen Verlauf bis zur plötzlichen Dekompensation mit der Notwendigkeit einer Reanimation. Subtile Zeichen können orale Automatismen oder Augenbewegungen sein; auch tonische Krampfanfälle oder neu auftretende Apnoeanfälle kommen vor. Bei entsprechend großem intravasalem Blutverlust können die Zeichen der Minderperfusion mit peripherer Vasokonstriktion und blassem Kolorit im Vordergrund stehen.

cave: oft asymptomatisch!

Diagnostik Die schnelle und bettseitige Diagnostik besteht in der transfontanellären Sonografie des Schädels. Zur Klassifikation der IVH ➤ Abb. 5.3 bzw. ➤ Tab. 5.4.

Prävention Das postnatale Management sollte sich auch im Rahmen der Primärversorgung auf konstante Bedingungen (Atemfrequenz, Blutdruck, Herzfrequenz, Temperatur, generelle Umgebungsbedingungen etc.) konzentrieren, um jegliche exogen induzierte Schwankung des zerebralen Perfusionsdrucks zu verhindern.

Therapie Eine wirksame Therapie steht derzeit nicht zur Verfügung.

Prognose Entscheidend für die Prognose sind das Ausmaß der Blutung und damit die Zahl der zugrunde gegangenen Neuronen.

Komplikationen: posthämorrhag. Hydrocephalus
→ Hydrocephalus occlusus od. malresorptivus

5.9.3 Periventrikuläre Leukomalazie

Definition Die Erstbeschreibung der Lokalisation der periventrikulären Leukomalazie (PVL) stammt von Rudolf Virchow, der diese Läsion bei Neugeborenen unterschiedlicher Reife bereits im Jahre 1867 in einer Häufigkeit zwischen 24 und 75 % fand. Wie treffend der Begriff der PVL ist, zeigt sich daran, dass er bis heute unverändert verwendet wird: eine Erkrankung der weißen Substanz im Bereich um die Ventrikel des Gehirns.

Epidemiologie Die Häufigkeitsangaben in der Literatur schwanken sehr stark und liegen zwischen 8

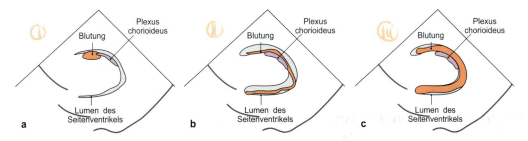

Abb. 5.3 Hirnblutungen der Grade I–III [L141]

> milde Schädigung: meist Fasern der UE betroffen (spastische Diplegie)
> schwere Schädigung: alle Fasern betroffen (spastische Tetraplegie)

und 60 %. Die Inzidenz der zystischen PVL ist dabei in den letzten Jahren rückläufig, allerdings nimmt dafür die subtilere Form der Erkrankung der weißen Substanz („white matter damage", WMD) deutlich zu.

→ deszendierende Fasern des Motorkortex

Pathogenese Die spezifische Lokalisation der Läsionen bei der PVL (dorsolateral des posterioren Anteils der Seitenhörner des Ventrikelsystems) ließ früh schon den Verdacht aufkommen, die Ätiologie hänge mit der Topografie der Gefäßversorgung zusammen. Tatsächlich finden sich die Veränderungen in vaskulären Randversorgungsgebieten, dort also, wo bei bereits geringer Einschränkung der Perfusion eine kritische Versorgungslage im Sinne einer Ischämie entsteht.

→ letzte Wiese

Diagnostik Die eher groben Defekte der zystischen PVL imponieren in der Frühphase im Ultraschall als echodense Regionen im dorsolateralen Bereich der posterioren Anteile der Seitenventrikel. Über einen Zeitraum von eher Wochen als Tagen entwickeln sich hieraus Zysten unterschiedlicher Größe.

Prävention Eine Prävention ist in einem gewissen Ausmaß in Kenntnis der Pathogenese durch Vermeidung von Beatmung, Hypokapnie, Hyperoxie und verhinderbaren exogenen Perfusionsschwankungen möglich.

Therapie Derzeit gibt es keine validierte Therapieform der PVL.

Prognose Die Prognose ist abhängig von der Lokalisation und vom Ausmaß der zystischen Defekte. Klinisch entwickeln Frühgeborene mit PVL nicht selten eine Zerebralparese. Eine Risikoeinschätzung lässt sich anhand der Zystengröße und -lokalisation vornehmen. Entwicklungsneurologisch lassen sich diejenigen Kinder, die eine Zerebralparese entwickeln, in der Regel innerhalb des 1. Lebensjahrs identifizieren.

Symptome Die Symptome des neonatalen Krampfanfalls können sehr subtil und höchst vielfältig sein. Im Einzelfall sind vor allem die Kenntnis der normalen neonatalen Neurologie und die Unterscheidung zu neonataler Zittrigkeit entscheidend für die diagnostische Zuordnung und eine kausale Therapie.

Diagnostik Die Diagnose ist eine klinische; zusätzlich ist es extrem hilfreich, eine detaillierte Schwangerschafts- und Geburtsanamnese zur Verfügung zu haben (zumal die HIE sowohl bei Früh- als auch bei Reifgeborenen die häufigste Ursache postnataler Krampfanfälle darstellt). Laborchemische Verfahren können Infektion, Hypoglykämie, Elektrolytimbalancen und andere metabolische Ursachen ausschließen. Bildgebende Verfahren (Sonografie, CT, MRT) können nach intrakraniellen Blutungen oder angeborenen Fehlbildungen als Ursache der Krampfaktivität suchen. Das konventionelle EEG kann hilfreich sein, allerdings gibt es Krampfaktivitäten, die kein elektrophysiologisches Korrelat besitzen. Noch hilfreicher, da bettseitig jederzeit einsetzbar, ist das amplitudenintegrierte EEG, das im Rahmen des Monitorings der therapeutischen Hypothermie bei HIE auf vielen Neugeborenen-Intensivstationen Einzug in den klinischen Alltag gehalten hat. Die Untersuchung des Liquors gibt nicht nur Auskunft über eine etwaige Infektion des ZNS, sondern ermöglicht auch die Suche nach metabolischen Ursachen, z. B. einer nichtketotischen Hyperglycinämie.

Therapie Die Therapie des neonatalen Krampfanfalls sollte möglichst kausal erfolgen. Der Beginn einer antikonvulsiven Therapie orientiert sich an der Dauer der Krampfepisoden und der Frage einer Beeinträchtigung von Vitalparametern.

5.10 Funktionelle Störungen des Herzens in der Neonatalperiode

5.9.4 Krampfanfälle des Früh- und Neugeborenen

Epidemiologie Angaben über die Häufigkeit neonataler Krampfanfälle liegen im Bereich von 0,5 % aller Neugeborenen.

5.10.1 Persistierende pulmonale Hypertension des Neugeborenen

Definition Die persistierende pulmonale Hypertension des Neugeborenen (PPHN) bezeichnet entweder die Persistenz fetaler Kreislaufverhältnisse oder das Wiedereintreten dieser fetalen Zirkulationsverhältnisse nach initial erfolgreicher Kreislaufadaptation (> Abb. 5.4). Eine Reihe von Triggerfaktoren für die Entstehung einer PPHN ist bekannt (> Tab. 5.5). Lässt sich ein solcher Faktor identifizieren, spricht man von einer sekundären PPHN.

Pathogenese Aus unterschiedlichen Ursachen kommt es nicht zu dem sonst im Rahmen der postnatalen Adaptation üblichen Abfall des pulmonalvaskulären Widerstands, und die Shuntrichtung der extrapulmonalen Verbindungen (PDA, Foramen ovale) kann sich wieder intrauterinen Verhältnissen angleichen. Bleibt diese Kreislaufsituation über mehrere Tage erhalten, kommt es zu einer reaktiven Hypertrophie der Media in den Pulmonalarterien und -arteriolen.

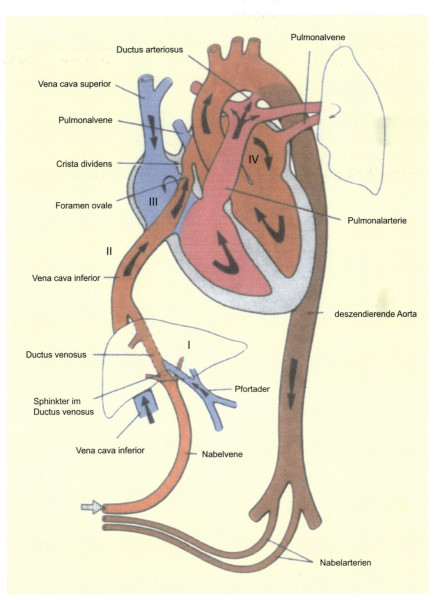

Abb. 5.4 Fetale Kreislaufverhältnisse [T699]

Tab. 5.5 Ursachen der PPHN

PPHN-Form	Trigger	Morphologisches Korrelat
Primär	Unbekannt	Mediahypertrophie der Pulmonalarterien
Sekundär	• Messbare Parameter: Hypoxämie, Azidose • Erkrankungen: Sepsis, Pneumonie, Asphyxie, Atemnotsyndrom (RDS), Mekoniumaspirationssyndrom, Lungenhypoplasie jedweder Genese (kongenitale Zwerchfellhernie, Oligohydramnie-Sequenz, Potter-Syndrom)	Keines, funktionelle Vasokonstriktion

Diagnostik Die Verdachtsdiagnose ist primär eine klinische, vor allem dann, wenn eine für die anamnestische Primärdiagnose überproportional ausgeprägte Oxygenierungsstörung im Vordergrund steht. Eine relativ einfache Möglichkeit der bettseitigen Diagnostik besteht in der zeitgleichen bzw. unmittelbar sequenziellen Messung von prä- und postduktaler Sättigung. Im Falle einer PPHN liegt die postduktale transkutane Sauerstoffsättigung (gemessen z. B. am Bein) durch Zumischung von nichtarterialisiertem Blut über den Ductus arteriosus Botalli mehrere Prozentpunkte unterhalb der am rechten Arm (also präduktal) ableitbaren Sättigung. Alternativ kann echokardiografisch der offene Ductus mit dem entsprechenden Rechts-Links-Shunt direkt dargestellt werden.

Prävention und Therapie Die Primärprävention findet im Rahmen der Pränataldiagnostik statt, wo die diversen Ursachen einer Lungenhypoplasie (z. B. kongenitale Zwerchfellhernie, Oligohydramnie-Sequenz) bereits identifiziert und die betroffenen Feten zur weiteren Betreuung an ein hierfür geeignetes Zentrum angebunden werden sollten. Gerade bei den häufig ohnehin problematischen Oxygenierungsverhältnissen bei Lungenhypoplasie jeglicher Genese ist es umso wichtiger, den Circulus vitiosus von Hypoxämie, Azidose und zunehmender pulmonaler Hypertension, wenn irgend möglich, zu vermeiden. Unmittelbares Therapieziel bei allen Formen der PPHN ist die Etablierung einer adäquaten Oxygenierung und Ventilation, um so mittelfristig den pulmonalen Widerstand nachhaltig zu senken. Bei allen sekundären Formen der PPHN ist die kausale Therapie diejenige der Grunderkrankung. Spezifische Therapieprinzipien zur Senkung des pulmonalvaskulären Widerstands sind eine gute Oxygenierung (paO_2 beim reifen Neugeborenen 80–100 mmHg, beim Frühgeborenen 60–80 mmHg), eine adäquate Analgosedierung und eine Alkalisierung mittels Pufferung, um einen pH $\geq$ 7,40 zu erreichen (**cave:** keine Hyperventilation). Die Therapie der Wahl besteht beim reifen Neugeborenen und beim Frühgeborenen jenseits von 34 SSW in der Gabe von inhalativem Stickstoffmonoxid (NO). Für die Fälle von Therapieversagen beim Einsatz von NO stehen mit Iloprost (inhalatives Prostaglandin), Sildenafil (PDE-5-Inhibitor), Milrinon (PDE-3-Inhibitor) und Bosentan (Endothelin-Antagonist) Substanzen zur Verfügung, für die es allerdings zum gegenwärtigen Zeitpunkt keine oder nur RCTs mit geringen Fallzahlen in dieser Altersgruppe gibt. Die ultimative Rescue-Therapie beim respiratorischen Versagen des reifen Neugeborenen ist die extrakorporale Membranoxygenierung (ECMO).

5.10.2 Persistierender Ductus arteriosus

Epidemiologie Ein PDA tritt beim reifen Neugeborenen mit einer Häufigkeit von ca. 7 % aller Vitien auf, ist aber ein häufiges klinisches Problem beim unreifen Frühgeborenen.

Pathogenese Chemorezeptoren registrieren den unmittelbar postnatal physiologischerweise auftretenden plötzlichen Anstieg der arteriellen Sauerstoffspannung und übermitteln dieses Signal an das kontraktile Gewebe im Bereich des Ductus arteriosus. Weder das kontraktile Gewebe noch die zugehörige Signalkaskade sind bei sehr unreifen Frühgeborenen voll funktionstüchtig, sodass sich als Konsequenz der Ductus häufig nur unvollständig oder gar nicht verschließt. Die resultierende Rezirkulation bedingt eine myokardiale Volumenbelastung und eine relative Minderperfusion der restlichen Organsysteme vor allem im renalen und intestinalen Versorgungsgebiet.

Diagnostik Klinische Hinweiszeichen sind springende Pulse, eine vergrößerte Blutdruckamplitude und ein auskultatorisch hörbares Systolikum. Gelegentlich kann auch eine anderweitig nicht erklärbare Verschlechterung der respiratorischen Situation, wechselnder Sauerstoffbedarf oder eine eingeschränkte Diurese Zeichen eines hämodynamisch relevanten Ductus sein. Echokardiografisch lässt sich der Ductus in der Regel direkt darstellen.

Therapie Bei der Therapie des PDA steht der medikamentöse Verschluss mit einem nichtselektiven Cyclooxygenase-Inhibitor im Vordergrund. Historisch liegt die meiste Erfahrung für Indometacin und Ibuprofen vor, mittlerweile gibt es auch Daten für einen erfolgreichen Verschluss des PDA mittels Paracetamol. Diese medikamentöse Therapie kann ggf. mehrfach wiederholt werden. Lässt sich der Ductus entweder primär nicht medikamentös beeinflussen oder öffnet er sich auch nach mehrfachen Gaben wieder, so steht die Option des chirurgischen Ductusverschlusses zur Verfügung.

5.11 Erkrankungen der Lunge

5.11.1 Zwerchfellhernie

Epidemiologie Die kongenitale Zwerchfellhernie ist genau genommen keine Hernie im ursprünglichen Sinne, da in der Regel kein Bruchsack existiert. Anatomisch gesehen ist der Zwerchfelldefekt eine Lücke oder eine Aplasie des Zwerchfells, durch die Inhalt der Bauchhöhle in den Thorax prolabieren und dort die Lunge komprimieren kann. Aktuelle epidemiologische Daten aus England bestätigen eine Häufigkeit der CDH von 4,1 pro 10.000 Schwangerschaften; abzüglich der Spontanaborte und der Schwangerschaftsabbrüche waren dies postnatal noch 2,9 pro 10.000 Geburten. 47 % dieser Neugeborenen hatten entweder zusätzliche Fehlbildungen oder chromosomale Aberrationen. In dieser Gruppe lag die Säuglingssterblichkeit oberhalb von 50 %.

Pathogenese Je nach Größe des Defekts kommt es früher oder später zur Verlagerung von Bauchorganen in den Thorax und bei Persistenz zu einer konsekutiven Lungenhypoplasie. Das Ausmaß der Lungenhypoplasie hängt nicht nur von der Anzahl der nach intrathorakal verlagerten Organe ab, sondern auch von Zeitpunkt und Dauer der initialen Verlagerung. Die resultierende Lungenhypoplasie macht sich klinisch nicht nur durch eine reduzierte Anzahl von Alveolen, sondern auch durch eine Dysfunktion vorhandener Alveolen und eine verminderte Surfactantproduktion der Typ-II-Pneumozyten bemerkbar. Diese pulmonale Dysfunktion koexistiert mit einer vaskulären Dysfunktion, die zu einem Überwiegen der vasokonstriktiven Faktoren mit reaktiver pulmonalvaskulärer Hypertension führt.

Diagnostik Postnatal muss der Verdacht auf eine CDH aufkommen, wenn beim reifen Neugeborenen eine ausgeprägte Oxygenierungsstörung vorliegt, die nicht anderweitig erklärbar ist. Rund 80 % der Zwerchfelldefekte sind linksseitig lokalisiert. In der Regel ist hierbei das Herz auf die rechte Seite verdrängt; dort sind dann auch die Herztöne auskultierbar. Das konventionelle Röntgenbild bestätigt die Diagnose, sonografisch lässt sich die intrathorakale bzw. intraabdominale Position der Abdominalorgane zeigen.

Therapie Die kausale Therapie der CDH ist eine chirurgische, allerdings steht die Korrektur des Defekts zeitlich nicht im Vordergrund. Entscheidende Grundvoraussetzung für eine erfolgreiche Operation ist die initiale Stabilisierung des Patienten mit einer schonenden, aber maximalen Lungenexpansion der oft hypoplastischen Lunge. Auch bei erfolgreich verlaufener Operation kann der Krankheitsverlauf sehr langfristig sein, da die häufig assoziierte Lungenhypoplasie nur durch eine Synthese neuer Alveolen kompensiert werden kann.

5.11.2 Atemnotsyndrom

Epidemiologie Das Atemnotsyndrom (engl. „respiratory distress syndrome", RDS) ist klassischerweise eine Erkrankung des Frühgeborenen, bei dem aus Gründen der Unreife keine ausreichenden Mengen von Surfactant gebildet werden. Je unreifer die Frühgeborenen sind, desto höher ist die Inzidenz des RDS: Bei einem Gestationsalter von < 28 SSW sind dies ca. 50 % der Frühgeborenen, bei < 24 SSW deutlich über 90 %.

Pathogenese Infolge des Mangels an Surfactant kommt es intrapulmonal zur Ausbildung hyaliner Membranen, die zu einer Störung sowohl der Oxygenierung als auch der Ventilation führen. Klinisch besitzt die Lunge beim RDS eine verminderte Compliance; um überhaupt angemessene Tidalvolumina unter Beatmung zu erreichen, werden häufig hohe Beatmungsdrücke benötigt.

Klinik Frühgeborene mit einem RDS sind häufig tachydyspnoeisch und zeigen interkostale, substernale oder infraklavikuläre Einziehungen als Ausdruck der Inanspruchnahme ihrer Atemhilfsmuskulatur. Nasenflügeln oder lautes Stöhnen können weitere Zeichen der Atemnot sein, Letzteres entsteht durch Ausatmung gegen die geschlossenen Stimmbänder im Versuch, das exspiratorische Lungenvolumen hochzuhalten.

Diagnostik Wesentlicher klinischer Hinweis auf das Vorhandensein eines RDS ist das Ausmaß der postnatalen Atemstörung in Kombination mit dem anamnestisch bekannten Gestationsalter. Wie ausgeprägt das RDS tatsächlich ist, lässt sich in der ersten Lebensstunde anhand des Sauerstoffbedarfs abschätzen. Die radiologische Darstellung der unreifen Lunge kann allenfalls das Vorliegen eines RDS bestätigen, für das klinische Management hat dies jedoch wenig Bedeutung (➤ Abb. 5.5).

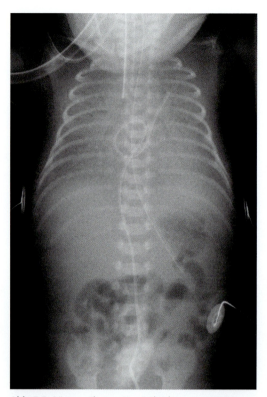

Abb. 5.5 Röntgen-Thorax eines Frühgeborenen mit RDS [T699]

Prävention Die primäre Prävention des RDS besteht in der Vermeidung von Frühgeburtlichkeit und damit in der Vermeidung von pulmonaler Unreife. Da dies in einer numerisch relevanten Zahl von Schwangerschaften nicht möglich sein wird, bleibt der pharmakologische Weg, die Lunge in einen reiferen Zustand zu versetzen, als es dem Gestationsalter entsprechen würde. Hierfür werden der Schwangeren antenatal Steroide (Betamethason, Dexamethason) verabreicht; dies führt am Zielorgan Lunge nicht nur zu einer quantitativen Zunahme des fetalen Surfactantpools, sondern auch zu einer Stabilisierung der alveolokapillären Membran und damit zu einer verminderten Inaktivierung bereits synthetisierten Surfactants.

Therapie Lassen sich antenatale Steroide nicht mehr rechtzeitig verabreichen, so besteht die postnatale Therapie des Frühgeborenen in einer Surfactantsubstitution entweder unter CPAP-Atemunterstützung als „less invasive surfactant administration" (LISA) oder unter invasiver Beatmung.

Komplikationen Bekannte Komplikationen des RDS sind Lungenblutungen sowie „Air-leak"-Syndrome (i. e. Pneumothorax und pulmonales interstitielles Emphysem).

5.11.3 Bronchopulmonale Dysplasie

Epidemiologie Die bronchopulmonale Dysplasie (BPD) oder engl. chronic lung disease (CLD) ist die Bezeichnung für eine Umbaulunge als uniforme Reaktion auf eine Reihe verschiedener Stimuli wie Volutrauma, Hyperoxie, Beatmung, Inflammation und Infektion. Ein RDS war für die klassische BPD unverzichtbar, die diagnostischen Kriterien umfassten nach Northway Sauerstoffbedarf am 28. Lebenstag und radiologische Veränderungen im Sinne einer BPD. Da im Laufe der Jahre auch Frühgeborene eine chronische Lungenerkrankung bekamen, die nie beatmet waren, zusätzlich immer mehr unreife Frühgeborene überlebten, stieg der Anteil derjenigen zwangsläufig, die am 28. Lebenstag noch Sauerstoffbedarf hatten. Nur ein geringer Prozentsatz dieser Frühgeborenen war auch tatsächlich mittel- oder langfristig durch die Lungenerkrankung beeinträchtigt, sodass eine neue Definition der chronischen Lungenerkrankung erforderlich wurde: zusätzlicher Sauerstoffbedarf mit 36 Wochen post menstruationem.

Pathogenese Die Entstehung der chronischen Lungenerkrankung ist zweifelsohne ein multifaktorielles Geschehen. Unter den zahlreichen ätiologisch verdächtigten Faktoren zählen u. a. Hyperoxie, Barotrauma, Volutrauma ein offener Ductus arteriosus Botalli, Sauerstoffradikale, Inflammation, Infektion und eine genetische Prädisposition.

Diagnostik Erste radiologische Veränderungen im Sinne einer chronischen Lungenerkrankung entstehen, lange bevor die Frühgeborenen die diagnostischen Kriterien der CLD erfüllen. Diese Veränderungen bestehen auch in der Frühphase bereits in einem Nebeneinander von Dystelektase und überblähten Bezirken, von Konsolidierung und Emphysem, alle diese veränderten Bereiche nehmen funktionell wenig am Gasaustausch teil. Neben den radiologischen Veränderungen sieht man einen variablen Bedarf an Atemunterstützung und zusätzlichem Sauerstoffbedarf; Letzterer kann über Monate persistieren.

Prävention Antenatale Steroide reduzieren die Inzidenz von BPD/CLD. Aus epidemiologischen Daten lässt sich ableiten, dass die Vermeidung von Infektion, Inflammation, nicht lungenprotektiver Beatmung und Beatmung an sich einen positiven Effekt im Sinne einer Reduktion der Inzidenz haben sollte.

Therapie Die Therapie der chronischen Lungenerkrankung ist eine überwiegend symptomatische mit dem Ziel, sich die Lunge von ihrer initialen Schädigung erholen zu lassen. Über den Mechanismus des Wachstums neuer Alveolen wird so das mittelfristige Ziel einer adäquaten Oxygenierung ohne zusätzliche Sauerstoffzufuhr erreicht. Hierzu ist es notwendig, eine ausreichende kalorische Zufuhr bereitzustellen, die Flüssigkeitsbilanz im Gleichgewicht zu halten und eine Beeinträchtigung der bestehenden Lungenanteile durch z. B. Infektionen zu verhindern. Weitere symptomatische medikamentöse Therapiemaßnahmen beinhalten Diuretika, Methylxanthine, antiobstruktive Substanzen und Medikamente zur Senkung des pulmonalvaskulären Widerstands.

5.11.4 Mekoniumaspiration

Epidemiologie Etwa 12–18 % aller Geburten sind von mekoniumgefärbtem Fruchtwasser begleitet, die Aspiration von Mekonium ist eine nahezu ausschließliche Erkrankung des reifen oder übertragenen Neugeborenen. Bei 5–12 % dieser Neugeborenen kommt es zu einem Mekoniumaspirationssyndrom (MAS). Das MAS setzt dementsprechend eine Aspiration von Mekonium in Mengen voraus, die den pulmonalen Gasaustausch nachhaltig beeinträchtigen, was zu einer pulmonalen Hypertension mit intra- und/oder extrapulmonalen Rechts-Links-Shunts führt.

Pathogenese Mekonium kann selbst in höchster Verdünnung noch zu einer Inaktivierung von Surfactant führen. Neben der mechanischen Obstruktion durch die zähe Substanz Mekonium und der resultierenden inhomogenen Lungenbelüftung führt diese Surfactantinaktivierung zu einer ausgeprägten Oxygenierungsstörung. In Kombination mit einer gestörten Ventilation samt der assoziierten Azidose ist ein potenter Trigger für die Rückkehr zu fetalen Kreislaufverhältnissen gegeben und es kann zur PPHN kommen. Neben der Wirkung auf Surfactant führt die Präsenz von Mekonium intrapulmonal zu einer chemischen Pneumonitis im Sinne einer inflammatorischen Reaktion der kleinen Atemwege.

Diagnostik Die Diagnose ergibt sich aus einer genauen Anamnese in Kombination mit der klinischen Präsentation. Radiologisch zeigt sich meist eine mehr oder weniger fleckige Verschattung in Abhängigkeit von der Partikelgröße des aspirierten Mekoniums. Beim intubierten Neugeborenen kann sich der klinische Verdacht der Aspiration von Mekonium durch

Absaugen von mekoniumhaltigem Trachealsekret im Verlauf bestätigen lassen.

Prävention Die wirksamste Prävention setzt bereits bei einem engmaschigen Monitoring während der Schwangerschaft ein, um rechtzeitig Episoden der Hypoxämie oder Minderperfusion des Feten zu erkennen. Dies sind die Phasen, in denen üblicherweise der Fetus Mekonium absetzt und dies geschieht in aller Regel terminnah mit zunehmender Tendenz nach dem errechneten Termin. Da die Mekoniumaspiration in der Regel ein intrauterines Geschehen ist, kommen Versuche des postnatalen Absaugens ohnehin zu spät. Dies wäre lediglich beim deprimierten und deshalb intubierten Neugeborenen zu vertreten.

Die Prävention des MAS erfolgt nach stattgehabter Aspiration von Mekonium durch eine ausreichend gute Oxygenierung mit dem Ziel der Vermeidung pulmonal hypertensiver Phasen, um so die Ausbildung einer pulmonalen Hypertension zu verhindern.

Therapie Das erste Therapieziel muss die Vermeidung einer pulmonalen Hypertension sein. Hierzu wird versucht, die Oxygenierung und die Ventilation unter Beatmung mit möglichst moderaten Beatmungsdrücken stabil zu halten. Während der Spontanatmung gilt auch die Aufrechterhaltung einer ausreichenden Oxygenierung als primäres Ziel. In beiden Fällen besteht durch die in der Regel inhomogene Verteilung des Mekoniums die Gefahr des Auftretens von Air-leak-Syndromen, vor allem eines Pneumothorax.

5.11.5 Pneumonie

Epidemiologie Pneumonien sind eine häufige Ursache von Morbidität und Mortalität bei Früh- und Neugeborenen. Diese können sowohl intrauterin, perinatal als auch postnatal erworben werden. Das Erregerspektrum umfasst Bakterien, Viren und Pilze.

Pathogenese Da das neonatale und erst recht das Frühgeborenen-Immunsystem einen infektiologischen Prozess nur selten auf ein Organsystem zu begrenzen vermag, kommt es bei zahlreichen Infektionen im Rahmen der Erregerstreuung auch zu einer Pneumonie. Die Lunge reagiert je nach Erreger mit unterschiedlichen Lokalisationen der Infiltrate; für das klinische Management entscheidend ist das Ausmaß der Gasaustauschstörung.

Diagnostik Klinisch stehen die Zeichen der Tachydyspnoe im Vordergrund; unter Zuhilfenahme der Atemhilfsmuskulatur können Neugeborene eine Atemstörung zunächst kompensieren. Radiologisch zeigen sich in Abhängigkeit vom spezifischen Erreger und vom Zeitpunkt der Untersuchung variable Verschattungen. Anhand der Blutgase (pO_2, pCO_2 und pH) und der klinischen Tachydyspnoe wird über die Notwendigkeit einer Atemunterstützung entschieden.

Therapie Beim Neugeborenen wird bei Verdacht auf eine Infektion im Sinne einer Pneumonie mit einer empirisch etablierten Antibiotikakombination behandelt (i. e. ein Penicillin mit einem Aminoglykosid oder ein Cephalosporin mit einem Aminoglykosid). Die vor Beginn der Therapie abgenommene Blutkultur, der postnatale Ohrabstrich oder (so vorhanden) das Trachealsekret weisen den Weg für eine spezifische antibiotische Therapie. Die wahrscheinlichsten Erreger lassen sich aus dem Zeitpunkt des Auftretens der Infektion ableiten.

5.11.6 Transiente Tachypnoe des Neugeborenen

Epidemiologie Die transiente Tachypnoe des Neugeborenen (TTN) ist eine Erkrankung des reifen Neugeborenen, die sich klinisch und radiologisch von anderen Atemstörungen des Neugeborenenalters abgrenzen lässt. Angaben zur Häufigkeit der TTN bewegen sich um 11 pro 1.000 Neugeborene.

Pathogenese Letztendlich ist die Pathogenese der TTN unklar.

Diagnostik Die TTN ist eine Ausschlussdiagnose. Wichtig ist zunächst, immer das Vorliegen einer Infektion auszuschließen. Die radiologischen Zeichen sind von denen einer Flüssigkeitslunge (engl. „fluid lung") nicht zu unterscheiden; auch die Übergänge zu einem milden Atemnotsyndrom sind fließend. Entscheidend ist eine negative Infektionsdiagnostik; die inspiratorische Sauerstoffkonzentration liegt häufig unterhalb von 40 %.

Therapie Die Therapie der TTN ist eine symptomatische, je nach Blutgasen und Ausmaß der Einziehungen kann eine nichtinvasive Atemunterstützung erforderlich sein.

5.12 Metabolische Störungen des Früh- und Reifgeborenen

5.12.1 Hyperbilirubinämie

Epidemiologie Zwischen 25 und 50 % aller reifen Neugeborenen (und ein höherer Prozentsatz von Frühgeborenen) entwickeln eine klinisch fassbare Hyperbilirubinämie im Sinne von Bilirubinwerten > 7 mg/dl (120 µmol/l). Allerdings überschreitet nur ein geringer Teil der reifen Neugeborenen einen Bilirubinwert von 15 mg/dl (257 µmol/l).

Pathogenese Das klinische Problem resultiert aus einem 2- bis 3-fachen Anstieg der Bilirubinproduktion nach der Geburt und einer noch unreifen und damit reduzierten Synthese der Bilirubin-konjugierenden Enzymsysteme. Bilirubin wird unter normalen Umständen stabil an Albumin gebunden und zur Leber transportiert. An Albumin gebundenes Bilirubin kann die intakte Blut-Hirn-Schranke nicht überwinden und ist daher für das ZNS nicht toxisch. In der Leber gibt es mehrere Glutathiontransferasen, die das Bilirubin zur Konjugation von der Oberfläche ins endoplasmatische Retikulum transportieren. Beim Vorgang der Konjugation wird mithilfe des Enzyms Uridindiphosphat-Glukuronyltransferase (UDPG-T) aus unkonjugiertem lipidlöslichem (indirektem) Bilirubin das konjugierte wasserlösliche (direkte) Bilirubin. Danach folgt die Phase der Exkretion, in der das Bilirubin in die Galle sezerniert und im Darm von Bakterien zu Sterkobilin reduziert wird, das nicht wieder resorbiert werden kann. Solange allerdings der Darm des Früh- und Neugeborenen nicht bakteriell besiedelt ist, kann das Sterkobilin nicht gebildet werden, sodass Bilirubin aus dem Darm rückresorbiert werden kann (sog. enterohepatischer Kreislauf).

Die nichtphysiologische Hyperbilirubinämie unterscheidet sich von der physiologischen hauptsächlich durch die Dynamik des Bilirubinanstiegs und die absolute Höhe des Bilirubins. Folgende Faktoren müssen als nichtphysiologisch betrachtet werden und erfordern eine weitere Diagnostik:
- Klinische Gelbsucht im Lebensalter von weniger als 36 h
- Bilirubinanstieg von > 5 mg/dl (86 µmol/l) pro Tag
- Gesamtbilirubin von > 15 mg/dl (257 µmol/l) beim Neugeborenen, das mit industriell hergestellter Nahrung ernährt wird
- Gesamtbilirubin von > 17 mg/dl (291 µmol/l) beim gestillten Neugeborenen
- Klinische Gelbsucht nach 8 Tagen beim reifen Neugeborenen oder nach 14 Tagen beim Frühgeborenen

Wie oben angedeutet, kann tatsächlich nur freies Bilirubin die intakte Blut-Hirn-Schranke in nennenswertem Ausmaß überwinden. Dies kann zum Kernikterus führen, einer Ablagerung von Bilirubin in den Stammganglien mit dem klinischen Bild wechselnder neurologischer Tonusphasen und dem Residualzustand einer schwersten, durch Spastik, Athetose, Taubheit und mentale Retardierung gekennzeichneten Behinderung.

Zusätzlich zu den Risikofaktoren beim reifen Neugeborenen besitzt das Frühgeborene weitere, in der Regel durch die Unreife erklärbare Risiken. Neben einer nicht ausgereiften Blut-Hirn-Schranke gehört hierzu vor allen Dingen die Hypalbuminämie.

Diagnostik Neben der Bestimmung von Hämatokrit sowie direktem und indirektem Bilirubin gehören die Blutgruppenbestimmung und der direkte Coombs-Test zum neonatologischen Standard. Die wichtige Unterscheidung ist die von hämolysebedingter Hyperbilirubinämie, infektionsassoziiertem Ikterus und sonstigen Formen des Bilirubinanstiegs.

Therapie Je nach gemessenem Bilirubinwert besteht in der Stufentherapie zunächst die Möglichkeit der Fototherapie. Verschiedene Wellenlängen weißen, grünen oder blauen Lichts reduzieren die gemessenen Serumbilirubinwerte durch Induktion verschiedener fotochemischer Reaktionen. Nebenwirkung der Fototherapie sind Flüssigkeitsverluste, weswegen in Abhängigkeit von der verwendeten Fototherapiequelle eine erhöhte Flüssigkeitszufuhr erforderlich sein kann. Führt die Fototherapie nicht zu einer ausreichenden Senkung des Bilirubins oder liegen die Ausgangswerte

Tab. 5.6 AAP-Stufenschema zur Therapie der Hyperbilirubinämie beim reifen Neugeborenen

Alter (h)	Bilirubinwerte mg/dl (μmol/l)			
	Fototherapie in Betracht ziehen	Fototherapie	Austauschtransfusion, wenn Fototherapie nicht erfolgreich	Austauschtransfusion und intensive Fototherapie
< 24				
25–48	≥ 12 (210)	≥ 15 (260)	≥ 20 (340)	≥ 25 (430)
49–72	≥ 15 (260)	≥ 18 (310)	≥ 20 (340)	≥ 30 (510)
>72	≥ 17 (290)	≥ 20 (340)	≥ 25 (430)	≥ 30 (510)

von vornherein im Austauschbereich, so wird die Austauschtransfusion zeitnah durchgeführt.

Der Therapiealgorithmus der *American Academy of Pediatrics* (AAP) ist in ➤ Tab. 5.6 dargestellt.

5.12.2 Hypoglykämie

Definition Hypoglykämie ist unabhängig vom Gestationsalter als Blutzucker im Plasma von weniger als 45 mg/dl (< 2,6 mmol/l) definiert.

Epidemiologie Hypoglykämien sind in der Neugeborenenperiode häufig, insbesondere gilt dies für Früh- und Mangelgeborene (SGA).

Pathogenese In dieser Altersgruppe ist die Ursache der Hypoglykämie meist ein primärer Substratmangel. Eine Hochregulation der Insulinsekretion, induziert durch die mütterliche Stoffwechsellage, ist der zweithäufigste Mechanismus (i. e. Kind diabetischer Mutter).

Diagnostik Symptome, z. B. Zittrigkeit, Apathie, Trinkschwäche, Hypotonie, Krampfanfall und Koma, sollten zur Bestimmung der Glukose im Plasma führen. Die eigentlich gefährlichen Hypoglykämien aber sind die asymptomatischen, da sie ohne jegliche Warnzeichen verlaufen und zu permanenten Schädigungen des Gehirns führen können. Deshalb ist es von erheblicher Bedeutung, Risikokandidaten für eine Hypoglykämie, vor allem Frühgeborene, SGA, LGA und Kinder diabetischer Mütter, anamnestisch zu identifizieren.

Therapie Zufuhr von Glukose, vorzugsweise enteral, bei Nichtvertragen parenteral.

KAPITEL 6

Thomas Höhn

Notfälle und Intensivmedizin

6.1	**Spezielle Arbeitstechniken**	66
6.1.1	Zentralvenöse Katheterisierung	66
6.1.2	Intraossärer Zugang	66
6.1.3	Arterieller Zugang	67
6.1.4	Pleurapunktion und Pleuradrainage	67
6.1.5	Perikardpunktion und Perikarddrainage	68
6.2	**Kardiopulmonale Reanimation**	68
6.2.1	Atemwege	68
6.2.2	Beatmung	69
6.2.3	Kardiokompression	70
6.2.4	Medikamente	70
6.2.5	Rhythmusstörungen	71
6.2.6	Nach der Reanimation	71
6.3	**Management des zentralen respiratorischen Versagens**	72
6.3.1	Zentrale Atemdysregulation	72
6.3.2	Intrakranielle Druckerhöhung	72
6.3.3	Koma	73
6.3.4	Status epilepticus	73
6.4	**Management des peripheren respiratorischen Versagens**	73
6.4.1	Nichtinvasive Beatmung	73
6.4.2	Intubation	73
6.4.3	Tracheostoma	74
6.4.4	Beatmungsformen	74
6.4.5	Beatmungsstrategien	74
6.4.6	Spezifika bei ALI/ARDS	74
6.5	**Management des Herz-/Kreislaufversagens**	75
6.5.1	Monitoring der Herz-/Kreislauffunktion	75
6.5.2	Schockformen und Therapieoptionen	76
6.5.3	Sepsis und SIRS	78
6.5.4	Multiorganversagen	79
6.6	**Management des Nierenversagens**	81
6.6.1	Flüssigkeitsregime und medikamentöse Therapie	81
6.6.2	Nierenersatzverfahren auf der Intensivstation	81

6.7	Management des Leberversagens	81
6.8	ZNS-Erkrankungen	82
6.8.1	Meningitis und Enzephalitis	82
6.8.2	Hirndruckmonitoring und -therapie	82
6.9	Akutes Abdomen	83
6.10	Akute Leiste, akutes Skrotum	84
6.11	Vergiftungen und Unfälle	84
6.11.1	Vergiftungen	84
6.11.2	Unfälle	86
6.11.3	Präventionsstrategien	90

6.1 Spezielle Arbeitstechniken

6.1.1 Zentralvenöse Katheterisierung

Mehrere verschiedene Versionen von zentralen Kathetern müssen anhand ihrer Verwendbarkeit und Legetechnik unterschieden werden:
- Von peripher (V. saphena, Kubitalvene) eingebrachte Katheter aus Silastic oder Polyurethan, meist einlumig und aufgrund des geringen Durchmessers nicht für Blutentnahmen geeignet
- Zwei-, drei- oder höherlumige Katheter, in Seldinger-Technik gelegt; Punktionsstellen sind V. jugularis interna, V. subclavia (➤ Abb. 6.1) oder V. femoralis (➤ Abb. 6.2)
- Shaldon-Katheter mit besonders großem Lumen, um ausreichende Flussgeschwindigkeiten für eine Hämofiltration bzw. Hämodialyse zu ermöglichen

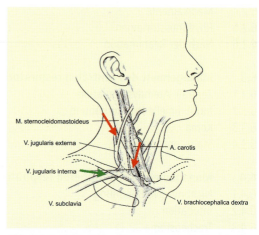

Abb. 6.1 Punktionsstellen für zentralvenöse Zugänge in der V. jugularis interna und in der V. subclavia [L141/R232]

6.1.2 Intraossärer Zugang

Ein intraossärer Zugang ist ein Notfallzugang, der überwiegend im außerklinischen Szenario der Reanimation jenseits der Neugeborenenperiode angewendet wird. Während im Rahmen der Neugeborenenversorgung die Nabelvene die am schnellsten zur Verfügung stehende vaskuläre Zugangsmöglichkeit bietet, kann jenseits dieses Alters bei entsprechender Dehydratation oder peripherer Vasokonstriktion im Rahmen einer Sepsis der Gefäßzugang eine echte Herausforderung darstellen. Punktionsstellen sind entweder die proximale oder die distale Tibia oder das distale Femur (➤ Abb. 6.3). Diese Zugangsform ist nur für die akute Volumenzufuhr geeignet. Sobald eine ausreichende Gefäßfüllung erreicht ist, wird die intraossäre Nadel wieder entfernt und ein konventioneller peripherer bzw. zentraler Zugang verwendet.

- die **direkte Punktion** wie beim Legen eines venösen Zugangs, wobei nach erfolgreicher Punktion eine Braunüle in das Gefäßlumen vorgeschoben wird, oder alternativ, vor allem beim Früh- und Reifgeborenen angebracht,
- die **Technik des Transfixierens.** Dabei wird das Gefäß eher großzügig punktiert, anschließend die Nadel entfernt und die eigentliche Braunüle zurückgezogen, bis Blut frei fließt. Genau in diesem Moment wird vorsichtig die Braunüle wieder vorgeschoben, bis sie vollständig im Gefäß liegt.

6.1.4 Pleurapunktion und Pleuradrainage

Eine Entlastung des Pleuraraums kann erforderlich sein, weil sich dort entweder Luft oder Flüssigkeit angesammelt hat. In Abhängigkeit von der Dynamik der Ansammlung und der Frage nach diagnostischer vs. therapeutischer Punktion muss die Entscheidung für eine Einmalpunktion oder eine Dauerdrainage fallen. Die Lokalisation der Punktionsstelle wird davon beeinflusst, ob Luft oder Flüssigkeit drainiert werden soll. Da die Mehrzahl der Patienten auf einer pädiatrischen Intensivstation primär in Rückenlage versorgt wird, sollte bei der Drainage von Luft das Ende der Drainage im anterioren Bereich des Thorax liegen. Umgekehrt ist es sinnvoll, im Falle der Drainage von Flüssigkeit die Öffnungen des Katheters in dem der Unterlage des Körpers zugewandten Teil des Thorax zu positionieren, in diesem Fall also in den posterioren Thoraxanteilen (> Abb. 6.4).

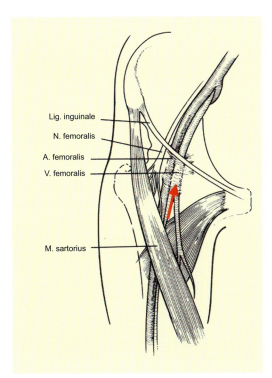

Abb. 6.2 Punktionsstelle der V. femoralis (Pfeil) [L141/R232]

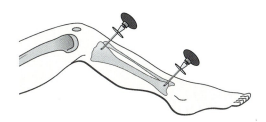

Abb. 6.3 Punktionsstellen für einen intraossären Zugang [L141]

6.1.3 Arterieller Zugang

Arterielle Zugänge eignen sich vor allem für ein engmaschiges Monitoring von Blutgasen, Elektrolyten oder Glukose, aber auch zur kontinuierlichen Blutdruckmessung bei hämodynamisch instabilen Patienten. Verschiedene Gefäße sind zur Punktion geeignet: A. radialis, A. ulnaris, A. femoralis, A. tibialis posterior und A. temporalis. Von der Kanülierung der A. brachialis wird aus Gründen der hohen Komplikationsrate abgeraten. Zweierlei Techniken bei der Anlage des Katheters sind beschrieben:

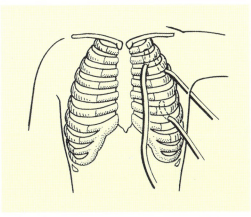

Abb. 6.4 Punktionsstellen für eine Pleuradrainage [L141/R232]

Eine Einmalpunktion kann mit einem Butterfly oder einer Spritze mit aufgesetzter Nadel durchgeführt werden. Für die Dauerdrainage eignen sich großlumige Drainagen mit einem Trokar zum Einführen oder sog. Pigtail-Katheter, die per Seldinger-Technik eingeführt werden und sich nach Ziehen des Führungsdrahts aufrollen, wie mit dem englischen Begriff anschaulich beschrieben.

6.1.5 Perikardpunktion und Perikarddrainage

Die Punktion des Perikards kann im Falle einer Tamponade eine lebensrettende Maßnahme sein; deshalb sollte allen in der Intensivmedizin Tätigen die Prozedur zumindest theoretisch bekannt sein. Der primär wichtige Schritt ist, an die Möglichkeit einer Tamponade zu denken. Dies kann neben bekannten Erkrankungen des Herzens (Perikarditis, Myokarditis) auch bei perforierenden zentralen Kathetern vorkommen. Die entscheidende diagnostische Maßnahme ist die Sonografie: Auch für sonografisch weniger erfahrene Untersucher ist eine Perikardtamponade auf den ersten Blick gut zu erkennen.

Die Technik der Akutentlastung ist sehr einfach und schnell durchzuführen: Mit einer Nadel und aufgesetzter Spritze wird zwischen dem Processus (Proc.) xiphoideus und dem unteren linken Rippenbogen in Richtung der linken Schulter des Patienten eingestochen und die Nadel unter vorsichtiger Aspiration vorgeschoben, bis Erguss bzw. Blut aspirierbar ist (➤ Abb. 6.5). Für die Dauerdrainage gilt die gleiche Lokalisation; hierzu kann entweder eine konventionelle Braunüle oder ein Arterienkatheter mit Seldinger-Technik verwendet werden.

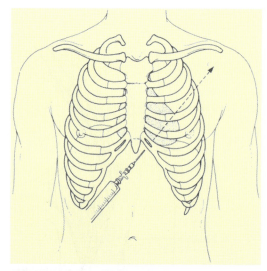

Abb. 6.5 Punktionsstelle für eine Perikarddrainage (a.-p.) [L141/R232]

> Auch bei der Reanimation im Kindesalter gilt das ABCD-Prinzip: Atemwege, Beatmung, Kardiokompression, Medikamente. Vor allem im Säuglings- und Kleinkindesalter sind die zur Reanimation führenden Ursachen überwiegend respiratorischer Natur. Mit zunehmendem Alter spielen kardiovaskuläre Erkrankungen eine wichtigere Rolle.
> **Ursachen:**
> - Atemwegsinfektionen
> - Bronchospasmus
> - Fremdkörperaspiration
> - Angeborene Herzfehler
> - Rhythmusstörungen
> - Krampfanfälle
> - Gastroenteritis
> - Sepsis
> - Ertrinkungsunfall
> - Trauma
> - Verbrennung

6.2 Kardiopulmonale Reanimation

Die Ursachen, die bei Kindern zur Reanimation führen, sind vielfältig und überwiegend respiratorisch bedingt. Erst sekundär führen die resultierende Azidose und Hypoxämie der Kardiomyozyten zu einer elektrischen und mechanischen Dysfunktion dieser Zellen.

6.2.1 Atemwege

Bei der Erstbeurteilung der spontanen Atemexkursion sollte festgestellt werden, ob die Atmung erschwert oder durch eine Obstruktion behindert ist. Im Einzelfall kann Absaugen die Atemwege freimachen, in anderen Fällen (vor allem bei schnarchender Atmung) kann das Anheben bzw. Ziehen des Unterkiefers nach vorn die Obstruktion beseitigen (➤ Abb. 6.6). Sauer-

6.2 Kardiopulmonale Reanimation

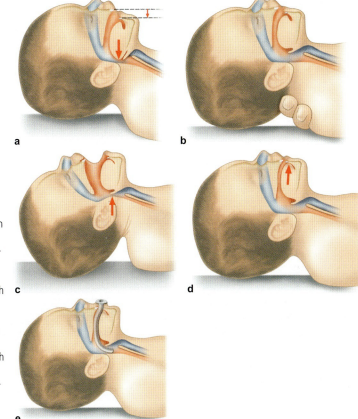

Abb. 6.6 Effekte von Überstrecken und Zurückfallen der Weichteile und Prävention durch adäquate Lagerung und Nach-vorn-Ziehen des Unterkiefers
a) Obstruktion der Atemwege durch Zurückfallen der Zunge
b) Stabilisierung der Atemwege durch mechanische Stützung im Nacken
c) Obstruktion der Atemwege durch übertriebenes Überstrecken
d) Effekt des Vorziehens von Unterkiefer und Zunge
e) Stabilisierung der Atemwege mittels Guedel-Tubus [L238]

stoff kann dann bei Bedarf über eine Nasenbrille verabreicht werden.

Beim nicht atmenden Patienten jenseits des 1. Lebensjahrs wird bei Verdacht auf eine Fremdkörperaspiration im Rahmen der Erstversorgung das Heimlich-Manöver empfohlen. Dabei wird das Abdomen des Patienten von hinten umfasst und fest komprimiert (➤ Abb. 6.7). Falls erforderlich, kann dieses Manöver mehrfach wiederholt werden. Bei Patienten < 1 Jahr werden bei Verdacht auf eine Atemwegsobstruktion durch einen Fremdkörper vier Schläge mit der flachen Hand auf den Rücken (➤ Abb. 6.8) empfohlen, ggf. gefolgt von Kardiokompression.

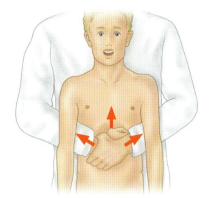

Abb. 6.7 Heimlich-Manöver mit Umfassen des Patienten von hinten und Kompression des oberen Abdomens in Richtung Ösophagus [L238]

6.2.2 Beatmung

Reicht die Anteposition des Unterkiefers nicht aus, um eine effektive Belüftung zu ermöglichen, kann die Beatmung zunächst mit Beutel und Maske sichergestellt werden. Diese Methode der Lungenbelüftung kann über einen längeren Zeitraum effektiv beibehalten werden – jedenfalls so lange, bis jemand mit Erfah-

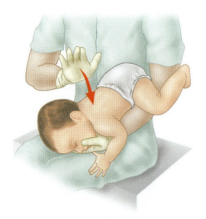

Abb. 6.8 Schlag auf den Rücken zur Entfernung von Fremdkörpern aus der Trachea [L238]

rung in der Intubation von Kindern zur Verfügung steht oder die auslösende Problematik nicht mehr besteht. Angestrebter Erfolgsparameter der Beatmung ist eine gerade sichtbare Thoraxexkursion. Die Frequenz der Beatmung variiert mit dem Alter des Patienten und sollte zwischen 20/min beim Säugling und 12/min beim Adoleszenten liegen (Normwerte der Atemfrequenz im Kindesalter (> Tab. 6.1).

Für die prähospitale Versorgung durch Laien oder auch medizinisches Personal ohne entsprechende Notfallausrüstung wird die Mund-zu-Mund- oder die Mund-zu-Nase-Beatmung empfohlen. Von einer Mund-zu-Mund-**und**-Nase-Beatmung, wie früher empfohlen, ist man aufgrund der häufig nicht zu erreichenden Dichtigkeit des Systems wieder abgekommen. Unabhängig von den verwendeten Hilfsmitteln ist für den Erfolg der Beatmung entscheidend, dass die Lunge des Patienten tatsächlich ausreichend belüftet wird.

Tab. 6.1 Normwerte der Atemfrequenz im Kindesalter

Alter	Atemfrequenz/min
< 1 Jahr	24–38
1–3 Jahre	22–30
4–6 Jahre	20–24
6–9 Jahre	18–24
10–14 Jahre	16–22
15–18 Jahre	14–20

> Physiologischerweise nehmen Atemfrequenzen vom Säuglingsalter bis in die Adoleszenz ab. Entsprechend sollten auch die Beatmungsfrequenzen an das Alter des Patienten adaptiert werden.

6.2.3 Kardiokompression

Eine Kardiokompression ist beim Kind wie auch beim Neugeborenen indiziert, wenn die Herzfrequenz trotz adäquater Beatmung nicht höher liegt als 60/min. Dabei soll die Tiefe der Kompressionen so gewählt werden, dass sie zu einem palpablen Puls in der Peripherie führen. Orientierend kann man davon ausgehen, dass hierzu die Kompressionstiefe bei etwa einem Drittel des a.-p. Thoraxdurchmessers liegen sollte. Die Rate von Kompression zu Ventilation war in der Vergangenheit immer wieder Gegenstand der Diskussion. Grund hierfür war eine unterschiedliche Zielsetzung: Während im Kleinkindes- und Kindesalter die Etablierung einer ausreichenden Lungenbelüftung bei der Reanimation im Vordergrund stand, lag bei Adoleszenten und Erwachsenen die Betonung auf der Kontinuität der Perfusion. Ungeachtet dieser Tatsache empfehlen die Reanimationsrichtlinien in ihrer aktuellen Version jenseits des Neugeborenenalters eine Kompressions-Ventilations-Rate von 15 : 2 bei zwei Helfern.

> Eine Indikation zur Kardiokompression (und zur Ventilation) besteht bei einer Herzfrequenz von < 60/min. Altersunabhängig (mit Ausnahme des Neugeborenen) wird hierbei eine Kompressions-Ventilations-Rate von 15 : 2 eingesetzt, die unabhängig von der Qualifikation der Ersthelfer ist.

6.2.4 Medikamente

Adrenalin (engl. epinephrine) ist das primäre Medikament in der Reanimation. Es wird sowohl bei Asystolie als auch bei einer Bradykardie eingesetzt. Die Dosierung ist von der Applikationsart abhängig (0,01–0,03 mg/kg KG intravenös bzw. 0,1 mg/kg KG intratracheal) und kann alle 3–5 min wiederholt werden.

Natriumbikarbonat spielt nur noch eine untergeordnete Rolle in der Reanimation, bei länger andauernder Kardiokompression mit zu erwartender Kom-

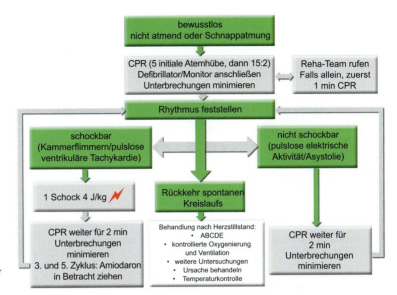

Abb. 6.9 Reanimationsalgorithmus mit der Differenzierung schockbarer vs. nicht schockbarer Rhythmus [V786]

promittierung des Kreislaufs kann es vorzugsweise nach Vorliegen arterieller Blutgaswerte entsprechend dem Basendefizit dosiert werden.

> Die empfohlene Dosierung von Adrenalin im Rahmen der Reanimation beträgt 0,01–0,03 mg / kg KG bei intravenöser Anwendung bzw. 0,1 mg / kg KG bei trachealer Anwendung.

6.2.5 Rhythmusstörungen

Supraventrikuläre Tachykardie

Die häufigste Form von Herzrhythmusstörung im 1. Lebensjahr ist die supraventrikuläre Tachykardie. Sie äußert sich beim Säugling mit Herzfrequenzen von > 220 / min und beim Kind von > 180 / min. Ist das Kind bei Präsentation klinisch kompensiert, kann versucht werden, die Rhythmusstörung mit Adenosin medikamentös zu therapieren (0,1 mg / kg KG im Bolus, ggf. mit doppelter Dosis wiederholen). Andernfalls ist eine zeitnahe Kardioversion erforderlich.

Ventrikuläre Tachykardie

Häufig bei strukturellen Vitien, aber auch nach Hypoxämie, Azidose, Elektrolytimbalancen oder Vergiftungen. Hier wird grundlegend zwischen schockbaren Rhythmusstörungen (Kammerflimmern und pulslose ventrikuläre Tachykardie) und nicht schockbaren Rhythmusstörungen (pulslose elektrische Aktivität und Asystolie) unterschieden. Entsprechend erfolgt zuerst die Differenzierung (➤ Abb. 6.9), anschließend der jeweilige Algorithmus (➤ Abb. 6.10 bzw. ➤ Abb. 6.11).

6.2.6 Nach der Reanimation

So zeitnah wie in der Reanimationssituation möglich muss das Gespräch mit den Eltern gesucht werden. Sobald klar ist, was zur ursprünglichen Reanimation Anlass gegeben hat, soll den Eltern die Pathophysiologie so weit erklärt werden, dass ihnen verständlich ist, ob sich eine ähnliche Situation wiederholen kann oder nicht. Was eine Einschätzung der neurologischen Prognose nach erfolgreicher Reanimation betrifft, so sollte erhebliche Zurückhaltung hinsichtlich detaillierter Schilderungen möglicher Outcome-Szenarien geübt werden. Oft ist in dieser Situation eine realistische Einschätzung gar nicht möglich und auch für Eltern alles andere als hilfreich.

War die Reanimation nicht erfolgreich, soll den Eltern ausreichend Zeit für ein würdevolles Abschiednehmen gegeben werden. Eine Obduktion sollte möglichst immer angestrebt werden. Dieses Ansinnen in der Situation des Todes anzusprechen, verlangt ein

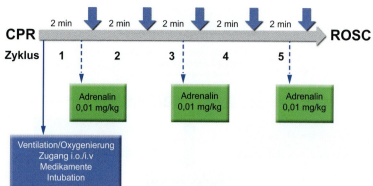

Abb. 6.10 Vorgehen bei nicht schockbarem Rhythmus [V786]

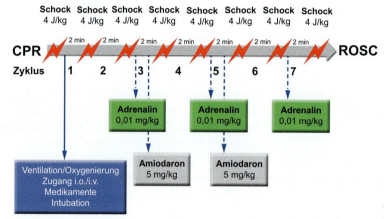

Abb. 6.11 Vorgehen bei schockbarem Rhythmus [V786]

gewisses Einfühlungsvermögen. Zusätzlich kann es sehr hilfreich sein, den Eltern im Abstand von Wochen bzw. Monaten ein weiteres Gespräch anzubieten.

6.3 Management des zentralen respiratorischen Versagens

6.3.1 Zentrale Atemdysregulation

In diesen Fällen handelt es sich in aller Regel um eine gestörte Triggerung einer regelmäßigen Atemtätigkeit; sie kann sowohl medikamentös bedingt sein als auch z. B. im Rahmen eines Undine-Syndroms (zentrales Hypoventilationssyndrom) auftreten. Therapeutisch wird entweder transient oder permanent der Gasaustausch der Lunge extern getriggert, dies kann sowohl invasiv als auch nichtinvasiv geschehen. Tatsächlich sind die nichtinvasiven Verfahren eher für die transienten Störungen geeignet, beim Undine-Syndrom ist prinzipiell auch eine Maskenbeatmung möglich, aber mit einer physiologischen orofazialen Entwicklung erfahrungsgemäß nur bedingt vereinbar. Letztendlich bestimmt bei diesem Krankheitsbild die Häufigkeit der Alanin-Repeats und damit der Ausprägungsgrad der klinischen Symptomatik inkl. der Dauer einer erforderlichen Atemunterstützung das Prozedere.

6.3.2 Intrakranielle Druckerhöhung

Eine intrakranielle Druckerhöhung ist die gemeinsame Endstrecke verschiedener pathophysiologischer Vorgänge und kann nach Schädel-Hirn-Trauma, intrakraniellen Blutungen, Sinusvenenthrombosen oder Malignomen auftreten. In Abhängigkeit vom

Ausprägungsgrad kann es zu einem respiratorischen Versagen kommen, das eine entsprechende Atemunterstützung bzw. Beatmung erforderlich macht. Da es sich hier um eine Störung des Atemantriebs und nicht um ein eigentlich pulmonales Problem handelt, sollten sich diese Patienten mit sehr moderaten Drücken und entsprechend niedrigen Tidalvolumina adäquat beatmen lassen.

Ziel der Beatmung ist die Herstellung einer Normoxie und einer Normokapnie. Die Hyperventilation ist nur der akut drohenden Einklemmung als überbrückende Maßnahme vorbehalten, da die resultierende zerebrale Vasokonstriktion zu einer verminderten Perfusion des Gehirns und damit zur Schadensintensivierung beitragen kann. Die Rolle einer therapeutischen Hypothermie in Abhängigkeit von der zugrunde liegenden Problematik ist weiterhin ungeklärt; aufgrund dieser Datenlage bleibt die Entscheidung derzeit dem behandelnden Arzt überlassen. Wichtig für die adäquate Perfusion des Gehirngewebes ist die Aufrechterhaltung eines ausreichenden zerebralen Perfusionsdrucks, der im Bereich von 40–65 mmHg liegen sollte.

6.3.3 Koma

Beim Koma geht es um eine reine Überbrückung eines Zustands, dessen Dauer von vornherein unbekannt ist. Auch hier werden Normoxie und Normokapnie angestrebt, was mit moderaten Drücken zu erreichen sein sollte. Gerade wegen der möglicherweise langen Zeitachse der erforderlichen Beatmung sind regelmäßige Positionswechsel und eine intensive Physiotherapie mit Vermeidung von Sekretretention besonders wichtig.

6.3.4 Status epilepticus

Indikation zur Beatmung beim Status epilepticus kann entweder die im Rahmen des Status auftretende Ateminsuffizienz oder die aus der Therapie mit Benzodiazepinen oder Barbituraten resultierende Ateminsuffizienz sein. Wie bei den anderen Ursachen des zentralen Atemversagens kann auch beim Status epilepticus mit moderaten Einstellungen mit dem Ziel ausgeglichener Blutgase beatmet werden.

6.4 Management des peripheren respiratorischen Versagens

6.4.1 Nichtinvasive Beatmung

In der pädiatrischen Intensivmedizin ist ein klarer Trend zur nichtinvasiven Beatmung zu verzeichnen. Dies umfasst nicht nur den klassischen CPAP (continuous positive airway pressure) mit oder ohne unterlegte Atemhübe, sondern vor allem den in den letzten Jahren populär gewordenen High-Flow. Hierbei wird neben der FiO_2 lediglich ein Flow eingestellt, der resultierende PEEP (positive endexpiratory pressure) aber nicht gemessen, sondern das Ergebnis klinisch beurteilt. Die Patientenfreundlichkeit ist dadurch erhöht, dass in der Regel mit nasalen Prongs gearbeitet wird, was die Compliance bei Kindern durch die Tatsache, dass der Mund frei bleibt, durchaus erhöht. Als Alternative und Eskalationsstufe bleibt bei Säuglingen der mononasale CPAP, bei älteren Kindern der CPAP mittels Mund-Nasen- oder Full-face-Maske.

6.4.2 Intubation

Indikationen zur Intubation sind institutionell höchst unterschiedlich und häufig von der Expertise der Behandelnden abhängig. In den letzten Jahren ist allerdings in der pädiatrischen Intensivmedizin, wie in der Neonatologie und der Erwachsenenintensivmedizin auch, ein klarer Trend zur vermehrten Toleranz von permissiver Hyperkapnie und damit zu einer verminderten Intubationsrate festzustellen.

Während beim Neugeborenen und beim Säugling meist gerade Spatel verwendet werden, haben sich beim älteren Kind eher gebogene Spatel durchgesetzt. Dies ist durch die spezifische Anatomie des Neugeborenen bedingt, bei dem die Epiglottis eher überproportional groß dimensioniert und weich in der Konsistenz ist.

Bezüglich der Frage der orotrachealen vs. nasotrachealen Tubusposition ist Folgendes anzumerken: Vorteilen bezüglich der Patientenzufriedenheit und der Fixierung bei der nasotrachealen Intubation stehen Nachteile in Form von Schleimhautverletzung, Verletzung nasaler Strukturen und Blutung gegenüber. Für die Notfallversorgung ist die orotracheale Intubation weniger komplikationsreich und daher besser geeignet, im stationären Bereich ist die Handhabung von Intensivstation zu Intensivstation sehr variabel.

Als Anhaltspunkt zur Frage des Tubusdurchmessers kann der Durchmesser des kleinen Fingers des Patienten gelten. Alternativ kann die Berechnung des inneren Tubusdurchmessers in Millimetern auch gemäß nachstehender Formel erfolgen.

> **PRAXISTIPP**
> Eine einfache Formel für die benötigte Tubusgröße in der pädiatrischen Intensivmedizin lautet:
>
> $$\frac{\text{Alter [Jahre]} + 1\mu}{4}$$

Abgesehen von wenigen Notfallintubationen und gelegentlich im Rahmen der Primärversorgung von Früh- und Neugeborenen ist eine Intubation ein derart elektiver Eingriff, dass in der Regel Zeit für eine ausreichende Analgosedierung gegeben ist. Anders als in vergangenen Zeiten gibt es keinen Platz mehr für eine Routineanwendung von Atropin; auch Muskelrelaxanzien werden im Regelfall nicht benötigt. Meist reichen ein Opiat (Fentanyl, Morphin) und ein Hypnotikum (Etomidat, Ketamin), evtl. zusätzlich ein Benzodiazepin.

6.4.3 Tracheostoma

Die Anlage eines Tracheostomas wird immer dann aktuell, wenn ein Patient nach überstandener, zur Beatmung führender Erkrankung nicht von der Beatmung entwöhnt und extubiert werden kann. Durch die mit der Anlage des Tracheostomas verbundene Reduktion des Totraums wird eine Entwöhnung vom Beatmungsgerät erleichtert. Zusätzlich wird die Pflege des Mund- und Nasenbereichs erheblich einfacher.

6.4.4 Beatmungsformen

Ein Beatmungsgerät kann je nach Bedarf des Patienten die komplette Atemarbeit übernehmen (kontrollierte Beatmung), eine bestimmte Anzahl von Atemzügen pro Zeiteinheit unterstützen (assistierte Beatmung), alle Atemzüge mit einem vorgegebenen Druck unterstützen (Druckunterstützung) oder kontinuierlich für die Aufrechterhaltung eines definierten Drucks sorgen (CPAP). Dabei gibt es verschiedene Möglichkeiten, den Patienten das Beatmungsgerät triggern zu lassen, d. h. genau zu dem Zeitpunkt einen Atemzug abzugeben, wenn der Patient das gerade möchte. Zusätzlich besteht die Möglichkeit der Hochfrequenzbeatmung (HFV) und der Hochfrequenzoszillation (HFO). Letztere unterscheidet sich durch das Vorhandensein einer aktiven Exspiration, d. h., das Atemgas wird nicht nur aktiv in die Lunge gepumpt, sondern auch wieder aktiv herausgezogen. Technisch wird die Oszillationswelle entweder durch eine Membran oder durch einen Kolben erzeugt. Indikationen für die HFO sind sämtliche Formen des Luftlecksyndroms (Pneumothorax, pulmonal interstitielles Emphysem) und das schwere Lungenversagen.

6.4.5 Beatmungsstrategien

Beatmungsstrategien sind darauf gerichtet, für die jeweils vorliegende Lungenerkrankung die geeignete Strategie zu finden, bei der ein suffizienter Gasaustausch mit möglichst geringem pulmonalem Trauma kombiniert ist. Dies bedeutet z. B., mit einer Kombination aus Lagerung und ausreichend Druck eine atelektatische Lunge wiederzueröffnen oder aber einer emphysematisch veränderten Lunge durch niedrige applizierte Tidalvolumina die Resorption extraalveolärer Luft zu ermöglichen und so den Heilungsprozess einzuleiten. So unterscheidet man auch bei der HFO-Beatmung eine Low-Volume- von einer High-Volume-Strategie. Erstere ist für die Beatmung bei einem pulmonalen interstitiellen Emphysem geeignet und hat zum Ziel, durch Verwendung niedriger Mitteldrücke und einer hohen FiO_2 durch die Beatmung nicht noch mehr Luft ins Interstitium gelangen zu lassen. Anders im Falle eines pulmonalen Globalversagens: Hier ist eine High-Volume-Strategie angemessen, die darauf abzielt, möglichst viele Alveolen zu eröffnen.

6.4.6 Spezifika bei ALI/ARDS

Die Bezeichnung „acute lung injury" (ALI), ursprünglich eingeführt zur Beschreibung einer milderen Verlaufsform eines ARDS, ist mittlerweile wieder abgeschafft und in den Oberbegriff ARDS als mild, moderat oder schwer je nach Ausprägungsgrad der Oxygenierungsstörung integriert worden. Die Trigger für beide Erkrankungen sind identisch und können aus Trauma, Sepsis, Aspiration oder einer Vielzahl anderer Krankheitsbilder bestehen. Die Definition – abgesehen vom Schweregrad – impliziert Inflammation und erhöhte vaskuläre Permeabilität zusammen mit einer Reihe von klinischen, radiologischen und physikalischen Störungen, die nicht durch eine linksatriale oder pulmonalkapilläre Hypertension erklärt werden können; Letztere kann aber zeitgleich auftreten (zur Quantifizierung der Lungenerkrankung siehe den Murray-Score in ➤ Tab. 6.2).

Eindrucksvoll hat sich der Effekt der Lungenexpansion in einer großen randomisierten, kontrollierten Studie zur Therapie des ARDS zeigen lassen. Unter Beatmung angestrebte Tidalvolumina beim Erwachsenen lagen bis dato im Bereich von 10–15 ml / kg KG. Bei erwachsenen ARDS-Patienten zeigte sich bei Tidalvolumina von 6 ml / kg KG vs. 12 ml / kg KG mit einer Mortalität von 31 % vs. 40 % ein deutlicher Effekt. Das bedeutet, dass allein die Reduktion der Tidalvolumina bei der Beatmung des ARDS zu einer signifikanten Senkung der Sterblichkeit führt.

Weitere Strategien neben der Verwendung niedriger Tidalvolumina sind eine Rekrutierung von Alveolen durch hohen PEEP und der regelmäßige Lagewechsel inkl. der Bauchlage. Dem hydrostatischen Druck folgend lagert sich Flüssigkeit vorzugsweise in den unteren, d. h. in Rückenlage in den posterioren Lungenabschnitten ein. Durch einen regelmäßigen Positionswechsel kann eine intermittierende Belüftung sämtlicher Lungenareale erreicht und so der Gasaustausch verbessert werden.

Tab. 6.2 Murray-Score zur Schweregradeinteilung des ARDS

Kriterium	Wert	Score
Röntgenthorax	Keine alveoläre Konsolidierung	0
	Alveoläre Konsolidierung in 1 Quadranten	1
	Alveoläre Konsolidierung in 2 Quadranten	2
	Alveoläre Konsolidierung in 3 Quadranten	3
	Alveoläre Konsolidierung in 4 Quadranten	4
PaO$_2$ / FiO$_2$	> 300	0
	225–300	1
	173–224	2
	98–223	3
	< 98	4
PEEP [cmH$_2$O]	> 5	0
	6–8	1
	9–11	2
	12–14	3
	> 15	4
Compliance [ml / cmH$_2$O] (falls verfügbar)	> 80	0
	60–79	1
	40–59	2
	20–39	3
	< 19	4
Interpretation:		
Keine Lungenschädigung		0
Milde bis moderate Lungenschädigung		0,1–2,5
Schwere Lungenschädigung (ARDS)		> 2,5

6.5 Management des Herz-/Kreislaufversagens

6.5.1 Monitoring der Herz-/Kreislauffunktion

Das wichtigste klinische Instrument zur Beurteilung der peripheren Perfusion bei pädiatrischen Intensivpatienten sind nach wie vor die Rekapillarisierungszeit und im Verlauf die kontinuierliche Urinproduktion. Ein entsprechendes Äquivalent für das bettseitige invasive Monitoring existiert bisher nicht. Das übliche Monitoring von Herzfrequenz, Blutdruck und Sauerstoffsättigung gibt zwar begleitende Information, kann aber die manchmal entscheidende Frage nach der Gefäßfüllung und der myokardialen Kontraktilität nicht beantworten. Hierfür ist im klinischen Alltag die Echokardiografie unabdingbar, gleichgültig ob diese durch einen Kinderkardiologen oder im Sinne einer funktionalen Echokardiografie durch den pädiatrischen Intensivmediziner erfolgt. Die resultierenden Implikationen sind nicht nur die Alternative zwischen Volumengabe oder der Gabe von Inotropika, sondern auch die Wahl der inotropen Substanz bzw. des Vasopressors.

6.5.2 Schockformen und Therapieoptionen

Schock ist eine Form des Kreislaufversagens, das zu einer insuffizienten peripheren Gewebsperfusion führt. Unterschieden werden nach zugrunde liegender Ursache der hypovolämische Schock, der septische Schock, der anaphylaktische Schock und der kardiogene Schock. Dabei wird unabhängig von der Grunderkrankung und der jeweiligen Schockform im Verlauf eine gemeinsame Endstrecke von Kreislaufzentralisation, Azidose, relativer Hypoxie peripherer Gewebe und Oligoanurie erreicht, wenn eine Intervention nicht rechtzeitig und gezielt einsetzen kann.

Zur Orientierung finden sich Normalwerte für den systolischen und diastolischen Blutdruck im Kindes- und Jugendalter getrennt nach Geschlecht in > Tab. 6.3. Allerdings ist der Einbruch des Blutdrucks im Kindesalter ein spätes Ereignis, da der kindliche Organismus es mithilfe der Vasokonstriktion lange erfolgreich schafft, die zentrale Perfusion der lebenswichtigen Organe aufrechtzuerhalten. Deshalb ist für die klinische Einschätzung eines Patienten die Rekapillarisierungszeit oft hilfreicher als der peripher gemessene Blutdruck.

Hypovolämischer Schock

Definition Akutes Kreislaufversagen nach Flüssigkeitsverlusten jeglicher Art (Blut, Plasma, freie Flüssigkeit).

Pathogenese Häufig Blutverlust nach innen oder außen im Sinne eines hämorrhagischen Schocks (Z. n. operativem Eingriff, Schwangerschaft, gastrointestinaler Blutung). Blutungen nach außen sind in der Regel offensichtlich, nach innen erfordern sie eine noch genauere Anamnese (stattgehabtes Trauma bei Blutungen in die Weichteile, ektope Schwangerschaft). Flüssigkeitsverluste in das Interstitium bzw. in die Bauchhöhle können Ausmaße annehmen, die leicht unterschätzt werden (z. B. im Rahmen eines Ileus oder einer Peritonitis).

Symptome In Abhängigkeit vom Ausmaß des Flüssigkeitsverlusts mehr oder weniger ausgeprägte Tachykardie, Absinken des systolischen Blutdrucks (> Tab. 6.3 für altersentsprechende Normalwerte), Zeichen der peripheren Vasokonstriktion, Unruhe, Blässe und Oligurie. Anhand der Halsvenenfüllung lässt sich der ZVD abschätzen.

Diagnostik Notfallanamnese, soweit möglich, in Bezug auf Schwangerschaft, Trauma oder Symptome in der unmittelbaren Vergangenheit. Inspektion, Auskultation und Palpation von Thorax und Abdomen inkl. einer rektalen Untersuchung. Laborchemisch sind Hämoglobin und Hämatokrit in der Akutphase nicht verwertbar; wichtig sind neben dem Standardprogramm von Blutgasen, Glukose und Elektrolyten die plasmatische Gerinnung und Marker der Pankreatitis; ggf. Röntgenaufnahmen von Thorax und Abdomen.

Therapie Lagerung: Schocklage mit flachem oder abgesenktem Oberkörper. Volumensubstitution, sobald ein venöser Zugang etabliert ist, zunächst mit kristalloider (physiologische Kochsalzlösung, Ringer-Laktat), nach Abschätzen des Blutverlusts mit Blut und kolloidaler Lösung, bei gestörter plasmatischer Ge-

Tab. 6.3 Normalwerte (50. Perzentile) von systolischem und diastolischem Blutdruck

Alter	Mädchen		Jungen	
	systolisch (mmHg)	diastolisch (mmHg)	systolisch (mmHg)	diastolisch (mmHg)
1 Jahr	90	42	89	39
6 Jahre	98	58	100	57
12 Jahre	109	64	110	64
17 Jahre	115	68	122	70

rinnung auch mit Fresh Frozen Plasma (FFP). Zwecks Monitoring wenn möglich ZVK mit ZVD-Messung legen, Ziel ist ein ZVD zwischen 8 und 12 mmHg. Korrektur der Azidose bei Basendefizit von mehr als –10 mval/l mit Natriumbikarbonat, bei Hypernatriämie ggf. mit Tris-Puffer.

Nach initialer Stabilisierung Therapie der Grunderkrankung, ggf. mit operativer Beseitigung der Blutungsquelle.

Prognose In Abhängigkeit von Grunderkrankung, Ausmaß und Dauer des Schocks überwiegend gut.

Septischer Schock

Definition Akutes Kreislaufversagen im Rahmen eines septischen Geschehens meist bakterieller Ursache, aber auch andere Erreger sind beschrieben.

Pathogenese In der Frühphase manchmal hyperdyname Schockform mit warmen Extremitäten, niedrigem peripherem Gefäßwiderstand und erhöhtem Herzminutenvolumen. Mündet mit Erhöhung des peripheren Widerstands in ein hypodynamisches Bild mit schlechter peripherer Zirkulation, metabolischer Azidose und abnehmendem Herzzeitvolumen.

Symptome Es imponieren die Zeichen der bakteriellen Infektion mit Fieber oder Schüttelfrost, reduziertem Allgemeinbefinden, ggf. mit Beeinträchtigung des Bewusstseins. Prädisponierende Faktoren sind schwere Allgemeinerkrankungen, Z. n. Operation, Z. n. Knochenmarktransplantation, Z. n. Chemotherapie und vorheriger Aufenthalt auf einer Intensivstation.

Diagnostik Klinische Untersuchung auf Zeichen von Schock und Infektion. Das Blutbild und Infektionsparameter (CRP, Interleukine, PCT) sollten Hinweise auf eine Infektion liefern können. Bakteriologische Proben inkl. Blut, Urin, Abstriche von möglichem Erregerfokus und ggf. Liquor werden vor Beginn einer antibiotischen Therapie abgenommen und verschickt. Kontrollen der plasmatischen Gerinnung müssen in Abhängigkeit von der Dynamik des septischen Geschehens häufiger kontrolliert werden, um den Beginn einer globalen Gerinnungsstörung rechtzeitig zu erfassen.

Therapie Flache Lagerung, venöser Zugang mit Volumenzufuhr primär kristalloid, sekundär auch kolloidal, bis der ZVD beständig im Bereich von 8–12 mmHg liegt. Eine aggressive Volumenzufuhr kann innerhalb der ersten Stunde durchaus 60 ml/kg KG und mehr betragen und hat sich gegenüber der restriktiven Volumenzufuhr bezüglich des Endpunkts Mortalität durchaus als überlegen erwiesen. Das Sicherstellen von Oxygenierung und Ventilation sowie ggf. die Korrektur einer metabolischen Azidose mit Bikarbonat gehören zum intensivmedizinischen Standardrepertoire. Katecholamine werden gegeben, wenn nach Volumengabe und adäquatem ZVD der systolische Blutdruck nicht ansteigt bzw. die periphere Perfusion nicht deutlich besser wird. Die Wahl des Katecholamins erfolgt vorzugsweise nach erfolgter echokardiografischer Beurteilung von Füllungszustand und Kontraktilität. Zusätzlich gibt es Daten zum erfolgreichen Einsatz von Vasopressin-Analoga bei katecholaminrefraktärer Hypotension. Auch Steroide werden häufig angewendet; Daten hierfür in Form von randomisierten, kontrollierten Studien liegen allerdings für das Kindesalter nicht vor. Die antibiotische Therapie sollte sich immer nach dem zu erwartenden Erreger in einem angenommenen Fokus richten. Für den Fall einer Sepsis ohne bekannte Risikofaktoren genügt in der Regel die Kombination eines Cephalosporins mit einem Aminoglykosid. Befinden sich zum Zeitpunkt der septischen Symptomatik bereits Plastikteile im Körper des Kindes (ZVK, Shunt, Blasenkatheter o. Ä.), muss an die Möglichkeit einer Staphylokokkeninfektion gedacht und ein staphylokokkenwirksames Antibiotikum hinzugefügt werden (Vancomycin, Teicoplanin).

Prognose Die Mortalität des septischen Schocks im Kindesalter hat in den vergangenen Jahren deutlich abgenommen. Unabhängig von den unspezifischen und supportiven Maßnahmen der pädiatrischen Intensivmedizin hängt jedoch auch hier die Prognose im Wesentlichen von der Grunderkrankung ab. Je mehr Organsysteme ihre Funktion im Rahmen des septischen Geschehens einstellen, desto ernster ist die Prognose.

> Sowohl beim Volumenmangelschock als auch beim septischen Schock auf ausreichend Volumensubstitution achten: 60 ml/kg KG sollten innerhalb der ersten Stunde verabreicht werden.

Anaphylaktischer Schock

Definition Akutes Kreislaufversagen infolge einer Antigen-Antikörper-Reaktion mit systemischer Wirkung.

Pathogenese Viele mögliche Antigene kommen für eine anaphylaktische Reaktion infrage. Meist handelt es sich um Reaktionen auf Medikamente, tierische Gifte, Seren oder Impfstoffe. Die Freisetzung vasoaktiver Substanzen (Serotonin, Histamin, Bradykinin) führt zur Vasodilatation überwiegend im venösen Bereich mit Verminderung des venösen Rückstroms und sekundärem Blutdruckabfall.

Symptome Unmittelbar nach Verabreichen des Allergens kommt es zu Hautreaktion, Kreislaufreaktion und Schocksymptomatik, bei nicht rechtzeitiger Intervention zu Herz- und Kreislaufstillstand.

Diagnostik Ergibt sich aus der Präsentation, für weitere Diagnostik bleibt keine Zeit.

Therapie Adrenalin i. v., danach Steroide. Erst dann Volumengabe mit kristalloider Lösung, Antihistaminika, bei Bronchospasmus Theophyllin. Sicherstellen von Oxygenierung und Ventilation, ggf. Intubation und Beatmung. Die Adrenalin-Therapie so lange fortführen, bis auch ohne Adrenalin ein adäquater Blutdruck besteht.

Prognose Je früher die Therapie einsetzt, desto besser ist die Prognose.

Kardiogener Schock

Definition Akutes Kreislaufversagen auf dem Boden einer verminderten Kontraktilität des Herzens oder einer Störung im kardialen Reizleitungssystem.

Pathogenese Zugrunde liegende Erkrankungen sind Myokardinfarkt (im Kindesalter eher selten), Myokarditis, Herzrhythmusstörungen, Perikardtamponade oder intrakardiale Obstruktionen.

Symptome Zeichen der peripheren Minderperfusion zusammen mit Zeichen der guten vaskulären Füllung (Halsvenen!).

Diagnostik Anamnese mit der Frage bestehender Risikofaktoren für Myokardinfarkt (früheres Kawasaki-Syndrom). Klinische Untersuchung mit Auskultation, ggf. sind Zeichen der Herzinsuffizienz vorhanden. Laborchemische Marker des myokardialen Zelluntergangs (CK, CK-MB, Troponin), EKG und Echokardiografie zur Beurteilung der Kontraktilität und zur Frage der intrakardialen Obstruktion.

Therapie Lagerung mit leicht erhöhtem Oberkörper, venöser Zugang und Volumenzufuhr, sofern nicht die Zeichen der Herzinsuffizienz im Vordergrund stehen. Eventuell Analgosedierung und für ausreichende Oxygenierung sorgen (Sauerstoff über Maske oder Nasenbrille). Therapie von Rhythmusstörungen, Entlastung bei Tamponade, Katecholamine bei eingeschränkter myokardialer Kontraktilität im Rahmen einer Myokarditis. Bei Infarkt in Abhängigkeit von der Zeitlatenz ggf. Versuch der Thrombolyse. Ansonsten symptomatische Therapie mit Korrektur von metabolischer Azidose, Elektrolytstörungen und Stabilisierung der Atmung.

Prognose Abhängig von der zugrunde liegenden Störung, wenn effektiv zeitnah zu beseitigen, wird das das Outcome durch die Dauer und das Ausmaß des Schocks beeinflusst.

6.5.3 Sepsis und SIRS

Die Grundprinzipien der *Surviving Sepsis Campaign* aus dem Jahre 2012 gelten weiterhin und sind in der Folgepublikation 2016 für Erwachsene nicht wesentlich modifiziert worden. Diese zeigen eine bemerkenswerte Übereinstimmung der Therapieausrichtung in Europa und den USA bezüglich der folgenden Punkte:
- Frühe Reanimation des septischen Patienten innerhalb der ersten 6 h nach Diagnose
- Abnahme von Blutkulturen vor Beginn der antibiotischen Therapie
- Prompte Bildgebung zur Identifizierung eines möglichen Infektionsfokus
- Anwendung von Breitspektrum-Antibiotika innerhalb von 1 h nach Erkennen eines septischen Schocks oder einer Sepsis ohne septischen Schock
- Tägliche Reevaluation der antibiotischen Therapie zwecks etwaiger Deeskalation

- Kontrolle der Infektionsquelle innerhalb von 12 h nach Diagnosestellung
- Flüssigkeitsreanimation mit Kristalloiden oder ggf. zusätzlichem Albumin, um einen adäquaten arteriellen Druck zu erreichen
- Vermeidung von Stärkeprodukten
- Initialer Flüssigkeitsbolus bei sepsisinduzierter Gewebsminderperfusion oder Hypovolämieverdacht mit mindestens 30 ml/kg KG (einige Patienten brauchen auch deutlich mehr)
- Noradrenalin als Vasopressor der 1. Wahl, um den arteriellen Mitteldruck über 65 mmHg zu halten; Adrenalin, falls eine zweite Substanz benötigt wird, um den Blutdruck in den Zielbereich zu bekommen; Vasopressin, um die Noradrenalin-Dosis zu reduzieren, aber nicht als Medikament der 1. Wahl; Dopamin nur in Ausnahmefällen
- Dobutamin bei myokardialer Dysfunktion oder weiterbestehenden Zeichen der Gewebsminderperfusion trotz ausreichender Volumengabe und adäquaten arteriellen Drücken
- Vermeidung von Hydrokortison bei Erwachsenen, wenn eine hämodynamische Stabilität durch Flüssigkeitstherapie und Vasopressorgabe zu erreichen ist
- Ziel-Hämoglobin von 7–9 g/dl in Abwesenheit von Gewebsminderperfusion, ischämischer Koronararterienerkrankung oder Blutung
- Niedrige Tidalvolumina und Begrenzung des inspiratorischen Spitzendrucks bei ARDS
- Verwendung von PEEP bei ARDS und von eher höherem PEEP bei sepsisinduziertem moderatem bis schwerem ARDS
- Lungenrekrutierungsmanöver bei septischen Patienten mit schwerer Hypoxämie auf dem Boden eines ARDS
- Bauchlage bei sepsisinduziertem ARDS
- Oberkörperhochlagerung, falls anderweitig keine Kontraindikation besteht
- Verwendung von Protokollen für Entwöhnung und Sedierung
- Minimierung von Bolus- oder kontinuierlicher Gabe von Analgosedierung
- Vermeidung von Relaxierung oder Limitierung auf maximal 48 h
- Vermeidung von Hyperglykämie > 180 mg/dl
- Äquivalenz von kontinuierlicher venovenöser Hämofiltration oder intermittierender Hämodialyse
- Prophylaxe der tiefen Venenthrombose
- Stressulkusprophylaxe
- Orale bzw. enterale Ernährung nach Vertragen
- So früh wie möglich, aber innerhalb von 72 h nach Aufnahme auf die Intensivstation Planung der Therapieziele oder ggf. Therapielimitierung besprechen

Spezielle pädiatrische Empfehlungen beinhalten:
- Therapie mit Sauerstoffmaske, High-Flow-Therapie oder nasopharyngealem CPAP bei Atemnot oder Hypoxämie
- Nutzung der körperlichen Untersuchung bezüglich klinischer Endpunkte wie kapilläre Auffüllzeit
- Volumenreanimation mit 20 ml/kg KG Kristalloide oder Albumin über 5–10 min
- Verwendung von inotropen Substanzen und Vasodilatatoren für septischen Schock mit niedrigem kardialem Auswurf, assoziiert mit erhöhtem peripherem vaskulärem Widerstand
- Hydrokortison nur bei Kindern mit nachgewiesener oder vermuteter Nierenrindeninsuffizienz

> Das SIRS (systemic inflammatory response syndrome) ist definiert über das Vorhandensein von mindestens zwei der folgenden Kriterien:
> - Körpertemperatur ≥ 38 °C oder ≤ 36 °C
> - Herzfrequenz ≥ 90/min
> - Tachypnoe ≥ 20/min oder Hyperventilation mit pCO_2 ≤ 32 mmHg
> - Leukozytose ≥ 12.000/μl oder Leukopenie ≤ 4.000/μl oder Linksverschiebung

Tritt ein SIRS im Rahmen einer Infektion auf, spricht man von einer Sepsis. Der Begriff an sich ist eher ein deskriptiver und hat in den letzten Jahren an Bedeutung verloren. Speziell für die Frage einer Prognoseabschätzung steht mit dem SOFA-Score ein deutlich besseres Instrument zur Verfügung, von dem es mittlerweile auch verschiedene Modifikationen gibt.

6.5.4 Multiorganversagen

Mit dem SOFA-Score (sequential organ failure assessment) lässt sich das Outcome bzw. die Mortalität abschätzen (➤ Tab. 6.4). Ein Score von 9 ist mit einer ca. 33-prozentigen Mortalität assoziiert, während ein Score von > 11 eine Mortalität von 95 % oder mehr vorhersagt.

Aus Gründen der einfacheren Handhabbarkeit wurde auf der 3. Internationalen Konsensuskonferenz der

Tab. 6.4 SOFA-Score

Organsystem	paO$_2$/FiO$_2$ (mmHg)	SOFA-Score
Atmung	> 400	0
	< 400	1
	< 300	2
	< 200 und beatmet	3
	< 100 und beatmet	4
ZNS	**Glasgow Coma Scale**	**SOFA-Score**
	15	0
	13–14	1
	10–12	2
	6–9	3
	< 6	4
Herz/Kreislauf	**MAD oder Vasopressoren**	**SOFA-Score**
	MAD > 70 mmHg	0
	MAD < 70 mmHg	1
	Dopamin ≤ 5 µg/kg KG/min oder Dobutamin	2
	Dopamin > 5 µg/kg KG/min oder Adrenalin ≤ 0,1 µg/kg KG/min oder Noradrenalin ≤ 0,1 µg/kg KG/min	3
	Dopamin > 15 µg/kg KG/min oder Adrenalin > 0,1 µg/kg KG/min oder Noradrenalin > 0,1 µg/kg KG/min	4
Leber	**Bilirubin (mg/dl)**	**SOFA-Score**
	< 1,2	0
	1,2–1,9	1
	2,0–5,9	2
	6,0–11,9	3
	> 12,0	4
Gerinnung	**Thrombozyten/µl**	**SOFA-Score**
	≥ 150.000	0
	< 150.000	1
	< 100.000	2
	< 50.000	3
	< 20.000	4
Niere	**Kreatinin (mg/dl) oder Urinproduktion**	**SOFA-Score**
	< 1,2	0
	1,2–1,9	1
	2,0–3,4	2
	3,5–4,9 oder < 500 ml/d	3
	> 5,0 oder < 200 ml/d	4

Definition von Sepsis der qSOFA-Score empfohlen, der lediglich drei Kriterien enthält und sich sequenziell erheben lässt (➤ Tab. 6.5).

Erreichbare Punkte des Scores liegen zwischen 0 und 3, wobei bei Vorliegen von 2 oder mehr Punkten zu Beginn der Infektion das Mortalitätsrisiko oder die

Tab. 6.5 qSOFA-Score

Kriterium	qSOFA-Score
Niedriger Blutdruck (systolischer Blutdruck < 100 mmHg)	1
Hohe Atemfrequenz (> 22 Atemzüge/min)	1
Mentale Alteration (GCS < 15)	1

Verweildauer auf einer Intensivstation signifikant erhöht waren.

6.6 Management des Nierenversagens

6.6.1 Flüssigkeitsregime und medikamentöse Therapie

Das konservative Management des Nierenversagens besteht aus reduzierter Flüssigkeitszufuhr bei gleichzeitiger Gabe von Diuretika. Natürlich ist es für die weitere Therapiestrategie entscheidend, die Ursache des kompensierten / nichtkompensierten Nierenversagens zu kennen. Besteht bereits eine chronische Nierenerkrankung über einen längeren Zeitraum, die erwartungsgemäß in einem Nierenversagen enden wird, geht es hauptsächlich darum, die Restfunktion des Organs bis zur Notwendigkeit eines Nierenersatzverfahrens bzw. bis zur Bahnung einer Nierentransplantation zu nutzen. Besteht hingegen ein akutes Nierenversagen im Rahmen eines septischen Geschehens, so wird die Frage der Notwendigkeit einer Eskalation von Flüssigkeitsrestriktion und Diuretikatherapie davon abhängen, wie schnell es gelingt, die Nieren im Rahmen der sepsisassoziierten Hypotension wieder ausreichend durchblutet zu bekommen, um anschließend über die polyurische Phase wieder eine normale Organfunktion zu erreichen.

6.6.2 Nierenersatzverfahren auf der Intensivstation

Bei Vorliegen eines akuten Nierenversagens kann ein Nierenersatzverfahren z. B. dann indiziert sein, wenn eine bestehende Flüssigkeitsüberladung zu einer schwer beherrschbaren pulmonalen Gasaustauschstörung führt. Mögliche Indikationen für den Beginn eines Nierenersatzverfahrens können neben der bereits erwähnten Flüssigkeitsüberladung auch Hyperkaliämie, Anstieg der Retentionsparameter (typischerweise des Harnstoffs mit zerebraler Symptomatik) und die klinische Notwendigkeit des Beginns einer nephrotoxischen Chemotherapie sein.

Grundlegend stehen mit Hämodialyse, Hämofiltration und Hämodiafiltration drei Verfahren zur Verfügung, die mit unterschiedlichen physikalischen Prinzipien arbeiten und verschiedene Molekülgrößen präferenziell eliminieren. Im klinischen Alltag der pädiatrischen Intensivstation hat sich als kontinuierliches Verfahren vielerorts die CVVH (continuous veno-venous hemofiltration) durchgesetzt, also eine kontinuierliche Hämofiltration, die über einen großlumigen venösen Zugang, meist über einen Shaldon-Katheter, der einen adäquaten Blutfluss ermöglicht, durchgeführt wird. Die Therapiedauer hängt dabei von der Geschwindigkeit der Erholung der Nierenfunktion ab. Als praktikabel hat sich erwiesen, die ohnehin durch Filterwechsel und Neuaufbau des Filtrationssystems entstehenden Pausen für eine Evaluation der endogenen Nierenfunktion unter Stimulation mit einem Schleifendiuretikum zu nutzen.

6.7 Management des Leberversagens

Ursachen Das akute Leberversagen (ALV) im Kindesalter ist eine seltene Erkrankung. Die Ursachen haben sich in den vergangenen Jahrzehnten in den Industrieländern, bedingt durch eine deutlich höhere Immunisierungsrate, weg von den Virushepatitiden hin zum toxisch bedingten ALV verschoben. Dies ist im Kindesalter überwiegend durch Paracetamol-Intoxikation bedingt, gefolgt von der Amanita-Intoxikation nach Ingestion von Knollenblätterpilzen. Ein ALV kann durch eine Reihe weiterer Substanzen wie Ecstasy, Phenprocoumon, Tetrazykline, Halothan, Isoniazid und Phytopharmaka ausgelöst werden. Neben den Virushepatitiden (Hepatitis-A-, -B-, -C-, -D- und -E-Viren, EBV, HSV und CMV) haben die verbleibenden Fälle eines ALV eine immunologische, metabolische, vaskuläre oder schwangerschaftsbe-

Tab. 6.6 Spezifische Therapie des ALV

Ursache	Therapie
Paracetamol-Intoxikation	N-Acetylcystein
Amanita-Intoxikation	Silibinin
Akute Hepatitis B	Lamivudin Entecavir Tenofovir
HSV-Hepatitis	Aciclovir
CMV-Hepatitis	Ganciclovir
Autoimmunhepatitis	Prednisolon

Tab. 6.7 Ursachen für Koma im Kindesalter

Krankheitsentität	Erkrankung / Substanz
Intrazerebrale Druckerhöhungen	Blutung Traumatisch bedingtes Hirnödem Shuntdysfunktion
Infektionen	Meningitis Enzephalitis Hirnabszess
Metabolische Ursachen	Hyperammonämie Hypoglykämie Hyperglykämie Hyperkapnie Reye-Syndrom Mitochondriopathie
Intoxikationen	Opioide Benzodiazepine Barbiturate Trizyklische Antidepressiva Phenothiazine
Minderperfusion	Schock Hypotension

dingte Genese. So kann ein ALV im Kindesalter die Primärmanifestation eines Morbus Wilson darstellen (➤ Kap. 16).

Therapie Die Therapie unterscheidet sich je nach zugrunde liegender Ursache des ALV (➤ Tab. 6.6).

Bei nicht adäquatem Ansprechen auf die jeweilige medikamentöse Therapie bzw. bei anderen, nicht medikamentös beeinflussbaren Formen des ALV bleibt als ultimative Therapie die Lebertransplantation.

6.8 ZNS-Erkrankungen

6.8.1 Meningitis und Enzephalitis

➤ Kap. 10.

6.8.2 Hirndruckmonitoring und -therapie

Hirndruckmonitoring

Sowohl im Rahmen einer Meningitis und Enzephalitis als auch im Zusammenhang mit Schädel-Hirn-Traumata, angeborenen zerebralen Fehlbildungen, Liquorresorptionsstörungen nach zerebralen Blutungen, Sinusvenenthrombosen, Resektion von Hirntumoren, neurometabolischen Erkrankungen und Shunt-Fehlfunktionen kann es zu einem erhöhten Hirndruck kommen. Elementar ist die zeitnahe Identifizierung der zugrunde liegenden Problematik, da die Therapiekonzepte je nach Ursache sehr unterschiedlich sind. Häufige Ursachen für ein kindliches Koma sind in ➤ Tab. 6.7 zusammengestellt; der Mechanismus der Komaentstehung ist häufig eine Erhöhung des Hirndrucks.

Während bei Meningitis und Enzephalitis erregerabhängig die jeweilige antibiotische, antimykotische oder antivirale Therapie im Vordergrund steht, ist bei der Shunt-Fehlfunktion mit oder ohne assoziierte Infektion die Revision des Shunts oder die Entfernung des Shunts und Anlage einer transienten externen Ableitung die erste therapeutische Maßnahme. Angeborene zerebrale Fehlbildungen mit resultierendem Hydrozephalus führen ebenso wie die intraventrikuläre Blutung des Frühgeborenen zu Liquorresorptionsstörungen mit konsekutiver Hirndruckerhöhung. Letztere werden aber, bedingt durch die noch offene Fontanelle und Schädelnähte, nicht zu Hirndruckdimensionen mit drohender Einklemmung, sondern lediglich zu einer Zunahme des Kopfumfangs führen.

Ein einfach zu handhabendes Instrument für das klinische Hirndruckmonitoring ist die **Glasgow Coma Scale (GCS)**. Als Quantifizierungsinstrument der Komatiefe ist die GCS (➤ Tab. 6.8) weitverbreitet. Anhand dieser reproduzierbaren Skala lassen sich eine vitale Gefährdung durch fehlende Schutzreflexe und die erforderlichen Maßnahmen (z. B. Etablierung eines Atemweges) auf eine objektive Grundlage stellen.

Tab. 6.8 Glasgow Coma Scale [F210–008]

	Erwachsene	Kinder
Beste verbale Antwort (normal = 5)	Keine = 1 Unspezifische Geräusche = 2 Unangemessene Wörter = 3 Verwirrte Konversation = 4 Orientiert sprechend = 5	Keine = 1 Stöhnt auf Schmerzreiz = 2 Schreit laut auf Schmerzreiz = 3 Irritiertes Weinen = 4 Lautsprache = 5
Öffnen der Augen (normal = 4)	Keine = 1 Auf Schmerzreiz = 2 Auf Aufforderung = 3 Spontan umherblickend = 4	Keine = 1 Auf Schmerzreiz = 2 Auf Aufforderung = 3 Spontan umherblickend = 4
Beste motorische Antwort (normal = 6)	Keine = 1 Extension auf Schmerzreiz = 2 Flexion auf Schmerzreiz = 3 Wegziehen auf Schmerzreiz = 4 Lokalisiert Schmerz = 5 Befolgt Aufforderung = 6	Keine = 1 Extension auf Schmerzreiz = 2 Flexion auf Schmerzreiz = 3 Wegziehen auf Schmerzreiz = 4 Wegziehen auf Berührung = 5 Normale Spontanbewegungen = 6
Gesamtscore = 3–15 (normal = 15)		

Wenn das klinische Management eine Intubation und Beatmung erfordert und infolge der primären zerebralen Manifestation oder von Analgosedierung des Patienten eine fehlende neurologische Beurteilbarkeit resultiert, kann in Kenntnis der zugrunde liegenden Problematik ein invasives Hirndruckmonitoring indiziert sein. Dies gilt vor allem für Fälle eines Schädel-Hirn-Traumas, in denen sich über das resultierende Hirnödem der Hirndruck erst über Tage aufbaut. Hierfür stehen verschiedene Sonden zur Verfügung; gemessen werden kann der Druck subdural, intraventrikulär und auch im Hirnparenchym.

Im klinischen Alltag sorgen unterschiedliche Einheiten der Hirndruckmessung immer wieder für Verwirrung. Die meist von neurochirurgischer Seite verwendete Einheit ist mmHg, wobei im Kindesalter der Normalwert < 15 mmHg betragen sollte. Da manche bettseitigen Messsysteme die Einheit cmH_2O verwenden, hier die Umrechnungsfaktoren:
- 1 mmHg ≙ 1,36 cmH_2O
oder
- 1 cmH_2O ≙ 0,74 mmHg

Hirndrucktherapie

Wie bereits beschrieben, ist es für das neurologische Outcome extrem wichtig, einen ausreichenden Perfusionsdruck des durch das Hirnödem kompromittierten Hirngewebes zu erreichen. Alle übrigen Strategien der Hirndrucksenkung sind darauf ausgerichtet, das Hirnödem durch den Entzug von Flüssigkeit (Osmotherapie mit Mannit, NaCl 7,5–10 %, Tris-Puffer), Reduktion des metabolischen Umsatzes (Hypothermie, Thiopental, tiefe Analgosedierung), zerebrale Vasokonstriktion (Hyperventilation) oder Entfernung der nach außen limitierenden anatomischen Strukturen (Dekompression) positiv zu beeinflussen.

6.9 Akutes Abdomen

Eine abdominale Schmerzsymptomatik ist ein häufiges Beschwerdebild im Kindesalter. Je nach Alter und Kommunikationsfähigkeit des Kindes ist eine Eingrenzung auf ein Krankheitsbild mehr oder weniger schwierig. Wichtig ist es, an angrenzende Organsysteme zu denken, z. B. bei angegebener abdominaler Schmerzlokalisation auch an eine basale Pneumonie bzw. bei männlichem Geschlecht an eine Hodentorsion. Ein zusätzliches Differenzierungskriterium ist die Frage, ob es sich um ein bisher komplett gesundes Kind handelt, ob eine Vorerkrankung bekannt ist, die ggf. mit einer entsprechenden abdominalen Symptomatik einhergehen kann, oder ob es sich um ein abdominal voroperiertes Kind handelt. In ➤ Tab. 6.9 sind abdominale Erkrankungen mit Altersverteilung, Symptomen, Differenzialdiagnosen und Therapien aufgelistet.

Tab. 6.9 Ursachen eines akuten Abdomens

Erkrankung	Alter	Symptome	DD	Therapie
Volvulus	Neugeborenes, seltener alle anderen Altersgruppen	akuter Beginn einer abdominalen Symptomatik	Ileus jeglicher Genese, bei Frühgeborenen NEC	OP
Invagination	meist < 2 Jahre	akuter Schmerz, dann freies Intervall, ggf. Blut per Anus	Appendizitis	Deinvagination mechanisch oder OP
Torsion einer Ovarialzyste	Neugeborenes, postpubertär	akute Symptomatik unteres Abdomen	Appendizitis, EUG bei entsprechendem Alter	OP
Appendizitis	meist > 2 Jahre, sonst alle Altersstufen, selten neonatal	idealerweise Schmerz im unteren rechten Quadranten	Meckel-Divertikel, basale Pneumonie, Hodentorsion	ABTx oder OP
Meckel-Divertikel	meist < 2 Jahre, später eher symptomfrei	unspezifischer Schmerz periumbilikal	Appendizitis	OP
Bridenileus	jedes Alter	Schmerz und abdominale Distension bei voroperiertem Abdomen	Ileus anderer Genese	konservativ oder OP
Extrauteringravidität (EUG)	reproduktionsfähiges Alter	akute Schmerzen im unteren Abdomen	Torsion einer Ovarialzyste	OP
Abdominales Kompartmentsyndrom	jedes Alter	massive abdominale Distension bei Z.n. OP		Re-OP

Tab. 6.10 Ursachen einer akuten Leisten-/Skrotumsymptomatik

Erkrankung	Alter	Symptome	DD	Therapie
Leistenhernie	jedes Alter, häufig Frühgeborene in den ersten Lebenswochen	Schwellung in der Leiste, bei Inkarzeration intestinale Transportstörung	Lymphknotenvergrößerung, Hydrozele	Reposition, bei Inkarzeration OP
Hodentorsion	perinatal, präpubertär	akutes, schmerzhaftes Ereignis mit quergestelltem Hoden	Epididymitis, Hydatidentorsion	Notfall-OP
Hydatidentorsion	Schulkind- und Jugendalter	weniger schmerzhaft als Hodentorsion, Hoden in normaler Position	Hodentorsion (deshalb muss diese dringend ausgeschlossen werden)	konservativ, nur selten OP

6.10 Akute Leiste, akutes Skrotum

Obwohl es, wie oben bereits beschrieben, fließende Übergänge der klinischen Präsentation zwischen abdominaler und inguinaler bzw. testikulärer Symptomatik gibt, sind in ➤ Tab. 6.10 diejenigen Prozesse aufgeführt, die ihren Ursprung in der Leiste oder im Skrotum haben.

6.11 Vergiftungen und Unfälle

Sowohl bei Vergiftungen als auch bei Unfällen gilt es die Plausibilität zu überprüfen, um Fälle von nichtakzidentellem Fremdverschulden zu identifizieren.

6.11.1 Vergiftungen

Anamnese und Epidemiologie

Wie so häufig in der Pädiatrie kommt der Anamnese eine besondere Bedeutung zu. Gerade bei Vorliegen von unklaren Bewusstseinsveränderungen muss der behandelnde Arzt als Erstes an Ausschluss oder Bestätigung einer Intoxikation denken. Um eine Vorstellung von der numerischen Wertigkeit des Problems zu bekommen, lohnt sich der Blick auf die hierzu vorliegenden Daten. Etwa 90 % der in den deutschen Giftnotzentralen eingehenden Anfragen bezogen sich auf vermeintliche oder tatsächliche humane Vergiftungen, bei denen es sich in ca. 94.000 Fällen um Kinder im Alter von unter 15 Jahren handelte. Von diesen Kindern hatten ca. 19.000 tatsächlich Symptome einer Vergiftung, 89 % der Beratungsfälle bezogen sich auf Kinder unter 6 Jahren. Die Todesursachenstatistik des Statistischen Bundesamtes weist für das Jahr 2007 17 Todesfälle durch Vergiftung aus (7 Mädchen, 10 Jungen). Obwohl insgesamt selten, nehmen oberhalb eines Alters von 10 Jahren Ingestionen in suizidaler Absicht deutlich zu.

Aus der Kenntnis der Altersverteilung wird klar, dass zuverlässige anamnestische Daten nur in einem gewissen Prozentsatz der Fälle zu erhalten sind. Gerade bei Kleinkindern kann man sich glücklich schätzen, wenn die ingestierte Substanz bekannt ist; die maximal mögliche Ingestionsmenge ergibt sich meistens aus der Information über die Packungsgröße. Unter klinischen Bedingungen lässt sich im Rahmen der Notfalldiagnostik ein Urinscreening auf häufig missbräuchlich verwandte Substanzen und eine Reihe von Medikamenten, bei denen die Therapie über ihren Plasmaspiegel gesteuert wird, durchführen.

Ansonsten ist man neben möglichen anamnestischen Angaben fast ausschließlich auf die Klinik der Intoxikation angewiesen. Allerdings muss hier einschränkend gesagt werden, dass sich die Klinik der schweren Vergiftung sehr uniform in Form von Koma, Krampfanfällen, Organ- und Kreislaufversagen präsentiert. Relativ spezifische Vergiftungsbilder finden sich für wenige Substanzklassen (> Tab. 6.11).

Tab. 6.11 Spezifische Intoxikationsbilder bei bestimmten Substanzklassen

Substanzklasse	Symptome
Anticholinergika	Mydriasis, Tachykardie, trockene Schleimhäute, rote Wangen, Halluzinationen
Bakterielle Toxine	Doppelbilder, Schluckstörungen, Obstipation, Muskelschwäche
Cholinergika	Miosis, Bradykardie, vermehrte Sekretproduktion, Schwitzen, Faszikulationen, Koma, Krämpfe
Antipsychotika / Neuroleptika	Tortikollis, Zungen- und Schlundkrämpfe bei normalem Bewusstsein
Opioide	Miosis, Halluzinationen, Sedierung, Atemdepression, Koma
Sympathomimetika	Tachykardie, Halluzinationen, Mydriasis, Schwitzen, Tremor, Unruhe
Blei	Darmkoliken, Anämie, Enzephalopathie, Bleikolorit
Quecksilber	Durchfall, Nierenversagen, Schock, Hypersalivation
Thallium	Haarausfall, Obstipation, periphere Neuropathie

Giftentfernung

Unterschieden wird zwischen primärer und sekundärer Giftentfernung. Die primäre Giftentfernung zielt darauf ab, die betreffende Substanz vor der Resorption ins Blut aus dem Körper zu entfernen. Dagegen wird bei der sekundären Giftentfernung die bereits resorbierte Substanz aus dem Blut eliminiert.

Primäre Giftentfernung Im Trend der letzten Jahre zeichnet sich ein weniger invasives Vorgehen insofern ab, als die präferenzielle Methode zur primären Giftentfernung sich von der weitverbreiteten Gabe von Ipecac hin zur großzügigen Gabe von Kohle entwickelt hat. Die Applikation von Kohle bewirkt sowohl primäre als auch sekundäre Giftentfernung, indem der enterohepatische Kreislauf durch Beschleunigung der enteralen Passage auf ein Minimum reduziert und damit sekundär über den Darm mehr ingestierte Substanz definitiv ausgeschieden wird als ohne Kohle.

Seit der Rücknahme der AAP-Empfehlung von 2003 wird Ipecac auch in Europa kaum noch eingesetzt, obwohl induziertes Erbrechen mit entsprechender kurzer zeitlicher Latenz zur Ingestion sinnvoll sein kann. Eine sehr wirksame Methode zur Entfernung toxischer Substanzen kurz nach Ingestion ist die konventionelle Magenspülung, wenn auch beim betroffenen Kind, bei dessen Eltern und dem behandelnden Team nur bedingt beliebt.

Sekundäre Giftentfernung Klassische und noch heute im klinischen Einsatz befindliche Verfahren der sekundären Giftentfernung sind die forcierte Diurese, die Hämodialyse und die Hämoperfusion. Substanzen, die sich mit diesen Methoden effektiv entfernen lassen, sind in ➤ Tab. 6.12 gelistet.

Antidotbehandlung

Antidote können einerseits die toxische Wirkung von ingestierten Substanzen verringern, andere reduzieren maximal die durch die Substanz verursachte Symptomatik. Die am häufigsten verwendeten Antidote sind ➤ Tab. 6.13 zu entnehmen.

Für die spezifischen Vergiftungen mit Einzelsubstanzen und ihr klinisches Bild wird auf die toxikologische Literatur verwiesen; im akuten klinischen Fall stehen verschiedene Vergiftungszentralen mit der entsprechenden Expertise rund um die Uhr zur Verfügung.

6.11.2 Unfälle

Daten aus dem Jahr 2015 belegen für Deutschland im ganzen Jahr 1,7 Mio. Unfälle im Kindesalter, wovon 200.000 zu einer stationären Aufnahme führten. 182 Kinder verstarben an ihren Verletzungen.

Unfallhäufigkeiten und Altersabhängigkeit

Eine Einteilung tödlicher Unfälle nach Unfallart und Alter der Kinder ist in ➤ Tab. 6.14 dargestellt.

Tab. 6.12 Methoden der sekundären Giftentfernung und damit entfernbare Substanzen

Verfahren	Substanz
Forcierte Diurese	Acetylsalicylsäure
	Lithium
	Phenobarbital
Hämodialyse	Salicylate
	Arsen
	Kalzium
	Ethanol
	Lithium
	Quecksilber
	Paraldehyd
	Chinin
	Thallium
Hämoperfusion	Sedativa
	Psychopharmaka
	Organophosphate
	Herbizide
	Phenytoin
	Theophyllin
	Chinidin
	Isoniazid
	Digitoxin
	Digoxin
	Colchicin
	Lidocain
	Meprobamat
	Methotrexat
	ggf. Paracetamol
	ggf. Knollenblätterpilz

Tab. 6.13 Antidote mit Indikationen und Dosierungen

Antidot	Ingestierte Substanz	Dosierung bei Kindern
N-Acetylcystein	Paracetamol	300 mg/kg KG/20 h
Atropinsulfat	Alkylphosphate, Carbamate	0,5–2 mg/kg KG
Biperidenlaktat	extrapyramidale Symptomatik durch Psychopharmaka	0,04 mg/kg KG langsam i.v., 3- bis 4-mal/d wiederholbar
Cholestyramin	Digitoxin, Cumarine	4–8 g, 4 g alle 6 h für 3–5 d
Deferoxamin	Eisen (II)	bis 8 g p.o., i.v. 15 mg/kg KG/h
Digitalis-Antitoxin	Digitalis	80 mg Antidot binden 1 mg Digitalis
Dimercaptopropansulfonat	Quecksilber, Arsen, Kobalt, Kupfer, Gold, Chrom, Antimon, Blei, Silber	3 × 5–10 mg/kg für 2 Tage, dann 2 × 2,5 mg/kg KG pro Tag

Tab. 6.13 Antidote mit Indikationen und Dosierungen *(Forts.)*

Antidot	Ingestierte Substanz	Dosierung bei Kindern
Dimethylaminophenol	Zyanide	3–4 mg/kg KG
Dimeticon	Entschäumer	1,5–5 ml p.o.
Eisencyanoferrat	Thallium, Cäsium	3 g oral, dann 250 mg/kg KG/d in 2–4 Dosen
Ethanol	Methanol, Ethylenglykol	7,5 ml/kg einer 10 %-igen Lösung, angestrebte Ethanolkonzentration 0,5–1 ‰
EDTA-Calciumdinatrium-tetracemat	Blei, Chrom, Eisen, Kobalt, Kupfer, Mangan, Nickel, Plutonium, Quecksilber, Thorium, Zink	1,5 g/m^2/d in drei Dosen
Flumazenil	Benzodiazepine	0,01 mg/kg bis zu einer Gesamtdosis von 0,2 mg i.v.
Folsäure	Methanol, Ameisensäure	5–10 mg/kg/d p.o. oder i.v. in 4–6 Dosen
Folinsäure	Folsäureantagonisten	60–75 mg/m^2 i.v. initial, dann 15 mg/m^2 alle 6 h für 3 d
Kalziumglukonat	Flusssäure	10 ml Kalziumglukonat 10 % in 50 ml NaCl 0,9 %, davon bis max. 5 ml applizieren
Methylenblau	Methämoglobinbildner	Säugling: 3 mg Kleinkind: 7 mg Schulkind: 10 mg Bei Bedarf nach 10 min. wiederholen
Naloxon	Opioide	0,01–0,1 mg/kg KG i.v. oder s.c., Wiederholung nach Bedarf
Natriumthiosulfat	Zyanide	Säugling: bis 1 g Kleinkind: bis 2 g Schulkind: bis 5 g
Obidoxim	Parathion	4–5 mg/kg KG i.v.
D-Penicillamin	Kupfer, Blei, Zink, Gold, Quecksilber	15–25 mg/kg KG/d p.o.
Penicillin G	Amanitin	0,5–1 Mio. E/kg KG
Physostigminsalicylat	Anticholinergika	0,02–0,06 mg/kg KG
Pyridoxin	Isoniazid, Crimidin	1 : 1 entsprechend Isoniazid-Dosierung, bei unbekannter Dosis initial 50 mg/kg KG
Silibinindihydrogensuccinat	Amanitin	5 mg/kg KG in der 1. Stunde, dann 20 mg/kg KG pro Tag
Toloniumchlorid	Methämoglobinämie	2–4 mg/kg KG i.v., ggf. wiederholen
Vitamin K	Cumarine	5 mg/d p.o.

Tab. 6.14 Tödliche Kinderunfälle (Quote = Unfälle je 100.000 Kinder)

Tödliche Kinderunfälle nach Unfallart								
Unfallart	< 1 Jahr N = 678.483		1–5 Jahre N = 2.696.157		5–15 Jahre N = 7.253.500		> 15 Jahre N = 10.628.140	
	Unfälle	Quote	Unfälle	Quote	Unfälle	Quote	Unfälle	Quote
Sturz	1	0,1	7	0,3	5	0,1	13	0,1
Ertrinken	0	0	13	0,5	20	0,3	33	0,3
Verbrennungen	2	0,3	4	0,1	6	0,1	12	0,1
Ersticken	13	1,9	9	0,3	8	0,1	30	0,3
Verkehrsunfall	2	0,3	12	0,4	49	0,7	63	0,6

Thermische Unfälle: Verbrennung und Verbrühung

Epidemiologie Verbrennungen mit Todesfolge kommen mit einer Häufigkeit von 2,3 pro 100.000 in der Gesamtbevölkerung vor. Schwere Verbrennungen bei Kindern sollten in einem spezialisierten Verbrennungszentrum definitiv versorgt werden, da das spätere Outcome bezüglich Funktionalität und Kosmetik entscheidend von einem adäquaten Management in der Frühphase der Verbrennung abhängt. Gerade bei Kindern ist neben der Kopf-Hals-Region (52 %) am häufigsten die obere Extremität (71 %) betroffen, deshalb auch die Betonung der Wichtigkeit der professionellen Expertise in dieser Altersgruppe. Verbrühungen stehen numerisch bei Kindern deutlich im Vordergrund, Inhalationsverletzungen sind eher selten.

Klassifikation In der Vergangenheit sind vielerlei Klassifikationsversuche unternommen worden. Im klinischen Alltag haben sich zwei Kriterien der Beurteilung durchgesetzt:
- der prozentuale Anteil der betroffenen Körperoberfläche (KOF; sagt etwas über die vitale Bedrohung, systemische Flüssigkeitsverluste usw. aus) und
- die Tiefe der Verbrennung mit der Implikation einer unterschiedlichen Therapie (➤ Tab. 6.15).

Schwere Verbrennungen werden entweder über die verbrannte Körperoberfläche (> 15 %), die Beteiligung von Gesicht oder Perineum, zweit- oder drittgradige Verbrennungen von Händen oder Füßen oder jegliche

Tab. 6.15 Klassifikation der Verbrennungstiefe

Verbrennungsgrad	Verbrennungstiefe
I	• Oberflächlicher Schaden der Epidermis • Schmerzhaft, da die Nervenendigungen noch intakt sind • Heilt nach 5–10 Tagen
II	• Schädigung der Epidermis bis in die Dermis • Feucht, bildet Blasen • Heilt nach 10–14 Tagen Kann aus kosmetischen oder funktionellen Gründen eine Deckung benötigen
IIa	Der Wundgrund unter den Blasen ist vital, hier besteht spontane Heilungstendenz meist innerhalb von 2 Wochen
IIb	Avitaler Wundgrund. Bei dieser Tiefe findet sich keine Spontanheilung, es kommt zur Narbenbildung. Avitales Gewebe muss entfernt werden
III	• Komplette Zerstörung von Epidermis und Dermis • Koagulationsnekrose des Gewebes inkl. der Gefäße • Muss in der Regel transplantiert werden

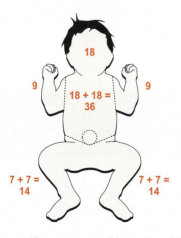

Abb. 6.12 Modifizierte Neunerregel für Säuglinge [L141]

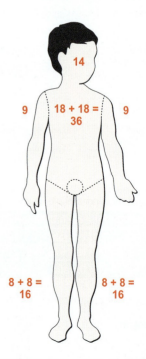

Abb. 6.13 Modifizierte Neunerregel im Kindesalter [L141]

zirkuläre Verbrennung der Extremitäten definiert. Für die Abschätzung der betroffenen Körperoberfläche hat sich in Anlehnung an die Neunerregel des Erwachsenen eine modifizierte Einteilung für Säuglinge (➤ Abb. 6.12) und für Kinder (➤ Abb. 6.13) bewährt.

Management Entscheidend für das weitere Prozedere nach einer Verbrennung ist die frühzeitige Feststellung des Ausmaßes und der Tiefe der Verletzungen. Hierzu bedarf es eines Débridements der betroffenen Hautareale mit einer angemessenen Analgesie. Nach einem evtl. vorhandenen Inhalationstrauma sollte aktiv gesucht werden, da dies für das Atemwegsmanagement von Bedeutung ist. Zusätzlich zum normalen Erhaltungsbedarf können bei Verbrennungspatienten in Abhängigkeit von der betroffenen Körperoberfläche erhebliche Flüssigkeitsmengen erforderlich sein.

Elektrounfall

Epidemiologie Unfälle durch elektrischen Strom sind im Kindesalter sehr selten. Dabei sind Starkstromunfälle eine Rarität; die meisten Unfälle ereignen sich mit der haushaltsüblichen Stromspannung von 220 V und einer Frequenz von 50–60 Hz.

Pathogenese Um einen Stromschlag zu verursachen, muss der menschliche Körper entweder zwischen zwei stromführende Leiter geraten oder gleichzeitig einen stromführenden Gegenstand und die Erde berühren. Der Effekt der Stromeinwirkung auf die Gesundheit des Menschen hängt von der Stromstärke, der Einwirkungszeit und dem exakten Weg durch den Körper ab. Klassische stromverursachte Schädigungen des menschlichen Körpers sind Verbrennungen (vor allem an Ein- und Austrittsstelle), Schädigung des Gewebes auf dem Weg durch den Körper, Herzrhythmusstörungen und Bewusstlosigkeit.

Management Die Primärmaßnahme besteht aus der Beendigung der Stromwirkung auf das Kind ohne Gefährdung der Helfer oder weiterer Personen. Dies kann entweder durch Trennung des Kindes von der Stromquelle mittels eines nicht-leitenden Gegenstandes geschehen oder durch Abschalten der Stromquelle. Danach gelten alle Regeln der konventionellen Reanimation des Kindesalters. Das Monitoring richtet sich insbesondere auf das Vorhandensein möglicher Rhythmusstörungen, die Verbrennungen an Ein- und Austrittsstelle werden entsprechend versorgt.

Ertrinkungsunfälle

Epidemiologie Ertrinken ist definiert als Untertauchen in einer Flüssigkeit mit resultierender Asphyxie und Tod während der Submersion oder innerhalb von 24 h nach dem Ereignis. Dagegen versteht man unter Beinahe-Ertrinken eine durch Untertauchen in einer Flüssigkeit bedingte Asphyxie, die ausreichend gravierend ist, um notfallmedizinische Betreuung erforderlich zu machen, und anschließend für mindestens 24 h überlebt wird. Ertrinken ist in der Altersgruppe zwischen 1 und 14 Jahren die dritthäufigste Todesursache, für das Beinahe-Ertrinken stehen keine zuverlässigen Zahlen zur Verfügung. Allerdings muss davon ausgegangen werden, dass dieses Ereignis wesentlich häufiger ist als das tatsächliche Ertrinken.

Pathogenese Die Sequenz der Ereignisse beim Ertrinken ist variabel. Meist wird nach dem Untertauchen zunächst die Luft angehalten, anschließend werden dann große Mengen an Wasser geschluckt. Die Aspiration von bereits geringen Wassermengen führt in der Regel zum vagusvermittelten Laryngospasmus, der sich erst in der ultimativen Hypoxie wieder löst und Wasser in die Lungen eindringen lässt. Die Differenzierung zwischen letzterem, dem sog. nassen Ertrinken (in ca. 90 % der Fälle), und der Persistenz des Laryngospasmus mit resultierendem trockenem Ertrinken (10 %) hat für das praktische Management keine Bedeutung.

Auch die aus tierexperimentellen Untersuchungen stammende Differenzierung zwischen Süßwasser- und Salzwasserertrinken hat für das klinische Vorgehen nur unwesentliche Bedeutung. Das Ausmaß der Elektrolytverschiebung steht selten beim Management der Ertrinkungsunfalls im Vordergrund. Für die zerebrale Integrität oder die Beeinträchtigung derselben sind Dauer und Ausmaß der Hypoxämie und Ischämie entscheidend. Dabei ist eine Hypothermie zwar mit möglicherweise mit kardiovaskulären Komplikationen assoziiert, für die funktionelle Überlebensfähigkeit der Neuronen ist eine Hypothermie durchaus protektiv. Bei einer Körpertemperatur von 25 °C liegt der Sauerstoffbedarf des Gehirns bei etwa 30 % des normalen Bedarfs, was bedeutet, dass unter diesen Temperaturbedingungen auch längere Submersionen neurologisch intakt überlebt werden können.

Management Ein engmaschiges Monitoring der Vitalfunktionen ist erforderlich, insbesondere von respiratorischer, kardialer und neurologischer Seite. Häufige Komplikationen vonseiten der Lunge sind die Entwicklung eines ARDS; kardiale Komplikationen sind, vor allem im Zusammenhang mit Hypothermie, ventrikuläre Rhythmusstörungen. Ein generelles Hirndruckmonitoring wird nicht empfohlen, obwohl im Einzelfall infolge von Hypoxämie und Ischämie ein Hirnödem auftreten kann. Der neurologische Status bei Aufnahme auf die pädiatrische Intensivstation (zwischen 2 und 6 h nach Submersion) ist durchaus prädiktiv für das neurologische Outcome dieser Kinder. Praktisch alle nichtkomatösen Kinder überleben neurologisch intakt, Kinder mit einem GCS-Score (➤ Abb. 6.5) von 4–5 haben eine 50-prozentige Chance auf ein intaktes Überleben; die restlichen 50 % überleben mit mittelschweren bis schweren neurologischen Schäden. Die überwiegende Mehrzahl der Patienten mit einem GCS-Score von 3 stirbt oder verbleibt in einem vegetativen Zustand. Die Beurteilung anhand der GCS kann zuverlässig nur bei Normothermie vorgenommen werden; deshalb sollte die Prognoseeinschätzung bei hypothermen Kindern erst nach der Aufwärmphase erfolgen.

Für aktive invasive Erwärmungsversuche (Magen- oder Peritoneallavage, extrakorporale Erwärmung) gibt es keinerlei evidenzbasierte Daten. Trotz der angenommenen neuroprotektiven Wirkung der Hypothermie gilt in der Analyse der Einzelfaktoren die Hypothermie (Kerntemperatur < 35 °C) als prädiktiver Faktor für ein schlechtes neurologisches Outcome.

6.11.3 Präventionsstrategien

Präventionsstrategien beziehen sich sowohl auf die Vermeidung von Vergiftungen als auch auf die Verhinderung von thermischen und Ertrinkungsunfällen. Für Erstere gilt es, die Verfügbarkeit von ingestierbaren Substanzen so gering wie möglich zu halten. Dies beginnt bei unmissverständlicher Etikettierung potenziell gefährlicher Substanzen (i. e. keine Säuren oder Laugen in Mineralwasserflaschen umfüllen) und reicht über das Unter-Verschluss-Halten unbedingt im Haushalt erforderlicher Substanzen bis zur Reduktion verfügbarer Medikamente in der Haushaltsapotheke („weniger ist mehr"). Ob die Restriktion der freien Verfügbarkeit von Paracetamol durch Limitierung der Einzelabgabemenge ein erfolgreicher Schritt in die richtige Richtung ist, wird die Zukunft zeigen. Noch wichtiger wäre tatsächlich die Schaffung des öffentlichen Bewusstseins, dass Paracetamol zwar ein effektives Analgetikum ist, aber je nach Dosierung, Dauer und individueller Metabolisierungsrate auch sehr schnell akkumulieren kann.

Auch bezüglich **Unfällen** stehen die Aufklärung und das Schaffen von Bewusstsein im Vordergrund. Das betrifft nicht nur die vermeidbaren Fälle von Treppenstürzen von Kleinkindern im sog. *Gehfrei* oder *Babywalker,* sondern genauso Strangulationsunfälle auf Spielplätzen durch die Verwendung unangemessener Kleidung oder das Tragen von Fahrradhelmen. Für Letztere ist übrigens gut gezeigt, dass das Tragen von Fahrradhelmen nicht nur bezüglich möglicherweise resultierender Kopfverletzungen protektiv ist, sondern auch, was das Ausmaß der Begleitverletzungen angeht. Generell gilt für jegliche Teilnahme am Straßenverkehr, dass auch hier Aufklärung und vorsichtiges Heranführen, Identifizierung von Gefahren und Lernen von selbstständigem Handeln protektiv sein kann.

KAPITEL 7

Ertan Mayatepek

Stoffwechselerkrankungen

7.1	Allgemeine klinische und paraklinische Hinweise auf angeborene Stoffwechselerkrankungen...	92
7.1.1	Familienanamnese	92
7.1.2	Manifestationsalter und prädisponierende Faktoren...................	92
7.1.3	Auffälligkeiten in der Routinediagnostik............................	93
7.2	Der Stoffwechselnotfall	93
7.3	Neugeborenenscreening..	94
7.4	Störungen des Kohlenhydratstoffwechsels	95
7.4.1	Glukosestoffwechsel...	95
7.4.2	Hypoglykämien...	95
7.4.3	Kongenitaler Hyperinsulinismus	97
7.4.4	Störungen des Galaktosestoffwechsels..............................	98
7.4.5	Störungen des Fruktosestoffwechsels...............................	99
7.4.6	Glykogenosen..	100
7.5	Störungen des Eiweißstoffwechsels	102
7.5.1	Aminoazidopathien..	102
7.5.2	Störungen des Harnstoffzyklus	107
7.5.3	Organoazidopathien...	110
7.6	Mitochondriale Erkrankungen	112
7.7	Störungen des Transports und der Oxidation von Fettsäuren	113
7.8	Lysosomale Stoffwechselerkrankungen	115
7.8.1	Mukopolysaccharidosen	115
7.8.2	Oligosaccharidosen..	116
7.8.3	Sphingolipidosen..	116
7.8.4	Mukolipidosen..	118
7.9	Peroxisomale Stoffwechselerkrankungen	118
7.9.1	Peroxisomenbiogenesedefekte (Entwicklungsstörungen von Peroxisomen)	118
7.9.2	Isolierte Defekte peroxisomaler Stoffwechselwege....................	119
7.10	Kongenitale Glykosylierungsstörungen (CDG)......................	119

7.11	Störungen der Sterolsynthese	120
7.12	Störungen des Harnsäurestoffwechsels	120
7.13	Störungen des Lipoproteinstoffwechsels	121
7.13.1	Primäre Hyperlipoproteinämien	121
7.13.2	Primäre Hypolipoproteinämien	122

Angeborene Stoffwechselerkrankungen stellen sowohl bei schwerer, lebensbedrohlicher Symptomatik als auch bei häufig chronischen Verläufen eine besondere Herausforderung in der Kinder- und Jugendmedizin dar. Kumulativ ist etwa jedes 500. Neugeborene betroffen. Eine rasche und zielgerichtete Diagnostik ist daher die Voraussetzung für eine zeitnahe effiziente Behandlung und somit für die weitere Entwicklung und Prognose der betroffenen Kinder.

7.1 Allgemeine klinische und paraklinische Hinweise auf angeborene Stoffwechselerkrankungen

7.1.1 Familienanamnese

Die meisten Stoffwechselerkrankungen werden autosomal-rezessiv vererbt. Eine ausführliche Familienanamnese kann wichtige Hinweise auf das Vorliegen einer angeborenen Stoffwechselerkrankung liefern.

7.1.2 Manifestationsalter und prädisponierende Faktoren

Angeborene Stoffwechselkrankheiten können sich prinzipiell in jedem Lebensalter manifestieren. Ein Häufigkeitsgipfel liegt in der Neonatalperiode.

Typisch für Erkrankungen vom **Typ Intoxikation** ist ein freies Intervall, während dessen es (nach Wegfall der entgiftenden Funktion der Plazenta) zur Akkumulation toxischer Metaboliten kommt. Je nach zugrunde liegender Erkrankung handelt es sich bei diesen toxischen Metaboliten um Ammoniak, organische Säuren, Aminosäuren, langkettige Acylcarnitine oder Galaktose- bzw. Fruktosemetaboliten. Patienten mit akuten Aminoazidopathien (z. B. Ahornsirupkrankheit), Organoazidurien oder Harnstoffzyklusdefekten entwickeln klinische Symptome in der Regel zwischen dem 2. und 5. Lebenstag. Weitere Risikoperioden sind das 2. Lebenshalbjahr und die Pubertät. Eine Intoxikation kann durch exogene Zufuhr mit der Nahrung (potenziell toxische Substrate: Protein, Fett, Galaktose, Fruktose) ausgelöst werden. Auch ein endogener Gewebskatabolismus (Muskelprotein, Fettreserven) kann zu einer Intoxikation führen. Katabole Stoffwechsellagen treten bei jedem Neugeborenen in den ersten Lebenstagen bzw. später in jedem Lebensalter im Rahmen von Fastensituationen oder banalen Infekten auf. Häufige Fehldiagnose ist die einer Sepsis. Erkrankungen des Kohlenhydratmetabolismus wie die Galaktosämie manifestieren sich meist nach der Milchfütterung in der 1. Lebenswoche. Kinder mit hereditärer Fruktoseintoleranz entwickeln Symptome erst nach der Einführung von Obst und Gemüse bzw. Saccharose, meist zwischen dem 4. und 8. Lebensmonat (➤ Tab. 7.1).

Erkrankungen vom **Typ Substratmangel** (z. B. angeborene Defekte der Fettsäureoxidation und Ketogenese) manifestieren sich, wenn eine fällige Mahlzeit hinausgezögert wird. Leitsymptom ist die Hypoglykämie. Hinsichtlich des Alters bei Erstmanifestation besteht eine gewisse Überlappung mit den Erkrankungen vom Typ Intoxikation. Tendenziell präsentieren sich diese Erkrankungen jedoch eher im 2. Lebenshalbjahr.

Bei Erkrankungen vom **Typ Energiestoffwechselstörung** ist das Neugeborene meist schon bei der Geburt auffällig, da der Energiemangel die intrauterine Entwicklung beeinträchtigt hat. Leitsymptom ist eine Laktatazidose. Eine häufige Fehldiagnose ist eine peri-

Tab. 7.1 Prädisponierende Faktoren und spezifische Auslöser für Stoffwechselentgleisungen

Auslöser	Erkrankungsgruppen
Fasten, Infekte, Fieber, Impfungen, Operationen, Unfälle	Störungen des Eiweiß-, Energie- und Kohlenhydratstoffwechsels
Eiweißbelastung und / oder Katabolismus	Proteinabhängige Erkrankungen: Amino- und Organoazidopathien, Harnstoffzyklusdefekte
Übermäßige Kohlenhydratzufuhr	Pyruvatdehydrogenase(PDH)-Mangel
Koch- und Fruchtzucker	Hereditäre Fruktoseintoleranz
Milchzucker	Galaktosämie
Fette	Fettsäurenoxidationsstörungen, Lipoproteinlipasemangel, Glyzerolkinasemangel, Glyzerolintoleranz
Medikamente	Porphyrien, G6PD-Mangel, Fettsäurenoxidationsstörungen

Tab. 7.2 Auffälligkeiten in der Routinediagnostik bei bestimmten Stoffwechselerkrankungen

Befund	Hinweis auf (Auswahl)
Anämie	Störungen im Cobalamin- oder Folsäurestoffwechsel, Mitochondriopathien
Retikulozytose	Glykolysedefekte, Störungen des γ-Glutamyl-Zyklus
Lymphozytenvakuolen	Lysosomale Speicherkrankheiten
Alkalische Phosphatase (AP) ↑	Gallensäuresynthesedefekte
Cholesterin ↓	Sterolsynthesedefekte, Störungen der Lipoproteine
Triglyzeride ↑	Glykogenosen, Störungen im Lipoproteinstoffwechsel
Kreatinkinase (CK) ↑	Mitochondriopathien, Fettsäurenoxidationsdefekte, Glykogenosen, Glykolysedefekte, Muskel-AMP-Desaminase-Mangel, Dystrophinopathien
α-Fetoprotein (AFP) ↑	Ataxia teleangiectasia, Tyrosinämie Typ I
Harnsäure ↑	Glykogenosen, Störungen des Purinstoffwechsels, Fettsäurenoxidationsdefekte, Mitochondriopathien
Harnsäure ↓	Störungen des Purinstoffwechsels, Molybdän-Cofaktor-Mangel
Glukose (Liquor) ↓	Glukosetransporterprotein-Mangel (GLUT1-Mangel)
Eisen, Transferrin ↑	Peroxisomale Erkrankungen, Hämochromatose
Coeruloplasmin ↓	Morbus Wilson, Morbus Menke, Acoeruloplasminämie
Kreatinin ↓	Kreatininsynthesedefekte (z. B. GAMT-Mangel)
Hypothyreose, Hypoparathyreoidismus	Mitochondriopathien, kongenitale Glykosylierungsstörungen (CDG)

natale Asphyxie. Eine Manifestation ist aber prinzipiell in jedem Lebensalter möglich.

Ein gestörter Metabolismus komplexer Moleküle (z. B. lysosomale Speichererkrankungen und kongenitale Glykosylierungsstörungen) verursacht zumeist keine akute metabolische Krise, sondern eher progressive Organfehlfunktionen.

Stoffwechselerkrankungen können sich prinzipiell in jedem Lebensalter manifestieren, ein Häufigkeitsgipfel liegt in der Neonatalperiode. Es werden verschiedene Erkrankungstypen unterschieden: Intoxikation, Substratmangel, Energiestoffwechselstörung und ein gestörter Metabolismus komplexer Moleküle.

7.1.3 Auffälligkeiten in der Routinediagnostik

➤ Tab. 7.2

7.2 Der Stoffwechselnotfall

Eine Stoffwechselerkrankung sollte bei allen Neugeborenen mit unklarer lebensbedrohlicher oder progredienter Erkrankung nach normaler Schwangerschaft und Geburt immer differenzialdiagnostisch neben anderen Erkrankungen (z. B. Infektion, primär zerebrale Erkrankung) in Betracht gezogen werden.

Symptome Neugeborene mit akuten Stoffwechselerkrankungen zeigen initial jedoch relativ unspezifische Symptome, z. B.:
- Lethargie
- Trinkschwäche

- Erbrechen
- Atemstörungen
- Muskuläre Hypotonie
- Zerebrale Krampfanfälle

Der Allgemeinzustand verschlechtert sich dabei auch unter antibiotischer Behandlung rasch.

Jenseits der Neugeborenenperiode können vor allem folgende klinische Symptome auf das Vorliegen einer Stoffwechselerkrankung hinweisen:
- Rezidivierendes Erbrechen
- Progrediente Lethargie
- Bewusstseinseinschränkung bis hin zum Koma
- Wesensveränderung
- Neurologische Symptome (z. B. Ataxie, extrapyramidale Bewegungsstörungen, Krampfanfälle)
- Muskuläre Hypotonie
- Mangelnde Gewichtszunahme
- Hepatomegalie

Bei Kindern mit Stoffwechselerkrankungen treten häufig eine akute ungeklärte Verschlechterung des Allgemeinzustands und / oder Bewusstseinsstörungen vor allem infolge von interkurrenten Infekten mit Erbrechen, Fieber oder Fasten auf.

Diagnostik Bei Verdacht auf das Vorliegen einer Stoffwechselerkrankung müssen neben dem Ausschluss einer Infektion bzw. Sepsis (Blutbild, CRP) unverzüglich folgende initiale Basisuntersuchungen erfolgen:
- Blut: Säure-Basen-Status, Glukose, Ammoniak, Laktat, Transaminasen, Harnsäure, Gerinnung, Kreatinin, Elektrolyte
- Urin: Farbe, Geruch, Keton, pH

Die Urinuntersuchung kann mittels einfacher Stixbestimmung erfolgen.

> Der Nachweis einer Ketonurie beim Neugeborenen ist pathologisch und kann ein Hinweis auf das Vorliegen einer Stoffwechselerkrankung sein.

Vor Beginn einer Therapie sollten zusätzlich immer Blut (Plasma, Filterpapierkarte) und Urin für evtl. nachfolgende Spezialanalysen asserviert werden.

Therapie Initial muss bei Karenz von potenziell toxischen Substanzen (z. B. Protein, Fett, Galaktose, Fruktose) mit einer 10-prozentigen Glukoseinfusion mit 150 ml / kg KG / d (entspricht 10 mg / kg KG / min, ca. 60 kcal / kg KG / d) und adäquater Elektrolytzufuhr begonnen werden.

Die Ergebnisse der Notfalldiagnostik sollen innerhalb von 30 min vorliegen. Aufgrund dieser Befunde (metabolische Azidose? Ketonurie? Hypoglykämie? Hyperammonämie? Hyperlaktatämie?) muss dann über weiterführende spezielle Untersuchungen und therapeutische Maßnahmen entschieden werden (➢ Abb. 7.1).

> Die initiale Notfalltherapie umfasst die Karenz potenziell toxischer Substanzen und eine 10-prozentige Glukoseinfusion mit 150 mg / kg KG / d bei adäquater Elektrolytzufuhr.

Spezialuntersuchungen werden in der Regel immer in enger Zusammenarbeit mit einem auf dem Gebiet der pädiatrischen Stoffwechselmedizin spezialisierten Kollegen bzw. nach Beratung mit einem regionalen Stoffwechselzentrum veranlasst. Bei einem vermuteten und noch unklaren Stoffwechselnotfall sind aus den initial asservierten Proben zunächst die nachfolgend aufgeführten Spezialanalysen („selektives Screening") zu veranlassen, da diese für die Diagnose von behandelbaren Stoffwechselkrankheiten relevant sind:
- Aminosäuren (Plasma, Trockenblutkarte)
- Acylcarnitine (Trockenblutkarte)
- Organische Säuren, Orotsäure (Urin)

Das weitere therapeutische Vorgehen hängt von der zugrunde liegenden Diagnose ab und wird im Rahmen der entsprechenden Krankheiten innerhalb dieses Kapitels genauer dargestellt.

7.3 Neugeborenenscreening

Das Neugeborenenscreening ist eine bevölkerungsmedizinische **Maßnahme zur Prävention.** Das Ziel ist sowohl die **vollständige und frühzeitige, präsymptomatische Erkennung** als auch die qualitätsgesicherte **Therapie** aller Neugeborenen mit behandelbaren angeborenen Stoffwechselerkrankungen und endokrinologischen Krankheiten (➢ Tab. 7.3).

Die Blutprobe soll nicht vor der 36. und nicht nach der 72. Lebensstunde entnommen werden.

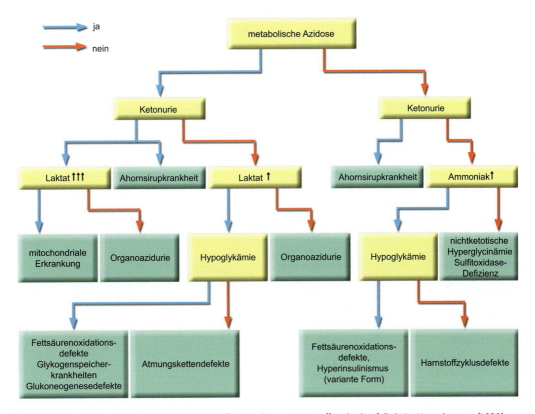

Abb. 7.1 Diagnostischer Algorithmus bei Verdacht auf das Vorliegen eines Stoffwechselnotfalls beim Neugeborenen [L238]

7.4 Störungen des Kohlenhydratstoffwechsels

7.4.1 Glukosestoffwechsel

Glukose ist die wichtigste schnell verfügbare Energiequelle des menschlichen Organismus.

An der Regulation des Blutglukosespiegels sind folgende Stoffwechselwege beteiligt:
- **Glykolyse:** Abbau von Glukose zu Pyruvat (unter anaeroben Bedingungen in Erythrozyten, Nierenmark und Skelettmuskel)
- **Glykogensynthese:** Neubildung und Speicherung von Glykogen aus Glukose (in Leber, Nierenrinde und Skelettmuskel)
- **Glukoneogenese:** Bildung von Glukose aus Aminosäuren, Pyruvat und Glyzerol (aus Lipidabbau)
- **Lipolyse:** Abbau von Lipiden zu Glyzerol und freien Fettsäuren
- **Ketogenese:** Synthese von Ketonkörpern (β-Hydroxybutyrat, Acetoacetat, Aceton) aus Fettsäuren (in Fastensituationen). Ketonkörpern kommt eine wichtige Funktion als einem alternativen Energiespender für Gehirn und Muskulatur zu.

Darüber hinaus wird der Blutglukosespiegel durch das Zusammenspiel von verschiedenen Hormonen reguliert. Insulin senkt die Blutglukose durch Förderung des Glukosetransports in die Zelle und der Glykogensynthese sowie durch Hemmung der Glykogenolyse und Glukoneogenese. Die anderen beteiligten Hormone (z. B. Glukagon, STH, Adrenalin und Kortikosteroide) erhöhen die Blutglukose.

7.4.2 Hypoglykämien

Definition Glukose im Plasma < 2,6 mmol / l (< 45 mg / dl) in allen Altersstufen.

Tab. 7.3 Zum Neugeborenenscreening empfohlene Erkrankungen

Erkrankung	Diagnostische Methode
Hypothyreose	Immunchemie (TSH)
Adrenogenitales Syndrom (AGS)	Immunchemie (17-OH-Progesteron)
Biotinidasemangel	Enzymatisch
Galaktosämie	Galaktose photometrisch, GALT-Aktivität enzymatisch
Phenylketonurie (PKU)	Tandem-Massenspektrometrie
Ahornsirupkrankheit (MSUD)	Tandem-Massenspektrometrie
Medium-Chain-Acyl-CoA-Dehydrogenase-Mangel (MCAD)	Tandem-Massenspektrometrie
Long-Chain-3-OH-Acyl-CoA-Dehydrogenase-Mangel (LCHAD)	Tandem-Massenspektrometrie
Very-Long-Chain-Acyl-CoA-Dehydrogenase-Mangel (VLCAD)	Tandem-Massenspektrometrie
Carnitin-Palmitoyl-Transferase-I-Mangel (CPT1)	Tandem-Massenspektrometrie
Carnitin-Palmitoyl-Transferase-II-Mangel (CPT2)	Tandem-Massenspektrometrie
Carnitin-Acylcarnitin-Translokase-Mangel (CACT)	Tandem-Massenspektrometrie
Glutarazidurie Typ I (GAI)	Tandem-Massenspektrometrie
Isovalerianazidämie	Tandem-Massenspektrometrie
Tyrosinämie Typ I	Tandem-Massenspektrometrie
Zystische Fibrose	Dreistufig: biochemische Tests auf immunreaktives Trypsin (IRT) und Pankreatitis-assoziiertes Protein (PAP9) und DNA-Mutationsanalyse

Ätiologie Die häufigsten angeborenen Ursachen sind hormonelle Störungen, insbesondere ein Hyperinsulinismus. Darüber hinaus können Enzymdefekte der Glukoneogenese (z. B. hereditäre Fruktoseintoleranz), der Glykogenolyse (z. B. Glykogenosen) und der Ketonkörperbildung (z. B. Fettsäureoxidationsdefekte) vorliegen.

Pathogenese Hypoglykämien sind vor allem für das Gehirn gefährlich und können zu schweren ZNS-Schädigungen führen, da das Gehirn seine Energie unter normalen Bedingungen ausschließlich aus Glukose bezieht. In Hunger- oder Fastensituationen kann das Gehirn teilweise auf Ketonkörper als alternative Energiesubstrate zurückgreifen. Dies ist jedoch bei hypoketotischen Hypoglykämien, z. B. Hyperinsulinismus oder Fettsäureoxidationsstörungen, nicht möglich. Daher führen diese Erkrankungen unbehandelt vermehrt zu schwersten ZNS-Schäden.

Epidemiologie Hypoglykämien zählen zu den häufigsten metabolischen Störungen im Kindesalter. Die Inzidenz ist im Neugeborenen- und Säuglingsalter höher als im späteren Kindes- und Jugendalter.

> Hypoglykämien können zu schweren ZNS-Schädigungen führen!

Symptome (> Tab. 7.4)

Diagnostik Die Anamnese sollte Fragen nach dem Alter bei Beginn der Symptomatik, dem Abstand zur letzten Mahlzeit (Hypoglykämie nach Fasten, postprandial), Begleitsymptomen, Ernährung und Medikamenten beinhalten. Die klinische Untersuchung umfasst vor allem Hinweise auf Hepatomegalie, Leberversagen oder -zirrhose, Hyperpigmentierung und Kleinwuchs.

> Eine gezielte Labordiagnostik muss zeitgleich im Rahmen der akuten Hypoglykämie durchgeführt werden, da andernfalls Diagnosen übersehen werden können.

Tab. 7.4 Klinische Symptome der Hypoglykämie

Neugeborene und junge Säuglinge	Ältere Kinder
• Zittrigkeit	• Kaltschweißigkeit
• Blässe	• Schwindel
• Trinkschwäche	• Kopfschmerzen
• Apathie	• Zerebraler Krampfanfall
• Tachypnoe	• Sehstörungen
• Hyperexzitabilität	• Verhaltensauffälligkeiten
• Hypotonie	• Blässe
• Zyanose	• Erbrechen
• Hypothermie	• Bauchschmerzen
• Zerebraler Krampfanfall	• Ungewöhnliches Verhalten
• Koma	• Koma

Folgende Laborparameter gehören neben der Glukosebestimmung im Plasma zu einer gezielten Diagnostik:
- Blutgasanalyse
- Freie Fettsäuren
- β-Hydroxybutyrat
- Laktat
- Ammoniak
- Acylcarnitine
- Hormone (Insulin, Kortisol, Wachstumshormon u. a.; diese zunächst tiefgefrieren; Analyse nur, falls nach Erhalt der übrigen Laborergebnisse der V. a. eine hormonelle Ursache besteht)

Im ersten Spontanurin nach Hypoglykämie sollten ein Ketonstix (Ketonurie?) und eine Untersuchung auf organische Säuren (Ausschluss Organoazidopathie) erfolgen.

Bei Verdacht auf eine bestimmte zugrunde liegende Erkrankung sollten gezielte Enzymaktivitätsbestimmungen aus Blutzellen, Fibroblasten oder Lebergewebe bzw. eine gezielte molekulargenetische Untersuchung veranlasst werden.

Differenzialdiagnose Metabolitenkonstellation und klinische Befunde bei verschiedenen Störungen, die bei Hypoglykämien differenzialdiagnostisch zu berücksichtigen sind, sind in ➤ Tab. 7.5 aufgelistet.

Tab. 7.5 Differenzialdiagnosen der Hypoglykämie

Metabolitenkonstellation/klinischer Befund	Differenzialdiagnosen
Laktat, Ketonkörper und freie Fettsäuren niedrig	Hyperinsulinismus, Hypopituitarismus (< 1. Lj.), NNR-Insuffizienz
Laktat und Ketonkörper niedrig, freie Fettsäuren erhöht	Störungen der Fettsäurenoxidation
Ketonkörper erhöht	„Ketotische Hypoglykämie", Organoazidopathien, Hypopituitarismus (> 1. Lj.), Glykogenose III und 0
Laktat erhöht ohne Hepatomegalie	Organoazidopathien, Atmungskettendefekte
Laktat erhöht mit isolierter Hepatomegalie	Glykogenose Typ I, Fruktose-1,6-Biphosphatase-Mangel
Leberfunktionsstörung	Hereditäre Fruktoseintoleranz, Galaktosämie, Tyrosinämie Typ I, Atmungskettendefekte, Oxidationsstörungen langkettiger Fettsäuren

Therapie Die Therapie richtet sich nach der jeweiligen Grunderkrankung. Primär steht die orale bzw. intravenöse Gabe von Glukose im Vordergrund.

7.4.3 Kongenitaler Hyperinsulinismus

Definition Persistierende Erhöhung der Insulinkonzentration im Plasma trotz Hypoglykämie.

Ätiologie Der kongenitale Hyperinsulinismus (früher auch als Nesidioblastose bezeichnet) ist ursächlich durch verschiedene genetische Störungen in der Regulation der Insulinsekretion bedingt.

Abzugrenzen ist ein transitorischer Hyperinsulinismus, z. B. bei diabetischer Fetopathie, SGA-Neugeborenen, Asphyxie, Sepsis, Erythroblastosis fetalis, Beckwith-Wiedemann-Syndrom oder Medikamenteneinnahme der Mutter in der Schwangerschaft, der meist nur wenige Tage, in Einzelfällen mehrere Monate dauert.

Epidemiologie Der kongenitale Hyperinsulinismus ist eine der häufigsten Ursachen persistierender Hypoglykämien in den ersten beiden Lebensjahren.

Symptome Bei ca. 60 % aller Patienten manifestiert sich der kongenitale Hyperinsulinismus bereits im Neugeborenenalter. Dabei treten häufig zerebrale Krampfanfälle und weitere typische, aber auch unspezifische Symptome der Hypoglykämie auf (z. B. Apnoen, Zittrigkeit, Trinkschwäche, Somnolenz). Der Glukosebedarf ist in der Regel hoch. Oftmals sind die Patienten zudem makrosom. Im späteren Säuglingsalter sind zerebrale Krampfanfälle mit ca. 70 % das Leitsymptom. In der Regel ist der Verlauf bei späterer Manifestation im Kindesalter meist milder.

Diagnostik Erhöhter Glukosebedarf (> 10 mg/kg KG/min); bei Hypoglykämie: Insulin im Plasma erhöht (Norm in der Hypoglykämie < 3 mU/l) bei gleichzeitig erniedrigten freien Fettsäuren und erniedrigten Ketonkörpern. Wichtig ist die Unterscheidung zwischen fokaler und diffuser Form mittels [18F]Fluoro-L-DOPA-PET/-CT (oder -MRT).

Therapie Hypoketotische Hypoglykämien sollten unbedingt vermieden werden. Bei Neugeborenen mit schwerem Hyperinsulinismus muss eine hohe Glukosezufuhr (10–20 mg / kg KG / min) erfolgen. Dafür ist häufig die Anlage eines ZVK notwendig. Die orale Glukosezufuhr erfordert häufige kohlenhydratreiche Mahlzeiten mit Oligosacchariden oder Glukosepolymeren, meist über eine Dauersonde.

Sollte die hoch dosierte intravenöse und orale Glukosegabe nicht zur Stabilisierung des Blutzuckers ausreichen, kann notfallmäßig Glukagon (5–20 µg / kg KG / h, bis 2 mg / d) als Dauerinfusion verabreicht werden. Das sehr potente Octreotid (Somatostatin-Analogon, 5–20 µg / kg KG / d s. c.) sollte aufgrund des erhöhten Risikos für die Entwicklung einer nekrotisierenden Enterokolitis (NEC) nur bei ansonsten stabilen Neugeborenen eingesetzt werden. Bei jedem Patienten mit persistierendem Hyperinsulinismus sollte die therapeutische Wirksamkeit des Kaliumkanalöffners Diazoxid (15 mg / kg KG / d p. o. in 2–3 Dosen starten) überprüft werden. Ein komplettes Ansprechen liegt vor, wenn es innerhalb von 5 Tagen zu einer Normoglykämie und normaler Fastentoleranz unter altersentsprechender Ernährung kommt.

CAVE
Diazoxid kann zu Herzinsuffizienz, Hypertrichose und allergischen Reaktionen führen!

Alternative Medikamente, die bei Diazoxid-Nonrespondern therapeutisch eingesetzt werden können, sind Lanreotid (Somatostatin-Analogon als Monatsdepot mit 60–120 mg / Monat s. c., geringe Erfahrungen im Säuglingsalter < 6 Monate) oder in sehr wenigen Einzelfällen und nur bei milden Formen Nifedipin.

Bei der fokalen Form (ca. 30 % aller Fälle) kann durch eine gezielte Enukleation eine dauerhafte Heilung erzielt werden.

Prognose Rezidivierende, insbesondere schwere neonatale oder unerkannte Hypoglykämien können zu psychomotorischer Retardierung und / oder Anfallsleiden führen. Eine subtotale Pankreasresektion (bis zu 95 %) wird heute nur noch selten und in sehr schweren Fällen durchgeführt und geht mit einem hohen Risiko der Entwicklung eines insulinpflichtigen Diabetes mellitus einher. Patienten mit frühzeitig erkannten und effektiv behandelten Hypoglykämien haben eine gute Prognose im Hinblick auf die mentale Entwicklung, benötigen aber oft über viele Jahre eine intensive Betreuung und Therapie.

7.4.4 Störungen des Galaktosestoffwechsels

Es sind drei hereditäre Enzymdefekte im Galaktosestoffwechsel bekannt:
- Galaktose-1-phosphat-Uridyltransferase(GALT)-Mangel (klassische Galaktosämie)
- Galaktokinasemangel
- UDP-Galaktose-4-Epimerase-Mangel

Galaktose-1-phosphat-Uridyltransferase-Mangel (klassische Galaktosämie)

Definition Defekt der Galaktose-1-phosphat-Uridyltransferase (GALT). Die Erkrankung wird auch als klassische Galaktosämie bezeichnet.

Ätiologie und Pathogenese Die Erkrankung wird autosomal-rezessiv durch Mutationen im *GALT*-Gen verursacht.

Epidemiologie Die Inzidenz in Europa beträgt etwa 1 : 40.000.

Symptome Muttermilch und Säuglingsmilchen auf Kuhmilchbasis enthalten als einziges Kohlenhydrat Laktose (Glukose + Galaktose). Daher beginnt ab dem 3. bis 4. Lebenstag nach Beginn der Milchfütterung eine progrediente Symptomatik mit Erbrechen, Durchfällen, Ikterus (direkte Hyperbilirubinämie), Leberfunktionsstörung (Hepatomegalie, erhöhte Transaminasen, Gerinnungsstörung mit Blutungsneigung), Nierenfunktionsstörung (Tubulopathie mit Hyperaminoazidurie) und Sepsis (meist *E. coli*). Innerhalb von wenigen Tagen bis Wochen entwickeln sich häufig Katarakte. Unbehandelt führt die fulminante Form zu Leber- und Nierenversagen bis hin zum Tod. Die klassische Symptomentrias beinhaltet: Ikterus (Leberzirrhose), zerebrale Anfälle (geistige Retardierung) und Katarakt.

Diagnostik Im Rahmen des **Neugeborenenscreenings** kann durch Messung der Galaktosekonzentration im Blut und halbquantitativen Nachweis der GALT (Beutler-Test) die Verdachtsdiagnose gestellt werden. Dies ist eine Notfallsituation! Die Sicherung der Diagnose erfolgt durch Enzymaktivitätsmessung in Erythrozyten bzw. molekulargenetisch.

Therapie Bereits beim geringsten Verdacht muss umgehend sämtliche Galaktosezufuhr (Muttermilch oder Säuglingsmilch auf Kuhmilchbasis) gestoppt werden! Neugeborene bzw. Säuglinge erhalten stattdessen eine laktosefreie Säuglingsmilch auf Soja- oder Kaseinhydrolysatbasis.

In der akuten Situation werden schwere Gerinnungsstörungen mit Vitamin K bzw. Fresh Frozen Plasma behandelt. Aufgrund des hohen Risikos einer gramnegativen Sepsis sollte die Indikation zur Antibiotikatherapie großzügig gestellt werden. Eine laktosefreie und galaktosearme Diät muss lebenslang eingehalten werden.

Duarte-Galaktosämie: Compound-Heterozygotie für Nullmutation und D2-Variante, ca. 25 % GALT-Aktivität. Häufig im Neugeborenenscreening nachweisbar; keine Evidenz für Gesundheitsgefährdung oder Benefit durch Therapie der betroffenen Kinder. Diagnose: Mutationsanalyse, GALT-Aktivität in Erythrozyten.

> Beim geringsten Verdacht auf das Vorliegen einer Galaktosämie muss die Zufuhr von Galaktose (Muttermilch oder Nahrung auf Kuhmilchbasis) umgehend gestoppt werden.

Prognose Bei frühzeitigem Beginn einer galaktosefreien Diät bilden sich die klinischen Symptome wie Ikterus, Gerinnungsstörungen und Katarakte rasch zurück. Im Langzeitverlauf kommt es trotz frühzeitig begonnener und konsequenter Diättherapie **bei mehr als 50 % der Mädchen zu einer Ovarialfibrose mit hypergonadotropem Hypogonadismus.** Bei diesen Mädchen sollte ab dem 12. Lebensjahr eine Hormonsubstitution durchgeführt werden. Unabhängig vom Geschlecht und ebenso unbeeinflusst vom Beginn und von der Qualität der diätetischen Einstellung kann es zu weiteren Komplikationen kommen, z. B. Sprachstörungen, Rechenschwäche, Dyspraxie, Ataxie, Tremor oder Osteoporose. Bei mehr als drei Viertel der über 12-jährigen Patienten liegt der IQ unter 85.

Galaktokinasemangel

Definition Defekt der Galaktokinase.

Ätiologie und Pathogenese Autosomal-rezessiv vererbte Erkrankung, verursacht durch **Mutationen im Galaktokinase-Gen.** Die Akkumulation von Galaktitol in den Augenlinsen führt zu beidseitigen Katarakten.

Symptome In den ersten Lebenswochen kommt es zur Ausbildung rasch progredienter zentraler beidseitiger Katarakte.

Diagnostik Im Rahmen des **Neugeborenenscreenings** findet sich eine erhöhte Galaktosekonzentration im Blut, während der Beutler-Test normal ausfällt. Im Urin sind Galaktose, Galaktitol und Glukose erhöht nachweisbar. Sicherung der Diagnose molekulargenetisch.

Therapie Eine laktosefreie (= milchfreie) Ernährung ist ausreichend. Die Katarakte sind in den ersten Lebenswochen unter Therapie reversibel.

Prognose Bei frühzeitiger Therapie sehr gut.

7.4.5 Störungen des Fruktosestoffwechsels

Es sind drei hereditäre Enzymdefekte im Fruktosestoffwechsel bekannt:
- Hereditäre Fruktoseintoleranz (Fruktose-1-phosphat-Aldolase-B-Mangel)
- Fruktose-1,6-Biphosphatase-Mangel
- Benigne Fruktosurie

Hereditäre Fruktoseintoleranz

Definition Mangel an Fruktose-1-phosphat-Aldolase-B.

Ätiologie und Pathogenese Der Enzymdefekt wird autosomal-rezessiv vererbt und führt zu einer Akkumulation von Fruktose-1-phosphat in Leber, Niere und Darm. Nach Fruktosezufuhr treten schwere klinische Symptome auf, bedingt durch die toxische Wirkung eines stark verminderten intrazellulären ATP-Gehalts. Da Fruktose-1-phosphat als kompetitiver Inhibitor der Phosphorylase wirkt, führt dies durch Hemmung der Glykogenolyse zur Hypoglykämie.

Epidemiologie Die Inzidenz beträgt etwa 1 : 20.000.

Symptome Da Muttermilch oder Säuglingsanfangsnahrungen keine Fruktose enthalten, kommt es erst beim Abstillen bzw. nach Zufütterung von Beikost zu Erbrechen, Durchfall, Hypoglykämie, Apathie, Krampfanfällen, Ikterus und Koma. Bei weiterer Fruktosezufuhr entwickeln sich eine progrediente Leberfunktionsstörung mit Hepatosplenomegalie und Gerinnungsstörungen sowie eine renal-tubuläre Funktionsstörung mit Gedeihstörung. Besonders im Säuglingsalter besteht ein **hohes Risiko für die Entwicklung eines akuten Leberversagens** bei fortgesetzter Fruktosezufuhr. Kinder mit hereditärer Fruktoseintoleranz entwickeln auffällig oft eine Aversion gegen fruktosehaltige Nahrungsmittel bzw. Süßigkeiten und daher keine Karies. Zum Teil späte Diagnose bei rein abdominaler Symptomatik.

> Die Symptome der hereditären Fruktoseintoleranz entwickeln sich erst nach der Zufütterung von Beikost.

Diagnostik Wichtig ist die Erhebung einer genauen **Ernährungsanamnese!** Neben typischen Laborbefunden (Hypoglykämie, chronische metabolische Azidose, direkte Hyperbilirubinämie, erhöhte Transaminasen, Hyperaminoazidurie, Nachweis reduzierender Substanzen im Urin bei fehlender Glukosurie) kann ein positiver Effekt nach Fruktosekarenz die Verdachtsdiagnose erhärten. Eine Mutationsanalyse hinsichtlich der drei häufigsten Mutationen (A149P ist die häufigste nachgewiesene Mutation) sollte zunächst erfolgen. Bei negativem Ergebnis Enzymaktivitätsbestimmung (Leber, Dünndarm) möglich. Der früher durchgeführte i. v. Fruktosebelastungstest ist heute obsolet.

Therapie Bereits beim geringsten Verdacht muss die Fruktosezufuhr umgehend gestoppt und die Ernährung auf eine fruktosefreie Diät (kein Obst, keine Süßigkeiten) umgestellt werden. Später kann in Abhängigkeit von der Resttoleranz eine fruktosearme Diät erfolgen. Zur ausreichenden Vitaminversorgung müssen Multivitaminpräparate verabreicht werden. **Cave:** Einige Medikamente und Tabletten sind saccharose- oder sorbitolhaltig!

Prognose Bei rechtzeitigem Therapiebeginn sehr gut. Unter Diät normalisiert sich die Leberfunktion in der Regel vollständig.

Fruktose-1,6-Biphosphatase-Mangel

Definition Mangel an Fruktose-1,6-Biphosphatase.

Ätiologie und Pathogenese Seltener, autosomal-rezessiv vererbter Defekt der Fruktose-1,6-Biphosphatase, eines Schlüsselenzyms der Glukoneogenese. Dadurch entstehen schwere Hypoglykämien mit massiver Laktatazidose nach Fastenperioden.

Symptome Bereits neonatal akute Entgleisung möglich mit schwerer Hypoglykämie, Laktatazidose, Krampfanfällen, muskulärer Hypotonie, Hepatomegalie und Koma. Im späteren Lebensalter liegt die Fastentoleranz meist unter 12 h.

Diagnostik Typische Laborbefunde (u. a. Hypoglykämie, erhöhtes Laktat, Ketonurie), Molekulargenetik.

Therapie Notfallmäßig hoch dosierte Glukosegabe, ggf. Azidoseausgleich. Frühzeitiger Beginn einer fruktosefreien Ernährung. Vermeidung längerer Fastenperioden.

Prognose Bei frühzeitiger und konsequenter diätetischer Therapie gut. Unbehandelt Entwicklung einer Leberzirrhose bis hin zum Tod durch rezidivierende Hypoglykämien.

7.4.6 Glykogenosen

Definition Gruppe von Erkrankungen, die durch pathologische Speicherung von Glykogen in vielen Organen mit entsprechenden Organfunktionsstörungen (z. B. Hepatopathie, Myopathie) und / oder Hypoglykämie charakterisiert sind.

Ätiologie Verschiedene enzymatische Störungen des Auf- oder Abbaus von Glykogen in Leber, Skelettmuskulatur, Nieren und anderen Organen bzw. Geweben. Bis auf einige Unterformen vom Typ IX (IXa, IXd, X-chromosomal) werden alle Glykogenosen autosomal-rezessiv vererbt.

Einteilung Obwohl eine strenge Differenzierung nicht möglich ist, werden die Glykogenosen in Abhängigkeit vom Ausmaß der jeweils überwiegenden Organbeteiligung grob in **Leber- und Muskelglykogenosen** unterteilt:
- Hepatopathischer Typ: Typen I, IIIb, IV, VI, IXa, IXc
- Myopathischer Typ: Typen V, VII, IXd
- Gemischter Typ: Typen II, IIIa, IXb

Epidemiologie Die Inzidenz aller Glykogenosen in Europa beträgt ca. 1 : 25.000. Etwa 90 % aller Glykogenose-Patienten sind von den Erkrankungstypen I, II, III und VI betroffen.

Diagnostik In der Regel molekulargenetisch.

Glykogenose Typ I

Ätiologie und Pathogenese Defekt der Glukose-6-Phosphatase (Typ Ia: Morbus von Gierke) bzw. Defekt der Transportsysteme des endoplasmatischen Retikulums (Typ I-non-a). Aufgrund des Enzymdefekts kann sowohl aus Glykogen freigesetztes als auch im Rahmen der Glukoneogenese gebildetes Glukose-6-Phosphat nicht in freie Glukose, welche die Leberzelle nur unphosphoryliert verlassen kann, umgesetzt werden. Die unzureichende Glykogenolyse und eine Stimulation der Glykogensynthese führen zu einer **massiven Glykogenspeicherung** vor allem in Leber, Nieren und Thrombozyten. Bei fehlender oder unzureichender Glukosezufuhr resultiert dies in einer Hypoglykämie. Da neben Glukose und Glykogen auch alle anderen Substrate, die unter physiologischen Bedingungen zu Glukose metabolisiert werden (u. a. Aminosäuren, Glyzerol), zu Pyruvat und Laktat abgebaut werden, führt dies zu einer **Laktatazidose**. Eine kompetitive Hemmung der renalen Harnsäureausscheidung ist Ursache der häufig zu beobachtenden Hyperurikämie. Aufgrund eines Hypoinsulinismus und daraus resultierender verminderter Aktivität der Lipoproteinlipase kommt es oft zu einer ausgeprägten Hyperlipidämie.

Symptome Rezidivierende Hypoglykämien bis hin zu hypoglykämischen Krampfanfällen sind Initialsymptome der meist 3–6 Monate alten Säuglinge. Es sind jedoch auch spätere Manifestationen möglich. Symptome treten auf, wenn die Mahlzeitenabstände größer werden. Häufig fehlen vor Therapiebeginn trotz stark erniedrigter Glukosewerte die typischen Hypoglykämiesymptome, da das ZNS Laktat aufgrund einer chronischen Laktatazidose als alternatives Substrat verwenden kann. Nach Therapiebeginn und Wegfall der chronischen Azidose ist die Gefahr der Hirnschädigung durch die Hypoglykämie wesentlich größer, da dem ZNS aufgrund des Fehlens von Laktat dieses dann als alternatives Substrat nicht mehr zur Verfügung steht.

Durch die Ablagerung des Glykogens kommt es zu Organomegalien, vor allem der Leber (Hepatomegalie) und der Nieren (Nephromegalie, sonografisch nachweisbar). Zu weiteren Symptomen gehören ein charakteristisches Puppengesicht, Stammfettsucht bei dünnen Extremitäten, Gedeihstörung, Kleinwuchs und Blutungsneigung. Ab dem Pubertäts- bzw. dem jungen Erwachsenenalter entsteht nicht selten eine renale Dysfunktion, die bis zum Nierenversagen führen kann. Die oft vorhandenen Leberadenome können zu hepatozellulären Karzinomen transformieren. Darüber hinaus gehören zu den Spätsymptomen u. a. Osteoporose und Gicht.

Der **Typ I-non-a** zeigt zusätzlich eine Neutropenie (< 1.500 / µl) und eine gestörte Granulozytenfunktion, die mit rezidivierenden bakteriellen Infektionen einhergeht. Im Zusammenhang mit den bei diesem Typ auftretenden Ulzerationen der intestinalen Mukosa wird oftmals eine chronisch entzündliche Darmerkrankung („Crohn-like bowel disease") beobachtet.

Diagnostik Bereits nach kurzer Nüchterntoleranz (im Säuglingsalter 3–4 h postprandial) erniedrigte Blutglukosespiegel. Laktat, Triglyzeride, Serumcholesterin, Harnsäure und Transaminasen sind erhöht. Nach Glukosebelastung kommt es zu einem Abfall der Laktatspiegel. Differenzialblutbild (verminderte neutrophile Granulozyten bei Typ I-non-a). Bestätigung der Verdachtsdiagnose durch molekulargenetische Untersuchung des Glukose-6-

Phosphatase-Gens *G6PC* (Typ Ia) bzw. des Glukose-6-Phosphat-Translokase-Gens *G6PT1* (Typ I-non-a). Eine Leberbiopsie für enzymatische Untersuchungen ist in der Regel nicht erforderlich.

> Die Bestätigung der Verdachtsdiagnose einer Glykogenose Typ I erfolgt in der Regel molekulargenetisch.

Therapie Hypoglykämien können durch häufige kleine kohlenhydratreiche Mahlzeiten (alle 2–4 h) unter Verwendung von langsam resorbierbaren Kohlenhydraten (Maltodextrin, Stärke) vermieden werden. Nachts erfolgt eine kontinuierliche Magentropfinfusion über eine Magensonde mit Maltodextrin.

Prognose Die Rückbildung bzw. Normalisierung der Laborwerte und das Wachstum sind abhängig von Zeitpunkt und Intensität der Therapie. Ab der 2. bis 3. Dekade besteht ein erhöhtes Risiko für die Entwicklung von Lebertumoren, Osteoporose, Anämie und Niereninsuffizienz.

Glykogenose Typ II (Morbus Pompe)

Ätiologie und Pathogenese **Defekt der sauren α-1,4-Glukosidase (saure Maltase).** Dabei handelt es sich um ein lysosomales Enzym. Ein Mangel dieses Enzyms führt zu einer Speicherung von Glykogen in den Lysosomen.

Symptome Die infantile Form tritt bereits während der ersten Lebensmonate auf. Das klinische Bild wird dominiert durch eine massive **Kardiomegalie, Makroglossie und progressive muskuläre Hypotonie („floppy infant") mit respiratorischer Insuffizienz.** Zudem finden sich eine Hepatomegalie und Gedeihstörung. Die Kinder versterben meist im 1. Lebensjahr aufgrund kardiovaskulärer oder pulmologischer Komplikationen.

Die **juvenile** Form, deren Verlauf milder und weniger progredient ist, tritt im Kindes- bzw. Jugendalter auf. Sie wird auch als **muskuläre Variante** bezeichnet. Betroffene Kinder können, je nach Manifestationsalter, durch einen Rückstand der motorischen Entwicklung auffällig werden, gefolgt von einer proximalen Muskelschwäche, die auch die Atemmuskulatur betrifft. Organomegalien sind hier seltener zu finden. Differenzialdiagnostisch muss eine Muskeldystrophie bedacht werden.

Die **Erwachsenenform** dieser Erkrankung, die weniger dramatisch und langsamer verläuft, kann ab der 3. bis 4. Lebensdekade oder auch später symptomatisch werden. Klinisch imponiert eine langsam fortschreitende proximale Muskelschwäche, die an den unteren Extremitäten ausgeprägter ist als an den oberen.

> Die infantile Form der Glykogenose Typ II ist vor allem durch eine massive Kardiomyopathie und muskuläre Hypotonie mit respiratorischer Insuffizienz gekennzeichnet.

Diagnostik Nachweis eines pathologischen Oligosaccharidmusters im Urin (Sensitivität gering). Im Blutbildausstrich finden sich vakuolisierte Lymphozyten. Molekulargenetik.

Therapie Physiotherapie, proteinreiche Ernährung mit Supplementierung von Alanin und Leucin, Enzymersatztherapie mit Alglucosidase alfa.

7.5 Störungen des Eiweißstoffwechsels

7.5.1 Aminoazidopathien

Störungen des Stoffwechsels aromatischer Aminosäuren

Hyperphenylalaninämien

Definition Ab einer Phenylalaninkonzentration im Plasma > 120 µmol / l liegt eine Hyperphenylalaninämie vor.

Ätiologie und Pathogenese In ca. 98 % der Fälle liegt die Ursache für die erhöhten Phenylalaninkonzentrationen in einer autosomal-rezessiv vererbten **Funktionseinschränkung des Enzyms Phenylalaninhydroxylase (PAH)** (➤ Abb. 7.2). Es sind **mehr als 600 Mutationen im *PAH*-Gen** bekannt. Die PAH katalysiert die Umwandlung von Phenylalanin zu Tyrosin. Bei verminderter Enzymaktivität akku-

7.5 Störungen des Eiweißstoffwechsels

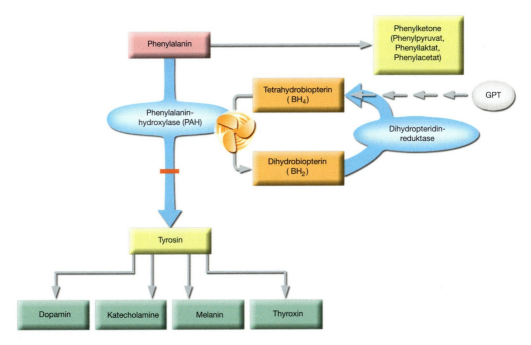

Abb. 7.2 Stoffwechsel von Phenylalanin [L238]

muliert Phenylalanin in Zellen und biologischen Körperflüssigkeiten. Stark erhöhte Phenylalaninkonzentrationen, wie sie etwa bei der klassischen Phenylketonurie (PKU) beobachtet werden, führen zu einer irreversiblen Schädigung des sich entwickelnden Gehirns. Das sich anstauende Phenylalanin wird zu sog. Phenylketonen (Phenylpyruvat, Phenyllaktat, Phenylacetat) abgebaut, die im Urin ausgeschieden werden und einen mäuseartigen Körper- bzw. Uringeruch verursachen können. Tyrosin, das u. a. an der Synthese von Neurotransmittern (u. a. Dopamin und Serotonin) und Melanin beteiligt ist, wird zu einer essenziellen Aminosäure, wodurch bei stark verminderter Aktivität der PAH deren Synthese vermindert sein kann.

In ca. 2 % der Fälle liegt der Grund für eine Hyperphenylalaninämie in einer genetisch bedingten **Störung der Biosynthese oder Regeneration von Tetrahydrobiopterin (BH$_4$)**, dem Cofaktor der PAH.

> Ursache einer Hyperphenylalaninämie ist in 98 % eine Funktionseinschränkung der Phenylalaninhydrolase (PAH). In ca. 2 % liegt eine Störung der Biosynthese oder Regeneration von Tetrahydrobiopterin (BH$_4$), dem Cofaktor der PAH, vor.

Epidemiologie Der PAH-Mangel weist in Deutschland eine Inzidenz von ca. 1 : 6.600 auf und ist damit die häufigste genetisch bedingte Störung des Aminosäurenstoffwechsels.

Klassifikation
- Defekte der Phenylalaninhydroxylase (PAH)
  - ohne BH$_4$-Responsivität
  - mit BH$_4$-Responsivität
- Defekte der Biosynthese oder Regeneration von BH$_4$
- Sekundäre Phenylalanin-Erhöhungen (z. B. bei Leber- oder Nierenversagen, Tyrosinämien, Frühgeburtlichkeit, Zytostatikatherapie)

Defekte der Phenylalaninhydroxylase (PAH)

Symptome Neugeborene mit klassischer PKU sind bei Geburt zunächst unauffällig. Unbehandelt entwickelt sich ab dem 2. Lebenshalbjahr ein ausgeprägter progredienter geistiger Entwicklungsrückstand. Häufig manifestieren sich zerebrale Krampfanfälle, Mikrozephalie und extrapyramidale Symptome mit gesteigerten Muskeleigenreflexen. Typisch sind zudem Verhaltensauffälligkeiten mit Hyperaktivität, Destruktivität und Autoaggression sowie psychotische Störungen mit Episoden von Erregung und Depression. Das Bewegungsmuster ist hyperkinetisch. Unbehandelte Kleinkinder zeigen oft ein charakteristisches Aussehen mit blonden Haaren, heller Haut, blauen Augen und ekzematösen Hautveränderungen.

Durch das **Neugeborenenscreening** und eine **frühzeitige Therapieeinleitung** wird das Krankheitsbild der unbehandelten PKU in Deutschland heute fast nicht mehr beobachtet. Ausgenommen davon sind Kinder, die in Ländern geboren wurden, in denen kein generelles Neugeborenenscreening durchgeführt wird.

Diagnostik Die PKU gehört zu den im Neugeborenenscreening erfassten Erkrankungen und kann daher bereits sehr früh durch die quantitative Bestimmung von Phenylalanin diagnostiziert werden. Ein positiver Screeningbefund muss durch **Aminosäurenanalyse** bestätigt bzw. sekundäre Formen (z. B. schweres Leberversagen) müssen durch entsprechende klinische und laborchemische Untersuchungen ausgeschlossen werden. Eine **Mutationsanalyse des PAH-Gens** ist nicht zwingend notwendig, kann aber diagnostisch hilfreich sein, da sie Hinweise auf den zu erwartenden Schweregrad und BH_4-Responsivität geben kann.

Zum Ausschluss eines Defekts in der Biosynthese oder Regeneration des Cofaktors BH_4 muss eine Untersuchung auf BH_4-Responsivität durchgeführt werden. Diese erfolgt mittels Analyse der Pterine und Bestimmung der Dihydropteridin-Reduktase(DHPR)-Aktivität (aus Trockenblut).

Therapie Eine persistierende milde Hyperphenylalaninämie mit Phenylalaninspiegeln < 600 µmol/l unter normaler Ernährung ist nicht therapiebedürftig. Patienten mit behandlungsbedürftiger PKU ohne Ansprechen auf BH_4 erhalten eine **phenylalaninarme Diät.** Da Phenylalanin eine essenzielle Aminosäure ist, darf es nicht vollständig aus der Nahrung entfernt werden.

Mit der Behandlung muss so früh wie möglich und unbedingt innerhalb der beiden ersten Lebenswochen begonnen werden. Entsprechend der individuellen Phenylalanintoleranz (meist zwischen 150 und 1.000 mg Phenylalanin pro d) werden zunächst kleine Mengen Muttermilch oder handelsübliche Säuglingsnahrung im Wechsel mit phenylalaninfreier Milch gefüttert. Später muss eine weitestgehend vegetarische Diät durchgeführt werden. Da die Menge der täglich erlaubten Zufuhr an natürlichem Eiweiß begrenzt ist, muss eine zusätzliche Proteinsubstitution mit phenylalaninfreien Aminosäuregemischen erfolgen. Diese Spezialpräparate sind mit Vitaminen, Mineralstoffen und Spurenelementen angereichert. Die Therapie muss lebenslang erfolgen, wobei ab dem Jugendalter höhere Phenylalaninspiegel toleriert werden und die Diät dadurch etwas gelockert werden kann.

Der Wirkstoff Sapropterin (synthetisches BH_4) führt bei einem Teil der Patienten mit PKU zu einer Steigerung der PAH-Aktivität. Dies muss jeweils individuell getestet werden. Bei BH_4-stimulierbaren Patienten ist die Phenylalanintoleranz gesteigert, und die Diättherapie kann gelockert werden.

Zur Behandlung der PKU bei Jugendlichen ab 16 Jahren und Erwachsenen, deren Phenylalaninspiegel im Blut trotz vorausgegangener Anwendung verfügbarer Behandlungsoptionen nicht ausreichend eingestellt ist (Phenylalaninwerte im Blut von >600 µmol/l), kann Pegvaliase, eine pegylierte Version des Enzyms Phenylalanin-Ammoniumlyase, das Phenylalanin abbaut, eingesetzt werden.

Prognose Bei frühzeitig begonnener und konsequent eingehaltener Diät kommt es zu einer normalen geistigen und körperlichen Entwicklung.

Maternale Phenylketonurie

Definition Embryofetopathie, verursacht durch Hyperphenylalaninämie der Schwangeren.

Symptome Zu den häufigsten Symptomen gehören:
- Geistige Behinderung
- Mikrozephalie
- Intrauterine Dystrophie
- Herzfehler

Prophylaxe Eine strenge phenylalaninarme Diät muss bereits vor der Konzeption begonnen und während der gesamten Schwangerschaft konsequent eingehalten werden. Der Zielbereich der Plasma-Phenylalaninkonzentrationen liegt dabei zwischen 120 und 360 µmol/l.

Defekte der Biosynthese oder Regeneration von Tetrahydrobiopterin (BH$_4$)

Definition Autosomal-rezessiv vererbte Störungen der Synthese oder Regeneration von BH$_4$.

Pathogenese BH$_4$ ist nicht nur Cofaktor der PAH, sondern auch der Tyrosin- und der Tryptophanhydroxylase. Ein BH$_4$-Mangel führt zu Hyperphenylalaninämie (Ausnahme: Defekt der Sepiapterin-Reduktase), einem Mangel an Neurotransmittern (Dopamin, Serotonin, Noradrenalin, Adrenalin) und einer Akkumulation von abnormen Pterinen.

Symptome Die klinische Symptomatik ist durch Zeichen des Dopamin- und Serotoninmangels bestimmt. Dazu zählen: infantiles Parkinson-Syndrom, Dys- und Hypokinesie, Dystonie und Chorea, Hypotonie (Stamm) und Hypertonie (Extremitäten), z. T. typische Verschlechterung im Tagesverlauf, okulogyre Krisen, Ptosis, Hypersalivation, Schlafstörungen sowie Störungen der Temperaturregulation.

Diagnostik Bei jedem im Screening entdeckten Neugeborenen mit Hyperphenylalaninämie muss immer ein BH$_4$-Mangel aufgrund eines Defekts der Biosynthese oder Regeneration von BH$_4$ ausgeschlossen werden.

Zur Diagnostik gehören: Bestimmung der Pterine im Urin bzw. im Trockenblut und die Aktivitätsmessung der DHPR im Trockenblut. Bei pathologischem Ergebnis oder konkretem Verdacht: Bestimmung von biogenen Aminen und Pterinen im Liquor, Molekulargenetik.

> Bei Neugeborenen mit Hyperphenylalaninämie muss immer ein Defekt der Biosynthese oder Regeneration von BH$_4$ ausgeschlossen werden.

Therapie Gabe von Neurotransmittervorstufen (L-DOPA / Carbidopa, 5-OH-Tryptophan; **cave:** sequenzielle und schleichende Einführung!) und BH$_4$. Beim DHPR-Mangel ist BH$_4$ wirkungslos, daher erfolgt in diesem Fall die Gabe von Neurotransmittervorstufen zusammen mit einer phenylalaninarmen Diät. Ohne adäquate Therapie entwickeln betroffene Patienten eine ausgeprägte psychomotorische Entwicklungsverzögerung.

Prognose Aufgrund der verschiedenen Defekte heterogen und individuell verschieden. Trotz adäquat durchgeführter Therapie verbleiben gerade bei den BH$_4$-Synthese-Defekten häufig **neurologische Residualsymptome.** Dennoch ist das Alter bei Therapiebeginn von besonderer Bedeutung, da ein frühzeitiger Therapiebeginn prognostisch günstiger ist als ein später Beginn.

Tyrosinämien

Typ I (hepatorenale Tyrosinämie)

Definition Erhöhte Konzentration von Tyrosin aufgrund eines Mangels an Fumarylacetoacetase.

Ätiologie und Pathogenese Autosomal-rezessiv vererbter Defekt im Tyrosinabbau, der zur **Bildung der toxischen Metaboliten Succinylaceton und Succinylacetoacetat** führt. Da Succinylaceton die δ-Aminolävulinsäure-Dehydratase hemmt, kommt es zu einer vermehrten Ausscheidung von δ-Aminolävulinsäure.

Epidemiologie Regional sehr unterschiedlich, in Kanada (Quebec) z. B. 1 : 700, in Europa z. B. 1 : 35.000.

Symptome Häufig manifestiert sich die Erkrankung akut in den ersten Lebenswochen mit schwerem Leberversagen, Hepatomegalie, Ikterus, Aszites, Erbrechen, Gerinnungsstörung mit Blutungen, Hypoglykämie, Sepsis und renotubulärem Fanconi-Syndrom. Die seltenere chronische Form ist charakterisiert durch schleichende Entwicklung einer Gedeihstörung, Wachstumsverzögerung, Hepatomegalie, Neuropathie, Hepatopathie mit Blutungsneigung, Rachitis, Fanconi-Syndrom und später auch Entwicklung einer Niereninsuffizienz.

Ohne Therapie entwickelt sich eine **Leberzirrhose** mit terminalem Leberversagen. Zu weiteren Komplikationen zählen die Entwicklung eines **hepatozellulären Karzinoms** und eines **Nierenversagens**.

Diagnostik Neugeborenenscreening (Succinylaceton erhöht). Tyrosin und Methionin im Plasma sind nicht immer erhöht, Gerinnungsstörung und erhöhte Aminotransferasen, Hyperbilirubinämie, Hypoproteinämie, Hypoglykämie, erhöhtes AFP (nur bei erhaltener Leberfunktion). Fanconi-Syndrom im

Urin. Zudem ist die δ-Aminolävulinsäure (wie auch Succinylaceton) im Urin erhöht. Molekulargenetik.

> Die Tyrosinämie Typ I ist eine wichtige Differenzialdiagnose beim Leberversagen im Kindesalter.

Therapie Nitisinon (NTBC) ist ein Herbizid, das durch Hemmung der 4-Hydroxyphenylpyruvat-Dioxygenase den Tyrosinabbau oberhalb der Fumarylacetoacetase hemmt. Dadurch wird die Bildung der toxischen Metaboliten wie Succinylaceton oder Succinylacetoacetat verhindert. Die Dosierung von Nitisinon beträgt etwa 1 mg/kg KG/d und wird u. a. anhand des NTBC-Spiegels (ca. 40–60 µmol/l) und des fehlenden Nachweises von Succinylaceton gesteuert. Da es unter Nitisinon-Therapie zu einer Hypertyrosinämie kommt, muss begleitend eine tyrosin- und phenylalaninarme Diät erfolgen. Bei frühzeitiger Therapie kann in den meisten Fällen auf die früher einzige Therapieoption der Lebertransplantation verzichtet werden.

Prognose Bei frühzeitiger Therapie mit Nitisinon gut. Die Langzeitprognose ist bisher unklar. Ohne Therapie versterben die Patienten.

Störungen des Stoffwechsels verzweigtkettiger Aminosäuren

Ahornsirupkrankheit (MSUD)

Definition Abbaustörung der verzweigtkettigen Aminosäuren Leucin, Isoleucin und Valin.

Ätiologie und Pathogenese Autosomal-rezessiv vererbter **Defekt des gemeinsamen Dehydrogenasekomplexes der α-Ketosäuren der verzweigtkettigen Aminosäuren Leucin, Isoleucin und Valin**. Die Symptomatik wird durch spezifische toxische Metaboliten (insbesondere 2-Oxoisocapronsäure) verursacht. Bildung von Alloisoleucin.

Epidemiologie Die Inzidenz beträgt ca. 1 : 150.000.

Symptome Bei der schweren Form kommt es nach einem symptomfreien Intervall nach der Geburt meist ab dem 3.–5. Lebenstag zu einer rasch progredienten Enzephalopathie mit Trinkschwäche, Erbrechen, Lethargie, muskulärer Hypertonie, Opisthotonus und Somnolenz bis hin zum Koma. Es zeigen sich auch Intervalle mit muskulärer Hypotonie, Krampfanfällen und auffälligem süßlich-würzigem Uringeruch, der an Ahornsirup oder „Maggi"-Würzmischung erinnert.

Bei milderen Formen treten rezidivierende ketoazidotische Entgleisungen mit Erbrechen, z. T. mit Entwicklungsverzögerung, und episodenhafte neurologische Störungen auf.

Diagnostik Die Ahornsirupkrankheit gehört zu den im **Neugeborenenscreening** erfassten Erkrankungen. Im Plasma sind Leucin, Isoleucin und Valin erhöht. Beweisend sind erhöhte Konzentrationen an Alloisoleucin im Plasma. Im Urin findet sich eine erhöhte Konzentration von verzweigtkettigen Oxo- und Hydroxysäuren. Molekulargenetik.

> Die Ahornsirupkrankheit (MSUD) wird im Neugeborenenscreening mit erfasst. Diagnostisch beweisend sind erhöhte Konzentrationen von Alloisoleucin im Plasma.

Therapie In akuten Krisensituationen sollte zunächst die Zufuhr von verzweigtkettigen Aminosäuren abgebrochen werden. Hoch dosierte Infusion von Glukose bei gleichzeitiger Insulininfusion zur Durchbrechung des Katabolismus und Herstellung einer anabolen Stoffwechselsituation. Eine Dialyse kann so z. T. vermieden werden. Als Dauertherapie sind eine lebenslange eiweißarme Diät und Proteinsubstitution mit leucin-, isoleucin- und valinfreier Aminosäurenmischung unter regelmäßiger Kontrolle dieser Aminosäuren im Plasma durchzuführen.

Prognose Bei frühzeitiger und konsequenter Therapie befriedigend. Variante Formen haben in der Regel eine gute Prognose.

Störungen des Stoffwechsels schwefelhaltiger Aminosäuren

Klassische Homocystinurie

Definition Erhöhte Konzentration von Homocystein aufgrund eines Defekts der Cystathionin-β-Synthase.

Ätiologie und Pathogenese Autosomal-rezessiv vererbte Störung mit stark erhöhten Homocysteinkonzentrationen, Bindegewebsveränderungen und einer gesteigerten Thrombozytenadhäsivität.

Epidemiologie Die Inzidenz beträgt ca. 1 : 200.000.

Symptome Zum Zeitpunkt der Geburt sind betroffene Kinder zunächst unauffällig. Im weiteren Verlauf, häufig erst im Schulalter, treten Symptome an **Augen, Gefäßen, Skelett sowie thrombembolische Komplikationen** auf. Frühsymptom ist eine progrediente Myopie. Die Linsenluxation ist ein charakteristisches klinisches Zeichen. Die Skelettveränderungen ähneln denen beim Marfan-Syndrom mit dysproportioniertem Hochwuchs, langen Extremitäten, Arachnodaktylie und Skoliose. Frühzeitige Arteriosklerose und Thrombembolien sind gefürchtet. Mehr als die Hälfte aller betroffenen Patienten ist psychomotorisch retardiert und zeigt zerebrale Krampfanfälle bzw. psychiatrische Auffälligkeiten.

> Die klinischen Symptome der klassischen Homocystinurie beginnen oft erst im Schulalter. Frühsymptom ist eine progrediente Myopie bzw. im Verlauf eine Linsenluxation.

Diagnostik Totales Homocystein (> 150 µmol / l; Norm: < 16 µmol / l) und Methionin im Plasma deutlich erhöht, Cystin im Plasma erniedrigt. Ausscheidung von Homocystein im Urin erhöht. Molekulargenetik.

Therapie Ziel ist eine **maximal mögliche Reduzierung des Homocysteingehalts im Plasma.** Bei etwa der Hälfte der Patienten liegt eine Vitamin-B_6-Abhängigkeit vor, sodass diese auf eine hoch dosierte Therapie mit Vitamin B_6 (bis zu 1.000 mg / d; plus begleitende Folsäuresubstitution) ansprechen. Bei Nichtansprechen wird eine methionin- bzw. eiweißarme Diät unter Substitution mit Cystin durchgeführt. Zur Remethylierung von Homocystein zu Methionin wird der Methyldonor Betain mehrfach am Tag oral verabreicht.

Prognose Diese ist abhängig vom Therapiebeginn und von den dauerhaft erreichten Homocysteinspiegeln im Plasma.

7.5.2 Störungen des Harnstoffzyklus

Definition **Genetisch bedingte Defekte der am Harnstoffzyklus beteiligten Enzyme,** die mit dem Leitsymptom Hyperammonämie einhergehen (➤ Tab. 7.6).

Ätiologie und Pathogenese Mit einer Ausnahme werden alle Harnstoffzyklusdefekte autosomal-rezessiv vererbt. Nur der OTC-Mangel wird X-chromosomal vererbt. Da der Harnstoffzyklus (➤ Abb. 7.3) durch Metabolisierung von Ammoniak zu Harnstoff der Elimination von überschüssigem Stickstoff dient, kommt

Tab. 7.6 Harnstoffzyklusdefekte

Defekt	Abkürzung	Synonym
Carbamoylphosphat-Synthetase	CPS	
Ornithin-Transcarbamylase	OTC	
Argininosuccinat-Synthetase	ASS	Citrullinämie
Argininosuccinat-Lyase	ASL	Argininbernsteinsäurekrankheit
Arginase		Hyperargininämie
N-Acetylglutamat-Synthetase	NAGS	

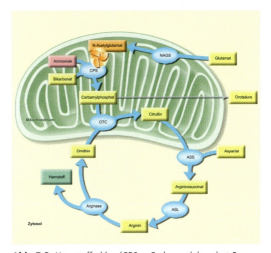

Abb. 7.3 Harnstoffzyklus (CPS = Carbamoylphosphat-Synthetase; NAGS = N-Acetylglutamat-Synthetase; OTC = Ornithin-Transcarbamylase; ASS = Argininosuccinat-Synthetase; ASL = Argininosuccinat-Lyase) [L238]

es beim Vorliegen eines Enzymdefekts zur Hyperammonämie. Erhöhte Konzentrationen von Glutamin in den Astrozyten begünstigen über osmotische Effekte die Schwellung von Astrozyten und die Entwicklung eines Hirnödems.

Epidemiologie Harnstoffzyklusdefekte gehören mit einer kumulativen Inzidenz von ca. 1 : 8.000 zu den häufigsten Stoffwechselkrankheiten. Der OTC-Mangel ist mit einer Inzidenz von ca. 1 : 14.000 der häufigste angeborene Defekt des Harnstoffzyklus. Es folgen der CPS- und der ASS-Mangel, beide mit ca. 1 : 60.000 sowie der ASL-Mangel mit ca. 1 : 70.000. Der Arginasemangel und der NAGS-Mangel sind viel seltener.

Symptome Harnstoffzyklusdefekte können sich prinzipiell in jedem Lebensalter manifestieren.
- **Manifestation im Neugeborenenalter:** nach relativ kurzem unauffälligem Intervall ab dem 2. Lebenstag rasch progrediente Symptomatik mit Lethargie, Trinkschwäche, Erbrechen, Temperaturlabilität, Hyperventilation, Reflexverlust, Gerinnungsstörungen (**cave:** Gefahr der Hirnblutung!), Krampfanfällen und Enzephalopathie bis hin zum Koma.
- **Manifestation im Säuglings- und Kleinkindalter:** variable und weniger akute Symptomatik vor allem nach erhöhter exogener Eiweißzufuhr (z. B. Umstellung von Muttermilch auf Säuglingsnahrung) oder Katabolismus (z. B. Infekt, Impfung). Dazu gehören u. a.: Gedeihstörung, Nahrungsverweigerung, Erbrechen, Verhaltensauffälligkeiten, psychomotorische Retardierung, episodische Enzephalopathie mit Lethargie, Ataxie, zerebrale Anfälle.
- **Manifestation bei Jugendlichen und Erwachsenen:** Im Vordergrund steht eine chronische neurologische oder psychiatrische Symptomatik. Des Weiteren können dazu gehören: Verwirrtheitszustände (u. a. mit Agitation, Desorientiertheit), Psychose und rezidivierende Enzephalopathie mit Lethargie bei hoher Proteinzufuhr oder katabolen Stresssituationen (z. B. Infekt, Operation).

Bei heterozygoten Mädchen und Frauen mit OTC-Mangel ist das klinische Bild auch innerhalb der Familie variabel und u. a. abhängig vom Muster der X-Inaktivierung in der Leber.

Der sehr seltene Arginasemangel manifestiert sich selten akut, sondern ist eher durch eine progrediente Spastik mit Spitzfußstellung, Epilepsie und ab dem 2. Lebensjahr durch psychomotorische Retardierung charakterisiert.

> Die Manifestation eines Harnstoffzyklusdefekts ist prinzipiell in jedem Alter möglich. Prädilektionsperioden sind vor allem das Neugeborenen- und das späte Säuglingsalter.

Diagnostik Laborchemisch ist die Hyperammonämie (Normwert bei Neugeborenen < 110 µmol/l; Normwert jenseits der Neugeborenenperiode 50–80 µmol/l) der wegweisende Parameter. Erhöhten Ammoniakwerten muss umgehend und ohne Zeitverzögerung nachgegangen werden, da gerade bei Neugeborenen der Krankheitsverlauf oft dramatisch ist und die Zeitspanne zwischen Erkrankungsbeginn und dem Auftreten bereits irreversibler ZNS-Schäden kurz ist.

> Eine Hyperammonämie beim Reifgeborenen > 200 µmol/l ist ein Notfall und erfordert eine umgehende Diagnostik und frühzeitige Therapieeinleitung!

Differenzialdiagnose bei Hyperammonämie
- Harnstoffzyklusdefekte
- Organoazidopathien
- Störungen des Transports und der Oxidation von Fettsäuren
- Glutamatdehydrogenase-Überaktivität (Hyperinsulinismus-Hyperammonämie-Syndrom)
- Lebererkrankungen / Leberfunktionsstörungen (z. B. konnatale Hepatitiden, Valproattherapie)
- Transitorische Hyperammonämie bei Früh- bzw. Neugeborenen

Weiterführende Diagnostik Die weiterführende Diagnostik umfasst Aminosäuren im Plasma (erhöhte Konzentration von Glutamin und in Abhängigkeit vom zugrunde liegenden Defekt erhöhte Konzentrationen vor und erniedrigte Konzentrationen bestimmter Aminosäuren hinter dem Enzymblock) und Orotsäure im Urin (erhöht bei allen Defekten außer beim CPS- und NAGS-Mangel). Zum Ausschluss einer Organoazidopathie bzw. Fettsäurenoxidationsstörung empfiehlt sich die Untersuchung der Acylcarnitine im Trockenblut und der organischen Säuren im Urin. Die Diagnose wird in der Regel molekulargenetisch gesichert.

Therapie Die Notfalltherapie hat das Ziel, durch Herstellung einer anabolen Stoffwechselsituation und Detoxifikation die Ammoniakspiegel möglichst rasch ausreichend tief zu senken.

- **Notfalltherapie bei Hyperammonämie:**
  - Stopp der Zufuhr an exogenem Protein
  - Katabolismus durchbrechen durch hochkalorische Ernährung mit hoch dosierter Glukoseinfusion bei gleichzeitiger Insulininfusion; Fett nach Ausschluss einer Fettsäurenoxidationsstörung
  - Ausreichende Flüssigkeitszufuhr
  - Forcierte Diurese
  - Ersatz von Intermediaten des Harnstoffzyklus durch Aminosäurensubstitution mit L-Arginin (oder L-Citrullin)
  - Entgiftung durch Aktivierung alternativer Wege der Stickstoffelimination mit Phenylacetat oder -butyrat (bindet Glutamin unter Bildung von Phenylacetylglutamin, das renal ausgeschieden wird) oder Natriumbenzoat (bindet Glycin unter Bildung von Hippursäure, die renal ausgeschieden wird)
  - Intravenöse Gabe von L-Carnitin
  - Extrakorporale Entgiftung (bei Ammoniakwerten > 400 µmol/l in Betracht ziehen; Hämodiafiltration bevorzugen, alternativ: Hämofiltration oder Hämodialyse)
  - Spätestens 48 h nach Beginn der Notfalltherapie Wiedereinführung von Eiweiß (sonst Gefahr der Entwicklung eines Katabolismus aufgrund des Mangels an essenziellen Aminosäuren)
  - Carbamylglutamat bei V. a. NAGS-Mangel und/oder einigen Organoazidopathien
- **Dauertherapie von Harnstoffzyklusdefekten:** Patienten erhalten eine **lebenslange streng eiweißarme Diät** und z. T. eine **Proteinsubstitution** mit einer speziellen Mischung an essenziellen Aminosäuren bei ausreichender Energiezufuhr. Zur Aktivierung alternativer Wege zur Stickstoffelimination werden Phenylbutyrat und/oder Natriumbenzoat verabreicht. Als weitere Therapeutika werden eingesetzt: L-Arginin (Ausnahme: Patienten mit Arginasemangel erhalten kein Arginin) oder L-Citrullin (bei schwerem OTC/CPS-Mangel), Carnitin (nur bei nachgewiesenem Mangel), Vitamin- und Spurenelementsupplementierung. Beim seltenen NAGS-Mangel besteht eine effektive Behandlungsmöglichkeit durch Gabe von Carbamylglutamat.

Die Therapie muss anhand des klinischen Verlaufs und geeigneter Laborparameter (u. a. Ammoniak, Aminosäuren im Plasma, Elektrolyte) streng überwacht werden, um die Diät und die Medikation anzupassen und auch um eine Überbehandlung (durch übersteigerte Eiweißrestriktion) zu vermeiden.

Eine therapeutische Alternative für einzelne Patienten mit schweren Harnstoffzyklusdefekten ist eine **orthotope Lebertransplantation.** Diese bedarf immer einer frühzeitigen und individuellen Abschätzung von Risiko und Prognose.

> Die Dauertherapie von Harnstoffzyklusdefekten muss lebenslang erfolgen. Diese umfasst u. a. eine eiweißarme Diät, Zufuhr einer speziellen Mischung an essenziellen Aminosäuren, die Aktivierung alternativer Wege zur Stickstoffelimination sowie je nach Defekt L-Arginin, L-Citrullin, Vitamin- und Spurenelement-Supplementierung bzw. Carbamylglutamat.

Prognose Die akute Manifestation mit schwerem Koma und Hyperammonämie im Neugeborenenalter ist in der Regel mit einem hohen Risiko für die Entwicklung einer Behinderung mit schweren neurologischen Folgeschäden behaftet. Die Prognose eines Harnstoffzyklusdefekts verschlechtert sich z. T. dramatisch, je länger ein protrahiertes Koma mit ausgeprägter Hyperammonämie vor Beginn der spezifischen Therapie bestanden hat. Dabei sind sowohl die Höhe der Ammoniakkonzentration als auch die Dauer dieses Zustands von entscheidender Bedeutung. Die **5-Jahres-Mortalität von Kindern mit CPS- oder OTC-Mangel** beträgt selbst bei frühzeitiger Diagnose und erfolgreicher Therapie der initialen Stoffwechselkrise ca. **50 %,** während diese bei Kindern mit Citrullinämie oder Argininbernsteinsäurekrankheit bei ca. 10 % liegt. Bei der Dauertherapie ist es wichtig zu beachten, dass auch bereits chronische milde Hyperammonämien die psychomotorische Entwicklung beeinträchtigen. Der Schweregrad der neurologischen Symptome von Patienten mit intermittierenden oder chronischen Verläufen, vor allem bei heterozygoten Mädchen oder Frauen mit OTC-Mangel, hängt von der klinischen Symptomatik zum Zeitpunkt der Diagnose und dem Beginn sowie der konsequenten Durchführung der spezifischen Therapie ab. Eine konsequente Therapieeinstellung kann das Fortschreiten neurologischer Symptome verhindern.

7.5.3 Organoazidopathien

Definition Störungen im Intermediärstoffwechsel, vor allem im Abbau der verzweigtkettigen Aminosäuren, bei denen sich charakteristische Carbonsäuren anstauen.

Epidemiologie Die Inzidenz der einzelnen Störungen ist sehr unterschiedlich, die Häufigkeit der gesamten Gruppe beträgt ca. 1 : 10.000.

Symptome Es werden drei Formen unterschieden:
- **Neonatale Form:** Manifestation in den ersten Lebenstagen, akutes Krankheitsbild im Sinne einer metabolischen Enzephalopathie mit Lethargie, Trinkschwäche, Erbrechen, Dehydratation, muskulärer Hypotonie bis hin zum Koma und Multiorganversagen.
- **Chronisch-intermittierende Form:** Vor allem im Rahmen von katabolen Stoffwechselsituationen kann es zu rezidivierenden Krisen mit Ketoazidose, Lethargie und neurologischen Symptomen kommen. Eine Manifestation ist bis ins Erwachsenenalter möglich. Betroffene Patienten sind im Intervall asymptomatisch.
- **Chronisch-progrediente Form:** Hierbei handelt es sich um eine Präsentation mit eher unspezifischer Symptomatik, z. B. Gedeihstörung, Anorexie, chronischem Erbrechen, muskulärer Hypotonie, psychomotorischer Retardierung und rezidivierenden Infekten.

Propionazidurie

Definition Defekt der Propionyl-CoA-Carboxylase.

Diagnostik Organische Säuren im Urin (Propionsäure, Methylcitrat), Carnitinstatus, Acylcarnitine, Molekulargenetik.

Therapie Die **akute Notfalltherapie** beinhaltet Maßnahmen zur Anabolisierung und Detoxifikation mit Stopp der Zufuhr von exogenem Eiweiß und hoch dosierter Infusion von Glukose mit gleichzeitiger Insulininfusion. Die Eliminierung toxischer Metaboliten erfolgt durch gesteigerte Diurese und intravenöse Gabe von L-Carnitin. Bei massiver Hyperammonämie bzw. Versagen der konservativen Therapie muss eine Hämofiltration durchgeführt werden. Die **Dauertherapie** beinhaltet neben der oralen Gabe von L-Carnitin eine lebenslange eiweißarme Diät mit einer speziellen Aminosäurenmischung (ohne Isoleucin, Valin, Methionin und Threonin).

> Die Prognose eines Patienten mit Propionazidurie ist vor allem von Ausmaß, Dauer und Frequenz der Hyperammonämien abhängig.

Methylmalonazidurie

Definition Defekt der Methylmalonyl-CoA-Mutase.

Diagnostik Organische Säuren im Urin (Methylmalonsäure), Carnitinstatus, Molekulargenetik.

Therapie Notfall- und Dauertherapie analog zur Propionazidurie. Einige Defekte mit Methylmalonazidurie lassen sich durch Zufuhr großer Mengen an Vitamin B_{12} positiv beeinflussen. Daher muss nach Diagnosestellung durch die parenterale Gabe von Hydroxycobalamin (1 mg / d i. m.) immer geprüft werden, ob eine Vitamin-B_{12}-abhängige Methylmalonazidurie vorliegt.

Prognose Abhängig von der klinischen Verlaufsform, vom Ansprechen auf Vitamin B_{12} sowie vom Ausmaß und von der Dauer der initialen Hyperammonämie. Häufig mentale Retardierung, Osteoporose, extrapyramidale Bewegungsstörungen, Entwicklung einer progredienten Niereninsuffizienz.

> Einige Störungen mit Methylmalonazidurie können mit hohen Dosen Vitamin B_{12} behandelt werden.

Isovalerianazidurie

Definition Autosomal-rezessiv vererbter Defekt im Abbau von Leucin, verursacht durch einen Mangel an Isovaleryl-CoA-Dehydrogenase.

Diagnostik Die Isovalerianazidurie gehört zu den im erweiterten Neugeborenenscreening erfassten Erkrankungen. Weiterführende Diagnostik: organische Säuren im Urin (Isovalerylglycin, 3-OH-Isovaleriansäure), Molekulargenetik.

Therapie Eiweißarme Diät und Gabe von L-Carnitin. Teilweise werden auch mehrfach tägliche Gaben von L-Glycin (bis 250 mg / kg KG / d) empfohlen. Bei akuten Entgleisungen Notfalltherapie mit intravenösen Gaben hoher Dosen von Glukose und L-Carnitin (s. o.).

Prognose Bei frühzeitiger Diagnose und konsequenter Therapie gut.

Glutarazidurie Typ I

Definition Autosomal-rezessiv vererbter **Defekt der Glutaryl-CoA-Dehydrogenase,** eines Enzyms, das am Lysin-, Hydroxylysin- und Tryptophanabbau beteiligt ist.

Symptome Makrozephalie (neuroradiologisch häufig frontotemporale Atrophie mit oder ohne Hygrome nachweisbar), akute enzephalopathische Krise meist zwischen dem 6. und 18. Lebensmonat im Rahmen einer Katabolie, danach irreversible schwerste dyston-dyskinetische Bewegungsstörung.

Diagnostik Die Glutarazidurie Typ I gehört zu den im **erweiterten Neugeborenenscreening** erfassten Erkrankungen. Weiterführende Diagnostik: 3-OH-Glutarsäure und Glutarsäure im Urin, Mutationsanalytik des *GCDH*-Gens und / oder GLDH-Enzymaktivität.

Therapie Lysinarme Diät bis zum 6. Lebensjahr, Aminosäurensupplementation mit lysinfreien, tryptophanreduzierten Aminosäuremischungen, nach dem 6. Lebensjahr proteinkontrollierte Ernährung. Lebenslange Gabe von L-Carnitin. Im Fall von akuten Entgleisungen Notfalltherapie mit intravenösen Gaben hoher Dosen von Glukose und L-Carnitin. Wichtig ist vor allem die Vermeidung von enzephalopathischen Krisen, insbesondere in den ersten 6 Lebensjahren.

Prognose Bei frühzeitiger Diagnose und Behandlung meist gut, wenn enzephalopathische Krise verhindert werden kann.

Biotinidasemangel

Definition Störung des Biotinstoffwechsels aufgrund eines Mangels an Biotinidase.

Ätiologie und Pathogenese Autosomal-rezessiv vererbter **Mangel an Biotinidase.** Dieses Enzym ist für die Bereitstellung von Biotin (Vitamin H) aus Biocytin und proteingebundenem Biotin von Bedeutung. Die Carboxylierungen von 3-Methylcrotonyl-CoA, Propionyl-CoA, Acetyl-CoA und Pyruvat sind biotinabhängig. Ein Mangel an Biotinidase führt u. a. zu Biotinmangel und somit zu entsprechenden Funktionsstörungen.

Symptome Zeitpunkt und Ausprägung der klinischen Symptomatik sind abhängig vom Schweregrad des Enzymdefekts und von exogenen Faktoren, z. B. der Ernährung. Der Biotinidasemangel wird meist erst im Verlauf von einigen Wochen bis Jahren klinisch symptomatisch (➤ Tab. 7.7).

Diagnostik Der Biotinidasemangel gehört zu den im Neugeborenenscreening erfassten Erkrankungen. Weiterführende Diagnostik: Enzymatik (Trockenblutkarte, Plasma), Molekulargenetik. Laborchemisch besteht während metabolischer Entgleisungen eine Azidose (metabolisch, überlagert von respiratorischer Azidose) bzw. Ketolaktatazidose.

Differenzialdiagnose Es müssen ein Holocarboxylase-Synthetase-Mangel bzw. ein erworbener

Tab. 7.7 Klinische Symptome des Biotinidasemangels

ZNS	Psychomotorische Retardierung, Lethargie, Ataxie, Muskelhypotonie, Krampfanfälle
Haut	Seborrhoische Dermatitis, Alopezie, Candidiasis
Augen	Keratokonjunktivitis, Optikusatrophie
Ohren	Schwerhörigkeit bis irreversibler Hörverlust
Lunge	Hyperventilation, Kußmaul-Atmung, Apnoe
Immunologie	Rezidivierende Infektionen

Biotinidasemangel (z. B. verursacht durch Darmsterilisation oder Aufnahme großer Mengen an rohem Eiweiß) ausgeschlossen werden.

Therapie Orale Substitution mit 5–10 mg Biotin täglich.

Prognose Bei frühzeitiger Diagnose und Therapie sehr gut.

7.6 Mitochondriale Erkrankungen

Definition Klinisch, biochemisch und genetisch heterogene Erkrankungen, die auf Störungen des mitochondrialen Energiestoffwechsels beruhen.

Ätiologie und Pathogenese Den mitochondrialen Erkrankungen (Mitochondriopathien, Atmungskettendefekte, erbliche Laktatazidosen) liegt ein breites Spektrum unterschiedlicher Vererbungsmodi zugrunde (Spontanmutationen, autosomal-rezessiv, autosomal-dominant, X-chromosomal oder maternal). Viele dieser Erkrankungen werden durch **nukleär codierte Defekte** verursacht; einigen liegen **primäre Defekte der mitochondrialen DNA (mtDNA)** zugrunde. Bei Letzteren ist es von Bedeutung, dass mtDNA ausschließlich maternal vererbt wird. Mütter von betroffenen Patienten können daher häufig Symptome wie Schwerhörigkeit oder auch neuroradiologische Veränderungen in allerdings geringer Ausprägung aufweisen. Defekte Mitochondrien werden in Abhängigkeit von vorliegenden Mutationen entweder zufällig auf die neuen Zellen verteilt oder positiv bzw. negativ selektioniert. Da der Anteil defekter Mitochondrien innerhalb und zwischen einzelnen Geweben daher oft unterschiedlich ist, kann dies wechselnde Symptome und unterschiedliche Krankheitsverläufe verursachen. Auch innerhalb einer Familie können sowohl Genotyp als auch Phänotyp völlig unterschiedlich sein. Das Wiederholungsrisiko einer maternal vererbten mitochondrialen Erkrankung kann bis zu 100 % betragen.

Bei mitochondrialen Erkrankungen sind Enzyme bzw. Komplexe gestört, die direkt an der Energiegewinnung durch oxidative Phosphorylierung beteiligt sind. Betroffen sind vor allem der **Pyruvatdehydrogenase-Komplex, der Citratzyklus, die Atmungskette und die ATP-Synthase.** Pathogenetisch bedeutsam ist der intrazelluläre Energiemangel, der vor allem energieabhängige Gewebe wie Gehirn, Skelettmuskel, Herz und Retina betrifft und u. a. eine Freisetzung bzw. Akkumulation von freien Radikalen verursacht. Der Nachweis von „ragged red fibers" im Muskelgewebe, die durch eine abnorme Proliferation von Mitochondrien entstehen, ist pathognomonisch, lässt sich jedoch besonders im Kindesalter nicht obligat führen.

Epidemiologie Die Inzidenz aller mitochondrialen Erkrankungen wird auf 1 : 3.000 bis 1 : 10.000 geschätzt.

Symptom Mitochondriale Erkrankungen können sich in jedem Lebensalter manifestieren. **Atmungskettendefekte** werden jedoch häufig innerhalb der ersten 5 Lebensjahre symptomatisch, während sich **Störungen der mtDNA** nur in ca. 5–10 % aller Fälle im Kindesalter und meist erst später im Jugendlichen- bzw. Erwachsenenalter manifestieren. Ein Charakteristikum der mitochondrialen Erkrankungen ist das Auftreten von multiplen Symptomen verschiedener Organsysteme (Multisystemerkrankung; ➤ Tab. 7.8).

In Analogie zur Variabilität der klinischen Symptome und des Manifestationsalters weisen die mitochondrialen Erkrankungen ein heterogenes Spektrum bezüglich Progressionsgeschwindigkeit und Prognose auf.

Einteilung Aufgrund der Vielschichtigkeit der klinischen Präsentationen und Überschneidungen der molekularen Grundlagen und Ursachen sind eine allgemein befriedigende klinische, biochemische und genetische Klassifikation und Gruppierung mitochondrialer Erkrankungen nicht möglich.

Diagnostik Laktat im Blut (im Tagesverlauf, mehrfach prä- und postprandial). **Erhöhte Konzentrationen von Laktat** sind der primäre Leitbefund mitochondrialer Erkrankungen. Daher sollte Laktat wiederholt im Blut (Norm < 2,1 mmol/l) und Liquor (Norm < 1,8 mmol/l) gemessen werden.

> Leitsymptom mitochondrialer Erkrankungen ist häufig eine Hyperlaktatämie. **Cave:** Normale Laktatwerte schließen eine mitochondriale Erkrankung jedoch nicht aus!

Tab. 7.8 Auswahl klinischer Symptome im Rahmen mitochondrialer Erkrankungen

Organsystem	Klinische Symptome
ZNS	Psychomotorische Retardierung, Verlust erworbener Fähigkeiten, schlaganfallähnliche Episoden, Migräne, zerebrale Krampfanfälle, Pyramidenbahnzeichen, extrapyramidale Zeichen, Ataxie u. a.
Muskulatur	Muskuläre Hypotonie/Hypertonie, progrediente externe Ophthalmoplegie, Ptosis, Belastungsintoleranz, Rhabdomyolyse
Hämatologisches System	Anämie, Neutropenie, Thrombopenie, Panzytopenie
Endokrinium	Kleinwuchs, Pubertas tarda, Diabetes mellitus, Diabetes insipidus
Herz	Kardiomyopathie, Reizleitungsstörungen
Nieren	Fanconi-Syndrom, fokal-segmentale Glomerulosklerose, interstitielle Nephritis, Niereninsuffizienz
Leber	Hepatopathie
Darm	Durchfall, Pseudoobstruktion
Pankreas	Exokrine Pankreasinsuffizienz
Auge	Katarakt, Retinopathie, Optikusatrophie
Ohr	Innenohrschwerhörigkeit, Taubheit

Zur weiteren **Labordiagnostik** zählen: Aminosäuren im Plasma, Pyruvat und Ketonkörper (nur in besonderen Fällen), ggf. Glukosebelastung mit Bestimmung von Laktat, Glukose, Säure-Basen-Status (nur bei zuvor normalen Laktatwerten). **Neuroradiologische Untersuchungen** des Gehirns (z. B. MRT, ggf. MR-Spektroskopie, CT). **Muskelbiopsie** (Histologie, Elektronenmikroskopie, Enzymhistochemie, Immunhistochemie, Messung der Enzymaktivitäten, wenn möglich in frischem Gewebe). Molekulargenetik (Kandidatengen- oder Exom- bzw. Genomsequenzierung).

Therapie Die Therapiemöglichkeiten von mitochondrialen Erkrankungen sind begrenzt. Nur für wenige und seltene Defekte existiert eine spezifische Therapie (z. B. primärer Coenzym-Q_{10}-Biosynthesedefekte oder Störungen im Thiaminstoffwechsel). In sehr vielen Fällen ist nur eine symptomatische Therapie möglich. Dazu gehören u. a.:

- Allgemeine Maßnahmen: ausreichende Zufuhr von Flüssigkeit, Energie und Elektrolyten mit mäßiger Zufuhr von Glukose, zusätzlich Gabe von Fett, konsequente Antipyrese, Vermeidung von Medikamenten, welche die Atmungskette hemmen (z. B. Valproat)
- Azidosebehandlung: Na-Bikarbonat; bei hohem Natrium: THAM-Puffer; Ultima Ratio: Dichloroacetat (senkt die Laktatwerte, jedoch fraglicher klinischer Nutzen), Dialyse
- Therapieversuche zur Beeinflussung des Intermediärstoffwechsels, z. B. mittels Coenzym Q_{10}, Idebenon, Thiamin, Riboflavin, L-Carnitin und Kreatin
- Ketogene Diät: kann z. B. bei Defekten der Pyruvatdehydrogenase versuchsweise in Abwägung der Schwere des Krankheitsverlaufs zeitlich limitiert evaluiert werden

Bei Defekten der Pyruvatdehydrogenase und der Atmungskette kann es durch Zufuhr größerer Mengen an Glukose zu krisenhaften Verschlechterungen kommen!

Prognose Diese ist u. a. abhängig vom Manifestationsalter, Ausprägungsgrad der klinischen Symptomatik und Progressionsgrad. Häufig ist die Symptomatik rasch progredient. Das klinische Erscheinungsbild ist sehr variabel. Selbst innerhalb einer Familie mit gleichem Genotyp kann die Krankheit, speziell im Kindesalter, sehr unterschiedlich verlaufen. Daher ist die individuelle Prognose kaum vorhersehbar. Für jeden Patienten ist ein individuelles Betreuungsregime zu planen und in regelmäßigen Beratungsgesprächen mit den Eltern das weitere Vorgehen bzw. die Einschätzung neu zu erörtern.

7.7 Störungen des Transports und der Oxidation von Fettsäuren

Definition Es handelt sich um Enzym- bzw. Transporterdefekte, die mit einer Verminderung des Abbaus kurz-, mittel- oder langkettiger Fettsäuren einhergehen.

Ätiologie und Pathogenese Sämtliche Defekte werden autosomal-rezessiv vererbt. Durch den jeweiligen Defekt stauen sich charakteristische Stoffwechselzwischenprodukte in den Zellen und im Blut an, die **toxische Wirkungen auf die Funktion von Gehirn, Muskulatur und Leber** haben. Darüber hinaus ist die Energiegewinnung aus Fettsäuren gestört, was sich vor allem während längerer Fastenperioden oder starker körperlicher Beanspruchung bemerkbar macht.

Einteilung ➤ Tab. 7.9

Symptome Störungen des Transports und der Oxidation von Fettsäuren sind durch eine große klinische Variabilität gekennzeichnet. Während kataboler Zustände (z. B. verlängerte Fastenperioden, Infektionen, Operationen) kann es vor allem im Säuglingsalter zu typischen **hypoketotisch-hypoglykämischen komatösen Episoden, Leberfunktionsstörungen** und (milder) **Hyperammonämie** kommen. Speziell bei Störungen der Oxidation von langkettigen Fettsäuren können sich eine schwere neonatale **Laktatazidose, Kardiomyopathie** und **Hepatopathie** entwickeln. Milde Störungen können sich auf die Skelettmuskulatur beschränken und im Jugend- bzw. Erwachsenenalter zu chronischer Muskelschwäche, Schmerzen oder rezidivierender Rhabdomyolyse bzw. Kardiomyopathie führen.

Diagnostik Die Primärdiagnostik von Störungen der Fettsäurenoxidation stellt heute die **Bestimmung von freiem Carnitin und Acylcarnitinen im Plasma mit der Tandem-Massenspektrometrie** dar (Neugeborenenscreening aus Trockenblut). Diese Methode gibt in vielen Fällen bereits wichtige Hinweise auf das Vorliegen der Erkrankung. Die Diagnosesicherung erfolgt in der Regel durch molekulargenetische Untersuchungen.

Therapie und Prognose Fettsäurenoxidationsstörungen weisen durch die krisenhafte Entwicklung eines fasteninduzierten Komas ein hohes Mortalitäts- und Morbiditätsrisiko auf. Bei frühzeitiger Diagnose und Therapie besteht andererseits für die meisten Erkrankungen eine gute Prognose. Ausgenommen davon sind sehr schwer verlaufende Defekte der langkettigen Fettsäurenoxidation, bei denen die sich entwickelnde Kardiomyopathie häufig die Lebenserwartung limitiert. Die Therapie zielt darauf ab, fasteninduzierte Stresszustände durch eine angepasste Ernährung zu vermeiden. Fastenintervalle sollten je nach Lebensalter ca. 12 h nicht überschreiten. Insbesondere bei interkurrenten Infektionen, banalen Erkrankungen oder auch nach Operationen kann eine **kontinuierliche kohlenhydratreiche Sondenernährung** indiziert sein. **Metabolische Entgleisungen** erfordern eine sofortige Infusion von Glukose, wobei ein Glukosespiegel > 5,5 mmol/l anzustreben ist. Eine **hoch dosierte Substitution mit L-Carnitin** (100 mg/kg KG) ist für Kinder mit primärem systemischem Carnitinmangel lebensrettend (Arrhythmien), während ihr Erfolg bei anderen Fettsäurenoxidationsstörungen mit sekundärem Carnitinmangel kontrovers diskutiert wird. Eine Lipidinfusion muss vermieden werden. Bei gesicherten Störungen der Oxidation langkettiger Fettsäuren können **mittelkettige Triglyzeride** (MCT) verabreicht werden.

Beispielhaft wird nachfolgend der Medium-Chain-Acyl-CoA-Dehydrogenase-Mangel ausführlicher besprochen.

Tab. 7.9 Einteilung der Störungen des Transports und der Oxidation von Fettsäuren

Störungen des Carnitinzyklus	Carnitintransportermangel (primärer Carnitinmangel)
	Carnitin-Palmitoyl-Transferase-I-Mangel (CPT1-Mangel)
	Carnitin/Acylcarnitin-Translocase-Mangel (CACT-Mangel)
	Carnitin-Palmitoyl-Transferase-II-Mangel (CPT2-Mangel)
Störungen der mitochondrialen β-Oxidation von Fettsäuren	Short-Chain-Acyl-CoA-Dehydrogenase-Mangel (SCAD-Mangel)
	Medium-Chain-Acyl-CoA-Dehydrogenase-Mangel (MCAD-Mangel)
	Very-Long-Chain-Acyl-CoA-Dehydrogenase-Mangel (VLCAD-Mangel)
	Long-Chain-3-Hydroxy-Acyl-CoA-Dehydrogenase-Mangel (LCHAD-Mangel), Defekt des mitochondrialen trifunktionalen Proteins (mTFP)
	Short-Chain-Hydroxy-Acyl-CoA-Dehydrogenase-Mangel (SCHAD-Mangel)
	Multipler Acyl-CoA-Dehydrogenase-Mangel (MADD-Mangel) bzw. Glutarazidurie Typ II (GA II)

Medium-Chain-Acyl-CoA-Dehydrogenase-Mangel

Definition Ursächlich ist ein Mangel an Medium-Chain-Acyl-CoA-Dehydrogenase (MCAD).

Ätiologie Verminderte Oxidation von mittelkettigen Fettsäuren aufgrund einer Mutation im *ACADM*-Gen. Es kann bei längeren Nüchternperioden und / oder im Rahmen von Infektionen oder Operationen zu krisenhaften hypoketotischen Hypoglykämien kommen.

Epidemiologie Es handelt sich um den **häufigsten Defekt der β-Oxidation.** Dieser tritt in europäischen und nordamerikanischen Ländern infolge von „Founder"-Effekten in unterschiedlicher Frequenz auf (Inzidenz bis 1 : 6.000). Mit bis zu 90 % ist die Mutation p.K304E in der kaukasischen Bevölkerung am häufigsten.

> Der MCAD-Mangel ist der häufigste angeborene Defekt der Oxidation von Fettsäuren.

Symptome Manifestationsalter in der Regel zwischen 4 Monaten und 3 Jahren. Vereinzelt auch spätere Manifestationen möglich. Klinisch steht die **hepatische Störung der Ketogenese** im Vordergrund, charakterisiert durch **Intoleranz gegenüber Fasten und Erbrechen.** Es kann zu Hypoglykämie, Krampfanfällen, Koma und Herzstillstand kommen. Entgleisungen verlaufen oft foudroyant, z. T. im Rahmen von banalen Erkrankungen oder nach Operationen. Es existiert eine milde Variante mit fraglicher klinischer Bedeutung.

Diagnostik Charakteristisches Acylcarnitinprofil im Plasma. Nachweis im erweiterten Neugeborenenscreening möglich. Molekulargenetik, ggf. Enzymatik.

Therapie Vermeiden von Fastenperioden. Carnitingabe evtl. nur bei nachgewiesenem Mangel. Hoch dosierte Glukoseinfusion als Notfalltherapie.

Prognose Bei frühzeitiger Diagnose sehr gut; im Rahmen einer ersten Krise, bei zuvor nicht bekannter Erkrankung, in bis zu 25 % der Fälle letaler Verlauf bzw. oft Residualschäden.

7.8 Lysosomale Stoffwechselerkrankungen

Definition Genetische Defekte lysosomaler Enzyme.

Epidemiologie Die Gesamtinzidenz beträgt ca. 1 : 7.500.

Ätiologie und Pathogenese Lysosomen dienen dem **intrazellulären Abbau von kleinen bis sehr großen Substraten.** Genetische Defekte, die eine Funktionseinschränkung von lysosomalen Enzymen verursachen, führen zur intralysosomalen Akkumulation von unvollständig abgebauten Substraten und zu einer Funktionsstörung betroffener Zellsysteme (z. B. Bindegewebe, Leber, Milz, Knorpel, Knochen, Nervensystem). Durch die z. T. massive Substratspeicherung kommt es zum „Anschwellen" von Zellen und damit auch von ganzen Organen bzw. Geweben.

7.8.1 Mukopolysaccharidosen

Definition Angeborene Störungen im Abbau von Glykosaminoglykanen (GAG, früher als Mukopolysaccharide bezeichnet).

Ätiologie und Pathogenese Alle **Mukopolysaccharidosen (MPS)** werden autosomal-rezessiv vererbt (Ausnahme: MPS Typ II Hunter: X-chromosomal). Die resultierenden lysosomalen Enzymdefekte führen zu einem unvollständigen Abbau und zur Speicherung von sauren Mukopolysacchariden in mesenchymalen, viszeralen und neuralen Geweben.

Epidemiologie Die Inzidenz des MPS-Typs I (Hurler), der schwersten Form der Mukopolysaccharidosen, beträgt etwa 1 : 100.000. In Deutschland ist der Typ III mit einer geschätzten Inzidenz von 1 : 60.000 am häufigsten.

Symptome Betroffene Kinder sind bei Geburt meist unauffällig. Die Symptome können bei den unterschiedlichen Formen sehr ähnlich sein.
Typische Symptome von Mukopolysaccharidosen können sein:

- Skelettdeformitäten
- Gelenkkontrakturen
- Vergröberte Fazies
- Makroglossie
- Gingivahyperplasie
- Skelettale Entwicklungsstörungen (Dysostosis multiplex)
- Kontrakturen
- Hepato(spleno)megalie
- Progrediente psychomotorische Retardierung
- Verlust erworbener Fähigkeiten
- Hornhauttrübung
- Taubheit
- Hernien
- Rezidivierende Atemwegsinfekte
- Psychische Alterationen, Verhaltensstörungen, Demenz (MPS Typ III)

Alle Mukopolysaccharidosen werden autosomal-rezessiv vererbt. Ausnahme: MPS Typ II (Hunter): X-chromosomal.

Diagnostik GAG-Ausscheidung im Urin, GAG-Elektrophorese, Molekulargenetik.

C A V E
Globale Suchtests (GAG-Ausscheidung im Urin) fallen bei MPS Typ III und IV nicht immer positiv aus. Bei klinischem Verdacht muss weitere Diagnostik erfolgen.

Therapie Für MPS Typ I (Laronidase), II (Idursulfase), IV A (Elosulfase alfa) und VI (Galsulfase) steht eine intravenöse Enzymersatztherapie zur Verfügung, die keinen Einfluss auf zerebrale Symptome hat. Bei jungen Kindern mit MPS Typ I sollte vor Ausprägung schwerer neurologischer Symptome eine Stammzelltransplantation erwogen werden.

Prognose Abhängig vom Typ und bei den entsprechenden MPS-Typen vom Zeitpunkt des Beginns einer Enzymersatztherapie.

7.8.2 Oligosaccharidosen

Definition Gestörter Abbau von Oligosacchariden.

Ätiologie Autosomal-rezessiv vererbte Defekte mit Störung des Glykoproteinstoffwechsels.

Symptome Zu klinischen Symptomen gehören insbesondere eine psychomotorische Retardierung und neurologische Symptome sowie z. T. Dysostosis multiplex.

Diagnostik Oligosaccharide im Urin, Enzymdiagnostik (Leukozyten, Fibroblasten), Molekulargenetik.

Therapie Symptomatisch. Enzymersatztherapie für α-Mannosidose (Velmanase alfa) zur Behandlung nichtneurologischer Manifestationen bei leichter bis mittelschwerer Form.

Prognose Je nach dem Schweregrad der zugrunde liegenden Mutation sehr variabel.

7.8.3 Sphingolipidosen

Definition Gruppe von lysosomalen Speicherkrankheiten mit intrazellulärer Akkumulation von Glykolipiden aufgrund eines genetisch bedingten Enzymdefekts.

Ätiologie und Pathogenese Alle Sphingolipidosen werden autosomal-rezessiv vererbt (Ausnahme: Morbus Fabry: X-chromosomal). Da Sphingolipide vor allem im Nervengewebe vorkommen, zeigen sich primär Symptome im peripheren und zentralen Nervensystem. Darüber hinaus werden Sphingolipide häufig im retikuloendothelialen System und in anderen Organen gespeichert.

Morbus Gaucher

Definition Defekt der Glukozerebrosidase.

Symptome und Einteilung Zu unterscheiden sind eine nicht neuronopathische (viszerale) und zwei neuronopathische Verlaufsformen. Bei Patienten mit Morbus Gaucher besteht ein erhöhtes Risiko für das Auftreten maligner hämatologischer Erkrankungen.

Diagnostik Aktivität der sauren Phosphatase, des Angiotensin-Converting-Enzyms (ACE) und der Chitotriosidase im Serum erhöht (gleichzeitig Therapiemarker), Nachweis von „Gaucher"-Zellen

(Makrophagen mit Glukozerebrosidspeicherung) im Knochenmark, Molekulargenetik.

Therapie **Enzymersatztherapie** (Imiglucerase, Velaglucerase alpha, regelmäßige i. v. Infusionen, bei Typ II nicht wirksam). Darunter kommt es zu einer Besserung der Leistungsfähigkeit und der Knochenschmerzen. Längerfristig können sich auch die Hepatosplenomegalie und die hämatologischen Veränderungen zurückbilden. **Substratreduktionstherapie** für Typ I und ab 18 Jahre zugelassen (Eliglustat bzw. Miglustat, Letzteres nur zur Sekundärtherapie), **Splenektomie** bei mechanischen Problemen.

Prognose Abhängig von Typ und Therapiebeginn.

Morbus Niemann-Pick Typ A und B

Definition Defekt der Sphingomyelinase.

Ätiologie und Pathogenese Der Enzymdefekt führt zur Speicherung von Sphingomyelin in Lysosomen von Leber, Milz, Knochenmark und Gehirn.

Symptome Unterschieden werden zwei Formen:
- **Typ A:** Beginn in den ersten Lebensmonaten mit Trinkschwäche und Dystrophie. Hepatosplenomegalie, neurologischer Abbau im 2. Lebensjahr mit Verlust des sozialen Kontakts, Spastik, Blindheit und Taubheit, kirschroter Makulafleck in ca. 50 %, Tod meist innerhalb weniger Jahre
- **Typ B:** milderer Verlauf mit Hepatomegalie und Lungenbeteiligung (Infiltrate). Radiologisch interstitielle Zeichnungsvermehrung. Normale Intelligenz

Diagnostik Schaumzellen („Niemann-Pick"-Zellen = lipidspeichernde RES-Zellen, Sea-blue-Histiozytose) im Knochenmark, Enzymatik (Fibroblasten), Molekulargenetik.

Therapie Symptomatisch. Eine Enzymersatztherapie für Typ B wird in klinischen Studien untersucht.

Prognose Abhängig vom Typ. Typ A: Tod meist innerhalb von 2–5 Jahren, Typ B: Lebenserwartung nicht erheblich eingeschränkt.

Morbus Fabry

Definition Defekt der α-Galaktosidase A (= Keramidtrihexosidase).

Ätiologie und Pathogenese Der Enzymdefekt führt zur Akkumulation von Keramidtrihexosid, einem Glykosphingolipid, im Endothel von Gefäßen, Zellen der glatten Muskulatur und Epithelien von Organen, vornehmlich der Niere.

Symptome Trotz des X-chromosomalen Erbgangs und damit vornehmlich männlicher Betroffener können klinische Symptome auch bei weiblichen Konduktorinnen auftreten. Manifestation bereits in der Kindheit mit **anfallsartigen Schmerzen und Parästhesien** in den Extremitäten, die durch Kälte und Wärme verstärkt werden. Im weiteren Verlauf treten verschiedenste, anscheinend nicht zusammenhängende Symptome auf, z. B. die typischen **Angiokeratome und Angiektasien** an den verschiedensten Körperstellen sowie eine Hydrohidrose (gestörte Regulation der Schweißbildung). Häufig finden sich auch **Augenveränderungen** (Cornea verticillata, geschlängelte Gefäße in Retina und Konjunktiva, Katarakte) und **kardiale Symptome** (Klappeninsuffizienz und Erregungsüberleitungsstörungen). Meist kommt es in der 3.–4. Lebensdekade zur chronischen Niereninsuffizienz mit Nierenversagen. Betroffene sind normal intelligent!

Diagnostik Enzymatik (Leukozyten, Fibroblasten), Molekulargenetik.

Therapie Enzymersatztherapie (Agalsidase alpha bzw. beta). Diese führt zur Verbesserung der Nierenfunktion, der kardialen Funktionen und der Intensität sowie geringerer Frequenz der Schmerzkrisen. Der Morbus Fabry ist die erste lysosomale Speicherkrankheit, für die eine Chaperontherapie zugelassen wurde (Migalastat, Wirksamkeit abhängig vom Genotyp, zugelassen ab 16 Jahre).

Prognose Abhängig vom Diagnosezeitpunkt und Zeitpunkt des Beginns der Enzymersatztherapie.

> Bei anfallsartigen Schmerzen und Parästhesien in den Extremitäten im Schulalter ist ein Morbus Fabry auszuschließen.

7.8.4 Mukolipidosen

Mukolipidosen vereinigen die Merkmale der Erkrankungen aus der Gruppe der Mukopolysaccharidosen und Sphingolipidosen. Als **Mukolipidose Typ I** wurde früher die Sialidose bezeichnet. Bei den klassischen Typen der **Mukolipidose Typ II (I-Zell-Krankheit) und Typ III (Pseudo-Hurler-Dystrophie)** findet sich ein Mangel mehrerer lysosomaler Enzyme. Die Symptome ähneln der MPS Typ I (Hurler), z. T. sind auch mildere Verläufe (Typ III) möglich. Beim **Typ IV** steht eine progrediente psychomotorische Retardierung mit Hornhauttrübung im Vordergrund. Die Diagnostik erfolgt enzymatisch bzw. molekulargenetisch, die Behandlung im Wesentlichen symptomatisch.

7.9 Peroxisomale Stoffwechselerkrankungen

Definition Gruppe von genetisch determinierten Erkrankungen, die entweder durch eine Entwicklungsstörung von Peroxisomen oder durch isolierte Defekte peroxisomaler Stoffwechselwege gekennzeichnet sind.

Epidemiologie Die geschätzte Inzidenz der einzelnen Erkrankungen liegt zwischen 1 : 25.000 für die X-chromosomale Adrenoleukodystrophie und ca. 1 : 100.000 für das Zellweger-Syndrom.

Ätiologie und Pathogenese Peroxisomen kommen mit Ausnahme von reifen Erythrozyten in allen Zellen vor. Wichtige peroxisomale Funktionen sind u. a. die **β-Oxidation von überlangkettigen Fettsäuren,** der **Abbau von Gallensäuren und Eicosanoiden** sowie die **Synthese von Plasmalogenen und Cholesterin.** Viele sauerstoffabhängige Reaktionen laufen zum Schutz der Zelle gegen Sauerstoffradikale in den Peroxisomen ab. Dabei entstehendes H_2O_2 wird mittels Katalase abgebaut. Verschiedene Peroxine, die von *PEX*-Genen codiert werden, sind für die Peroxisomenbildung und den Membrantransfer notwendig. Genetisch bedingte Defekte führen zu verschiedenen peroxisomalen Stoffwechselerkrankungen.

7.9.1 Peroxisomenbiogenesedefekte (Entwicklungsstörungen von Peroxisomen)

Ätiologie und Pathogenese Der **Import peroxisomaler Proteine vom Zytoplasma in die peroxisomale Matrix** ist gestört. Erbliche Fehler in einzelnen Peroxinen, d. h. in Proteinen, die bei der Bildung funktionierender Peroxisomen zusammenwirken, führen zu schweren Störungen der peroxisomalen Biogenese.

Diagnostik Überlangkettige Fettsäuren im Plasma erhöht, gestörte Plasmalogenbiosynthese (Erythrozyten), Konzentration an Phytansäure im Plasma erhöht (z. B. beim Morbus Refsum), erhöhte Gallensäuremetaboliten, Enzymatik, Molekulargenetik.

Zellweger-Syndrom (zerebrohepatorenales Syndrom)

Symptome Es handelt sich um die **schwerste Form** eines Peroxisomenbiogenesedefekts. Charakteristisch bei betroffenen Kindern ist eine **kraniofaziale Dysmorphie** (hohe Stirn, Hypertelorismus, eingesunkene Nasenwurzel und Epikanthus). Häufig finden sich **Augenanomalien** (u. a. Retinitis pigmentosa, Katarakt, Glaukom, Hornhauttrübung). Zu den meist **schweren neurologischen Funktionsstörungen** gehören muskuläre Hypotonie („floppy infant"), Trinkschwäche, Epilepsie, Enzephalopathie und psychomotorische Retardierung. Zudem treten häufig eine vorzeitige Patellaverkalkung, hepatointestinale Dysfunktion mit neonataler Hepatitis, Hepatomegalie, Cholestase sowie Zirrhose auf. Zum Teil finden sich kleinere Nierenzysten.

Therapie Eine wirksame Therapie steht nicht zur Verfügung.

Prognose Die meisten Patienten versterben im frühen Säuglingsalter.

7.9.2 Isolierte Defekte peroxisomaler Stoffwechselwege

X-chromosomale Adrenoleukodystrophie

Ätiologie und Pathogenese Ursache ist ein Defekt des **peroxisomalen ABC-Transporters ABCD1,** der zu einer Akkumulation überlangkettiger Fettsäuren, entzündlicher Demyelinisierung des ZNS, peripherer Neuropathie und adrenaler bzw. testikulärer Insuffizienz führt.

Symptome Etwa 50 % aller betroffenen Jungen zeigen die **kindlich-zerebrale Form (zerebrale Adrenoleukodystrophie).** Dabei handelt es sich um die schwerste klinische Verlaufsform mit rasch progredienter neurologischer Symptomatik. Diese beginnt bei Jungen meist im Alter von 4–10 Jahren mit Verhaltensstörungen, mentalem Abbau, NNR-Insuffizienz, Sehstörung, Taubheit und Leukodystrophie. Meist kommt es innerhalb von 2–4 Jahren zu Dezerebration und baldigem Tod. Junge Männer und mehr als die Hälfte der heterozygoten Frauen entwickeln etwa **in der 3. Lebensdekade** Symptome der Adrenomyeloneuropathie mit spastischer Paraparese der Beine, Sphinkterstörungen, gemischt demyelinisierender und axonaler peripherer Neuropathie und Nebenniereninsuffizienz. Bei ca. 10 % aller Patienten findet sich als einzige Manifestation eine isolierte NNR-Insuffizienz.

Diagnostik Erhöhte Konzentration an überlangkettigen Fettsäuren im Plasma (nicht immer bei Mädchen), Nachweis von zerebralen Demyelinisierungsherden im MRT, Molekulargenetik.

Therapie Eine **frühzeitige Knochenmarktransplantation** im Anfangsstadium der neurologischen Symptomatik kann zur Heilung führen. Hydrokortison bei Nebenniereninsuffizienz.

Prognose Diese ist abhängig von der klinischen Verlaufsform. Ein frühzeitiger Beginn im Kleinkindesalter verläuft meist letal. Eine Manifestation im Erwachsenenalter hat eine bessere Prognose.

7.10 Kongenitale Glykosylierungsstörungen (CDG)

Definition Es handelt sich um eine in ihrer Bedeutung rasch **wachsende Gruppe von Stoffwechselerkrankungen,** die durch genetische Defekte verschiedenster Schritte der Glykoprotein-Biosynthese gekennzeichnet ist.

Ätiologie und Pathogenese Alle bisher bekannten CDG-Typen werden **autosomal-rezessiv vererbt.** Beim Vorgang der Glykosylierung wird das native Protein (z. B. Membranproteine, Transportproteine, Hormone, Gerinnungsfaktoren, Enzyme u. a.) mit Kohlenhydratseitenketten ausgestattet. Dies wird als posttranslationale Modifikation bezeichnet und verleiht dem Protein erst seine endgültige Funktionalität. Man unterscheidet den Prozess der O-Glykosylierung von der N-Glykosylierung.

Symptome Kongenitale Glykosylierungsstörungen führen zu einem breiten Spektrum von klinischen Symptomen, zu vielfältigen Erkrankungsmanifestationen, häufig mit Multiorganbeteiligung, und insbesondere zu neurologischen Symptomen:
- Entwicklungsverzögerung
- Krampfanfälle, therapieresistente Epilepsie
- Muskuläre Hypotonie
- Lebererkrankung unklarer Ursache
- Gedeihstörung
- Ataxie, zerebelläre Hypoplasie
- Augenmotilitätsstörung
- Abnorme Fettverteilung
- Kardiomyopathie
- „Protein-losing enteropathy" (Proteinverlustenteropathie)
- Nephrotisches Syndrom
- Immundefekt
- Unklare Multisystemerkrankung
- „Inverted nipples" (eingezogene Brustwarzen)
- Gerinnungsstörungen (Thrombose, Hämophilie)

Diagnostik Der Glykosylierungsstatus wird primär über die **isoelektrische Fokussierung (IEF) von Transferrin** untersucht, die bei Störungen der N-Glykosylierung auffällig ist. Eine Sicherung der Diagnose kann molekulargenetisch erfolgen.

Therapie Mit Ausnahme von MPI-CDG (Mannose-Gabe), SLC35C1-CDG (L-Fucose-Gabe), PGM1-CDG (Galaktose-Gabe) und PIGM-CDG (Natrium-Phenylbutyrat-Gabe) ist bisher für keinen der CDG-Typen eine wirksame Therapie bekannt.

Prognose Sie ist in erheblichem Maß vom zugrunde liegenden CDG-Typ abhängig. In der Regel kommt es bei neurologischer Beteiligung zu keiner Besserung.

7.11 Störungen der Sterolsynthese

Definition Angeborene Störung der Synthese von Sterolen.

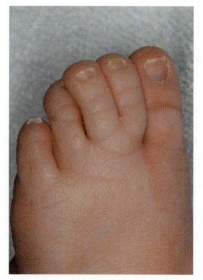

Abb. 7.4 Syndaktylie der Zehen 2 und 3 bei einem Neugeborenen mit Smith-Lemli-Opitz-Syndrom [M552]

Ätiologie und Pathogenese Monogene Erbkrankheiten führen zu defekten Enzymen mit entscheidenden Funktionen in der **Biosynthese von Cholesterin**. Defekte im Sterolstoffwechsel führen meist zu **embryofetalen Fehlbildungssyndromen**. Die Vererbung erfolgt in der Regel autosomal-rezessiv (Ausnahme: CHILD-Syndrom: X-chromosomal).

Epidemiologie Die meisten Enzymdefekte der Sterolsynthese sind selten. Das Smith-Lemli-Opitz-(SLO)-Syndrom zählt jedoch mit einer Inzidenz von ca. 1 : 20.000 zu den häufigen angeborenen Erkrankungen.

Smith-Lemli-Opitz(SLO-) Syndrom

Ätiologie und Pathogenese Ursächlich ist ein Mangel an 7-Dehydrocholesterol-Reduktase (DHCR7), eine Störung des letzten Schritts der Cholesterinbiosynthese (Umwandlung von 7-Dehydrocholesterol in Cholesterin).

Symptome Charakteristisch sind in Abhängigkeit vom Schweregrad zahlreiche Fehlbildungen, z. B. kraniofaziale Dysmorphien (u. a. Mikrozephalie, zeltförmiger Mund, Ptosis), Syndaktylie der Zehen 2/3 (nahezu obligat, ➤ Abb. 7.4), Organfehlbildungen von Niere, Herz, Magen-Darm-Trakt, Mittellinienfehlbildungen bis zur Holoprosenzephalie, Genitalfehlbildungen (bei Jungen), NNR-Insuffizienz (meist kompensiert). Zu den weiteren charakteristischen klinischen Symptomen zählen psychomotorische Retardierung, Verhaltensstörungen, Ernährungsprobleme und Gedeihstörung.

Diagnostik 7- und 8-Dehydrocholesterol im Plasma erhöht. Molekulargenetik.

Therapie Ursächlich nicht heilbar. Orale Zufuhr von hohen Mengen an Cholesterin, ggf. Statine (HMG-CoA-Reduktase-Hemmer).

Prognose Abhängig vom Schweregrad der Erkrankung. Abort bzw. Totgeburt möglich bis hin zu einer normalen Lebenserwartung.

7.12 Störungen des Harnsäurestoffwechsels

Definition Angeborene Enzymdefekte der Purinsynthese.

Ätiologie und Pathogenese Die Purinbiosynthese umfasst einen komplexen Stoffwechselweg, der über Inosinmonophosphat zu Adenosin- oder

Guanosinmonophosphat führt. Purine werden über Hypoxanthin und Xanthin zu Harnsäure abgebaut. Defekte der beteiligten Enzyme führen zu Störungen des Harnsäurestoffwechsels.

Epidemiologie Die meisten Störungen des Harnsäurestoffwechsels sind selten. Das Lesch-Nyhan-Syndrom hat eine geschätzte Inzidenz von etwa 1 : 300.000.

Lesch-Nyhan-Syndrom

Definition und Pathogenese Defekt der Guanin-Hypoxanthin-Phosphoribosyl-Transferase. Die Vererbung erfolgt **X-chromosomal**. Es kommt zu einer vermehrten Harnsäuresynthese.

Symptome Es sind nur **männliche Patienten** betroffen. Manifestationsalter ist meist vor dem 1. Lebensjahr mit psychomotorischer Retardierung, muskulärer Hypotonie, Dystonie, Choreoathetose, Spastik, Epilepsie, Aggressivität und vor allem Selbstverstümmelungstendenzen. Im weiteren Verlauf treten Harnsäuresteine auf, die zur Gichtarthritis und Nephropathie bis hin zur Niereninsuffizienz führen.

Diagnostik Erhöhte Harnsäurekonzentration im Serum, vermehrte Harnsäureausscheidung im Urin (ideal Morgenurin, Quotient Harnsäure / Kreatinin erhöht), Molekulargenetik.

Therapie Allopurinol (Hemmung der Xanthinoxidase) kann die Gelenk- und Nierenveränderungen verbessern. Reichlich Flüssigkeitszufuhr, purinarme Diät und Alkalisierung des Urins. Dies alles kann jedoch die zerebralen Symptome nicht beeinflussen.

Prognose Bei schwerer Verlaufsform schlecht, da progrediente Verschlechterung.

7.13 Störungen des Lipoproteinstoffwechsels

7.13.1 Primäre Hyperlipoproteinämien

Genetisch bedingte Fettstoffwechseldefekte mit pathologischer Erhöhung einer oder mehrerer Serumlipid- oder / und Lipoproteinkonzentrationen.

Familiäre Hypercholesterinämie

Definition Angeborene Störung im Lipidstoffwechsel mit ausgeprägter Erhöhung von LDL-Cholesterin.

Pathogenese Am häufigsten liegen Mutationen im LDL-Rezeptor-Gen vor. Dadurch wird LDL nicht in die Leberzelle aufgenommen. Durch den verminderten intrazellulären LDL-Abbau kommt es durch das Fehlen der Feedbackhemmung des Schrittmacherenzyms der Cholesterinsynthese (HMG-CoA-Reduktase) zu einer **vermehrten endogenen Cholesterinsynthese**.

Epidemiologie Die Heterozygotenfrequenz beträgt ca. 1 : 500, die Homozygotenfrequenz bis zu 1 : 1.000.000.

Symptome **Bei Heterozygoten (häufig, stark unterdiagnostiziert, frühzeitige Diagnosestellung wichtig):** frühzeitige Atherosklerose, erhöhtes KHK-Risiko, familiäre Infarkthäufung, Apoplex, Xanthome, Xanthelasmen, Arcus lipoides, KHK meist erst ab 5. Lebensdekade. **Bei Homozygoten** (sehr selten): schwerste Atherosklerose ab Kleinkindalter, Xanthome, Xanthelasmen, Arcus lipoides. Herzinfarkte und Tod häufig bereits vor dem 20. Lebensjahr.

Diagnostik Positive Familienanamnese (z. B. Herzinfarkte oder Apoplex der Eltern). Erhöhtes Cholesterin (bei Heterozygoten ca. 300 mg / dl mit LDL-Werten > 200 mg / dl; bei Homozygoten häufig > 600 mg / dl) bei normalen Triglyzeriden, HDL erniedrigt; Molekulargenetik.

Differenzialdiagnose Differenzialdiagnostisch müssen sekundäre Formen bzw. mögliche Grunderkrankungen (z. B. Diabetes mellitus, Lebererkrankungen, Glykogenose Typ I, Hypothyreose, nephrotisches Syndrom) ausgeschlossen werden.

Therapie **Ernährungsberatung** durch qualifizierte Fachkraft (ab 2. Lj.). **Diät:** cholesterin- (< 200–300 mg / d) und fettarme (< 30 % der tägliche Energiezufuhr) Diät. Hoher Anteil an mehrfach ungesättigten Fettsäuren und wenig tierische Fette. Vermehrte Zufuhr von Ballaststoffen und Fischöl. Anteil an gesättigten und transisomeren Fettsäuren (< 10 % der Energie), ca. 7–10 % der Energiezufuhr durch mehrfach ungesättigte Fettsäuren. Günstig: Raps- und Olivenöl. Pflanzliche Sterine und Stannole können ab dem Alter von 6 Jahren eingesetzt werden. Diätetisch ist bei optimaler Durchführung eine Reduktion des LDL-Cholesterins um bis zu ca. 15 % möglich. Kinder < 10 Jahre sollten nur beim Vorliegen einer schweren Hyperlipidämie oder schwerwiegender weiterer Risikofaktoren medikamentös behandelt werden. Falls notwendig: **Gabe von Medikamenten,** z. B. HMG-CoA-Reduktase-Inhibitoren (Statine), Ezetimib (selektive Hemmung der intestinalen Cholesterinaufnahme). Anionenaustauscherharze werden kaum noch eingesetzt. Bei homozygoten Patienten (LDL-Cholesterinspiegel z. T. > 1.000 mg / dl) muss eine regelmäßige (1- bis 2-wöchentliche) LDL-Apherese erfolgen. PCSK9-Inhibitoren zugelassen ab 12 Jahren.

> Bei familiärer Hypercholesterinämie muss differenzialdiagnostisch immer eine Grunderkrankung ausgeschlossen werden.

Familiäre Hypertriglyzeridämie

Definition Autosomal-dominant vererbte Fettstoffwechselstörung mit Vermehrung von VLDL und Triglyzeriden.

Epidemiologie Die Inzidenz beträgt ca. 1 : 500.

Symptome Häufig asymptomatisch und mit Adipositas und Insulinresistenz assoziiert. In über 80 % der Fälle tritt die Hypertriglyzeridämie erst in der 3. Lebensdekade auf.

Diagnostik Triglyzeride erhöht (bis zu 500 mg / dl), VLDL vermehrt, HDL erniedrigt.

Therapie Gewichtsabnahme, fettarme Diät, bevorzugt lang wirksame Kohlenhydrate, vermehrte körperliche Aktivität.

Familiäre kombinierte Hyperlipidämie

Definition Autosomal-dominante Erkrankung des Lipoproteinstoffwechsels, die zu unterschiedlichen Typen der Hyperlipoproteinämie führt.

Epidemiologie Es handelt sich mit einer Inzidenz von bis zu 1 : 200 um eine der häufigsten genetisch bedingten Erkrankungen des Lipoproteinstoffwechsels.

Symptome und Diagnostik Zu **jeweils ein Drittel aller Fälle** finden sich Hypertriglyzeridämie (VLDL), Hypercholesterinämie (LDL) sowie Hypertriglyzeridämie (VLDL und LDL) und Hypercholesterinämie. Bei weniger als 20 % der Betroffenen manifestieren sich die Symptome bereits im Kindesalter. Wichtig ist die Erhebung der Familienanamnese, wobei der Lipidphänotyp auch innerhalb einer Familie und auch über die Zeit wechseln kann. Es besteht ein hohes Atheroserisiko durch hohe LDL-Cholesterinspiegel bei niedrigem HDL-Cholesterin.

Therapie Fett- und cholesterinarme Diät. Bei Nichtansprechen medikamentöse Behandlung (Statine, evtl. in Kombination mit Ezetimib).

> Die familiäre kombinierte Hyperlipidämie ist die häufigste genetisch bedingte Erkrankung des Lipoproteinstoffwechsels mit hohem Atheroserisiko.

7.13.2 Primäre Hypolipoproteinämien

Genetisch bedingte Fettstoffwechseldefekte mit Mangel an bestimmten Apolipoproteinen.

Abetalipoproteinämie (Bassen-Kornzweig-Syndrom)

Definition Autosomal-rezessiv vererbte seltene Erkrankung, verursacht durch Mutationen im Gen für das mikrosomale Triglyzerid-Transferprotein

(MTTP), das eine entscheidende Rolle bei der Bildung von VLDL spielt.

Symptome Fettmalabsorption, Steatorrhö, Gedeihstörung, zerebelläre Ataxie, Retinitis pigmentosa, Akanthozytose.

Diagnostik Cholesterin, Triglyzeride und Phospholipide erniedrigt, fehlendes Apolipoprotein B, Chylomikronen, LDL und VLDL stark vermindert bzw. nicht nachweisbar, klares Serum. Im Blutausstrich finden sich Akanthozyten. Molekulargenetik.

Therapie Substitution von fettlöslichen Vitaminen (A, D, E, K) und essenziellen Fettsäuren, Reduktion natürlicher Fette.

Prognose Ab 2. Lebensdekade progredienter Verlauf mit spinozerebellärer Degeneration. Teilweise können das Fortschreiten der Erkrankung und die neurologischen Symptome durch hoch dosierte Gabe von Vitamin E verhindert werden.

KAPITEL 8

Markus Bettendorf

Endokrinologie

8.1	**Störungen des Hypothalamus-Hypophysen-Systems**	126
8.1.1	Diabetes insipidus	126
8.1.2	Inadäquate ADH-Sekretion (SIADH; Schwartz-Bartter-Syndrom)	127
8.1.3	Zerebraler Salzverlust (CSW)	128
8.2	**Störungen des Wachstums**	128
8.2.1	Kleinwuchs	128
8.2.2	Hochwuchs	132
8.3	**Erkrankungen der Schilddrüse**	135
8.3.1	Hypothyreosen	135
8.3.2	Hyperthyreosen	138
8.3.3	Schilddrüsenvergrößerung (Struma)	139
8.4	**Knochenstoffwechsel**	140
8.4.1	Hypoparathyreoidismus	140
8.4.2	Hyperparathyreoidismus	142
8.4.3	Rachitis	143
8.4.4	Hypophosphatasie	146
8.5	**Erkrankungen der Nebennieren**	146
8.5.1	Adrenogenitales Syndrom (AGS)	146
8.5.2	Unterfunktion der Nebennierenrinde	148
8.5.3	Überfunktion der Nebennierenrinde	149
8.6	**Störungen der Pubertät und der Geschlechtsentwicklung**	150
8.6.1	Vorzeitige Pubertätsentwicklung	151
8.6.2	Verzögerte Pubertätsentwicklung	154
8.6.3	Varianten der Geschlechtsentwicklung (DSD)	155
8.6.4	Maldescensus testis	157

8.1 Störungen des Hypothalamus-Hypophysen-Systems

8.1.1 Diabetes insipidus

Definition Der Mangel oder die verminderte Wirksamkeit des antidiuretischen Hormons (ADH; Arginin-Vasopressin), das als Prä-Pro-Vasopressin in den supraoptischen und paraventrikulären Nuclei des Hypothalamus synthetisiert, nach axonaler Spaltung über den Hypophysenstiel zum Speicherort im Hypophysenhinterlappen transportiert und dort gespeichert wird, führt zu einer Verminderung der Harnkonzentrierung durch Wasserrückresorption in den distalen Tubuli und Sammelrohren der Niere und bedingt eine Polyurie und konsekutiv eine Polydipsie.

Ätiologie Der **zentrale Diabetes insipidus** neurohormonalis ist verursacht durch einen passageren oder permanenten, angeborenen oder erworbenen ADH-Mangel, der durch eine Störung der ADH-Synthese oder -Sekretion, des axonalen ADH-Transports oder der hypophysären Speicherung bedingt sein kann. Die Störung kann isoliert oder in Kombination mit Hormonausfällen des Hypophysenvorderlappens vorkommen. Der zentrale Diabetes insipidus im Kindesalter tritt idiopathisch oder sekundär nach neurochirurgischen Eingriffen, Tumoren im Hypothalamus-Hypophysen-Bereich (Kraniopharyngeom, Germinom), nach Schädel-Hirn-Traumata und Entzündungen des ZNS (Enzephalitis, Meningitis) auf.

Der **renale Diabetes insipidus** ist Folge einer Endorganresistenz mit mangelndem oder fehlendem Ansprechen der Niere auf ADH. Dieser Resistenz liegen angeborene Defekte des ADH-Rezeptors oder im Aquaporin-2 zugrunde. Auch sekundäre Verlaufsformen im Rahmen chronischer Nierenerkrankungen oder Stoffwechselstörungen werden beobachtet.

Symptome Das Leitsymptom des Diabetes insipidus ist unabhängig von der Ursache die Polyurie und nachfolgend die Polydipsie:
- Neugeborene: > 150 ml / kg KG / d, Säuglinge
- Kleinkinder: > 100–110 ml / kg KG / d
- Schulkinder / Jugendliche: > 40–50 ml / kg KG / d

Die sekundäre Enuresis kann Ausdruck des übermäßigen Flüssigkeitsverlusts sein, der unbehandelt zur Dehydratation mit Müdigkeit, Erbrechen, Gedeihstörung und Fieber bis zum hypovolämischen Kreislaufversagen führen kann. Die Klinik kann durch gleichzeitig bestehende Hormonausfälle kompliziert, aber auch bei gleichzeitig bestehender Nebennierenrinden(NNR)-Insuffizienz vermindert sein, da Glukokortikoide an der tubulären Wasserausscheidung beteiligt sind.

Diagnostik Im Vordergrund der Diagnostik steht eine systematische Bilanzierung des Flüssigkeitsumsatzes durch Dokumentation der Ein- und Ausfuhr. Das Urinvolumen übersteigt möglicherweise die Flüssigkeitsaufnahme. Das spezifische Gewicht und die Osmolarität des Urins sind vermindert und das Serum-Natrium und die Osmolarität im Serum erhöht (Verhältnis Osmolarität im Urin zu Osmolarität im Serum < 1,5).

Der ADH-Mangel oder die fehlende Wirksamkeit wird im standardisierten Durstversuch nachgewiesen. Beim Gesunden führt die Restriktion der Flüssigkeitszufuhr zur ADH-vermittelten Konzentrierung des Urins (Anstieg der Osmolarität) bei gleichbleibender Serumosmolarität. Bei Patienten mit Diabetes insipidus persistiert der renale Wasserverlust auch beim Dursten, die Urinosmolarität bleibt niedrig, obwohl die Serumosmolarität und das Serum-Natrium ansteigen. Diese Dehydratation mit Hämokonzentration mündet in eine Gewichtsabnahme mit Kreislaufinsuffizienz (Hypotonus und Tachykardie). Ein Anstieg des ADH im Serum bleibt bei Patienten mit CDI aus. Alternativ kann die immunologische Bestimmung von Copeptin im Serum, einem Teil des Prä-Pro-Vasopressin-Moleküls, basal und nach 8-stündiger Flüssigkeitsrestriktion in der Differenzialdiagnose des zentralen Diabetes insipidus, des Diabetes insipidus renalis und der habituellen Polydipsie eingesetzt werden.

Besteht eine Polyurie mit fehlender Konzentration des Urins und erhöhter Serumosmolarität im Durstversuch, wird durch die Gabe von 1-Desamino-8-Arginin-Vasopressin (DDAVP, 0,5–2 μg s. c.) der Effekt von exogenem ADH auf die Wasserausscheidung überprüft. Beim Diabetes insipidus renalis bleiben im Gegensatz zum Diabetes insipidus neurohormonalis der Anstieg der Urinosmolarität und der konsekutive Abfall der Serumosmolarität aus.

Die Tumormarker (AFP, PLAP, β-HCG) werden beim Vorliegen einer intrakraniellen Raumforderung zum Ausschluss eines sezernierenden Germinoms im Serum und Liquor bestimmt.

Die kranielle MRT (cMRT) muss obligat bei jedem Diabetes insipidus neurohormonalis durchgeführt werden.

Differenzialdiagnose Die habituelle Polydipsie muss von der Polydipsie im Rahmen des Diabetes insipidus im Zweifelsfall mittels Durstversuch abgegrenzt werden. Weitere Erkrankungen mit Hyperkalziurie, Niereninsuffizienz, hypertoner Dehydratation und Diabetes mellitus oder die Therapie mit osmotischen Diuretika, die von einer sekundären Polyurie begleitet werden, müssen durch spezifische Untersuchungen ausgeschlossen werden.

Therapie Die Therapie der Grundkrankheit steht bei den sekundären Formen des Diabetes insipidus im Vordergrund. Beim CDI erfolgt die ADH-Substitution bevorzugt oral (Neugeborene 2–3 µg/kg KG/d in 2 ED; ältere Kinder 2–5 µg/kg KG/d in 2–3 ED). Insbesondere die neueren Lyophilisat-Tabletten (60, 120, 240 µg), die bereits von der Mundschleimhaut resorbiert werden, eignen sich für individuellere Dosierungen im Kindes- und Jugendalter.

Desmopressin sollte einschleichend individuell dosiert werden. Insbesondere Neugeborene reagieren sehr sensibel auf den antidiuretischen Effekt von DDAVP, daher wird die Behandlung mit einer niedrigen Dosis begonnen und anschließend unter Kontrolle der Urinausscheidung und Bestimmung der Osmolarität im Urin austitriert. Die Überdosierung kann zu einer hyponatriämischen Hyperhydratation führen, die in eine lebensbedrohliche Wasserintoxikation münden kann.

Der renale Diabetes insipidus kann wegen der bestehenden Endorganresistenz nicht mit DDAVP behandelt werden. Die Flüssigkeitsverluste müssen durch eine geregelte Flüssigkeitszufuhr ausgeglichen werden; die Konzentrationsfähigkeit der Niere kann durch Hydrochlorothiazid (1–3 mg/kg KG/d) verbessert werden.

8.1.2 Inadäquate ADH-Sekretion (SIADH; Schwartz-Bartter-Syndrom)

Definition Eine inadäquat hohe Sekretion von ADH bewirkt die Ausscheidung eines hypertonen Urins trotz hypotoner Extrazellulärflüssigkeit. Diese Konstellation entspricht einer hypotonen Hyperhydratation (Wasserintoxikation).

Ätiologie Die inadäquate ADH-Sekretion kommt vor nach Schädel-Hirn-Trauma, nach neurochirurgischen Eingriffen, im Rahmen einer Meningitis oder Enzephalitis, bei primären Hirntumoren (z. B. Kraniopharyngeom), als Folge intrakranieller Blutungen, beim Hydrozephalus, bei Lungenerkrankungen (Pneumonien, zystische Fibrose) und Überdruckbeatmung und kann durch Medikamente bedingt sein (Vincristin, Cisplatin, Cyclophosphamid, Carbamazepin, Opioide).

Symptome Das Leitsymptom ist die akute Hyponatriämie als Verdünnungseffekt durch die erhöhte ADH-vermittelte Wasserretention. Die Serumosmolarität ist erniedrigt und die Urinosmolarität unverhältnismäßig hoch (Ratio Urin- zu Serumosmolarität > 1). Klinisch imponiert eine Euvolämie ohne Zeichen von Dehydratation oder Ödemen und einer signifikanten Oligurie:
- < 1 ml/kg KG/h bei Säuglingen
- < 0,5 ml/kg KG/h bei älteren Kindern

Weitere Zeichen sind Übelkeit, Kopfschmerzen, Muskelkrämpfe, Somnolenz bis hin zum Koma. Periphere Ödeme sind klinisch nicht unbedingt sichtbar. Die Letalität der Störung liegt > 10–15 %. Bei der chronischen Verdünnungshyponatriämie müssen nicht notwendigerweise Beschwerden bestehen.

Diagnostik Die Serumkonzentration des Natriums ist erniedrigt, ebenso die Osmolarität. Der Hämatokrit ist vermindert. Die Urinosmolarität ist erhöht, und die Natriumausscheidung kann sekundär ansteigen. Die Flüssigkeitsbilanz ist positiv, d. h., die Zufuhr übersteigt die Ausfuhr. Als Folge nimmt das Körpergewicht zu.

Differenzialdiagnostisch können eine primäre Polydipsie, ein Morbus Addison, eine Leberzirrhose, eine Herz- oder Niereninsuffizienz bestehen, oder es könnten hypoosmolare Lösungen infundiert worden sein.

Therapie Die Behandlung der Grunderkrankung ist vorrangig. Wesentliche therapeutische Maßnahme ist die Flüssigkeitsrestriktion, die Flüssigkeitszufuhr wird auf mindestens 60 % des Grundbedarfs (ca.

1.000 ml / m² KOF / d) reduziert. Zusätzlich können sekundär Diuretika eingesetzt werden, um die extrazelluläre Flüssigkeit zu mobilisieren (Furosemid 1 mg / kg KG i. v.). Ein neues Behandlungskonzept stellen die selektiven V_2-Rezeptor-Antagonisten dar (Vaptane), die im Erwachsenenalter bereits zur Behandlung des chronischen SIADH zugelassen sind.

8.1.3 Zerebraler Salzverlust (CSW)

Definition Der zerebrale Salzverlust ist durch eine Hyponatriämie und einen extrazellulären Volumenmangel gekennzeichnet.

Ätiologie und Pathogenese Es kommt zu einer gesteigerten Natriumausscheidung im Urin mit konsekutiver Polyurie. Betroffen sind Patienten mit Subarachnoidalblutung, ZNS-Infektionen, Hirntumoren, Schädel-Hirn-Traumata und nach neurochirurgischen Eingriffen, insbesondere im Hypophysen-Hypothalamus-Bereich.

Diagnostik Im Rahmen des CSW ist die Serumosmolarität erniedrigt und die Urinosmolarität inadäquat hoch (Urin / Plasma-Ratio > 1), das Natrium im Serum ist vermindert und die Ausscheidung von Natrium im Urin erhöht (> 20 mmol / l); Hämatokrit und Serum-Harnstoff sind normal bis erhöht. Die Plasmareninaktivität ist in der Regel erhöht, kann aber auch normal oder erniedrigt sein. Die Salz- und Wasserverluste führen zu einer Abnahme des Körpergewichts.

Therapie Das Ziel der Behandlung ist eine langsame Normalisierung des Serumnatriums. Der Anstieg des Serumnatriums sollte weniger als 12 mmol / l / d betragen, da bei schneller Korrektur eine pontine Myelinolyse entstehen kann. Im Notfall sollte bei deutlich erniedrigtem Serumnatrium und beim Auftreten neurologischer Symptome auch vorsichtig eine hypertone Natriumlösung infundiert werden. Klinische Untersuchungen weisen auf einen günstigen therapeutischen Effekt von hoch dosiertem Fludrocortison hin (0,2–0,4 mg / 24 h).

8.2 Störungen des Wachstums

8.2.1 Kleinwuchs

Definition Kleinwuchs ist definiert als eine Körperlänge (Messung im Liegen, < 2. Lj.) oder eine Körperhöhe (Messung im Stehen, > 2. Lj.) unterhalb der 3. Perzentile und / oder eine Wachstumsgeschwindigkeit unterhalb der 25. Perzentile des populationsspezifischen Referenzkollektivs.

Der „standard deviation score" (SDS; Z-Score) wurde in der Auxologie eingeführt, um Messungen alters- und geschlechtsunabhängig zu machen (Messwert minus Mittelwert dividiert durch entsprechende Standardabweichung). Die 50. Perzentile entspricht einem SDS 0.

Ätiologie und Pathogenese Viele Erkrankungen gehen mit einem Kleinwuchs oder einer Wachstumsstörung als Haupt- oder Nebensymptom einher (➤ Tab. 8.1). Es werden Normvarianten des Wachstums sowie primäre und sekundäre Formen des Kleinwuchses unterschieden.

Die konstitutionelle Entwicklungsverzögerung von Wachstum und Pubertät (KEV) stellt die häufigste familiär auftretende Normvariante des Wachstumstempos dar und ist charakterisiert durch eine niedrig-normale Wachstumsgeschwindigkeit in der Kindheit und einen verspäteten Pubertätseintritt, wodurch es zu einer vorübergehenden Verlangsamung der Wachstumsgeschwindigkeit, verbunden mit einer Verzögerung der Skelettreifung, kommt. Anamnestisch findet sich diese verzögerte Größenwachstumsentwicklung auch bei den Eltern des Kindes. Die Endgrößenprognose liegt jedoch in der Regel im unteren Zielgrößenbereich.

Kinder mit familiärem Kleinwuchs wachsen mit altersentsprechender Wachstumsgeschwindigkeit unterhalb der 3. Perzentile. Entsprechend sind die gesunden Eltern im Vergleich zur Referenzpopulation proportioniert klein (< 3. Perzentile), und die sich errechnende Zielgröße des Kindes befindet sich unterhalb der 3. Perzentile.

Beim Kleinwuchs im Rahmen von **Skelettdysplasien** steht ein disproportionierter Habitus im Vordergrund; es ist ein Missverhältnis (Ratio ↑) der Höhe der oberen Körperhälfte zur Höhe der unteren Körperhälfte (↓) oder des Armspanns (↓) zur Körpergröße ersichtlich.

Tab. 8.1 Häufige Ursachen des Kleinwuchses

Primärer Kleinwuchs	Sekundärer Kleinwuchs
Familiärer Kleinwuchs	Mangel- und Fehlernährung
Intrauteriner Kleinwuchs (endogene und exogene Noxen)	• Chronische Organerkrankungen • Niereninsuffizienz • Leberinsuffizienz • Intestinale Erkrankungen (Morbus Crohn, Zöliakie) • Kardiale Erkrankungen • Rheumatoide Erkrankungen
Chromosomenanomalien: • Ullrich-Turner-Syndrom • SHOX-Mangel • Trisomie 21 • Trisomie 18 • Trisomie 13	Metabolische Erkrankungen: • Mukopolysaccharidosen • Glykogenosen • Lipidosen • Organoazidopathien
Syndromale Erkrankungen: • Russell-Silver-Syndrom • Noonan-Syndrom • Prader-Willi-Syndrom • Williams-Beuren-Syndrom	Endokrine Erkrankungen: • Mangel an Wachstumshormon (GH): angeboren, erworben, isoliert, kombinierte hypophysäre Hormonausfälle • IGF-I-Mangel (GH-Resistenz / Laron-Syndrom, primärer oder sekundärer IGF-I-Mangel, Acid-Labile-Subunit-Mangel, primäre Protease [PAPP-A2]-Mangel) • Hypothyreose • Kortisolmangel, -exzess • KEV, Pubertas tarda • Pubertas praecox
Skelettdysplasien: • Achondroplasie: Mutationen im *Fibroblasten-Growth-Factor-Receptor-3*-Gen (*FGFR3*, autosomal-dominant) • Hypochondroplasie (*FGFR3*-Gen-Mutationen) • Osteogenesis imperfecta (z. B. *COL1A1* oder *COL1A2*; Chromosom 17q21.33, 7q21.3) • Léri-Weill-Dyschondrosteosis (mesomele Verkürzung der Extremitäten, Madelung-Deformität; heterozygote *SHOX*-Gen-Mutationen) • Mesomele Dysplasie Typ Langer (homozygote *SHOX*-Gen-Mutationen)	Störungen des Kalzium-Phosphat-Stoffwechsels (Vitamin D, PTH) Psychosoziale Deprivation Iatrogen: Glukokortikoide, Zytostatika, Bestrahlung

Bei **Chromosomenanomalien** und **syndromalen Erkrankungen** ist der Kleinwuchs von weiteren Symptomen und charakteristischen Stigmata begleitet. Das *Ullrich-Turner-Syndrom* (UTS) tritt bei Mädchen mit einer Häufigkeit von 1 : 2.500 auf und ist durch das Fehlen oder durch Anomalien und Mosaike eines X-Chromosoms (45X) bedingt.

Leitsymptome bei Ullrich-Turner-Syndrom (Ausprägung in Prozent):
- Kleinwuchs (100 %)
- „Streak"-Gonaden / hypergonadotroper Hypogonadismus (> 85 %)
- Kardiovaskuläre Fehlbildungen: Aortenisthmusstenose (55 %, sekundär Aneurysma)
- Cubitus valgus (45 %)
- Kurzer Hals (40 %)
- Inverser Haaransatz nuchal (40 %)
- Hufeisenniere / renale Fehlbildungen (37 %)
- Hypothyreose (34 %)
- Pterygium colli (23 %)
- Kongenitale Lymphödeme (21 %)
- Autoimmunerkrankungen: Thyreoiditis, Zöliakie, Thrombozytopathie, Hepatitis

Das Erscheinungsbild des *Noonan-Syndroms* ähnelt dem des UTS, wird aber autosomal-dominant vererbt und betrifft Jungen und Mädchen. Mentale Retardierung und Pulmonalstenose können auftreten. Jedoch fehlt die Gonadendysgenesie. Der Kleinwuchs tritt auch beim *Prader-Willi-Syndrom* auf.

Der Kleinwuchs **nach intrauteriner Wachstumsverzögerung** ist gekennzeichnet durch ein Geburtsgewicht und/oder eine Körperlänge bei Geburt unterhalb der 3. (Kinder-Endokrinologie) oder 10. (Neonatologie) Perzentile in Bezug auf das entsprechende Gestationsalter. Die Ursachen der intrauterinen Wachstumsverzögerung können vielfältig sein. Das fetale Wachstum wird durch intrauterine Infektionen (z. B. Röteln, Zytomegalie), Intoxikationen (Alkohol, Nikotin, Medikamente) oder eine Plazentainsuffizienz beeinträchtigt. Auch beim *Russell-Silver-Syndrom* gehört der Kleinwuchs neben dem großen, dreiecksförmigen Gesichtsschädel mit hoher Stirn und spitzem Kinn, der Körperasymmetrie und Café-au-lait-Flecken zum klinischen Erscheinungsbild.

Sekundäre Wachstumsstörungen werden im Rahmen von Mangelzuständen, chronischen System- und Organerkrankungen sowie Endokrinopathien beobachtet. Eine Mangel- oder Fehlernährung, aber auch die psychosoziale Deprivation führen zur Wachstumsstörung. So kann der Kleinwuchs infolge von Mukoviszidose, Zöliakie, Morbus Crohn, Nephropathien, Hepatopathien, hämatopoetischen und rheumatoiden Erkrankungen auftreten.

Endokrine Störungen können sowohl in Verbindung mit einer Überfunktion (Hyperkortisolismus oder Pseudohypoparathyreoidismus) als auch in Verbindung mit einer Unterfunktion (Hypothyreose oder GH-Mangel, NNR-Insuffizienz, hypogonadotroper Hypogonadismus oder Pubertas tarda) zum Kleinwuchs führen.

Der GH-Mangel kann isoliert oder in Kombination mit weiteren hypophysären Hormonausfällen (TSH, ACTH, LH/FSH, Prolaktin) auftreten. Es werden primäre und sekundäre Ausfälle beschrieben. Die Häufigkeit beträgt etwa 1 : 2.000.

Symptome Das Leitsymptom des pathologischen Kleinwuchses ist die Verlangsamung der Wachstumsgeschwindigkeit (< 25. Perzentile), d. h., bei longitudinaler Dokumentation der Körpergröße verringert sich die Perzentile für die Körperhöhe (perzentilenschneidendes Wachstum). Begleitende Symptome liefern Hinweise auf die mögliche Ätiologie. Die Köpergröße stimmt nicht mit der Zielgröße überein, kann proportioniert oder dysproportioniert sein.

Bei der Hypothyreose sind nahezu alle Reifungsprozesse wie die psychomotorische Entwicklung, die Dentition oder die Pubertät und das Wachstum verzögert.

Die Symptome des angeborenen GH-Mangels sind neben dem Kleinwuchs, der sich erst in den ersten Lebensjahren entwickelt, eine stammbetonte Adipositas, ein „Puppengesicht" (eingesunkene Nasenwurzel und prominente Stirn, Mittelgesichtshypoplasie), die Akromikrie und insbesondere beim ausgeprägten GH-Mangel in Kombination mit weiteren hypophysären Hormonausfällen (ACTH ↓) neonatale Hypoglykämien, Hyperbilirubinämie und beim Jungen der Mikropenis und Kryptorchismus (LH/FSH ↓).

Der Kleinwuchs mit einem dysproportionierten Habitus tritt bei den verschiedenen Formen von Skelettdysplasien oder Stoffwechselerkrankungen auf. Bei Chromosomenanomalien und syndromalen Erkrankungen ist der Kleinwuchs lediglich Teil eines Symptomenkomplexes mit typischen weiteren Stigmata.

Diagnostik Die Grundlage der Diagnostik stellen die auxologischen Messungen der Körpergröße, der Körperproportionen und des Gewichts dar. Aus konsekutiven Einzelmessungen im Abstand von 6–12 Monaten wird die Wachstumsgeschwindigkeit errechnet. Die Erhebung der Anamnese unter Berücksichtigung von Schwangerschaft, Geburtsgewicht und -länge, Geburtsverlauf, psychomotorischer Entwicklung, Dentition, Vorerkrankungen oder Medikamenteneinnahme, Ernährung, Stuhlgang, Wachstumsverlauf, Körpergröße der Eltern, Geschwister und Großeltern und elterlicher Pubertätsentwicklung liefert wichtige Informationen zur Einordnung des Kleinwuchses.

Die körperliche Untersuchung umfasst die eingehende internistische Untersuchung mit der Erfassung von Dysmorphiezeichen und Stigmata sowie die Erhebung der Pubertätsstadien nach Tanner.

Die Röntgenaufnahme der linken Hand wird zur Bestimmung des Knochenalters (z. B. Methoden nach Greulich und Pyle oder Tanner und Whitehouse) und Beurteilung der ossären Morphologie angefertigt. Normalerweise stimmen chronologisches Alter und Knochenalter überein (± 1 Jahr).

Berechnung der Zielgröße nach Tanner:

$$\left(\frac{\text{Größe der Mutter cm} + \text{Größe des Vaters cm}}{2}\right) - 6{,}5\,cm\,(\female)\,oder + 6{,}5\,cm\,(\male)$$

Die allgemeine Labordiagnostik beinhaltet: BSG, Blutbild, Serumchemie und Urinstatus zur Ermittlung von Entzündungszeichen, von Elektrolytstörungen, Anämie, Nephro- oder Hepatopathie. Außerdem erfolgen die Bestimmung der Gliadin- und Transglutaminase-Antikörper (IgG-AK, IgA-AK) zum Ausschluss einer Zöliakie unter Berücksichtigung der IgA-Konzentration, die Bestimmung der Schilddrüsenfunktion (TSH, T_3, T_4, fT_4) und die Bestimmung der Serumkonzentrationen von Insulin-like Growth Factor I (IGF-I) und dessen Bindungsprotein IGF-BP3, um Hinweise auf einen GH-Mangel zu erhalten. Bei Mädchen wird eine Chromosomenanalyse zum Ausschluss eines UTS durchgeführt. Gezielte genetische Untersuchungen stehen bei klinischem Verdacht zur Verfügung: Analyse des „short stature homeobox gene" *(SHOX)* bei V. a. Léri-Weill-Syndrom oder idiopathischen Kleinwuchs, des *FGFR-3*-Gens bei V. a. Hypo- oder Achondroplasie oder des Chromosoms 15 bei V. a. Prader-Labhart-Willi-Syndrom.

Zur Bestätigung und Differenzierung des isolierten GH-Mangels (zwei pathologische Teste erforderlich) und multipler hypophysärer Hormonausfälle werden differenzierte Stimulationstests durchgeführt. Mit dem Arginintest wird die Ausschüttung von GH überprüft, mit dem Insulin-Hypoglykämie-Test die Ausschüttung von GH und von ACTH und Kortisol, mit dem TRH-Test die thyreotrope Hormonachse und die Prolaktinausschüttung und mit dem LH-RH-Test die gonadotrope Hormonachse (LH, FSH). Die adrenerge Funktion wird zusätzlich mit einem Kortisol-Tagesprofil und der Glukokortikoidausscheidung im 24-h-Sammelurin überprüft. Beim Nachweis eines zentralen Hormonausfalls muss zum Ausschluss einer zentralen Fehlbildung (Mittelliniendefekt, Hypoplasie, Adenohypophyse, Stielanomalien, ektope Neurohypophyse) oder Raumforderung (z. B. Kraniopharyngeom) eine MRT oder CT (Verkalkungen bei Kraniopharyngeom) durchgeführt werden. Dann sind auch augenärztliche Untersuchungen zur Bestimmung des Gesichtsfeldes indiziert.

Differenzialdiagnose Bestätigen die auxologischen Messungen den Kleinwuchs, müssen Normvarianten wie die KEV und der familiäre Kleinwuchs abgegrenzt werden. Die pathologischen Kleinwuchsformen können dann in solche mit dysproportioniertem Habitus (Skelettdysplasien, metabolische Erkrankungen) und andere mit proportioniertem Habitus unterteilt werden. Der proportionierte Kleinwuchs kann sich bereits pränatal entwickelt haben (intrauterine Wachstumsverzögerung [IUGR; hypotrophes NG = „small for gestational age", SGA], Dysmorphiesyndrom, Chromosomenaberration) oder kann erst postnatal entstanden sein (Malnutrition, chronische Erkrankungen, Endokrinopathien) (➤ Abb. 8.1).

Therapie Im Vordergrund steht die Behandlung einer Grunderkrankung. Das Ziel der Behandlung mit biosynthetischem Wachstumshormon (GH) ist es, die Körperhöhe in der Kindheit zu verbessern (Aufholwachstum in den individuellen Zielgrößenbereich) und eine Erwachsenengröße im Bereich der Zielgröße und der Referenzperzentilen zu erreichen. Daneben hat das Wachstumshormon aber auch anabole, lipolytische und weitere metabolische Effekte. Die Behandlung mit biosynthetischem GH ist zurzeit bei folgenden Indikationen im Kindesalter zugelassen:
• Hypophysärer Kleinwuchs (GH-Mangel)
• Kleinwuchs bei Ullrich-Turner-Syndrom
• Kleinwuchs bei *SHOX*-Mangel
• Kleinwuchs nach intrauteriner Wachstumsverzögerung (SGA)
• Prader-Labhart-Willi-Syndrom (Verbesserung des Wachstums und Normalisierung der Körperzusammensetzung)
• Chronische Niereninsuffizienz

Verlauf und Prognose Die Prognose der Wachstumsstörung wird wesentlich von der Art, Ausprägung und Aktivität der Grunderkrankung geprägt. Bei der Substitution mit GH können bei rechtzeitigem Therapiebeginn und adäquater Dosierung ein Aufholwachstum in der Kindheit und eine Endgröße im Zielgrößenbereich erreicht werden.

Komplikationen Die Substitution mit GH ist in der Regel gut verträglich. Ein vermehrtes Auftreten von Malignomen konnte im Vergleich zu Unbehandelten nicht ermittelt werden. Grundsätzlich können ins-

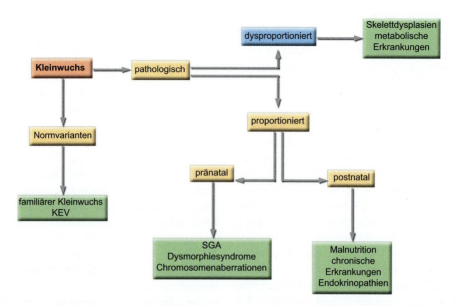

Abb. 8.1 Differenzialdiagnose des Kleinwuchses [V786]

besondere bei der pharmakologischen Therapie ein Pseudotumor cerebri, eine Epiphysolysis capitis femoris und eine Insulinresistenz mit diabetischer Stoffwechsellage auftreten. Diese Nebenwirkungen sind jedoch nach dem Absetzen des Wachstumshormons reversibel.

8.2.2 Hochwuchs

Definition Hochwuchs ist definiert als eine Körperlänge oder eine Körperhöhe oberhalb der 97. Perzentile und / oder eine Wachstumsgeschwindigkeit oberhalb der 75. Perzentile des populationsspezifischen Referenzkollektivs.

Ätiologie Der Hochwuchs tritt im Vergleich zum Kleinwuchs klinisch seltener in Erscheinung. Unterschieden werden permanente und transiente Formen des Hochwuchses. Beim familiären oder konstitutionellen Hochwuchs handelt es sich eher um eine Normvariante mit altersentsprechender Wachstumsgeschwindigkeit und einer Endgrößenerwartung im Bereich der Elterngröße (> 97. Perzentile). Im Rahmen einer konstitutionellen Beschleunigung von Wachstum und Entwicklung tritt die Pubertätsentwicklung früh-normal auf, das Knochenalter ist entsprechend akzeleriert und die Endgrößenerwartung normal. Die Familienanamnese ergibt ebenfalls eine frühe Pubertätsentwicklung der Eltern. Beim Sotos-Syndrom und beim Beckwith-Wiedemann-Syndrom (konnataler Großwuchs, Makroglossie, Hypoglykämie, Nierentumoren, Exomphalus) besteht bereits bei Geburt eine vermehrte Körperlänge. Patienten mit Klinefelter-Syndrom, Marfan-Syndrom (Arachnodaktylie, Skoliose, Linsenluxation, Mitralklappenprolaps) oder Homocystinurie zeigen einen dysproportionierten Hochwuchs mit langen Extremitäten, die insbesondere beim Klinefelter-Syndrom erst im Pubertätsalter auffallen. Zu den transienten Hochwuchsformen mit einer beschleunigten Wachstumsgeschwindigkeit zählen die Pubertas praecox vera, die Pseudopubertas praecox und die Hyperthyreose (➤ Tab. 8.2). Die Skelettreifung ist durch die übermäßige Ausschüttung der Schilddrüsen- oder der Sexualhormone akzeleriert und damit die Wachstumsgeschwindigkeit beschleunigt (> 75. Perzentile). Die übermäßige Beschleunigung der Knochenreife kann zu einem verfrühten Wachstumsende und damit zu einer verminderten Erwachsenengröße führen. Bei der alimentären Adipositas ist oft auch die Körpergröße erhöht. Diese Konstellation wird dann als Adiposogigantismus bezeichnet (Gewicht und Größe oberhalb der 97. Perzentile, Wachstumsgeschwindigkeit beschleunigt, Knochenalter akzeleriert).

8.2 Störungen des Wachstums

Tab. 8.2 Ätiologie des Hochwuchses

Permanenter Hochwuchs	Transienter Hochwuchs
Familiärer Hochwuchs	Adiposogigantismus
Syndromaler Hochwuchs: • Sotos-Syndrom • Marfan-Syndrom • Beckwith-Wiedemann-Syndrom	Endokrinopathien: • Hyperthyreose • Adrenogenitales Syndrom • Pubertas praecox
Chromosomenanomalien: • Klinefelter-Syndrom (XXY) • Fragiles-X-Syndrom	Konstitutionelle Entwicklungsbeschleunigung Frühnormale Pubertät
GH-Exzess	

Symptome Eine Körperhöhe oder Körperlänge oberhalb der 97. Perzentile bezeichnet einen Hochwuchs. Ein *familiärer Hochwuchs* besteht, wenn auch die familiäre Zielgröße oberhalb der 97. Perzentile liegt.

Bei *syndromalen oder chromosomalen Formen* des Hochwuchses können gleichzeitig dysproportionierte Körperproportionen vorliegen. So weisen lange Extremitäten (Armspann > Körperhöhe und Rumpflänge < Beinlänge) auf ein Marfan-Syndrom oder eine Homocystinurie hin. Daneben existieren dann weitere Auffälligkeiten wie Arachnodaktylie, Linsenluxation, Trichterbrust, Skoliose, Mitralklappenprolaps oder Aortenaneurysma.

Transiente Hochwuchsformen sind charakterisiert durch die Beschleunigung der Wachstumsgeschwindigkeit (> 75. Perzentile) und entsprechende Zeichen der jeweiligen Endokrinopathie. Hierzu zählt insbesondere das vorzeitige Auftreten sekundärer Geschlechtsmerkmale bei der Pubertas praecox oder der Pseudopubertas praecox.

Diagnostik Im Rahmen der Anamneseerhebung werden Geburtsgewicht und -länge, Wachstumsverlauf und Körpergröße der Eltern erfragt.

Die auxologischen Messungen dokumentieren die Körpergröße, das Gewicht, den Kopfumfang und die Körperproportionen mit Erhebung des Armspanns und der Sitzhöhe. Nach Möglichkeit wird aus früheren Messungen die aktuelle Wachstumsgeschwindigkeit berechnet.

Die körperliche Untersuchung besteht aus einer eingehenden internistischen Untersuchung mit Auskultation des Herzens, Erfassung von Körperproportionen, Dysmorphiezeichen und Pubertätsstadien nach Tanner.

Das Knochenalter wird in einer Röntgenaufnahme der linken Hand bestimmt.

Die Labordiagnostik umfasst die Bestimmung der Schilddrüsenfunktion und der GH-abhängigen Faktoren IGF-I und IGF-BP3 im Serum. Bei klinischen Zeichen einer Pseudopubertas praecox oder Pubertas praecox wird die Diagnostik noch um die Bestimmung der Gonadotropine (LH, FSH) und der adrenalen oder gonadalen Steroidhormone erweitert.

Bei einer Arachnodaktylie oder einem eunuchoiden Habitus erfolgt die Analyse der Aminosäuren und der Chromosomen. Die weiterführende Diagnostik beinhaltet eine augenärztliche Untersuchung mit der Spaltlampe zur Beurteilung der Linse und die Echokardiografie zur Beurteilung der Mitralklappe.

Differenzialdiagnose Auch im Rahmen der Abklärung des Hochwuchses müssen Normvarianten von pathologischen Formen abgegrenzt werden (> Abb. 8.2). Beim familiären Hochwuchs liegen auch die Elterngrößen und entsprechend die prospektive Endgröße oberhalb der 97. Perzentile.

Eine familiäre Häufung einer frühen, aber noch normalen Pubertätsentwicklung mit adäquater Endgrößenerwartung besteht im Rahmen der familiären Entwicklungsbeschleunigung.

Patienten mit Dysmorphiesyndromen wie dem *Sotos-Syndrom* weisen bereits bei Geburt eine vermehrte Körperlänge und im weiteren Verlauf eine Akzeleration der Knochenkernentwicklung auf. Eine Makrosomie bei Geburt besteht auch sekundär bei Kindern von Müttern mit einem Diabetes mellitus (Fetopathia diabetica). Auch Adipositas beschleunigt die Längenwachstumsentwicklung. Assoziierte Fehlbildungen und der dysproportionierte Habitus mit Arachnodaktylie oder langen Extremitäten bestimmen das klinische Bild beim *Marfan-Syndrom* oder Klinefelter-Syndrom (47, XXY). Patienten mit *Klinefelter-Syndrom* entwickeln körperliche Auffälligkeiten meist erst ab der Pubertät. Die Ausbildung der sekundären Geschlechtsmerkmale ist gestört. Es zeigt sich ein hypergonadotroper Hypogonadismus mit vermindertem Testosteronspiegel und Infertilität, und es entwickelt sich ein eher weiblicher Behaarungstyp. Die geistige Entwicklung ist in der Regel normal. Die Diagnose wird oft erst bei unerfülltem Kinderwunsch gestellt.

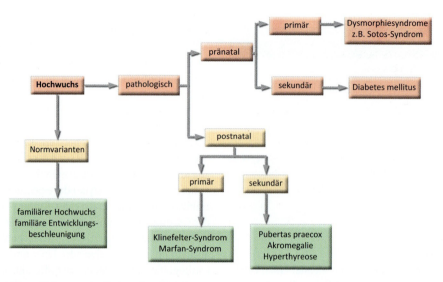

Abb. 8.2 Differenzialdiagnose des Hochwuchses [V786]

Der sekundäre Hochwuchs im Rahmen von endokrinen Störungen mit Hyperthyreose oder vorzeitiger Pubertätsentwicklung ist neben den spezifischen Symptomen durch eine beschleunigte Wachstumsgeschwindigkeit und eine akzelerierte Knochenreifung gekennzeichnet.

Therapie Im Vordergrund steht die Behandlung der Grunderkrankung und der assoziierten Organstörungen. Bei der vorzeitigen Pubertät und Pseudopubertät wird jeweils die Suppression der erhöhten Ausschüttung von Gonadotropinen oder Sexualsteroiden unter Berücksichtigung der zugrunde liegenden Ursache angestrebt.

Bei einer Endgrößenerwartung, die bei Mädchen mindestens über 185 cm und bei Jungen mindestens über 202 cm betragen sollte (willkürliche Festlegung), besteht die Möglichkeit einer Behandlung zur Endgrößenreduktion mit hoch dosierten Sexualsteroiden im Sinne eines individuellen Heilversuchs. Die Therapie des Hochwuchses wird bei Jungen nach spontanem Pubertätseintritt mit Testosteronenantat durchgeführt. Bei Mädchen wird diese Behandlung oral mit konjugierten Östrogenen oder Ethinylestradiol und zusätzlich zyklisch mit einem Gestagen ausgeführt. Die Behandlungsdauer beträgt im Mittel 2 Jahre. Die Therapie mit hoch dosierten Sexualsteroiden induziert das schnelle Fortschreiten der Pubertätsentwicklung mit Akzeleration der Knochenreifung und führt beim Mädchen zum Auftreten der Menarche. Deshalb sollte der Therapiebeginn in Absprache mit der Patientenfamilie erst nach dem spontanen Pubertätseintritt erwogen werden.

Verlauf und Prognose Die Reduktion der Erwachsenengröße beträgt in Abhängigkeit vom Knochenalter bei Therapiebeginn für Jungen im Mittel 10 cm und für Mädchen 7 cm. Eine Skoliose kann sich durch diese Behandlung stabilisieren und günstig beeinflusst werden.

Komplikationen Die hormonelle Bremstherapie stellt eine individuelle Therapieoption dar und sollte einer strengen Indikationsstellung unterliegen. Wegen möglicher thrombembolischer Ereignisse sollte vor Beginn der Behandlung eine differenzierte Thrombophilie-Diagnostik durchgeführt werden. Die Leberfunktion und der Fettstoffwechsel sollten überwacht werden. Bei Mädchen stehen während der Hormonbehandlung die Gewichtszunahme und die Entwicklung von Striae im Vordergrund, während bei Jungen das Risiko einer Acne fulminans besteht. Auswirkungen auf die Spermatogenese und die Prostata können bislang nicht vollständig ausgeschlossen werden.

8.3 Erkrankungen der Schilddrüse

Erkrankungen der Schilddrüse können mit und ohne Funktionsstörungen auftreten und gehören im Kindesalter zu den häufigsten Endokrinopathien. Die Schilddrüsenhormone spielen im Kindesalter nicht nur bei der Myelinisierung des zentralen Nervensystems (ZNS) eine zentrale Rolle, sondern sie beeinflussen nahezu alle Reifungsprozesse und sind unverzichtbar für den Intermediärstoffwechsel und die Funktion der Organsysteme. Daher sind die frühe Diagnose und Therapie einer Schilddrüsenfunktionsstörung von entscheidender Bedeutung, um irreversiblen Störungen der Myelinisierung des ZNS und der psychomotorischen Entwicklung vorzubeugen und somit den Kindern eine normale Entwicklung zu ermöglichen.

8.3.1 Hypothyreosen

Definition Die Hypothyreose ist gekennzeichnet durch eine unzureichende Versorgung des Organismus mit Schilddrüsenhormon. Unterschieden werden die primären Hypothyreosen, bei denen die Ursache der mangelnden Hormonproduktion in der Schilddrüse selbst liegt, von den sekundären oder tertiären zentralen Hypothyreosen, bei denen eine Störung der hypophysären oder hypothalamischen Regulation der Schilddrüse vorliegt. Die Erkrankungen können angeboren oder erworben sein und transient oder permanent auftreten.

Die Schilddrüsenhormonresistenz ist durch eine veränderte Wirksamkeit der Schilddrüsenhormone bei Defekten in deren Rezeptorinteraktion, Transport und Metabolismus gekennzeichnet.

Epidemiologie Die Inzidenz der konnatalen primären Hypothyreose beträgt 1 : 3.500.

Einteilung

Primäre Hypothyreose

Die primäre Hypothyreose ist durch eine Störung der Schilddrüse charakterisiert. **Angeborene Hypothyreosen** beruhen deutlich häufiger auf Dysgenesien der Schilddrüse (80–90 %) als auf Störungen der Hormonsynthese in der Schilddrüse (10–20 %).

Die Dysgenesien sind durch eine gestörte Organentwicklung gekennzeichnet und imponieren als Athyreose (40 %), Ektopie (35 %) oder Hypoplasie (25 %). Die Mehrzahl der Fälle mit Entwicklungsstörungen der Schilddrüse scheint sporadisch vorzukommen.

Die Störungen der Hormonsynthese (10–20 %) können die Jodaufnahme (Natrium-Jodid-Symporter-Defekt) oder den Jodeinbau (Peroxidasemangel, Pendred-Syndrom [Pendrin-Gen]: Innenohrschwerhörigkeit, Struma) betreffen. Auch Defekte der Thyreoglobulinsynthese und der Dejodasemangel führen zu einer primären Hypothyreose. Die Synthesestörungen werden autosomal-rezessiv vererbt.

Bei Frühgeborenen besteht, bedingt durch die Unreife der hypothalamisch-hypophysären Regulation und der thyreoidalen Hormonproduktion, häufig eine Hypothyroxinämie, die in der Regel keine Funktionsstörung der Schilddrüse darstellt und mit einer euthyreoten Stoffwechsellage einhergeht.

Erworbene primäre Hypothyreosen können beim Neugeborenen durch diaplazentare und perinatale Einflüsse sowohl transient als auch permanent auftreten. Auslösende Faktoren sind Jodmangel der Mutter, Jodkontamination durch Einsatz von Antiseptika oder Kontrastmitteln, Behandlung mit jodhaltigen Medikamenten (z. B. Amiodaron) oder Thyreostatika und mütterliche Schilddrüsen-Antikörper. Auch der kindliche Jodmangel kann zu einer Unterfunktion der Schilddrüse führen. Postnatal können Late-onset-Formen einer Dysgenesie oder Dyshormonogenese klinisch als Hypothyreose in Erscheinung treten. Weitere Ursachen der erworbenen primären Hypothyreose sind Bestrahlung des Halses, Thyreoidektomie oder Autoimmunthyreoiditis (Hashimoto).

Bei der **Hashimoto-Thyreoiditis** handelt es sich um eine chronische lymphozytäre Autoimmunthyreoiditis. Histologische Zeichen sind eine Infiltration der Schilddrüse mit Plasmazellen und Lymphozyten mit einer Fibrose bis zu einer Parenchymatrophie. Klinisch kann eine Struma, aber auch eine progrediente Atrophie mit oder ohne Funktionsstörung (Hypothyreose, initial auch Hyperthyreose) bestehen. Die Erkrankung tritt familiär gehäuft auf (30–40 %), und Mädchen sind häufiger betroffen als Jungen. Bei 80–90 % der Betroffenen lassen sich thyreoidale Autoantikörper (TPO, Tg) nachweisen, die allerdings auch bei Gesunden auftreten können

Tab. 8.3 Manifestationen der pluriglandulären Insuffizienz

Typ 1	Typ 2	Typ 3
• Morbus Addison • Mukokutane Candidiasis • Hypoparathyreoidismus • Chronische Hepatitis • Morbus Basedow • Hypothyreose • Vitiligo • Perniziöse Anämie • Malabsorption • Primärer Hypogonadismus • Keratokonjunktivitis	• Morbus Addison • Hypoparathyreoidismus • Morbus Basedow • Hypothyreose • Perniziöse Anämie • Typ-1-Diabetes • Vitiligo • Zöliakie • Alopezie • Hypophysitis • Primärer Hypogonadismus • Myasthenia gravis	• Autoimmunthyreoiditis mit Typ-1-Diabetes • Perniziöse Anämie • Vitiligo, Alopezie, weitere AK

(10–20 %). Es existiert eine Assoziation zu anderen Autoimmunerkrankungen (Diabetes mellitus Typ 1) und pluriglandulären Autoimmun-Insuffizienzsyndromen (➤ Tab. 8.3).

Systemerkrankungen (Zystinose, Thalassämie, Diabetes mellitus) und Chromosomenanomalien (Ullrich-Turner-Syndrom, Klinefelter-Syndrom, Down-Syndrom) sind mit einem höheren Risiko für das Auftreten einer Schilddrüsenunterfunktion und einer Thyreoiditis vergesellschaftet.

Sekundäre Hypothyreose

Auch die sekundäre (zentrale) Hypothyreose kann angeboren und erworben sein. Ein isolierter TRH- oder TSH-Mangel tritt infolge von Mutationen im TRH-Rezeptor-Gen oder im β-TSH-Gen auf.

Weitere Ursachen sind zentrale Tumorerkrankungen, Radiatio, Operationen oder Entzündungen und Medikamente (Dopamin, Glukokortikoide). Schwere Allgemeinerkrankungen können die zentrale Regulation der Schilddrüsenfunktion supprimieren und das „nonthyroidal illness syndrome" hervorrufen, das durch eine Suppression von Thyreoidea-stimulierendem Hormon (TSH) und die Erniedrigung von Trijodthyronin (T_3) und Thyroxin (T_4) gekennzeichnet ist.

Symptome

Die klinische Präsentation der Hypothyreose ist abhängig vom Alter des Patienten zum Zeitpunkt des Auftretens der Unterfunktion. Das Leitsymptom der konnatalen Hypothyreose ist ein erhöhtes TSH im Screening. Typische klinische Symptome stellen sich in den ersten Lebenswochen ein:

- Adynamie / Lethargie / Müdigkeit, Trinkunlust / Appetitmangel, Obstipation
- Trockene / marmorierte Haut, stumpfe Haare
- Offene kleine Fontanelle, retardiertes Skelettalter
- Icterus neonatorum prolongatum
- Makroglossie
- Muskelhypotonie
- Nabelhernie
- Bradykardie
- Kleinwuchs, verzögerte Dentition
- Psychomotorische Retardierung (abhängig von Beginn)
- Myxödem, Gewichtszunahme
- Myopathie, Hyporeflexie
- Hypercholesterinämie, Anämie
- Pubertas tarda

Die Symptome der sekundären Hypothyreose können milder ausfallen und protrahierter auftreten.

Diagnostik

Die körperliche Untersuchung liefert Hinweise auf das Vorliegen einer Unterfunktion der Schilddrüse. Die Palpation offener Fontanellen und Schädelnähte bei Säuglingen oder die verzögerte Dentition reflektiert die gleichzeitig vorliegende Retardierung der Knochenreifung. Die Inspektion zeigt eine teigige, blasse Haut und trockene, brüchige Haare.

Die Herzfrequenz kann herabgesetzt sein, und der neurologische Status ergibt verzögerte Reflexe und einen herabgesetzten Muskeltonus. Die Wachstumsgeschwindigkeit ist vermindert, und die Pubertätsentwicklung stagniert. Größe und Konsistenz der Schilddrüse können durch Inspektion und Palpation ermittelt werden.

Die Stoffwechsellage der Schilddrüse wird durch Hormonmessungen im Plasma bestimmt. Bei der primären Hypothyreose ist TSH erhöht, und $T_3/T_4/fT_4$ sind erniedrigt. Die sekundäre Hypothyreose hingegen ist durch ein erniedrigtes oder nur marginal erhöhtes TSH (basal und TRH stimuliert) und ebenfalls erniedrigte $T_3/T_4/fT_4$ gekennzeichnet. Bei der Schilddrüsenhormonresistenz ist TSH normal oder erhöht, und $T_3/T_4/fT_4$ sind erhöht. Die Stimulierbarkeit des TSH kann mithilfe des TRH-Tests überprüft werden, um eine zentrale Hypothyreose zu erkennen. Thyreoglobulin, das Matrixprotein der intrathyreoidalen Hormonsynthese, wird TSH-abhängig synthetisiert und sezerniert. Dadurch dient es in der Diagnostik zum Nachweis von Schilddrüsengewebe (niedrig bei Athyreose), als Tumormarker bei differenzierten Schilddrüsenkarzinomen und wegen seiner im Vergleich zum TSH deutlich längeren Halbwertszeit als Parameter zur Überwachung der Compliance bei der Behandlung mit Thyroxin.

Bei einer latenten Hypothyreose finden sich ein leicht erhöhtes TSH (4–10 IU/ml) und normale Konzentrationen von $T_3/T_4/fT_4$. Ohne weitere Zeichen einer Funktionsstörung der Schilddrüse hat eine latente Hypothyreose keine klinische Bedeutung und stellt keine Behandlungsindikation dar.

Die Bestimmung der Schilddrüsenautoantikörper Thyreoidea-Peroxidase-Antikörper (TPO-AK) und Thyreoglobulin-Antikörper (Tg-AK) ergibt positive Titer bei der Autoimmunthyreoiditis (Hashimoto-Thyreoiditis), aber auch bei Gesunden ($\leq 20\%$).

Im Blutbild findet sich bei der Hypothyreose eine normo- bis hypochrome Anämie. Das Gesamt-Cholesterin und die Kreatinkinase als Ausdruck einer Myopathie sind erhöht.

Die Sonografie der Schilddrüse ist zur Objektivierung und Quantifizierung des klinischen Befunds unerlässlich. Bei der Interpretation der Befunde sind populationsspezifische, altersabhängige Referenzwerte bei der Volumenbestimmung entsprechend der Jodversorgung der Population zu berücksichtigen. Die Untersuchung dokumentiert die Lokalisation (loco typico oder Ektopie), die Größe (Hypoplasie oder Struma) und die Struktur der Schilddrüse (Echogenität vermindert bei einer Autoimmunthyreoiditis).

Die Bestimmung des Knochenalters – vor dem 6. Lebensmonat nach Senecal (Röntgen von Knie und Fußwurzel), danach nach Greulich und Pyle – weist eine Retardierung gegenüber dem chronologischen Alter bei der Hypothyreose nach. Die Szintigrafie ist bei der Diagnostik der Hypothyreose in der Regel entbehrlich, sie kann aber zur Differenzierung der Ätiologie der konnatalen Schilddrüsendysgenesie herangezogen werden (Ektopie).

TSH-Screening bei Neugeborenen

Im Rahmen des Neugeborenenscreenings erfolgt die immunologische Bestimmung von TSH im Trockenblut. Bei unreifen oder kranken Kindern wird ein Zweitscreening empfohlen, jedoch sollte nie auf das primäre Screening verzichtet werden. Bei erhöhtem TSH wird eine Kontrolluntersuchung mit Bestimmung von TSH, T_4, fT_4 und T_3 im Plasma durchgeführt.

Therapie

Die Therapie der Wahl bei der Hypothyreose ist die Hormonsubstitution mit L-Thyroxin. Während der Behandlung sollten die Konzentrationen des TSH und der peripheren Schilddrüsenhormone $T_3/T_4/fT_4$ im altersentsprechenden Referenzbereich liegen. Bei der erworbenen Hypothyreose kann eine einschleichende Dosierung vorgenommen werden, um Nebenwirkungen zu vermeiden. Die Behandlung der euthyreoten Hashimoto-Thyreoiditis ohne Struma mit Thyroxin wird nicht eindeutig empfohlen.

Die Richtdosierung von L-Thyroxin im Kindesalter beträgt 100 µg/m² = 2–12 µg/kg KG/d. Die Einnahme sollte morgens nüchtern und bei Kontrolluntersuchungen erst nach der Blutentnahme erfolgen.

Die Steuerung der Therapie richtet sich nach der Klinik (Wachstum, psychomotorische Entwicklung) und regelmäßigen Kontrollen der Schilddrüsenparameter im Serum.

Ein Auslassversuch bei der konnatalen Hypothyreose am Ende des 2. Lebensjahrs wird nur durchgeführt, wenn in der Neugeborenenzeit die Diagnose nicht zuverlässig gesichert werden konnte. In diesem Fall erfolgt die Kontrolle der Schilddrüsenparameter im Serum 6 Wochen nach Absetzen der Substitution.

Verlauf und Prognose

Bei früher adäquater Substitution mit L-Thyroxin sind psychomotorische Entwicklung, Dentition, Wachstum und Pubertätsentwicklung der Patienten mit konnataler Hypothyreose in der Regel normal. Psychomotorische Retardierungen trotz adäquater Substitution kommen jedoch vor und weisen auf eine zugrunde liegende Störung hin, die sowohl die thyreoidale als auch die zerebrale Entwicklung beeinträchtigt.

Das Wachstumsdefizit bei der erworbenen Hypothyreose kann insbesondere bei frühzeitigem Pubertätseintritt oft nicht vollständig ausgeglichen werden.

Bei der Hashimoto-Thyreoiditis sind Remissionen möglich. Daher sollte nach der Pubertät die Schilddrüsenfunktion erneut untersucht werden, um erneute Dekompensationen rechtzeitig zu erkennen oder um die Substitution zu beenden.

8.3.2 Hyperthyreosen

Definition Die Hyperthyreose ist charakterisiert durch eine gesteigerte Sekretion der Schilddrüsenhormone und durch eine vermehrte Schilddrüsenhormonwirkung auf den Organismus. Die Überfunktion kann angeboren oder erworben vorkommen. Sowohl transiente als auch permanente Verlaufsformen werden beschrieben.

Epidemiologie Lediglich 1–5 % aller Erkrankungen mit Hyperthyreose treten vor dem 16. Lebensjahr auf (Inzidenz 1 : 10 Mio.). Eine positive Familienanamnese findet sich bei bis zu 60 % der Patienten mit Morbus Basedow, der bei Mädchen häufiger beobachtet wird als bei Jungen (3–5 : 1) und der sich in der Regel peripubertär manifestiert.

Ätiologie und Pathogenese Die Autoimmunhyperthyreose kann transient bei Neonaten von Müttern mit Morbus Basedow durch mütterliche TSH-Rezeptor-Autoantikörper, als erworbener, eigenständiger Morbus Basedow und in der frühen Phase der Hashimoto-Thyreoiditis auftreten. Die Pathogenese des Morbus Basedow wird durch TSH-Rezeptor-Antikörper (IgG) erklärt, die durch Bindung an die TSH-Rezeptoren eine stimulierende Wirkung auf die Schilddrüsenzellen ausüben.

Bei Patienten mit **McCune-Albright-Syndrom** (fibröse Dysplasie, Pseudopubertas praecox, Café-au-lait-Flecken) kann es zu einer nodulären Hyperplasie der Schilddrüse mit Hyperthyreose kommen.

Eine hyperthyreote Stoffwechsellage kann durch eine übermäßige Zufuhr von Schilddrüsenhormon (Hyperthyreosis factitia) bedingt sein. Auch durch die Kontamination mit Jod (Desinfektion, Kontrastmittel) oder mit jodhaltigen Medikamenten (z. B. Amiodaron) kann eine Überfunktion der Schilddrüse induziert werden.

Symptome Die typische Symptomatik der Hyperthyreose im Kindes- und Jugendalter beginnt eher schleichend und beinhaltet eine unspezifische Unruhe, Nervosität und Schlafstörung (83 %) bei ausgeprägter Tachykardie. Häufig wird über nachlassende Schulleistungen (32 %), eine Konzentrationsschwäche und die Veränderung des Schriftbildes berichtet. Die Leistungsfähigkeit wird durch eine Muskelschwäche (21 %) mit Hyperreflexie eingeschränkt. Die Patienten schwitzen vermehrt (56 %) und nässen nachts ein (sekundäre Enuresis; 4 %). Es kommt zu einer Gewichtsabnahme bei gutem Appetit (39 %) und zum Auftreten einer Diarrhö (21 %). Die Vergrößerung der Schilddrüse verursacht in der Regel keine Symptome, kann aber durch ein Globusgefühl bis zur Schluckstörung imponieren. Die Ophthalmopathie tritt im Kindesalter eher selten auf. Die klinischen Zeichen sind dann die weite Lidspalte (Graefe-Zeichen: Zurückbleiben des Oberlids bei Blicksenkung), der seltene Lidschlag (Stellwag-Zeichen), die Konvergenzschwäche (Moebius-Zeichen) und der Exophthalmus. Der klassische Symptomenkomplex aus Struma, Exophthalmus und Tachykardie wird als Merseburger Trias bezeichnet.

Diagnostik Bei der körperlichen Untersuchung werden die klinischen Zeichen einer Hyperthyreose wie Tachykardie, Hyperreflexie oder Hyperthermie erfasst. Die auxologischen Messungen unter Einbeziehung von Vormessungen zeigen die Beschleunigung des Größenwachstums, die Gewichtsabnahme und die Stagnation des Kopfwachstums bei prämaturer Nahtsynostose. Die Schilddrüse wird palpiert und auskultiert, sodass ihre Größe, Konsistenz, Schluckverschieblichkeit und das Strömungsgeräusch bei der vermehrten Perfusion erkannt werden können.

Die hyperthyreote Stoffwechsellage ist durch die Erniedrigung oder Suppression des TSH und die erhöhten Konzentrationen von $T_3/T_4/fT_4$ im Serum gekennzeichnet. Bei der T_4-Hyperthyreose mit euthyreoter Stoffwechsellage werden hingegen normale Konzentrationen von TSH und fT_4 bestimmt, während die Konzentrationen vom TBG und Gesamt-T_4 und -T_3 erhöht sind.

Der positive Nachweis von TSH-Rezeptor-Antikörpern (TRAK) und Thyroxinperoxidase-Antikörpern (TPO-AK) spricht für das Vorliegen einer Autoimmunhyperthyreose (Morbus Basedow).

Die Objektivierung und Quantifizierung des klinischen Schilddrüsenbefunds erfolgt mittels **Sonografie.**

Die Knochenalterbestimmung nach Greulich und Pyle weist die Akzeleration gegenüber dem chronologischen Alter bei der Hyperthyreose nach. Insbesondere bei Säuglingen werden die Schädelnähte bei stagnierendem Kopfwachstum radiologisch beurteilt, da prämature Nahtsynostosen auftreten können.

Die kardiologische Untersuchung mit EKG und Echokardiografie ermittelt die Herzfrequenz, den Rhythmus und die myokardiale Funktion.

Die Beteiligung der Augen wird mittels Exophthalmometrie nach Hertl untersucht.

Therapie Die Behandlung der Wahl bei der Hyperthyreose ist die thyreostatische Therapie mit Carbimazol über mindestens 2–3 Jahre in einer Dosierung von 0,5–1 mg/kg KG p. o. in 1–2 ED. In der Regel wird erst nach 6–8 Wochen eine euthyreote Stoffwechsellage erreicht. Im weiteren Verlauf kann dann durch eine vorsichtige Dosisreduktion die Euthyreose aufrechterhalten oder aber nach dem Auftreten einer Hypothyreose bei unveränderter Dosierung des Thyreostatikums zusätzlich L-Thyroxin verabreicht werden.

Initial ist zur unmittelbaren Behandlung der adrenergen Symptome eine zusätzliche Therapie mit systemisch wirksamen Betablockern, z. B. Propranolol 1 mg/kg KG, über 6–8 Wochen bis zum Erreichen einer euthyreoten Stoffwechsellage indiziert.

Bei ernsten Nebenwirkungen und therapierefraktären Rezidiven ist die Operation als totale Thyreoidektomie oder alternativ die Radiojodtherapie angezeigt. Bei Vorliegen eines autonomen Adenoms und der angeborenen Hyperthyreose bei einer aktivierenden Mutation im TSH-Rezeptor ist eine primäre Operation angezeigt.

Die thyreotoxische Krise ist im Kindesalter selten, stellt aber eine lebensbedrohliche Notfallsituation dar. Neben der thyreostatischen Behandlung stehen symptomatische Maßnahmen, die sich am klinischen Bild der Hyperthyreose orientieren, im Vordergrund. Die periphere Konversion von T_4 zu T_3 kann durch die Gabe von Glukokortikoiden (Dexamethason) und nichtkardioselektiven Betablockern (Propranolol), die gleichzeitig die Herzfrequenz senken, inhibiert werden. Ein hoher Flüssigkeitsbedarf ist im Rahmen der Hyperthermie und enteraler Verluste zu berücksichtigen. Die erhöhte Körpertemperatur muss durch physikalische Maßnahmen wie Eisbeutelpackungen gesenkt werden. In lebensbedrohlichen Situationen kann eine Plasmapherese oder ein Blutaustausch zur Eliminierung der Schilddrüsenhormone erforderlich sein.

Verlauf und Prognose Die konservative Therapie führt lediglich bei 30–40 % der Patienten mit Morbus Basedow zu einer anhaltenden Remission, wobei mit zunehmender Dauer der Behandlung die Rezidivrate abzunehmen scheint. Die Operation ist beim Morbus Basedow primär in der Regel nicht indiziert; sie wird erst bei Versagen der konservativen Behandlung erwogen, hat aber eine Heilungsrate von 90 %. Als mögliche Nebenwirkungen sind die Hypothyreose, der Hypoparathyreoidismus und die Schädigung des N. recurrens zu nennen. Die Radiojodtherapie stellt auch im Kindesalter eine Alternative zur Thyreoidektomie dar.

8.3.3 Schilddrüsenvergrößerung (Struma)

Definition Die Vergrößerung der gesamten Schilddrüse oder von Teilen der Schilddrüse wird unabhängig von der zugrunde liegenden Ätiologie und unabhängig von der thyreoidalen Funktionslage (Hyper-, Eu- und Hypothyreose) als Struma bezeichnet.

Ätiologie und Pathogenese Der endemische Jodmangel besteht trotz der Verbesserung der alimentären Jodzufuhr in Deutschland weiter fort und stellt die häufigste Ursache der blanden Struma dar.

Im Rahmen der Autoimmunthyreoiditis Hashimoto führt eine chronisch-lymphozytäre Entzündung meist zu einer Vergrößerung der Schilddrüse, die bei Mädchen häufiger auftritt als bei Jungen (3 : 1) und mit einer euthyreoten, hyperthyreoten oder hypothyreoten Stoffwechsellage einhergehen kann. Die Autoimmunthyreoiditis tritt auch im Rahmen von polyglandulären Autoimmunsyndromen auf und findet sich häufiger bei Patienten mit Ullrich-Turner-Syndrom und Down-Syndrom.

Symptome Die blande Struma ist meist asymptomatisch. Die Klinik der Schilddrüsenvergrößerung ist von der jeweiligen thyreoidalen Funktionslage geprägt. Bei einer deutlich vergrößerten Schilddrüse können ein lokales Kloß- oder Druckgefühl bestehen und ein inspiratorischer Stridor oder Schluckbeschwerden auftreten.

Diagnostik Bei der klinischen Untersuchung werden durch Inspektion, Palpation und Auskultation die Größe und Form der Schilddrüse (diffus, knotig), die Konsistenz (weich, derb, schwirrend), die Schluckverschieblichkeit und Abgrenzbarkeit vom umgebenden Gewebe beurteilt (> Tab. 8.4). Sonografisch werden das Volumen und die Morphologie (Echogenität) bestimmt. Die Szintigrafie ist bei umschriebenen „isoliert-knotigen" Veränderungen mit Suppression des TSH im Serum zur weiteren Abklärung indiziert. Kalte Knoten (nicht speichernd in der Szintigrafie) müssen durch eine Feinnadelbiopsie weiter abgeklärt werden.

Die Stoffwechsellage der Schilddrüse wird durch die Bestimmung von TSH, T_3, T_4, fT_4 ermittelt. Der Nachweis der Autoantikörper (TPO, Tg und TRAK) erfolgt zur Diagnose einer Autoimmunthyreoiditis. Besteht der Verdacht auf eine Neoplasie, werden die Tumormarker Thyreoglobulin und Calcitonin (basal und ggf. stimuliert) im Plasma bestimmt.

Differenzialdiagnostisch kann eine Vergrößerung der Schilddrüse auftreten bei Jodmangel, Autoimmunthyreopathien (Morbus Basedow, Hashimoto-Thyreoiditis), thyreoidalen Enzymdefekten (angeboren oder „late onset"), Systemerkrankungen (Zystinose, Thalassämie, Akromegalie), Schilddrüsenhormonresistenz, Entzündungen, Neoplasien und infolge der Ingestion strumigener Substanzen.

Therapie Die euthyreote Jodmangelstruma wird nach Ausschluss einer Autonomie oder Thyreoiditis mit Jodid in altersentsprechender Dosierung behandelt: Säuglinge 50–100 μg/d, Kinder 100 μg/d, Jugendliche 150–200 μg/d. Kommt es nach Ausgleich des Jodmangels und Behandlung über 12 Monate nicht zu einer signifikanten Verkleinerung der Struma, wird die Behandlung auf die Gabe von L-Thyroxin oder L-Thyroxin-Jodid-Kombination umgestellt. Die Autoimmunthyreoiditis mit Hypothyreose und/oder mit Struma wird mit L-Thyroxin behandelt. Die Behandlungsindikation mit L-Thyroxin bei der euthyreoten Thyreoiditis ohne Struma wird unverändert kontrovers diskutiert, aber eher selten gestellt.

Verlauf und Prognose Die Jodidgabe führt innerhalb von 6–12 Monaten zu einer Verkleinerung der Schilddrüse. Erfolgt im Anschluss eine dauerhafte Jodidsubstitution, sind Rezidive selten. Die Behandlung der Thyreoiditis sollte nach Abschluss des Längenwachstums und der Pubertät versuchsweise ausgesetzt werden, da eine signifikante Rate von Remissionen, auch mit Rückkehr zur Euthyreose, beschrieben wurde.

8.4 Knochenstoffwechsel

8.4.1 Hypoparathyreoidismus

Definition Der Hypoparathyreoidismus ist durch eine verminderte PTH-Sekretion der Nebenschilddrüse oder eine verminderte PTH-Wirksamkeit in den Zielorganen gekennzeichnet. Charakteristische Folgen sind eine Hypokalzämie und Hyperphosphatämie.

Tab. 8.4 Klinische Einteilung der Struma

Stadium	Klinische Beschreibung
I	Tastbare Struma
Ia	Bei normaler Kopfhaltung nicht sichtbare Struma
Ib	Bei rekliniertem Hals sichtbare Struma
II	Bei normaler Kopfhaltung sichtbare Struma
III	Deutlich sichtbare Struma

Ätiologie Der primäre Hypoparathyreoidismus kann sich als sporadische Form im Neugeborenenalter manifestieren oder erst nach dem Neugeborenenalter auftreten. Er kann transitorisch oder persistierend sein. Die Funktionsstörung kann als isolierte oder syndromale Form in Erscheinung treten (DiGeorge-Syndrom, Kearns-Sayre-Syndrom, MELAS-Syndrom).

Der primäre Hypoparathyreoidismus kann auch hereditär isoliert (autosomal-dominant, autosomal-rezessiv oder X-chromosomal) und syndromal auftreten (Blizzard-Syndrom, Polyendokrinopathie Typ I, autosomal-rezessiv, Chromosom 21q23.1; hereditäre Syndrome mit Schwerhörigkeit und/oder Nephropathie oder mit ausgeprägtem Kleinwuchs und psychomotorischer Entwicklungsverzögerung).

Ein sekundärer Hypoparathyreoidismus kann postoperativ (Schilddrüsen-OP), infolge einer Hypomagnesiämie, nach Bestrahlung, im Rahmen einer Hämosiderose oder durch eine Infiltration, z. B. bei Schilddrüsentumor, entstehen.

Der Pseudohypoparathyreoidismus ist durch eine PTH-Endorganresistenz gekennzeichnet, die entweder auf einer herabgesetzten Aktivität des Gsα-Proteins (*GNAS-1*-Gen, Chromosom 20) oder auf einem Defekt im PTH-Rezeptor beruht. Als zusätzliche Endokrinopathien können eine primäre Hypothyreose, ein Hypogonadismus, ein nephrogener Diabetes insipidus oder ein Prolaktinmangel bestehen.

Symptome Die klinische Symptomatik wird durch die chronische Hypokalzämie und die damit assoziierten Erkrankungen bestimmt. Die Leitsymptome der Hypokalzämie sind Tetanie (Karpopedalspasmen, Laryngospasmus) und Parästhesien. Die chronische Hypokalzämie kann zu generalisierten oder fokalen Anfällen, zu psychischen Veränderungen und zum Pseudotumor cerebri führen. Weitere Veränderungen sind periphere oder zentrale Verkalkungen, hypokalzämische Katarakte, Zahnanomalien, Alopezie, eine Brüchigkeit der Nägel und die Verlängerung der QT-Zeit im EKG.

Der Pseudohypoparathyreoidismus kann neben der Hypokalzämie mit der Albrightschen hereditären Osteodystrophie (AHO) assoziiert sein: Kleinwuchs, rundes Gesicht, kurzer Hals, gedrungener Körperbau, geistige Retardierung, Brachydaktylie und Brachytarsie, subkutane Verkalkungen.

Diagnostik Klinische Untersuchungszeichen bei der Hypokalzämie sind das Chvostek-Zeichen (bei Beklopfen des N. facialis vor dem Gehörgang Zuckungen im Bereich aller drei Äste des N. facialis) und das Trousseau-Zeichen (Karpalspasmus nach 3-minütiger Kompression des Oberarms durch Blutdruckmanschette).

Das Gesamt-Kalzium und das ionisierte Kalzium im Serum sind erniedrigt, während das Phosphat erhöht ist. Beim Hypoparathyreoidismus wird ein erniedrigtes intaktes PTH (1–84) im Serum gemessen, beim Pseudohypoparathyreoidismus ein erhöhtes intaktes PTH (1–84). Weitere Untersuchungen überprüfen die Konzentrationen von Magnesium (Hypomagnesiämie) und Gesamt-Eiweiß (Hypoproteinämie) im Serum, die Blutgasanalyse (Alkalose) und die Nierenfunktion (Insuffizienz).

Radiologisch sind Verkalkungen und eine Brachymetakarpie nachweisbar. Die augenärztliche Untersuchung überprüft das Vorhandensein einer Katarakt. Elektrokardiografisch wird die kardiale Erregungsausbreitung überprüft (Verlängerung der QT-Zeit). Verkalkungen im ZNS (Stammganglien) können tomografisch (MRT, CT) nachgewiesen werden.

Differenzialdiagnose Der Hypoparathyreoidismus ist charakterisiert durch die Konstellation einer Hypokalzämie, einer Hyperphosphatämie und einer erniedrigten PTH-Konzentration im Serum. Eine Hypomagnesiämie, die sekundär die PTH-Ausschüttung inhibiert, und eine Hypoproteinämie, die zur Erniedrigung des Gesamt-Kalziums, aber nicht des ionisierten Kalziums führt, müssen ausgeschlossen werden (> Abb. 8.3).

Im Rahmen einer Hyperventilation kann eine Tetanie auftreten, da durch die gesteigerte Abatmung von Kohlendioxid eine Alkalose mit Absinken des ionisierten Kalziums entsteht.

Therapie Bei der Behandlung des Hypoparathyreoidismus und des Pseudohypoparathyreoidismus müssen die Hypokalzämie und die assoziierten Störungen berücksichtigt werden. Die Akutbehandlung der Hypokalzämie besteht in der langsamen i. v. Injektion von 1–2 ml 10 %-igem Ca-Glukonat / kg KG. Die Dauertherapie beinhaltet die orale Kalziumgabe (0,5–1 g / Tag) und zur Verbesserung der Kalziumresorption die Zufuhr von Vitamin D.

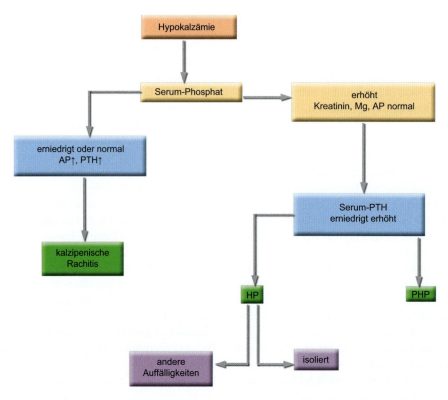

Abb. 8.3 Differenzialdiagnose der Hypokalzämie [V786]

Rekombinantes Parathormon wurde als Zusatztherapie bei erwachsenen Patienten mit chronischem Hypoparathyreoidismus zugelassen, deren Erkrankung sich durch die Standardtherapie mit Vitamin D und Kalzium allein nicht hinreichend kontrollieren lässt.

8.4.2 Hyperparathyreoidismus

Definition Der Hyperparathyreoidismus ist gekennzeichnet durch eine vermehrte PTH-Ausschüttung, die primär oder sekundär als Folge einer zur Hypokalzämie führenden Grunderkrankung (Rachitis, Niereninsuffizienz) auftritt. Der sekundäre Hyperparathyreoidismus kann nach chronischem Verlauf in eine Autonomie übergehen und wird dann als tertiärer Hyperparathyreoidismus bezeichnet.

Ätiologie Der primäre Hyperparathyreoidismus kann sporadisch (Adenom) oder familiär vorkommen. Die familiäre Form kann isoliert oder im Rahmen einer multiplen endokrinen Neoplasie Typ 1 (MEN1) und Typ 2 (MEN2) auftreten (> Tab. 8.5).

Inaktivierende Mutationen des Kalziumrezeptors bewirken eine Hemmung der PTH-Sekretion und der renalen Kalziumrückresorption erst bei erhöhten

Tab. 8.5 Multiple endokrine Neoplasien (MEN)

MEN 1 Werner-Syndrom	MEN 2A Sippel-Syndrom	MEN 2B
Primärer Hyperparathyreoidismus Pankreastumoren Hypophysenadenome (Prolaktin, WH, ACTH)	Medulläres Schilddrüsenkarzinom Phäochromozytom Hyperparathyreoidismus	Medulläres Schilddrüsenkarzinom Phäochromozytom Multiple Neurinome Intestinale Ganglioneuromatose

Tab. 8.6 Ätiologie des Hyperparathyreoidismus	
Primär	Sporadisch
	Familiär: • Isoliert • MEN1, MEN2
Sekundär	Kalzipenische Rachitis
	Niereninsuffizienz
	Pseudohypoparathyreoidismus

Kalziumkonzentrationen im Serum und sind klinisch durch eine meist asymptomatische hypokalziurische Hyperkalzämie gekennzeichnet.

Erkrankungen, die primär mit einer Hypokalzämie einhergehen, sind sekundär mit einem Hyperparathyreoidismus vergesellschaftet (> Tab. 8.6).

Symptome Die Symptome des Hyperparathyreoidismus sind bedingt durch die Hyperkalzämie, die Hyperkalziurie und die PTH-Wirkung auf das Skelettsystem:
- Zeichen der Hyperkalzämie können sein: Anorexie, Übelkeit, Erbrechen, Muskelschwäche, Gewichtsabnahme, psychische Veränderungen, Blutdruckerhöhung.
- Zeichen der Hyperkalziurie: Polyurie, Polydipsie, Nephrolithiasis, Nephrokalzinose.
- Knochenschmerzen sind die Folge der vermehrten PTH-Wirkung auf das Skelett.

Weitere Symptome sind auf die assoziierten Endokrinopathien (MEN) und die primären Grunderkrankungen zurückzuführen.

Diagnostik Der Hyperparathyreoidismus ist gekennzeichnet durch die Erhöhung des Gesamt-Kalziums im Serum sowie des intakten PTH (1–84) und die Erniedrigung des Serumphosphats. Die Kalziumausscheidung im Urin ist vermehrt. Nach der Sicherung eines primären Hyperparathyreoidismus sind Familienuntersuchungen erforderlich, und weitere Endokrinopathien sollten ausgeschlossen werden.

Die Sonografie der Nebenschilddrüsen kann zur Lokalisation eines Adenoms beitragen. Nierenverkalkungen werden ebenfalls sonografisch nachgewiesen. Gelingt die Lokalisation der PTH-Sekretion nicht mit bildgebenden Verfahren, ist eine selektive Katheterisierung der Halsgefäße zur repetitiven PTH-Bestimmung indiziert.

Zum Nachweis eines sekundären Hypoparathyreoidismus werden die Nierenfunktion und der Vitamin-D-Stoffwechsel (25-Hydroxyvitamin D, 1,25-Dihydroxyvitamin D, alkalische Phosphatase) überprüft.

Therapie Die Behandlung des primären Hyperparathyreoidismus besteht in der chirurgischen Exploration der Nebenschilddrüsen. Singuläre Adenome werden entfernt; bei der Hyperplasie aller Nebenschilddrüsen erfolgt die totale Parathyreoidektomie mit Autotransplantation eines Anteils von Nebenschilddrüsengewebe.

Die hyperkalzämische Krise erfordert die Hydrierung mit 0,9 %-igem NaCl-Lösung und die Gabe von Furosemid zur Förderung der Kalziumausscheidung. Die Behandlung mit Calcitonin oder Bisphosphonaten reduziert die Hyperkalzämie.

8.4.3 Rachitis

Definition Die Rachitis ist gekennzeichnet durch eine Verminderung des Kalzium-Phosphat-Produkts im Serum, die zu einer Störung der Knochenmineralisation und zur Desorganisation der Wachstumsfuge führt. Es werden die kalzipenischen Rachitiden und die phosphopenischen Rachitiden unterschieden.

Ätiologie und Pathogenese Im Vordergrund steht die mangelnde, durch $1,25(OH)_2$-Vitamin D nicht ausreichend stimulierte intestinale Kalziumaufnahme, die zu Kalziummangel und Hypokalzämie führt. Zunächst kann die Kalziumkonzentration durch die kompensatorische Freisetzung von PTH aufrechterhalten werden, die eine vermehrte Kalziumfreisetzung aus dem Skelett bewirkt und zu einer vermehrten renalen Phosphatausscheidung mit anschließender Hypophosphatämie führt. Im weiteren Verlauf erschöpft sich dieser Kompensationsmechanismus, und es bestehen eine Hypokalzämie und eine Hypophosphatämie. Die alkalische Phosphatase (AP) ist infolge des vermehrten Knochenumsatzes mit gesteigerter Osteoblastenaktivität erhöht.

Die Ursache der erworbenen **kalzipenischen Rachitis** ist die eingeschränkte Vitamin-D-Bildung in der Haut durch herabgesetzte Sonneneinstrahlung und die zu geringe Vitamin-D-Zufuhr. Säuglinge in den ersten beiden Lebensjahren sind wegen ihrer hohen Wachstumsrate besonders anfällig für einen Vitamin-D-Mangel. Im Rahmen von hepatobiliären und gastrointestinalen Erkrankungen besteht eine Malabsorption von Kalzium und Vitamin D. Die Antikonvulsiva Phenobarbital und Phenytoin hemmen die intestinale Kalziumaufnahme und steigern den Vitamin-D-Metabolismus mit Verminderung der 25-OH-Vitamin-D-Konzentration. Die chronische Niereninsuffizienz führt zu einer Verminderung der $1,25(OH)_2$-Vitamin-D-Synthese in Verbindung mit einer Reduktion der renalen Phosphatausscheidung.

Die Vitamin-D-abhängige Rachitis Typ 1 wird autosomal-rezessiv vererbt und manifestiert sich zwischen dem 3. und 5. Lebensmonat. Bei dieser Rachitisform besteht ein Defekt der renalen 25-OH-Vitamin-D-1α-Hydroxylase (*CYP27B1*-Gen, Chromosom 12q13.1–3). Bei der Vitamin-D-abhängigen Rachitis Typ 2 besteht eine Endorganresistenz des Darms, des Skelettsystems, der Nieren und Nebenschilddrüsen gegenüber $1,25(OH)_2$-Vitamin-D_3 (Vitamin-D-Rezeptor-Gen, Chromosom 12q12-q14). Die Erkrankung wird autosomal-rezessiv vererbt und manifestiert sich in den ersten Lebensjahren. Eine seltene Ursache einer Störung des Vitamin-D-Stoffwechsels stellt ein Defekt der hepatischen CYP2R1-Vitamin-D-25-Hydroxylase dar (Chromosom 11p15.2, autosomal-rezessiv), welche die Umwandlung von Vitamin D in 25-OH-Vitamin D_3 katalysiert. Sekundäre Störungen des Vitamin-D-Stoffwechsels oder der Resorption von Vitamin D oder Kalzium können bei schwerer Leberinsuffizienz oder Darmerkrankungen wie der Zöliakie auftreten.

Erworbene **phosphopenische Rachitiden** treten bei Frühgeborenen durch mangelnde Phosphatzufuhr, als Tumorrachitis oder bei tubulären Funktionsstörungen (Fanconi-Syndrom) auf.

Der **Phosphatdiabetes** (X-chromosomale familiäre hypophosphatämische Rachitis) wird X-chromosomal ererbt und beruht auf Mutationen im *PHEX*-Gen. Die verminderte Aktivität einer Endopeptidase bedingt eine herabgesetzte renale Phosphatrückresorption und führt zu einer ausgeprägten Hypophosphatämie. Die Erkrankung manifestiert sich in den ersten beiden Lebensjahren. Weitere Formen, die durch FGF-23 vermittelt werden, sind die autosomal-dominant vererbte hypophosphatämische Rachitis (*FGF23*-Gen), die autosomal-rezessiv vererbte hypophosphatämische Rachitis Typ 1 (Dentin-Matrix-Protein [DMP]-1) und die autosomal-rezessiv vererbte hypophosphatämische Rachitis Typ 2 (EctoNukleotid-Pyrophosphatase [ENPP]-1). Nicht durch FGF-23 vermittelt sind die hereditäre hypophosphatämische Rachitis mit Hyperkalziurie (*SLC34A3*-Gen) und die X-gebunden vererbte Hypophosphatämie (*SLC34A1*-Gen).

Symptome Das klinische Bild wird geprägt von der Grundkrankheit und vom Lebensalter des Patienten. Die Hypokalzämie führt zu Tetanie und epileptischen Anfällen. Infolge des Kalziummangels und der verminderten Knochenmineralisation treten Skelettveränderungen auf. Diese manifestieren sich als Auftreibung und Verdickung der Knorpel-Knochen-Grenzen (Hand- und Fußgelenke, rachitischer Rosenkranz), Kraniotabes, Kyphose, Genua valga oder vara. Eine Myopathie führt u. a. zu Bewegungsarmut, Muskelhypotonie und schlechter Kopfkontrolle. Bei längerem Verlauf kommt es zur Verzögerung des Wachstums und der psychomotorischen Entwicklung, es können Frakturen und Zahnschmelzdefekte auftreten, und es bestehen eine Infektanfälligkeit und Anämie mit Trinkschwäche, Blässe und vorgewölbtem Bauch. Die Vitamin-D-abhängige Rachitis Typ 2 ist im Verlauf von einer Alopezie begleitet.

Im Rahmen der erworbenen Formen der hypophosphatämischen Rachitiden werden Knochenschmerzen, Muskelschwäche und Spontanfrakturen beobachtet.

Der Phosphatdiabetes ist charakterisiert durch Kleinwuchs und Genua vara mit watschelndem, breitbeinigem Gang.

Diagnostik Bei den Vitamin-D-abhängigen Rachitiden sind die Serumkonzentrationen von Kalzium und Phosphat erniedrigt und von Parathormon sekundär erhöht. Die Kalziumausscheidung im Urin ist erniedrigt. Die Aktivität der AP ist erhöht. Die Konzentrationen von Vitamin D sind entsprechend der zugrunde liegenden Störung verändert (➤ Abb. 8.4).

Die Leitbefunde des Phosphatdiabetes sind das erniedrigte Serumphosphat und die verminderte tubuläre Phosphatrückresorption mit erhöhter Phosphatausscheidung im Urin, während PTH im Referenzbereich gemessen wird.

Röntgenologisch zeigen sich eine Auftreibung und Becherung der metaphysären Wachstumsfugen, eine verminderte Mineralisation und Deformierungen des

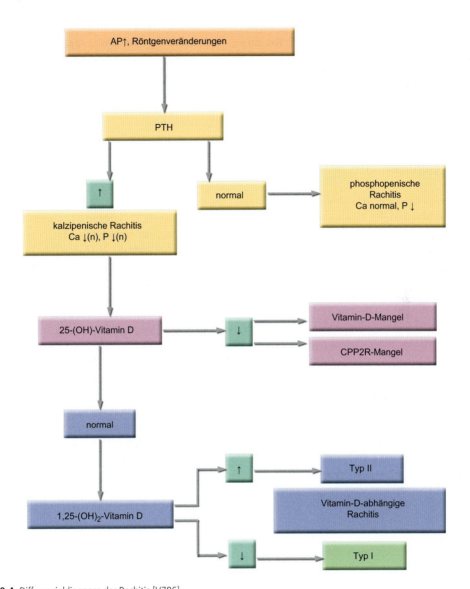

Abb. 8.4 Differenzialdiagnose der Rachitis [V786]

Skeletts. Charakteristisch ist für den Phosphatdiabetes die O-Bein-Stellung der Unterschenkel.

Therapie Die Behandlung der Rachitis richtet sich nach der zugrunde liegenden Störung:
- **Vitamin-D-Mangel:** 5.000 IE Vitamin D_3 und 0,5–1 g Kalzium / d über 3 Monate
- **Vitamin-D-abhängige Rachitis Typ 1:** lebenslange Zufuhr von 0,5–2 µg 1,25(OH)$_2$-Vitamin D_3
- **Vitamin-D-abhängige Rachitis Typ 2 / CYP2R1-Mangel:** Versuch einer hoch dosierten Gabe von 1,25(OH)$_2$-Vitamin D_3 (bis 50 µg) und die hoch dosierte orale oder parenterale Kalziumzufuhr
- **Phosphatdiabetes:** orale Zufuhr von elementarem Phosphor. Bei Kombination des Phosphatdiabetes mit Hyperkalziurie wird ausschließlich mit Phosphat behandelt. Beim Auftreten einer Hyperkalziurie im Behandlungsverlauf zusätzlich Behandlung mit Hydrochlorothiazid

Die Wirksamkeit von Anti-FGF23-Antikörpern bei FGF23-vermittelter hypophosphatämischer Rachitis wird derzeit in Studien überprüft.

Die kinderorthopädische Mitbetreuung der Patienten ist erforderlich, da bei progredienten Achsfehlstellungen Korrekturosteotomien durchgeführt werden müssen.

8.4.4 Hypophosphatasie

Die Hypophosphatasie ist gekennzeichnet durch eine mangelnde Aktivität der alkalischen Serum- und Knochen-Phosphatase mit defekter Knochen- und Zahnmineralisation. Die Häufigkeit der schweren Verlaufsformen wird auf 1:100.000 geschätzt. Das klinische Bild des Syndroms ist sehr unterschiedlich und reicht von totgeborenen Kindern mit unmineralisierten Knochen bis zu frühem Verlust der Zähne ohne Skelettsymptome. Bei der perinatal letalen Form besteht *in utero* eine erheblich reduzierte Mineralisation. Bei der perinatal benignen Form kommt es zu spontaner Besserung der Knochenbefunde.

Klinische Symptome der infantilen Form sind Atemkomplikationen, vorzeitige Synostose der Schädelnähte, ausgedehnte Demineralisation und rachitische Veränderungen der Metaphysen. Die kindliche Form ist gekennzeichnet durch Skelettdeformitäten, Kleinwuchs und watschelndem Gang.

Die Aktivität der alkalischen Serum-Phosphatase (AP) ist bei der Hypophosphatasie stark erniedrigt, die Konzentration des Phosphoethanolamins (PEA) im Urin erhöht.

Eine Enzymersatztherapie wurde erfolgreich entwickelt und ist seit Kurzem für die Behandlung der Hypophosphatasie im Kindesalter zugelassen.

8.5 Erkrankungen der Nebennieren

8.5.1 Adrenogenitales Syndrom (AGS)

Definition Das AGS umfasst eine Gruppe von autosomal-rezessiv vererbten Enzymdefekten der adrenalen Kortisol- und Aldosteronbiosynthese (> Abb. 8.5). Die erniedrigte Kortisolsynthese bedingt durch die verminderte negative Rückkopplung eine erhöhte ACTH-Ausschüttung und eine Stimulation der Steroidsynthese vor dem Enzymdefekt. Die Enzymdefekte führen zu einer NNR-Insuffizienz, die mit einem Salzverlust und einer Virilisierung einhergehen kann.

Ätiologie und Pathogenese In über 90 % der Fälle liegt dem klassischen AGS ein Defekt der 21-Hydroxylase (p450c21) zugrunde. Die ineffektive Biosynthese von Kortisol und Aldosteron und konsekutive Erhöhung von ACTH führt zu einer adrenalen Hyperplasie und zu einer vermehrten Androgenproduktion. Der klassische Defekt der 21-Hydroxylase kann als AGS mit Salzverlust und als einfach virilisierendes AGS ohne Salzverlust auftreten. Das AGS mit Salzverlustsyndrom ist 3-mal häufiger. Nichtklassische AGS-Formen (lateonset) treten klinisch erst jenseits der Neugeborenenzeit in Erscheinung und fallen in der Regel nur durch die Hyperandrogenämie auf. Die mittlere Inzidenz der Erkrankung liegt bei 1 : 12.000; die Heterozygotenfrequenz, also die Übertragerrate, beträgt 1 : 55. Das Gen der 21-Hydroxylase liegt auf dem kurzen Arm des Chromosoms 6 in Nachbarschaft zum MHC der Klasse III. Neben dem aktiven Gen *CYP21B* existiert ein inaktives Pseudogen *CYP21A,* die beide eine hohe Homologie aufweisen und durch die enge Nachbarschaft eine kausale Bedeutung für die Entstehung der Gendefekte durch Crossing-over in der Meiose haben.

Seltene AGS-Formen betreffen die 3β-Hydroxysteroid-Dehydrogenase (Salzverlustsyndrom möglich), die 11β-Hydroxylase (5–8 % der AGS-Fälle, kein Salzverlust wegen vermehrter Bildung von 11-Desoxy-Kortikosteron mit mineralokortikoider Wirkung, Hypertonus), die 17α-Hydroxylase- / 17, 20-Lyase (Hypertonus, Hypernatriämie, Hypokaliämie und Alkalose) und das STAR-Protein (vollständig fehlende Steroidbiosynthese mit Lipoidhyperplasie der Nebennierenrinde).

Symptome Beim klassischen AGS fallen weibliche Neugeborene bei Geburt durch die Virilisierung des äußeren Genitales auf. Das klinische Spektrum dieses 46XX-DSD reicht von der Klitorishypertrophie, dem Sinus urogenitalis bis zur kompletten Virilisierung mit penisartig vergrößerter Klitoris, aber das innere Genitale (Uterus, Ovarien) ist immer weiblich.

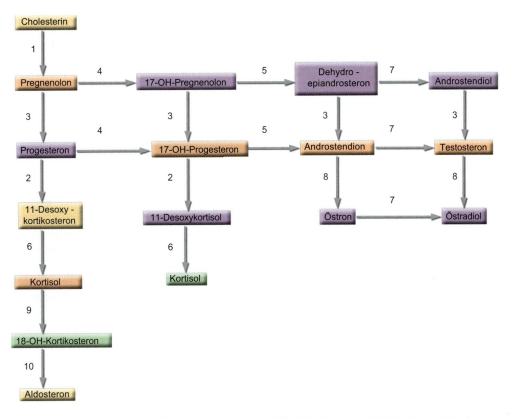

Abb. 8.5 Adrenale Steroidhormonbiosynthese 1: 20,22-Desmolase, STAR; 2: 21-Hydroxylase 3: 3β-Hydroxysteroid-Dehydrogenase; 4 und 5: 17β-Hydroxylase / 17,20-Lyase; 6: 11β-Hydroxylase; 7: 17β-Hydroxysteroid-Dehydrogenase; 8: Aromatase; 9: 18-Hydroxylase (CMO I); 10: 18-Dehydrogenase (CMO II) [V786]

Außerdem besteht eine Hyperpigmentierung des äußeren Genitale. Das äußere Genitale der Jungen ist bei Geburt in der Regel normal männlich infantil. Es können auch eine verstärkte Pigmentierung des Genitale und eine Penisvergrößerung bestehen. Beim nichtklassischen AGS oder beim nicht diagnostizierten AGS entwickelt sich eine Pseudopubertas praecox mit Pubarche, Penis- bzw. Klitorishypertrophie, beschleunigtem Längenwachstum und Akzeleration der Knochenreifung (> Abb. 8.5). Bei den seltenen AGS-Formen mit verminderter Androgensynthese ist das Genitale der Mädchen normal weiblich und bei den Jungen untervirilisiert (Hypospadie oder intersexuell) oder feminisiert (XY-DSD).

Das lebensbedrohliche Salzverlustsyndrom tritt zwischen der 2. und 3. Lebenswoche oder bei insuffizienter Behandlung auf und ist charakterisiert durch eine hypotone Dehydratation bis zu Schock, Trinkschwäche, Erbrechen, Hyponatriämie, Hyperkaliämie und metabolischer Azidose.

Diagnostik Insbesondere beim Mädchen zeigt die klinische Untersuchung die Virilisierung des äußeren Genitale mit einer Hyperpigmentierung.

In der Salzverlustkrise imponiert die Dehydratation klinisch durch eine Gedeihstörung und eine Verminderung des Hautturgors (eingesunkene Fontanelle). Die Kreislaufinsuffizienz kommt in einer Verminderung des Blutdrucks und einer Tachykardie zum Ausdruck. Die Laborbefunde beim klassischen AGS zeigen eine Hyponatriämie, Hyperkaliämie, Hypoglykämie und metabolische Azidose. Die Steroidhormone sind entsprechend dem Enzymdefekt verändert (> Abb. 8.5). Die Plasma-Reninaktivität oder Plasma-Reninkonzentration ist infolge des Mineralokortikoidmangels ebenfalls erhöht.

Zur Differenzialdiagnose insbesondere seltener AGS-Formen steht die Multisteroidanalyse im Urin zur Verfügung. Zum Nachweis des Gendefekts sind spezielle DNA-Analysen verfügbar, die auch pränatal durchgeführt werden können.

Ein generelles Screening mittels Bestimmung von 17-OH-Progesteron im getrockneten Vollblut auf Filterkarten wird in Deutschland im Rahmen des Neugeborenenscreenings durchgeführt, um AGS-Formen mit Salzverlust vor dem Auftreten der Salzverlustkrise zu identifizieren und entsprechend zu behandeln. Da bei Frühgeborenen die Konzentrationen von 17-OH-Progesteron physiologischerweise erhöht sind, müssen bei diesen Kindern besondere Referenzwerte berücksichtigt werden. Weitere Störfaktoren stellen schwere Erkrankungen, Austauschtransfusionen sowie die intrauterine und peripartale Steroidbehandlung dar. Auffällige Befunde im Screening werden durch eine adäquat validierte Konfirmationsdiagnostik im Serum mit entsprechenden Referenzwerten (Bestimmung von 17-OH-Progesteron und 21-Desoxykortisol, ACTH und Plasma-Renin) bestätigt. Ergänzend wird bei Bestätigung des AGS eine Mutationsanalyse durchgeführt. Diese Screening stellt sicher, dass auch die Behandlung noch asymptomatischer, in der Regel männlicher Patienten frühzeitig begonnen werden kann.

Therapie Die Behandlung besteht in der dauerhaften Substitution mit einem Glukokortikoid (Hydrokortison; Richtdosierung 15 mg/m²/d; 50 % morgens, 25 % mittags, 25 % abends) und beim Salzverlustsyndrom zusätzlich mit einem Mineralokortikoid (Fludrokortison, Richtdosierung 0,05–0,2 mg/d in 2–3 ED). Im 1. Lebensjahr sind zusätzlich orale Kochsalzgaben (1 g/d) empfohlen.

Unabdingbar ist die Erhöhung der Hydrokortison-Dosis in allen Stresssituationen (OP, fieberhafte Infekte) auf die 2- bis 4-fache Tagesdosis. Gegebenenfalls, z. B. bei Erbrechen, muss dann die Behandlung in der Klinik durchgeführt und die Medikation parenteral verabreicht werden. Unter keinen Umständen darf die Dauertherapie unterbrochen werden, um lebensbedrohliche Salzverlustkrisen zu verhindern. Daher muss für alle Patienten ein Notfallausweis ausgestellt werden, in dem die Dauertherapie dokumentiert und das Vorgehen im Notfall angegeben ist.

Die kontinuierliche medizinische und auch psychologische Betreuung ist von wesentlicher Bedeutung.

Das Ziel der Behandlung des AGS ist daher neben der Vorbeugung von Salzverlustkrisen das normale Gedeihen mit altersentsprechendem Größenwachstum, eine normale Pubertätsentwicklung und das Erreichen einer normalen Fertilität.

8.5.2 Unterfunktion der Nebennierenrinde

Definition Diese Funktionsstörung ist durch den vollständigen oder partiellen Ausfall der NNR-Funktion gekennzeichnet. Unterschieden werden die primäre (Nebenniere), die sekundäre (Hypophysenvorderlappen, ACTH) und die tertiäre (Hypothalamus, CRH) NNR-Insuffizienz. Während bei der primären Insuffizienz die Synthese der Glukokortikoide, der Mineralokortikoide und der Androgene gestört ist, ist bei der sekundären und tertiären Insuffizienz die Mineralokortikoidsynthese unbeeinträchtigt. Diese wird über das Renin-Angiotensin-System reguliert.

Die primäre NNR-Insuffizienz wird als Morbus Addison bezeichnet. Der klinische Verlauf kann chronisch oder als akute Krise im Rahmen einer Dekompensation in Stresssituationen sein.

Ätiologie Die häufigste Ursache der chronischen NNR-Insuffizienz (Morbus Addison) ist die Autoimmunadrenalitis (adrenale Autoantikörper), die isoliert oder in Kombination mit anderen Autoimmunendokrinopathien auftreten kann. Die kongenitale NNR-Hypoplasie oder -Aplasie wird X-chromosomal vererbt und entsteht durch Mutationen im *DAX-1*-Gen. Seltenere Ursachen sind die Adrenoleukodystrophie oder Infektionen (Tuberkulose). Im Rahmen des AGS bestehen je nach zugrunde liegendem Enzymdefekt ein Glukokortikoid-, ein Mineralokortikoid- und ein Androgenmangel.

Der ACTH-Mangel kann isoliert oder in Kombination mit anderen hypophysären Hormonausfällen (Panhypopituitarismus) auftreten. Fehlanlagen oder Tumoren im Bereich des Hypothalamus können zur tertiären NNR-Insuffizienz führen. Auch kann iatrogen eine zentrale NNR-Insuffizienz nach abruptem Absetzen einer pharmakologischen Glukokortikoidtherapie ausgelöst werden (systemisch oder inhalativ, Therapiedauer > 1 Woche). Daher sollte eine Glukokortikoidbehandlung langsam aus-

Tab. 8.7 Glukokortikoide Potenz synthetischer Steroide (gemessen an der antiinflammatorischen Wirksamkeit)

Medikament	Glukokortikoide Wirkung
Kortisol	1
Prednisolon	4–5
Methylprednisolon	5–6
Dexamethason	25–30
Betamethason	30

geschlichen oder alternativ nach Unterschreiten der Cushing-Schwelle (endogene Produktion von Kortisol 8–10 mg/m²/d; Cushing-Schwelle 15–25 mg/m²/d Kortisol-Äquivalent) eine Substitution mit Hydrokortison durchgeführt werden (> Tab. 8.7).

Symptome Das klinische Bild der NNR-Insuffizienz kann sehr uncharakteristisch sein und sich schleichend oder krisenhaft entwickeln. Die Zeichen können Müdigkeit, Adynamie, Konzentrationsschwäche, Gewichtsverlust, Erbrechen, Übelkeit und Durchfälle sein. Größenwachstum und Pubertät können verzögert (Glukokortikoidmangel) oder beschleunigt sein (AGS). Eine bronzefarbene Haut (Handinnenflächen, Narben) entwickelt sich im Laufe der primären Insuffizienz. Die akute NNR-Insuffizienz ist gekennzeichnet durch Hypoglykämien und Hypotonie. Häufig demaskiert sich diese erst in Stresssituationen.

Diagnostik Laborchemisch bestehen beim Salzverlustsyndrom eine Hyponatriämie, eine Hypochlorämie, eine Hyperkaliämie und eine metabolische Azidose. Der Blutzucker kann erniedrigt sein. Die Konzentration von ACTH ist bei der primären NNR-Insuffizienz erhöht und bei der zentralen erniedrigt, während Kortisol im Plasma erniedrigt ist (Tagesprofil, 24-h-Urin-Ausscheidung). Zur Überprüfung der Nebennierenfunktion und zur Differenzierung der Störung werden Funktionsteste mit CRH oder ACTH durchgeführt. Beim Mineralokortikoidmangel ist Aldosteron im Plasma erniedrigt und die Plasma-Renin-Aktivität oder -Konzentration erhöht.

Zum Nachweis einer Autoimmunadrenalitis werden Nebennieren-Antikörper (spezifische IgG-AK gegen adrenale Mikrosomen und Mitochondrien) bestimmt. Überlangkettige Fettsäuren (C26) werden zum Ausschluss einer Adrenoleukodystrophie gemessen.

Therapie Die Behandlung der NNR-Insuffizienz besteht in der dauerhaften Substitution von Hydrokortison p. o. in einer Dosierung von 10–12 mg/m²/d verteilt über den Tag (50 % morgens, 25 % mittags, 25 % abends). Beim Vorliegen eines Mineralokortikoidmangels ist die zusätzliche Substitution von Fludrokortison in einer Dosierung von 0,05–0,2 mg/d p. o. in 2–3 ED erforderlich.

In Stresssituationen (Infekte, Operationen) sollte die 2- bis 4-fache Tagesdosis (p. o. oder i. v.) Hydrokortison verabreicht werden. Allen Patienten sollte daher ein Notfallausweis mit der aktuellen Therapie und Empfehlungen für den Notfall ausgestellt werden. Akut wird mit Hydrokortison i. v. im Bolus (< 6 Monate 25 mg, < 6 Jahre 50 mg, > 6 Jahre 100 mg) und anschließend 50–100 mg/m²/d (2–4 mg/kg KG/d) als Dauertropfinfusion behandelt. Zusätzlich erfolgt eine Volumensubstitution (20 ml/kg KG über 30 min: 450 ml 0,9 %-iges NaCl + 50 ml Glukose 40 %; anschließend 1.500 ml/m² + Ausgleich des erlittenen Flüssigkeitsverlusts als 450 ml 0,9 %-iges NaCl + 50 ml Glukose 40 %). Die Therapie der Hyperkaliämie beinhaltet die Gabe von Ca-Glukonat 10 % 0,5–1 ml/kg KG i. v., von Insulin i. v. und einem Kationenaustauscher.

Die ausgeprägte metabolische Azidose wird zurückhaltend mit Natriumbikarbonat gepuffert.

8.5.3 Überfunktion der Nebennierenrinde

Definition Die klinischen Auswirkungen eines chronischen Hyperkortisolismus werden als **Cushing-Syndrom** bezeichnet. Die Nebennierenrindenüberfunktion als Folge einer vermehrten hypophysären ACTH-Produktion wird **Morbus Cushing** genannt. Die Überfunktion der Nebennierenrinde kann in Verbindung oder ausschließlich mit einem Mineralokortikoidexzess (**Conn-Syndrom**) einhergehen.

Ätiologie Der Morbus Cushing beruht auf einem Hypophysenadenom mit vermehrter ACTH-Ausschüttung oder einer vermehrten hypothalamischen CRH-Sekretion. Das Cushing-Syndrom tritt als Folge eines peripheren Hyperkortisolismus im Rahmen von NNR-Tumoren (Karzinom, Adenom) oder bei einer paraneoplastischen ACTH/CRH-Produktion auf. Die häufigste Form im Kindesalter ist das iatrogene Cushing-Syndrom nach pharmakologischer Glukokortikoidtherapie.

Der primäre **Hyperaldosteronismus** kann als autonome Aldosteronüberproduktion (Conn-Syndrom) oder beim NNR-Karzinom auftreten.

Der sekundäre Hyperaldosteronismus (erhöhtes Renin) kann mit Hypertonus bei renovaskulären Fehlbildungen, Nierentumoren und Tumoren des juxtaglomerulären Apparats vorkommen und besteht ohne Hypertonus beim renalen Salzverlust und beim Bartter-Syndrom.

Symptome Die klinischen Zeichen des Glukortikoidexzesses sind Stammfettsucht, Vollmondgesicht, Stiernacken, Kleinwuchs, Striae distensae, Plethora, Knochenschmerzen (Osteoporose). Im Verlauf der Erkrankung bestehen eine Myopathie mit Muskelschwäche, eine Kardiomyopathie und ein Hypertonus. Die Glukosetoleranz ist gestört. Psychische Auffälligkeiten und Psychosen sind im Kindesalter eher selten. Bei Patienten mit NNR-Tumoren, die Sexualsteroide sezernieren, entwickelt sich eine Pseudopubertas praecox mit beschleunigter Längenwachstumsentwicklung, Seborrhö und Akne.

Der Mineralokortikoidexzess beim Conn-Syndrom ist durch einen arteriellen Hypertonus, eine hypokaliämische Alkalose und Hypernatriämie gekennzeichnet. Weitere Symptome sind Polydipsie, Kopfschmerzen, Schwindel, Parästhesien, Muskelschwäche und Kleinwuchs.

Auch beim sekundären Hyperaldosteronismus bestehen eine hypokaliämische Alkalose und Hypochlorämie. Klinische Zeichen können Obstipation, Muskelschwäche und Kleinwuchs sein.

Diagnostik Der Glukokortikoidexzess wird durch die erhöhten Kortisolkonzentrationen im Plasma und Urin nachgewiesen. Das Tagesprofil im Plasma oder Speichel weist neben den erhöhten Konzentrationen eine aufgehobene Kortisol-Tagesrhythmik nach. Die Ausscheidung des freien Kortisols im 24-h-Urin ist erhöht. Beim Morbus Cushing ist die ACTH-Konzentration im Plasma ebenfalls erhöht, beim Cushing-Syndrom hingegen erniedrigt. Die adrenalen Androgene (DHEA-S) sind bei Patienten mit NNR-Tumor vermehrt. Die gestörte Glukosetoleranz wird durch die Bestimmung des Blutzuckers, des HbA_{1c} und der Glukose im Urin überprüft.

Als bildgebende Verfahren werden die Sonografie der Nebennieren (Adenom, Karzinom, Hyperplasie) oder die MRT des Schädels (zentrale Raumforderung) eingesetzt.

Die Funktionsdiagnostik zur Überprüfung des adrenal-hypophysären Regelkreises beinhaltet einen Dexamethason-Test (Suppression? DD Malignom) oder den CRH-Test (ACTH-Stimulation? DD ektope ACTH-Produktion).

Beim Hyperaldosteronismus bestehen eine hypokaliämische Alkalose und eine Hypernatriämie. Die Konzentration von Aldosteron im Plasma und die Aldosteronausscheidung im 24-h-Urin sind erhöht. Die Plasma-Renin-Aktivität oder -Konzentration ist beim Conn-Syndrom vermindert und beim sekundären Hyperaldosteronismus vermehrt.

Der Nachweis eines Adenoms oder Karzinoms wird durch die Bildgebung der Nebennieren (Sonografie, MRT, CT) geführt.

Die Blutdruckmessung erfolgt zum Ausschluss oder Nachweis eines Hypertonus.

Therapie Die operative Entfernung stellt bei Tumoren (Morbus Cushing, Cushing-Syndrom, Hyperaldosteronismus) die Therapie der Wahl dar. Bei NNR-Karzinom erfolgt in Abhängigkeit des Lokalbefunds eine zytostatische Behandlung mit o,p'DDD (Mitotane). Beim sekundären Hyperaldosteronismus steht die Behandlung der Grunderkrankung im Vordergrund.

Dem iatrogenen Cushing-Syndrom kann nur durch eine strenge Indikationsstellung der Glukokortikoidmedikation mit kurzer Behandlungsdauer und möglichst niedriger Dosierung begegnet werden. So werden z. B. die Stoßtherapie und eine täglich alternierende Behandlung durchgeführt.

8.6 Störungen der Pubertät und der Geschlechtsentwicklung

Physiologische Entwicklung

Der Verlauf der normalen Pubertätsentwicklung ist durch charakteristische biochemische und klinische Merkmale mit einer konstanten Chronologie gekennzeichnet. Erstes biochemisches Zeichen ist die **Adrenarche** mit der Steigerung der adrenalen Androgenproduktion (DHEA-S). Nach der Reaktivierung des hypothalamischen Pulsgenerators stimuliert dann GnRH pulsatil die hypophysäre Gonadotropinausschüttung **(Gonadarche)**, die initial durch die episodische nächtliche Ausschüttung von luteinisierendem Hormon (LH) und follikelstimulierendem Hormon (FSH) nachweisbar ist. Das erste, äußerlich sichtbare Zeichen des Pubertätseintritts ist beim Mädchen die **Thelarche** im mittleren Alter von 10 Jahren (8–13 Jahre) und die Vergrößerung der Hoden beim Jungen im Alter von 12 Jahren (9–14 Jahre). Die weiteren Meilensteine der weiblichen Pubertätsentwicklung sind die **Pubarche** (10–13 Jahre), der pubertäre Wachstumsschub (12 Jahre) und die **Menarche** (12–14 Jahre). Beim Jungen folgen die Pubarche (10–14 Jahre), der pubertäre Wachstumsspurt (14 Jahre) und der Stimmbruch (12–16 Jahre). Zwar existiert eine gewisse Varianz des Alters beim Auftreten des einzelnen Merkmals, der chronologische Ablauf der normalen Pubertätsentwicklung ist hingegen konstant.

Die klinische Beurteilung der Pubertätsentwicklung erfolgt nach den Pubertätsstadien nach Tanner (➤ Abb. 8.6, ➤ Abb. 8.7, ➤ Abb. 8.8).

8.6.1 Vorzeitige Pubertätsentwicklung

Definition Das Auftreten der sekundären Geschlechtsmerkmale vor dem 8. Lebensjahr bei Mädchen (Thelarche = Brustentwicklung) oder vor dem vollendeten 9. Lebensjahr bei Jungen (Vergrößerung der Hoden) wird als Pubertas praecox bezeichnet. Die Pseudopubertas praecox bezeichnet jede Reihenfolge-

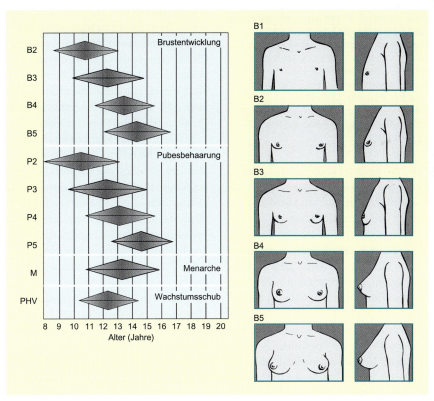

Abb. 8.6 Stadien der Brustentwicklung nach Tanner:
- B1: präpubertär kein palpabler Drüsenkörper.
- B2: Brustknospe, leichte Vorwölbung der Drüse im Bereich des Warzenhofs.
- B3: Brustdrüse jetzt größer als der Warzenhof.
- B4: Areole und Warze heben sich gesondert von der übrigen Drüse ab und nehmen an Größe zu.
- B5: voll entwickelte Brust: Die Warzenhofvorwölbung hebt sich von der allgemeinen Brustkontur nicht mehr ab. [L157]

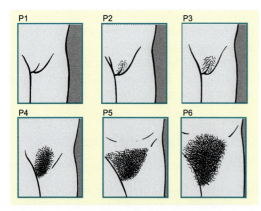

Abb. 8.7 Stadien der Entwicklung der Pubesbehaarung nach Tanner:
- P1: präpubertär keine Pubesbehaarung.
- P2: spärliches Wachstum von langen, leicht pigmentierten, flaumigen Haaren, glatt oder leicht gekräuselt. Sie erscheinen hauptsächlich an der Peniswurzel bzw. entlang der großen Labien.
- P3: beträchtlich dunklere, kräftigere und stärker gekräuselte Haare. Behaarung geht über die Symphyse hinaus.
- P4: Behaarung entspricht dem Erwachsenentyp, die Ausdehnung ist aber noch beträchtlich kleiner. Noch keine Ausbreitung auf die Innenseite der Oberschenkel.
- P5: in Dichte und Ausdehnung wie beim Erwachsenen, aber nach oben horizontal begrenzt. Dreieckform.
- P6: Bei 80 % der Männer und 10 % der Frauen kommt es zu einer weiteren Ausbreitung der Behaarung über PH5 hinaus nach oben. [L157]

störung des chronologischen Pubertätsablaufs, die vorzeitig auftritt und isosexuell (geschlechtsentsprechend) oder heterosexuell (virilisierend beim Mädchen, feminisierend beim Jungen) verlaufen kann.

Ätiologie Es existieren zahlreiche **Normvarianten** der Pubertätsentwicklung, die keine pathologische Bedeutung im engeren Sinn besitzen und nicht auf pathologisch erhöhte Hormonkonzentrationen zurückzuführen sind:
- Die *isolierte prämature Thelarche* ist gekennzeichnet durch eine Vergrößerung der Brustdrüsen beim Mädchen nach der Neugeborenenperiode und vor dem 8. Lebensjahr. Es besteht eine altersentsprechende Wachstumsgeschwindigkeit mit einem altersentsprechenden Knochenalter. Die Schwellung zeigt keine Progredienz, überschreitet das Tanner-Stadium 3 nicht und erfordert keine Behandlung.
- Eine *isolierte prämature Menarche* kann verursacht sein durch Fremdkörper, Verletzungen, Entzündungen im Bereich der Vagina oder durch passagere Follikelzysten.
- Die *prämature Pubarche* oder *Adrenarche* ist vergesellschaftet mit einer geringfügig akzelerierten Wachstumsgeschwindigkeit und mit einem akzelerierten Knochenalter ohne bedeutsame Hyperandrogenämie (DD AGS). Die Pubarche kann isoliert oder mit Axillarbehaarung und Seborrhö auftreten. Häufig tritt bei Jungen eine Pubertätsgynäkomastie auf, die bei übergewichtigen Patienten oft als Pseudogynäkomastie (kein Drüsenkörper tastbar) imponiert. Die tastbaren Drüsenkörper sind meist beidseitig, selten einseitig nachweisbar (DD östrogenproduzierende Tumoren, Prolaktinom).
- Eine *frühe, aber normale Pubertätsentwicklung* findet sich im Rahmen einer konstitutionellen Beschleunigung des Wachstums und der Entwicklung (familiäre Häufung). Das Knochenalter ist entsprechend dem Entwicklungsstand akzeleriert und die Endgrößenerwartung normal.

Die **Pubertas praecox vera** beruht auf einer vorzeitigen (Re-)Aktivierung des GnRH-Pulsgenerators, die zu einer pulsatilen pubertären Ausschüttung von LH und FSH führt. Diese Entwicklung verläuft isosexuell und harmonisch entsprechend den Pubertätsstadien nach Tanner. Die vorzeitige Pubertät tritt mit einer Häufigkeit von 1 : 5.000–10.000 auf. Mädchen sind wesentlich häufiger als Jungen betroffen (7 : 1). Bei der Mehrzahl der Mädchen (80 %) liegt eine idiopathische Pubertas praecox vor, während bei Jungen häufig eine organische Ursache anzunehmen ist. Als Auslöser kommen ZNS-Läsionen (Hydrozephalus, Hamartome, Astrozytome, Gliome, Ependymome) oder Systemerkrankungen (Morbus von Recklinghausen, Meningomyelozelen) infrage.

Die **Pseudopubertas praecox** ist gekennzeichnet durch eine vom GnRH-Pulsgenerator unabhängige, periphere Produktion von Sexualsteroidhormonen (Testosteron, 17β-Östradiol). Die Pseudopubertät verläuft disharmonisch und kann sowohl iso- als auch heterosexuell verlaufen. Unabhängig von der Ausschüttung der Gonadotropine LH und FSH werden beim Mädchen Östrogene (isosexuell) oder Androgene (heterosexuell) und beim Jungen Androgene (isosexuell) oder Östrogene (heterosexuell) sezerniert.

Diagnostik Die Anamneseerhebung ermittelt den Zeitpunkt des Auftretens und die Art der ersten Pubertätszeichen und ihren Verlauf sowie Angaben

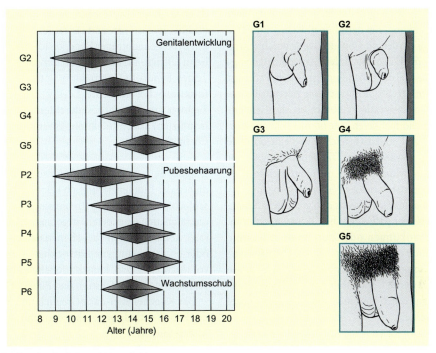

Abb. 8.8 Stadien der Genitalentwicklung bei Jungen:
- G1: infantil, Hodenvolumina < 3 ml.
- G2: Vergrößerung des Skrotums, Hodenvolumen 4–8 ml.
- G3: Vergrößerung des Penis in die Länge, Vergrößerung von Testes und Skrotum.
- G4: Penis wird dicker, Entwicklung der Glans, Skrotalhaut wird dunkler.
- G5: Genitale ausgereift wie beim erwachsenen Mann. [L157]

zur Längenwachstumsentwicklung (Wachstumsspurt?). Der Gebrauch hormonhaltiger Kosmetika oder Medikamente (Salben bei den Eltern!) und der Ablauf der Pubertätsentwicklung bei den Eltern (Familiarität) werden erfragt.

Die auxologischen Messungen (Größe, Gewicht; Wachstumsgeschwindigkeit) lassen die Beschleunigung des Größenwachstums erkennen, die bei der Pubertas praecox und Pseudopubertas praecox im Gegensatz zu den Normvarianten der Pubertätsentwicklung immer beobachtet wird.

Das Knochenalter nach Greulich und Pyle (Röntgen linke Hand) ist gegenüber dem chronologischen Alter im Rahmen der vorzeitigen Pubertät akzeleriert, bei den Normvarianten hingegen altersentsprechend.

Die Sonografie des Abdomens wird zur Beurteilung der Nebennieren (Tumor?) und des Uterus beim Mädchen durchgeführt.

Bei der Labordiagnostik erfolgt zum Nachweis der Adrenarche die Bestimmung von DHEA-S im Plasma. Die Konzentrationen von 17β-Östradiol bzw. Testosteron / Dihydrotestosteron sind bezogen auf die Referenz für das chronologische Alter erhöht. Die Abhängigkeit der Steroidhormonproduktion von den Gonadotropinen wird mit einem standardisierten GnRH-Test überprüft: Der Anstieg von LH und FSH ist bei der Pubertas praecox vera erhöht (pubertär) und die Ratio von LH zu FSH > 1. Die pubertäre Pulsatilität kann auch in einem nächtlichen Sekretionsprofil nachgewiesen werden (Blutentnahmen über 12 h in 15- bis 20-minütigen Abständen zur Bestimmung von LH und FSH). Die adrenalen Steroidhormone werden basal oder nach ACTH-Stimulation zur Differenzierung der Pseudopubertas praecox (Enzymdefekte der NNR-Steroidhormonsynthese) im Plasma gemessen. Ergänzend werden die Tumormarker (β-HCG, AFP, PLAP, Inhibin-B) untersucht.

Besteht eine Pubertas praecox vera, muss eine kranielle MRT zum Ausschluss einer kraniellen Raumforderung oder Fehlbildung durchgeführt werden.

Therapie Im Vordergrund steht die Behandlung einer Grunderkrankung. Bei der idiopathischen Pubertas praecox vera werden die Gonadotropine durch zentral wirksame GnRH-Analoga oder -Antagonisten supprimiert. Das Ziel der Behandlung ist es, dem Patienten eine altersentsprechende Entwicklung zu ermöglichen, die Knochenakzeleration zu bremsen, das Größenwachstum zu normalisieren, eine normale Endgröße im Bereich der Zielgröße zu erreichen und eine normale Fertilität zu gewährleisten. Die Behandlungsdauer richtet sich individuell nach dem Pubertätseintritt der Referenzpopulation und der Wachstumsprognose.

Bei Pseudopubertas praecox erfolgt die Behandlung entsprechend der pathologischen Hormonsekretion. Tumorerkrankungen oder autonome Adenome werden primär operativ behandelt. Die Östrogensynthese kann mit modernen Inhibitoren der Aromatase supprimiert werden. Die Inhibition der Testosteronsynthese kann durch Spironolacton oder Ketoconazol versucht werden.

8.6.2 Verzögerte Pubertätsentwicklung

Definition Das Ausbleiben der sekundären Geschlechtsmerkmale bis zum 14./15. Lebensjahr oder der Stillstand einer bereits begonnenen Pubertätsentwicklung werden als **Pubertas tarda** bezeichnet. Eine häufige Differenzialdiagnose der Pubertas tarda ist die konstitutionelle Entwicklungsverzögerung von Wachstum und Pubertät (KEV).

Ätiologie Bei den pathologischen Formen der Pubertas tarda werden der hypogonadotrope Hypogonadismus und der hypergonadotrope Hypogonadismus unterschieden. Hypothalamisch-hypophysäre Störungen sind hypogonadotrop und gekennzeichnet durch eine verminderte/infantile Ausschüttung von LH und FSH und konsekutiv erniedrigtem Testosteron und Östradiol. Diese Verlaufsform besteht bei chronischen Organerkrankungen (Niereninsuffizienz, Leberinsuffizienz, Zöliakie, Morbus Crohn, Anorexia nervosa), beim isolierten oder multiplen Hypopituitarismus, bei der primären Hypothyreose, beim Kallmann-Syndrom (+Hyposmie) und bei Leistungssportlern.

Im Gegensatz dazu liegt beim **hypergonadotropen Hypogonadismus** primär die Störung in der gonadalen Funktion. Die Gonadotropine LH und FSH sind erhöht, Testosteron und Östradiol sind erniedrigt. Ein hypergonadotroper Hypogonadismus findet sich beim Ullrich-Turner-, Klinefelter- und Vanishing-Testes-Syndrom (sekundärer Verlust der Hodenfunktion), bei Anorchie, Leydig-Zell-Hypoplasie, Testosteron-Biosynthesedefekten und Gonadeninsuffizienz (nach Infektion, Trauma, Bestrahlung, Chemotherapie).

Diagnostik Anamnese und klinische Untersuchung dienen der Differenzierung, ob keine sekundären Geschlechtsmerkmale aufgetreten sind, ob es sich um die Stagnation einer bereits begonnenen Entwicklung (z. B. keine Menarche bei Hymenalatresie) handelt oder ob die begonnene Entwicklung nur zögerlich voranschreitet (z. B. konstitutionelle Entwicklungsverzögerung von Wachstum und Pubertät).

Das Knochenalter nach Greulich und Pyle ist bei der Pubertas tarda gegenüber dem chronologischen Alter retardiert.

Allgemeine Laboruntersuchungen mit Blutbild und Serumchemie werden zum Ausschluss einer chronischen Erkrankung durchgeführt.

Zum Nachweis der Adrenarche erfolgt die Bestimmung von DHEA-S, und die gonadale Funktion wird durch Bestimmung von 17β-Östradiol, Testosteron/Dihydrotestosteron und Inhibin-B/Anti-Müller-Hormon (AMH) überprüft. Bei Jungen kann die testikuläre Funktion durch einen HCG-Test nachgewiesen werden. Die Gonadotropinausschüttung wird durch den GnRH-Test überprüft: infantiler Verlauf beim hypogonadotropen Hypogonadismus und überschießender Anstieg von LH und FSH beim hypergonadotropen Hypogonadismus. Die Differenzierung des hypogonadotropen Hypogonadismus von der KEV gelingt besser durch den LHRH-Agonisten-Test mit Bestimmung von LH, FSH und Testosteron im Serum vor sowie 4 und 24 Stunden nach Injektion. Mittels LH/FSH-Sekretionsprofilen kann die Pulsatilität der Gonadotropinausschüttung untersucht werden. Weiterführende Untersuchungen sind die Chromosomenanalyse, die cMRT (intrakranielle Raumforderung? Fehlbildungen Hypophyse/Bulbus olfactorius?) und die Olfaktometrie (Kallmann-Syndrom?).

Therapie Beim Hypogonadismus erfolgt die einschleichende Substitution mit Sexualsteroidhormonen

oder bei Jungen alternativ mit HCG / HMG unter regelmäßigen Befundkontrollen von Wachstum und Knochenalter.
- **Mädchen:** Östrogene und zyklisch Gestagene
- **Jungen:** Testosteron.

8.6.3 Varianten der Geschlechtsentwicklung (DSD)

Definition Varianten der Geschlechtsentwicklung bedeuten eine Inkongruenz der Geschlechtschromosomen, des Genitales oder der Gonaden. Die fehlende Übereinstimmung zwischen dem gonadalen und dem chromosomalen Geschlecht und der phänotypischen Genitalentwicklung bestimmt das klinische Erscheinungsbild. Eine abweichende Entwicklung des äußeren Genitales von einem eindeutig männlichen oder weiblichen Phänotyp besteht unabhängig vom zugrunde liegenden Chromosomensatz. Die Prävalenz wird mit 1 : 5.000 angegeben, was einer Häufigkeit in Deutschland von 120–160 Neugeborenen mit DSD jährlich entspricht.

Symptome Die Leitsymptome und klinischen Hinweise von Betroffenen mit Varianten der Geschlechtsentwicklung sind entsprechend der aktuellen Leitlinie das nicht eindeutig männliche oder weibliche Genitale, der weibliche Phänotyp mit vergrößerter Klitoris, posteriorer Fusion der großen Labien, Sinus urogenitalis oder inguinaler / labialer Resistenz, der männlich geprägte Phänotyp mit bilateralem Hodenhochstand, hypoplastischem Skrotum, hypoplastischem Penis, isolierter penoskrotaler oder perinealer Hypospadie, Diskrepanz zwischen pränatal erhobenem Karyotyp und Genitalbefund, bei primär weiblich geprägtem Phänotyp die pubertäre Virilisierung und / oder primäre Amenorrhö und / oder ausbleibendes Brustwachstum, bei primär männlich geprägtem Phänotyp die pubertäre Hypovirilisierung.

Die aktuelle medizinische Terminologie beruht auf der bei der Konsensuskonferenz 2005 in Chicago vorgeschlagenen Klassifikation (> Tab. 8.8).

Die Betreuung eines Kindes mit DSD soll in einem Kompetenzzentrum mit einem multidisziplinären Team erfolgen und eine psychologische Begleitung auch der Familie sowie eine Peer-Beratung beinhalten.

Diagnostik Die Anamnese erfasst Indexfälle in der Familie, Konsanguinität der Eltern oder ungeklärte Fertilitätsstörungen. Auch sollten die Einnahme hormonhaltiger Medikamente in der Schwangerschaft und mütterliche Erkrankungen mit einer Hormonüberproduktion (Schwangerschaftsluteom, plazentarer / hereditärer Aromatasemangel) erfragt werden.

Tab. 8.8 DSD-Klassifikation gemäß der Chicago-Konsensuskonferenz 2005

Chromosomale DSD	46XY-DSD	46XX-DSD
A: 45,X (Turner-Syndrom und Varianten)	**A:** testikuläre Gonadendysgenesie 1. komplette Gonadendysgenesie (Swyer-Syndrom) 2. partielle Gonadendysgenesie 3. gonadale Regression 4. ovotestikuläre DSD	**A:** ovarielle Gonadendysgenesie 1. ovotestikuläre DSD 2. testikuläre DSD (z. B. SRY +, dup SOX9) 3. Gonadendysgenesie
B: 47,XXY (Klinefelter-Syndrom und Varianten)	**B:** Störungen der Androgensynthese oder -wirkung 1. Androgenbiosynthesedefekt (z. B. 17-Hydroxysteroid-Dehydrogenase-Defekt, 5α-Reduktase-Defekt, StaR-Mutationen) 2. Störungen der Androgenwirkung (z. B. CAIS, PAIS) 3. LH-Rezeptor-Defekt (Leydig-Zell-Hypoplasie, -Aplasie) 4. Störungen von AMH oder vom AMH-Rezeptor (Persistenz von Müller-Strukturen)	**B:** Androgenexzess 1. fetal (z. B. AGS bei 21- oder 11-Hydroxylase-Defekt) 2. fetoplazentar (Aromatase-Defekt, POR) 3. maternal (Luteom, exogen)
C: 45,X / 46,XY (gemischte Gonadendysgenesie, ovotestikuläre DSD)	**C:** andere (z. B. schwere Hypospadien, kloakale Exstrophie)	**C:** andere (z. B. kloakale Ekstrophie, Vaginalatresie, MRKH-Syndrom, andere Syndrome)

Die körperliche Untersuchung dokumentiert eine strukturierte Beschreibung der phänotypischen Merkmale des äußeren Genitales und assoziierter Fehlbildungen.

Isolierte Störungen beim Jungen ohne Intersexualität sind der Mikropenis, der Maldescensus testis und isolierte Fehlbildungen der Urethra (Hypospadie).

Die Sonografie des Urogenitaltrakts und der Nebennieren erfolgt zur Identifizierung der Derivate der Müller-Gänge (Uterus, Tuben, oberer Anteil der Vagina), Darstellung der Gonaden und Dokumentation der Morphologie von Nieren und Nebennierenrinden. Bei kaudaler Entwicklungsstörung mit Sinus urogenitalis muss auch der Spinalkanal sonografisch beurteilt werden. Die Genitoskopie ermöglicht gegenüber der Genitografie bei individuellen Fragestellungen eine genauere Beurteilung der anatomischen Verhältnisse.

Besteht bereits bei Geburt ein nicht eindeutig männlich oder weiblich geprägtes Genitale, soll unmittelbar eine differenzierte Diagnostik erfolgen. Die Labordiagnostik umfasst Serumelektrolyte (Hyponatriämie? Hyperkaliämie), Blutzucker und Blutgasanalyse (metabolische Azidose?) zum Ausschluss einer NNR-Insuffizienz bei z. B. AGS. Zur weiteren Differenzierung sollen basale Serumkonzentrationen von LH und FSH, Kortisol, Östradiol, Androstendion, Testosteron und Dihydrotestosteron bestimmt werden. Beim Vorliegen einer 46,XY-DSD wird als Marker der Sertoli-Zell-Funktion der Nachweis von Inhibin B und Anti-Müller-Hormon (AMH) im Serum empfohlen. Das allgemeine Neugeborenenscreening misst, ob 17-Hydroxy-Progesteron bei AGS erhöht ist. Die Analyse der Plasma-Renin-Aktivität und der NNR-Steroidhormone im Plasma oder Urin erfolgt dann zur Konfirmationsdiagnostik eines adrenalen Enzymdefekts beim klassischen AGS. Der ACTH-Test und der HCG-Test tragen zur differenzialdiagnostischen Abgrenzung seltener Formen adrenaler und testikulärer Funktionsstörungen bei.

Die Chromosomenanalyse als Teil der Basisdiagnostik dient der Identifizierung des chromosomalen Geschlechts, wobei die Bestimmungen des Gendiagnostikgesetzes beachtet werden müssen. Die gezielte DNA-Analytik dient dem Mutationsnachweis bei bestimmten Fragestellungen und molekular definierten Störungen.

Empfehlungen der aktuellen AWMF-Leitlinien (2016)

Weitere Empfehlungen wurden in der aktuellen Leitlinie „Varianten der Geschlechtsentwicklung" (2016) formuliert, die nachfolgend auszugsweise aufgelistet werden:

- Bei DSD muss den Betroffenen (bei Einsichtsfähigkeit), den Eltern und bei Einwilligung der Betroffenen bzw. ihrer Stellvertreter weiteren Verwandten eine nichtdirektive genetische Beratung angeboten werden.
- Ziel der Beratung und ggf. Therapie ist es, Betroffene mit DSD darin zu unterstützen, eine möglichst gute Lebensqualität und Akzeptanz ihres Körpers zu erreichen.
- Auch muss den Eltern die rechtliche Situation der Geschlechtszuweisung weiblich / männlich / offen dargelegt werden.
- Die Aufklärung über die Diagnose DSD ist ein Prozess. Deshalb sollen mehrere Gespräche erfolgen, bis die Eltern bzw. die Betroffenen die Gesamtsituation erfasst haben. Vorher sollen keine therapeutischen Entscheidungen getroffen werden.
- Die Indikation zu operativen Eingriffen beim nichteinwilligungsfähigen Kind soll immer restriktiv gestellt werden. Es gelten die in der Präambel formulierte Forderung der UN-Kinderrechtskonvention und die Forderung des Deutschen Ethikrates sowie die gültige Rechtslage. Die Sorgeberechtigten können nur in solche Eingriffe beim nicht einwilligungsfähigen Kind einwilligen, die einer medizinischen Indikation unterliegen und nachfolgenden Schaden vom Kind abwenden. Außer in Notfallsituationen ist die medizinische Indikation in einem Kompetenzzentrum nach adäquater Diagnostik zu stellen.
- Die Indikation zur Keimdrüsenentfernung bei nicht einwilligungsfähigen Patienten darf nur gestellt werden, wenn evaluierte hohe Risiken aufgrund der gestellten Diagnose für den Patienten im entsprechenden Alter zum Zeitpunkt der OP bestehen, die Keimdrüsenfunktionen schwer gestört und regelmäßige Kontrolluntersuchungen des Gewebes technisch nicht möglich sind.
- Wünschen volljährige und nachhaltig aufgeklärte Betroffene aufgrund einer diskordanten Hormonsekretion (verstärkte Virilisierung ab dem Zeit-

punkt der Pubertät bei 5α-Reduktase-Mangel und 17β-HSD) die Gonadektomie, kann auch dies eine Indikation darstellen. Besteht der Wunsch bereits vor der Volljährigkeit, ist ein Antrag bei der zuständigen Ärztekammer zu stellen.
- Es soll sichergestellt werden, dass ein kontinuierliches Screening der Gonaden (Palpation, sonografische Kontrollen) erfolgt.

8.6.4 Maldescensus testis

Definition Nach der Lage der Hoden erfolgt die Unterscheidung in Bauchhoden (Kryptorchismus), Ektopie und Leistenhoden. Der Gleithoden ist lediglich vorübergehend in das Skrotum zu luxieren. Eine Normvariante stellt der Pendelhoden dar (Lage spontan abwechselnd im Leistenkanal und Skrotum).

Voraussetzungen für die Untersuchung der Hoden sind immer eine warme Umgebung und die Untersuchung mit warmen Händen. Die Entspannung des Kremastermuskels gelingt im Schneidersitz.

Diagnostik Die Lokalisation der Hoden bei Kryptorchismus erfolgt durch die Sonografie. Die MRT scheint nicht sensitiver zu sein und ist daher kaum indiziert. Biochemisch lässt sich testikuläres Gewebe durch Bestimmung der Serumkonzentrationen von AMH und Inhibin B sowie im HCG-Test nachweisen: Die Testosteronbestimmung erfolgt vor und 72 h nach Injektion von 5.000 IE/m^2 i.m. (kein Anstieg bei Anorchie oder Dysgenesie).

Differenzialdiagnose Beim bilateralen Kryptorchismus können eine Anorchie, „vanishing testes" oder ein 46,XY-DSD vorliegen. Ein unilateraler Kryptorchismus kommt bei der gemischten Gonadendysgenesie vor.

Therapie Die Therapie des Hodenhochstands sollte bis zum 1. Geburtstag abgeschlossen sein. Bis zum 6. Lebensmonat kann ein spontaner Deszensus abgewartet werden. Die primäre Operation ist angezeigt bei Hodenektopie, begleitender Leistenhernie und nach Versagen der konservativen Behandlung.

Die medikamentöse Behandlung kann entsprechend der aktuellen AWMF-Leitlinie mit der isolierten Gabe von GnRH (3 × 400 μg/d als Nasenspray über 4 Wochen), von HCG (1 × 500 IE wöchentlich als Injektion über 3 Wochen) oder als kombinierte Therapie mit GnRH und nachfolgender Gabe von HCG erfolgen.

Verlauf und Prognose Die Erfolgsrate der medikamentösen Behandlung für einen Deszensus liegt bei ca. 20 %. Eine erneute Aszension des Hodens tritt in ca. 25 % der Fälle auf. Eltern sollen über die Erfolgsrate aufgeklärt werden. Wegen der Möglichkeit des Rezidivs sind langfristige Befundkontrollen bis zur Pubertät erforderlich.

KAPITEL 9

Thomas Meissner
Diabetologie

9.1	Definition und Pathogenese des Diabetes mellitus	159
9.1.1	Typ-1-Diabetes	159
9.1.2	Typ-2-Diabetes	160
9.1.3	Andere spezifische Diabetestypen	160
9.2	Klinik und Therapie der Diabeteserkrankungen	160
9.2.1	Typ-1-Diabetes	161
9.2.2	Typ-2-Diabetes bei Jugendlichen	168
9.2.3	Weitere Diabetesformen	168

9.1 Definition und Pathogenese des Diabetes mellitus

Beim Diabetes handelt es sich um eine Gruppe verschiedenster Erkrankungen, denen die intermittierende oder chronische Hyperglykämie gemein ist. Die Klassifikation des Diabetes umfasst vier Kategorien:
1. Typ-1-Diabetes (T1D)
2. Typ-2-Diabetes (T2D)
3. Andere spezifische Diabetesformen
4. Gestationsdiabetes

9.1.1 Typ-1-Diabetes

Beim T1D handelt es sich um die weitaus häufigste im Kindes- und Jugendalter diagnostizierte Form (ca. 95 % der Diabetes-Erkrankungen). Eine zumeist Jahre vor der Manifestation beginnende immunologisch bedingte Zerstörung der Insulin sezernierenden β-Zellen des Pankreas führt im Verlauf zu einem relativen oder absoluten Insulinmangel. Obwohl der T1D keine klassisch vererbte Erkrankung ist und 80 % der Patienten eine diesbezüglich unauffällige Familienanamnese aufweisen, spielt der genetische Hintergrund eine wichtige Rolle in der Pathogenese.

Neben dem genetischen Risiko sind exogene Faktoren an der Entstehung der Autoimmunität beteiligt. Ihre Bedeutung ist aber bislang weitestgehend unklar. Neben Virusinfektionen scheinen auch Umweltfaktoren eine Rolle zu spielen. Insgesamt ist somit die Pathogenese des T1D bislang unzureichend verstanden.

Klinisch manifestiert sich der T1D, wenn weniger als 10–20 % der ursprünglichen Insulinsekretionskapazität zur Verfügung stehen. In dieser Situation kommt es neben dem Mangel an Insulin zu einem Überwiegen der Wirkung kontrainsulinärer Hormone wie Kortisol, Glukagon und Wachstumshormon, in der Entgleisung auch von Katecholaminen. Dadurch werden Lipolyse, Glykogenolyse und Gluconeogenese stimuliert, und es resultiert eine zunehmende Katabolie mit Abbau von Fettgewebe und Muskulatur.

Inzwischen ist bekannt, dass der Diabetes Monate bis Jahre vor der „Manifestation" beginnt, sodass sich eine neue Stadieneinteilung etabliert hat. Bei Geburt und in den ersten Lebensmonaten oder Jahren ist die Möglichkeit der Insulinsekretion nicht eingeschränkt. Es besteht ein individuelles genetisches und Umweltrisiko. Im Stadium 1 der Erkrankung kommt es zur Autoimmunität und infolgedessen zu einer Zerstörung von β-Zellen. Im Stadium 2 sind die Blutzuckerwerte teilweise erhöht, aber es bestehen noch keine Symptome der Diabeteserkrankung. Ab einer kritischen Einschränkung der β-Zell-Funktion treten im Stadium 3 klinische Symptome auf.

9.1.2 Typ-2-Diabetes

Diese Form des Diabetes ist über die gesamte Lebensspanne gesehen die weitaus häufigste Diabeteserkrankung. Die in der Umgangssprache auch als „Altersdiabetes" bekannte Form kann sich bereits bei Jugendlichen manifestieren. Zugrunde liegt zumeist eine Kombination aus einer Insulinresistenz und einer Störung der Insulinsekretion. Zur Hyperglykämie kommt es, wenn die nachlassende Insulinsensitivität nicht mehr durch eine vermehrte Insulinausschüttung kompensiert werden kann. Dies ist meist nach einer mehrjährigen Phase von kompensatorisch stark gesteigerter Insulinsekretion der Fall. Das Risiko, an Typ-2-Diabetes (T2D) zu erkranken, ist einerseits stark vom Lebensstil abhängig und insbesondere Übergewicht und Bewegungsmangel sind prädisponierende Faktoren. Andererseits ist die genetische Komponente viel deutlicher als beim T1D (polygenetisch), sodass der T2D meist familiär gehäuft auftritt. Er gehört zum Symptomenkomplex des metabolischen Syndroms.

9.1.3 Andere spezifische Diabetestypen

Hierunter finden sich z. B. Erkrankungen, die primär das exokrine, aber auch das endokrine Pankreas erfassen und dadurch zu einer Zerstörung der β-Zellen führen, z. B. die Mukoviszidose, die Hämochromatose oder eine schwere Pankreatitis. Auch der Verlust der Bauchspeicheldrüse oder Erkrankungen mit Erhöhung kontrainsulinärer Hormone (vor allem Kortisol, Wachstumshormon) können zum Diabetes führen. Dies gilt auch für den Einsatz von Medikamenten, die kontrainsulinär (z. B. Glukokortikoide) wirken oder β-Zellen zerstören (z. B. Chemotherapeutika). Eine wichtige Untergruppe sind die genetisch bedingten Diabetesformen.

Genetisch bedingte Diabetesformen

Der monogene Diabetes stellt mit ca. 1–4 % der Fälle eine eher seltene, aber phänotypisch sehr variable Gruppe von Diabeteserkrankungen dar. Gemeinsam ist diesen Diabetesformen, dass in aller Regel ein spezifischer genetischer Defekt zur Erkrankung führt. Diese kann z. B. eine schwere Störung der Insulinsekretion mit einer nach der Geburt beginnenden Diabeteserkrankung zur Folge haben (neonataler Diabetes, Manifestation in den ersten 6 Lebensmonaten). Andere Veränderungen, u. U. in den gleichen Genen, können mit viel milderen Auswirkungen einhergehen und so z. B. zu einem zufällig diagnostizierten Diabetes bei Jugendlichen oder jungen Erwachsenen führen. Diese Erkrankungen werden auch „Maturity-Onset Diabetes of the Young" (MODY) genannt. Auch der Entwicklung einer frühen Insulinresistenz kann eine monogene Erkrankung zugrunde liegen.

In dieser Kategorie finden sich somit verschiedenste monogenetische Erkrankungen mit gestörter Insulinsekretion oder -wirkung, und auch mitochondriale oder syndromale Erkrankungen können einen Diabetes als eines von mehreren Symptomen aufweisen.

Die Störungen der Insulinsekretion gliedern sich in Formen mit Störungen der Pankreasentwicklung, Störungen der β-Zell-Funktion und progredienter Zerstörung der β-Zellen.

Gestationsdiabetes

Der Gestationsdiabetes ist eine Diabetesform, die sich während der Schwangerschaft neu manifestiert und zumeist nach der Schwangerschaft wieder in eine Phase der normalen Glukoseregulation übergeht. Ursächlich für diese häufige Schwangerschaftskomplikation ist eine vermehrte Insulinresistenz in der Schwangerschaft, und ätiologisch können auch die obigen Diabetesformen beteiligt sein.

9.2 Klinik und Therapie der Diabeteserkrankungen

Diagnosekriterien des Diabetes mellitus

Typische Symptome eines Diabetes oder einer hyperglykämen Krise sind:
- ein Gelegenheits-Plasmaglukosewert von ≥ 200 mg / dl (≥ 11,1 mmol / l) oder

- ein Nüchtern-Plasmaglukosewert von ≥ 126 mg / dl (≥ 7,0 mmol / l),
- ein 2-h-Wert im oralen Glukosetoleranztest (oGTT) ≥ 200 mg / dl (11,1 mmol / l) im venösen Plasma,
- ein HbA_{1C}-Wert ≥ 6,5 % (48 mmol / mol).

Neben dem Diabetes mellitus werden auch eine abnorme Nüchternglukose (100–125 mg / dl; 5,5–6,9 mmol / l im venösen Plasma) und eine pathologische Glukosetoleranz (2-h-Wert im oGTT 140–199 mg / dl [7,8–11,0 mmol / l]) definiert.

9.2.1 Typ-1-Diabetes

Klinisches Bild

Der T1D manifestiert sich typischerweise mit einer Tage bis Wochen bestehenden Anamnese von Polyurie und Polydipsie sowie Leistungsminderung. Diese Symptome sollten immer zu einer umgehenden Abklärung bezüglich Diabetes führen. Auch bei erneutem nächtlichem Einnässen sollte zumindest eine Urinkontrolle im Hinblick auf eine Glukosurie erfolgen. Im Verlauf entwickelt sich eine zunehmende Dehydratation. Bei Vorliegen einer Ketoazidose kommt es zur respiratorischen Kompensation der Azidose, die sich in einer Tachypnoe (Kußmaul-Atmung) zeigt. In diesem Zustand kann auch das Bewusstsein reduziert sein. Oft kommt es zu Übelkeit, wiederholtem Erbrechen und Bauchschmerzen (Pseudoperitonitis) durch die Ketone.

Bei Manifestation kann der Patient auch einen substanziellen Gewichtsverlust, insbesondere auch durch die Dehydratation, aufweisen. Eine erhebliche Anzahl von Patienten manifestiert sich immer noch mit schwerer, lebensbedrohlicher Ketoazidose, die mit einer Bewusstseinsstörung bis hin zum Koma einhergeht. Oft wird dabei trotz vorliegender Symptome zunächst nicht die richtige Diagnose gestellt. Erbrechen und Bauchschmerzen im Rahmen der Ketose werden z. B. als beginnende Gastroenteritis fehlgedeutet, eine Tachypnoe als pulmonaler Infekt.

Diagnostik

Bei Verdacht auf einen T1D sollte umgehend eine diagnostische Abklärung erfolgen. Die Diagnose wird anhand des zumeist deutlich erhöhten Plasmaglukosewerts (ca. 200–600 mg / dl) gestellt. Im Urin finden sich eine Glukosurie und meist eine Ketonurie. Die normale Glukoseschwelle für einen Verlust von Glukose im Urin liegt bei Blutzuckerwerten von 150–180 mg / dl. In der Blutgasanalyse (BGA) findet sich teilweise eine metabolische Azidose. Bei schwerer Ketoazidose werden durchaus auch pH-Werte < 7,0 gemessen. Die Azidose ist dann nur teilweise respiratorisch kompensiert. Der HbA_{1c}-Wert ist meist deutlich erhöht (> 6,5 % = 48 mmol/mol, meist > 7,5 % = 58,5 mmol/mol). Um die Diagnose T1D zu stellen, reicht in der Regel folgende Konstellation:
- Polyurie und Polydipsie in der Anamnese
- Fehlen von Risikofaktoren für T2D und andere Diabetesformen (z. B. Adipositas)
- Kein Infekt, keine kontrainsulinäre Therapie (Kortikoid), keine Grunderkrankung
- Blutzucker kontrolliert über 200 mg / dl

HbA_{1c} und diabetesspezifische Autoantikörper werden dann ergänzend analysiert. Diabetesspezifische Autoantikörper sind selbst nicht bedeutend bei der Pathogenese des Diabetes, können sehr spezifisch aber bei den meisten Patienten nachgewiesen werden. Dies gilt bereits in der Phase vor der Manifestation des Diabetes. Der Nachweis von zwei oder mehr Antikörpern ist bei Risikopersonen (z. B. Geschwister) hoch prädiktiv für die spätere Progression zum T1D. Folgende Antikörper (AK) werden bestimmt:
- AK gegen das Enzym Glutamatdecarboxylase (GAD-AK)
- AK gegen das Enzym Tyrosinphosphatase 2 (IA2-AK)
- AK gegen Insulin (Insulin-Autoantikörper, IAA)
- Zytoplasmatische Inselzellantikörper (ICA)
- AK gegen den Zink-Transporter 8 (ZnT8-AK)

Diese initiale Diagnostik kann um die Messung des Insulins und des C-Peptids (bei T1D typischerweise postprandial oder stimuliert < 2,0 ng / ml [0,7 nmol / ml]) und die Bestimmung von Schilddrüsenhormonen sowie Schilddrüsen- und Zöliakie-AK ergänzt werden.

Genetische Diagnostik wird nur in Ausnahmefällen vorgenommen, wenn Klinik und Befunde eher gegen einen T1D sprechen. Dies kann sich auch im Verlauf der Erkrankung ergeben, z. B. wenn bei einem AK-negativen Patienten der Insulinbedarf auch jenseits der Remissionsphase sehr gering bleibt.

Therapie

Akuttherapie

Nach Diagnosestellung wird unmittelbar mit der Therapie begonnen. Im Wesentlichen werden drei Konstellationen bei Therapiebeginn unterschieden:

1. **Keine ketoazidotische Entgleisung (pH > 7,3), keine Dehydratation:** Hier kann unmittelbar mit der subkutanen Insulintherapie begonnen werden. Eine begleitende intravenöse Flüssigkeitszufuhr ist nicht notwendig. Man beginnt zumeist mit einer probatorischen Insulindosis von 0,5–1,0 E/kg KG/d, und diese wird auf die verschiedenen Insulingaben verteilt. Kleine Kinder benötigen in der Regel eine geringere Dosis.
2. **Milde (pH 7,2–7,3; Bikarbonat 10–15 mmol/l) ketoazidotische Entgleisung, leichte bis mittelschwere Dehydratation:** Das Insulin kann subkutan appliziert werden, eine intravenöse Flüssigkeitszufuhr ist sinnvoll.
3. **Moderate (pH < 7,2; Bikarbonat < 10 mmol) bis schwere ketoazidotische Entgleisung (pH < 7,1; Bikarbonat < 5 mmol/l) mit ausgeprägter Dehydratation:** Insulin- und Flüssigkeitszufuhr erfolgen intravenös.

Insbesondere die schwere Ketoazidose ist eine gefährliche Situation mit einem hohen Risiko für ein Hirnödem. Die Therapie sollte immer von geschulten Ärzten oder nach einem etablierten, standardisierten Protokoll erfolgen, das sich z. B. an den Empfehlungen der *International Society for Pediatric and Adolescent Diabetes* (ISPAD) orientiert. Im Vordergrund steht zunächst die Therapie der schweren Dehydratation. Unmittelbar nach Diagnosestellung wird eine Bolusgabe von physiologischer Kochsalzlösung (10–20 ml/kg KG) gestartet. Die weitere Flüssigkeitstherapie richtet sich in der Regel nach dem klinikinternen Standard und sieht z. B. die Infusion von 50 % des geschätzten Flüssigkeitsdefizits und des Flüssigkeitserhaltungsbedarfs innerhalb von 12–24 h vor. In den folgenden 24 h wird die zweite Hälfte des Flüssigkeitsdefizits, ergänzt um den Erhaltungsbedarf, infundiert. Begleitend wird 1 h nach Beginn der Rehydratation die intravenöse Insulintherapie gestartet. Die Dosis bei Beginn entspricht (0,05–)0,1 E/kg KG/h und wird über einen Perfusor so gesteuert, dass der Blutzucker langsam, um 50 bis maximal 100 mg/dl/h, abfällt.

Eine kalkulierte, hoch dosierte Kaliumsubstitution ist im Verlauf notwendig.

Fällt der Blutzucker unter 200–300 mg/dl ab, wird die Infusionstherapie um einen Glukosezusatz ergänzt, um die Glukosekonzentration zwischen 100–200 mg/dl zu stabilisieren. Ziel der Therapie ist eine Normalisierung der Stoffwechsellage über 36 h. Hauptkomplikation in der Ketoazidose-Therapie ist eine mit der diabetischen Ketoazidose assoziierte zerebrale Hirnschädigung mit Hirnödem.

Die metabolische Ketoazidose und die Dehydratation führen zu einem verringerten zerebralen Blutfluss. Es entwickelt sich ein zelluläres Ödem. Durch die Rehydratation kann sich ein vasogenes Ödem entwickeln.

> **Biochemische Kriterien der diabetischen Ketoazidose (DKA)**
> - Hyperglykämie meist > 200 mg/dl
> - Venöser pH < 7,3 und Bikarbonat < 15 mmol/l
> - Milde DKA: pH < 7,3
> - Moderate DKA: pH < 7,2
> - Schwere DKA: pH < 7,1
> - Ketonämie und Ketonurie

In den ersten 48 h nach Therapiebeginn sollte ein engmaschiges klinisches und metabolisches Monitoring erfolgen.

> Eine Pufferung mit Bikarbonat ist bei diabetischer Ketoazidose heute weitestgehend obsolet und wird nur noch bei schwerer Hyperkaliämie oder katecholaminpflichtiger Kreislaufinsuffizienz erwogen. Die Azidose bessert sich langsam über die ersten 24–48 h.

Der neurologische Status sollte zunächst stündlich überprüft werden (u. a. GCS) und dann häufiger, wenn sich Auffälligkeiten ergeben (GCS-Score < 14). Wenn es zu einer neurologischen Verschlechterung kommt, tritt diese im Mittel bei etwa 10 h (2,5–30 h) auf und zeigt eine biphasische Verteilung mit frühen Auffälligkeiten nach 3–6 h bzw. nach 9–15 h. Da viele Kinder und Jugendliche mit DKA neurologische Auffälligkeiten zeigen, ist es sehr wichtig, frühzeitig Fälle mit Veränderungen zu erkennen, die lebensbedrohlich sind und/oder mit einem hohen Risiko für dauerhafte Hirnschäden einhergehen und einer spezifischen Therapie bedürfen.

Folgende wichtige Befunde weisen auf eine zerebrale Problematik hin und sollten bei Verdacht auf ein Hirnödem zu weiteren Therapiemaßnahmen führen:
- Abnorme motorische oder verbale Antwort auf Schmerzreiz
- Reduziertes / fluktuierendes Bewusstsein
- Anhaltende Bradykardie (Abfall um > 10 Schläge / min)
- Dekortikations- oder Dezerebrationshaltung
- Abnormes neurogenes Atemmuster (Grunzen, Cheyne-Stokes-Atmung, Apnoe)
- Minorkriterien: Erbrechen, Kopfschmerz, Lethargie / schlechte Erweckbarkeit, Kinder < 5 Jahre

Langfristige Therapie des Typ-1-Diabetes

Ziele der Therapie sind:
- Normalisierung der Stoffwechsellage (jederzeit ausreichende Versorgung des Körpers mit Insulin)
- Vermeidung von Folgeschäden
- Ermöglichung einer guten Lebensqualität sowie einer altersgerechten Aktivität und Teilhabe

Die Grundzüge der Therapie umfassen die Substitution eines „basalen" Insulinbedarfs (Basalinsulin, Langzeitinsulin), der unabhängig ist von der Nahrungsaufnahme, und eines „prandialen" Insulinbedarfs (Bolusinsulin, kurz wirksames Insulin), der von der Kohlenhydrataufnahme abhängig ist. Der gesamte **Insulinbedarf** liegt durchschnittlich bei ca. 0,5–1 E / kg KG / d. Jüngere und schlanke Patienten haben einen geringeren, pubertäre und übergewichtige Patienten einen höheren Bedarf. Etwa 30–40 % des Insulinbedarfs entsprechen dem basalen Insulinbedarf, 60–70 % dem prandialen Insulinbedarf. Zusätzlich wird ein Korrekturfaktor für den Korrekturbedarf bei erhöhten Blutzuckerwerten zum Zeitpunkt der Injektion ermittelt. Dieser variiert im Tagesverlauf und mit dem Alter des Patienten. Bei kleinen Kindern senkt z. B. eine Einheit Insulin den Blutzucker um bis zu 200 mg / dl, bei pubertären Jugendlichen liegt der senkende Effekt einer Einheit Insulin hingegen nur noch bei 25–40 mg / dl.

Für die Therapie stehen verschiedene Insuline zur Verfügung (➤ Tab. 9.1). Grundsätzlich werden Normalinsulin und NPH-komplexiertes (neutrales Protamin Hagedorn) Normalinsulin als Basalinsulin von den Insulinanaloga unterschieden. Bei den Insulinanaloga handelt es sich um veränderte Insuline, in der Regel wird beim Peptid eine Aminosäure ausgetauscht. Dies ändert das Wirkprofil im Hinblick auf Wirkdauer und Wirkmaximum. Teilweise beeinflusst die Modifikation auch die blutzuckersenkende Wirkung.

Die Menge Insulin, die für eine definierte Menge Kohlenhydrate benötigt wird, variiert zwischen Individuen, ist abhängig vom Alter und auch von der Tageszeit. Daher benötigt jeder Patient bei der Bolustherapie ein individuelles Schema, das seine eigene Insulinsensitivität über den Tag widerspiegelt. Gerechnet wird dabei für die Mahlzeiten mit unterschiedlichen Verfahren:
- **Kohlenhydrateinheiten:** 10 g Kohlenhydrate entsprechen einer Kohlenhydrateinheit (KE). Hier wird die KE-Menge der Nahrungsmittel geschätzt und mit einem individuellen, über den Tag variablen Faktor multipliziert (z. B. 1,5 Insulin-Einheiten / KE). Bei Erwachsenen mit T1D erhöht 1 KE den Blutglukosewert um ca. 30–40 mg / dl. Im Kleinkindalter kann die blut-

Tab. 9.1 Grundzüge verschiedener Insuline (Auswahl)*

	Name	Wirkbeginn (min)	Wirkdauer (h)	Wirkmaximum (h)
Bolusinsuline	Normalinsulin	15–20	4–6	2
	Insulin aspart, Insulin lispro, Insulin glulisin	10–15	3–4	1
	Insulin faster aspart	5	3–4	1
Langzeitinsuline	NPH-Insulin	45–120	8–12(– 16)	4–6
	Insulin glargin	120–240	20–26	-
	Insulin detemir	60–120	12–20	8–10
	Insulin degludec	60–120	>48	24

* **Cave:** bei kleinen Kinder u. U. andere Wirkprofile, auf Zulassungsbeschränkungen achten

glukosesteigernde Wirkung deutlich höher (z. B. 150–200 mg/dl) sein.
- **Gramm Kohlenhydrate pro Einheit Insulin:** Hierbei erhält der Patient einen Faktor, der angibt, wie viele Gramm Kohlenhydrate für eine Einheit Insulin aufgenommen werden können (z. B. 7 g Kohlenhydrate pro Insulin-Einheit).

Grundsätzlich werden heute drei Therapieformen unterschieden (➤ Abb. 9.1).

1. **Intensivierte konventionelle Insulintherapie (ICT):** Hierbei handelt es sich um die Standardtherapie, die zumeist bei Kindern > 5 Jahren als erste Therapieform eingesetzt wird. Der basale Insulinbedarf wird dabei durch ein oder zwei Injektionen eines Langzeitinsulins (z. B. NPH-Insulin, Insulin detemir, Insulin glargin) abgedeckt. Der prandiale Insulinbedarf wird durch täglich mindestens drei Bolusgaben von Insulin zu den Hauptmahlzeiten gedeckt. Beim Einsatz von Normalinsulin sind aufgrund der Wirkdauer und des Wirkmaximums Zwischenmahlzeiten ohne weitere Insulingabe möglich, aber auch nötig. Kommt ein schnell wirksames Insulinanalogon (z. B. Insulin aspart, lispro oder glulisin) zur Anwendung, erhöht sich die Flexibilität im Hinblick auf kohlenhydrathaltige Zwischenmahlzeiten, die dann aber stets einen eigenen Insulinbolus benötigen.
2. **Insulinpumpentherapie (CSII):** Bei dieser Therapieform, die sich im Kindes- und Jugendalter zunehmend auch zur Standardtherapie entwickelt hat, wird kontinuierlich über eine Insulinpumpe Insulin (in der Regel schnell wirksame Insulinanaloga) für den basalen Insulinbedarf zugeführt. Diese sog. Basalrate variiert in Abhängigkeit von der Insulinsensitivität über den Tag und muss individuell ermittelt werden. Idealerweise ist sie so ermittelt, dass sich der Glukosespiegel ohne Nahrungsaufnahme nicht ändert („Basalratentest"). Für die Mahlzeiten werden über das Steuerungselement der Pumpe Boli abgegeben, die den Bolusgaben bei ICT entsprechen. Dadurch, dass die Insulinpumpen zunehmend mit den Daten der kontinuierlichen Glukosemessung verbunden werden, ergibt sich die Möglichkeit der sensorgestützten Insulinpumpentherapie mit Hypoglykämieabschaltung (SUP). Ein Hybrid-closed-loop-System nimmt eine automatische Anpassung der Insulinabgabe durch die Pumpe bei Abweichung der Sensorglukose vom eingestellten Sollwert vor.
3. **Konventionelle Insulintherapie (CT):** Unter Verwendung von Mischinsulinen mit variablen Anteilen von Normal- und Basalinsulin wird diese Therapieform mit nur zwei festen Injektionen pro Tag (morgens und abends) durchgeführt. Dabei deckt das Basalinsulin teilweise auch den Insulinbedarf für Mahlzeiten, z. B. die Mittagsmahlzeit, ab. Nachteil ist, dass aufgrund der festen Insulindosierung auch feste Vorgaben zur Ernährung eingehalten werden müssen. Die einfache Durchführung ermöglicht den Einsatz z. B. bei Jugendlichen, die keine aufwendigere Therapie umsetzen können. Der Erfolg im Hinblick

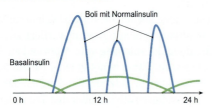

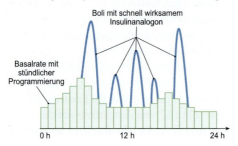

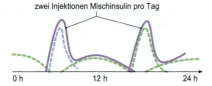

Abb. 9.1 Wichtige Therapieformen bei Typ-1-Diabetes: Beispielhaft sind die intensivierte konventionelle Insulintherapie (ICT), die kontinuierliche subkutane Insulin-Pumpentherapie (CSII) und die heute seltener durchgeführte konventionelle Insulintherapie (CT) dargestellt (Erläuterungen siehe Text). [L141]

auf eine gute Stoffwechselkontrolle ist zumeist geringer als bei den anderen Therapieformen.

Die Wahl der geeigneten Therapieform für den einzelnen Patienten hängt von verschiedensten Faktoren ab: Die **ICT** ist dadurch limitiert, dass das Basalinsulin in der Regel nur begrenzt dem Insulinbedarf entsprechend dosiert werden kann. Dies wird insbesondere nach Ende der Remissionsphase relevant – der Zeit, in der die Bauchspeicheldrüse wieder relevant Eigeninsulin ausschütten kann. Diese Phase, auch „Honeymoon" genannt, beginnt 2–3 Wochen nach Manifestation und dauert bis zu 2–3 Jahre an. Nach Ende der Remissionsphase kommt es zu Blutzuckeranstiegen, und die Insulindosierung muss angepasst werden. Die **Insulinpumpentherapie** ermöglicht durch die (halb-)stündlich variable Abgabe von basalem Insulin eine wesentlich genauere Anpassung an den Bedarf. Die jederzeitige leichte Abgabe von Bolusinsulin ist ein weiterer Vorteil der Pumpentherapie. Insbesondere wenn häufig die Möglichkeit zur Bolusabgabe genutzt wird, kann die Insulinpumpentherapie damit der ICT überlegen sein. Kinder im Vorschulalter mit schwer planbarem Essverhalten werden in Deutschland oft unmittelbar nach Manifestation mit einer Insulinpumpentherapie behandelt. Darüber hinaus ist der Einsatz einer Insulinpumpe die einzige Möglichkeit, das sog. „Dawn"-Phänomen („Morgendämmerungsphänomen") zu vermeiden. In den frühen Morgenstunden kommt es dabei zu Blutzuckeranstiegen, da hier der Bedarf an basalem Insulin durch die zirkadiane Ausschüttung kontrainsulinärer Hormone (Wachstumshormon, Kortisol) steigt. Diese ist oft, insbesondere in der Pubertät, durch eine Steigerung des Basalinsulins nicht zu kompensieren und daher eine anerkannte Indikation für eine Insulinpumpentherapie.

Die Messungen der Glukosekonzentrationen sind ein wichtiger Baustein der Therapie bei T1D. Für eine gute Stoffwechselkontrolle werden dabei mindestens 4, eher 6–8 über den Tag verteilte Einzelmessungen, vor allem präprandial, nötig. Insbesondere bei größeren sportlichen Aktivitäten oder vor dem Führen eines Fahrzeugs sind zusätzliche Messungen erforderlich. Zunehmend setzen Patienten ein kontinuierliches Glukosemonitoring im Gewebe ein. Unterschieden wird das „flash glucose monitoring" (FGM) vom „continuous glucose monitoring" (CGM). Beide Systeme messen mit einem fadenförmigen Sensor die Glukose im Unterhautfettgewebe. Durch Kopplung von Insulinpumpen mit CGM-Geräten, und der damit kontinuierlichen Bestimmung der Glukosekonzentration, können Insulinpumpen der Zukunft die Abgabe von Insulin über Algorithmen selbst regulieren. Diese „Hybrid-closed-loop"-Insulinpumpentherapie ist ein erster großer Schritt in Richtung einer „künstlichen Bauchspeicheldrüse".

Empfohlene Blutglukosewerte für eine gute Stoffwechselkontrolle

Eine sichere Empfehlung im Hinblick auf die Zielwerte, die notwendig sind, um mikro- und makrovaskuläre Komplikationen zu vermeiden, kann nicht gegeben werden.

Lange Zeit galt in Deutschland ein HbA_{1c}-Wert < 7,5 % (58,5 mmol / l) als Hauptkriterium für die Therapieeinstellung im Kindes- und Jugendalter. Es wurde aber auch empfohlen, individuell eine möglichst normnahe glykämische Kontrolle anzustreben (➤ Tab. 9.2).

Eine Schwäche des HbA_{1c}-Werts ist, dass er Hypoglykämien und Hyperglykämien sowie Schwankungen des Blutzuckers nicht erfasst. Heute sind durch die Möglichkeit der kontinuierlichen Gewebsglukosemessung (CGM) auch andere Parameter in der Beurteilung einer guten Stoffwechselkontrolle wichtig, z. B. die „Zeit im Zielbereich" oder die Variabilität der Glukosewerte. Ihre konkrete Bedeutung für Folgeerkrankungen ist aber noch unklar.

Ernährung bei Diabetes im Kindes- und Jugendalter

Für Kinder und Jugendliche mit Diabetes gelten die gleichen Empfehlungen wie für Kinder ohne Diabetes. Orientieren kann man sich daher an den Empfehlungen des Forschungsinstituts für Kinderernährung im Sinne der „optimierten Mischkost".

Diabetesschulung

Die Diabetesschulung durch ein multiprofessionelles Team ist von integraler Bedeutung für eine gute Therapie. Dieses ermöglicht eine intensive Langzeitbetreuung mit Erfassung und Behandlung von assoziierten Erkrankungen oder Langzeitkomplikationen.

Tab. 9.2 Ziele für die glykämische Kontrolle

Wert	Stoffwechselgesund	Gute Einstellung	ISPAD Guideline 2018
Präprandial/nüchtern; Blutglukose in mg/dl (mmol/l)	65–100 (3,6–5,6)	90–145 (5–8)	70–130 (4–7)
Postprandial; Blutglukose in mg/dl (mmol/l)	80–126 (4–7)	90–180 (5–10)	90–180 (5–10)
Nächtliche Blutglukose in mg/dl (mmol/l)	65–100 (3,6–5,6)	80–162 (4,5–9)	80–140 (4,4–7,8)
HbA$_{1c}$ in % (mmol/mol)	< 6,05 (43)	< 7,5 (58)	< 7,0 (48)

* Nach AWMF-Leitlinie Diagnostik, Therapie und Verlaufskontrolle des Diabetes mellitus im Kindes- und Jugendalter 2015
** ISPAD = International Society for Pediatric and Adolescent Diabetes 2018
*** Glukose vor der Nachtruhe

Psychosoziale Betreuung

Eine bedarfsgerechte Unterstützung von Patienten und Eltern ist von hoher Bedeutung für eine langfristig erfolgreiche Therapie und eine uneingeschränkte Lebensqualität. Ängste in Zusammenhang mit der chronischen Erkrankung, depressive Verstimmungen oder Depressionen wie auch Essstörungen sollten frühzeitig erkannt und entsprechend abgeklärt und behandelt werden.

Assoziierte Erkrankungen

Die Zahl der Kinder mit positiven Zöliakie-Antikörpern liegt bei etwa 11 %; Mädchen sind häufiger betroffen. Eine bioptisch gesicherte Zöliakie findet sich bei ca. 3–5 % der Kinder und Jugendlichen mit T1D.

Eine weitere Komorbidität kann eine Autoimmunthyreoiditis (zumeist Hashimoto-Thyreoiditis) darstellen. Diese fällt zumeist im jährlichen Routinescreening auf, das bei ca. 15 % der Patienten positiv ist. Eine Therapie ist nur notwendig, wenn eine klinisch relevante Über- oder Unterfunktion der Schilddrüse besteht.

Komplikationen

Es werden akute Komplikationen von Langzeitkomplikationen unterschieden.

Akute Komplikationen

Zu den akuten Komplikationen gehört die **ketoazidotische Entgleisung** bei unzureichender Therapie, z. B. bei gestörter Adhärenz oder anderweitig fehlender Insulinzufuhr (Katheterdislokation bei Insulinpumpentherapie). Insbesondere Patienten mit dauerhaft schlechter Einstellung sind für solche Entgleisungen gefährdet.

Unter Therapie kann es andererseits auch zu schweren lebensbedrohlichen **Hypoglykämien** kommen. Gefährdet sind diesbezüglich insbesondere Kleinkinder, die sich bei Symptomen der Hypoglykämie nicht bemerkbar machen können, und Jugendliche unter Alkoholeinfluss. Aufgrund der Möglichkeit der hormonellen Gegenregulation sind solche schweren Hypoglykämien, die mit Krampfanfällen einhergehen können, sehr selten. Bei gestörter Hypoglykämiewahrnehmung infolge häufiger Hypoglykämien erhöht sich allerdings das Risiko. Bei einer Unterzuckerung ohne Bewusstseinseinschränkung werden zusätzliche Kohlenhydrate zugeführt (z. B. Apfelsaft oder Traubenzucker; ggf. auch in Kombination mit langsam resorbierenden Kohlenhydraten), oder bei milden Unterzuckerungen wird die Mahlzeit vorgezogen. Bei einer schweren Unterzuckerung mit Bewusstseinsverlust oder Krampfanfall (Glukosewerte meist < 40 mg/dl) wird 1 mg Glukagon i. m. (ab 15 kg, bei geringerem Gewicht ca. 0,5 mg) verabreicht. Dies sollte jeder Patient als Notfallkit verfügbar haben. Eltern und Betreuungspersonen sollten im Gebrauch geschult sein.

Vermeidung bzw. Früherkennung von Langzeitkomplikationen

Die Verlaufskontrollen bei Patienten mit T1D werden bei problemlosem Verlauf zumindest alle 3 Monate durchgeführt. Einmal jährlich sollte der Fokus auch auf der Früherkennung von Komorbiditäten liegen.

Das Risiko für mikro- und makrovaskuläre Komplikationen des Diabetes ist individuell unterschiedlich. Der heute beste verfügbare Surrogatparameter für die Risikoabschätzung ist der HbA_{1c}-Wert, der die langfristige glykämische Kontrolle widerspiegelt. Bei deutlich erhöhten mittleren HbA_{1c}-Werten steigt das Risiko für Folgekrankheiten auf ein Mehrfaches. Langzeitkomplikationen des Diabetes sind:

- **Diabetische Nephropathie:** Um eine Schädigung der Nieren frühzeitig zu erkennen, wird ein jährliches Screening auf eine Mikroalbuminurie empfohlen. Eine persistierende Mikroalbuminurie kann ein erstes Zeichen der Nephropathie sein. Eine gute Stoffwechseleinstellung und insbesondere auch das frühzeitige Erkennen einer begleitenden Hypertonie und dann eine medikamentöse Senkung des Blutdrucks (50. altersentsprechende Perzentile) sind wichtige Maßnahmen, um die Progression der Erkrankung zu verhindern. Weitere Maßnahmen sind die Behandlung einer Hyperlipidämie und der konsequente Nikotinverzicht. Eine Mikroalbuminurie findet sich bei etwa 4 % der Patienten im Kindes- und Jugendalter.
- **Diabetische Retinopathie:** Die krankhafte Veränderung der Netzhautgefäße kann gelegentlich bereits im Jugendalter festgestellt werden. Nach 15 Jahren Diabetesdauer finden sich Auffälligkeiten bei 90 % der T1D-Patienten. Ab dem 5. Jahr nach Manifestation sollte daher ein jährliches Screening erfolgen. Bei Auffälligkeiten richtet sich die weitere Frequenz von augenärztlichem Screening nach den erhobenen Befunden. Man unterscheidet verschiedene Stadien der Netzhautschädigung:
  - Nichtproliferative Retinopathie (mild, mäßig, schwer)
  - Proliferative Retinopathie
  - Diabetische Makulopathie

  Eine frühzeitige adäquate Therapie (Laserkoagulation, intravitreale Injektion von VEGF-Inhibitoren) ist von hoher Bedeutung, um eine Verschlechterung bis hin zur Erblindung zu vermeiden.
- **Diabetische Neuropathie:** Diese Spätkomplikation ist im Kindes- und Jugendalter selten. Klinisch werden eine periphere sensomotorischen Polyneuropathie (vor allem distal, symmetrisch) und eine autonome diabetische Neuropathie unterschieden. Die autonome diabetische Neuropathie betrifft u. a. das Herz (z. B. reduzierte Herzfrequenzvariabilität), den Magen-Darm-Trakt (z. B. Gastroparese) und das Urogenitalsystem (erektile Dysfunktion, Blasenatonie). Subklinisch sind neuropathische Veränderungen auch bei Jugendlichen mit länger bestehendem Diabetes nachweisbar. Entscheidend für das Vermeiden der Neuropathie ist eine normnahe Stoffwechseleinstellung.
- **Diabetisches Fußsyndrom:** Auch das diabetische Fußsyndrom spielt im Kindes- und Jugendalter eine untergeordnete Rolle. Frühzeichen sind eine reduzierte Sensibilität und ein reduziertes Schmerzempfinden. Langzeitkomplikationen gehen bis hin zum sog. Charcot-Fuß mit Deformierung und Fehlstellung oder einer ischämischen peripheren Verschlusskrankheit.
- **Kardiovaskuläres Risiko:** Die Diabeteserkrankung erhöht durch vaskuläre Veränderungen auch an größeren Gefäßen das kardiovaskuläre Risiko; damit treten Schlaganfälle, periphere arterielle Verschlusskrankheit (pAVK) und koronare Herzkrankheit (KHK) im späteren Lebensalter häufiger auf.

Prognose bei T1D

Entscheidend für die Prognose ist eine dauerhaft gute Blutzuckereinstellung, die auch das Vermeiden von schweren Hypoglykämien und ketoazidotischen Stoffwechselentgleisungen einschließt. Des Weiteren ist das frühzeitige Erkennen von Komorbiditäten und deren gezielte effiziente Therapie von wesentlicher Bedeutung. Dies betrifft die Behandlung von Hyperlipidämie und Hypertonie, aber auch das Vermeiden von Übergewicht und Adipositas. Insbesondere für Individuen mit T1D empfiehlt sich ein gesunder Lebensstil mit regelmäßiger körperlicher Aktivität und gesunder Ernährung aufgrund der Risiken für mikro- und makrovaskuläre Komplikationen. Weiterhin ist der T1D ein wichtiger Risikofaktor für die Entwicklung einer terminalen Niereninsuffizienz oder Erblindung. Eine gute multiprofessionelle Betreuung von Patienten mit T1D ist insbesondere in der prägenden Phase des Kindes- und Jugendalters extrem wichtig. Auch im Erwachsenenalter ist dann aufgrund der zunehmenden Bedeutung der Langzeitkomplikationen die intensive medizinische Betreuung durch erfahrene multiprofessionelle Teams wichtig. Damit kommt dem Prozess der Transition eine hohe Bedeutung zu.

9.2.2 Typ-2-Diabetes bei Jugendlichen

Der Typ-2-Diabetes (T2D) wird am häufigsten im Rahmen einer Abklärung des Glukosestoffwechsels aufgrund einer Adipositas diagnostiziert. Klinisch kann eine Acanthosis nigricans auf eine Insulinresistenz und damit auf ein erhöhtes Risiko hinweisen. Auch Patientinnen mit polyzystischem Ovarsyndrom (PCOS) weisen ein erhöhtes Risiko für T2D auf. In der Regel finden sich oft enge Verwandte mit T2D, denn der genetische Einfluss ist hoch. Das C-Peptid bei Manifestation ist zumeist deutlich höher als bei Patienten mit T1D.

Therapeutisch werden, wenn das ausreichend ist (HbA$_{1c}$ z. B. < 9 %), zunächst eine Lebensstiländerung mit vermehrter körperlicher Bewegung und eine Ernährungsumstellung erprobt. Ziel ist es, die reduzierte Insulinsensitivität zu verbessern und den Insulinbedarf zu senken. Bei konsequenter Umsetzung der Empfehlungen können längerfristig deutlich bessere Glukosewerte erreicht werden. Rehabilitationsmaßnahmen sind sinnvoll und sollten empfohlen werden. Bei unzureichendem Effekt auf die Blutglukosewerte ist der nächste Schritt im Jugendalter der Beginn einer Metformin-Therapie (z. B. anfangs 2 × 500 mg / d; zugelassen ab 10 Jahren, Kontraindikationen beachten). Lässt sich damit keine ausreichende Verbesserung erzielen, wird in der Regel die zusätzliche einmalige Gabe eines Verzögerungsinsulins (z. B. Insulin glargin) im Sinne einer „basal unterstützten oralen Therapie" (BOT) begonnen. In Abhängigkeit von der Therapieadhärenz (Einnahme von Metformin) kann die Monotherapie mit Insulin eine Alternative sein. Individuell wird des Weiteren entschieden, ob zunächst ein Langzeitinsulin erprobt (einfacher umzusetzen) oder ob zu größeren Mahlzeiten Bolusinsulin appliziert wird (prandiale Insulintherapie); Letzteres ist insbesondere bei hohen postprandialen Werten sinnvoll. Im Wesentlichen entspricht die Therapie des T2D den Empfehlungen für Erwachsene. Dabei sind fehlende Zulassungen von Medikamenten für Jugendliche zu berücksichtigen.

9.2.3 Weitere Diabetesformen

Bei den weiteren Diabetesformen können die Grunderkrankung oder Komorbiditäten, die Familienanamnese oder eine Gelegenheitsmessung (z. B. im Rahmen einer Urinuntersuchung bei der Jugenduntersuchung J1) Hinweise auf den Diabetes geben. Am häufigsten wird der **Glukokinase-MODY** (MODY Typ 2) diagnostiziert. Diese monogene Diabetesform benötigt keine Therapie, aber ein gesunder Lebensstil ist zu empfehlen, um eine relevante Verschlechterung im Laufe der Jahrzehnte zu vermeiden. In der Schwangerschaft sollte eine gesonderte Beratung erfolgen. Der **HNF1A-Mody** (MODY-Typ 3) zeigt eine ausgeprägtere postprandiale Hyperglykämie (auch nach Glukosebelastung) und wird oft initial diätetisch therapiert. Im Verlauf werden Sulfonylharnstoffe eingesetzt.

Bei **primären Insulin-Signalling-Defekten** wird zwar ausreichend, zumeist sogar deutlich erhöht, Insulin gebildet, dessen Wirkung wird aber intrazellulär nicht vermittelt.

Bei den **Lipodystrophie-Syndromen** (AGPAT2-, BSCL2-, CAV1-, PTRF-Mutationen) werden eine generalisierte und eine lokalisierte Variante unterschieden. Sie sind gekennzeichnet durch generalisiert oder lokalisiert fehlendes bzw. abnorm verteiltes Fettgewebe.

Ein **neonataler Diabetes** (Manifestation in den ersten 6 Lebensmonaten) kann transient oder persistierend verlaufen. Klinisch relevant ist vor allem die frühzeitige genetische Diagnostik, denn bei Säuglingen mit Mutationen in Kaliumkanalgenen (ABCC8, KCNJ11) ist meistens eine langfristige, oft hoch dosierte Sulfonylharnstoff-Therapie sinnvoll.

KAPITEL

10 Infektiologie

Markus Knuf

10.1	**Allgemeine Infektiologie**	171
10.1.1	Diagnostik von Infektionskrankheiten	171
10.1.2	Nosokomiale Infektionen	176
10.1.3	Prävention von Infektionskrankheiten inkl. Impfungen	176
10.2	**Klinische infektiöse Krankheitsbilder**	179
10.2.1	Exantheme	179
10.2.2	Fieber unbekannter Ursache	179
10.2.3	Gastroenteritis	182
10.2.4	Harnwegsinfektionen	183
10.2.5	Haut- und Weichteilinfektionen	185
10.2.6	Epididymitis / Orchitis	187
10.2.7	Infektionen bei immunsupprimierten Kindern und Jugendlichen	187
10.2.8	Infektionen durch grampositive und gramnegative Bakterien und multiresistente Erreger	188
10.2.9	ZNS-Infektionen: Enzephalitis, Meningitis, Meningoenzephalitis	188
10.2.10	Atemwegsinfektionen	192
10.2.11	Invasive Pilzinfektionen	200
10.2.12	Infektionen nach Stichverletzungen	202
10.2.13	Knochen- und Gelenkinfektionen	202
10.2.14	Fetale und konnatale Infektionen: „TORCH"	203
10.2.15	Lymphadenitis (Lymphknotenvergrößerung)	204
10.2.16	Neonatale Infektionen	206
10.2.17	Nosokomiale Sepsis	207
10.2.18	Ophthalmologische Infektionen	208
10.2.19	Sepsis (jenseits der neonatalen Sepsis)	210
10.2.20	Toxic-Shock-Syndrom	210
10.3	**Spezifische Erreger und Infektionskrankheiten**	211
10.3.1	Adenovirus-Infektionen	211
10.3.2	Amöbenruhr	212
10.3.3	Anaerobe Infektionen	212
10.3.4	Arboviren	213
10.3.5	Botulismus	213
10.3.6	*Campylobacter*-Infektionen	215
10.3.7	Candidiasis und andere Pilzerkrankungen	216
10.3.8	Chlamydien	216
10.3.9	Cholera	217
10.3.10	*Clostridium difficile*	218

10.3.11 Zytomegalievirus (CMV) 218
10.3.12 Dermatophytosen 220
10.3.13 Diphtherie 220
10.3.14 EBV-Infektionen 221
10.3.15 Enteroviren 221
10.3.16 Frühsommer-Meningoenzephalitis (FSME) 222
10.3.17 Gelbfieber 223
10.3.18 Giardiasis 223
10.3.19 Gonokokken-Infektion 223
10.3.20 *Haemophilus-influenza*-Infektion 224
10.3.21 Hand-Fuß-Mund-Krankheit 224
10.3.22 Hepatitis A, B, C, D und E 225
10.3.23 Herpes-simplex-Virus 1 und 2 226
10.3.24 Humanes Herpesvirus Typ 6 (HHV6) und Typ 7 (HHV7) 227
10.3.25 HIV/AIDS 228
10.3.26 Humane Papillomavirus-Infektionen 230
10.3.27 Influenza und Parainfluenza 230
10.3.28 Katzenkratzkrankheit (Bartonellose) 231
10.3.29 *Kingella-kingae*-Infektionen 231
10.3.30 Keuchhusten (Pertussis) 232
10.3.31 Kopfläuse (Pedikulose) 233
10.3.32 Kryptosporidiose 233
10.3.33 Legionellen 233
10.3.34 Leishmaniose 234
10.3.35 Listeriose 235
10.3.36 Lyme-Borreliose 235
10.3.37 Malaria 237
10.3.38 Masern 238
10.3.39 Meningokokken-Infektionen 239
10.3.40 Mumps 240
10.3.41 Infektionen durch Mykoplasmen 240
10.3.42 Infektionen durch nichttuberkulöse Mykobakterien (NTM) 241
10.3.43 Noroviren 241
10.3.44 Parvoviren 242
10.3.45 Pneumokokken-Infektionen 242
10.3.46 *Pneumocystis*-Pneumonie 243
10.3.47 Polioviren 243
10.3.48 Molluscum-contagiosum-Viren (Dellwarzen) 244
10.3.49 Respiratory Syncytial Virus (RSV) 244
10.3.50 Rotaviren 245
10.3.51 Röteln 245
10.3.52 Salmonellen 246
10.3.53 Schistosomiasis 246
10.3.54 Shigellen 247
10.3.55 Skabies 247
10.3.56 Staphylokokken-Infektionen 248

10.3.57 Streptokokken-Infektionen 248
10.3.58 Syphilis 249
10.3.59 Tetanus 250
10.3.60 Tollwut 250
10.3.61 Toxocariasis 251
10.3.62 Toxoplasmose 251
10.3.63 Tuberkulose 252
10.3.64 Typhus und Paratyphus 253
10.3.65 Varizellen (Windpocken) 253
10.3.66 Wurmerkrankungen 255
10.3.67 Yersiniose 255

10.1 Allgemeine Infektiologie

10.1.1 Diagnostik von Infektionskrankheiten

Infektionen spielen in der Pädiatrie eine herausragende Rolle. Wesentliches Standbein der infektiologischen Diagnostik sind **Blickdiagnosen** in Kombination mit **typischen Befundkonstellationen**.

Blickdiagnosen

Beispiele sind das **pharyngokonjunktivale Fieber** (PKF) (➤ Abb. 10.1) mit der Symptomentrias Fieber, Konjunktivitis und Pharyngitis. Hinzu kommen vergrößerte zervikale Lymphknoten und ggf. ein Exanthem. Das PKF wird hauptsächlich durch Adenoviren hervorgerufen. Es ist somit eine Erregerdiagnose quasi ohne Labor möglich.

Ein weiteres Beispiel sind die **Masern,** die nach einer Inkubationszeit von 8–10 Tagen mit der Symptomentrias Konjunktivitis, Husten (Bronchitis / Pneumonie) und Fieber unmittelbar vor Ausbruch des typischen makulopapulösen Exanthems ein typisches klinisches Bild präsentieren. Das makulopapulöse konfluierende Exanthem bei Masern ist pathognomonisch wegweisend und führt in der Zusammenschau mit Husten (Bronchitis / Pneumonie), Konjunktivitis, Fieber und einem Enanthem mit Koplik-Flecken (➤ Abb. 10.2) zur Diagnose.

Als drittes Beispiel sei die **Hand-Fuß-Mund-Krankheit** erwähnt (➤ Abb. 10.3).

Symptome sind Fieber, Enanthem der Mundschleimhaut mit Bläschen, vor allem im Bereich der Zunge, des harten Gaumens, der Gingiva und der Wangenschleimhaut sowie ein Exanthem mit Bläschenbildung an den Handinnenflächen, Fußsohlen und am Gesäß. Die Hand-Fuß-Mund-Krankheit wird durch Enteroviren der Gruppe A verursacht. Hierzu gehören Coxsackie-A-Viren, das humane Enterovirus 71 und andere Serotypen.

Zu den primär durch eine Blickdiagnose zu diagnostizierenden Infektionskrankheiten gehören auch die **Windpocken** (Varizellen) (➤ Abb. 10.4) mit kurz vor Exanthemausbruch bestehendem Fieber sowie Kopf- und Gliederschmerzen. Die Inkubationszeit reicht von 10–21 (meistens 14–17) Tagen.

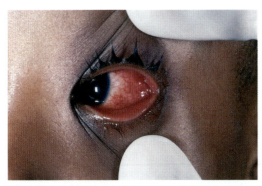

Abb. 10.1 Konjunktivitis bei pharyngokonjunktivalem Fieber durch Adenoviren [E539]

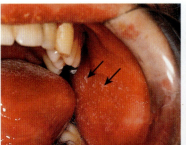
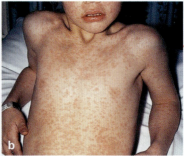

Abb. 10.2 Masern: Koplik-Flecken und Exanthem [E499–002]

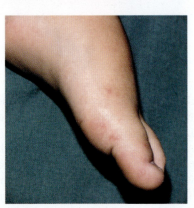

Abb. 10.3 Hand-Fuß-Mund-Krankheit mit typischen Vesikeln am Fuß [O530]

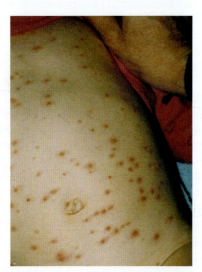

Abb. 10.4 Typisches Varizellen-Exanthem mit gleichzeitigem Auftreten von Pusteln, Papeln, und Krusten („Heubnersche Sternenkarte") [P516]

Im Bereich des Rumpfes und Gesichts, typischerweise aber auch des behaarten Kopfes bilden sich juckende rote Flecken, aus denen dann Knötchen und Blasen entstehen. Das Nebeneinander von Papeln, Krusten und Pusteln ist typisch (sog. Heubnersche Sternenkarte) für das Windpocken-Exanthem. Auch die Schleimhäute im Bereich des Munds (hier v. a. der Gaumen), der Nase und der Augen können betroffen sein. Bei den Windpocken ist zu beachten, dass schwerwiegende Komplikationen wie eine Optikusneuritis, Zerebellitis oder Enzephalitis letztendlich auch bei mildem Exanthem zur Vorstellung in der Praxis oder Klinik führen können.

Als „Folgeerkrankung" der Windpocken und weitere Blickdiagnose ist **Herpes zoster** (Gürtelrose, Kopfrose) zu nennen. Nach einer Latenzphase kommt es zu einer Reaktivierung der Varizella-zoster-Viren (VZV), die nach Erstinfektion in den Spinalganglien verblieben sind. Bei etwa 90 % der Patienten bestehen Prodromalsymptome mit Schmerzen, Dysästhesien, Parästhesien, intermittierenden oder brennenden Missempfindungen. Die Symptome treten typischerweise 2–5 Tage vor den Hauterscheinungen auf. Dann kommt es zu einem (meist) unilateralen Erythem, das typischerweise ein bis drei Dermatome umfasst, mit makulopapulösen Effloreszenzen sowie gruppierten Bläschen (oft erst 1 Tag später), aus denen VZV nachweisbar sind. Nach 2–4 Wochen ist das Krankheitsbild hinsichtlich der Hauterscheinungen ausgeheilt. Langfristig können jedoch Schmerzen und Dysästhesien persistieren. Sonderformen sind Zoster ophthalmicus (7–17 %, steigende Inzidenz im Alter, 50 % mit Komplikationen) (> Abb. 10.5), Zoster oticus (Ramsay-Hunt-Syndrom) sowie Zoster generalisatus.

Weitere typische Blickdiagnosen sind zunächst das **Erythema infectiosum** (Ringelröteln), > Abb. 10.6 gibt das typische Exanthem mit girlandenartigen Veränderungen wieder. Der Erreger der Ringelröteln ist das Parvovirus B19.

10.1 Allgemeine Infektiologie

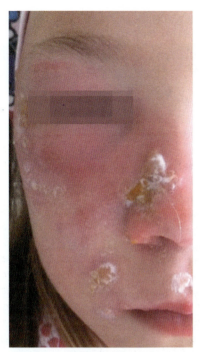

Abb. 10.5 Zoster ophthalmicus bei einem Schulkind (der rechte Stirnast des N. trigeminus ist nicht betroffen) [P516]

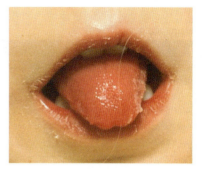

Abb. 10.7 Typische Himbeerzunge bei Scharlach [T1008]

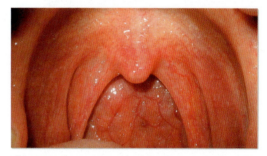

Abb. 10.8 Pharyngitis mit deutlicher Hyperämisierung und GAS-Nachweis [T1008]

Bei **Scharlach** bestehen ein feinfleckiges Exanthem mit Aussparung der Mundpartie („periorale Blässe") sowie eine Tonsillopharyngitis, ein Enanthem und eine Himbeerzunge (➤ Abb. 10.7).

In der Rekonvaleszenz kommt es zu einer Schuppung, besonders an den Händen. Herz, Nieren und Nervensystem können beteiligt sein. Scharlach ist von der unkomplizierten Tonsillopharyngitis abzugrenzen (➤ Abb. 10.8). Beide Krankheitsbilder werden durch β-hämolysierende Streptokokken der Gruppe A (GAS) hervorgerufen.

Bei Infektionskrankheiten im Kindes- und Jugendalter stehen Fieber und Atemwegsinfektionen im Vordergrund.

Fieber

➤ Tab. 10.1 gibt einen Überblick über häufige und seltene Ursachen für Fieber bei Kindern (und Jugendlichen).

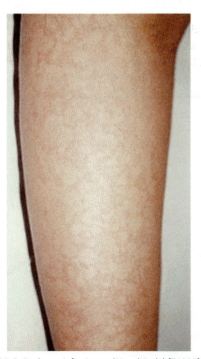

Abb. 10.6 Erythema infectiosum (Ringelröteln) [T1008]

Tab. 10.1 Häufige und seltene Ursachen von Fieber bei Kindern (und Jugendlichen)

Häufig	Selten
Virusinfektionen mit polytopen Symptomen (Atemwege, Konjunktivitis, Exanthem u. a.)	bakterielle Darminfektionen
Atemwegserkrankungen durch Viren	Kawasaki-Syndrom
Prodromalstadien von Virusinfektionen (z. B. Exanthema subitum, Varizellen, EBV u. a.)	Rheuma, inkl. rheumatisches Fieber, systemischer Lupus erythematodes (SLE) u. a.
Otitis media (häufig viral, seltener bakteriell)	„Drug Fever"
Gastroenteritis	hämato-onkologische Erkrankungen (ALL, AML, Neuroblastom)
Tonsillopharyngitis	Intoxikationen
Harnwegsinfektionen	endokrinologische Ursachen (z. B. Diabetes insipidus centralis)
Neugeboreneninfektionen, -sepsis (inkl. Frühgeborene), Bakteriämie	periodische Fiebersyndrome
Bakterielle Atemwegsinfektionen	Endokarditis
Durstfieber bei Dehydratation	Malaria, andere reiseassoziierte Erkrankungen
Anstrengung / Bewegung	Sonnenbrand, Hitzschlag
	selbst verursachtes / vorgetäuschtes Fieber
	Fieber unklarer Genese

Tab. 10.2 Kriterien zur Unterscheidung viraler von bakteriellen Atemwegsinfektionen

Kriterium	Viral	Bakteriell
Beginn	langsam bis schleichend	plötzlich
Weitere Atemwegssymptome	fast immer	nicht immer
Muskelschmerzen	+++	+
(Hohes) Fieber	++	+++
Pulmonale Obstruktion	+(+)	–
Schweres Krankheitsgefühl	+	++
Auskultationsbefund „Pneumonie"	+	+++
Röntgenbefund	perihilär, interstitiell, diffus	lobär / segmental; interstitiell
Leukozyten	Leukopenie, Leukozytose (Lymphozytose, Monozytose)	Leukozytose, „Linksverschiebung"
CRP	mäßig erhöht	deutlich erhöht
BSG	leicht bis mäßig beschleunigt	deutlich beschleunigt

Atemwegsinfektionen

Überwiegend sind Viren für Atemwegsinfektionen im Kindesalter verantwortlich. Die Unterscheidung kann gut klinisch vorgenommen werden. ➤ Tab. 10.2 gibt typische Kriterien für die Unterscheidung viraler von bakteriellen Atemwegsinfektionen wieder.

Ein weiteres typisches klinisches Symptom sind Petechien (und Sugillationen; ➤ Abb. 10.9).

Petechien können praktisch bei allen Viruserkrankungen passager und in milder Form auftreten. Daneben sind Bluterkrankungen oder Malignome (ITP,

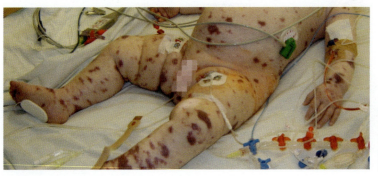

Abb. 10.9 Disseminierte Gerinnungsstörung bei invasiver Meningokokken-Erkrankung (IME) mit Petechien und Sugillationen [T1008]

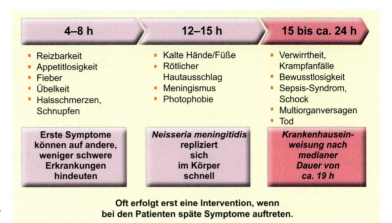

Abb. 10.10 Typischer Verlauf einer invasiven Meningokokken-Erkrankung (IME) [P516/V786]

Leukämien) in Betracht zu ziehen. Unmittelbares Handeln ist bei Verdacht auf eine invasive Meningokokken-Erkrankung (IME) geboten. ➤ Abb. 10.10 gibt den typischen Verlauf einer IME wieder.

Lymphknotenschwellung

Auch Lymphknotenschwellungen gehören zu den sehr wichtigen Symptomen bei Infektionskrankheiten im Kindesalter. Wesentliche Ursachen für Lymphknotenschwellungen im Kindes- und Jugendalter:

1. **Infektionen**
- **Bakterien:**
  – Häufige bakterielle Infektionen: Strepto-, Staphylokokken
  – Nichttuberkulöse Mykobakteriosen (NTM/MOTT)
  – Tuberkulose (v. a. Lymphknotentuberkulose)
  – Bartonellose (Katzenkratzkrankheit)
  – Lues
  – Brucellose
  – Yersinien (Lymphadenitis mesenterialis)
  – Tularämie (Hasenpest; in Deutschland selten)
  – Zervikale Aktinomykose
- **Viren:**
  – EBV, CMV oder HSV
  – HIV, Masern-, Rötelnvirus (auch nach Impfungen)
  – Reaktiv bei anderen Virusinfektionen (z. B. der oberen Luftwege)
- **Pilze:** Histoplasmose, Blastomykose, Kokzidioidomykose
- **Parasiten:** Toxoplasmose, Leishmaniose, Trypanosomen, Mikrofilarien

2. **Maligne Erkrankungen:** Leukämie, Non-Hodgkin-Lymphome, Hodgkin-Lymphom, Metastasen solider Tumoren

3. **Lymphoproliferative Erkrankungen:** „Posttransplant lymphoproliferative diseases" (PTLD), Morbus Castleman

Neben viralen und bakteriellen Infektionen sind bei Lymphknotenvergrößerungen immer auch Malignome oder lymphoproliferative Erkrankungen differenzialdiagnostisch abzuklären.

Die meisten Viruserkrankungen gehen mit einem „unspezifischen" Exanthem einher. Zu den Differenzialdiagnosen bei viralen Infektionskrankheiten mit einem Exanthem gehören u. a. Krankheitsbilder wie Erythema exsudativum multiforme, Purpura Schönlein-Henoch, Erythema nodosum. Die genannten Krankheitsbilder sind aufgrund der typischen Anamnese und des klinischen Befunds häufig gut von Infektionskrankheiten abzugrenzen.

- Vor der Initiierung einer antiinfektiven Therapie (z. B. Antibiotika, antivirale Medikamente, Antimykotika) sollte möglichst immer eine spezifische **Infektionskrankheit** diagnostiziert werden!
- Die Diagnose einer Infektionskrankheit kann klinisch und/oder mittels einer infektiologischen (Mikrobiologie/Virologie) Labordiagnostik erfolgen!
- Der Einsatz von Antiinfektiva wird nicht ausschließlich durch Laborwerte indiziert!
- Antiinfektiva sind keine Antipyretika!
- In der Pädiatrie wird die Mehrzahl der Infektionskrankheiten durch Viren hervorgerufen!

Klinische Diagnose

Die klinische **Diagnose einer Infektionskrankheit** besteht aus drei Elementen:
1. Erreger
2. Erfolgsorgan
3. Expositionsanamnese / Grundkrankheit (Disposition)

Bei Kenntnis von zwei der drei genannten Faktoren kann auf den dritten geschlossen werden.

Labordiagnostik

Die **infektiologische Labordiagnostik** besteht aus vier Elementen:
1. Direkter mikrobiologischer Erregernachweis (Abstrich, Kultur)
2. Molekularbiologischer Erregernachweis
3. Serologische Verfahren – erregerspezifische T-Zellen-Schnellteste
4. Hilfsparameter: Blutbild, Differenzialblutbild, Akute-Phase-Proteine (z. B. CRP), Interleukine (z. B. IL-6, -8 u. a.), Procalcitonin [PCT] etc.

10.1.2 Nosokomiale Infektionen

Eine nosokomiale Infektion ist nach § 8 Abs. 8 IfSG „eine Infektion mit lokalen oder systemischen Infektionszeichen als Reaktion auf das Vorhandensein von Erregern oder ihrer Toxine, die im zeitlichen Zusammenhang mit einer stationären oder einer ambulanten medizinischen Maßnahme steht, soweit die Infektion nicht bereits vorher bestand".

10.1.3 Prävention von Infektionskrankheiten inkl. Impfungen

Hygiene- und Barrieremaßnahmen

Krankheitserreger wie Bakterien oder Viren können durch direkten oder indirekten Kontakt, parenteral sowie durch Tröpfchen (< 2 m) oder Aerosole (> 2 m) übertragen werden. ➤ Tab. 10.3 zeigt Beispiele für Übertragungswege relevanter Krankheitserreger.

Wesentlich für die Prävention von Infektionskrankheiten ist die Vermittlung von Kenntnissen über Inkubationszeiten, Ansteckungswege bzw. Dauer der Kontagiösität. Im Mittelpunkt steht die **Händehygiene** bzw. die Schaffung einer Barriere (Isolierung).

Zur Kontrolle von Infektionskrankheiten gehört auch die Meldung nach § 6 IfSG von meldepflichtigen Krankheiten bzw. meldepflichtigen Krankheitserregern (§ 7 IfSG).

Impfungen

Infektionskrankheiten können durch eine **aktive oder passive Immunisierung** verhindert werden. Weitere

Tab. 10.3 Beispiele für Übertragungswege relevanter Krankheitserreger

Übertragungsweg	Anmerkung	Beispiele
Kontakt	Hände, aber auch indirekt über kontaminierte Oberflächen, Gegenstände, Medizinprodukte Sonderform: gemeinsames Reservoir in der Patientenumgebung, z. B. *Pseudomonas aeruginosa* aus kontaminierten Wasserleitungen	*S. aureus,* virale Atemwegserreger
Fäkal-oral	Hände, kontaminierte Oberflächen / Gegenstände, kontaminiertes Wasser	Norovirus, Rotavirus, enterohämorrhagische *E. coli*, *Campylobacter* spp., Salmonellen, *C. difficile*, Hepatitis-A-Virus
Tröpfchen	Partikel / Sekrete mit einem Durchmesser zwischen 10 und 100 µm über eine Distanz von max. 2 m (Husten, Niesen, Schreien)	RS-Virus, Pneumokokken, *M. pneumoniae*, *B. pertussis*, *N. meningitidis*
Aerogen	Partikel / Sporen < 5 µm Durchmesser über eine Distanz von > 2 m	*Aspergillus*-Sporen, VZV, Masernvirus, *M. tuberculosis*
Parenteral	Nadelstichverletzung, „Needlesharing" bei Drogenabhängigen, kontaminierte Parenteralia (Arzneimittel, Infusionslösungen), unzureichende Antisepsis und Asepsis bei Injektionen und Punktionen	Hepatitis-B-Virus, Hepatitis-C-Virus, HIV

Effekte sind die Abschwächung bzw. Verhinderung von Komplikationen (z. B. Varizellen-Impfung), die Verhinderung von Folgekrankheiten wie hepatozelluläres Karzinom oder Gebärmutterhalskrebs (Hepatitis-B-, HPV-Impfung), Einsatz als Riegelungsimpfung (z. B. Meningokokken-Impfungen) oder die Induktion einer Herdenimmunität (Impfung gegen bekapselte Erreger, Rotavirus-Impfung). Schutzimpfungen werden von der Ständigen Impfkommission (STIKO; www.stiko.de) am RKI beraten und jährlich publiziert (Epidemiologisches Bulletin Nr. 34 des jeweiligen Jahres).

Zur Verfügung stehen **Lebendimpfstoffe** (enthalten vermehrungsfähige, attenuierte Erreger) und sog. **Totimpfstoffe** (inaktivierte Impfstoffe, die komplette, abgetötete Mikroorganismen, gereinigte oder rekombinant hergestellte antigene Strukturen oder abgewandelte Virulenzfaktoren wie z. B. Toxoide beinhalten). Neben den eigentlichen Impfantigenen enthalten die Impfstoffe meist weitere Substanzen wie Lösungsmittel, Adjuvanzien, Stabilisatoren, Konservierungsmittel und u. U. auch Spuren von Antibiotika.

Zur **Injektionstechnik** hat die STIKO Empfehlungen veröffentlicht (Schmerzreduktion). Die Impfstelle sollte vor der Injektion mit einer alkoholischen Lösung (70 %) desinfiziert werden und wieder trocknen. Vor der Injektion des Impfstoffs sollte nicht aspiriert werden. Im Säuglingsalter ist der M. vastus lateralis (anterolateraler Oberschenkel) die Impfstelle, die mit dem geringsten Risiko einer Verletzung von Nerven und Gefäßen assoziiert ist. Alternativ bietet sich der M. deltoideus an. Aktive Immunisierungen in den Glutealbereich werden wegen der Gefahr einer Verletzung des N. ischiadicus und der geringen Antikörperantwort (z. B. nach Hepatitis-B-Impfung) nicht mehr empfohlen. Um möglichst wenige Injektionen zu verabreichen, sollten Kombinationsimpfstoffe verwendet werden.

▶ Tab. 10.4 gibt den aktuellen **Impfkalender** der STIKO (2019/2020) wieder.

In bestimmten Situationen können Simultanimpfungen (aktiv-passiv) sinnvoll sein. Hierzu gehören die postnatale Hepatitis-B-Impfung bei Neugeborenen von HbsAg-positiven Müttern sowie die simultane Tetanusimpfung nach Verletzung bei unzureichendem Impfschutz. Passive Immunisierungen spielen, abgesehen von der RSV-Immunisierung bei extremen Frühgeborenen, kaum noch eine Rolle.

Bei den Impfnebenwirkungen werden lokale von systemischen Reaktionen unterschieden. Zu den häufigsten systemischen Reaktionen gehören subfebrile Temperaturen oder Fieber.

Jede über das übliche Ausmaß einer Impfreaktion hinausgehende Impfreaktion muss nach § 6 Abs. 1 Nr. 3 IfSG an das Gesundheitsamt gemeldet werden.

Immunisierung von immunsupprimierten Kindern und Jugendlichen

Immundefekte können angeboren oder erworben sein. Angeborene Immundefekte sind deutlich seltener als erworbene. Patienten mit einer Immundefizienz können abhängig von der vorliegenden Funktionsstörung oft auf Impfungen nicht adäquat reagieren und werden durch Lebendimpfstoffe u. U. sogar gefährdet. Solche Verläufe sind beschrieben. Impfungen mit Lebendimpfstoffen sind deshalb bei den meisten Patienten mit angeborener Immundefizienz (Agammaglobulinämie, T-Zell-Defekte, kombinierte Immundefekte) kontraindiziert. Ein selektiver IgA-Mangel, IgG-Subklassen-Mangel sowie Phagozytosedefekte, Komplementdefekte und Asplenie stellen dagegen keine Kontraindikation für Impfungen dar, sondern sind sogar indiziert.

Totimpfstoffe können im Prinzip bei allen Formen der Immundefizienz angewendet werden. Offen ist häufig die Frage der Impfeffektivität. Bei Patienten mit angeborenen oder erworbenen Immundefekten ist eine Überprüfung des Impferfolgs mittels Antikörperbestimmung angezeigt.

Immunisierung und Operationen

Die STIKO empfiehlt im Zusammenhang mit Operationen und Impfungen folgendes Vorgehen:
- Bei kleineren Operationen (bis zu 1 h Dauer): Weder Impftermin noch Operation müssen verschoben werden.
- Impfreaktionen nach Totimpfung treten typischerweise in den ersten 48 h nach einer Impfung auf. Daher sollte ein planbarer größerer Eingriff (> 1 h), wenn möglich, frühestens 3 Tage nach Gabe eines Totimpfstoffs und frühestens 2–3 Wochen nach Gabe eines Lebendimpfstoffs (z. B. MMRV) erfolgen. Systemische und lokale Impfreaktionen sollten nach Möglichkeit abgeklungen sein.

Tab. 10.4 Standardimpfungen für Säuglinge, Kinder, Jugendliche und Erwachsene (2019/2020) (mod. nach Epidemiologisches Bulletin Nr. 34/2019) [X221–017]

Impfung	Alter											
	in Wochen	in Monaten					in Jahren					
	6	2	3	4	11–14	15–23	2–4	5–6	9–14	15–16	17	ab 18	ab 60
Rotaviren	G1[b]	G2	(G3)										
Tetanus		G1	G2	G3	G4	N		N		A1	A2	N	A (ggf. N)[5]
Diphtherie		G1	G2	G3	G4	N		N		A1	A2	N	A (ggf. N)[5]
Pertussis		G1	G2	G3	G4	N		N		A1	A2	N	A (ggf. N)[5]
Hib		G1	G2[3]	G3	G4	N		N					
Poliomyelitis		G1	G2[3]	G3	G4	N		N			A1	N	ggf. N
Hepatitis B		G1	G2[3]	G3	G4	N		N	N				
Pneumokokken[a]		G1		G2	G3	N							S[7]
Meningokokken C					G1 (ab 12 Monaten)		N						
Masern					G1	G2	N						S[6]
Mumps, Röteln					G1	G2	N						
Varizellen					G1	G2	N						
Herpes zoster													S[8]
Influenza													S (jährlich)
HPV									G1[4], G2[4]	N[4]			

[1] Frühgeborene erhalten eine zusätzliche Impfdosis im Alter von 3 Monaten, d.h. insgesamt 4 Impfstoffdosen.
[2] Die 1. Impfung sollte bereits ab dem Alter von 6 Wochen erfolgen, je nach verwendetem Impfstoff sind 2 bzw. 3 Impfstoffdosen im Abstand von mindestens 4 Wochen erforderlich.
[3] Entfällt bei Anwendung eines monovalenten Impfstoffs.
[4] Standardimpfung für Kinder und Jugendliche im Alter von 9–14 Jahren mit 2 Impfstoffdosen im Abstand von mindestens 5 Monaten, bei Nachholimpfung beginnend im Alter > 14 Jahren oder bei einem Impfabstand von < 5 Monaten zwischen 1. und 2. Dosis ist eine 3. Dosis erforderlich (Fachinformation beachten).
[5] Td-Auffrischimpfung alle 10 Jahre. Die nächste fällige Td-Impfung einmalig als Tdap- bzw. bei entsprechender Indikation als Tdap-IPV-Kombinationsimpfung.
[6] Einmalige MMR-Impfung für alle nach 1970 geborenen Personen ≥ 18 Jahre mit unklarem Impfstatus, ohne Impfung oder mit nur 1 Impfung in der Kindheit.
[7] Impfung mit dem 23-valenten Polysaccharid-Impfstoff.
[8] Zweimalige Impfung mit dem adjuvantierten Herpes-zoster-Totimpfstoff im Abstand von mindestens 2 bis maximal 6 Monaten.
G = Grundimmunisierung (mit bis zu 4 Teilimpfungen), A = Auffrischimpfung, S = Standardimpfung, N = Nachholimpfung (Grund- bzw. Erstimmunisierung aller noch nicht Geimpften bzw. Komplettierung einer unvollständigen Impfserie)

- Im Säuglingsalter (Grundimmunisierung) sollte, wenn möglich, ein größerer Eingriff und nicht die Impfung verschoben werden. Notfalleingriffe können immer erfolgen und sollen unter Berücksichtigung der aktuell zu erwartenden Impfreaktionen mit entsprechend angepassten Anästhesieverfahren und postoperativer Überwachung durchgeführt werden.
- Nach operativen Eingriffen sind keine bestimmten Zeitabstände einzuhalten. Impfungen können erfolgen, sobald der Patient in einem stabilen Allgemeinzustand ist.
- Impfungen aus vitaler Indikation (z. B. Tetanus, Tollwut, Hepatitis-B-Impfung) können jederzeit verabreicht werden. Nach größeren Operationen oder schwersten Verletzungen (u. a. Immunsuppression nach Transplantation, kardiopulmonaler Bypass, Polytrauma) ist ein individualisiertes Vorgehen anzustreben und ggf. der Impferfolg zu überprüfen.

Flüchtlinge und international adoptierte Kinder

➤ Tab. 10.5 gibt die symptom- und befundorientierten regionenspezifischen infektiologischen bzw. tropenmedizinischen Differenzialdiagnosen bei Flüchtlingen im Kindes- und Jugendalter wieder.

10.2 Klinische infektiöse Krankheitsbilder

10.2.1 Exantheme

Vor allem Infektionen mit Viren gehen mit Exanthemen einher. Seltener treten Exantheme im Zusammenhang mit bakteriellen Infektionen oder als Ausdruck einer immunologischen bzw. toxischen Reaktion auf.

Drei „Exanthemtypen" werden unterschieden:
- Morbilliforme Exantheme zeichnen sich durch konfluierende Makulae aus.
- Bei rubelliformen Exanthemen sind einzeln stehende Makulae und Makulopapeln zu beobachten.
- Bei den scarlatiniformen Exanthemen finden sich einzeln stehende Makulae sowie eine Desquamation.

➤ Tab. 10.6 fasst typische klinische Verläufe mit den entsprechenden Erregern, Infektionskrankheiten und Erkrankungen zusammen.

10.2.2 Fieber unbekannter Ursache

Fieber unbekannter Ursache (FUO = „fever of unknown origin") ist keine einheitliche Erkrankung. Meistens ist die Symptomatik Folge einer Krankheit mit atypischem Verlauf.

Es wird eine variable Fieberdauer von 7–21 Tagen angenommen. In der Pädiatrie wird das FUO meist durch eine rektal gemessene Temperatur von ≥ 38,5 °C mit einer Dauer von ≥ 8 Tagen definiert. Ferner lässt sich eine definierte Fieberursache mittels Anamnese, klinischen sowie laborchemischen und physikalisch-technischen Untersuchungen oftmals (zunächst) nicht finden.

Prinzipiell kann FUO in vier **Diagnosegruppen** eingeteilt werden:
1. Infektionen (ca. 50 %)
2. Autoinflammatorische und autoimmunologische Erkrankungen (> ca. 10 %)
3. Maligne Erkrankungen (> ca. 5 %)
4. Seltene Ursachen (ca. 10 %)

Klinisches Bild
- Infektionen: Unterteilung nach Lokalisation (Atemwegserkrankungen, Harnwegserkrankungen, Abszesse, Septikämien, Osteomyelitis, Endokarditis und ZNS-Infektionen) sowie nach Erregern (Brucellen, Leishmanien, Mykobakterien, Salmonellen, EBV, Bartonellen, Rickettsien, Plasmodien, CMV, Mykoplasmen, Enteroviren, HIV-3, HSV-3, Hepatitisviren, Pilze u. a.).
- Bei den autoimmunologischen oder autoinflammatorischen Erkrankungen ist vor allem an folgende Krankheitsbilder zu denken: juvenile idiopathische Arthritis (insb. Morbus Still), Lupus erythematodes, Vaskulitiden, rheumatisches Fieber, Morbus Kawasaki.
- Als ursächliche Malignome kommen Leukämien oder Lymphome (extrazerebral, zerebral) infrage. Zu den seltenen Ursachen gehören chronisch-entzündliche Darmerkrankungen (CED), artifizielles Fieber, Immundefizienz, das hämophagozytotische Syndrom sowie Medikamentenfieber.

Tab. 10.5 Symptom- und befundorientierte regionenspezifische infektiologische bzw. tropenmedizinische Differenzialdiagnosen bei Flüchtlingen im Kindes- und Jugendalter (mod. nach „Empfehlungen zur infektiologischen Versorgung von Flüchtlingen im Kindes- und Jugendalter in Deutschland" [F705–012]

Leitsymptom / Leitbefund	Infektiologische / tropenmedizinische Erst- bzw. Differenzialdiagnostik
Akute Dysenterie (blutiger Stuhl, Fieber, Bauchschmerzen)	Stuhluntersuchung auf pathogene Bakterien (Kultur) auf **enteroinvasive bakterielle Infektionen** *(A – E)* Stuhluntersuchung auf Amöben *(Entamoeba histolytica)* und Amöbenserologie bei V.a. **Amöben-Kolitis** *(A – E)*
Chronische Diarrhö (> 14 Tage)	Stuhluntersuchung auf *Giardia lamblia* (PCR / Antigen / Mikroskopie) *(D – E)* Serologie auf **HIV**, insbesondere D, E Häufige DD: **Laktoseintoleranz** (insb. B, C, E)
Periodisches Fieber und **Bauchschmerzen** mit Erhöhung von **Leukozyten, CRP** und **BSG**	Überweisung an Zentrum mit Fragestellung **familiäres Mittelmeerfieber** (insb. *Mittelmeeranrainerstaaten*)
Fieber und **Raumforderung Leber**	Blutkultur Amöbenserologie (DD **Amöbenleberabszess**; *A – E*). **Vorsicht:** Bei Patienten aus Endemiegebieten kann eine positive Amöbenserologie auch eine serologische Narbe einer früheren Infektion darstellen!
Zystische Raumforderung insb. der **Leber** und / oder **Lunge**	Überweisung an Zentrum mit Fragestellung **zystische Echinokokkose** *(A – E)* (Online-Anfrage über www.tropenmedizin-heidelberg.de – „Konsiliaranfrage Echinokokkose"
Gedeihstörung, pulmonale Symptomatik, pathologische Lymphknoten, Aszites, Pleura- / Perikarderguss und weitere **Organmanifestationen extrapulmonaler Tbc**	THT und / oder IGRA, Bildgebung und mykobakterielle Diagnostik: **pulmonale und extrapulmonale Tbc** *(A – E)* Serologie auf **HIV** (insb. *D, E*)
Fieber ohne klinischen Fokus	Dicker Tropfen und dünner Blutausstrich; ggf. ergänzend Schnelltest bis 1 Jahr nach Ankunft in Deutschland bei **Malaria** (Verdacht bereits medizinischer NOTFALL) *(C, E)* Blutkultur (u. a. *Salmonella typhi*) bei u. a. **Typhus abdominalis** *(A – E)* Leishmanien-AK (insb. bei Hepatosplenomegalie und Panzytopenie) bei **viszeraler Leishmaniasis** *(A – E)*
Zerebraler Krampfanfall	Bildgebung (DD **Neurozystizerkose**; *A – E*)
Eosinophilie (> 500 / nl)	Stuhl auf Wurmeier (3 Stuhlproben von verschiedenen Tagen) auf **intestinale Helminthen** (Wurmeier im Stuhl sind oft erst verzögert nachweisbar, da Eosinophilie erst während der Gewebspassage ausgeprägt ist) *Strongyloides*-Serologie bzw. *Strongyloides*-PCR im Stuhl *Falls negativ:* umfangreiches **Gewebshelminthen**-Screening in Absprache mit pädiatrisch-infektiologischem / tropenmedizinischem Zentrum
Transaminasenerhöhung	Serologie auf **Hepatitis A, B, C** und **E, EBV, CMV** *(A – E)*
Splenomegalie, sonografische Zeichen einer **Leberfibrose**, Zeichen der **portalen Hypertension**	Überweisung an pädiatrisch-infektiologisches / tropenmedizinisches Zentrum (DD **gastrointestinale Schistosomiasis**, insb. *E*)
Rezidivierende Harnwegsinfekte, sonografische Zeichen von **Blasenwandveränderungen, Harnabflussstörungen**	Überweisung an pädiatrisch-infektiologisches / tropenmedizinisches Zentrum (DD **urogenitale Schistosomiasis**, insb. *E*)
Unklare Hautläsion – mit **Juckreiz**	Frage nach nächtlichem Juckreiz, Hautinspektion auf Kratzspuren und Skabies-typische Prädilektionsstellen (intertriginös, Genitalbereich) zur DD **Skabies**
Unklare (chronische) Hautulzera	Überweisung an pädiatrisch-infektiologisches / tropenmedizinisches Zentrum (DD **kutane Leishmaniose**, insb. *B, C*)

10.2 Klinische infektiöse Krankheitsbilder

Tab. 10.6 Exantheme, Symptome und zugehörige Infektion/Erkrankung (mod. nach Höger, Kinderdermatologie 2011)

Exanthem	Symptome	Erkrankung
Morbilliform	Zweigipfliger Fieberverlauf, schwer krank, Koplik-Flecken, Konjunktivitis, Bronchitis/Pneumonie	Masern
	Erythrodermie, hämorrhagische Krusten, Nikolski positiv	Steven-Johnson-Syndrom/toxische epidermale Nekrolyse
	Guter AZ, Juckreiz, Arzneimitteltherapie	Arzneimittelexanthem
	Erythrodermie, Arzneimitteltherapie	Hypersensitivitätsreaktion
	Z. n. KMT, Diarrhö, Transaminasen hoch	GvH-Reaktion
	Tonsillitis, Lymphadenopathie, Hepatosplenomegalie	EBV-Infektion
	Girlandenförmiges Exanthem, Wangenröte	Parvo-B19-Infektion
Rubelliform	Enteritis, Meningitis	Enteroviren
	Mikrolymphadenopathie	Röteln
	Konjunktivitis, Pharyngitis, ARI	Adenoviren
	Enteritis	Rotaviren
	Nach 3–4-tägigem Fieber	Exanthema subitum
	unilateral, kleieförmig, schuppend, lange Persistenz	Unilaterales, laterothorakales Exanthem
	Erythematosquamöse Plaques	Psoriasis guttata
Scarlatiniform	Periorale Blässe, Himbeerzunge, Angina tonsillaris	Scharlach
	Erythrodermie, **keine** Himbeerzunge, periorale Blässe, Angina tonsillaris	Staphylokokken-Scharlach
	Krank, Schock, **keine** Himbeerzunge, periorale Blässe, Angina tonsillaris	TSS
	Krank, zervikale Lymphadenopathie, Fieber >5 Tage, Konjunktivitis, Himbeerzunge	Kawasaki-Syndrom

Diagnostik, Differenzialdiagnose Die Diagnose eines FUO wird durch eine sehr sorgfältige Anamnese und ergänzende Diagnostik gestellt.

Die **Basisdiagnostik** bei FUO umfasst wiederholte Differenzialblutbilder und Blutausstriche. Weitere Untersuchungen sind Serumuntersuchungen (CRP, PCT, BSG, Elektrolyte, Gesamteiweiß, IgG, IgM, IgA und IgE, Eiweißelektrophorese, antinukleäre Antikörper [ANA], Kreatinin, Harnstoff, Harnsäure, Ferritin, Eisen, LDH, GOT, GPT, GGT, Bilirubin, alkalische Phosphatase, Kreatinkinase [CK], Triglyzeride, Gerinnungsparameter, BGA). Ebenso zur Diagnostik gehören eine Urinanalyse sowie Stuhluntersuchungen auf okkultes Blut. Mikrobiologisch sollten Blut-, Liquor-, Urin-, Stuhl-, Sputum-, Haut- und Schleimhautabstriche bzw. -kulturen veranlasst werden.

Ergänzende Diagnostik: Tuberkulose-Hauttest, Interferon-Release-Assay, Röntgen-Thorax, Sonografie des Abdomens, evtl. von Pleura, Gelenken und Lymphknoten, Echokardiografie und EKG.

Folgende **weiterführende infektiologische Diagnostik** ist ggf. notwendig:
- Virale Erreger: CMV, EBV, Hepatitisviren, HIV, Parvovirus B19
- Bakterien: *Bartonella henselae*, Borrelien, *Brucella* spp., *Campylobacter*, Chlamydien, Coxsiellen, *Ehrlichia* spp., *Francisella* spp., Legionellen, Leptospiren, typische und atypische Mykobakterien, Rickettsien, Salmonellen, *Spirillum minus*, Yersinien u. a.
- Protozoen: Leishmanien, Plasmodien, *Toxoplasma gondii*, Blastomyzeten
- Pilze: Aspergillen, *Candida* spp., Histoplasmen, Kryptokokken

Vom FUO ist das „rezidivierende Fieber unklarer Ursache" abzugrenzen. Am weitaus häufigsten wird das rezidivierende Fieber des Kindesalters durch eine physiologische Infektanfälligkeit hervorgerufen. Differenzialdiagnostisch kommen autoinflammatorische Fiebersyndrome (familiäres Mittelmeerfieber, Hyperimmunglobulin-D-Syndrom, Cryopyrin-assoziiertes periodisches Syndrom [CAPS] sowie das TNF-Rezeptor-assoziierte periodische Syndrom [TRAPS]) in Betracht. Insbesondere bei Kleinkindern tritt das nichthereditäre PFAPA-Syndrom (periodisches Fieber, Adenopathien, Pharyngitis, aphthöse Stomatitis) als Ausschlussdiagnose auf.

Therapie Richtet sich nach der Grundkrankheit. Bei Säuglingen ≤ 3 Monaten sollte das Wirkspektrum der empirischen Antibiotikabehandlung Gruppe-B-Streptokokken, Ampicillin-resistente *E. coli* und Listerien beinhalten. Zur Diagnostik gehören immer auch der Ausschluss einer Meningitis und die Begutachtung der Harnwege (angeborene Harntransportstörung?).

10.2.3 Gastroenteritis

Gastroenteritiden gehören zu den häufigsten Erkrankungen im Kindes- und Jugendalter. Die wichtigsten Erreger für eine Gastroenteritis sind Viren, gefolgt von Bakterien (infektiöse Enteritis).

Erreger, Diagnostik ➤ Tab. 10.7 stellt wichtige Erreger sowie die Inkubationszeit und das zur Diagnosestellung wichtige Verfahren zusammen.

Tab. 10.7 Erreger von infektiösen Gastroenteritiden

Erreger	Infektionsquelle	Inkubationszeit	Diagnostik
Rotaviren	Erkrankte, v.a. in Kinder- und Jugendgemeinschaftseinrichtungen, Praxen und Kliniken	1–3 d	Antigennachweis, ggf. PCR im Stuhl
Noroviren	Erkrankte, v.a. in Kinder- und Jugendgemeinschaftseinrichtungen, Praxen und Kliniken	6–48 h	Antigennachweis, ggf. PCR im Stuhl
Adenoviren	Erkrankte	5–8 d	Antigennachweis, ggf. PCR im Stuhl
Enteropathogene *E. coli* (EPEC)	Erkrankte, kontaminierte Nahrung, Trinkwasser, Rohmilch	2 h bis 6 d	Stuhlkultur, Pathogenitätsfaktoren mittels PCR
Enterotoxische *E. coli* (ETEC)	Kontaminierte Nahrung, Reisediarrhö	Stunden, wenige Tage	Stuhlkultur, Pathogenitätsfaktoren mittels PCR
Enterohämorrhagische *E. coli*	Erkrankte, Rohmilch, schlecht gegartes Fleisch	3–9 d	Verotoxinnachweis (PCR) aus Stuhlkultur
Salmonella enterica	Geflügel, kontaminierte Nahrung, Erkrankte	5–72 h	Stuhlkultur, ggf. Blutkultur, ggf. PCR
Salmonella typhi	Erkrankte, kontaminierte Nahrung/Wasser	1–3 Wo	Blutkultur (1. Krankheitswoche), Stuhl, Urin
Campylobacter jejuni	Tiere (Geflügel), Rohmilch	2–7 d	Stuhlkultur (Antigennachweis, PCR)
Yersinia enterocolitica	Erkrankte, kontaminierte Nahrung/Trinkwasser	4 d bis 2 Wo	Stuhlkultur
Shigellen	Erkrankte, kontaminierte Nahrung/Trinkwasser	2–4 d	Stuhlkultur (PCR, Verotoxinnachweis)
Clostridium difficile	Antibiotika	variabel	Stuhlkultur, Antigen-/Toxinnachweis (PCR)
Clostridium perfringens	Kontaminierte Nahrung	6–24 h	Stuhlkultur, PCR
Staphylococcus aureus	Kontaminierte Nahrung	2–6 h	Stuhlkultur, Kultur aus Erbrochenem, Enterotoxinnachweis (PCR)
Bacillus cereus	Kontaminierte Nahrung	1–6–16 h	Stuhlkultur, Kultur aus Erbrochenem/Nahrung
Vibrio cholerae	Erkrankte, Trinkwasser, Nahrung	18 h bis 6 d	Stuhlkultur, PCR
Lamblien	Erkrankte, Trinkwasser, Tiere	Tage	Mikroskopie, Stuhl (Antigennachweis, PCR)
Entamoeba histolytica	Erkrankte, Trinkwasser, Nahrung	2–4 Wo	Mikroskopie, Stuhl (Antigennachweis, PCR)
Kryptosporidien	Erkrankte, Trinkwasser, Tiere	2–14 d	Mikroskopie, Stuhl (Antigennachweis, PCR)

Klinisches Bild Das klinische Bild der Gastroenteritis wird bestimmt durch Erbrechen, Durchfall und als dessen Folge den Dehydratationsgrad. Durchfallerkrankungen sind in den ersten 3 Lebensjahren sehr häufig. Durchschnittlich werden bis zu drei Episoden pro Jahr beobachtet. In Mitteleuropa werden 50–80 % aller Gastroenteritiden des Säuglings- und Kleinkindesalters durch Viren (Rota-, Adeno-, Noroviren u. a.) verursacht. Der Häufigkeitsgipfel liegt in den Winter- und Frühjahrsmonaten. Die Erregerdiagnose wird bei viralen Gastroenteritiden meistens durch einen Antigennachweis gestellt, bei bakteriellen Enteritiden durch den Nachweis der entsprechenden Bakterien im Stuhl.

Eine akute Gastroenteritis wird durch Übelkeit, Erbrechen und Durchfall (Steigerung der Stuhlfrequenz > 3×/d oder mindestens zwei Stühle mehr als die für das Kind übliche Anzahl der Stühle) bestimmt. Der Durchfall kann wässrig, schleimig, blutig und ggf. spritzend sein. Zusätzliche Symptome sind Appetitlosigkeit, ein blassgraues Hautkolorit, Bauchschmerzen (Tenesmen), Meteorismus und ein schlechter Allgemeinzustand. Fieber ist häufig.

Differenzialdiagnose Differenzialdiagnostisch muss bei einer akuten Durchfallerkrankung auch an eine schwere Grundkrankheit (bakterielle Meningitis, Pyelonephritis, Invagination, hämolytisch-urämisches Syndrom, Malaria) gedacht werden, bei der eine Gastroenteritis als Begleitsymptom auftreten kann. Bei rezidivierenden oder chronischen Durchfällen besteht ein breites differenzialdiagnostisches Spektrum (z. B. Malabsorptionssyndrome unterschiedlicher Genese, anatomische Fehlbildungen, Endokrinopathien, Immundefekte, Stoffwechselstörung, Neoplasien). Vorbestehende Grunderkrankungen (Immundefekt, immunsuppressive Behandlung, Zöliakie, Mukoviszidose, CED, PPI-Therapie) gehen mit einem erhöhten Risiko für eine Gastroenteritis einher. Zudem lassen sich oftmals auch „atypische" Erreger identifizieren *(Bacillus cereus,* CMV, Kryptosporidien, Mikrosporidien u. a.).

Therapie Die Therapie ist in der Regel symptomatisch und besteht vor allem aus der Rehydratation mittels Flüssigkeitszufuhr. Eine vollständige Rehydratation kann 24–48 h in Anspruch nehmen.

Eine antimikrobielle Therapie ist seltenen Ausnahmefällen vorbehalten. Eine Therapie ist indiziert bei Nachweis von Shigellen, *Vibrio cholerae, Salmonella typhi / paratyphi,* Lamblien und septischen Formen einer bakteriellen Gastroenteritis. Letztere können auch zu Absiedelungen in andere Organe führen, z. B. zu einer Osteomyelitis.

10.2.4 Harnwegsinfektionen

Harnwegsinfektionen (HWI) werden nach Symptomen oder nach ihrer Lokalisation bzw. nach dem Vorliegen oder Fehlen komplizierender Faktoren eingeteilt:
- Lokalisation:
  - Zystitis (Entzündungsreaktion auf die ableitenden Harnwege beschränkt)
  - Pyelonephritis (Nierenparenchym in die Entzündungsreaktion eingeschlossen)
- Nach Symptomatik:
  - Asymptomatische HWI (Bakteriurie, Leukozyturie ohne klinische Symptomatik)
  - Symptomatische HWI
- Nach komplizierenden Faktoren:
  - Unkomplizierte HWIs bei normalem Harntrakt, normaler Blasenfunktion, normaler Nierenfunktion, Immunkompetenz
  - Komplizierte HWIs (Nierenfehlbildung, Fehlbildung der ableitenden Harnwege, vesikorenaler Reflux, Abflussbehinderung, Harnwegskonkremente, neurogene Blasenfunktionsstörung u. a.).

Von rezidivierenden HWIs wird gesprochen, wenn sich zwei oder mehr Episoden innerhalb von 6 Monaten bzw. drei oder mehr Episoden im zurückliegenden Jahr ereignet haben. Als Durchbruchsinfektion wird eine HWI bezeichnet, die unter antibakterieller Infektionsprophylaxe bei regelrechter Einnahme der verordneten Medikation auftritt. Eine asymptomatische Bakteriurie ohne Inflammationsreaktion (Leukozyturie) ist definitionsgemäß keine HWI.

Häufigkeit und Epidemiologie Bakterielle HWI zählen zu den häufigsten bakteriellen Infektionen im Kindesalter. 3–8 % aller Mädchen und 1–2 % aller Jungen erleiden in ihrer Kindheit mindestens eine HWI. Im 1. Lebensjahr werden überwiegend Jungen von HWIs betroffen, während in der weiteren Kindheit Mädchen 10- bis 20-fach häufiger als Jungen erkranken. Etwa ein Drittel der Kinder weist Rezidive auf.

Tab. 10.8 Signifikante Keimzahlen in Abhängigkeit von der verwendeten Methode nach verschiedenen Leitlinien

Leitlinie	Suprapubische Blasenpunktion CFU/ml	Katheterurin CFU/ml	Clean-Catch-Methode CFU/ml
ESPU 2015	jedes Wachstum	$\geq 10^3$ bis 5×10^4	$\geq 10^4$ bis 10^5
Kanada 2014	jedes Wachstum	$\geq 5 \times 10^4$	$> 10^5$
AAP 2011	$\geq 5 \times 10^4$	$\geq 5 \times 10^4$	nicht definiert
Italien 2011	nicht definiert	$> 10^4$	$> 10^5$
NICE 2007	nicht definiert	nicht definiert	nicht definiert
Frankreich 2007	$\geq 10^3$	$\geq 10^3$	$\geq 10^5$
Deutschland 2007	jedes Wachstum	10^3 bis $> 10^4$	10^4 bis $> 10^5$

Erreger HWI werden in der Regel durch Bakterien verursacht. Pilz- und Virusinfektionen sind extrem selten. Gramnegative Bakterien aus dem Darmtrakt sind die häufigsten Erreger von HWIs (in 80 % der Fälle *Escherichia coli*).

Bei komplizierten oder bei nosokomial erworbenen HWIs finden sich folgende Bakterien: *Pseudomonas* spp., *Proteus* spp., *Klebsiella* spp. Im Säuglingsalter muss häufiger mit anderen Bakterien als *E. coli*, z. B. mit Enterokokken, gerechnet werden.

Klinisches Bild Neugeborene fallen mit Trinkschwäche und grau-blassem Hautkolorit sowie Berührungsempfindlichkeit als Symptome einer Pyelonephritis oder einer Urosepsis auf. Fieber kann fehlen. Säuglinge weisen häufig ausschließlich hohes Fieber auf. Kleinkinder präsentieren oftmals eine Zystitis mit Pollakisurie und neu einsetzendem Einnässen nach erreichter Harnkontinenz. Bei einer Pyelonephritis fehlen diese Symptome häufig. Fieber ist bei Kleinkindern das Leitsymptom. Ältere Kinder mit einer Zystitis weisen imperativen Harndrang, Pollakisurie bzw. Dranginkontinenz auf. Oft wird über Abdominal- und Flankenschmerzen geklagt.

Diagnose Die Diagnose einer HWI wird anhand dreier Kriterien gestellt:
- Klinische Symptome einer HWI, die altersabhängig uncharakteristisch sein können
- Hinweise für eine Entzündungsreaktion im Urin (Leukozyturie)
- Bakteriennachweis in der Urinkultur in signifikanter Keimzahl

Der Urin sollte bei kontinenten Kindern als „Mittelstrahl" gewonnen werden. Bei Säuglingen und Kindern mit fehlender Blasenkontrolle bietet sich die „Clean-Catch"-Uringewinnung an (> Tab. 10.8).

Weitere Methoden der Uringewinnung: transurethraler Katheterismus (nicht bei Säuglingen < 6 Monate), Blasenpunktion. Die Art der Uringewinnung ist für die Interpretation der mikrobiologischen Befunde von besonderer Bedeutung.

Zur weiterführenden Diagnostik einer HWI gehören die Sonografie der Harnwege und eine Labordiagnostik (Blutbild und Differenzialblutbild, CRP und ggf. PCT).

Refluxprüfung: Nahezu ein Drittel der Kinder mit einer symptomatischen HWI weist einen vesikoureteralen Reflux (VUR) auf. Eine Miktionszysturethrografie (MCU) oder eine Miktionsurosonografie (MSU) ist zum Refluxnachweis geeignet. Folgende Indikationen werden in der Literatur vorgeschlagen:
- Nach der ersten Pyelonephritis beim Säugling oder Kleinkind, insbesondere dann, wenn die Ultraschalluntersuchung eine Nierenbeckenkelchsystemdilatation, wabige Parenchymveränderungen oder andere Befunde (z. B. retrovesikal deutlich dilatierte Ureter o. a.) zeigt, woraus sich der Verdacht auf einen hochgradigen vesikorenalen Reflux ergibt.
- Nach der ersten Pyelonephritis im Kindesalter, falls sonografische Hinweise auf einen VUR bestehen.
- Rezidivierende Pyelonephritiden im Kindesalter. Besteht der V. a. eine Nierenparenchymläsion, so ist eine DMSA-Szintigrafie angezeigt. Blasenfunktionsstörungen sind ein prädisponierender Faktor für HWIs, insbesondere bei Mädchen im Kleinkindes- oder Schulalter.

Tab. 10.9 Kalkulierte antiinfektive Therapie einer Pyelonephritis in Abhängigkeit von Alter und Schweregrad

Alter / Schweregrad	Antiinfektive Therapie	i.v./p.o.	Therapiedauer (d)
Pyelonephritis in den ersten 3 Lebensmonaten	Aminoglykosid + Ampicillin oder Ceftazidim + Ampicillin	parenteral bis mindestens 2 d nach Entfieberung, dann orale Therapie nach Antibiogramm	10(–14)
Unkomplizierte Pyelonephritis bei Säuglingen > 3 Lebensmonate	Cephalosporin Gruppe 3 oder Amoxicillin / Clavulansäure oder Ampicillin + Aminoglykosid	p.o., ggf. initial parenteral p.o., ggf. initial parenteral parenteral, anschließend p.o. nach Antibiogramm	7–10
Komplizierte Pyelonephritis	Aminoglykosid + Ampicillin oder Piperacillin / Tazobactam oder Ceftazidim + Ampicillin	parenteral bis mindestens 2 d nach Entfieberung, dann p.o. nach Antibiogramm	10(–14)

Therapie ➤ Tab. 10.9 enthält Vorschläge für die kalkulierte antiinfektive Therapie bei Pyelonephritis in Abhängigkeit vom Alter und Schweregrad.

Chemoprophylaxe Bei hohem Rezidiv- und Schädigungsrisiko kann eine antibakterielle Langzeitinfektionsprophylaxe sinnvoll sein. Zu den Risikokindern gehören Säuglinge und Kleinkinder mit einem höhergradigen (≥ Grad 3) Reflux und rezidivierenden Pyelonephritiden. Geeignete Antiinfektiva zur antibakteriellen Infektionsprophylaxe sind:
- Nitrofurantoin (nicht zugelassen < 3. Lebensmonat, Beschränkung auf 6 Monate)
- Trimethoprim (nicht zugelassen < 6 Lebenswochen, regional hohe Resistenzrate gegen *E. coli*!)
- Nitroxolin (nicht zugelassen < 3 Jahre)
- Cefaclor
- Cefixim (nicht bei Früh- und Neugeborenen)
- Ceftibuten (nicht zugelassen < 3 Lebensmonate)

Die Dauer der Chemoprophylaxe wird kontrovers diskutiert. Überwiegende Lehrmeinung ist, die Chemoprophylaxe nach einem 6-monatigen infektfreien Intervall versuchsweise zu beenden. Sollte es unter Chemoprophylaxe zu Durchbruchsinfektionen kommen, so ist bei Reinfektionsprophylaxe mit Trimethoprim an hiergegen resistente *E. coli* zu denken (Therapievorschlag: Cephalosporin der Gruppe 3). Bei der Verwendung von Nitrofurantoin kommen besonders häufig Infektionen durch *Pseudomonas*, *Proteus* und Klebsiellen vor (Therapievorschlag: Ceftazidim oder Ciprofloxacin). Unter einer Cephalosporinprophylaxe ist mit Enterokokken bzw. *Pseudomonas spp.* zu rechnen (Therapievorschlag: Ampicillin / Amoxicillin, Ceftazidim oder Ciprofloxacin).

10.2.5 Haut- und Weichteilinfektionen

Hierbei handelt es sich um eine Gruppe von verschiedenen Haut- und Weichteilinfektionen, die durch fünf typische Symptome auffallen:
- Rötung (Rubor)
- Schmerzen (Dolor)
- Überwärmung (Calor)
- Schwellung (Tumor)
- evtl. Funktionseinschränkung (Functio laesa)

Erreger Haut- und Weichteilinfektionen werden vor allem durch β-hämolysierende Streptokokken der Gruppe A und *Staphylococcus aureus* hervorgerufen.

Klinisches Bild Das klinische Bild kann sehr variantenreich sein und umfasst folgende Entitäten:
- **Impetigo contagiosa:** Hierbei handelt es sich um die häufigste bakterielle Hautinfektion des Kindesalters mit Blasen und Bläschen, die leicht rupturieren, dann eintrocknen und nachfolgend mit einer honiggelben Kruste bedeckt sind. Meistens handelt es sich um eine leicht übertragbare Schmierinfektion im Mund- und Handbereich.
- **Impetiginisation:** Diese Form ist von einer primären Impetigo contagiosa abzugrenzen. Häufig findet sich die Impetiginisation bei Patienten mit

einem atopischen Ekzem oder nach kutanen HSV-Infektionen oder infolge von superinfizierten Insektenstichen. Differenzialdiagnostisch sollte ein Befall mit Skabies oder Kopfläusen bedacht werden.
- **Ekthymata:** Bei Ekthymata imponieren scharfrandige, ausgestanzte Ulzerationen. Die Symptome sind insbesondere in tropischen Klimazonen und unter ungünstigen hygienischen Bedingungen anzutreffen.
- **Angulus infectiosus:** Infektion der Mundwinkel, die insbesondere bei Mangelernährung (z. B. Vitamin B_2, Eisenmangel), Mundwinkelrhagaden, schweren Allgemeinerkrankungen oder Hypersalivation anzutreffen sind.
- **Nagelbettentzündungen:** Nagelbettentzündungen (Panaritien) sind oft Folge von Mikroläsionen oder Manipulationen der Haut im Nagelbettbereich. Differenzialdiagnostisch ist auch an eine Infektion mit dem Herpes-simplex-Virus (HSV) zu denken.
- **Follikulitis, Furunkel, Karbunkel, Abszess, Empyem:** Schmilzt das Umgebungsgewebe bei einer Follikulitis ein, so spricht man von Perifollikulitis und im weiteren Verlauf von Furunkeln. Diese können konfluieren und dann in einen Abszess übergehen. Empyeme können hämatogen, durch Fistelung oder auch *per continuitatem* entstehen.
- **Omphalitis** (Nabelinfektion): Infektion des Nabelstumpfs und der umgebenden Bauchwand. Die Infektion tritt typischerweise in den ersten 2 Lebenswochen bei Früh- und Neugeborenen auf. *Staphylococcus aureus* ist der häufigste Erreger. Ein persistierender Ductus omphaloentericus oder eine Urachusfistel prädisponieren für die Erkrankung.
- **Perianale Dermatitis / Vulvovaginitis:** Die perianale Dermatitis wird durch Streptokokken der Gruppe B verursacht (Fehldiagnose Mykose!) und tritt insbesondere im Kleinkindesalter auf. Eine Vulvovaginitis äußert sich mit Juckreiz, übelriechendem Ausfluss und gelegentlicher Dysurie (sekundär) sowie Missempfindungen im Genitalbereich beim Gehen.
- **Erysipel** (Wundrose): Das Erysipel ist eine Weichteilinfektion der papillären Dermis mit Beteiligung der oberflächlichen Lymphgefäße. Klinisch imponiert ein überwärmtes Erythem mit flammenförmigen Ausläufern. Einblutungen oder Blasenbildungen können vorkommen. Das Erysipel kann spontan oder rezidivierend auftreten, bevorzugt im Bereich der unteren Extremität nach Traumata. Typische Erreger sind Streptokokken der Gruppe A.
- **Phlegmone (Zellulitis):** Im Unterschied zum Erysipel handelt es sich bei der Phlegmone (Zellulitis) um eine Entzündung der tiefen Dermis und der Subkutis. Mischinfektionen mit Staphylokokken sind möglich, auch am Übergang in die nekrotisierende Fasziitis durch Anaerobier. Im Gegensatz zum Erysipel liegt bei der Phlegmone eine diffuse, unscharf begrenzte erythematöse, teigige Schwellung vor. Die Patienten sind krank und weisen Fieber auf.
- **Nekrotisierende Fasziitis:** Hierbei sind das subkutane Gewebe sowie der Bereich der Faszien bis hin zur Muskulatur betroffen. Initial besteht eine diffuse, sehr schmerzhafte Rötung, die Haut kann sich bläulich-rot bis bläulich-grau verfärben. Es bilden sich Blasen mit gelblich-, später rötlich-hämorrhagischer Flüssigkeit. Das Krankheitsbild ist sehr schwerwiegend. Bei der kalkulierten anti-infektiven Therapie sollte an Mischinfektionen von *Staphylococcus pyogenes* (auch *Staphylococcus aureus*) mit Anaerobiern oder fakultativ anaeroben Bakterien gedacht werden.
- **Pyomyositis:** Bakterielle Infektion der quergestreiften Muskulatur, die von autoimmunologisch verursachten Myositiden abgegrenzt werden muss. Meist ist *Staphylococcus aureus* der verursachende Erreger. Im Vordergrund stehen Fieber und Muskelschmerzen. Am häufigsten sind die Muskelgruppen der Oberschenkel, nicht selten aber auch der M. iliopsoas betroffen. Immer ist bei Haut- und Weichteilgewebeinfektionen auch an gramnegative Erreger zu denken. Neben β-hämolysierenden Streptokokken der Gruppe A und *Staphylococcus aureus* sind zahlreiche weitere Bakterien und Viren Erreger von Haut- und Weichteilinfektionen.

Diagnose und Differenzialdiagnose Die Diagnosesicherung erfolgt meist durch den Erregernachweis aus Vesikeln, Pusteln oder Blaseninhalt mittels Kultur oder PCR. Differenzialdiagnostisch ist an eine klassische virusvermittelte Exanthemerkrankung sowie ein Arzneimittelexanthem zu denken.

Therapie Bei bakteriellen Hautinfektionen erfolgt eine Kombination aus antiseptischer Lokalbehandlung und systemischer antiinfektiver Therapie. Mitunter kann eine chirurgische Intervention notwendig sein, z. B. bei tiefen Weichteilinfektionen (nekrotisierende Fasziitis, Abszesse u. a.).

10.2.6 Epididymitis/Orchitis

Die Epididymitis und die Orchitis sind akute oder chronische Entzündungen der Nebenhoden bzw. des Hodens.

Erreger Orchitiden sind häufiger hämatogenen Ursprungs. Sie treten typischerweise in Korrelation mit viralen Erkrankungen (Mumps, Röteln, Erkrankungen durch Coxsackie- und Echoviren, infektiöse Mononukleose [EBV], Windpocken) auf. Nur selten lassen sich Bakterien (Brucellen, koliforme Bakterien, Mykoplasmen) als Auslöser identifizieren. Die Krankheit beginnt schleichend mit einer einseitigen, zunehmenden und schmerzhaften Schwellung von Nebenhoden und/oder Hoden. Fieber, Dysurie oder Pollakisurie sind eher seltene Begleitsymptome. Der Hoden ist mobil und der Palpation zugänglich. Mit fortschreitender Entzündung kommt es zur Ausbildung eines Erythems der Skrotalhaut. Aufgrund der Variabilität sind Jungen aller Altersklassen betroffen.

Diagnostik, Therapie Die Diagnose wird klinisch und sonografisch gestellt. Die Therapie richtet sich nach der Schwere der Erkrankung. In der symptomatischen Behandlung (u. a. Ruhigstellung, Hochlagerung, Kühlung) wird die Therapie mit nichtsteroidalen Analgetika/Antiphlogistika favorisiert. Bei begründetem Verdacht auf eine bakterielle Infektion ist eine antiinfektive Therapie angezeigt. Vor allem *E. coli* sollte im Wirkspektrum eingeschlossen sein. Daneben ist an Gonokokken und Enterokokken zu denken.

10.2.7 Infektionen bei immunsupprimierten Kindern und Jugendlichen

Neben Defekten des angeborenen oder adaptiven Immunsystems sind erworbene Immundefekte (HIV) sowie eine immunsuppressive Therapie (z. B. in der Hämato-Onkologie und der Rheumatologie) prädisponierend für Infektionen. Infektionen bei Defekten des angeborenen Immunsystems sind defektspezifisch („typisch"). Rezidivierende respiratorische Infektionen, Schleimhautulzerationen, eine protrahiert verlaufende Omphalitis, Granulome und Organabszesse, Infektionen durch nichttuberkulöse Mykobakterien (NTM) sowie Virusinfektionen, invasive pyogene Infektionen, Osteomyelitiden oder Lymphadenitiden, chronische mukokutane und invasive Candidosen, eine Enzephalitis sowie Meningitis müssen an das Vorliegen eines Defekts der angeborenen Immunität denken lassen.

Erreger Als typische Erreger gelten:
- Staphylokokken
- Streptokokken
- Pseudomonaden
- Pilze
- *Burkholderia cepacia, Serratia marcescens, Nocardia* spp., *Aspergillus* spp. (bei Granulomen und Organabszessen)
- Viren (HSV, CMV, Adenoviren)

Bei Defekten der adaptiven Immunität kommen Infektionen durch bekapselte Erreger (Hib, Meningokokken, Pneumokokken) und opportunistische Infektionen vor. Als Erreger sind hier *Pneumocystis jiroveci, Toxoplasma gondii,* CMV, HSV, VCV, *Candida* spp. in Erwägung zu ziehen.

Eine große Gruppe immunsupprimierter Kinder und Jugendlicher stellen pädiatrisch-onkologische Patienten dar. Typische Infektionserreger bei diesen Kindern und Jugendlichen sind ➤ Tab. 10.10 zu entnehmen.

Klinisches Bild Das typische klinische Bild besteht aus Fieber bei Granulozytopenie. Fieber von einmalig ≥ 38,5 °C oder > 38 °C für > 1 h ist bei granulozytopenen Patienten (Granulozyten $< 0,5 \times 10^9$/l oder $< 1 \times 10^9$/l Leukozyten bei Fehlen eines Differenzialblutbilds) immer als schwerwiegendes Zeichen einer möglichen Infektion zu werten.

Diagnostik Neben der körperlichen Untersuchung und Bestimmung klinisch-chemischer Infektionsparameter (CRP, evtl. PCT und/oder IL-6) sowie des Blutbildes nebst Differenzialblutbild sind Kulturen (aerobe und anaerobe Blutkulturen, Urin und bei klinischem Verdacht aus Abstrichen) zwingend er-

Tab. 10.10 Häufige Infektionserreger bei hämatologisch-onkologischen Patienten in der Pädiatrie

Klassifizierung	Erreger
Grampositiv	Staphylokokken
	Streptokokken
	Enterokokken
	Corynebacterium spp.
	Clostridium difficile
Gramnegativ	Enterobacteriaceae
	Pseudomonas spp.
	Anaerobier (*Bacteroides* spp.)
Pilze	*Candida* spp.
	Aspergillus spp.
	Mucorales
	Cryptococcus spp.
	Pneumocystis jiroveci (früher *P. carinii*)
Viren	Herpesviren (HSV, VZV, CMV, EBV, HHV 6, 7)
	RS-Viren, Influenza, Parainfluenza, Rhinoviren, hMPV
	Adenoviren
	Rotavirus, Norovirus
Protozoen	*Toxoplasma gondii*, *Cryptosporidium* spp.

forderlich. Zu einem hohen Prozentsatz haben diese Patienten implantierte zentrale Zugänge (z. B. Port). In einem solchen Fall müssen Blutkulturen sowohl peripher als auch aus dem zentralen Zugang entnommen werden, um eine eventuelle Besiedelung des Letzteren zu erfassen. Bei Patienten auf Intensivstationen, bei denen häufig eine invasive Blutdruckmessung mit einem arteriellen Zugang erfolgt, sollten auch hier Kulturen entnommen werden; dies gilt selbstverständlich auch für Drainagen etc.

Therapie Die Therapie ist initial empirisch. Häufig verwendete Substanzen sind in der Monotherapie *Pseudomonas*-wirksame Penicilline (Piperacillin / Tazobactam) oder Cephalosporine der Gruppe 3 und 4 (Ceftazidim, Cefepim) oder Carbapeneme (Imipenem / Cilastin bzw. Meropenem). Zur Kombinationstherapie eigenen sich alle genannten Antiinfektiva in Kombination mit einem Aminoglykosid (Gentamicin, Tobramycin, Amikacin).

10.2.8 Infektionen durch grampositive und gramnegative Bakterien und multiresistente Erreger

Multiresistente Erreger

Multiresistente Erreger (MRE) können sowohl grampositiv als auch gramnegativ sein. Ein Bakterium gilt als multiresistent, wenn es gegen zwei oder mehr Antibiotikaklassen resistent ist, die in der empirischen Standardtherapie gegen diese Erregerspezies eingesetzt werden. In der klinischen Praxis lassen sich folgende MRE unterscheiden:
- Methicillin-resistenter *Staphylococcus aureus* (MRSA):
  – HA-MRSA („healthcare-associated")
  – CA-MRSA („community-acquired")
  – LA-MRSA („livestock-associated")
- Multiresistente gramnegative Erreger (MRGN)
  – aus der Familie der Enterobacteriaceae (z. B. *E. coli*, *Klebsiella* spp.)
  – sog. Non-Fermenter (z. B. *Pseudomonas aeruginosa*, *Acinetobacter-baumannii*-Komplex).
- Vancomycin- bzw. Glykopeptid-resistente Enterokokken (VRE)

Daneben können natürlich auch andere Bakterienspezies (z. B. *Burkholderia* oder Mykobakterien) Multiresistenzen aufweisen.

MRE können direkt oder indirekt von Patient zu Patient übertragen werden. Sie führen insbesondere bei Patienten mit Risikofaktoren zu Infektionen. Daher kommt der frühzeitigen Erkennung einer Kolonisation durch ein gezieltes risikoadaptiertes MRE-Screening (z. B. intensivmedizinisch behandelte Frühgeborene) eine besondere Bedeutung zu. Wichtig ist, eine Kolonisation von einer Infektion zu unterscheiden.

10.2.9 ZNS-Infektionen: Enzephalitis, Meningitis, Meningoenzephalitis

ZNS-Infektionen können sowohl durch Viren als auch durch Bakterien hervorgerufen werden:
- Bei der **Meningitis** („Hirnhautentzündung") wird die seröse (virale) von der bakteriellen Meningitis unterschieden. Eine Sonderform ist die tuberkulöse Meningitis.

- Die **Enzephalitis** kann anhand klinischer Befunde (Bewusstseinsverlust, epileptische Anfälle) von einer Meningitis abgegrenzt werden, häufiger kommen jedoch auch Übergangsformen vor, die als Meningoenzephalitis bezeichnet werden.

Enzephalitis

Die Enzephalitis ist eine entzündliche Erkrankung des Hirnparenchyms, häufig infektiöser Genese.

Erreger Zu den typischen Erregern, die eine Enzephalitis hervorrufen können, gehören:
- Viren (Adenoviren, BK-Viren, Enteroviren [Echo-, Coxsackie-, Polioviren], Flaviviren [FSME-Virus, West-Nil-Virus, Japan-Enzephalitis-Virus, Denguevirus], Herpesviren [HSV 1/2, VZV, CMV, EBV, HHV 6/7], HIV, Influenzaviren, Masernvirus, Parvovirus B19, Parechovirus, Parainfluenzaviren, Polyomavirus JC, Rabiesvirus, Reoviren, Rötelnvirus)
- Bakterien *(Bartonella henselae, Borrelia burgdorferi,* Brucellen, Leptospiren, Listerien, *Mycobacterium tuberculosis, Mycoplasma pneumoniae)*
- Parasiten (Amöben, *Plasmodium falciparum, Toxoplasma gondii,* Trypanosomen)
- Pilze (*Aspergillus* spp., *Candida* spp., Kryptokokken)

Klinisches Bild, Diagnose und Differenzialdiagnose Das klinische Bild ist gekennzeichnet durch Fieber, Kopfschmerzen sowie neurologische und psychiatrische Symptome. Da die klinischen Symptome häufig von prominenten psychiatrischen Symptomen und epileptischen Anfällen dominiert werden, die eine inflammatorische Genese verschleiern können, wurde eine operationalisierte Diagnosefindung für autoimmunologische und infektiöse Enzephalitiden erarbeitet. Hierzu gehören folgende Kriterien:
1. Major-Kriterium (unabdingbar für die Diagnose): Bewusstseinsveränderung von mehr als 24 h Dauer, definiert als Vigilanzminderung/-änderung, Lethargie oder Persönlichkeitsveränderung, für die keine alternative Erklärung existiert
2. Minor-Kriterien (mindestens 2 für mögliche Enzephalitis, ≥ 3 für wahrscheinliche oder gesicherte Enzephalitis):

   a. Fieber ≥ 38 °C in 72 h vor oder nach klinischer Vorstellung
   b. Epileptische Anfälle, die nicht auf eine vorher bestehende Epilepsie zurückgeführt werden können
   c. Neu aufgetretenes fokales neurologisches Defizit
   d. Auffälligkeiten des Hirnparenchyms in der zerebralen Bildgebung, die auf eine Enzephalitis hindeuten und entweder neu aufgetreten sind (so Voraufnahmen vorhanden) oder akut aufgetreten erscheinen (ohne Voraufnahmen)
   e. Pleozytose > 5/ml
   f. EEG-Veränderungen, die mit einer Enzephalitis vereinbar sind *(in praxi meist unspezifisch)* und für die keine alternativen Erklärungen vorliegen

Enzephalitiden können akut, chronisch oder als „slow-virus encephalitis" verlaufen:
- Akute Enzephalitis: HSV, Enteroviren, FSME-Viren
- Akute para-/postinfektiöse Enzephalitis: Masern, Mumps, Mykoplasmen
- Chronisch degenerativ verlaufende Enzephalitiden: z. B. durch HIV, Polyomavirus JC
- Slow-virus-Enzephalitiden: z. B. durch subsklerosierende Panenzephalitis (SSPE), progressive *Rubella*-Panenzephalitis, Creutzfeld-Jakob-Krankheit

Eine Sonderform der Enzephalitis ist die **Hirnstamm-Enzephalitis**. Die typischen Symptome sind Ataxie, Blickparesen mit Nystagmus, multiple Hirnnervenparesen, Pyramidenbahnsymptome und Bewusstseinstrübung.

Die Hirnstamm-Enzephalitis **Bickerstaff** wird mittels MRT und ergänzenden infektiologischen Untersuchungen diagnostiziert.

Zur Diagnose einer Enzephalitis gehört die Anamnese mit Ermittlung von Art und Dauer der Symptomatik sowie Begleiterkrankungen (z. B. das Vorhandensein eines Insektenstichs, Tierkontakt, Schwimmen [Leptospirose], Reisen in Endemiegebiete [Malaria, Japan-Enzephalitis, Arbovirus-Infektionen] sowie Erkrankungen im Umfeld [Influenza, Masern, Mumps] oder aufgetretene Hauteffloreszenzen [Masern, Varizellen]).

Differenzialdiagnostisch sind immer auch nichtinfektiöse Ursachen einer Enzephalopathie abzugrenzen, z. B. Intoxikationen, Reye-Syndrom,

ZNS-Tumoren, Blutungen, Vaskulitiden, metabolische Erkrankungen oder auch das weite Feld der Autoimmunenzephalitiden (z. B. NMDA-Rezeptor-AK-vermittelte Enzephalitis). Interessanterweise scheint die Häufigkeit immunologisch vermittelter Enzephalitiden die der erregerbedingten offenbar zu übersteigen.

Weitere wichtige diagnostische Maßnahmen sind Laboruntersuchungen (Serologie) sowie Liquoranalysen (Schrankenstörung, Zellzahl, Proteingehalt, PCR-Untersuchungen auf neurotrope Viren). Auch das EEG sowie ein MRT gehören zum diagnostischen Spektrum. Eine Hirnbiopsie ist selten erforderlich, kann aber mitunter zur Klärung einer nichtinfektiösen Enzephalitis (Rasmussen-Enzephalitis) beitragen.

Klinisch relevante Enzephalitiden sind: Herpes-simplex-Enzephalitis, Masern-Enzephalitis, Enzephalitis durch Flaviviren sowie Japan-Enzephalitis und West-Nil-Virus-Fieber bzw. Enzephalitis.

Herpes-Enzephalitis bei Neugeborenen

Insbesondere die Herpes-Enzephalitis kommt bei Neugeborenen vor. Im Gegensatz zur Herpes-Enzephalitis des älteren Kindes wird diese meist durch HSV 2 verursacht.

Klinisches Bild Klinisch können drei Formen unterschieden werden:
- Herpetiforme Vesikel an Haut, Augen und Mundschleimhaut (40 %)
- Isolierte Enzephalitis (40 %)
- Disseminierte Infektion (Pneumonie), Hepatitis u. a. (20 %), wobei Hauterscheinungen auch bei einer zentralnervösen oder disseminierten Infektion auftreten können

Jenseits des Neugeborenenalters verläuft eine Herpes-simplex-Enzephalitis meist als fokal nekrotisierende Temporallappenenzephalitis (Folge der Invasion von HSV entlang der olfaktorischen Fasern oder retrograd vom Ganglion Gasseri aus in das ZNS). Bei Neugeborenen imponiert eine Herpes-Enzephalitis meist als diffuse Entzündung des Hirngewebes.

Therapie Aciclovir ist Mittel der Wahl bei Herpes-Enzephalitis: Aciclovir 45 mg/kg/KG/d i. v. in 3 ED über 21 Tage (bei neonataler Infektion 60 mg/kg/KG in 3 ED).

Neugeborene von Müttern mit Primärinfektion eines Herpes genitalis am Ende der Schwangerschaft sollen aufgrund der hohen Manifestationsrate per Sectio caesarea entbunden und prophylaktisch für 10 Tage mit Aciclovir in einer Dosis von 60 mg/kg/KG in 3 ED behandelt werden.

Prognose Die Prognose einer Enzephalitis hängt von der Grundkrankheit sowie dem Erreger ab. Oftmals wird keine Restitutio ad integrum erreicht, und es sind rehabilitative Maßnahmen notwendig.

Meningitis und Hirnabszess

Aus pragmatischen Gründen empfiehlt es sich, bei der bakteriellen Meningitis drei Altersgruppen zu unterscheiden:
- Neugeborene
- Säuglinge nach der 5. bis 6. Lebenswoche
- Kinder jenseits des 1. Lebensjahrs

Epidemiologie In Europa wird die Jahresinzidenz der Meningitis mit 0,5–4 Erkrankungen je 100.000 Einwohner angegeben. Der Häufigkeitsgipfel liegt in den ersten beiden Lebensjahren.

Bei Neugeborenen stellen Frühgeburtlichkeit und niedriges Geburtsgewicht die Hauptrisikofaktoren dar. Eine bakterielle Meningitis im Neugeborenenalter kann im Rahmen einer Early-onset-Sepsis oder als Late-onset-Sepsis entstehen.

Klinisches Bild Die Symptome sind insbesondere im Säuglingsalter häufig unspezifisch: grau-blasses Hautkolorit, Krampfanfälle und Erbrechen sowie Berührungsempfindlichkeit und Trinkschwäche.

Bei fortgeschrittener bakterieller Meningitis kommen eine gespannte Fontanelle, Hyperexzitabilität sowie ein Opisthotonus hinzu. Bei V. a. bakterielle Meningitis bei Neugeborenen sollte eine Lumbalpunktion vorgenommen werden.

Im Gegensatz zu Neugeborenen ist bei Säuglingen Fieber das häufigste Symptom, gefolgt von Erbrechen. Bewusstseinsstörungen und Krampfanfälle, Lichtempfindlichkeit, plötzliches Schielen, Hautblutungen sowie Bewegungsarmut und Berührungsempfindlichkeit sind weitere wichtige Symptome.

Jenseits des 1. Lebensjahrs erkranken Kinder zumeist akut mit der Trias:
- Kopfschmerzen
- Nackensteifigkeit
- Fieber

Aber auch Erbrechen, Bewusstseinsstörung, Hyperästhesie, Paresen und Krampfanfälle können weitere Krankheitszeichen sein. Wichtig ist, dass beim V. a. bakterielle Meningitis diese Verdachtsdiagnose konsequent verfolgt wird.

Bei Neugeborenen und sehr jungen Säuglingen dominieren Streptokokken der Gruppe B (GBS), *E. coli* sowie selten Listerien, Staphylokokken, Klebsiellen, *Pseudomonas* spp., Salmonellen u. a., überwiegend gramnegative Erreger. Im Säuglingsalter findet dann ein Erregerwechsel hin zu *Neisseria (N.) meningitidis* und vor allem *Streptococcus pneumoniae* statt.

Neben primären Meningitiden sind auch sekundäre bakterielle Meningitiden, insbesondere durch Staphylokokken, zu bedenken.

Zu den Dispositionsfaktoren gehören Sinusitis, Mastoiditis, Liquor-Shunt-System, Schädel-Hirn-Trauma / Liquorfistel, fistelnde Dermoidzyste, Dermalsinus, Meningomyelozele, zyanotisches Herzvitium (Hirnabszess).

Diagnose Dreh- und Angelpunkt der Diagnostik einer bakteriellen Meningitis ist die Liquoruntersuchung (möglichst vor antiinfektiver Therapie). Typische Laborbefunde einer bakteriellen Meningitis sind: Zellzahl > 1.000 je mm^3, Granulozytenanteil von > 70 %, Proteinnachweis von > 40 mg / dl (bei Neugeborenen > 90 mg / dl) sowie Laktat > 3,5 mmol / l und Glukose < 30 mg / dl.

Therapie Die Initiierung einer sofortigen kalkulierten parenteralen Antibiotikatherapie ist essenziell. Die bakterielle Meningitis jenseits des Neugeborenenalters wird initial mit Cefotaxim oder Ceftriaxon (Monotherapie) behandelt. Es erfolgt eine Anpassung nach Resistenzlage. Bei Neugeborenen und jungen Säuglingen (0–6 Wochen) ist bei GBS und Listerien Ampicillin + Gentamicin die Therapie der Wahl. Bei einem Nachweis von *E. coli* sollte Cefotaxim + Gentamicin verabreicht werden. Staphylokokken sind mit Vancomycin („Reserveantibiotikum") oder Flucloxacillin (+ Gentamicin) zu behandeln. Bei Pseudomonaden werden Ceftazidim + Tobramycin, bei Klebsiellen Cefotaxim + eingesetzt.

Die Mindestdauer der Antibiotikatherapie beträgt bei der Neugeborenenmeningitis 14 d (bei *E.-coli-*Meningitis und Meningitis durch andere *Enterobacteriaceae* 21 d). Bei der Meningokokkenmeningitis 4–7 d, bei Hib- und Pneumokokkenmeningitis sowie bei unbekannter Ätiologie jenseits der 6. – 8. Lebenswoche 7–10 d.

Zur Prophylaxe stehen Impfungen gegen Hib, Meningokokken und Pneumokokken zur Verfügung.

Eine Chemoprophylaxe ist für Personen zu empfehlen, die intensiven Kontakt zu Patienten mit Hib- oder Meningokokkenmeningitis haben. Am häufigsten wird hierzu Rifampicin empfohlen.

Bei einem Hirnabszess ist eine neurochirurgische Intervention angezeigt. Neuere Studien sprechen gegen den Nutzen von Dexamethason als supportiver Therapiemaßnahme bei einer nicht durch Hib verursachten bakteriellen Meningitis im Kindesalter. Nach einer Meningitis sollten Kinder und Jugendliche im Verlauf einer Hörprüfung und einer neurologischen Untersuchung zugeführt werden.

Virusmeningitis

Erreger Die Virusmeningitiden werden häufig durch Enteroviren hervorgerufen. Wiederholt wurden Meningitis-Kleinraumepidemien durch Echoviren mit Krankheitshäufung im Sommer und Herbst beschrieben. Nach den Enteroviren folgen in der Häufigkeit VZV und HSV. Das FSME-Virus ist auf endemische Gebiete begrenzt. Andere Viren, die eine virale Meningitis hervorrufen können, sind Arbo-, Adeno- und Parainfluenzaviren. Seltene Erreger sind Sandfliegenfieber-Virus / Phleboviren (nach Aufenthalt in Italien) und das lymphozytäre Choriomeningitis-Virus (LCM nach Kontakt mit Nagern). ZNS-Infektionen durch Röteln, Masern, HSV, VZV, EBV, CMV, HIV, Influenzaviren und das zu den Enteroviren gehörende EA-A71 sind eher durch ein enzephalitisches Krankheitsbild gekennzeichnet.

Bei Neugeborenen und jungen Säuglingen ist bei einem meningoenzephalitischen Krankheitsbild auch an humane Parechoviren vom Typ 3 zu denken. Klinisch imponiert ein septisches Krankheitsbild. Die früher sehr häufige Mumps-Meningitis wird nur noch selten beobachtet.

Klinisches Bild, Diagnose, Differenzialdiagnose
Das klinische Bild einer Virusmeningitis kann dem einer bakteriellen Meningitis ähneln. Häufig gehen einer Virusmeningitis respiratorische Infektionen oder eine Enteritis sowie unspezifische Exantheme voraus. Schwere Krankheitsformen wie epileptische Anfälle, Paresen oder Bewusstseinsstörungen sind meist Zeichen einer Enzephalitis.

Die Diagnose wird per Liquoruntersuchung gesichert. Ein Erregernachweis sollte angestrebt werden. Die durch Borrelien und Mykobakterien hervorgerufenen Sonderformen einer bakteriellen Meningitis sind differenzialdiagnostisch immer mit ins Kalkül zu ziehen.

Therapie   Die Therapie erfolgt symptomatisch.

10.2.10 Atemwegsinfektionen

Otitis media

Die akute Otitis media (AOM) ist gekennzeichnet durch akute Infektionszeichen, eine Flüssigkeitsansammlung und Entzündung im Mittelohr. Die chronische Otitis media tritt als chronisch suppurative Otitis media mit Trommelfellperforation oder als Cholesteatom auf. Hiervon abzugrenzen ist die Otitis externa.

Erreger   Die AOM kann sowohl durch Bakterien als auch Viren hervorgerufen werden. Meist geht der akuten Otitis media eine Virusinfektion der oberen Atemwege voraus. Sekundär kann es dann zu einer bakteriellen akuten Otitis media kommen. Hierfür sind neben *Streptococcus pneumoniae* vor allem *Haemophilus influenzae* (95 % nicht bekapselte Stämme), *Moraxella catarrhalis* und zunehmend auch *Streptococcus pyogenes* verantwortlich. Seltene Erreger sind *Staphylococcus aureus* und *Chlamydia pneumoniae*. Die Rolle anaerober Bakterien in der Ätiologie der AOM ist nicht geklärt.

Epidemiologie   Akute Mittelohrentzündungen treten saisonal gehäuft von Dezember bis März auf. Risikofaktoren sind fehlendes Stillen und Schnullergebrauch bei Säuglingen, niedriger sozioökonomischer Status, Krippen- und Kindergartenbesuch, Tabakrauchexposition, adenoide Hyperplasie, anatomische Fehlbildungen, eine allergische Diathese sowie Abwehrschwäche (Immundefekte, Down-Syndrom u. a.). Am häufigsten treten akute Mittelohrentzündungen im Alter zwischen 6 Monaten und 6 Jahren auf. Die kumulative Prävalenz der AOM bis zur Einschulung liegt bei etwa 60 %.

Klinisches Bild   Nach einer oft viralen Atemwegsinfektion mit typischen Symptomen wie Husten, Rhinitis, Fieber und Ohrenschmerzen äußern sich beim Säugling und Kind Schmerzen am Ohr mit einer erhöhten Reizbarkeit und Unruhe sowie Greifen nach dem Ohr, Reiben am Ohr sowie Schmerzen beim Berühren des äußeren Ohres (Tragusdruckschmerz) und des Warzenfortsatzes. Als weitere Symptome können Abgeschlagenheit, Nahrungsverweigerung, Erbrechen und Durchfall hinzukommen. Das Hörvermögen kann durch die Persistenz eines Mittelohrergusses vorübergehend beeinträchtigt sein, der sich jedoch nur bei 5–10 % der Kinder 3 Monate nach Beginn der Erkrankung nachweisen lässt.

Komplikationen (Mastoiditis, Perforation des Trommelfells) sind insgesamt selten.

Diagnose   Für eine sichere Diagnose der AOM sind folgende drei Kriterien zu fordern:
- Akuter Beginn der Krankheit, Fieber, Krankheitsgefühl, Irritabilität
- Zeichen und Symptome einer Mittelohrentzündung mit Rötung des Trommelfells und Otalgie
- Otoskopisch nachgewiesener Mittelohrerguss: Vorwölbung des Trommelfells mit manchmal durchschimmerndem eitrigem Erguss. Flüssigkeitsspiegel oder Luftblasen hinter dem Trommelfell, Auftreten einer Otorrhö innerhalb der letzten 24 h

Bei Erfüllung aller drei Kriterien kann die Diagnose als sicher gelten; sind nur zwei der genannten Kriterien erfüllt, ist die Diagnose fraglich.

Therapie   Eine analgetische und fiebersenkende Therapie, z. B. Ibuprofen (bis 30 mg/kg KG/d in 3 ED) oder Paracetamol (bis zu 40–60 mg/kg KG/d in 4 ED), ist bei Patienten mit einer AOM indiziert. Bei verlegter Nasenatmung können 0,9-prozentige NaCl-Lösungen intranasal oder α-adrenerge abschwellende Nasentropfen (bis maximal 7 d) appliziert werden. Schmerzstillende Ohrentropfen, die Lokalanästhetika enthalten, haben nur einen kurzfristigen Effekt. Zuvor muss eine Trommelfellperforation ausgeschlossen werden.

Die spontane Heilungsrate der AOM ist hoch und beträgt 70–90 % innerhalb von 2–7 d. Die Wirksamkeit einer **antiinfektiven Therapie** in Bezug auf eine Verkürzung der Symptome Fieber und Schmerzen ist relativ gering. Da der übermäßige Antibiotikaverbrauch zur Resistenzentwicklung beiträgt und Antibiotika Nebenwirkungen verursachen, ist eine möglichst zielgerechte Therapie für Patienten mit AOM, die wirklich davon profitieren, anzustreben.

➤ Tab. 10.11 gibt Kriterien zur antiinfektiven Therapie bzw. Beobachtung der AOM bei Kindern ohne Risikofaktoren wieder.

Eine sofortige antiinfektive Therapie sollte unabhängig vom Alter bei Kindern mit Risikofaktoren wie Cochleaimplantat, Immundefizienz, kraniofazialen Fehlbildungen sowie schweren Grundkrankheiten erfolgen. Die Behandlungsdauer beträgt abhängig vom Alter zwischen 5 und 10 d.

Eine chronische Otitis media fordert immer eine HNO-ärztliche Diagnostik. Sie ist vom persistierenden Paukenerguss bei Otitis media mit Erguss abzugrenzen.

Kommt es zu einer Dysfunktion der Tuba Eustachii, z. B. wegen hyperplastischer Adenoide, so kann eine Otitis media mit Erguss die Folge sein. Hierbei handelt es sich um eine häufige Erkrankung. Etwas 80–90 % aller Kinder erkranken bis zum 8. Lebensjahr mindestens einmal daran. Die Diagnose wird mittels Otoskopie, Tympanometrie oder Tonaudiometrie gestellt. Es besteht eine hohe Spontanheilungsrate innerhalb von Wochen bis Monaten. Wichtigste Maßnahme ist, für eine gute Drainage des Mittelohrs durch regelmäßiges Aufblasen eines Luftballons zu sorgen. Die Einlage eines Paukenröhrchens oder einer Adenotomie kann notwendig sein.

Otitis externa

Eine Otitis externa ist eine Entzündung des äußeren Gehörgangs aufgrund infektiöser, allergischer und dermatologischer Ursachen. Häufig ist eine bakterielle Infektion nachweisbar. Die wichtigsten Bakterien sind *Pseudomonas aeruginosa, Staphylococcus aureus* und KNS sowie Streptokokken der Gruppe A, *Enterobacteriaceae* und Pilze.

Die schwere Otitis externa ist oft nicht leicht zu behandeln. Es empfiehlt sich die Zusammenarbeit mit einem HNO-Arzt.

Mastoiditis

Bei der Mastoiditis liegt eine akute Entzündung der Schleimhaut der lufthaltigen Zellen im Proc. mastoideus des Schläfenbeins vor.

Epidemiologie   Die Inzidenz der akuten Mastoiditis beträgt 1–4 je 100.000 Einwohner. Die Patienten sind meist zwischen 7 Monaten und 3 Jahren alt. Kinder im Alter unter 2 Jahren weisen die höchste Inzidenz auf.

Klinisches Bild, Diagnose   Das klinische Bild ist gekennzeichnet durch Ohrenschmerzen, Fieber und reduzierten Allgemeinzustand. Zusätzlich finden sich retroaurikulär eine Rötung, Schmerzhaftigkeit, eine teilweise fluktuierende Schwellung sowie eine abstehende Ohrmuschel. Bei mehr als 75 % der Patienten besteht gleichzeitig eine akute Otitis media. Bei bis zu 30 % kommt es zu extra- oder intrakraniellen Kom-

Tab. 10.11 Antiinfektive Therapie vs. Beobachtung bei Kindern mit akuter Otitis media (AOM; ohne Risikofaktoren)

Alter (Monate)	Sichere Diagnose [1]	Fragliche Diagnose
< 6	antiinfektive Therapie	antiinfektive Therapie
6–23	antiinfektive Therapie	Beobachtung bei nicht schwerer AOM
≥ 24	antiinfektive Therapie bei schwerer AOM [2] Beobachtung bei nicht schwerer AOM [3]	Beobachtung [3]

[1] Eine **sichere Diagnose** beinhaltet drei Kriterien: akuter Beginn, Nachweis eines Mittelohrergusses / Otorrhö, Zeichen einer Mittelohrentzündung.
[2] Schwere AOM: ausgeprägte Ohrenschmerzen und Fieber ≥ 39,0 °C in den vorangehenden 24 h.
[3] Eine Beobachtung setzt die Möglichkeit einer Kontrolluntersuchung und / oder den Beginn einer antiinfektiven Therapie bei ausbleibender Besserung nach 48–72 h voraus.

plikationen wie Abszessbildung oder Hirnnervenlähmungen. Die Diagnose wird primär klinisch und in enger Zusammenarbeit mit einem HNO-Arzt gestellt.

Therapie   Eine chirurgische Intervention ist erforderlich. Bei einer Mastoiditis besteht immer eine Indikation zur i. v. antiinfektiven Therapie. Bei Patienten ohne Risikofaktoren ist Ampicillin / Sulbactam (150–200 mg / kg KG / d in 3 ED) die Therapie der Wahl. Alternativ kann mit einer Kombination aus einem Cephalosporin der Gruppe 3 (Cefotaxim oder Ceftriaxon) und Clindamycin (40 mg / kg KG / d) behandelt werden.

Infektiöse Rhinitis des Säuglings und Kleinkindes

Die Rhinitis wird ausschließlich durch Viren, meist durch RS-, Parainfluenza-, Influenza-, Rhino-, Corona-, Boca- und Adenoviren, hervorgerufen. Sehr selten liegt primär eine bakterielle Infektion vor (z. B. konnatale Syphilis). Etwa 5 % der Kinder entwickeln sekundär eine bakterielle Infektion.

Die Behandlung ist symptomatisch; es können schleimhautabschwellende Sprays eingesetzt werden.

Akute Sinusitis

Bei der akuten Sinusitis handelt es sich um eine Nasennebenhöhlenentzündung (Rhinosinusitis), die durch die Entzündung mit Schwellung und starker Sekretion der Nasenschleimhaut hervorgerufen wird. Neben Verlegung, Sekretstau und Ausfluss in die vorderen und hinteren Nasenwege treten Fieber und je nach Alter Abgeschlagenheit und lokale Schmerzen oder Kopfschmerzen auf. Die im Kindesalter häufigen viralen Rhinosinusitiden führen nach Schätzungen in weniger als 10 % der Fälle als Komplikation zu einer bakteriellen Sinusitis. Die akute Sinusitis ist beim Kind im Unterschied zur akuten Otitis nicht sehr häufig und eher eine Krankheit des Erwachsenenalters. Neben viralen Atemwegsinfektionen sind Allergien die wichtigsten prädisponierenden Faktoren.

Sekretabfluss über die hinteren Nasenwege und die Rachenhinterwand kann zu anhaltendem Husten führen. Die lokale Entzündung und der Sekretstau gehen je nach betroffener Nebenhöhle mit Zahn-, Gesichts- und Augenschmerzen einher. Weitere Symptome sind Mundgeruch und Bauchschmerzen. Komplikationen der akuten Sinusitis sind selten. Wegen der anatomischen Nähe ist immer auch an eine ophthalmologische Komplikation zu denken. Die Diagnose basiert vorwiegend auf Anamnese und klinischer Untersuchung. In der Bildgebung hat sich das MRT durchgesetzt. Das CT bleibt Ausnahmefällen vorbehalten.

Eine akute Sinusitis sollte antiinfektiv behandelt werden, wenn folgende Kriterien erfüllt sind:
- Persistierende Zeichen der Rhinosinusitis über 10 Tage ohne Besserung
- Auftreten schwerer Symptome wie hohes Fieber, eitriges Nasensekret oder Gesichtsschmerzen
- Zunahme der Symptome oder biphasischer Verlauf mit neu auftretendem Fieber oder Kopfschmerzen

Mittel der Wahl ist Amoxicillin (50 mg / kg KG / d in 2–3 ED) für 10 Tage p. o. Bei Nichtansprechen stehen Amoxicillin plus Clavulansäure oder Ceftriaxon zur Verfügung. Bei Penicillinunverträglichkeit kann Clarithromycin eine Alternative darstellen.

Tonsillopharyngitis

Bei einer Tonsillopharyngitis handelt es sich um eine Entzündung des Waldeyerschen Rachenrings. Als Symptom treten vorzugsweise Halsschmerzen auf. Bei Säuglingen und Kleinkindern können unspezifische Allgemeinsymptome wie Nahrungsverweigerung oder Fieber darauf hindeuten. Aufgrund der weißen bis gelblichen Tonsillenbeläge lassen sich morphologisch die Angina follicularis (stippchenförmige Beläge) und die Angina lacunaris (konfluierende Beläge) unterscheiden.

Erreger und Epidemiologie   Als Erreger kommen Viren und Bakterien infrage. ➤ Tab. 10.12 gibt das mögliche Erregerspektrum, Symptome und Differenzialdiagnosen der Tonsillopharyngitis wieder. Zu 70–95 % handelt es sich bei der akuten Tonsillopharyngitis um eine Virusinfektion. Häufigste bakterielle Erreger sind bei immunkompetenten Kindern (zu 20–30 %) und Erwachsenen (5–15 %) Gruppe-A-Streptokokken (GAS).

Tab. 10.12 Erreger, klinische Symptome und Differenzialdiagnose der Tonsillopharyngitis

Erreger	Klinische Symptome
Viren	
Adenoviren (1, 7, 7a, 9, 14, 16)	Pharyngokonjunktivales Fieber, PKF (häufig)
Herpes-simplex-Virus (1 und 2)	Gingivostomatitis (häufig)
Coxsackie- und andere Enteroviren	Herpangina (häufig)
Coronaviren	Obere Atemwegsinfektion (häufig)
Influenzaviren (A und B)	Influenza (häufig)
Parainfluenzaviren (1–4)	Schnupfen, Infektkrupp / Laryngotracheitis (häufig)
Epstein-Barr-Virus (EBV)	Pfeiffersches Drüsenfieber / infektiöse Mononukleose (seltener)
Zytomegalievirus (CMV)	CMV-Mononukleose (selten)
Humanes Immundefizienzvirus (HIV)	Akute HIV-Infektion / HIV-Mononukleose (sehr selten)
Bakterien	
Gruppe-A-Streptokokken	Tonsillopharyngitis, Scharlach (häufig)
Gruppe-C- und -G-Streptokokken	Tonsillopharyngitis (selten)
Arcanobacterium haemolyticum	Scharlachähnlich: Exanthem, Pharyngitis (sehr selten)
Neisseria gonorhoeae	Tonsillopharyngitis (sehr selten)
Corynebacterium diphtheriae	Diphtherie (sehr selten)
Mischinfektion durch Anaerobier	Angina Plaut-Vincent (selten)
Fusobacterium necrophorum	Lemièrre-Syndrom (selten)
Francisella tularensis	Tularämie (oropharyngeal) (sehr selten)
Yersinia pestis	Plaque (oropharyngeal) (sehr selten)
Yersinia enterocolitica	Enterokolitis, Pharyngitis (sehr selten)
Mycoplasma pneumoniae	Bronchitis, atypische Pneumonie, Pharyngitis (selten)
Chlamydia pneumoniae	Bronchitis, Pneumonie, Pharyngitis (selten)
Chlamydia psittaci	Psittakose, Pharyngitis (sehr selten)

Diagnose und Differenzialdiagnose Für die Diagnose einer GAS-Tonsillopharyngitis wird neben typischen klinischen Symptomen der McIsaac-Score verwendet. ➤ Abb. 10.11 gibt das Vorgehen bei V. a. akute Tonsillopharyngitis / Tonsillitis wieder.

Zu den Differenzialdiagnosen der akuten Tonsillopharyngitis gehören prinzipiell Erkrankungen durch *Corynebacterium diphtheriae* und Hib, wenngleich beide historisch und nach Einführung der Impfung in Deutschland praktisch nicht mehr vorkommen. Differenzialdiagnostisch ist an einen Peritonsillarabszess (unilaterale Tonsillenschwellung, starke Schmerzen, Schluckstörung, kloßige Sprache), eine Epiglottitis (Speichelfluss / Schluckstörung, hohes Fieber, inspiratorischer Stridor, kloßige Sprache) sowie eine EBV-Infektion (weiß-graue Tonsillenbeläge, Hepatosplenomegalie) zu denken.

Therapie Da eine bakterielle Tonsillopharyngitis durch andere Erreger als GAS hundertfach seltener ist als eine virale Ätiologie, ist der Nachweis von GAS für die Initiierung einer antiinfektiven Therapie sinnvoll. Die Behandlung kann zunächst nur aus einer Schmerztherapie bestehen. Mittel der Wahl zur Behandlung der GAS-Tonsillopharyngitis ist nach wie vor Penicillin G. Bei Nachweis β-hämolysierender Streptokokken ist grundsätzlich die Indikation zu einer antiinfektiven Behandlung gegeben, die sich im Wesentlichen aus verkürzter Infektiosität sowie einer gering verkürzten Symptomdauer begründet. ➤ Tab. 10.13 gibt die Indikation für die Empfehlung zur Tonsillektomie bzw. Tonsillotomie in Anlehnung an die AWMF-Leitlinie wieder.

Epiglottitis

Definition Die Epiglottitis ist eine Entzündung des Kehldeckels.

Erreger In der Vergangenheit wurde die Epiglottitis typischerweise durch Hib hervorgerufen, aber auch Infektionen durch β-hämolysierende Streptokokken, *Staphylococcus aureus*, Pneumokokken u. a. Bakterien kommen vor. Insgesamt ist die Epiglottitis nach Einführung der Hib-Impfung selten geworden.

Klinisches Bild und Diagnose Klinisch äußert sich die Epiglottitis bei 2- bis 6-Jährigen mit kloßiger

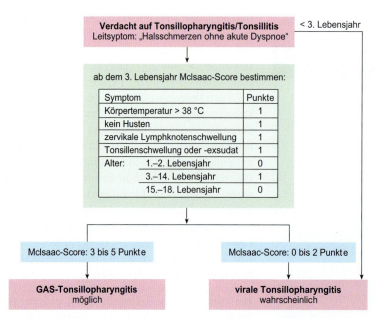

Abb. 10.11 Vorgehen bei V. a. akute Tonsillopharyngitis / Tonsillitis (mod. nach „Tonsillopharyngitis, DGPI-Handbuch, 7. A., im Druck) [L141]

Tab. 10.13 Indikationsempfehlung zur Tonsillektomie und Tonsillotomie in Anlehnung an die AWMF-Leitlinie „Therapie entzündlicher Erkrankungen der Gaumenmandel-Tonsillitis"

Parameter	Tonsillektomie	Tonsillotomie
Entscheidungsgrundlage	Zahl der Episoden in den letzten 12 Monaten	Einengung des Oropharynxdurchmessers um ≥ 25 % und Zahl der Episoden in den letzten 12 Monaten
Definition der Episode	Ärztlich diagnostizierte und bei (V. a.) bakterielle(r) Infektion mit Antibiotika therapierte akute Tonsillitis oder Tonsillopharyngitis	
< 3 Episoden	Tonsillotomie ist keine therapeutische Option	
3–5 Episoden	Tonsillotomie ist eine mögliche therapeutische Option, wenn sich innerhalb der nächsten 6 Monate weitere Episoden ereignen und mit diesen insgesamt die Zahl von 6 Episoden erreicht wird	
≥ 6 Episoden	Tonsillotomie ist eine therapeutische Option	

Sprache, Speichelfluss, Atemnot und Schluckstörungen sowie Schmerzen und Fieber, verbunden mit einem inspiratorischen Stridor. Im Unterschied zur subglottischen Laryngotracheitis fehlt der bellende Husten. Die Kinder sind schwer krank, blass bis zyanotisch. Die Diagnose wird klinisch gestellt.

Therapie Eine sofortige stationäre Versorgung ist bei V. a. Epiglottitis angezeigt. Als antiinfektive Therapie stehen Cephalosporine der Gruppe 3 (Cefotaxim, Ceftriaxon oder Amoxicillin / Clavulansäure oder Ampicillin / Sulbactam) zur Verfügung.

Akute stenosierende Laryngotracheitis – Krupp

Der Begriff Krupp wurde in der Vergangenheit für die Diphtherie verwendet. Bei der akuten stenosierenden Laryngotracheitis handelt es sich nicht um einen „Pseudo-Krupp" (Ursache unbekannt), sondern um eine Infektionskrankheit, also einen „Infekt-Krupp".

Erreger Ätiologisch sind vorwiegend Viren, vor allem Parainfluenza-, Influenza-, RS-, Rhino-, Adeno- und Metapneumoviren sowie gelegentlich Masern-,

Windpocken, Herpes-simplex- und Epstein-Barr-Viren für die Symptomatik verantwortlich. Eine sekundäre bakterielle Infektion ist möglich. Eine Laryngotracheitis weist eine jahreszeitliche Häufung in den Monaten Oktober bis März auf.

Diagnose und Therapie Die Diagnose wird klinisch gestellt. Eine stationäre Versorgung kann angezeigt sein (Dyspnoe, Stridor). Die entscheidenden therapeutischen Maßnahmen sind Beruhigung, Zufuhr von kühler, feuchter Luft und Fiebersenkung. Die Wirkung von Dexamethason und anderen Steroiden in äquivalenten Dosen ist bewiesen. ➤ Tab. 10.14 fasst die medikamentöse Behandlung, insbesondere von schweren Verläufen eines Infektkrupps, zusammen.

Tracheitis

Bei der Tracheitis liegt eine Entzündung der Trachea vor.

Erreger und klinisches Bild Ätiologisch kommen Streptokokken, *Staphylococcus aureus, Haemophilus influenzae,* Pneumokokken und andere Bakterien infrage. Die Kinder sind schwer krank und dyspnoisch; sie husten und klagen über Schmerzen und Fieber bei inspiratorischem oder biphasischem Stridor. Im Unterschied zur Epiglottitis fehlen die Schluckstörung und die fixierte Haltung, dafür stehen Stridor und Husten im Vordergrund.

Diagnose und Therapie Die Diagnose wird klinisch gestellt. Therapeutisch werden Amoxicillin/Clavulansäure oder ein Cephalosporin der Gruppe 3 (Cefotaxim, Ceftriaxon) eingesetzt.

Akute Bronchitis und Bronchiolitis

Hierbei handelt sich um eine Entzündung der Bronchien bzw. Bronchiolen, die fast ausschließlich durch Viren verursacht wird. Die akute banale Bronchitis wird von einer komplizierten Bronchitis sowie einer Bronchiolitis und obstruktiven Bronchitis unterschieden.

Erreger Am häufigsten kommen RS-, Rhino-, Parainfluenza-, Influenza-, Adeno- und Metapneumoviren vor. Etwa 10 % der Bronchitiden sind primär, weitere 15 % sekundär bakteriell bedingt. Erreger sind dann *Streptococcus pneumoniae, Haemophilus influenzae, Moraxella catarrhalis, Staphylococcus aureus* u. a. Bei chronischen Bronchitiden ist zusätzlich an Klebsiellen und andere Erreger zu denken. Ein Teil der chronischen Bronchitiden mit schwer zu behandelnder „Asthmasymptomatik" scheint mit einer bakteriellen Besiedelung der tiefen Atemwege *(Haemophilus influenzae, Streptococcus pneumoniae, Moraxella catarrhalis)* vergesellschaftet zu sein. Die komplizierte Bronchitis verläuft protrahiert (> 7 d). Meist liegt eine sekundäre bakterielle Infektion vor.

Klinisches Bild Klinisch ist die **akute Bronchitis** von einer komplizierten Bronchitis bzw. Bronchiolitis zu unterscheiden. Kernsymptome sind Husten und Fieber. Der Husten ist trocken und nicht produktiv. Begleitend tritt eine Rhinopharyngitis auf. Bronchiolitis und obstruktive Bronchitis verlaufen ebenfalls akut.

Tab. 10.14 Medikamentöse Behandlung der stenosierenden Laryngitis („Infektkrupp")

Medikation	Dosierung
Prednisolon	1 mg/kg KG p.o. (ggf. 100 mg rektal)
Dexamethason	0,15–0,60 mg/kg KG in 1 ED p.o. (oder Budenosid-Inhalationen) bzw. Saft (2 mg/5 ml), ab 1. LM 0,15 mg/kg KG bzw. 0,4 ml/kg KG in 1 ED
Betamethason	0,5 mg in 1 ED p.o. (< 10 kg 3 Tbl.; 10–15 kg: 5 Tbl., > 15 kg 8 Tbl.)
Epinephrin zur Inhalation (4 mg/ml) oder als Gabe von **Adrenalin** 1 : 1.000 (1 mg/ml) Gleichzeitige Steroidgabe!	0,5–1,0 ml der Inhalationslösung (4 mg/ml) mit 2 ml 0,9-prozentiger NaCl-Lösung, Adrenalin/Suprarenin 1–4 ml unverdünnt über Düsenvernebler Ggf. kann Adrenalin, 0,1–0,3 ml, auch s.c. verabreicht werden

Die **Bronchiolitis** kommt im Säuglingsalter vor. Der Allgemeinzustand ist beeinträchtigt. Husten, in- und exspiratorische Dyspnoe / Tachypnoe sind prominente klinische Zeichen. Auskultatorisch fällt ein leises Atemgeräusch mit inspiratorischem Knistern („Brauseflaschengeräusch") auf. Insbesondere Frühgeborene mit bronchopulmonaler Dysplasie und Säuglinge mit anderen chronischen Lungenerkrankungen bzw. angeborenen Herzfehlern sind betroffen. Das Krankheitsbild kann sehr schwer verlaufen (thorakale Einziehungen, Zyanose, Überblähung der Lungen, Dystelektasen, Hepatosplenomegalie). Intensivmedizinische Behandlungen und Todesfälle sind möglich.

Die **obstruktive Bronchitis** kommt ebenfalls bei Säuglingen und Kleinkindern vor. Das klinische Bild ist gekennzeichnet durch exspiratorischen Stridor, Giemen, Brummen, grob- und mittelblasige Rasselgeräusche und ein verlängertes Exspirium. Die Pathophysiologie ist von einem Nebeneinander von überblähten, dystelektatischen und atelektatischen Lungenbezirken geprägt.

Rezidivierende (d. h. eine Kette von) Bronchitiden kommen im Kleinkindesalter häufig vor. Ein frühkindliches Asthma wird diagnostiziert, wenn mehr als drei obstruktive Bronchitiden in 6 Monaten und der Nachweis einer allergischen Diathese vorliegen.

Diagnose Die Diagnose wird in der Regel klinisch gestellt. Ein Virusnachweis mittels PCR kann zur diagnostischen Einordnung und Kohortierung sinnvoll sein. Die weitere Diagnostik (Röntgen) wird durch den Schweregrad der Erkrankung bestimmt.

Therapie Das Krankheitsbild kann mit antiobstruktiven Medikamenten behandelt werden. Bei Versagen der antiobstruktiven Therapie ist auf eine Fremdkörperaspiration hin zu untersuchen. Der Nutzen der Sauerstofftherapie ist umstritten. Die systemische Steroidtherapie ist bei der schweren Form als Therapieversuch generell angezeigt.

Die Gabe von Sauerstoff bei Hypoxämie ist umstritten. Die Wirksamkeit von Sekretolytika und Atemluftbefeuchtung ist nicht erwiesen.

Bei obstruktiver Bronchitis und Bronchiolitis kann die inhalative Gabe eines kurz wirkenden β_2-Mimetikums, bei Säuglingen zusammen mit Ipratropiumbromid, versucht werden.

Pneumonie

Die häufigste Form der Lungenentzündung im Kindesalter ist die ambulant erworbene Pneumonie (pediatric community-acquired pneumonia = pCAP), die in erster Linie klinisch diagnostiziert wird. Hierzu gehören respiratorische Symptome wie Husten und Atemnot, thorakale Symptome sowie Fieber, Tachykardie, Nahrungsverweigerung, Dehydratation, Bauchschmerzen, Inaktivität und Vigilanzveränderungen. Die Pneumonie ist eine häufige Erkrankung im Kindesalter. Bei unter 5- bzw. 1-jährigen Kindern ist die Inzidenz mit 28–150 Pneumonien pro 10.000 Kinder pro Jahr hoch.

Klinisches Bild Klinisch wird die nicht schwere pCAP von der schweren pCAP mit Dehydratation, stark reduziertem Allgemeinzustand, Nahrungsverweigerung, Somnolenz und Bewusstlosigkeit unterschieden. Hinweise für eine bakterielle Pneumonie sind hohes Fieber, stark reduzierter Allgemeinzustand, Hypoxämie und initial fehlender Husten. Die wichtigsten Erreger der Pneumonie im Kindesalter sind nach Alter und Risikofaktoren gegliedert. ➤ Tab. 10.15 nennt die häufigsten Erreger verschiedener Pneumonieformen im Kindesalter. Pneumokokken verursachen Lobärpneumonien.

Komplikationen einer Pneumonie können parapneumonische Pleuraergüsse oder Pleuraempyeme sein. Eine basale Pneumonie kann mit ausgeprägten Bauchschmerzen einhergehen, die eine Appendizitis oder ein anderes intraabdominales Geschehen vortäuschen können. Hier ist die Beobachtung der Atmung in Phasen, in denen das Kind nicht schmerzgeplagt ist (auch nach Gabe eines Analgetikums), für die Diagnosestellung hilfreich.

Kinder mit einer Mykoplasmenpneumonie zeigen oft einen trockenen Reizhusten und Dyspnoe sowie häufig einen unauffälligen Auskultationsbefund. Bei 1–4 Monate alten Säuglingen mit Tachypnoe und einem pertussiformen Husten ohne Fieber ist an eine *Chlamydia-trachomatis*-Pneumonie zu denken, insbesondere, wenn gleichzeitig eine meist eitrige einseitige Konjunktivitis vorliegt. Feinblasige, inspiratorische Rasselgeräusche weisen eine hohe Spezifität für die Prädiktion einer Pneumonie auf.

Diagnose Die pCAP wird primär klinisch diagnostiziert. Röntgenaufnahmen des Thorax sind

10.2 Klinische infektiöse Krankheitsbilder

Tab. 10.15 Erreger von verschiedenen Pneumonieformen im Kindesalter

Pneumonie	Bakterien	Viren	Pilze
Neugeborenenpneumonie	GBS, *E. coli, K. pneumoniae, L. monocytogenes, P. aeruginosa, Ureaplasma urealyticum*	CMV	*Pneumocystis jiroveci, Candida* spp.
pCAP: 3 Wochen bis 3 Monate	*S. pneumoniae, S. aureus, B. pertussis, C. trachomatis*	RSV, Parainfluenzaviren	
pCAP: 4 Monate bis 5 Jahre	*S. pneumoniae, H. influenzae, M. pneumoniae, B. pertussis*	RSV, Parainfluenzaviren, Influenzaviren, Adenoviren, Rhinoviren, Metapneumovirus	
pCAP: > 5 Jahre	*S. pneumoniae, M. pneumoniae, C. pneumoniae, H. influenza*	RSV, Parainfluenza-, Influenza- und Adenoviren, Metapneumovirus, Masernvirus, VZV	
Nosokomiale Pneumonie	*E. coli, K. pneumoniae, E. cloacae, S. aureus*, ggf. MRSA, *S. pneumoniae, P. aeruginosa, L. pneumophila, Acinetobacter* spp., *S. maltophilia*	RSV, Influenza-, Parainfluenza-, Adenoviren, Metapneumovirus CMV, HSV, VZV	*Aspergillus* spp.
Aspirationspneumonie	Anaerobier: *Bacteroides* spp., *Prevotella* spp., Peptostreptokokken, Fusobakterien, *S. pneumoniae, S. aureus* und gramnegative Bakterien		
Pneumonie bei Immundefizienz	*S. aureus, P. aeruginosa*	CMV, VZV, HSV, HHV-6, EBV, Masernvirus, RSV, Adeno-, Metapneumo-, Influenza-, Parainfluenzavirus	*Pneumocystis jiroveci, Aspergillus* spp.

routinemäßig nicht erforderlich und sollten nur bei schwerer Erkrankung, bei V. a. Pleuraerguss, Atelektase, Tbc, Tumor und Lungenödem sowie bei ausbleibender Besserung / Entfieberung durchgeführt werden. Anhand radiologischer Veränderungen allein kann nicht zuverlässig zwischen viraler und bakterieller Pneumonie unterschieden werden. Bei Patienten mit einer nicht schweren pCAP sollte keine routinemäßige Blutentnahme erfolgen, da anhand der Parameter auch nicht zuverlässig zwischen viraler und bakterieller Pneumonie unterschieden werden kann. Ein Erregernachweis sollte bei Patienten mit schwerer pCAP, Therapieresistenz oder Komplikationen mittels Nachweis bakterieller Erreger aus Blutkultur, induziertem Sputum (Schulalter, Patienten mit CF) oder Pleuraerguss angestrebt werden. Bei ausgeprägten Pleuraergüssen ist eine diagnostische (Identifikation des Erregers und Resistenzbestimmung), notfalls auch eine therapeutische Punktion des Pleuraraums sinnvoll. Eine Erregergewinnung mittels Bronchoskopie und bronchoalveolärer Lavage (BAL) ist nur bei Patienten mit schwer verlaufender, therapierefraktärer Pneumonie bzw. Immundefizienz angezeigt. In der jüngeren Vergangenheit wird vermehrt die PCR-(Multiplex-PCR-)Diagnostik eingesetzt, um eine Vielzahl von bakteriellen und viralen Pneumonieerregern zu erfassen. Akut sind die Ergebnisse allerdings oft nicht verfügbar. Die serologische Diagnostik aus Einzelproben kann bei *Mycoplasma pneumoniae* bzw. *Chlamydia pneumoniae* versucht werden. Serologische Verlaufsuntersuchungen mit Bestimmung von Antikörpern in Serenpaaren (initial und in der Rekonvaleszenz) spielen in der Praxis kaum eine Rolle.

Therapie Patienten mit einer leichten pCAP werden ambulant behandelt. Eine schwere pCAP wird stationär behandelt, wenn folgende Faktoren vorliegen:
- Alter < 6 Monate, Dyspnoe-Zeichen (Nasenflügeln), Hypoxämie (Sauerstoffsättigung < 92 %), Zyanose, Apnoen, Nahrungsverweigerung, Erbrechen, Dehydratation
- Rekapillarisierungszeit > 2 Sekunden, Grunderkrankung (angeborene Herzfehler, BPD, CF, Immundefizienz)

- Unsicherheit der Eltern (ein nicht zu unterschätzender Grund)
- Unsicherheit über die Diagnose (hier steht die Sicherheit des Kindes an oberster Stelle)

Eine intensivstationäre Betreuung ist zu erwägen bei:
- Abfall der Sauerstoffsättigung auf ≤ 92 % trotz Sauerstoffgabe, drohender respiratorischer Erschöpfung mit zunehmender Dyspnoe, Tachypnoe, Einsatz der Atemhilfsmuskulatur und Tachykardie
- Hyperkapnie und Azidose
- Hypotension und/oder Zentralisation (Letztere ist das zuerst einsetzende Symptom)
- Wiederholte Apnoen und/oder Bradypnoen
- Somnolenz, Vigilanzminderung

Letztendlich gilt, wie bei allen anderen Notfallsituationen: „safety first".

➤ Tab. 10.16 gibt die kalkulierte antibiotische Therapie für Kinder und Jugendliche mit pCAP wieder. Die Indikationsstellung zur antiinfektiven Therapie ist kritisch zu stellen.

Bei anderen Formen der Pneumonie (Neugeborenenpneumonie, nosokomial, Aspirationspneumonie, Pneumonie bei Immundefizienz, Komplikationen) wird intravenös behandelt. Bei Aspirationspneumonien haben Clindamycin und Metronidazol einen Stellenwert.

Die Übertragung von Pneumonieerregern kann als Kontakt-, Tröpfchen- und Aerosolinfektion erfolgen.

Sie lässt sich durch hygienische Standardmaßnahmen deutlich reduzieren. Zahlreiche Pneumonien werden durch die im Säuglings- und Kleinkindesalter empfohlenen Standardimpfungen verhindert. Hierzu gehören die Immunisierung gegen Pneumokokken, Hib, Pertussis, Masern und Varizellen. Frühgeborene können z. T. durch eine Passivimmunisierung mit Palivizumab gegen RSV-Infektionen geschützt werden.

10.2.11 Invasive Pilzinfektionen

Klinisch bedeutsame invasive Mykosen sind die invasive Candidiasis, die invasive Aspergillose, die invasive Fusariose, die *Pneumocystis*-Pneumonie und Mucormykosen.

Candida-Infektionen

Die Candidiasis der Haut (Soordermatitis) ist ein häufiges Krankheitsbild bei Kindern, die eine Windel tragen. *Candida*-Infektionen der Schleimhäute und inneren Organe sind opportunistische Infektionen bei immunsupprimierten Patienten oder Patienten mit anderen Risikofaktoren.

Übertragung *Candida* spp. können direkt mit einer Kontakt- oder Schmierinfektion übertragen werden.

Tab. 10.16 Kalkulierte antiinfektive Behandlung von Kindern mit pCAP („pediatric community-acquired pneumonia")

	Medikation	Dosierung
Primäre Wahl	Amoxicillin p.o.	50(–90) mg/kg KG/d in 2–3 ED
Parenterale Alternative	Ampicillin i.v.	100(–200) mg/kg KG/d in 3 ED
Penicillinunverträglichkeit	Cefuroximaxetil p.o.	30 mg/kg KG/d in 2 ED
	Cefuroxim i.v.	100(–150) mg/kg KG/d in 3 ED
	Clarithromycin p.o.	15 mg/kg KG/d in 2 ED
	Doxycyclin p.o. (ab 9 Jahren)	am 1. Tag 4 mg/kg KG/d in 1 ED, ab dem 2. Tag 2 mg/kg KG/d in 1 ED
Therapieversagen Komplikationen Bakterielle Koinfektion (z. B. Masern/Influenza)	Ampicillin-Sulbactam i.v.	100(–150) mg/kg KG/d (Ampicillin-Anteil) in 3 ED
	Cefuroxim i.v.	100(–150) mg/kg KG/d in 3 ED
Komplizierter Verlauf, V. a. atypische Pneumonie	Amoxicillin-Clavulansäure i.v./p.o.	45(–60) mg/kg KG/d (Amoxicillin-Anteil) in 3 ED[o]
	Clarithromycin, Doxycyclin (Alter!)	siehe oben
	Azithromycin	10 mg/kg KG in 1 ED an Tag 1; 5 mg/kg KG/1 ED/Tag 2–5

Sie verfügen über eine äußerst geringe Kontagiosität. Hygienische Basismaßnahmen sind daher in der Regel ausreichend. Infektionen von der Mutter auf das Neugeborene unter der Geburt oder postnatal sind denkbar. Weitere Übertragungsmöglichkeiten sind Geschlechtsverkehr, von Patient zu Patient oder von Pflegepersonal / Ärzten zu Patient. Indirekte Übertragungen sind als Schmierinfektion über Händekontakt, stuhlhaltige Windeln, Pflegeutensilien und Einrichtungsgegenstände möglich. Nahrungsmittel können eine orale Infektion auslösen.

Nosokomiale *Candida*-Infektionen werden über Katheter, Infusionslösungen oder medizinische Geräte vermittelt. Grundsätzlich ist immer auch eine endogene Infektion, ausgehend von der Besiedelung der Schleimhäute, möglich.

Therapie Eine Schleimhaut-Candidiasis kann mit Miconazol, Nystatin, Amphotericin B sowie Fluconazol behandelt werden.

Jenseits der Neugeborenenperiode werden bei oberflächlichen *Candida*-Infektionen (z. B. der oropharyngealen Candidiasis [Mundsoor]) topisches Nystatin, Clotrimazol oder Fluconazol angewendet. Die ösophageale Candidiasis wird mit Fluconazol behandelt. Die Therapie der vulvovaginalen Candidose besteht aus topisch antimykotisch wirksamen Azolen bzw. Miconazol / Clotrimazol oder Fluconazol / Itraconazol.

Invasive *Candida*-Infektionen

Risikofaktoren:
- Immunsuppressive Therapie, langfristige Anwendung von Breitspektrum-Antibiotika (> 2 Wochen)
- Verwendung von zentral liegenden Kathetern
- Parenterale Ernährung
- Intubation und Beatmung über 10 Tage
- Hämodialyse
- Akutes Nierenversagen
- Granulozytopenie
- GvHD
- Zustand nach allogener Stammzelltransplantation
- Frühgeborene < 1.000 g

Diagnostik Entscheidend ist der kulturelle Nachweis aus Blutkulturen oder in Proben infektionsverdächtiger Körperflüssigkeiten und Gewebe.

Therapie Die Wahl des Antimykotikums hängt von der Lokalisation der Infektion, dem klinischen Zustand des Patienten sowie der Arzneimittelverträglichkeit und -interaktion, Leber- und Nierenfunktion des Patienten und einer etwaigen antimykotischen Vorbehandlung sowie Erregeridentität und -resistenz ab.

Prophylaxe Zur Prophylaxe invasiver *Candida*-Infektionen gehören ein sorgfältiges Hygieneregime, die Behandlung des vaginalen Hefebefalls am Ende der Schwangerschaft, die klinische Überwachung mykosegefährdeter Patienten mit dem Ziel der Frühdiagnostik und -therapie invasiver *Candida*-Mykosen.

Invasive Aspergillose

Fadenpilze der Gattung *Aspergillus* können verschiedene Krankheitszustände auslösen. Hierzu gehören die allergische bronchopulmonale Aspergillose (ABPA) sowie die chronische pulmonale Aspergillose. Unter den verschiedenen Formen der invasiven Aspergillose ist die invasive pulmonale Aspergillose am häufigsten. Absiedelungen, insbesondere in das ZNS, kommen nicht selten vor.

Epidemiologie Die wichtigsten klinischen Risikofaktoren für invasive *Aspergillus*-Infektionen sind eine prolongierte und profunde Granulozytopenie (< 500 Neutrophile Granulozyten / µl über ≥ 10 Tage) sowie funktionelle Defekte von Granulozyten und Makrophagen (septische bzw. chronische Granulomatose, Glukokortikoidtherapie, GvHD). Patienten mit AML bzw. Leukämierezidiven weisen ein hohes Risiko für invasive Aspergillosen auf.

Klinisches Bild Das klinische Bild besteht aus Fieber, respiratorischen und infarktartigen Symptomen, bei Beteiligung des ZNS sind fokale oder diffuse neurologische Ausfälle zu registrieren. Die radiologischen Befunde sind oftmals unspezifisch und nicht immer wegweisend.

Diagnose Die wichtigste diagnostische Maßnahme ist, bei Risikopatienten an eine *Aspergillus*-Infektion zu denken. Pulmonale bzw. zentralnervöse Befunde können mittels MRT identifiziert werden. Herdförmige Läsionen erscheinen charakteristisch mit umgebender milchglasartiger Verdichtung („halo sign"). Einschmelzungen sind charakteristisch.

Aspergillus-Arten sind in Blutkulturen schwer nachweisbar. Der Nachweis von Galactomannan (einem membranassoziierten Glykosid) im Serum, in der BAL bzw. im Liquor sowie Verfahren der Nukleinsäureapplikation von *Aspergillus* spp. an Punktions- und Biopsiematerial können die Diagnose erleichtern.

Therapie   Initialtherapie der 1. Wahl: Voriconazol oder die i. v. Gabe von liposomalem Amphotericin B.

Zur Zweitlinientherapie stehen je nach Vorbehandlung liposomales Amphotericin B, Amphotericin-B-Lipid-Komplex, Voriconazol, Caspofungin, Posaconazol und Itraconazol zur Verfügung.

Bei einer ZNS-Aspergillose gilt wegen der guten Gewebegängigkeit Voriconazol als Mittel der Wahl.

Prophylaxe   Tragende Säule ist die Expositionsprophylaxe gegenüber aerogenen Konidien. Aus diesem Grund sind spezielle raumlufttechnische Vorkehrungen zu treffen. Bei Hochrisikopatienten in der Hämato-Onkologie kann eine präventive Therapie mit Itraconazol, Voriconazol oder Micafungin erwogen werden.

10.2.12 Infektionen nach Stichverletzungen

Zu den Stichverletzungen gehören auch Nadelstichverletzungen (berufliches Umfeld). Das Infektionsrisiko nach einer Kanülenverletzung liegt für Hepatitis B (HBV) bei 10–40 %, für Hepatitis C (HCV) bei 3–6 % sowie für HIV bei 0,1–0,3 %. Zu den Maßnahmen im Verletzungsfall gehören: bluten lassen (ausdrücken, aber nicht die Wunde quetschen), 5–10 min Desinfektion. Anschließend sollte eine unmittelbare Vorstellung beim Betriebsarzt erfolgen und Kontakt zur infektiologischen bzw. mikrobiologischen Abteilung aufgenommen werden. Entscheidung zur Postexpositionsprophylaxe (PEP) und Einleitung eines D-Arzt-Verfahrens.

Bei Messerstichverletzungen ist meistens von einer Infektion mit *S. aureus*, seltener mit GAS auszugehen. Das Infektionsrisiko ist abhängig vom Ort der Verletzung (Umgebungsflora) sowie vom verwendeten Messer. Neben den hautständigen Erregern (Staphylokokken, Streptokokken) kommt somit zahlreiche Pathogene infrage. Eine individuelle Evaluation des Infektionsrisikos ist erforderlich.

10.2.13 Knochen- und Gelenkinfektionen

Zu den Knochen- und Gelenkinfektionen gehören die Osteomyelitis, (meistens) eine Infektion des Knochens, die von Bakterien und seltener von Pilzen oder anderen Mikroorganismen hervorgerufen wird, sowie die septische Arthritis.

Die Inzidenz der hämatogenen Osteomyelitis und septischen Arthritis wird in Europa mit etwa 5–10 Fällen je 100.000 Kinder pro Jahr angegeben. Zuletzt war eine abnehmende Tendenz zu erkennen.

Erreger   Grampositive Erreger, vor allem *Staphylococcus* (*S.*) *aureus* (75–80 %, alle Altersstufen), stehen als Ursache der akuten hämatogenen Osteomyelitis unverändert an erster Stelle. Bei Säuglingen und Kleinkindern kommt häufig als Erreger auch *Kingella kingae* (regionales Auftreten in Clustern) in Betracht. Bei Frühgeborenen muss darüber hinaus an *E. coli*, *Pseudomonas* spp. und *Candida* spp. gedacht werden, während im Neugeborenenalter GBS, *E. coli* sowie seltener *Pseudomonas* spp. und *Candida* spp. nachgewiesen werden. Bei einer Osteomyelitis im Gesichtsbereich, bei Zahninfektionen sowie im Beckenbereich ist an Anaerobier oder Mischinfektionen zu denken. Neben den genannten Erregern kommt eine Vielzahl weiterer Mikroorganismen infrage (➤ Tab. 10.17).

Lokalisation   Am häufigsten betroffen sind die langen Röhrenknochen.

Klinisches Bild   In der Frühphase einer Osteomyelitis ist das Leitsymptom FUO. Im weiteren Verlauf sind Entzündungszeichen erkennbar. Bei der akuten hämatogenen Osteomyelitis und septischen Arthritis ist die Symptomdauer meist kurz (wenige Tage). Ältere Kinder weisen eher typische Befunde auf: Fieber > 38,5 °C, Schwellung oder Rötung, Schmerzen oder eingeschränkte Beweglichkeit, Steh- und / oder Gehverweigerung. Das Fieber kann nur kurzfristig auftreten oder (selten) auch fehlen. Die Höhe des Fiebers lässt keine Rückschlüsse auf das Ausmaß oder die Prognose der Osteomyelitis zu.

Tab. 10.17 Erreger einer Osteomyelitis nach klinischer Erscheinung oder Grundkrankheit

Klinische Angaben	Erreger
Vertebrale Osteomyelitis	S. aureus, Mycobacterium tuberculosis, gramnegative Erreger, Brucellen, Bartonella henselae, Candida spp.
i.v. Drogenabhängige	Pseudomonas (P.) aeruginosa, S. aureus
Diabetes mellitus	GAS, Enterokokken, Anaerobier
Turnschuh-Osteomyelitis	P. aeruginosa
Patienten mit Hämodialyse	S. aureus, S. epidermidis
Nach Tbc-Primärinfektion	Mycobacterium (M.) tuberculosis
Kontakt zu infizierten Schafen / Milch	Brucella
Sichelzellenanämie	Salmonella spp. (ca. 40 %!), S. aureus, Proteus mirabilis
Neutropenie, T-Zell-Defekt	Rhodococcus equi, Serratia marcescens, Aspergillus
HIV	M. tuberculosis, nichttuberkulöse Mykobakterien (NTM)
Chronische Granulomatose und andere primäre / sekundäre Immundefekte	Gramnegative Erreger, Serratia spp., Nocardia spp., M. bovis, Bacille Calmette-Guérin nach BCG-Impfung, M. tuberculosis, NTM, Aspergillus spp., Candida spp.
Osteomyelitis luica	Treponema pallidum
Fersenblutentnahme bei Säuglingen	S. aureus, S. epidermidis
Kopfschwarten-Elektrode bei Geburt	S. aureus
	S. epidermidis, GBS
Tierbisse (Katzen, Hunde)	Bartonella henselae, Eikenella corrodens, Pasteurella multocida, S. viridans
Kinder aus dem Mittleren Osten, Mittelmeeranrainerstaaten	Brucellen, M. tuberculosis
Offene Frakturen	P. aeruginosa, S. aureus, S. epidermidis

Diagnose und Differenzialdiagnose Die klinische Verdachtsdiagnose wird durch bildgebende Verfahren (MRT, Röntgen) und kulturellen Erregernachweis gesichert. Sonografisch lassen sich bereits 24 h nach Beginn der Symptome unspezifische Veränderungen wie ein Ödem des Weichteilgewebes und ggf. eine Periostabhebung ausmachen. Das MRT ist die Methode der Wahl (Sensitivität etwa 90 %, Spezifität etwa 100 %).

Laborchemische und mikrobiologische Befunde: Bei akut hämatogener, unbehandelter Osteomyelitis ist in 40–60 % der Fälle ein Erregernachweis aus der Blutkultur zu erwarten. Eine Biopsie ist bei atypischer Lokalisation oder Malignomverdacht (Differenzialdiagnose!) indiziert. Zu den Laborparametern gehören Blutbild und Differenzialblutbild, CRP und ggf. BSG.

Differenzialdiagnostisch sind Traumata (z. B. Fraktur), nichtinfektiöse Arthritiden, akute transiente Arthritis des Hüftgelenks, Knochentumoren, reaktive Arthritiden, Malignome (Leukämie!), Knocheninfarkte und Weichteilentzündungen ohne Knochenbeteiligung sowie inflammatorische Systemerkrankungen (CID, FMF u. a.) und die Purpura Schönlein-Henoch abzugrenzen.

Neben der bakteriellen Osteomyelitis muss differenzialdiagnostisch die nichtbakterielle Osteomyelitis / Osteitis abgegrenzt werden. Die schwerste Form der nichtbakteriellen Osteomyelitis ist die chronisch rekurrierende multifokale Osteomyelitis. Eine Sonderform stellt das sog. SAPHO-Syndrom dar (**S**ynovitis, **A**kne, **P**ustulose, **H**yperosthose, **O**steitis) dar.

Therapie ➤ Tab. 10.18 macht Vorschläge für eine altersadaptierte, empirische i. v. Therapie bei immunkompetenten Patienten.

10.2.14 Fetale und konnatale Infektionen: „TORCH"

Unter dem Akronym „TORCH" verbirgt sich eine Gruppe von Erregern, die seit Langem bei intrauterinen bzw. perinatalen Infektionen nachgewiesen werden. Dass Akronym leitet sich ab von **To**xoplasmose, **R**öteln, (**C**) Zytomegalie (CMV) und **H**erpes. Die zentrale klinische Symptomatik der konnatalen Infektionen besteht aus Mikrozephalie, zerebralen Verkalkungen, subepidermalen Zysten, einer lentikulostriatalen Vaskulopathie, Parenchymläsionen, Chorioretinitis sowie Fehlbildungen und einem Hydro-

Tab. 10.18 Altersadaptierte empirische i.v. Therapie der Osteomyelitis bei immunkompetenten Patienten

Alter	≤ 10 % MRSA-Prävalenz	> 10–15 % MRSA-Prävalenz
0–2 Monate	Betalaktam-Antibiotika und Aminoglykosid	Vancomycin und Aminoglykosid
> 2 Monate bis 4 Jahre	Amoxicillin / Clavulansäure oder Cefuroxim	Amoxicillin / Clavulansäure oder Cefuroxim plus Vancomycin (kritisch krank) oder Clindamycin (nicht kritisch krank)**
Ab 5 Jahre	Cefazolin, Cefuroxim, Flucloxacillin* oder Clindamycin*	Vancomycin (kritisch krank) oder Clindamycin (nicht kritisch krank)**

* Clindamycin und Flucloxacillin sind gegen K. kingae nicht ausreichend wirksam.
** Einsatz von Clindamycin bei < 10–15 % Clindamycin-resistenten S. aureus sonst Linezolid empfohlen.

zephalus. Abgesehen von TORCH gehören zu den fetalen und konnatalen Infektionen auch Hepatitis-B-, Influenza-, Masern-, VZV-, AIDS / HIV-, Enterovirus-, Parechovirus-Infektionen, Hepatitis C, lymphozytäre Choriomeningitis und Parvovirus-B19-Infektionen.

Meist führen unspezifische Symptome zu einer TORCH-Diagnostik. Hierzu gehören eine konnatale Dystrophie beim Neugeborenen, unklare Marklagerläsion, intrazerebrale Verkalkungen, retinale Narben oder Schwerhörigkeit.

10.2.15 Lymphadenitis (Lymphknotenvergrößerung)

Die Vergrößerung von Lymphknoten ist ein häufiges und typisches Symptom im Kindes- und Jugendalter. Die Abklärung von Lymphknotenschwellungen beinhaltet die Differenzialdiagnosen häufiger und sehr seltener Erkrankungen, zu denen bakterielle, virale und Pilzerkrankungen sowie parasitäre Infektionen gehören. Seltener, aber dringend klärungsbedürftig sind maligne Erkrankungen (Leukämie, Non-Hodgkin Lymphome, Metastasen, lymphoproliferative Erkrankungen, immunologische Erkrankungen wie hämophagozytische Lymphohistiozytosen [HLA], Langerhans-Zell-Histiozytosen [LCH] u. v. m.). Daneben sind Lymphadenitiden bei Stoffwechselerkrankungen (z. B. Speicherkrankheiten) oder nach Medikamenteneinnahme zu beobachten.

Ursachen / Erreger:
- **Infektionen:**
  - Bakterien:
    - Häufige bakterielle Infektionen: Strepto-, Staphylokokken
    - Nichttuberkulöse Mykobakteriosen (NTM / MOTT)
    - Tuberkulose (v. a. Lymphknotentuberkulose)
    - Bartonellose (Katzenkratzkrankheit)
    - Lues
    - Brucellose
    - Yersinien (Lymphadenitis mesenterialis)
    - Tularämie (Hasenpest; in Deutschland selten)
    - Zervikale Aktinomykose
    - Chlamydien
  - Viren:
    - EBV, CMV oder HSV
    - HIV, Masern-, Rötelnvirus (auch nach Impfungen)
    - HIV, Masern-, Rötelnvirus (auch nach Impfungen)
    - reaktiv bei anderen Virusinfektionen (z. B. der oberen Luftwege)
  - Pilze: Histoplasmose, Blastomykose, Kokzidioidomykose
  - Parasiten: Toxoplasmose, Leishmaniose, Trypanosomen, Mikrofilarien
- **Maligne Erkrankungen:** Leukämie, Non-Hodgkin-Lymphome, Hodgkin-Lymphom, Metastasen solider Tumoren
- **Lymphoproliferative Erkrankungen:** „post-transplant lymphoproliferative diseases" (PTLD), Morbus Castleman
- **Immunologische Erkrankungen:** hämophagozytische Lymphohistiozytosen (HLH), Langerhans-Zell-Histiozytosen (LCH), Rosai-Dorfman-Syndrom (Sinushistiozytose mit massiver Lymphadenopathie, SHML), Kawasaki-Syndrom, Autoimmunerkrankungen (z. B. systemischer Lupus erythematodes [SLE], juvenile idiopathische

Arthritis [JIA], periodisches Fieber, Aphthen, Pharyngitis, Adenitis [PFAPA], Sarkoidose, autoimmunes lymphoproliferatives Syndrom [ALPS] als Folge eines FAS-Defekts), Immundefekte
- **Stoffwechselerkrankungen** (Auswahl):
  – Speicherkrankheiten (z. B. Morbus Gaucher, Morbus Niemann-Pick)
  – Morbus Tangier
- **Medikamenteneinnahme** (Auswahl): z. B. Phenytoin, Hydralazin, Procainamid, Isoniazid, Allopurinol, Dapson

Differenzialdiagnose Kardinalfragen zur differenzialdiagnostischen Abklärung von Lymphknotenschwellungen lauten:
1. Handelt es sich um eine eindeutig pathologische Lymphknotenschwellung?
2. Ist die Lymphknotenschwellung im Zeitverlauf progredient?
3. Gibt es Anhaltspunkte für eine infektiöse Ursache?
4. Können wegweisende klinische Zusatzbefunde erhoben werden?
5. Besteht der Verdacht auf eine maligne Ursache?
6. Wo liegen die vergrößerten Lymphknoten? (supraklavikulär = „verdächtig")
7. Handelt es sich um eine isolierte oder um eine generalisierte Lymphknotenvergrößerung?

➤ Abb. 10.12 gibt einen Algorithmus zur differenzialdiagnostischen Abklärung von Lymphknotenschwellungen wieder. Wichtig ist, dass eine Unterscheidung alterstypischer, postinfektiöser tastbarer Lymphknoten von pathologischen Lymphadenopathien aufgrund äußerlicher Kennzeichen nur schwer möglich ist.

Kennzeichen für „**alterstypische**" **Lymphknoten** sind:
- Durchmesser < 1 cm (Kieferwinkel < 1,5–2 cm, gelegentlich auch darüber).
- Meist weiche, elastische, verschiebliche Lymphknoten.
- Meist keine Schmerzen.
- Keine Entzündungsreaktion.
- Typische Lokalisation (zervikal und oder inguinal).
- Kleinkindes- und frühes Schulkindalter.

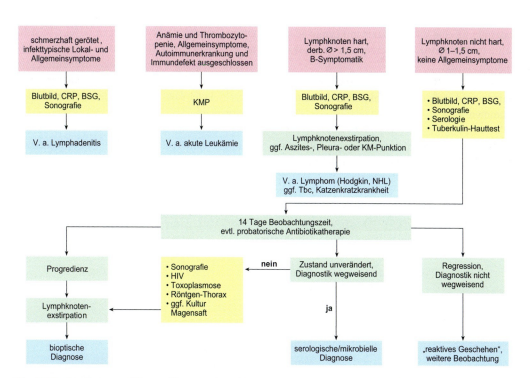

Abb. 10.12 Algorithmus zur differenzialdiagnostischen Abklärung von Lymphknotenschwellungen (mod. nach S1-Leitlinie „Lymphknotenvergrößerung") [X368/L141]

- Infektiöse Ursachen für eine Lymphknotenschwellung sind immer dann anzunehmen, wenn lokale Eintrittspforten wie Zahnstatus, Tonsillen, Kratzspuren bei allergischem Exanthem und andere offene Hautstellen sowie Hinweise auf eine sog. Kinderkrankheit (z. B. Röteln), Schmerzen oder ein lokales Erythem vorliegen.

Bei pathologischen Lymphknotenvergrößerungen, die nicht gut durch meist virale Infektionen oder für das Kindesalter typische Infektionskrankheiten erklärt werden können, sollte eine **erweiterte Diagnostik** erfolgen. Hierzu gehören:
- Blutbild, Differenzialblutbild und Retikulozytenzahl
- CRP, BSG, LDH, Harnsäure, Kreatinin
- Serologie für CMV, EBV oder *Bartonella-henselae*-Infektion
- Gezielte Serologie für HIV, Tuberkulin-Hauttest oder IGRA
- Röntgenuntersuchung des Thorax (ggf. in 2 Ebenen)
- Ultraschalluntersuchung des Lymphknotens mit Dopplersonografie

An eine infektiöse Ursache ist zu denken, wenn eine infizierte lokale Eintrittsstelle (Zähne, Tonsillen, Kratzspuren), eine Virusinfektion mit Lymphadenopathie (z. B. Röteln), Schmerzen oder ein lokales Erythem vorliegt.

➤ Tab. 10.19 fasst **Unterscheidungskriterien benigner und maligner Lymphknotenschwellungen** zusammen.

Therapie Eine antiinfektive Therapie sollte eine Dauer von 14 d nicht überschreiten, bei fehlender Besserung ist immer eine Dignitätsklärung (➤ Abb. 10.12) anzustreben.

10.2.16 Neonatale Infektionen

Neonatale Infektionen können durch Bakterien und seltener auch von Viren hervorgerufen werden. Der Wechsel aus dem intrauterinen in das extrauterine Milieu stellt für Früh- und Neugeborene eine besondere Herausforderung im Umgang mit Bakterien dar. Das (angeborene) Immunsystem des Neugeborenen und besonders auch von Frühgeborenen ist nicht voll ausgebildet. Speziell die adaptive Immunität liegt noch nicht vor. Intensivmedizinische Maßnahmen prädisponieren für eine bakterielle Invasion.

Erreger Das Erregerspektrum der Früh- und Neugeboreneninfektion bzw. -sepsis wird durch Streptokokken der Gruppe B (GBS, auch *S. agalactiae*) dominiert, die für ca. 35–40 % der Fälle verantwortlich gemacht werden. Es folgen Kolibakterien (ca. 25 %) und selten Listerien. Bei Frühgeborenen nehmen Kolibakterien die erste Position ein (FG mit einem Geburtsgewicht < 1.500 g ca. 50 %). GBS stehen an zweiter Stelle (ca. 25 %).

Andere Erreger einer Neugeboreneninfektion sind Streptokokken, *Haemophilus influenzae* (unbekapselt), Enterokokken, Klebsiellen und *Streptococcus pneumoniae*.

Häufigkeit und Epidemiologie Unterschieden wird die frühe („early onset", EOS) Neugeboreneninfektion

Tab. 10.19 Unterscheidungskriterien zwischen benignen und malignen Lymphknotenvergrößerungen

Eher benigne		Eher maligne
Inguinal, zervikal ventral des M. sternocleidomastoideus	Lokalisation	supraklavikulär, axillär, zervikal dorsal des M. sternocleidomastoideus
Meist < 1 cm (1,5–2 cm Kieferwinkel)	Größe	> 2 cm (2,5 cm Kieferwinkel)
Weich	Konsistenz	unterschiedlich, oft derb
Ja, unverbindlich	Schmerz	nein
Ja	Verschiebbarkeit	unterschiedlich, meist schlecht
Unterschiedlich	Allgemeinsymptome	unterschiedlich
Langsam	Verlauf	unterschiedlich, meist progredient
Ovale Form (S/L-Achse < 0,5) Hiläre Vaskularisation	Ultraschall	runde Form (S/L-Achse > 0,5) periphere oder gemischte Vaskularisation

(Inzidenz bei Reifgeborenen ca. 0,8 je 1.000 für kulturgesicherte Infektionen, Frühgeborene: Inzidenz ca. 10 je 1.000 für kulturgesicherte Sepsis bei VLBW-Frühgeborenen). Die Inzidenz für eine klinische, nicht kulturgesicherte Neugeborenensepsis liegt je nach Definition um den Faktor 10–30 höher.

Früh- und Neugeboreneninfektionen durch GBS beginnen in der Regel bereits intrauterin oder unmittelbar nach der Geburt. Von einer „Late-onset"-Infektion (LOS) spricht man, wenn diese später als im Alter von 72 h bzw. 7 d (bei GBS) auftritt.

Klinisches Bild Eine (invasive) bakterielle Infektionskrankheit bzw. eine Sepsis des Neugeborenen ist ein schwerwiegendes, lebensbedrohliches Krankheitsbild. Es liegt eine systemisch vermittelte Entzündungsreaktion (SIRS: systemisches inflammatorisches Response-Syndrom) durch Vermittlung von Entzündungsfaktoren vor (TNF-α, IL-1, IL-6 u. a.).

Von einem SIRS bei Früh- und Neugeborenen spricht man bei:
- Körpertemperatur < 36,5 °C oder > 38 °C oder Temperaturinstabilität
- Herzfrequenz > 200 / min oder neu aufgetretene oder vermehrte Bradykardien < 80 / min
- Rekapillarisierungszeit > 2 Sekunden
- Atemfrequenz > 60 / min oder neue Beatmungspflichtigkeit, erhöhter Sauerstoffbedarf
- Unerklärte metabolische Azidose, BE < – 10 mmol / l
- Neu aufgetretene Hyperglykämie > 140 mg / dl

Wichtig für die Einschätzung einer bakteriellen neonatalen Infektion ist die Anamnese, vor allem vorzeitiger Blasensprung (> 18 h vor Geburt), vorzeitige Wehen, Fieber und erhöhtes CRP bei der Mutter. Typische Symptome der bakteriellen Infektion beim Reifgeborenen sind Störungen der Atmung (Tachypnoe, Apnoen, Sättigungsabfälle oder Bradykardie) bzw. des Kreislaufs (Zentralisierung mit verlängerter Rekapillarisierungszeit > 2 Sekunden, arterielle Hypotonie, Tachykardie). Solange eine Atemstörung bei einem Neugeborenen vorliegt, sollte immer auch an eine Infektion gedacht werden. Ein SIRS infolge einer Infektion erfüllt die Diagnosekriterien einer Sepsis. Eine kulturgesicherte Sepsis oder Blutstrominfektion erfordert den bakteriellen Nachweis in der Blutkultur.

Weitere Symptome sind neurologischer Natur, z. B. Lethargie, Hypotonie, Hyperexzitabilität oder allgemeine Symptome wie Trinkschwäche, Nahrungsunverträglichkeit. Bei Frühgeborenen mit bakteriellen Infektionen können ähnliche Symptome auftreten, sie sind jedoch oftmals weniger ausgeprägt als bei Reifgeborenen.

10.2.17 Nosokomiale Sepsis

Eine nosokomiale Sepsis ist definiert als Sepsis, die sich später als 72 h nach Klinikaufnahme entwickelt.

Bei einer EOS entstammen die Infektionserreger meist der mütterlichen Vaginalflora. Bei LOS sind Gefäßkatheter, Beatmungstuben oder andere medizinische Maßnahmen entscheidende Eintrittspforten, sodass insbesondere bei Frühgeborenen bevorzugt KNS, *S. aureus* oder Enterobakterien auftreten.

Diagnostik Zur Infektionsdiagnostik bei V. a. Neugeboreneninfektion / -sepsis werden neben der Blutkulturdiagnostik folgende Parameter empfohlen: Blutbild und Differenzialblutbild (I / T-Quotient), CRP, IL-6 (ggf. IL-8).

Praktisches Vorgehen zur Diagnostik bei V. a. Sepsis bei Neugeborenen:
- Bakteriologische Untersuchungen:
  – Ohrabstrich (fakultativ, bei Infektionsverdacht und unmittelbar nach Geburt).
  – Magensaft (fakultativ, bei Infektionsverdacht, unmittelbar nach Geburt).
  – Trachealsekret bei Beatmung.
  – Blutkultur aerob und ggf. anaerob, wenn möglich je 1 ml pro Flasche.
  – Liquor: eine Lumbalpunktion darf u. U. zur Stabilisierung des Kindes aufgeschoben werden.
  – Urin: Nur Erregernachweis im Blasenpunktat bzw. Katheterurin beweist Infektion.
- Hämatologische klinisch-chemische Untersuchungen zum Zeitpunkt des ersten klinischen Verdachts:
  – Blutbild plus Differenzialblutbild, CRP, evtl. IL-6 oder IL-8, BGA, Blutzucker, Liquor mit Zellzahl, Differenzierung Glukose, Blutzucker, Eiweiß und Laktat
  – Urin: Zellen, Eiweiß, evtl. Nitrit

– Nach 24 h Blutbild und CRP (keine Interleukine mehr) zum Ausschluss bei zuvor unauffällig marginal erhöhten Werten bzw. zur Abschätzung des Therapieerfolgs

Therapie Entscheidend für eine erfolgreiche Therapie ist der Beginn beim ersten klinischen Verdacht. Die kalkulierte Antibiotikatherapie muss also die wichtigsten Erreger der vermuteten Infektion erfassen. Wichtig ist zu berücksichtigen, dass Listerien und Enterokokken von Cephalosporinen nicht erfasst werden. Sowohl die Kombination Aminopenicillin und Aminoglykosid als auch Cephalosporin / Aminopenicillin erfasst keine Anaerobier *(Bacteroides fragilis)* und oft nicht Methicillin-resistente KNS, *Enterobacter* spp. und *Pseudomonas* spp. *E.-coli*-Stämme sind in bis zu 80 % der Fälle resistent gegenüber Ampicillin. Bei Meningitis muss die Dosis der Betalaktam-Antibiotika erhöht werden.

Als initiale Standardtherapie für EOS haben sich Ampicillin (Piperacillin) + Aminoglykoside bewährt. Bei Meningitis oder Meningitisverdacht besteht die Therapie aus Ampicillin (Piperacillin) in Meningitisdosis plus Cefotaxim (Meningitisdosis) + evtl. Aminoglykosid. Sollte diese initiale Therapie versagen, so ist an eine Anaerobierinfektion oder eine nekrotisierende Enterokolitis zu denken (Meropenem, ggf. Metronidazol).

Differenzialdiagnostisch ist die Möglichkeit einer HSV-Sepsis oder einer anderen konnatalen Virusinfektion (z. B. CMV, Adenovirus, Enteroviren) zu erwägen. Ebenfalls sollte bei Versagen einer gegen Erreger gerichteten Therapie immer die Möglichkeit einer Stoffwechselerkrankung in Betracht gezogen werden, die zum einen wie eine fulminante Sepsis verlaufen, zum anderen auch für eine solche prädisponieren kann (z. B. klassische Galaktosämie). Bei sehr unreifen Frühgeborenen gehören zur Differenzialdiagnose auch immer *Candida*-Infektionen.

Vorschlag zur Therapie von nosokomialen Infektionen nach dem 3. bis 5. Lebenstag und / oder nach der ersten antibiotischen Woche:

Erreger unbekannt:
- V. a. bakterielle Infektion: Ceftazidim + Aminoglykosid
  – Präferenz Ceftazidim + Vancomycin
  – Präferenz bei schwerer Sepsis: Meropenem + / – Vancomycin
- V. a. Pilzinfektion: Fluconazol (Resistenz von *Candida* spp.!)
  – Amphotericin B in liposomaler Formulierung
  – Alternativen: Micafundin, Caspofungin, Amphotericin B

Zur Behandlung von neonatalen Infektionen oder einer neonatalen Sepsis gehört selbstverständlich eine **adäquate intensivmedizinische Therapie** (Kreislaufmanagement, Volumentherapie u. a.).

10.2.18 Ophthalmologische Infektionen

Augeninfektionen können sich als Konjunktivitis (viral und bakteriell), als Keratitis, Blepharitis sowie Infektionen des Tränensystems und als orbitale oder intraokuläre Infektionen manifestieren.

Konjunktivitis / Neugeborenenkonjunktivitis

Die Neugeborenenkonjunktivitis ist definiert als eine Konjunktivitis, die im 1. Monat auftritt.

Erreger Als Erreger kommen *N. gonorrhoeae, Chlamydia trachomatis,* Mischinfektionen sowie *S. aureus, E. coli,* Pneumokokken, GBS, *H. influenzae* u. a. infrage. In Industrienationen wird bei 0,5–1 % der Geburten mit einer Neugeborenenkonjunktivitis gerechnet. Klinisch liegt meist eine perakute beidseitige Konjunktivitis mit reichlich purulentem Sekret und massivem Lidödem vor.

Diagnose Die Diagnose wird klinisch und mittels Abstrich gestellt.

Therapie Gonokokken werden mit Ceftriaxon oder Cefotaxim, Chlamydien mit Erythromycin behandelt. Die Credé-Prophylaxe (1 % Silbernitrat oder Silberacetatlösung, einmalig nach Geburt) wird nicht mehr empfohlen. Eine einmalige direkt postnatale Gabe einer antibiotischen Augensalbe (Erythromycin 0,5 % oder Tetrazyklin 1 %) stellt eine gute Prophylaxe gegen Gonokokken, nicht aber gegen Chlamydien dar. Alternativ kann 2,5 %-ige Jodlösung verwendet werden.

Bakterielle Konjunktivitis

Hierbei handelt es sich um eine ein- oder beidseitige Bindehautentzündung durch Bakterien.

Erreger Akut sind *Haemophilus influenzae* (nicht bekapselt), *Streptococcus pneumoniae*, *Moraxella catarrhalis* und andere Bakterien verantwortlich. Eine perakute Konjunktivitis findet sich vor allem bei Vorliegen von Neisserien.

Differenzialdiagnose Bei V. a. eine bakterielle Konjunktivitis muss an folgende Krankheitsbilder gedacht werden:
- Virale Konjunktivitis (Pharyngitis, Hautefloreszenzen)
- Allergische Konjunktivitis (Jucken, beidseitig, Papillen, Ödem > Rötung)
- Toxische Konjunktivitis (z. B. durch Augentropfen bei übertherapierter chronischer Konjunktivitis)
- Blepharokonjunktivitis (von Lidentzündung ausgehender Bindehautreiz)
- Keratitis
- Kongenitale Tränenwegsstenose

Therapie Die Erkrankung ist häufig selbstlimitierend. Es können Augentropfen in den Bindehautsack gegeben werden. Zur Verfügung stehen Azithromycin, Gentamicin, Moxifloxacin, Ofloxacin, Ciprofloxacin.

Chlamydien-Konjunktivitis

Hierbei handelt es sich um eine chronische, anfangs einseitige, im späteren Verlauf beidseitige Konjunktivitis mit follikulärer Reaktion der tarsalen Bindehaut. Eine präaurikuläre Lymphknotenschwellung ist auszumachen. Es ist häufigste Form einer einseitigen infektiösen Konjunktivitis.

Diagnose Die Diagnose wird klinisch und durch Bindehautabstrich gestellt.

Therapie Erythromycin, Azithromycin.

Trachom

Das Trachom ist eine häufige Erblindungsursache in den Tropen oder Subtropen, wobei die Infektion meist im Kindesalter erfolgt. Das Trachom wird durch *Chlamydia trachomatis* verursacht. Die Behandlung erfolgt lokal mit Augentropfen (Azithromycin).

Virale Konjunktivitis (Conjunctivitis epidemica)

Hierbei handelt es sich um eine hochansteckende Viruskrankheit, die über eine Schmierinfektion übertragen wird. Die Inkubationszeit beträgt 2 Tage bis 2 Wochen. Als Erreger kommen Adenoviren Typ 8, 19 und 37 sowie andere infrage. Das klinische Bild ist eine akute folliküläre Bindehautreizung mit deutlicher Chimosis (Bindehautödem). Meist ist zuerst ein Auge und wenige Tage später auch das zweite Auge betroffen. Es bestehen ein Fremdkörpergefühl sowie eine Photophobie.

Die Diagnose wird durch Anamnese und das klinische Bild gestellt. Eine kausale Therapie existiert nicht.

Durch Adenoviren wird ebenfalls das pharyngokonjunktivale Fieber (PKF) hervorgerufen. Auch andere Viren wie Enteroviren oder Herpes-simplex-Viren können eine Konjunktivitis hervorrufen.

Keratitis

Eine Hornhautinfektion ist eine eher seltene, aber schwerwiegende Erkrankung der Augen. Sie bedarf einer augenärztlichen Untersuchung. Entzündungen der Lider sind häufig infektiöser Genese, wobei Viren und Bakterien als Erreger infrage kommen. Klinisch lassen sich das Hordeolum („Gerstenkorn"), das Chalazion, die Blepharitis marginalis, die Lidphlegmone und das Molluscum contagiosum / verruca / pediculosis unterscheiden.

Die **Therapie** erfolgt erregerspezifisch. Einer Lidphlegmone geht oft ein Trauma voraus. Als Erreger lassen sich *Staphylococcus aureus*, Streptokokken oder *Haemophilus influenzae* nachweisen. Wegen der Möglichkeit einer orbitalen Ausbreitung sind eine sorgfältige Diagnostik und ggf. i. v. antibiotische Therapie mit Cefotaxim für mindestens 5 Tage angezeigt.

Infektionen des Tränensystems

Die kongenitale Tränenwegsstenose wird sehr häufig mit einer „Augenentzündung" oder bakteriellen Konjunktivitis verwechselt. Beide Krankheitsbilder gehen mit verklebten Augen einher. Eine Tränenwegsstenose lässt sich von der Konjunktivitis durch folgende klinische Faktoren unterscheiden: reizfreie Bindehaut, chronischer Verlauf, leichte Rötung der Lidhaut bei Reizung durch Sekret, durch Druck auf Tränensack ist Sekret aus dem Tränenpünktchen exprimierbar, Tränen träufeln über die Lidkante.

Eine Sonderform der kongenitalen Tränenwegsstenose stellt die Dakryozele dar.

10.2.19 Sepsis (jenseits der neonatalen Sepsis)

Die Sepsis ist definiert als eine lebensbedrohliche Organdysfunktion, die durch eine dysregulierte Antwort auf eine Infektion hervorgerufen wird. Das Fehlen eines Goldstandards für die Definition der Sepsis in der Pädiatrie macht einen einfachen Übertrag der Erwachsenendefinition auf Kinder schwierig. Auch bei Kindern mit Sepsis beeinflusst das Vorhandensein einer Organdysfunktion die Mortalität relevant. Die Sepsis wird von einem SIRS abgegrenzt.

Die Diagnose **SIRS** darf gestellt werden, wenn mindestens zwei der folgenden vier Kriterien, mindestens aber abnorme Körpertemperatur oder abnorme Leukozytenzahlen vorliegen:
- Körperkerntemperatur > 38,5 °C oder < 36 °C
- Herzfrequenz mehr als zwei Standardabweichungen über Normalwert > 0,4–4 h bzw. Säuglinge Bradykardie < 10. Perzentile ohne andere Erklärung und > 0,5 h Atemfrequenz > 2. Standardabweichung über normal bzw. Beatmungspflichtigkeit ohne andere Erklärung
- Leukozytose oder Leukopenie (nicht bei chemotherapiebedingter Leukopenie) oder > 10 % stabkernige Granulozyten

Ein **septischer Schock** liegt vor, wenn eine kardiovaskuläre Insuffizienz trotz Gabe eines Volumenbolus (isotonische Lösung, > 40 ml / kg KG binnen 1 h), ein systemischer Blutdruck unterhalb der 5. Perzentile oder Katecholaminbedarf besteht, um den systolischen Blutdruck normal zu halten, oder zwei der folgenden Bedingungen gegeben sind:
- Unerklärte metabolische Azidose: Base Excess < – 5,0 mmol / l
- Arteriell gemessenes Laktat > 2-fach über Norm
- Urinproduktion < 0,5 ml / kg KG / h
- Rekapillarisierungszeit > 5 Sekunden
- Körperkern- / Peripherietemperatur: Differenz > 3 °C

Jenseits der Neonatalperiode sind für eine Sepsis vor allem Pneumokokken, Staphylokokken, Meningokokken, GAS oder *E. coli* sowie Hib bei ungeimpften Kindern ursächlich. Liegt eine nosokomiale Infektion vor, so ist neben Koagulase-negativen Staphylokokken auch an *Enterobacteriaceae* zu denken. Das klinische Bild und die Symptome einer Sepsis im Kindesalter sind sehr variabel und, isoliert betrachtet, weder spezifisch noch beweisend. Neben Fieber, Schüttelfrost, Tachykardie bzw. Tachypnoe können Hautveränderungen (verlängerte Rekapillarisierungszeit, Petechien) zu finden sein.

Epidemiologie Etwa die Hälfte der Sepsisfälle im Kindesalter tritt bei Kindern und Jugendlichen mit Grundkrankheiten bzw. bei Frühgeborenen auf. Die Sepsisverteilung zeigt im Kindesalter zwei Altersgipfel: der erste in der Neugeborenenperiode bzw. im Säuglingsalter und der zweite im frühen Kleinkindesalter.

Diagnose, Therapie und Prognose Die Diagnose wird klinisch und laborchemisch gestellt. Neben intensivmedizinischen Maßnahmen (Kreislaufstabilisierung, Volumentherapie) kommt der antiinfektiven Therapie eine besondere Bedeutung zu. Die Behandlung richtet sich nach dem Alter und einer etwaigen Grundkrankheit. Die Letalität der Sepsis wird durch Erreger (Art, Virulenz), Status des Patienten sowie Zeitpunkt von Diagnosestellung und Therapiebeginn bestimmt. Sie beträgt bis zu 50 %. Gegen Hib, Meningokokken (Serogruppen A, C, W, Y und B) sowie Pneumokokken stehen wirksame Impfstoffe zur Verfügung.

10.2.20 Toxic-Shock-Syndrom

Das Toxic-Shock-Syndrom (TSS) wird durch Toxine von *Staphylococcus aureus* hervorgerufen.

Ätiologie Das TSS wird durch TSS-Toxin-1 (TSST-1) ausgelöst, das als Superantigen eine fehlerhafte Hyperaktivierung von T-Lymphozyten verursacht und so die unkontrollierte Produktion von Zytokinen und anderen Entzündungsmediatoren stimuliert. *S.-aureus*-Stämme mit Fähigkeit zur Bildung von TSST-1 sind als natürliche Besiedler weit verbreitet. An TSS erkranken fast immer jüngere Personen. Nahezu die Hälfte der beschriebenen Fälle tritt bei menstruierenden Frauen in Zusammenhang mit dem Gebrauch von Tampons auf. Im späteren Erwachsenenalter besitzen mehr als 90 % aller Menschen Antikörper gegen TSST-1.

Klinisches Bild Das lebensbedrohliche TSS beginnt mit akutem Fieber, einer generalisierten Erythrodermie, rasch auftretender Hypotension sowie einer Symptomatik mit wässrigen Durchfällen, Erbrechen, Konjunktivitis und schweren Myalgien.

Diagnose Für die Diagnosestellung müssen drei oder mehr der folgenden Organsysteme beteiligt sein:
- Gastrointestinaltrakt (Erbrechen, Übelkeit oder Diarrhö)
- Muskulatur (ausgeprägte Myalgien mit Erhöhung der CK)
- Schleimhäute (vaginale, oropharyngeale oder konjunktivale Hyperämie)
- Nieren (Erhöhung von Harnstoff oder Kreatinin im Serum, Pyurie ohne Nachweis einer HWI)
- Leber (Erhöhung von Transaminasen, Bilirubin oder AP)
- ZNS (Desorientiertheit, Bewusstseinsstörung)

1–2 Wochen nach Krankheitsbeginn kann eine groblamelläre Hautschuppung, vor allem an den Handflächen und den Fußsohlen, auftreten.

Nahezu ein Drittel der *Staphylococcus-aureus*-Stämme ist in der Lage, Enterotoxine zu bilden. Diese können in kontaminierten Lebensmitteln gebildet werden und Lebensmittelvergiftungen auslösen, die mit perakuten krampfartigen Bauchschmerzen, rezidivierendem Erbrechen sowie profusen, wässrigen Durchfällen einhergehen. Fieber liegt meistens nicht vor. Die Inkubationszeit ist sehr kurz (2–6 h).

10.3 Spezifische Erreger und Infektionskrankheiten

10.3.1 Adenovirus-Infektionen

Adenoviren sind ubiquitär vorkommende, umweltresistente Doppelstrang-DNA-Viren. Es lassen sich 51 Serotypen voneinander abgrenzen. Die Typen 51–80 sind als Genotypen in sieben Spezies (A – G) unterteilt. Eine typische Zuordnung des klinischen Krankheitsbildes zu einzelnen Adenovirustypen ist nicht möglich. Während Gastroenteritiden und ophthalmologische Manifestationen durch Adenoviren ganzjährig vorkommen können, ist bei respiratorischen Adenovirus-Infektionen in den Winter- und Frühjahrsmonaten eine Häufung zu beobachten. Eine gewisse Häufung von Adenovirus-Infektionen ist im späten Säuglingsalter (Abklingen des mütterlichen Nestschutzes) und Kleinkindesalter anzutreffen.

Übertragung und Inkubationszeit Adenoviren werden fäkal-oral übertragen. Die Inkubationszeit beträgt 2–10 Tage. Meistens verlaufen Adenovirus-Infektionen ohne klinische Symptomatik. Akute Erkrankungen bei immunlogisch gesunden Menschen treten in der Regel selbstlimitierend auf. Eine Leukozytose und deutlich erhöhte Entzündungszeichen (CRP) können die Abgrenzung zu bakteriellen Infektionskrankheiten erschweren.

Schwere disseminierte Adenovirus-Infektionen werden selten bei Früh- und Neugeborenen beobachtet. Ein besonders hohes Risiko für schwere Verläufe weisen immunsupprimierte Patienten auf. Bei ihnen kann es zur Reaktivierung einer generalisierten Adenovirus-Infektion kommen.

Adenovirus-Infektionen werden daneben als Cofaktoren für verschiedene Autoimmunerkrankungen diskutiert (z. B. Zöliakie, Kawasaki-Syndrom, Morbus Crohn).

Klinische Symptome Am häufigsten treten akute Infektionen der oberen Atemwege auf (akute Bronchitis, Rhinitis, Tonsillitis). Das pharyngokonjunktivale Fieber (PKF) besteht aus einer ein- oder beidseitigen Konjunktivitis, ipsilateralen Lymphadenopathie und Fieber und tritt gehäuft in den Sommermonaten auf. Eine Infektion der unteren Atemwege durch Adenoviren manifestiert sich als interstitielle Pneumonie. Weitere klinische Symptome sind die follikuläre Adenoviruskonjunktivitis („Schwimmbadkonjunktivitis"), die epidemische Keratokonjunktivitis (meldepflichtig nach § 7 IfSG), Gastroenteritiden, HWIs sowie eine disseminierte Adenovirus-Erkrankung mit Multiorganbefall (Hepatitis, Nephritis, Pneumonie, Gastroenteritis, Meningoenzephalitis) und Virämie bei Patienten mit ausgeprägter Immunsuppression (z. B. allogene Stammzelltransplantationen mit T-Zell-Depletion).

Komplikationen Besonders komplikationsträchtig sind generalisierte Adenovirus-Infektionen bei Neugeborenen sowie Infektionen bei immunsupprimierten Patienten.

Diagnose Die Diagnose wird mittels Adenovirus-PCR gestellt. Bei klinischer Notwendigkeit kann nach Erregernachweis mittels PCR auch eine Adenovirus-Genotypisierung durchgeführt werden. Speziell für den Adenovirus-Nachweis aus dem Stuhl sind Antigen-Nachweissysteme (Immunfluoreszenz, Enzym-Immunoassay, Latexagglutination) gut etabliert.

Therapie Bei Immungesunden wird eine symptomatische Therapie (z. B. Rehydratationstherapie bei Gastroenteritis) durchgeführt. Eine spezifische antivirale Therapie von Adenovirus-Infektionen ist nicht zugelassen.

Prävention Impfstoffe gegen Adenoviren sind nicht verfügbar. Der Adenovirus-Nachweis im Konjunktivalabstrich ist meldepflichtig. Bei epidemischen Erkrankungen sollten die Patienten 14 Tage zu Hause bleiben.

10.3.2 Amöbenruhr

Amöbenruhr (Amöbiasis) ist eine Infektion des Darms durch das Protozoon *Entamoeba histolytica*. Nach WHO-Schätzungen erkranken pro Jahr bis zu 50 Mio. Menschen an einer invasiven Amöbiasis.

Die Amöbiasis ist in den meisten tropischen und subtropischen Regionen der Erde endemisch.

Klinische Symptome Die meisten intestinalen Infektionen mit *Entamoeba histolytica* verlaufen asymptomatisch. In 10–20 % der Fälle kommt es zu einer Invasion des Parasiten in das Gewebe mit dem klinischen Bild einer Amöbenkolitis (Amöbenruhr). Die Inkubationszeit ist sehr variabel und kann bis zu mehrere Jahre betragen. Typische Symptome sind Bauchschmerzen und blutige Diarrhöen.

Komplikationen Der Verlauf kann durch einen Amöbenleberabszess, Darmulzerationen bzw. -perforationen mit konsekutiver Peritonitis kompliziert sein. Ferner wurden Abszedierungen an Pleura und in der Lunge sowie im Herzbeutel beschrieben.

Diagnose Die Diagnose der Amöbenruhr erfolgt durch den Erregernachweis, wobei die Mikroskopie in der Regel unzureichend ist. Die mikroskopische Diagnostik einer einzelnen Stuhlprobe besitzt eine Sensitivität von < 60 %. Daher sollten mindestens drei unabhängige Stuhlproben untersucht werden. Ferner spielen bildgebende Verfahren zur Detektion von Abszessen eine Rolle.

Therapie Es stehen verschiedene Amöbizide zur Verfügung. Bei Amöbenruhr und Amöbenleberabszess erfolgt die Behandlung mit Metronidazol. Anschließend sollte eine Darmlumeninfektion durch *Enteromoeba histolytica* mit Paromomycin erfolgen.

Prävention „Anheben des Hygienestandards".

10.3.3 Anaerobe Infektionen

Erreger Anaerobe Bakterien von humanpathogener Relevanz stellen eine sehr heterogene Gruppe dar. Die meisten Anaerobier wachsen in Abwesenheit von Luft / Sauerstoff. Fakultativ anaerob können auch Streptokokken, Enterokokken und Staphylokokken wachsen. Anaerobier kommen vor als:
- Grampositive Stäbchen (*Clostridium* spp., *Actinomyces* spp., *Propionibacterium* spp.)
- Gramnegative Stäbchen (*Bacteroides* spp., Fusobakterien, *Porphyromonas* spp., *Prevotella* spp.)
- Grampositive Kokken (*Finegoldia magna*, *Peptostreptococcus* spp.)
- Gramnegative Kokken (*Veionella* spp.).

Neben den genannten Bakterien sind die durch Toxine verursachten Krankheitsbilder Tetanus, Botulismus und Gasbrand zu nennen.

Häufigkeit Zur Häufigkeit von Anaerobierinfektionen bei Kindern liegen nur limitierte Daten vor. Bei jüngeren Schulkindern werden etwa 4 % der bakteriellen Infektionen durch Anaerobier verursacht. Das Risiko steigt mit zunehmendem Alter. Die größte Bedeutung hat *Bacteroides fragilis* (55 % der Anaerobierinfektionen) mit einer Letalität von bis zu 20 %. Anaerobe Bakterien gehören zur patienteneigenen Flora. Daher kommen vorzugsweise endogene Infektionen vor; daneben sind Wundinfektionen nach Bissverletzungen zu nennen.

Klinisches Bild Zu den durch Anaerobier verursachen Infektionskrankheiten gehören u.a. abdominale Infektionen, Aspirationspneumonien, Bissverletzungen, Hirnabszess, Otitis media (chronisch), Peritonsillarabszesse, Sepsis, Shuntinfektionen, Sinusitis (chronisch), Spondylodiszitis, Diszitis, Wund- und Zahninfektionen.

Diagnose Entscheidend für die Anzucht von Anaerobiern sind der unverzügliche Transport ins Labor und die Anforderung einer anaeroben Diagnostik aus einem geeigneten Transportmedium. Wichtig ist, überhaupt an eine anaerobe Infektion zu denken.

Therapie Anaerobier sind gegen Aminoglykoside, Monobactam-Antibiotika, Colistin, Cotrimoxazol und Fluorchinolone resistent. Für die kalkulierte antiinfektive Therapie eignen sich Metronidazol (Ausnahme Propionibakterien), Carbapeneme (z. B. Meropenem) und Aminopenicilline in Kombination mit Betalaktamase-Inhibitoren.

Prävention Eine antiinfektive Prophylaxe gegen Anaerobier wird bei Kolonoperationen durchgeführt.

10.3.4 Arboviren

Als Arboviren (engl.: **ar**thropod-**bo**rne viruses) werden Viren bezeichnet, die durch Gliederfüßler (Arthropoden) wie Moskitos, Sandfliegen und Zecken übertragen werden. Arboviren werden hinsichtlich des Übertragungsmodus zusammengefasst, ohne dass die Viren nähere Beziehungen innerhalb der Virustaxonomie aufweisen. Es sind wohl mehr als 350 verschiedene Arboviren bekannt; etwa 95 sind auf den Menschen übertragbar. Exakte epidemiologische Daten fehlen.

Übertragung und Inkubationszeit Arboviren können in Zecken und Stechmücken jahre- bzw. lebenslang überleben. Das typische Reservoir sind Haus- und Wildtiere. Der Mensch ist häufig nur Zufallswirt.

Die klinischen **Symptome** sind vielfältig. Fieber, neurologische Symptome (Meningitis, Enzephalitis und Übergangsformen) sowie hämorrhagische Verläufe kommen virusspezifisch vor.

➤ Tab. 10.20 fasst die wichtigsten Charakteristika häufiger Krankheitsbilder durch Arboviren zusammen.

Prävention Verhinderung einer Infektion durch Mücken oder Zecken (Verwendung von Netzen, Repellents u. a.). Gegen Gelbfieber, Japanische Enzephalitis und FSME sind Impfstoffe verfügbar. Für andere Arbovirus-Infektionen befinden sich Impfstoffe in Vorbereitung.

10.3.5 Botulismus

Botulismus wird durch *Clostridium (C.) botulinum* hervorgerufen. Das hitze-, geruch- und geschmacklose Botulinumtoxin (BT) ist der entscheidende Virulenzfaktor von *C. botulinum*. Durch *C. botulinum* hervorgerufene Erkrankungen sind seltene Ereignisse, wobei der Säuglingsbotulismus weltweit die häufigste Form darstellt. Als kritisch für die Übertragung des Nahrungsmittelbotulismus gelten Konserven (unter 120 °C erhitztes Gemüse, Obst, Fleisch oder Fisch) und nicht fachgerecht hergestellte und gelagerte Räucherwaren. Die Infektionsquelle beim Säuglingsbotulismus bleibt in 85 % unklar, maximal 20 % gehen auf die Verabreichung von mit *C.-botulinum*-Sporen kontaminiertem Honig zurück.

Inkubationszeit Beim Nahrungsmittelbotulismus treten die ersten Symptome in Abhängigkeit von der aufgenommenen Toxinmenge auf (ab 2 h bis zu 18–36 h). Auch späte Verläufe (nach 8 d) wurden beschrieben.

Tab. 10.20 Ausgewählte Krankheitsbilder durch Arboviren

Arbovirus	Krankheit	Inkubationszeit (Tage)	Symptome	Symptomdauer (Tage)	Komplikationen	Case Fatality Rate	Vektor	Primärer Wirt
Dengue-virus	Dengue-Fieber	3–14	häufig keine Symptome, Fieber, Kopfschmerzen, Muskelschmerzen	7–10	Hämorrhagien, Organversagen	< 1 % mit Behandlung, bis zu 25 % bei schweren Verläufen	Aedes-Moskitos (Aedes aegypti)	Mensch
Japanisches Enzephalitis-Virus	Japanische Enzephalitis	5–15	häufig asymptomatisch, Fieber, Kopfschmerzen, Müdigkeit, Übelkeit und Erbrechen		Enzephalitis, Krampfanfälle, Lähmungen, Koma, ZNS-Residuen	20–30 % bei Enzephalitis	Culex-Moskitos	Schweine, Vögel
Rift-Valley-Fieber-Virus	Rift-Valley-Fieber	2–6	Fieber, Kopfschmerzen, Myalgien, Hepatopathie	4–7	hämorrhagisches Fieber, Meningoenzephalitis	1 % bei Menschen, 100 % für Feten bei Infektion Schwangerer	*Culex tritaeniorhynchus, Aedes vexans*	*Micropteropus pusillus, Hipposideros abae*
FSME-Virus (tick-borne encephalitis virus, TBE)	FSME (TBE)	7–14	Fieber, Kopfschmerzen, Myalgien, Übelkeit, Erbrechen, Meningitis, Enzephalitis		Lähmungen, ZNS-Residuen	1–2 %	*Ixodes scapularis, Ixodes ricinus, Ixodes persulcatus*	Nagetiere
West-Nil-Virus	West-Nil-Fieber, -Enzephalitis	2–15	asymptomatisch in den meisten Fällen, Fieber, Kopfschmerzen, Müdigkeit, Übelkeit und Erbrechen	3–6	Lymphadenopathie, Meningitis, Enzephalitis, Lähmungen	3–15 %	Culex-Moskitos	Vögel
Gelbfiebervirus	Gelbfieber	3–6	Fieber, Kopfschmerzen, Rückenschmerzen, Übelkeit und Erbrechen	3–4	Ikterus, Hepatopathie, GIT-Blutungen, rekurrierendes Fieber	3 % (–20 % bei schweren Komplikationen)	Aedes-Moskitos	Primaten

Klinische Symptome Die Intoxikation mit BT beginnt häufig wie eine Gastroenteritis mit Übelkeit, Erbrechen und Durchfall. Anschließend entwickelt sich eine hartnäckige Obstipation. Die Patienten entwickeln trockene Schleimhäute, bieten kein Fieber und zeigen im Verlauf neurologische Symptome (z. B. Lähmungen der Augenmuskulatur). Frühe neurologische Symptome sind Akkommodationsstörungen, Mydriasis, Lichtscheu, Doppelbilder, Ptosis und Mundtrockenheit. Im fortgeschrittenen Stadium lassen sich eine fortschreitende Muskelschwäche ohne Sensibilitätsausfälle, Bewusstseinsstörungen, Schluckstörungen und Atemlähmung beobachten.

Für den Säuglingsbotulismus charakteristisch sind hartnäckige Obstipation, Trinkschwäche, Schluckstörung mit häufigem Verschlucken bei schwachem Husten und Würgereflex sowie heiseres Wimmern statt lautes Schreien, Ptosis, langsam bzw. nicht reagible Pupillen und Augenmuskellähmungen. Ferner stellen sich eine Adynamie und das Bild eines „Floppy Infant" ein. Die Symptome eines Säuglingsbotulismus treten in der Regel bei Kindern mit unauffälliger Schwangerschafts- und Geburtsanamnese auf. Laborparameter fallen unauffällig aus. Die neurologischen Symptome werden durch die Schädigung motorischer und autonomer Nervenfasern verursacht. BT bindet an motorische und autonome Nervenenden und blockt irreversibel die Freisetzung des Neurotransmitters Acetylcholin. Die Rekonvaleszenz kann Monate in Anspruch nehmen.

Diagnose Bei Verdacht sollte unverzüglich versucht werden, das BT in Nahrungsmittelresten, aus Stuhl, Mundsekret, Erbrochenem sowie Serum nachzuweisen (Spezialdiagnostik).

Therapie Bereits der begründete Verdacht auf Botulismus (Wund- oder Nahrungsmittelbotulismus) erfordert die sofortige Verabreichung von Botulismus-Antitoxin. Bei Wundbotulismus sind zusätzlich eine antiinfektive Therapie (Penicillin) sowie chirurgisches Débridement obligat. Die weitere Therapie ist symptomatisch und erfordert in der Regel intensivmedizinische Maßnahmen. Ein enges Monitoring ist angezeigt.

10.3.6 *Campylobacter*-Infektionen

Erreger *Campylobacter* gehören zu einer RNA-Superfamilie von gramnegativen Bakterien, zu der auch *Helicobacter* und *Arcobacter* zählen. Charakteristisch für diese Bakterien ist, dass sie die Schleimhäute des Magen-Darm-Trakts oder die Reproduktionsorgane besiedeln. Durch ihre Spiralform und Begeißelung sind sie auch in Schleimhäuten mobil.

Bereits eine sehr geringe Ingestionsdosis kann eine Infektion auslösen. *Campylobacter*, besonders *C. jejuni*, gehören weltweit zu den häufigsten Verursachern der akuten bakteriellen Enteritis. Es ist eine steigende Inzidenz zu beobachten. Die Häufigkeitsverteilung zeigt zwei Spitzen:
1. Kinder < 2–5 Jahre
2. Junge Erwachsene

Die Inzidenz kann sehr unterschiedlich ausfallen (14–1.500 je 100.000 Gesamtpopulation / Jahr). Eine Infektion mit *Campylobacter* ist für etwa jeden 5. Fall einer Reisediarrhö verantwortlich.

Übertragung und Inkubationszeit Die Übertragung von *C. jejuni* erfolgt meist indirekt, seltener direkt vom Tier auf den Menschen oder von Mensch zu Mensch. Kontaminiertes Fleisch, nichtpasteurisierte Milch und kontaminiertes Wasser sind die Infektionsquellen. Eine Mutter-Kind-Übertragung mit *C. fetus* kommt intrauterin oder perinatal vor. Die Inkubationsdauer beträgt 2–5 Tage, die Exkretionsdauer im Stuhl bei unbehandelten Patienten 2–3 Wochen.

Klinische Symptome *Campylobacter* spp. mit klinischer Relevanz für Erkrankungen beim Menschen sind (u. a.):
- *C. coli*: Gastroenteritis, Meningitis, Cholezystitis, Bakteriämie / Sepsis
- *C. fetus*: Bakteriämie, Endo- oder Perikarditis, Peritonitis, Gehirnabszesse, Abort
- *C. hominis*: Bakteriämie / Sepsis
- *C. jejuni*: Gastroenteritis, Meningitis, Cholezystitis, Bakteriämie / Sepsis, CED, Myokarditis, Harnwegsinfektionen, reaktive Arthritis, Guillain-Barré-Syndrom, Reizdarm-Syndrom
- *C. rectus*: Peridontitis, Gastroenteritis, CED, nekrotisierende Weichteilinfektionen, Wirbelkörperabszesse, Bakteriämie / Sepsis

- **C. ureolyticus:** Gastroenteritis, CED, orale und perianale Weichteilinfektionen, Knocheninfektionen, Ulzerationen, gangränöse Infektion der unteren Extremitäten

Komplikationen Komplikationen sind selten und kommen in der Regel nur bei immunsupprimierten Patienten vor. Die Diagnose wird durch den Nachweis in der Stuhlkultur geführt. Zur Erhöhung der Sensitivität können eine speziesspezifische PCR oder 16S-rRNA eingesetzt werden.

Therapie Neben der symptomatischen Behandlung (Rehydratations-, Flüssigkeits- und Elektrolyterhalt) wird eine antiinfektive Therapie nur bei schwerem, lang anhaltendem Verlauf (> 1 Woche) durchgeführt. Eine Behandlungsindikation stellt die Erkrankung von jungen Säuglingen oder Kindern mit beeinträchtigter Immunabwehr dar. Makrolide sind die Antiinfektiva der 1. Wahl.

Prävention Eine Impfung steht nicht zur Verfügung. Die wichtigsten präventiven Maßnahmen sind konsequente Küchenhygiene und Sorgfalt bei der Speisenzubereitung. Erkrankte Personen werden isoliert. Es besteht Meldepflicht (IfSG).

10.3.7 Candidiasis und andere Pilzerkrankungen

Pilze werden systematisch einteilt in Dermatophyten, Hefepilze und Schimmelpilze. Hinsichtlich der klinischen Manifestation werden lokale und oberflächliche Mykosen sowie systemische Mykosen unterschieden. Dermatophyten, Hefepilze und Schimmelpilze werden auch als „DHS-System" zusammengefasst. Nahezu drei Viertel aller Pilzinfektionen werden durch Dermatophyten (Epidermophyton, Microsporum, Trichophyten) hervorgerufen. Etwa 20 % entfallen auf Hefepilze. Hier sind insbesondere *Candida*, *Cryptococcus* und *Pityrosporum* zu nennen. Bei den Schimmelpilzen (ca. 5 % der Infektionen) sind vor allem *Aspergillus* und *Mucor* wichtige Vertreter. Pilzinfektionen kommen in Deutschland durch folgende Spezies vor: *Aspergillus* spp., *Candida* spp., Kryptokokken, *Mucor* spp., *Pseudallerischia* bzw. *Scedosporium*.

10.3.8 Chlamydien

Chlamydien sind obligat intrazelluläre Bakterien, die extrazellulär als infektiöse, aber metabolisch inaktive Elementarkörperchen vorkommen können.

Chlamydia-trachomatis-Infektionen

Chlamydia-trachomatis-Infektionen führen zu einem Trachom, einer Konjunktivitis oder zu respiratorischen bzw. urogenitalen Infektionen sowie dem Lymphogranuloma venereum.

Trachom

Erreger Erreger des Trachoms sind *Chlamydia trachomatis* der Serogruppen A, B, Ba und C. Hierbei handelt es sich um eine häufig aus Afrika, dem Mittleren Osten, Südamerika und Asien importierte Keratokonjunktivitis mit typischer follikulärer Hypertrophie an der Innenseite des Oberlids. Chronische oder rekurrierende Verläufe sind möglich. Kompliziert wird die Infektion durch Hornhautnarben. Die Inkubationszeit beträgt 7–14 Tage. Der Erregernachweis erfolgt mittels Konjunktivalabstrich.

Therapie Azithromycin (20 mg / kg KG / d p. o. in 1 ED), alternativ Lokalbehandlung mit Tetrazyklinsalbe.

Prävention Verbesserung der Hygiene. Für das Trachom besteht Meldepflicht (IfSG).

Chlamydien-Konjunktivitis

Erreger Erreger sind *Chlamydia trachomatis* der Serogruppen B, D bis K. Das Krankheitsbild tritt am häufigsten bei Neugeborenen auf, die sich im Geburtskanal infizieren. Bei älteren Kindern und Erwachsenen steht die sog. Schwimmbadkonjunktivitis im Vordergrund. Daneben besteht ein Zusammenhang mit sexuellen Aktivitäten. Die Inkubationszeit beträgt 5–14 d.

Diagnose Die Diagnose erfolgt durch Konjunktivalabstrich.

Therapie Bei Kindern ab 8 Jahren Doxycyclin, Erythromycin oder Erythromycinestolat; alternativ

Azithromycin. Eine reine lokale Behandlung ist nicht ausreichend.

Prävention Erythromycin-Augensalbe oder Polyvidon-Jodlösung reduzieren das Erkrankungsrisiko. Screening auf *Chlamydia trachomatis* im Rahmen der Mutterschaftsvorsorge. Es besteht Meldepflicht (IfSG).

Respiratorische Infektionen

Erreger Die Infektion wird durch *C. trachomatis* der Serogruppen D – K hervorgerufen. Die Inkubationszeit beträgt 3–19 Wochen. Klinisch gehen *C.-trachomatis*-Infektionen mit Symptomen einer Rhinopharyngitis oder Otitis media, begleitet von einer Lymphadenopathie, einher. Die durch *C. trachomatis* hervorgerufene Pneumonie tritt zwischen der 3. und 19. Lebenswoche auf. Klinisch kann ein stakkatoartiger, pertussiformer Husten imponieren. Es bestehen eine deutliche Eosinophilie des Trachealsekrets sowie eine mäßige Eosinophilie im Blutbild.

Diagnose Die Diagnose wird mittels Erregernachweis aus zellhaltigem Rachenabstrich und Sekreten aus den unteren Atemwegen gestellt.

Therapie Mittel der Wahl ist Erythromycin p. o., alternativ Azithromycin. Die Therapiedauer beträgt 14 Tage, bei Azithromycin 3 Tage. Es besteht Meldepflicht (IfSG).

Chlamydia-pneumoniae-Infektionen

Chlamydia pneumoniae ist weltweit verbreitet. Um die Pubertät herum lässt sich ein steiler Anstieg spezifischer Antikörper mittels seroepidemiologischer Untersuchungen feststellen. Bei Erwachsenen werden mit zunehmendem Alter Seroprävalenzraten von > 80 % erreicht.

Klinische Symptome Der Erreger verursacht im Kindesalter bis zu 11 % der ambulant erworbenen Pneumonien. Reinfektionen können während des gesamten Lebens auftreten. Die Inkubationszeit beträgt 1–4 Wochen.

Klinisch lassen sich Infektionen der oberen Atemwege (Sinusitis, Pharyngitis, Otitis media) sowie der unteren Atemwege (Bronchitis, Pneumonie) beobachten. Seltene extrapulmonale Manifestationen umfassen Meningoenzephalitis, reaktive Arthritis, Myokarditis, Guillain-Barré-Syndrom.

Diagnose Die Diagnose wird typischerweise durch den Erregernachweis aus den unteren Atemwegen (BAL) oder anderen Sekreten gestellt. Trotz Erregernachweis können Antikörper fehlen.

Therapie Doxycyclin, Erythromycin, Roxithromycin. Meldepflichtig sind gehäuft auftretende Infektionen (IfSG).

10.3.9 Cholera

Erreger Erreger der Cholera ist *Vibrio (V.) cholerae* der Serogruppen O1 und O139. Hauptinfektionsländer von Reiserückkehrern sind Indien, Pakistan und Thailand. Für normale Reisende ist das Cholerarisiko gering.

Übertragung und Inkubationszeit Die Aufnahme von *V. cholerae* O1 oder O139 erfolgt hauptsächlich über kontaminiertes Trinkwasser oder Nahrungsmittel. Seltener ist die direkte fäkal-orale Übertragung von Mensch zu Mensch zu beobachten. Die Inkubationszeit beträgt wenige Stunden bis 5 Tage, meist 2–3 Tage.

Klinische Symptome Die Symptomatik wird durch die Wirkung eines Exotoxins verursacht, das eine Störung des Elektrolytaustauschs und damit eine sekretorische Diarrhö bewirkt. Die klassische Erkrankung beginnt plötzlich mit Bauchschmerzen, Erbrechen und Durchfall. Die Durchfälle können massiv ausfallen und zu einer ausgeprägten Exsikkose führen. Unbehandelt weist die Cholera eine Letalität bis zu 60 % auf. Rasante Verläufe mit schwerer Dehydratation und Tod innerhalb einiger Stunden sind möglich.

Diagnostik Anamnese und das typische klinische Bild führen zur Diagnose. Mikrobiologisch stehen der direkte Nachweis der beweglichen Erreger im Stuhl oder in Erbrochenem mittels Dunkelfeld- oder Phasenkontrastmikroskopie sowie der kulturelle Nachweis in einem geeigneten Selektivmedium im Vordergrund.

Therapie Die Behandlung ist vorwiegend symptomatisch und hat die Rehydratation sowie den Elektrolytausgleich zum Ziel. Die Gabe von Antiinfektiva (Cotrimoxazol, Ciprofloxacin, Tetrazykline) kann zur Unterstützung erfolgen.

Prävention Expositionsprophylaxe (abgekochtes Wasser, Mineralwasser zum Trinken, Zähneputzen und Geschirrspülen, Meiden von rohen Zubereitungen). Bei Krankheitsverdacht, Erkrankung und Tod an Cholera besteht Meldepflicht (IfSG).

Impfprävention Es stehen ein Totimpfstoff und ein attenuierter Lebendimpfstoff zur Verfügung, die einen partiellen Schutz für einige Monate bieten.

10.3.10 Clostridium difficile

Toxinbildende *Clostridium (C.) difficile* sind Auslöser von bis zu 90 % aller antibiotikaassoziierten pseudomembranösen Kolitiden (PMC) bzw. von bis zu 20 % aller Fälle von antibiotikaassoziierten Diarrhöen (AAD). *C. difficile* kann auch bei Kindern über 2 Jahren und Jugendlichen ein Erreger der ambulant erworbenen Diarrhö sein. Entscheidend für die Pathogenität des Erregers ist die Produktion von Toxin B (Zytotoxin). Toxinnegative Isolate sind apathogen.

Häufigkeit, Übertragung und Inkubationszeit Gesunde Neugeborene, Säuglinge und Kleinkinder bis zu 2 Jahren weisen im Stuhl häufig toxinbildende *C. difficile* auf. Neugeborene und Säuglinge erkranken äußerst selten. Die Infektion mit *C. difficile* erfolgt fäkal-oral durch Aufnahme umweltresistenter Sporen. Problematisch ist, dass Sporen von *C. difficile* in der Patientenumgebung (z. B. Hände, Handkontaktflächen, Toilettensitz, Medizinprodukte, Staub) überdauern können. Hauptreservoir im Krankenhaus ist der infizierte Patient mit Diarrhö. Insbesondere Patienten aus dem Bereich der pädiatrischen Hämato-Onkologie und Transplantationsmedizin sowie solche mit zystischer Fibrose weisen ein Risiko für eine *C.-difficile*-Infektion auf. Die Inkubationszeit ist nicht genau bekannt.

Klinische Symptome Das klinische Spektrum der durch *C. difficile* ausgelösten Erkrankung (Clostridium difficile associated disorder, CDAD) reicht von der selbstlimitierenden Diarrhö über die behandlungsdürftige Enterokolitis bis zum septischen Multiorganversagen infolge eines toxischen Megakolons oder einer Darmperforation bei PMC. Risikofaktoren für eine CDAD sind die Anwendung von Breitspektrum-Antiinfektiva (v. a. Clindamycin, Cephalosporine, Amoxicillin/Clavulansäure, Fluorchinolone), lange Krankenhausverweildauer, Kontakt mit Erkrankten oder mit kontaminierten Oberflächen, unzureichendes Hygienemanagement, zytostatische Therapie, Glukokortikoidtherapie, Fremdkörpergebrauch (Thermometer, Ernährungssonden), Hypogammaglobulinämie, zystische Fibrose, CED, Morbus Hirschsprung und PPI-Therapie.

Diagnose Der Nachweis toxinbildender *C. difficile* sollte ausschließlich beim symptomatischen Patienten (keine Säuglinge) erfolgen. Die Diagnostik erfolgt mittels eines mehrstufigen Verfahrens. Auf einen Suchtest (GDAHEIA) folgt ein ELISA zum Nachweis von Toxin A und B. Gegebenenfalls ist ein Nukleinsäureamplifikationstest der Toxingene zum sicheren Ausschluss einer toxigenen *C.-difficile*-Infektion indiziert.

Therapie Bei Kindern ohne schwerwiegende Grundkrankheit ist keine spezifische antiinfektive Therapie erforderlich (Selbstlimitation). Ein positiver Testnachweis *per se* ist keine Behandlungsindikation. Als auslösend angesehene Antiinfektiva, die aus anderen Gründen nicht zwingend indiziert sind, sollten abgesetzt werden. Mittel der Wahl zur Behandlung einer CDAD ist Metronidazol (30 mg/kg KG/d p. o. in 3 ED). Bei Patienten mit schwerer Grunderkrankung oder stark ausgeprägter klinischer Symptomatik ist Vancomycin p. o. indiziert. Die Therapiedauer beträgt 10 Tage. Bis zu 25 % der Patienten erleiden nach einer CDAD ein Rezidiv. Bei Kindern mit schwerer, chronisch rezidivierender CDAD sind experimentell Stuhltransplantationen durchgeführt worden.

10.3.11 Zytomegalievirus (CMV)

Übertragung und Inkubationszeit Das CMV gehört zur Gruppe der Herpesviren und ist speziesspezifisch, sodass beim Menschen nur das humane CMV eine Rolle spielt. CMV wird prä-, peri- und postnatal über infektiöse Körperflüssigkeiten (Speichel, Urin, Genitalsekrete, Muttermilch), Blut und Blutprodukte oder transplantierte Organe übertragen. Die Durchseuchungsrate ist abhängig vom Alter und vom Lebensstandard. Es wird davon ausgegangen, dass in Deutschland bis zu 50 % der Erwachsenen seropositiv für CMV sind. Ausgehend von einer Seroprävalenz bei Schwangeren von 40–50 % rechnet man mit 101–278 / 100.000 Neugeborenen mit bleibenden Schäden infolge einer konnatalen CMV-Infektion (Hochrechnung 2015: 745–2.051 Kinder).

Unterschieden werden:
- Latente CMV-Infektion (Persistenz im Gewebe, nicht im Blut)
- Aktive CMV-Infektion (Symptome, „CMV-Erkrankung")
- Asymptomatische CMV-Infektion

CMV ist die häufigste Ursache einer konnatalen Infektion. 0,2–0,5 % der Neugeborenen werden pränatal infiziert. Eine CMV-Erstinfektion tritt bei ca. 0,5 % aller Schwangerschaften auf. In 30–50 % der Fälle kommt es dabei auch zur Infektion des Feten. Bei Schwangeren kann es zu einer Reaktivierung einer latenten CMV-Infektion oder zu einer „neuen" (Re-) Infektion durch einen anderen CMV-Stamm kommen.

Die Inkubationszeit einer CMV-Infektion über infektiöse Körpersekrete beträgt 4–8 Wochen.

Klinische Symptome Das klinische Bild ist abhängig vom Alter und von der Immunitätslage des betroffenen Patienten. Die meisten CMV-Infektionen verlaufen asymptomatisch. Bei Kindern und Erwachsenen kann sich ein Mononukleose-ähnliches Krankheitsbild mit Fieber, Pharyngitis, generalisierter Lymphadenopathie und Hepatosplenomegalie einstellen.

Bei eingeschränkter Immunität (nach Organtransplantation, T-Zell-Defekt, immunsuppressive Therapie) treten Organmanifestationen wie Retinitis, interstitielle Pneumonie, Enzephalitis, Nephritis, Zystitis, Myokarditis, Pankreatitis, Pharyngitis, Ösophagitis, Kolitis und Hepatitis auf.

Sehr unreife Frühgeborene, die durch Muttermilch, CMV-haltige Blutprodukte oder eine Schmierinfektion infiziert wurden, bieten ein sepsisähnliches Krankheitsbild. Hierbei stehen eine Hepatitis mit Organvergrößerung und erhöhten Transaminasen sowie schwere respiratorische Symptome und hämatologische Komplikationen im Vordergrund (Thrombopenie, Neutropenie).

Eine fetale CMV-Infektion kann zu einem Hydrops fetalis oder Abort führen. In Abhängigkeit vom Gestationsalter lassen sich charakteristische, bleibende Schäden ausmachen. Hierbei ist insbesondere das ZNS betroffen. Im ersten Trimenon kann es zu einer ZNS-Atrophie mit Lissenzephalie, im zweiten Trimenon mit Schizenzephalie, Balkenmangel, periventrikulären Verkalkungen und Polymikrogyrie, im dritten Trimenon mit okzipitoparietal betonter Leukenzephalopathie, subkortikalen Zysten, ventrikulären Adhäsionen und thalamustriatalen Vaskulopathien kommen. Andererseits zeigen nur ca. 25 % aller Feten mit CMV-Infektion sonografische Veränderungen des ZNS. Postnatal weisen ca. 10 % aller Neugeborenen mit intrauteriner CMV-Infektion bei Geburt Symptome auf. Klinische Symptome sind Hepatosplenomegalie, Transaminasenerhöhung, Blutbildungsstörungen, Pneumonie, Kardiomyopathie, Chorioretinitis und Enzephalitis sowie intrauterine Wachstumsretardierung. Die Letalität der symptomatischen konnatalen CMV-Infektionen beträgt 10–15 %. Bis zu 50 % der Kinder weisen neurologische Defizite bzw. eine progrediente Innenohrschwerhörigkeit auf, die sich bei normalem Hörscreening in der Neonatalzeit auch erst im weiteren Verlauf entwickeln kann.

Auch bei Kindern mit einer bei Geburt asymptomatischen CMV-Infektion (ca. 90 %) kann sich in 5–15 % der Fälle eine Innenohrschwerhörigkeit ausbilden. Es wird vermutet, dass bis zu 20 % der behandlungsbedürftigen Hörstörungen auf CMV-Infektionen zurückgehen.

Diagnose Eine aktive CMV-Infektion wird durch den direkten Virusnachweis aus Blut, Liquor, Urin, Speichel- und Rachensekret, Amnionflüssigkeit oder Muttermilch diagnostiziert.

Eine konnatale CMV-Infektion wird durch den Nachweis des Virus im Urin oder Speichel in der 1. bis 3. Lebenswoche diagnostiziert. Ein PCR-Nachweis im Blut ist möglich, aber nicht zuverlässig. Ab der 3. Woche nach der Geburt kann die Diagnose einer konnatalen CMV-Infektion nur noch retrospektiv durch den CMV-DNA-Nachweis in getrocknetem Blut aus der Stoffwechsel-Screeningkarte erfolgen.

Therapie Im Vordergrund der Behandlung einer konnatalen CMV-Infektion steht die Vermeidung einer Innenohrschwerhörigkeit. Die Behandlung mit Valganciclovir wird bei symptomatischer konnataler CMV-Infektion empfohlen (32 mg / kg KG / d p. o. in 2 ED). Die Behandlung erfolgt off-label. Bei immunsupprimierten Patienten mit symptomatischer CMV-Infektion (Meningoenzephalitis, Pneumonie, Hepatitis, Ösophagitis, Kolitis) ist eine Therapie mit Ganciclovir oder Valganciclovir indiziert.

Prävention Expositionsprophylaxe: Das Risiko einer CMV-Konversion in der Schwangerschaft beträgt in Deutschland ca. 0,5 %. Wichtigste Ansteckungsquellen sind Urin und Speichel von asymptomatisch erkrankten Kindern.

10.3.12 Dermatophytosen

Tinea capitis, Tinea corporis, Tinea pedis, Tinea unguium

Unter Dermatophytosen (Tinea, Haut- und Ringflechte) werden Infektionen der Haut und der Hautanhangsgebilde zusammengefasst.

Erreger Erreger sind Dermatophyten, obligat pathogene Fadenpilze (Hyphomyzeten), die direkt oder indirekt übertragen werden können.

Übertragung und Inkubationszeit Die Übertragung erfolgt am häufigsten vom symptomatisch oder asymptomatisch infizierten Felltier (Kaninchen, Meerschweinchen, Katzen) bzw. direkt von Kind zu Kind („Mensch zu Mensch").

Dermatophytosen der freien Haut und Tinea capitis

Diese Krankheitsbilder entstehen durch Ausbreitung der Dermatophyten entlang der Haarfollikel in die Subkutis. Die oberflächliche Dermatophytose ist durch einzelne oder mehrere rundliche Plaques mit einzelnen Vesikeln oder follikulären Papeln gekennzeichnet. Die Erscheinungen jucken stark. Es besteht ein reversibler Haarausfall.

Bei der häufigen Tinea pedis (Prävalenz > 10 %) kommt es zur interdigitalen Mazeration und / oder diffusen plantaren Schuppung, die nur selten mit Vesikeln einhergeht. Häufig ist bei der Tinea pedis der Nagel befallen (Tinea unguium oder Bronchomykose). Die Symptomatik reicht von gelblichen Verfärbungen bis hin zum Zerfall der Nagelplatte.

Diagnose Einsatz der Wood-Lampe bei 365 nm: Innerhalb der befallenen Läsion zeigt sich eine hellgrüne bzw. schwachgrüne Fluoreszenz. Daneben werden die Mikroskopie sowie der kulturelle Nachweis der Dermatophyten eingesetzt.

Therapie Topisch werden Metronidazolderivate wie Clotrimazol, Econazol, Isoconazol, Bifonazol, Sertaconazol und Oxiconazol angewandt. Systemisch ist Griseofulvin Mittel der Wahl. Eine Meldepflicht besteht nicht.

10.3.13 Diphtherie

Erreger und Pathogenese Die Diphtherie wird durch *Corynebacterium (C.) diphtheriae* hervorgerufen. Der pathogenetische Faktor ist die Bildung des Diphtherietoxins (Exotoxin), das nach Integrieren eines Bakteriophagen mit dem Diphtherietoxin-Gen *DTX* in der Bakterienzelle gebildet wird. Erregerreservoir für *C. diphtheriae* ist der Mensch. Diphtheriefälle werden weltweit beobachtet. In westlichen Industrieländern ist die Zahl der Erkrankungen erheblich zurückgegangen. Dies ist nicht allein durch die Impfung zu erklären. In Deutschland werden importierte Erkrankungsfälle beobachtet.

Übertragung und Inkubationszeit Infektionsquelle sind Erkrankte und Keimträger. Die Übertragung erfolgt aerogen bei „Face-to-face"-Kontakt oder durch Tröpfcheninfektion. Das Übertragungsrisiko durch Erkrankte ist höher als durch gesunde Keimträger. Die Inkubationszeit beträgt 2–5 Tage, gelegentlich länger.

Klinische Symptome Häufigste Manifestationsform ist die Rachendiphtherie mit Entzündung in der Tonsillopharyngealregion. Auch der Kehlkopf, die Nase oder der Tracheobronchialbaum können betroffen sein. Es bestehen hohes Fieber, Halsschmerzen und Schluckbeschwerden. Später kommen Stridor sowie Gaumensegellähmung und Lymphknotenschwellungen hinzu. Die Letalität der Diphtherie liegt bei 5–10 %; unter ungünstigen Verhältnissen kann sie bei Säuglingen und Kleinkindern sowie Erwachsenen auf 25–40 % steigen. Todesursache ist meistens eine Atemwegsobstruktion oder Herzversagen infolge einer Myokarditis.

Diagnose Wegweisend ist der klinische Befund. Der Erregernachweis (PCR) sollte aus Abstrichen der verdächtigen Läsion angestrebt werden. Erkrankte Personen erhalten sofort Antitoxin zur Toxinneutralisation kombiniert mit einer antiinfektiven Therapie (Penicillin, Erythromycin) über 14 Tage.

Prävention Die Diphtherie-Impfung ist als Standardimpfung für alle Säuglinge, Kinder, Jugendlichen und Erwachsenen in Deutschland von der STIKO empfohlen (➤ Tab. 10.4). Darüber hinaus bestehen Indikationen für zugereiste Personen. Krankheitsverdacht, Erkrankung und Tod sind meldepflichtig.

10.3.14 EBV-Infektionen

Das Epstein-Barr-Virus (EBV) gehört zur Familie der Herpesviren. Es lassen sich zwei genetisch unterscheidbare Typen (EBV1 und EBV2) differenzieren. EBV infiziert primär lymphoepitheliales Gewebe im Rachenraum mit Freisetzung von infektiösen EBV-Partikeln („lytische Infektion"). Von hier aus gelangen infizierte B-Lymphozyten als Gedächtnis-B-Zellen in den Blutkreislauf.

Übertragung und Inkubationszeit Das Erregerreservoir für EBV ist nur der Mensch. Die Übertragung erfolgt in der Regel als Schmierinfektion über Speichel („kissing disease") sowie durch ungeschützten Geschlechtsverkehr. Weitere Infektionsquellen sind infizierte Zellen in der Organ- oder Stammzelltransplantation. Es besteht ein Erkrankungsgipfel im Adoleszentenalter (15–19 Jahre). Spätestens ab dem 30. Lebensjahr liegt die Durchseuchungsrate bei 90 %. Die Ausscheidung von infektiösem EBV im Speichel kann nach Verschwinden der Krankheitssymptome auch bei Immungesunden für Monate bis Jahre persistieren und periodisch wieder auftreten. Die Inkubationszeit schwankt zwischen 10 und 50 Tagen.

Klinische Symptome Bei Kleinkindern verläuft die Primärinfektion mit EBV meist asymptomatisch oder unspezifisch. Ältere Kinder, Jugendliche und Erwachsene bieten das Bild der „akuten infektiösen Mononukleose" (AIM; synonym: „Pfeiffersches Drüsenfieber") mit hohem Fieber, exsudativer Angina tonsillaris, Pharyngitis, Lymphadenopathie, Abgeschlagenheit und Splenomegalie. Komplikationen können alle Organsysteme betreffen, insbesondere aber das Immunsystem sowie das hämatopoetische System.

Bei Kindern mit angeborenem oder erworbenem Immundefekt (z. B. HIV-Infektion, Therapie mit Immunsuppressiva) kann eine EBV-Primärinfektion oder EBV-Reaktivierung zu schweren, häufig letalen lymphoproliferativen Krankheitsbildern (lymphoproliferative disease, LPD) bis hin zu malignen B-Zell-Lymphomen führen. Bei EBV-assoziierten Komplikationen nach Transplantation von soliden Organen oder hämatopoetischen Stammzellen spricht man von einer „posttransplant lymphoproliferative disorder" (PTLD). Verschiedene Malignome (Burkitt-, Hodgkin-, T- / NK-Zell-Lymphome, Nasopharynx-, Magenkarzinome sowie Leiomyosarkome) sind mit EBV assoziiert. Weltweit ist das EBV für ca. 2 % aller Krebserkrankungen ursächlich.

Diagnose Das klinische Bild der AIM ist typisch und lässt sich meistens ohne weitere Laboruntersuchungen diagnostizieren. Das Blutbild weist vermehrt atypische, reaktive Lymphozyten auf. ➤ Tab. 10.21 fasst typische Antikörpermuster für verschiedene Infektionsstadien zusammen.

Therapie Eine antivirale Therapie existiert nicht. Im Wesentlichen wird symptomatisch behandelt.

10.3.15 Enteroviren

Enteroviren inkl. Coxsackie-, Echo- und Polioviren sind kleine, hüllenlose RNA-Viren innerhalb der Familie *Picorna viridae*.

Häufigkeit, Übertragung und Inkubationszeit Enteroviren kommen weltweit vor. Typischer-

Tab. 10.21 EBV-Antikörpermuster bei verschiedenen Infektionssituationen

	anti-VCA-IgM	anti-VCA-IgG	anti-EA-IgG	anti-EBNA1-IgG
Keine frühere EBV-Infektion	–	–	–	–
Frische EBV-Primärinfektion/AIM	+	+	+	–
Länger zurückliegende EBV-Primärinfektion	–	+	–	+
EBV-Reaktivierung	+/–	++	++	–/+
Chronische aktive EBV-Infektion	+/–	+++	+++	–/+

weise liegt der Häufigkeitsgipfel der Erkrankung in den Sommermonaten. Die Übertragung erfolgt fäkal-oral durch Kranke und Rekonvaleszente. Auch gesunde Virusausscheider oder kontaminierte Nahrung können eine Infektion verursachen. Enteroviren werden nach Infektion von immunkompetenten Personen etwa 4–6 Wochen im Stuhl ausgeschieden. Die Inkubationszeit ist variabel und beträgt 2–35 d.

Klinische Symptome Das klinische Bild ist vielgestaltig. Typische Krankheitsbilder, die mit Enteroviren assoziiert sind, umfassen z. B. Herpangina, Hand-Fuß-Mund-Krankheit, polymorphe Exantheme, hämorrhagische Konjunktivitis, Bornholm-Erkrankung (Myositis epidemica), Myokarditis, Perikarditis, Meningitis, Enzephalitis, Muskellähmungen und Ataxie. Komplikationen sind schwere Krankheitsmanifestationen mit Pneumonie, Myokarditis, Hepatitis und Meningoenzephalitis sowie bei Neugeborenen das „Bild einer Sepsis". Bei Patienten mit Immundefekten wurden chronisch persistierende Infektionen beschrieben.

Diagnose und Therapie Die Diagnosestellung erfolgt mittels Nukleinsäureamplifikation, Virusisolierung oder in Ausnahmefällen mittels Serologie. Eine spezifische Therapie steht nicht zur Verfügung.

Prävention Impfstoffe gegen Enteroviren befinden sich in der Vorbereitung.

10.3.16 Frühsommer-Meningoenzephalitis (FSME)

Der Erreger der Frühsommer-Meningoenzephalitis (FSME) ist ein RNA-Virus, das zur Gattung der Flaviviren zählt. Das Virus zirkuliert in Naturherden zwischen Zecken und Kleinsäugern.

Häufigkeit, Übertragung und Inkubationszeit In Deutschland werden gegenwärtig 200–400 Erkrankungen jährlich gemeldet. Die FSME kommt in Süddeutschland vor. Die Inkubationszeit beträgt 1–3 Wochen. Das Risiko für Nichtimmune, nach Zeckenstich in einem Hochrisikogebiet zu erkranken, wird mit 1 : 600 bis 1 : 2.000 angegeben.

Klinische Symptome Etwa 3–14 d nach erfolgter Infektion treten bei 10–30 % der Infizierten Krankheitserscheinungen auf. Der Krankheitsverlauf ist häufig biphasisch. Es kommt zunächst zu grippeähnlichen Symptomen mit mäßigem Fieber, Kopfschmerzen, Schwindel und nach etwa 1 Woche (bis zu 20 d) bei 6–10 % (bis 30 %) zu zentralnervösen Symptomen. Diese sind neben hohem Fieber Kopfschmerzen, Schwächegefühl, Apathie bis Koma und tonisch-klonische Krampfanfälle. Bei Kleinkindern steht die Meningitisverlaufsform im Vordergrund, bei Erwachsenen die Meningoradikulitis. Im Kindesalter verläuft die FSME meistens unkompliziert, während bei Erwachsenen auch schwere Verläufe mit Todesfällen beschrieben wurden.

Diagnose Spezifische FSME-Antikörper vom IgM- und IgG-Typ führen zur Diagnose. Ferner ist im Liquor die Befundkonstellation einer aseptischen Meningitis festzustellen.

Therapie Eine spezifische Behandlung ist nicht möglich.

Prävention Expositionsprophylaxe: ggf. Meidung von Risikogebieten, angepasstes Freizeitverhalten im Wald, schützende Kleidung und Repellents.

Sowohl für Kinder als auch für Erwachsene stehen Impfstoffe zur Verfügung. Für den direkten und indirekten Nachweis des FSME-Virus besteht eine Meldepflicht (IfSG).

10.3.17 Gelbfieber

Gelbfieber wird durch das Gelbfiebervirus (Familie *Flaviviridae*) hervorgerufen.

Häufigkeit, Übertragung und Inkubationszeit
Gelbfieber kommt im tropischen Afrika, im tropischen Mittel- und Südamerika vor. Als Erregerreservoir fungieren Affen und infizierte Menschen. Die Übertragung erfolgt über Stechmücken (siege Arboviren). Die Inkubationszeit beträgt 3–6 d.

Klinische Symptome Der klinische Verlauf ist heterogen; asymptomatische Verläufe können vorkommen. Typischerweise bestehen 2 Phasen. Nach akutem Beginn mit Fieber, Schüttelfrost, Kopfschmerzen, Übelkeit und Erbrechen kommt es nach 3–4 d zu einem Rückgang der Symptome, was bei der Mehrzahl der Patienten in die Genesung mündet. Bei etwa 15 % der Erkrankten schließt sich die sogenannte toxische Phase an mit erneutem Fieberanstieg und Blutungen in Organe und die Haut. Charakteristisch sind Organschäden (Leber, Nieren), die zu einem Ikterus und Störungen der Nierenfunktion führen. Ferner können ZNS-Symptome u. a. mit Krampfanfällen, Tremor und Sprachstörungen auftreten. Die Letalität liegt bei 10–20 % insgesamt, bei Patienten in der toxischen Phase kann sie bis zu 50–70 % betragen.

Diagnose Die RT-PCR ist heute die Methode der Wahl. Sie ist bereits am ersten Krankheitstag positiv.

Therapie Eine spezifische Therapie steht nicht zur Verfügung. Im Vordergrund steht eine symptomatische bzw. intensivmedizinische Behandlung.

Prävention Es steht ein Gelbfieberimpfstoff zur Verfügung, der für Reisende in Gelbfieberinfektionsgebiete vorgeschrieben ist. Bei Krankheitsverdacht, Erkrankung und Tod besteht eine Meldepflicht (IfSG).

10.3.18 Giardiasis

Giardiasis ist eine durch *Giardia intestinalis* (Geißeltierchen, Genotyp A und B) hervorgerufene Erkrankung des Menschen.

Klinische Symptome Die Symptome einer Giardiasis (Lamblienruhr) sind Durchfall, Blähungen und selten auch Fieber.

Diagnose Die Diagnose wird durch den Nachweis von Trophozoiten oder Zysten im Stuhl gestellt oder erfolgt ggf. mittels Biopsien. Ferner ist ein *Giardia*-Antigennachweis im Stuhl mittels ELISA oder PCR möglich.

Therapie Metronidazol, Albendazol, Mebendazol. In Deutschland besteht eine Meldepflicht für Infektionen durch *Giardia intestinalis* (IfSG).

10.3.19 Gonokokken-Infektion

Gonokokken sind ausschließlich humanpathogen. Die Infektion erfolgt über direkten Kontakt von Schleimhäuten mit Exsudaten infizierter Schleimhäute, also bei ungeschütztem analem, oralem oder vaginalem Geschlechtsverkehr sowie peripartal / -natal von der Mutter auf das Neugeborene. Nach Schätzung der WHO treten jährlich zwischen 80.000.000 und 100.000.000 Neuerkrankungen auf. Nach den Chlamydien sind Gonokokken in Europa die zweihäufigste Ursache bakterieller STI. Die Inkubationszeit beträgt 2–7 d, bei perinataler Infektion 2 Tage bis 3 Wochen.

Klinische Symptome
- **Neugeborene:** Initialsymptom ist Ophthalmia neonatorum (Gonoblennorrhö). Hierbei kommt es in den ersten Lebenstagen zu einer Lidschwellung (uni- oder bilateral) mit exsudativer Chemosis, woraus sich eine mukopurulente, blutige Konjunktivitis entwickeln kann. Komplikationen sind Ulzerationen der Hornhaut mit beidseitiger Erblindung. Weitere seltene Manifestationen bei Neugeborenen sind Bakteriämie, septische Arthritis (Pseudolähmung!), Endokarditis, Meningitis sowie Skalpabszesse.
- **Kinder, Adoleszente und Erwachsene:** Gonokokken verursachen vor allem lokale Entzündungen

der Schleimhäute, bevorzugt des Urogenitalsystems, oder der Darm-, Mund- und Rachen- sowie Augenschleimhäute. Bei Männern ist die häufigste Manifestation eine akute Urethritis mit eitrigem Ausfluss („Tripper"), Erythem der Urethraöffnung und Dysurie. Bei infizierten Frauen werden vermehrter oder veränderter, ggf. eitriger Fluor, Schmerzen im Unterbauch, Dysurie und Zwischenblutungen sowie Menorrhagien gefunden. Als Komplikationen werden bei Frauen entzündliche Beckenbodenerkrankungen und bei Männern Epididymitis und / oder Orchitis beobachtet.

Diagnose *Neisseria gonorrhoeae* wird zunehmend mittels Nukleinsäureamplifikationsverfahren (z. B. PCR) und immer seltener (geringe Sensitivität) mittels Kultur identifiziert.

Therapie Die Ophthalmia neonatorum wird über 1 d mit Ceftriaxon oder bei Hyperbilirubinämie oder Frühgeburtlichkeit mit Cefotaxim behandelt. Eine zusätzliche lokale antiinfektive Therapie ist nicht indiziert.

Prävention Wegen der relativ selten auftretenden Gonoblennorrhö ist die sog. Credé-Prophylaxe mit Silbernitrat oder Silberacetatlösung obsolet; ggf. kann nach der Geburt eine Erythromycin- oder Tetrazyklinsalbe eingesetzt werden. Eine Meldepflicht ist nach IfSG nicht vorgesehen.

10.3.20 *Haemophilus-influenza*-Infektion

Ein Großteil der invasiven Infektionen wurde vor Einführung der Impfung durch Hib hervorgerufen. Unbekapselte Stämme verursachen häufig Atemwegsinfektionen wie Otitis media, Sinusitis, Konjunktivitis, Bronchopneumonie sowie Exazerbation einer chronischen Bronchitis.

Häufigkeit, Übertragung, Inkubationszeit *Haemophilus (H.) influenzae* kommt weltweit und ausschließlich beim Menschen vor. Unbekapselte Stämme gehören zur Normalflora des Nasen-Rachen-Raums. Invasive Infektionen kommen besonders bei Säuglingen und Kleinkindern vor. Für Hib beträgt die Inzidenz < 0,05 pro 100.000 und Jahr. Der Häufigkeitsgipfel der Hib-Meningitis liegt in den ersten beiden Lebensjahren, bei der Epiglottitis durch Hib dagegen im 3. bis 4. Lebensjahr. Nach Einführung der Hib-Impfung sind beide Krankheitsbilder nahezu verschwunden. Die Übertragung erfolgt mittels Tröpfcheninfektion oder durch direkten Kontakt von Mensch zu Mensch.

Diagnose Ein kultureller Nachweis ist bei allen Kindern mit V. a. eine invasive Infektion anzustreben.

Therapie Cefotaxim, Ceftriaxon, Cephalosporine der Gruppe 2, Amoxicillin plus Clavulansäure.

Prävention Eine Chemoprophylaxe mit Rifampicin bei Indexpatienten mit einer invasiven Hib-Infektion ist sinnvoll, wenn nicht mit Ceftriaxon oder Cefotaxim behandelt wurde.

Es steht eine Hib-Impfung für Säuglinge ab dem 3. Lebensmonat zur Verfügung.

Nach dem IfSG sind Erkrankungsverdacht, die Erkrankung und der Tod an *Haemophilus*-assoziierter Meningitis und Sepsis sowie der direkte Erregernachweis meldepflichtig.

10.3.21 Hand-Fuß-Mund-Krankheit

Die Hand-Fuß-Mund-Krankheit ist eine viral bedingte, weltweit vorkommende, hoch ansteckende Infektionskrankheit. Sie tritt ganzjährig auf. Die Hand-Fuß-Mund-Krankheit wird vorwiegend durch Enteroviren der Gruppe A (EV-A) verursacht. Hierzu gehören die Coxsackie-A-Viren und das humane Enterovirus 71.

Übertragung und Inkubationszeit Die Übertragung erfolgt direkt von Mensch zu Mensch oder durch direkten Kontakt mit Körperflüssigkeiten wie Speichel, Tröpfchen, dem Sekret aus Bläschen oder fäkal-oral. Inkubationszeit: 3–7 d.

Klinische Symptome Initial kommt es zu grippeähnlichen Symptomen wie Fieber, Appetitlosigkeit und Halsschmerzen. 1–2 Tage nach Fieberbeginn entwickeln sich dann schmerzhafte Enantheme in der Mundschleimhaut mit Bläschen von 4–8 mm Durchmesser, im Bereich der Zunge, des harten Gaumens, des Zahnfleischs und der Wangenschleimhaut. Tonsillen und Pharynx bleiben frei und sind selten betroffen. Es folgt ein symmetrisches Exanthem mit Bläschenbildung an Handinnenflächen, Fußsohlen und Gesäß. Komplikationen werden insbesondere nach Infektionen mit humanem Enterovirus 71 (Hirnstamm-Enzephalitis, schlaffe Lähmungen, aseptische Meningitis) beobachtet.

Diagnose Die Diagnose wird klinisch gestellt. Aus Stuhl und Hautbläschen lässt sich das Virus isolieren.

Therapie Es ist keine spezifische Therapie verfügbar.

10.3.22 Hepatitis A, B, C, D und E

Hepatitis A

Erreger und Übertragung Die Hepatitis A wird durch das Hepatitis-A-Virus hervorgerufen. Hierbei handelt es sich um ein RNA-Virus, das fäkal-oral übertragen werden kann. Ein infizierter Patient ist etwa 2 Wochen vor bis ca. 1–2 Wochen nach Ausbruch der Erkrankung (bzw. des Ikterus) ansteckend. Eine Virämie kann aber mehrere Monate bestehen. Die Inkubationszeit beträgt durchschnittlich 25 (14–48) Tage.

Klinische Symptome Bei Kindern überwiegend asymptomatische oder leichte anikterische Formen. Oftmals steht Fieber mit respiratorischen Symptomen, Übelkeit, Erbrechen und Oberbauchschmerzen, Inappetenz sowie dunklem Urin und entfärbtem Stuhl im Vordergrund. Ein Ikterus, auch mit Juckreiz kann das Krankheitsbild komplettieren. In Europa tritt eine Hepatitis A bei weniger als 1 % der Patienten fulminant auf.

Diagnose Serologische Bestimmung von anti-HAV-IgM. Die IgM-Antikörper sind ca. 3 Monate (bis zu > 1 Jahr) im Serum nachweisbar.

Therapie Eine spezifische Therapie ist nicht möglich.

Prävention Im Vordergrund stehen Hygienemaßnahmen.

Hepatitis B

Übertragung und Inkubationszeit Mehr als ein Drittel der Weltbevölkerung ist potenziell mit Hepatitis B (HBV) infiziert. Bei etwa 0,4 % der Bevölkerung in Deutschland ist HBsAg im Serum nachweisbar. HBV kommt in Blut und Blutprodukten, Speichel, Sperma und Vaginalsekret, aber auch in Muttermilch, Tränenflüssigkeit und anderen Körpersekreten sowie Gewebeproben vor. Die Übertragung von HBV erfolgt im Wesentlichen durch Intimkontakte. Bei der vertikalen Transmission erfolgt die Infektion des Kindes sub partu. Die Sub-partu-Infektionsrate der Neugeborenen HBeAg-positiver Mütter beträgt 70–95 %. Die Inkubationszeit beträgt 90 (40–180) d.

Klinische Symptome Das klinische Bild der Hepatitis B kann dem der Hepatitis A ähneln. Extrahepatische Manifestationen wie Arthralgien, Exantheme (Gianotti-Crosti-Syndrom), Myalgien, Vaskulitis, Glomerulonephritis u. a. kommen vor. Patienten mit einer fulminanten Hepatitis B sind oftmals gleichzeitig durch das Hepatitis-D-Virus (HDV) infiziert. Eine akute oder chronische Hepatitis B stellt in der Schwangerschaft für Mutter und Kind kein erhöhtes Risiko dar, kann aber zu einer vertikalen Transmission der Viren führen.

Diagnose Die akute Hepatitis B lässt sich durch den Nachweis von HBsAg im Serum beweisen. Etwa 2 Monate nach Ausbruch der Erkrankung wird HBsAg aus dem Serum eliminiert. Das anti-HBc-IgM persistiert in der Regel 2 Wochen bis 6 Monate. Wichtige Marker für eine Virusreplikation sind HBeAg und die quantitativ bestimmte HBV-DNA. HBV-DNA persistiert im Serum 4–6 Wochen. Die chronische Hepatitis B ist durch einen HBsAg-Nachweis im Serum von mehr als ½ Jahr gekennzeichnet.

Therapie und Prognose Eine kausale Therapie der akuten und chronischen Hepatitis B gibt es nicht. Die Letalität der fulminanten Hepatitis ist hoch (bis 80 %). Die Chronifizierungsrate ist altersabhängig. Bei Neugeborenen beträgt sie bis zu 95 %, bei 1- bis 5-Jährigen etwa 25–40 %, bei Schulkindern und Erwachsenen bis zu 10 %. Bei 5 % der chronisch infizierten Kinder entwickelt sich bis zum Erwachsenenalter eine Leberzirrhose oder selten ein hepatozelluläres Karzinom.

Das Risiko hierfür steigt nach dem 30. Lebensjahr deutlich an. Eine chronische Hepatitis B kann über viele Jahre unauffällig verlaufen. Die Prognose einer chronisch-aggressiven Hepatitis B wird vom Ausmaß der entzündlichen Aktivität bestimmt. Alkoholkonsum sowie hepatotoxische Substanzen verschlechtern die Prognose der akuten und chronischen Hepatitis B.

Prävention und Gesundheitsschutz Hygienische Maßnahmen können die perkutane oder mukokutane Übertragung verhindern. Es steht eine passive sowie aktive Immunisierung zur Verfügung. Die Hepatitis-B-Impfung wird von der STIKO bereits zur Grundimmunisierung von Säuglingen und Kleinkindern empfohlen. Die Erkrankung ist meldepflichtig (IfSG).

Hepatitis C

Etwa 0,4 % der Einwohner in Deutschland sind anti-HCV-positiv.

Übertragung und Inkubationszeit Das HCV wird überwiegend durch i. v. Drogengebrauch und Sexualkontakte übertragen, seltener durch Dialyse und Hausarztkontakte. Eine vertikale Übertragung kommt bei etwa 1–6 % der Kinder HCV-RNA-positiver Mütter vor und ist bei Kindern inzwischen der häufigste Übertragungsweg. Die Inkubationszeit beträgt 8 (2–26) Wochen.

Klinische Symptome Das klinische Bild der Hepatitis C ist oftmals symptomarm und unspezifisch. Häufig lässt sich die Hepatitis C kaum von einer akuten Hepatitis A oder B unterscheiden.

Diagnose Die Diagnose erfolgt über den Nachweis von Anti-HCV-Antikörpern.

Therapie Die Hepatitis C kann erfolgreich behandelt werden. Zur Behandlung der Hepatitis C stehen Polymeraseinhibitoren (nukleotidisch, nichtnukleotidisch) sowie NS3/4A-Protease-Inhibitoren und NS5A-Inhibitoren zur Verfügung.

Prävention Eine Impfung ist nicht verfügbar. Die Expositionsprophylaxe ist essenziell.

Hepatitis D

Übertragung und Inkubationszeit Die Übertragung erfolgt analog zur Hepatitis B. Die Inkubationszeit beträgt bei einer Koinfektion mit HBV 4–8 Wochen, bei einer Sekundärinfektion 90 (50–180) d.

Klinische Symptome, Diagnose und Therapie Das klinische Bild entspricht dem einer Hepatitis-B-Infektion. Die Diagnose wird durch den Nachweis von anti-HDV und HDV-IgM gestellt. Eine spezifische Therapie ist nicht bekannt.

Prävention Es existiert keine spezifische Immunprophylaxe. Die akute Hepatitis-D-Infektion ist meldepflichtig (IfSG).

Hepatitis E

Übertragung und Inkubationszeit Die Übertragung erfolgt analog zur Hepatitis A fäkal-oral, vorwiegend über kontaminiertes Wasser. In Deutschland wird die Hepatitis E zumeist durch unzureichend gegartes infiziertes Schweinefleisch übertragen und nur in Einzelfällen als Tropenkrankheit importiert. Das Virus wird bis zu 2 Wochen nach Erkrankungsbeginn im Stuhl ausgeschieden. Die Inkubationszeit beträgt 40 (15–60) d.

Klinische Symptome Das klinische Bild ähnelt dem der Hepatitis A. Eine Hepatitis-E-Infektion verläuft fast immer asymptomatisch und ist selbstlimitierend.

Diagnose und Therapie Die Diagnose wird durch den Nachweis von anti-HEV-IgG oder -IgM gestellt. Eine spezifische Therapie ist nicht bekannt.

Prävention Eine spezifische Immunprophylaxe steht nicht zur Verfügung. Die Hepatitis E ist meldepflichtig (IfSG).

10.3.23 Herpes-simplex-Virus 1 und 2

Herpes-simplex-1- und -2-Viren (HSV1, HSV2) gehören zur Gruppe der humanpathogenen Herpesviren. Infektionen mit HSV1 betreffen meist die Haut und

Schleimhaut, HSV2-assoziierte Infektionen betreffen die Genitalregion. Eine strikte Trennung ist nicht möglich.

Übertragung und Inkubationszeit HSV kommen ubiquitär vor. Die Übertragung erfolgt von Mensch zu Mensch, insbesondere durch engen Körperkontakt (Geburt, Geschlechtsverkehr) mit symptomatischen oder asymptomatischen Personen. Die Inkubationszeit schwankt zwischen 2 und 12 d (Median 3–6 d). Bei Neugeborenen fällt die Inkubationszeit deutlich länger aus (3 Wochen).

Klinische Symptome Es gilt, neonatale Infektionen von solchen bei älteren Kindern zu unterscheiden. Das klinische Bild bei neonatalen HSV-Infektionen kann in drei Manifestationsarten untergliedert werden:
- 45 % der Neonaten weisen lokalisierte Infektionen (Haut, Augen, Schleimhäute) auf. Man spricht auch von „skin, eyes and mouth disease" (SEM).
- 30 % der Neugeborenen fallen mit einer Infektion des ZNS (lymphozytäre Meningitis, Krampfanfälle, Lethargie und Trinkschwäche) auf.
- Eine schwere systemische disseminierte Infektion mit und ohne ZNS-Beteiligung tritt bei 25 % der Neonaten auf. Initialsymptome können Hyperexzitabilität, Erbrechen, Apnoen, Ateminsuffizienz oder eine Hepatitis sein.

Der Erkrankungsbeginn liegt meist in den ersten 2 Lebenswochen. Die Prognose von HSV-Infektionen bei Neugeborenen hängt entscheidend vom Zeitpunkt des Therapiebeginns und der Manifestationsart ab.

Bei Klein- und Schulkindern treten HSV-Infektionen vor allem mit Bläschen und schmerzhaften Aphthen (Wangenschleimhaut, Zahnfleisch, Gaumen, Lippen und perioral) auf. Hinzu treten hohes Fieber und eine Dysphagie. Bei Kindern mit Neurodermitis kann eine primäre HSV-Infektion zu einem Eczema herpeticatum Kaposi führen. Auch für die Genese des Erythema exsudativum multiforme spielt das HSV offenbar eine Rolle. Eine Enzephalitis kann im Rahmen einer HSV-Primärinfektion oder auch nach einer HSV-Reaktivierung auftreten.

Diagnose Die Diagnose einer HSV-Infektion wird klinisch gestellt: bläschenförmige Effloreszenzen (gruppiert) im Mund- und Genitalbereich. Das Virus lässt sich mittels PCR nachweisen. Für die retrospektive Diagnose stehen serologische Verfahren zur Verfügung.

Therapie Medikation der Wahl ist Aciclovir. Dosis und Behandlungsdauer hängen von der Organmanifestation und vom Patientenalter ab.

Prävention Schwangere und gebärende Frauen sollten bzgl. einer etwaigen HSV-Infektion befragt werden. Bei einer floriden genitalen HSV-Infektion der Schwangeren nach der 36. SSW, vor allem bei einem primären Herpes genitalis, soll per Sectio entbunden werden.

10.3.24 Humanes Herpesvirus Typ 6 (HHV6) und Typ 7 (HHV7)

Übertragung und Inkubationszeit Die Durchseuchung bis zum Ende des 2. Lebensjahrs liegt bei fast 95 %. Die Inkubationszeit von HHV6 beträgt 5–15 d.

Klinische Symptome Sowohl HHV6 als auch HHV7 sind die Erreger des **Exanthema subitum** (Dreitagefieber, Roseola infantum). Das mittlere Alter bei HHV7-Infektionen liegt bei 26 Monaten, bei HHV6-Infektionen früher. Nach HHV7-Infektionen kommt es häufiger zu Fieberkrämpfen. Der typische Verlauf des Exanthema subitum ist durch hohes Fieber charakterisiert, das 3–5 Tage persistiert. Nach der Entfieberung tritt ein makulöses oder leicht papulöses Exanthem auf. Die Infektion kann durch eine Gastroenteritis, Lidödeme, Husten sowie eine zervikale Lymphadenopathie kompliziert sein. Die HHV6-Infektion kann bei älteren Kindern mononukleoseähnlich auftreten. Bei immunsupprimierten Patienten nach Stammzell- oder Organtransplantation werden z. T. schwerwiegende Krankheitsverläufe nach einer HHV-Infektion (interstitielle Pneumonie, Myokarditis, Hepatitis u. a.) beobachtet.

Therapie Eine spezifische antivirale Therapie ist nicht verfügbar. Experimentell kann bei Enzephalitis und HHV7-DNA-Nachweis im Liquor ein Therapieversuch mit Foscarnet oder Valganciclovir, Ganciclovir oder Cidofovir erwogen werden.

10.3.25 HIV/AIDS

In Deutschland leben ca. 400 HIV-infizierte Kinder. Pro Jahr werden in Deutschland etwa 250 HIV-exponierte Kinder geboren. Nach RKI-Angaben liegt die vertikale Transmissionsrate bei vollständiger Transmissionsprophylaxe unter 1 %.

Das HI-Virus induziert eine chronische Infektionskrankheit, die durch eine zunehmende Schwäche des Immunsystems auffällt. Die klinischen Symptome sind von der Beeinträchtigung des Immunsystems abhängig. Die fortgeschrittene Erkrankung bei ausgeprägtem Immundefekt geht mit opportunistischen Infektionen, Malignomen und weiteren HIV-bedingten Erkrankungen einher, die in das Krankheitsbild AIDS (erworbenes Immundefizienz-Syndrom, „**A**cquired **I**mmuno **D**eficiency **S**yndrome") übergehen.

Klinische Symptome ➤ Tab. 10.22 fasst Symptome der HIV-Infektion im Kindesalter zusammen.

➤ Tab. 10.23 gibt Erkrankungen bei Kindern < 13 Jahren (klinische Kategorie C der CDC-Klassifikation) wieder, die als AIDS-assoziiert (AIDS-definierend) betrachtet werden.

Diagnose Neugeborene von HIV-infizierten Müttern besitzen diaplazentar übertragene HIV-spezifische Antikörper, die bis zu 2 Jahre persistieren können. Die Diagnose wird daher mittels Nachweis HIV-spezifischer DNA aus kindlichen Lymphozyten oder HIV-spezifischer RNA mittels PCR gestellt. Der Ausschluss einer kindlichen Infektion kann spätestens 4–6 Wochen nach Beendigung der neonatalen Prophylaxe mit hoher Sicherheit (über 90 %) gestellt werden. Es gilt die Regel, zwei Tests mit negativen Resultaten von zwei unabhängigen Proben im Alter von 1 und 4 Monaten durchzuführen, um eine HIV-Infektion sicher auszuschließen. Die HIV-Infektion bei Säuglingen mit V. a. horizontale Infektion und bei älteren (Klein-)Kindern ist über HIV-Antikörper im Serum nachweisbar.

Therapie und Postexpositionsprophylaxe (PEP)
Wenn indiziert, wird regelhaft eine Kombinationstherapie mit mindestens drei wirksamen antiretroviralen Substanzen eingesetzt.

Folgende antiretrovirale Medikamente stehen zur Therapie der HIV-Infektion im Kindesalter zur Verfügung:
- Nukleosidische Reverse-Transkriptase-Inhibitoren (NRTI): NRTI-Kombinationspräparate:
- Nichtnukleosidische Reverse-Transkriptase-Inhibitoren (NNRTI): NRTI-NNRTI-Kombinationspräparate:
- Proteaseinhibitoren (PI) und Boostermedikamente: Entry- und Fusionsinhibitoren:
- Integraseinhibitoren: Bezüglich der empfohlenen Kombinationen und der zu wählenden Dosierun-

Tab. 10.22 Symptome der HIV-Infektion im Kindes- und Jugendalter

Symptome, Kategorie A der CDC-Klassifikation	Mäßig schwere Symptome, Kategorie B der CDC-Klassifikation
• Lymphadenopathie (> 0,5 cm an mehr als 2 Lymphknotenstationen oder bilateral an einer Station) • Hepatosplenomegalie • Dermatitis • Parotisschwellungen, Parotitis • Rezidivierende oder persistierende Infektionen der oberen Atemwege	• Persistierendes Fieber (> 1 Monat) • Anämie < 8 g/l, Neutropenie < 1.000/µl, Thrombozytopenie < 100.000/µl für > 30 d • Kardiomyopathie oder Karditis • Interstitielle Pneumonie • Hepatitis, Nephropathie • Durchfälle (rezidivierend, chronisch) • CMV-Infektion, Beginn < 2. LM • HSV-Stomatitis (> 2 Episoden/Jahr) • HSV-Bronchitis, -Pneumonie, -Ösophagitis (Beginn < 2. LM) • Zoster (> 2 Episoden oder > 1 Dermatom) • Disseminierte, komplizierte Varizellen • Episode einer bakteriellen Meningitis, Pneumonie oder Sepsis • Nokardiose • Oropharyngeale Candidose (> 2 Monate Dauer bei Kindern > 6 Monate) • Toxoplasmose (Beginn < 2. LM) • Leiomyosarkom

Tab. 10.23 Infektionskrankheiten bei Kindern < 13 Jahre, die AIDS-assoziiert sind (Kategorie C der CDC-Klassifikation)

Infektionskrankheit		Klinische Kriterien
Bakterielle Infektionen		• 2 Septikämien, Pneumonien, Meningitiden, Knochen- oder Gelenkinfektionen oder Abszesse in einer Körperhöhle oder an einem Organ mit gewöhnlichen Bakterien innerhalb von 2 Jahren • Extrapulmonale oder disseminierte Tbc • Extrapulmonale oder disseminierte atypische Mykobakteriose
Pilzinfektionen		• *Pneumocystis-jiroveci*-Pneumonie (früher: *Pneumocystis carinii*) • Candidiasis: Ösophagus, Atemwege, Lunge • Extrapulmonale oder disseminierte Histoplasmose • Extrapulmonale Kryptokokkose • Extrapulmonale Kokzidioidomykose
Virusinfektionen	HSV	• Bronchitis, Pneumonie oder Ösophagitis bei Kindern > 1 Monat oder • mukokutanes Ulkus (> 1 Monat)
	EBV	• Interstitielle Pneumonie
	CMV	• CMV-Infektion außerhalb von Leber, Milz und Lymphknoten • Beginn nach dem 1. LM (z. B. Retinitis, Ösophagitis, Kolitis)
	HIV	• Enzephalopathie • Wasting-Syndrom (Ausschluss anderer Ätiologie)
	JC-Viren	• Progressive multifokale Leukenzephalopathie
Parasitäre Infektionen		• ZNS-Toxoplasmose bei Kindern (> 1. LM) • Kryptosporidiose, Diarrhö (> 1 Monat Dauer) • Isosporidiose, Diarrhö (> 1 Monat Dauer)
Tumoren		• Maligne Lymphome, auch primäre ZNS-Lymphome • Kaposi-Sarkom

Tab. 10.24 Risikoadaptierte Postexpositionsprophylaxe (PEP) des Neugeborenen

Schwangerschaft	HIV-Transmissionsrisiko	PEP des Neugeborenen
Komplikationslose Schwangerschaft, auch Mehrlinge, präpartale Viruslast (VL) < 50 Kopien/ml	Niedrig	ZDV für 2 Wochen
Frühgeburt plus VL < 50 Kopien/ml	Niedrig	ZDV für 2 Wochen
Viruslast > 50 und < 1.000 Kopien/ml	leicht erhöht	ZDV für 4 Wochen, ggf. erweiterte Prophylaxe nach zusätzlichen Risikofaktoren
Keine mütterliche Therapie in der Schwangerschaft, Viruslast vor Geburt > 1.000 Kopien/ml	erhöht	Triple-Prophylaxe mit ZDV, 3TC, NVP: ZDV 6 Wochen plus 3TC 2 Wochen plus 3 Gaben NVP

gen wird auf die infektiologische Spezialliteratur verwiesen.
Alle 3 Monate sollten die Viruslast, die CD4-Zahl und weitere Laborparameter (Monitoring von UAW) kontrolliert werden.

Mutter-Kind-Transmission von HIV Wichtig für die Prophylaxe der Mutter-Kind-Transmission von HIV ist die Kenntnis des HIV-Status der Schwangeren. Die Transmissionsrate kann durch die antiretrovirale Therapie, eine elektive Schnittentbindung vor Wehenbeginn sowie durch Stillverzicht und Postexpositionsprophylaxe (PEP) massiv gesenkt werden.
➤ Tab. 10.24 gibt die PEP des Neugeborenen je nach Risiko wieder.

10.3.26 Humane Papillomavirus-Infektionen

Übertragung und Inkubationszeit HPV-Infektionen bei Kindern sind häufig. 10–20 % der Schulkinder weisen kutane Warzen auf. Die Inkubationszeit beträgt 4 Wochen bis mehrere Monate.

Klinische Symptome Gemeine plantare Warzen (Verrucae vulgaris, Verrucae plantaris) werden vorzugsweise durch die HPV-Typen 1, 2, 3, 4 und 7 hervorgerufen. Sie treten insbesondere im Bereich von bradytrophen Arealen auf. Filiforme Warzen finden sich an Augenlidern, Lippen und Nase. Plane juvenile Warzen (Verrucae planae juveniles) werden durch die HPV-Typen 3, 10, 28 und 41 hervorgerufen und finden sich als flache, hautfarbene oder hellbräunliche Papeln insbesondere von Gesicht und Handrücken. Die Spontanregressionsrate kutaner oder anogenitaler Warzen im Kindesalter liegt innerhalb von 2 Jahren bei über 60 %. Infektionen mit bestimmten HPV-Typen (16, 18, 31, 45 u. a.) sind von großer Bedeutung für die Entstehung von Zervix-, Vulva-, Penis- und Analkarzinomen.

Diagnose Die Diagnose von Warzen wird klinisch gestellt. HPV lassen sich nicht anzüchten. Eine Analyse der viralen DNA aus der Läsion mittels PCR ist möglich. Bei Karzinomverdacht ist eine invasive Diagnose (Biopsie) angezeigt.

Therapie Das von Warzen befallene Gewebe kann chirurgisch angegangen oder eine antiproliferative, z. T. immunmodulatorische Therapie angewandt werden. Larynxpapillome werden gelasert.

Prävention Es stehen immunogene HPV-Vakzine (9-valent und 2-valent) zur Verfügung. Durch umfangreiche klinische Studien konnte gezeigt werden, dass beide Impfstoffe sehr gut gegen Malignomvorstufen wirken, die durch die im Impfstoff enthaltenen HPV-Typen hervorgerufen wurden.

10.3.27 Influenza und Parainfluenza

Influenzaviren gehören zur Familie der Orthomyxoviren. Sie werden in drei Typen (A, B, C) unterteilt: Influenza-A-Viren werden nach ihrem Oberflächenglykoprotein, Hämagglutinin und Neuraminidase-Subtypen unterteilt (z. B. A / H1N1; A / H3N2). Die saisonale Grippe betrifft gewöhnlich 5–15 % der Bevölkerung, wobei die Inzidenz im Kindesalter zwischen 20 und 35 % liegt.

Übertragung, Inkubationszeit und klinische Symptome Die Übertragung der Influenzaviren erfolgt durch Tröpfchen (> 5 µm), insbesondere beim Husten oder Niesen. Eine aerogene Übertragung (Atmen, Sprechen) oder durch direkten Kontakt (Händeschütteln) ist ebenfalls möglich. Die Inkubationszeit ist kurz und beträgt durchschnittlich 2 (1–4) d. Die Dauer der Infektiosität beträgt 4–5 d ab dem Auftreten der ersten Symptome.

➤ Tab. 10.25 gibt die wichtigsten klinischen Symptome der Influenza im Vergleich zum banalen, sog. grippalen Infekt wieder. Zu den Komplikationen gehören u. a. Enzephalopathien, Fieberkrämpfe, Pneumonien sowie Tracheobronchitiden, Sinusitiden und Mittelohrentzündungen. Todesfälle sind auch

Tab. 10.25 Klinische Abgrenzung der Influenza von banalen Atemwegsinfektionen

Symptome	Influenza	Grippaler Infekt
Beginn der Erkrankung	plötzlich, rasche Verschlechterung	langsam, allmähliche Verschlechterung
Fieber	bis 41 °C, Frösteln, Schweißausbruch	leicht erhöhte Temperatur
Gliederschmerzen	starke Muskel- und Gelenkschmerzen	gering ausgeprägt
Kopfschmerzen	stark	gelegentlich, leicht
Müdigkeit, Abgeschlagenheit	schwer, bis zu 3 Wochen dauernde Erschöpfung	gering
Husten	trocken, häufig schwer und schmerzhaft	mild bis mäßig
Schnupfen	manchmal	meist ausgeprägt, häufig Niesen, verstopfte und / oder laufende Nase

im Kindesalter bekannt. Die Influenza-assoziierten Hospitalisationsraten sind insbesondere im Säuglings- und Kleinkindesalter erhöht.

Diagnose Die Diagnose kann klinisch oder durch direkten Nachweis viraler Antigene mittels Immunfluoreszenz, ELISA oder sog. Schnelltests aus klinischen Materialien des oberen und unteren Respirationstrakts gestellt werden. Die Nachweismethode der Wahl ist der typenspezifische Nachweis mittels PCR aus Nasen-Rachen-Sekret bzw. -Abstrich.

Therapie Die Neuraminidasehemmer Oseltamivir und Zanamivir blockieren die Aktivität der viralen Neuraminidase und damit die Freisetzung neu gebildeter Viren. Sie wirken gegen Influenza-A- und -B-Viren. Oseltamivir und Zanamivir sind für Kinder ab 1 bzw. ab 5 Jahren zugelassen. Eindeutige Belege für eine Vermeidung oder Verkürzung schwerer Krankheitsverläufe sowie eine Reduktion der Letalität liegen bei Kindern nicht vor.

Prävention Eine jährlich anzuwendende Impfung gegen Influenza ist verfügbar.

10.3.28 Katzenkratzkrankheit (Bartonellose)

Bartonellen sind gramnegative Bakterien. *Bartonella henselae* ist der Erreger der häufigen Katzenkratzkrankheit, die weltweit auftritt.

Übertragung und Inkubationszeit *Bartonella henselae* wird überwiegend bei Biss- und Kratzwunden durch symptomlose Katzen, seltener durch Hunde übertragen. Die Inkubationszeit ist unterschiedlich, wahrscheinlich 3–10 Tage.

Klinische Symptome Nach Auftreten einer Hautläsion und weiteren 15–50 d wird eine Lymphadenitis beobachtet. Das klinische Bild der Katzenkratzkrankheit ist eine überwiegend einseitige Lymphadenitis. Überwiegend sind die axillären bzw. supraklavikulären oder zervikalen Lymphknoten betroffen. Es besteht eine Selbstheilungsrate der Lymphadenitis innerhalb von 2–4 Monaten. Bei 60–90 % der betroffenen Patienten entwickelt sich an der Eintrittspforte des Erregers nach 3–10 d ein kleines Bläschen oder eine Pustel, die rasch in eine Papel übergeht und verkrustet. Weitere Symptome der Katzenkratzkrankheit sind Fieber, Kopfschmerzen, Gliederschmerzen, Appetitlosigkeit und Übelkeit. Bei weniger als 10 % der Patienten tritt ein sog. okuloglanduläres Syndrom (Parinaud-Syndrom) auf. Es besteht eine nichteitrige Konjunktivitis mit prä- und supraaurikulärer Lymphadenitis. Eintrittspforte ist wahrscheinlich die Bindehaut. Auch neurologische Manifestationen wie Enzephalitis, Neuroretinitis oder Polyneuritis sind in sehr seltenen Fällen zu beobachten. Als Komplikationen sind Endokarditiden, Myokarditiden oder Osteomyelitiden zu nennen. Intermittierende Fieberschübe sowie rezidivierende, heftige Bauchschmerzen können auf den Befall von Bauchorganen hinweisen.

Diagnose Die Diagnose der Katzenkratzkrankheit wird aufgrund der Anamnese und des klinischen Verlaufs vermutet. Serologisch steht ein Immunfluoreszenztest mit in Zellkulturen produziertem Antigen zur Verfügung. Bei einem IgG-Titer von > 1 : 200 im Immunfluoreszenztest (IFT) kann die Diagnose angenommen werden.

Therapie In den meisten Fällen ist weder eine chirurgische Intervention noch eine antiinfektive Therapie angezeigt. Bei sehr schweren Fällen kann mit Azithromycin behandelt werden.

Prävention Immunsupprimierte Patienten sollten den Kontakt zu Katzen und Hunden meiden.

10.3.29 *Kingella-kingae*-Infektionen

Übertragung Die Übertragung des Keims erfolgt via Speichel von Kind zu Kind. Die Unterbringung in KJGE gilt daher als Risikofaktor für eine Besiedelung.

Klinische Symptome *Kingella kingae* führt bei Kleinkindern und älteren Säuglingen zu einer septischen Arthritis, Spondylodiszitis, Osteomyelitis oder Bakteriämie ohne Fokus. Die Arthritis betrifft vorwiegend größere Gelenke und die Osteomyelitis die langen Röhrenknochen. Im Vergleich zu Infektionen durch *Staphylococcus aureus* sind Hand- und Fußgelenke sowie Clavicula und Sternum überproportional häufig betroffen. Typisch sind das Fehlen einer Leukozytose und eine nur geringgradige CRP-Erhöhung.

Seltene Manifestationen können eine Endokarditis und Meningitis sein.

Diagnose Bildgebend wird eine Knochen- und Gelenkinfektion diagnostiziert. Der Erregernachweis lässt sich mittels Nadelpunktion (Biopsie, Gelenkflüssigkeit) sichern.

Therapie *Kingella kingae* ist gut empfindlich gegen Penicillin, Betalaktam-Antibiotika (z. B. Penicilline und Cephalosporine). Die Therapiedauer beträgt 10–15 d bei Arthritis, 3–4 Wochen bei Osteomyelitis oder Spondylodiszitis.

10.3.30 Keuchhusten (Pertussis)

Erreger Keuchhusten wird durch *Bordetella (B.) pertussis* hervorgerufen, ein bekapseltes, aerobes, gramnegatives Stäbchenbakterium, das über zahlreiche Virulenzfaktoren wie Toxine (Pertussistoxin) und Adhäsine (filamentöses Hämagglutinin, Pertactin) verfügt. Keuchhustenähnliche Symptome können auch durch *B. parapertussis* oder *B. bronchiseptica* sowie *Mycoplasma pneumoniae*, *Chlamydia trachomatis*, *Chlamydia pneumoniae* und durch respiratorische Viren (vor allem RSV) hervorgerufen werden. Der Mensch ist das einzige Reservoir für *B. pertussis,* während *B. parapertussis* und *B. bronchiseptica* sowohl beim Menschen als auch bei Tieren detektiert werden. Die Inzidenz liegt mit starken Schwankungen zwischen 10 und 41 je 100.000 Einwohner. Deutlich höher ist die Inzidenz für Pertussis bei Säuglingen (10–95 je 100.000).

Übertragung und Inkubationszeit Die Übertragung erfolgt durch Tröpfcheninfektion bei engem Kontakt mit Infizierten, die mit Beginn des Stadium catarrhale kontagiös sind. Die Infektiosität hält (unbehandelt) ca. 3 Wochen nach Beginn des Stadium convulsivum an. Pertussis ist sehr ansteckend. Der Kontagionsindex bei ungeimpften Kindern liegt bei 90 %, beim Erwachsenen ist er niedriger. Die Inkubationszeit beträgt in der Regel 7–10 (5–21) d.

Klinische Symptome Klinisch tritt Pertussis in einer ungeimpften Population vor allem bei Kleinkindern auf. In Deutschland war zuletzt eine Verschiebung der Pertussisinzidenz in das frühe Säuglingsalter (ungeimpft) und hin zu Adoleszenten sowie Erwachsenen zu beobachten. Patienten mit Pertussis weisen kein oder leichtes Fieber auf. Das klinische Bild ist variabel. Unter typischem Keuchhusten versteht man drei Stadien:
1. **Stadium catarrhale** (leichte respiratorische Symptome wie Husten und Rhinitis) über 1–2 Wochen, gefolgt von dem charakteristischen
2. **Stadium convulsivum** (4–6 Wochen) mit den typischen, anfallsweise auftretenden Hustenstößen (Stakkatohusten), denen ein inspiratorisches Ziehen („Keuchen") folgt. Oftmals treten die Hustenattacken nachts auf, und es kommt zum Hervorwürgen von zähem Schleim und anschließendem Erbrechen. Das 3. Stadium wird als
3. **Stadium decrementi** mit abklingendem Husten bezeichnet.

Der typische Keuchhusten dauert 6–12 Wochen. Komplikationen ergeben sich durch Sekundärinfektionen wie Pneumonie und Otitis (durch Pneumokokken oder nicht verkapselte *Haemophilus-influenzae*-Bakterien).

Neugeborene und junge Säuglinge erkranken schwer an Keuchhusten. Die klinische Symptomatik kann ausschließlich mit periodischer Atmung oder Atempausen auffallen. Auch unspezifischer Husten ist ein Symptom. Weitere Komplikationen sind Krampfanfälle, Pneumonien sowie eine Enzephalopathie. In seltenen Fällen kommt es bei Säuglingen zu Hyperleukozytose, Hypoxämie und pulmonaler Hypertension. Hierbei ist die Sterblichkeit deutlich erhöht.

Jugendliche und Erwachsene erkranken unter dem Bild „chronischer Husten" und werden oftmals nicht diagnostiziert.

Diagnose Diagnostisch kann Keuchhusten schwierig einzuordnen sein, weil das klinische Bild sehr variabel ist. Die klinische Verdachtsdiagnose „Keuchhusten" kann durch Erregeranzüchtung, PCR oder einen serologischen Antikörpernachweis bestätigt werden.

Therapie Bei Säuglingen < 6 Monaten und Patienten mit schweren Grundkrankheiten ist eine stationäre Aufnahme zur Überwachung, insbesondere zum Monitoring von Apnoen, zu empfehlen. Eine frühzeitige antiinfektive Behandlung im Stadium catarrhale und zu Beginn des Stadium convulsivum kann den Krankheitsverlauf verkürzen. Im späteren Stadium des Keuchhustens haben Antiinfektiva keinen wesentlichen Einfluss auf den Krankheitsverlauf, verkürzen jedoch die Erregerausscheidung und damit die Infektiosität des Patienten binnen 5 Tagen. Mittel der Wahl sind Makrolide. Die längste Erfahrung besteht mit Erythromycin. Die übliche Therapiedauer beträgt 14 Tage.

Prävention Die Pertussis-Impfung gehört zu den Standardimpfungen für alle Altersgruppen. Hervorzuheben ist, dass weder die Pertussis-Infektion noch eine Pertussis-Impfung zu einer lang anhaltenden Immunität führen.

10.3.31 Kopfläuse (Pedikulose)

Übertragung, klinische Symptome und Diagnose Die Übertragung erfolgt ausschließlich von Mensch zu Mensch. Ein Kopflausbefall ist für Betroffene meistens symptomlos. Wenn Symptome auftreten, dann ist Juckreiz zu nennen. Neben Kopfläusen sind auch Nissen, die knospenartig an den Haaren kleben und sich im Gegensatz zu Kopfschuppen nicht vom Haar abstreichen lassen, anzutreffen.
Die Diagnose wird klinisch gestellt.

Therapie RKI und DGPI empfehlen die Abtötung von Läusen und ihren Eiern. Auch Kontaktpersonen sollen behandelt werden. In Deutschland ist Permethrin Mittel der Wahl. Es wird auf das feuchte Haar aufgetragen und nach etwa 30- bis 45-minütiger Einwirkzeit mit Wasser ausgewaschen. Nach 8–10 Tagen sollte eine zweite Behandlung erfolgen (RKI-Empfehlung). Eine orale Therapie mit Ivermectin hat sich in der Behandlung von Kopfläusen als wirksam erwiesen. Der Einsatz von Ivermectin bei Pediculosis capitis erfolgt „off-label". Daneben wird Dimeticon eingesetzt.

Prävention Nach IfSG schließt der festgestellte Kopflausbefall eine Betreuung oder eine Tätigkeit in einer Gemeinschaftseinrichtung bis zur erfolgten Behandlung aus.

10.3.32 Kryptosporidiose

Übertragung und Inkubationszeit Kryptosporidien werden fäkal-oral durch kontaminiertes Trink- oder Oberflächenwasser, Nahrungsmittel und durch Kontakt mit infizierten Menschen bzw. Tieren übertragen. Die Inkubationszeit beträgt 7 (1–31) d.

Klinische Symptome Die klinischen Symptome können von einer asymptomatischen Infektion bis hin zu ausgeprägten wässrigen Durchfällen mit massiver Dehydratation variieren. Andere Symptome sind Übelkeit, Erbrechen, Tenesmen und Meteorismus sowie leichtes Fieber. Menschen mit einem Immundefekt können an einer schweren Cholera-ähnlichen Diarrhö erkranken, die über Monate anhält und mit Gewichtsverlust einhergeht. Extraintestinale Manifestationen (sklerosierende Cholangitis, Cholezystitis, Pneumonie) treten komplizierend auf.

Diagnose Kryptosporidien werden im Stuhl mikroskopisch nachgewiesen. Daneben sind Antigennachweisverfahren (EIA) etabliert (hohe Sensitivität). Molekularbiologische Verfahren sind sensitiv (97–100 %) und spezifisch (96–98 %); ggf. kann eine histologische Untersuchung aus Biopsiematerial sinnvoll sein.

Therapie Die Behandlung erfolgt symptomatisch (Rehydratation, Isotonie).

10.3.33 Legionellen

Erreger Legionellen sind gramnegative aerobe Stäbchen. Sie sind obligat intrazelluläre Erreger und vermehren sich in Alveolarmakrophagen, Fibroblasten und respiratorischen Epithelzellen.

Übertragung und Inkubationszeit Die Übertragung erfolgt durch Inhalation von infektiösen Aerosolen sowie durch Manipulation am Respirationstrakt, in Einzelfällen über Wunden. Die Manifestationsrate ist niedrig (1 %). Eine Übertragung von Mensch zu Mensch ist nur unter speziellen Bedingungen beschrieben. Die Inzidenz in Deutschland wird mit 1,2 je 100.000 Einwohner angegeben. Die Inkubationszeit beträgt 2–10 d.

Klinische Symptome Das klinische Bild kann als „Legionärskrankheit" oder „Pontiac-Fieber" beschrieben werden. Die Infektion kann auch symptomlos verlaufen. Unter der **Legionärskrankheit** versteht man eine Pneumonie, die plötzlich mit hohem Fieber, Schüttelfrost, Kopfschmerzen, Arthralgien und Myalgien auftritt und sich nach einigen Tagen mit trockenem Husten und Thoraxschmerzen präsentiert. Der Patient ist dyspnoisch. Ein Pleuraerguss ist bei ca. 30 % der Patienten nachweisbar. Eine Legionellen-Pneumonie kann radiologisch nicht von einer Pneumonie durch andere Erreger unterschieden werden. Zusätzliche gastrointestinale sowie zentralnervöse Symptome sprechen für eine Legionellose.

Extrapulmonale Manifestationen werden vor allem bei immunsupprimierten Patienten beobachtet (Sinusitis, Pankreatitis, Peritonitis u. a.). Zu den besonderen Laborveränderungen gehören Hyponatriämie (inadäquate Arealsekretion), Hypophosphatämie sowie eine Erhöhung der Transaminasen.

Das **Pontiac-Fieber** ist ein grippeähnliches Krankheitsbild mit Fieber, Kopfschmerzen, Myalgien, Arthralgien, Übelkeit, Schwindel und Husten. Es sind vor allem Menschen ohne Grundkrankheit betroffen.

Diagnose Die Diagnose der Legionellose wird durch den Direktnachweis des Erregers (PCR, Kultur) aus Rachenabstrichen, Sputum, Trachealsekret oder BAL gestellt. Daneben ist der Nachweis von *Legionella pneumophila* Serogruppe 1-Antigen im Urin am 1. bis 3. Erkrankungstag mittels ELISA oder Immunchromatografie (schlechte Sensitivität, gute Spezifität) möglich.

Therapie Therapie der Wahl im Kindesalter ist Clarithromycin oder Azithromycin. Unkomplizierte Formen werden 5–10 d, schwere Verläufe 21 d behandelt.

Prävention In Krankenhäusern werden Warmwassersysteme mit stagnierendem Wasser sowie entsprechende medizinische Geräte (Inkubatoren) mikrobiologisch untersucht.

10.3.34 Leishmaniose

Übertragung Der Mensch wird durch einen Stich der weiblichen Schmetterlingsmücke infiziert. Kontaminierte Blutkonserven und Infusionsnadeln sowie Organtransplantationen können in seltenen Fällen zur Übertragung führen. Die Leishmaniose kommt in mehr als 80 tropischen und subtropischen Ländern vor. Exakte Prävalenzdaten liegen nicht vor.

Klinische Symptome und Inkubationszeit Das klinische Bild einer Leishmaniose kann in drei Krankheitsbilder aufgeteilt werden:
- **Viszerale Leishmaniose (Kala-Azar):** Hierbei handelt es sich um eine systemische Erkrankung auf der Grundlage einer mangelhaften T-Zell-vermittelten Immunantwort des Patienten gegenüber Leishmanien, die unbehandelt meist tödlich verläuft. Insbesondere Patienten mit HIV-Infektion sind betroffen. Symptome sind Fieber mit morgendlichem und abendlichem Gipfel. Hinzu kommen eine ausgeprägte Hepatosplenomegalie, Hyperpigmentierung, Myokard- und Nierensymptome sowie Blutbildveränderungen (Leuko-, Thrombo- und Panzytopenie). Die Inkubationszeit beträgt 3–6 Monate.
- **Kutane Leishmaniose (Orientbeule):** Die kutane Form der Leishmaniose ist eine benigne, selbstlimitierende Erkrankung.
- **Mukokutane Leishmaniose (Espundia):** Bei der mukokutanen Form, die überwiegend in Süd- und Mittelamerika vorkommt, disseminieren Leishmanien meist bei nicht oder unzureichend behandelten primären Hautläsionen in die Schleimhäute

Diagnose Die typischen Laborbefunde bei einer viszeralen Leishmaniose sind eine beschleunigte Blutsenkungsgeschwindigkeit, eine Panzytopenie sowie eine markante Hypergammaglobulinämie als Folge einer polyklonalen B-Zell-Aktivierung.

Die Diagnose der Leishmaniose kann durch eine Kombination von verschiedenen Methoden (parasitologisch, molekularbiologisch und serologisch) gesichert werden.

Therapie Bei der viszeralen Leishmaniose gilt als Mittel der 1. Wahl bei Kindern und Erwachsenen liposomales Amphotericin B.

Die kutane Leishmaniose kann bei immunsupprimierten Patienten oder bei ausgeprägten Läsionen in problematischen Regionen medikamentös therapiert werden.

Prävention Schutz vor Kontakt mit Phlebotomen, z. B. Auftragen von Repellenzien wie DEET oder Icaridin sowie Tragen langer Hosen und langärmeliger Oberbekleidung.

10.3.35 Listeriose

Übertragung und Inkubationszeit Die Aufnahme von Listerien erfolgt über kontaminierte Nahrungsmittel (Wurst, Pastete, rohes Fleisch, geräucherte Lebensmittel, Salat, rohe Pilze, rohe Milch und daraus hergestellte Produkte, Weichkäse, Meeresfrüchte und gekühlte Fertigprodukte). Insbesondere Schwangere sind gefährdet, da die Infektionsdosis deutlich niedriger liegt als bei anderen Menschen. Die Inkubationszeit beträgt 90 Tage (intrauterine Infektionen im Mittel 30 Tage).

Klinische Symptome Hinsichtlich des klinischen Bildes sind drei Risikogruppen zu unterscheiden:
1. Schwangere haben ein 10- bis 15-fach erhöhtes Risiko, an einer Listeriose zu erkranken. Die Infektion verläuft „grippeähnlich" mit leichtem Fieber, gelegentlich Zeichen einer HWI, Kopf- und Rücken- sowie Bauch- und Muskelschmerzen.
2. Neonatalperiode: Hier ist eine Frühinfektion (1. – 6. Lebenstag) von einer Spätinfektion (nach dem 6. Lebenstag) zu unterscheiden. Die Frühinfektion wird vor oder während der Geburt erworben. Bei den Infizierten handelt es sich meistens um Frühgeborene. Klinisch imponieren Zeichen einer Sepsis. Bei der Spätinfektion kommt es nach prä- oder perinataler Übertragung oder einer horizontalen Infektion vor allem zu ZNS-Symptomen wie Meningitis und Enzephalitis.
3. Jenseits der Neonatalperiode lässt sich eine Listeriose bei Menschen mit stabilem Immunsystem als selbstlimitierende akute Gastroenteritis beobachten. Systemische Infektionen sind selten und betreffen immunsupprimierte Patienten.

Diagnose Die Diagnose erfolgt durch Erregernachweis in Blut- und Liquorkulturen.

Therapie Schwangere ebenso wie Neugeborene und Kinder erhalten Ampicillin (Cephalosporine sind gegenüber Listerien unwirksam). Die Therapie bei neonataler Sepsis beträgt 10–14 d. Bei ZNS-Infektionen sollte 14–21 d behandelt werden. Eine etwaige Aminoglykosid-Therapie wird nach 5–7 d beendet.

Prävention Risikopatienten (Schwangere und Immunsupprimierte) sollten Nahrungsmittel meiden, die mit Listerien kontaminiert sein können (s. o.). Es besteht Meldepflicht (IfSG).

10.3.36 Lyme-Borreliose

Erreger Die Lyme-Borreliose wird durch *Borrelia (B.) burgdorferi* hervorgerufen. Als Vektor fungieren Zecken *(Ixodes ricinus)*. Die Durchseuchung von Nymphen mit Borrelien kann bis zu 30 % betragen.

Häufigkeit Die Inzidenz der Lyme-Borreliose ist variabel.

Übertragung Borrelien werden durch den Stich der Zecke *Ixodes ricinus* übertragen. Die Infektionsrate nach dem Stich durch eine Zecke beträgt bis zu 10 %, die Wahrscheinlichkeit für das Auftreten einer Lyme-Borreliose (Manifestationsindex) jedoch nur 2–4 %.

Klinische Symptome und Inkubationszeit Differenziert werden ein frühes und ein spätes Krankheitsstadium (➤ Tab. 10.26).

Das **Erythema migrans** entwickelt sich nach einer Latenz von etwa 1–3 Wochen an der Stichstelle und breitet sich zentrifugal aus. Es zeigt im typischen Fall eine zentrale Abblassung und livide Verfärbung. Bei Kindern lässt sich das Erythema migrans häufig im Kopf- und Halsbereich beobachten.

Das **Borrelien-Lymphozytom** tritt wesentlich seltener als das Erythema migrans auf. Es handelt sich um eine Erkrankung der Haut mit Bevorzugung der Ohren (Ohrmuschel, Ohrläppchen) und der Mamillen. Es imponieren eine livide Rötung und derbe Infiltration.

Die **Acrodermatitis chronica atrophicans** zählt zu den späten Manifestationen der Lyme-Borreliose, die Monate bis Jahre nach der Infektion auftritt.

Tab. 10.26 Klinische Präsentation der Lyme-Borreliose im Kindesalter

Organ	Frühstadium		Spätstadium
	lokalisiert	disseminiert	
Haut	Erythema migrans*	Lymphozytom* Viele Erythemata migrantia*	Acrodermatitis chronica atrophicans**
Nervensystem		Fazialisparese* Meningitis* Meningopolyradikulitis**	Chronische Enzephalomyelitis
Bewegungsapparat		Arthralgien Myalgien Sommergrippe	Episodische Arthritis* Chronische Arthritis
Herz		Karditis Myokarditis Perikarditis	
Auge		Konjunktivitis	Uveitis Keratitis

* besonders häufig im Kindesalter; ** im Kindesalter selten

Die **lymphozytäre Meningitis** ohne oder mit Hirnnervenausfällen, am häufigsten mit akuter peripherer Fazialisparese, ist mit einem Anteil von > 80 % der Erkrankungsfälle die häufigste klinische Manifestation der Neuroborreliose im Kindesalter.

Die Lyme-Borreliose ist die häufigste Ursache der akuten peripheren **Fazialisparese** im Kindesalter. Die bilaterale Fazialisparese geht praktisch immer mit einer Borrelien-Ätiologie einher. In den Sommer- und Herbstmonaten ist jeder 2. Erkrankungsfall einer akuten peripheren Fazialisparese im Kindesalter auf eine Infektion mit *Borrelia burgdorferi* zurückzuführen. Eine Beteiligung anderer Hirnnerven (N. oculomotorius, N. trochlearis, N. abducens, N. vestibularis) ist möglich. Im Unterschied zu anderen, viralen Meningitiden zeichnet sich die Borrelienmeningitis durch eine einige Tage längere Krankheitsgeschichte mit Allgemeinbeeinträchtigung, Kopfschmerzen und kaum ausgeprägten meningealen Reizzeichen aus. Bei Erwachsenen tritt besonders häufig die lymphozytäre Meningoradikuloneuritis (Bannwarth-Syndrom) auf.

Die späte **Neuroborreliose** ist bei Kindern selten und geht mit länger bestehenden Beschwerden wie Kopfschmerzen, Pseudotumor cerebri, fokaler Enzephalitis, zerebellärer Ataxie, Querschnittsmyelitis oder Guillain-Barré-Syndrom einher.

Frühe Gelenkmanifestationen der Lyme-Borreliose umfassen Arthralgien wechselnder Lokalisationen.

Die klassische **Lyme-Arthritis** ist eine späte Manifestation, die nach einer Inkubationszeit von Monaten bis Jahren nach einem Zeckenstich auftritt. Sie imponiert als akute Mon- oder Oligoarthritis und manifestiert sich vor allem an den großen Gelenken. Die Arthritis sistiert nach 1–2 Wochen, tritt aber nach einem symptomfreien Intervall von Wochen und Monaten an gleicher Stelle wieder auf. Weitere klinische Manifestationen sind: Lyme-Karditis sowie Konjunktivitis, Chorioretinitis, Keratitis, Uveitis intermedia, Iridozyklitis und Optikusneuritis.

Diagnose Die Diagnose der Lyme-Borreliose wird stadienabhängig gestellt. Das Erythema migrans ist pathognomonisch, und die Diagnose wird klinisch ermittelt. Frühe Manifestationen einer Borreliose werden durch anamnestische Daten, klinische Befunde sowie den spezifischen Nachweis von Antikörpern gegen *Borrelia burgdorferi* diagnostiziert.

Die serologische Routinediagnostik zur Lyme-Borreliose stützt sich auf den Nachweis spezifischer IgM- und / oder IgG-Antikörper gegen *Borrelia burgdorferi* im Blut und bei V. a. Neuroborreliose auch im Liquor. Standard ist ein Enzymimmunoassay (ELISA als Suchtest).

Bei Spätmanifestation lassen sich in nahezu 100 % der Fälle spezifische Antikörper nachweisen. Als Bestätigungstest, insbesondere zur Überprüfung der Spezifität, wird ein Immunoblot durchgeführt. Es sind

Tab. 10.27 Typische Therapie der Lyme-Borreliose im Kindesalter

Manifestation	Medikament	Dauer
Frühe Manifestation	Amoxicillin p.o.	10–14(–21) d
	Doxycyclin p.o.	10–14(–21) d
Neuroborreliose	Ceftriaxon i.v.	2–3 Wo.
Späte Manifestation	Amoxicillin p.o.	4 Wo.
	Doxycyclin p.o.	4 Wo.
	Ceftriaxon i.v.	2–4 Wo.

Kreuzreaktionen mit anderen Spirochäten (Leptospirose, Syphilis, Rückfallfieber) sowie falsch positive IgM-Befunde bei Herpesvirus-Infektionen (EBV, VZV, CMV) und beim Vorliegen von Rheumafaktoren möglich. Da spezifische Antikörper lange persistieren, ist die Serologie zur Verlaufs- und Therapiekontrolle obsolet.

Da die Symptome einer Neuroborreliose vielfältig und unspezifisch sind, erfordert die Diagnose „Neuroborreliose" den Nachweis einer lymphozytären Liquorpleozytose oder einer spezifischen autochthonen Antikörpersynthese im ZNS. Im Kindesalter liegen einige Besonderheiten vor: Die lymphozytäre Liquorpleozytose findet sich bei > 90 % der frühen Neuroborreliosen. Der Erregernachweis (PCR oder Kultur) im Liquor ist durchschnittlich nur bei maximal 30 % der Fälle möglich. Der Nachweis des B-Zellen anziehenden Chemokins CXCL13 im Liquor ist neueren Untersuchungen zufolge für die Diagnose der frühen Neuroborreliose geeignet.

Therapie Die Therapie der Lyme-Borreliose erfolgt stadienabhängig. ➤ Tab. 10.27 gibt die empfohlene typische Therapie nach Manifestationsformen wieder.

Prävention Zeckenstiche lassen sich durch Bedeckung der Haut (Kleidung) vermeiden. In Endemiegebieten sollte die Haut nach Zecken abgesucht werden. Eine prophylaktische antiinfektive Therapie ist nicht indiziert. Ein Impfstoff steht nicht zur Verfügung.

10.3.37 Malaria

Malaria wird durch Einzeller der Gattung *Plasmodium* hervorgerufen.

Erreger und Übertragung Die Übertragung erfolgt durch den Stich der dämmerungs- und nachtaktiven weiblichen Anopheles-Mücke. Es sind mehr als 100 Plasmodienarten bekannt, von denen fünf als humanpathogen gelten:
- *Plasmodium (P.) falciparum* (Malaria tropica)
- *P. vivax* und *P. ovale* (Malaria tertiana)
- *P. malariae* (Malaria quartana)
- *P. knowlesi* (in Südostasien bei Affen, auch Ursache von Malaria bei Menschen: Malaria knowlesi)

Bei *P. falciparum*, *P. vivax* und *P. ovale* ist der Mensch neben den Stechmücken das einzige Reservoir. Der Mensch fungiert als Zwischenwirt und ermöglicht die ungeschlechtliche Vermehrung der Parasiten.

Klinisches Bild Das klinische Bild der Malaria beginnt frühestens 7 d nach Einreisen in ein Malaria-Endemiegebiet. Bei der Malaria tertiana tritt das Fieber rhythmisch alle 48 h, bei der Malaria quartana alle 72 h auf. Bei der Malaria tropica bzw. bei Malaria durch *P. knowlesi* tritt das Fieber unregelmäßig auf. Insbesondere bei jungen Patienten sind die Krankheitssymptome und der Fieberverlauf häufig uncharakteristisch.

Die Malaria tropica und die Knowlesi-Malaria können als tropenmedizinischer Notfall bezeichnet werden. Neben Fieber kommen Bewusstseinsstörungen (Somnolenz, Koma), zerebrale Krampfanfälle, pulmonale Störungen sowie Nierenversagen, Hypoglykämien u. a. Symptome vor. Malaria tertiana und Malaria quartana gehen selten mit schweren Verläufen einher. Eine Malaria tropica in der Schwangerschaft stellt eine lebensbedrohliche Situation für Mutter und Kind dar. Eine Malaria tropica kann durch eine schwere Anämie, Niereninsuffizienz, Hämoglobinurie, Transaminasenerhöhung, Ikterus und Hyperparasitämie kompliziert werden.

Diagnose Die Diagnostik ist im Zusammenhang mit den anamnestischen Daten zu sehen. Ein Tropenaufenthalt und Vorstellung mit Fieber sollten immer Anlass sein, an eine Malaria zu denken. Entscheidend ist der mikroskopische Nachweis von Plasmodien im dünnen, panoptisch gefärbten Blutausstrich oder im parallel angefertigten dicken Blutausstrich („Dicker Tropfen"). Bei anhaltendem Verdacht ist eine Wiederholung nach 12–24 h angezeigt. Die Bestimmung von Antikörpern gegen Plasmodien ist zur Akutdiagnostik nicht geeignet. Neben der Erregerdiagnostik sollten ein Blutbild angefertigt sowie Leber- und Nierenparameter erhoben werden. Typische Laborzeichen einer Malaria sind eine Thrombozytopenie und Hyperbilirubinämie.

Therapie Die Therapie der Malaria richtet sich nach der Erregerart und dem Schwergrad der Erkrankung. Malaria tertiana und quartana können ambulant behandelt werden, Malaria tropica und Knowlesi-Malaria sind stets stationär zu behandeln. Eine Malaria durch *P. falciparum* und eine unkomplizierte Knowlesi-Malaria sowie die Malaria tertiana werden mit einer oralen Artemisinin-Kombinationstherapie (ACT) behandelt. Alternativ kann Atovaquon / Proguanil eingesetzt werden. Chloroquin wird nur noch zur Behandlung der Malaria quartana eingesetzt. Bei der Malaria tertiana muss im Anschluss an die Elimination der erythrozytären Parasiten eine Nachbehandlung mit Primaquin erfolgen, um Hypnozoiten in der Leber abzutöten und Rezidiven vorzubeugen. Die komplizierte Malaria durch *P. falciparum* und die Knowlesi-Malaria werden i. v. mit Artesunat oder einer Kombination aus Chinin und Doxycyclin bzw. Clindamycin i. v. behandelt.

Prävention Die Entscheidung zur Durchführung einer Malariaprophylaxe muss anhand von Reiseziel, -zeit, -dauer und -stil sowie unter Berücksichtigung individueller Gegenanzeigen getroffen werden. Die Prävention einer Malaria basiert auf dem Schutz vor Mückenstichen (Expositionsprophylaxe) und der Einnahme von Malaria-Medikamenten (Chemoprophylaxe).

10.3.38 Masern

Masern sind hochkontagiös mit einem Manifestationsindex von nahezu 100 %! Einziges Reservoir ist der Mensch.

Übertragung und Inkubationszeit Die Übertragung erfolgt als Tröpfcheninfektion, in sehr seltenen Fällen auch durch Luftzug über größere Entfernungen. Die Infizierten sind 3–5 d vor bis 4 d nach Exanthemausbruch infektiös, wobei die Infektiosität im Prodromalstadium am höchsten ist. Nach Erkrankung besteht eine lebenslange Immunität. In vielen Ländern konnten die Masern durch konsequente Umsetzung von Impfprogrammen eliminiert werden. In Deutschland treten jährlich viele hundert bis wenige tausend Fälle auf, da die Impfquote von weniger als 95 % nicht ausreicht, um die Masern zu eliminieren. Die Inkubationszeit beträgt 8–12 d.

Klinische Symptome Masern sind klinisch durch einen zweiphasigen Verlauf charakterisiert. Im Prodromalstadium treten Fieber und katarrhalische Erscheinungen wie Konjunktivitis, Schnupfen, Halsschmerzen, Heiserkeit und trockener Husten auf. Die Trias „Fieber, Bronchitis / Pneumonie und Konjunktivitis" muss an Masern denken lassen. Pathognomonisch sind Koplik-Flecken (kalkweiße Stippchen auf hochroter, etwas granulierter Schleimhaut, bevorzugt an der Wangenschleimhaut). Es entwickelt sich ein konfluierendes, makulopapulöses Exanthem, das 3–4 d nach dem Prodromalstadium mit hohem Fieberanstieg einhergeht. Es besteht eine generalisierte Lymphadenopathie.

Zu den Komplikationen der Masern gehören: Masernkrupp, Bronchiolitis, Masernpemphigoid und akute Masernenzephalitis, die bevorzugt am 3. und 9. Tag nach Exanthembeginn auftritt und in einer Häufigkeit von 1 : 500 bis 1 : 2.000 zu beobachten ist. Zu den weiteren neurologischen Symptomen gehörten zerebrale Krampfanfälle, neurologische Herdsymptome mit Hirnnervenparesen und Hemiplegie sowie gelegentlich auch myelitische Symptome. Die Masernenzephalitis hat eine Letalität von 10–20 % und eine Defektheilungsrate von 20–30 %. Die SSPE, eine persistierende Infektion des ZNS, die sich bei immunologisch Gesunden typischerweise erst nach einer Latenz von 5–10 Jahren manifestiert, verläuft in drei Stadien (Verhaltensauffälligkeiten und Nachlassen intellektueller Leistung, Myoklonien und zerebrale Anfälle, Dezerebrationsstatus). Die SSPE führt innerhalb von 3–5 Jahren nach Krankheitsbeginn zum Tod. Die Häufigkeit in den ersten 5 Lebensjahren wird mit 1 : 700 bis 1 : 1.300 Masernfällen angegeben.

Diagnose Die Diagnose wird klinisch gestellt. Bei Masernverdacht und unspezifischen Symptomen sollte die Diagnose labordiagnostisch bestätigt werden. Die Labordiagnostik erfolgt mittels RT-PCR aus Rachenabstrich oder Urin oder über den Nachweis von masernvirusspezifischem IgM im Serum. Typisch für die SSPE sind eine starke intrathekale IgG-Synthese gegen das Masernvirus sowie ein charakteristisches EEG. Eine Pleozytose fehlt in der Liquoranalyse, das Liquoreiweiß ist nicht erhöht. Serum-IgG-Antikörper sind in der Regel massiv erhöht.

Therapie Eine spezifische Therapie existiert nicht.

Prävention Wichtigste Maßnahme zur Bekämpfung der Masern ist die aktive Immunisierung (aktuelle STIKO-Empfehlung). Bei immungesunden Kindern kann der Ausbruch der Masern durch einen Lebendimpfstoff wirksam unterdrückt werden, wenn er innerhalb der ersten 3 Tage nach Exposition verabreicht wird (postexpositionelle Masernimpfung). Bei immundefizienten Patienten, Säuglingen < 6 Monaten und nichtimmunen Schwangeren empfiehlt die STIKO die Postexpositionsprophylaxe mit Human-Immunglobulin (innerhalb von 6 Tagen nach Masernkontakt. Kinder mit unkomplizierten Masern dürfen frühestens ab dem 5. Tag nach Exanthembeginn wieder Gemeinschaftseinrichtungen besuchen. Es besteht eine Meldepflicht (IfSG).

10.3.39 Meningokokken-Infektionen

Der Erreger von Meningokokken-Infektionen ist *Neisseria (N.) meningitidis*. Diese Neisserien sind unbewegliche, sporenlose, gramnegative Diplokokken. Sie wachsen aerob und sind kapnophil. Pathogene Varianten besitzen eine Polysaccharidkapsel der Serogruppen A, B, C, W, X oder Y. Das Erregerreservoir stellt der Mensch dar. In Europa sind etwa 10 % der Einwohner asymptomatische Träger von Meningokokken im Nasen-Rachen-Raum. Meningokokken-Infektionen treten besonders bei Säuglingen und Kleinkindern mit einem Erkrankungsgipfel um den 6. Lebensmonat auf. Ein zweiter Inzidenzgipfel tritt im Jugendalter auf. Insgesamt sind invasive Meningokokken-Infektionen jedoch sehr selten (0,5 je 100.000 Einwohner).

Übertragung und Inkubationszeit Die Übertragung erfolgt durch direkten Schleimhautkontakt oder Tröpfcheninfektion. Die Inkubationszeit beträgt 1–10 d, meist weniger als 4 d.

Klinische Symptome Von klinischer Bedeutung sind invasive Meningokokken-Infektionen. Das Spektrum reicht von einer transienten Bakteriämie mit spontaner Abheilung bis hin zu einer fulminanten Sepsis, die innerhalb weniger Stunden zum Tod führen kann. Zwei Drittel der invasiven Infektionen verlaufen als purulente Meningitis. Bei einem Drittel kommt es zu einem primär septischen Krankheitsbild ohne meningeale Beteiligung, das bei 10–15 % der Fälle in ein Multiorganversagen mit disseminierter Gerinnungsstörung (Waterhouse-Friderichsen-Syndrom) übergeht. Seltene Verlaufsformen sind singuläre Infektionen anderer Organsysteme. Die **Meningokokkenmeningitis** beginnt meist nach einem kurzen Prodromalstadium von einem bis wenigen Tagen mit hohem Fieber und Nackensteifigkeit. Eine Besonderheit ist, dass nahezu die Hälfte der Patienten mit Meningokokkenmeningitis keine Meningismuszeichen aufweist.

Zu den schweren Komplikationen einer **Meningokokkensepsis** gehören neben einem Multiorganversagen Nebennierenblutungen, Nierenversagen, intravasale Gerinnungsstörung, großflächige Sugillationen sowie Nekrosen der Haut, Akren und Gliedmaßen. Endophthalmitis, Arthritis, Perikarditis, Pneumonie und Lungenödem sowie subkortikale Infarkte und andere zentralnervöse Komplikationen vervollständigen das klinische Spektrum. Als immunologische Spätreaktion auch nach Elimination der Meningokokken wird eine Polyarthropathie am 5. bis 7. Behandlungstag mit erneutem Fieberanstieg und Perikarditis beobachtet. Mehr als 30 % der überlebenden Patienten mit einer invasiven Meningokokken-Infektion weisen Hörstörungen, zentralnervöse Symptome (Krampfanfälle, mentale Behinderung) oder Amputationen auf.

Diagnose Die Diagnose wird aufgrund der klinischen Symptomatik gestellt. Idealerweise werden Meningokokken in Blut, Liquor oder Gelenkpunktat sowie aus Hautläsionen nachgewiesen. Eine Typisierung der Meningokokken sollte angestrebt werden.

Therapie
- Mit Cephalosporinen der Gruppe 3 wie Cefotaxim oder Ceftriaxon (Meningitis) wird antiinfektiv behandelt (alternativ kann auch Penicillin G eingesetzt werden).

- Intensivmedizinische Behandlung der Schocksymptomatik und Behandlung neurologischer Komplikationen und Folgezustände von Meningokokken-Infektionen.

Die Patienten sind bis 24 h nach Beginn einer adäquaten antibakteriellen Therapie als infektiös zu betrachten. Eine Therapie mit Penicillin führt nicht zu einer sicheren Eradikation im Nasopharynx.

Prävention Enge Kontaktpersonen, d. h. Haushaltskontakte, Personen mit Kontakt zu oropharyngealen Sekreten eines Patienten, Kontaktpersonen in KJGE mit Kindern < 6 Jahre, die in den letzten 7 d vor Beginn der Erkrankung bei einem Indexpatienten engen Kontakt zu diesem hatten (> 4 h), sollten nach Diagnosestellung beim Indexpatienten eine Chemoprophylaxe erhalten, durch die sich das Risiko einer Sekundärerkrankung für Haushaltskontakte um ca. 90 % senken lässt. Die Art der Behandlung ist altersabhängig: Kinder < 1 Monat erhalten Rifampicin. Alternativ kann auch einmalig Ceftriaxon oder Ciprofloxacin gegeben werden. Gegen Meningokokken der Serogruppen A, B, C, W und Y stehen Impfstoffe, auch Kombinationsimpfstoffe, zur Verfügung. Bezüglich des Einsatzes wird auf die aktuelle STIKO-Empfehlung verwiesen. Es besteht Meldepflicht (IfSG).

10.3.40 Mumps

Vor der Impfära erkrankten vor allem Kinder und Jugendliche zwischen dem 2. und 15. Lebensjahr. Die Erkrankung ist bei Jungen häufiger als bei Mädchen.

Übertragung und Inkubationszeit Die Übertragung erfolgt aerogen über Tröpfchen oder durch direkten Kontakt. Das Virus wird auch im Urin und in der Muttermilch ausgeschieden. Die Inkubationszeit beträgt 12–25 d (Mittel 16–18 d). Patienten sind 3–5(–7) d vor Ausbruch der Erkrankung bis in die frühe Rekonvaleszenz (max. bis zum 9. Tag nach Ausbruch der Erkrankung) infektiös. Auch klinisch inapparent Infizierte sind ansteckend. Eine lebenslange Immunität ist regelhaft die Folge nach einer durchgemachten Mumps-Infektion.

Klinische Symptome Das klinische Bild der Mumps (Parotitis epidemica, „Ziegenpeter") ist charakterisiert durch eine Speicheldrüsenschwellung. Daneben treten Fieber sowie respiratorische Symptome auf. Wichtige weitere Manifestationen betreffen das ZNS (aseptische Meningitis). Die Meningitis kann eine Woche vor Ausbruch bis zu 3 Wochen nach Beginn der Parotitis manifest werden. Eine Epididymitis oder Orchitis tritt im Kindesalter nur ausnahmsweise auf. Dagegen kommt es während oder nach der Pubertät bei 25–30 % der infizierten Männer zur Mumps-Orchitis. Weitere Komplikationen der Mumps sind Thyreoiditis, Uveitis, Myokarditis, Nephritis und andere. Selten kann eine Mumps-Enzephalitis auftreten. Nach der Mumps-Orchitis kann es zu einer einseitigen Hodenatrophie kommen.

Diagnose und Therapie Die Diagnose wird aufgrund der typischen klinischen Symptomatik gestellt. Bei diagnostischer Unsicherheit können spezifische IgM-Antikörper (ELISA) bestimmt werden. Es gibt keine spezifische antivirale Therapie.

Prävention Eine Mumps-Impfung steht zur Verfügung.

10.3.41 Infektionen durch Mykoplasmen

Übertragung, Inkubationszeit und Klinische Symptome Die Übertragung von *M. pneumoniae* erfolgt von Mensch zu Mensch via Tröpfcheninfektion. Die Infektion hinterlässt keine zuverlässige Immunität. Personen jeden Alters können erkranken. Besonders typisch sind durch *M. pneumoniae* verursachte Pneumonien bei Schulkindern und jungen Erwachsenen. Die Inkubationszeit beträgt 1–3 Tage.

Diagnose Klinisch ist die Diagnose einer Atemwegsinfektion durch *M. pneumoniae* nicht eindeutig zu stellen. Die Symptome beginnen typischerweise langsamer als bei einer Pneumokokken-Infektion und ohne wesentliche Erhöhung der Leukozyten. Die Diagnose wird im Wesentlichen mittels PCR oder serologisch (ELISA) gestellt. Die Erfassung verschiedener Antikörperklassen ist sinnvoll, da neben den zunächst isoliert nachweisbaren IgM-Antikörpern (v. a. bei Primärinfektion, meist Kinder) auch erhöhte IgG- und IgA-Antikörper ohne IgM-Nachweis (v. a. bei Jugendlichen und Erwachsenen) nachgewiesen werden können. Diagnostisch zielführend ist ein signifikanter Antiköperanstieg (≥ 4 Titerstufen) bzw. die Serokonversion (Serumpaar im Abstand von 2–3 Wochen). Der Partikelagglutinationstest (PAT) ist aufgrund seiner guten Sensitivität als Screeningverfahren bei Kindern gut geeignet.

Therapie Mykoplasmen-Erkrankungen verlaufen häufig asymptomatisch und selbstlimitierend. In schweren Fällen ist eine Behandlung mit Tetrazyklinen angezeigt. Für Kinder ab 9 Jahren ist Doxycyclin das Medikament der 1. Wahl. Auch Makrolide sind *in vitro* wirksam und können zur Behandlung eingesetzt werden. Eine wirksame Impfung existiert nicht. Eine Isolierung ist im Allgemeinen nicht erforderlich. Es besteht keine Meldepflicht.

10.3.42 Infektionen durch nichttuberkulöse Mykobakterien (NTM)

Zu den NTM werden alle Mykobakterien-Spezies zusammengefasst, die keine Tuberkulose oder Lepra hervorrufen. Gebräuchliche Synonyme sind „atypische Mykobakterien" und „mycobacteria other than tuberculosis" (MOTT). Bei den NTM handelt es sich um grampositive säurefeste Stäbchen. Die Inzidenz ist insbesondere bei Kleinkindern mit 11,3 je 100.000 hoch.

Übertragung Im Gegensatz zu *M. tuberculosis* erfolgt eine Infektion durch NTM nicht von Mensch zu Mensch, sondern durch Aufnahme oder Inokulation des Erregers aus der Umwelt.

Klinische Symptome Die klinisch bedeutsamste Manifestation einer NTM-Infektion ist die Lymphadenitis (isoliert). Daneben sind pulmonale Infektionen bei Patienten mit CF, Osteomyelitiden, Hautinfektionen, aber auch mit Sepsitiden sowie disseminierte NTM-Infektionen bei Menschen mit Immundefizienz zu nennen.

Diagnose Der diagnostische Beweis für eine Infektion durch NTM kann schwierig sein. Die am häufigsten vorkommende zervikale Lymphadenitis wird durch Anamnese und klinische Untersuchung sowie eine Sonografie beurteilt. Beweisend für eine NTM-Lymphadenitis ist letztendlich der direkte Erregernachweis aus dem Gewebe. Die isolierte NTM-Lymphadenitis beim Kleinkind und immunologisch gesunden Patienten ist in der Regel eine gutartige Erkrankung, die spontan ausheilt. Der lange Krankheitsverlauf von > 40 Wochen (median), oftmals mit Komplikationen wie Fistelungen und einer diagnostischen Unsicherheit in Bezug auf die Abgrenzung zu einem Malignom, sollte zu einer klaren Diagnosestellung führen.

Therapie Pragmatisch hat es sich bewährt, bei > 3 Wochen persistierenden unilateralen Lymphknotenschwellungen ohne offensichtlich andere Erklärung eine Exstirpation des betroffenen Lymphknotens anzustreben. Eine radikale Lymphknotenentfernung im Sinne einer Neck-Dissection ist nicht angezeigt. Der Stellenwert der alleinigen antiinfektiven Therapie ist umstritten. Eine Kombinationsbehandlung, z. B. Clarithromycin plus Rifabutin, ist langwierig.

10.3.43 Noroviren

Übertragung und Inkubationszeit Die Übertragung erfolgt hauptsächlich fäkal-oral von Mensch zu Mensch über virushaltige Aerosole, die nach schwallartigem Erbrechen entstehen. Die Viruskonzentration im Stuhl und Erbrochenen von Erkrankten ist sehr hoch. Der Erreger weist eine hohe Umweltstabilität auf. Reinfektionen sind möglich und häufig. Die Inkubationszeit beträgt 6–48 h. Die Infektiosität ist besonders während der Phase der akuten Erkrankung hoch. Nach Sistieren der Symptome werden die Viren noch 1–2 Wochen im Stuhl ausgeschieden.

Klinische Symptome Das klinische Bild ist charakterisiert durch akut beginnende Übelkeit, plötzlich auftretendes Erbrechen und akut einsetzenden wässrigen Durchfall ohne Blut und Schleim. Bei Kindern steht das Erbrechen im Vordergrund, bei Erwachsenen der Durchfall. Norovirus-Infektionen gehen oft mit Bauch- und Kopfschmerzen sowie abdominalen Krämpfen, Myalgien und gelegentlich mit Fieber einher. Die Erkrankung dauert üblicherweise 1–2 d und ist selbstlimitierend.

Diagnose und Therapie Die Diagnose kann mittels RT-PCR bzw. durch Nachweis des viralen Antigens gestellt werden. Eine kausale antivirale Therapie ist nicht verfügbar. Die Behandlung besteht aus einer ausreichenden Flüssigkeits- und Elektrolytsubstitution. Prophylaktisch besteht die frühzeitige Unterbrechung von Infektionsketten im Vordergrund.

Prävention Erkrankte Personen sollten während der symptomatischen Phase unbedingt isoliert werden. Eine Kontaktisolierung mit Schutzkittel, ggf. Mund-Nasen-Schutz (bei Erbrechen und Handschuhen beim Umgang mit infektiösen Patientenmaterialien) ist erforderlich. Aus pragmatischen Gründen ist eine Wiederzulassung zu KJGE frühestens nach 48 h Symptomfreiheit möglich. Für Noroviren besteht eine Meldepflicht (IfSG).

10.3.44 Parvoviren

Das Parvovirus B19 ist das kleinste humanpathogene Virus. Die Durchseuchungsraten im Vorschulalter liegen bei 5–10 %, im Erwachsenenalter bei 40–60 %.

Übertragung und Inkubationszeit Die Übertragung erfolgt per Tröpfcheninfektion oder über kontaminierte Hände und in seltenen Fällen durch kontaminierte Blutprodukte. Die Inkubationszeit beträgt in der Regel 4–14 d (max. 3 Wochen).

Klinische Symptome Parvovirus-B19-Infektionen führen zu einer Exanthemkrankheit (Ringelröteln, Erythema infectiosum) und werden nur bei 15–20 % aller Infizierten in typischer Form beobachtet. Nach einem kurzen Prodromalstadium mit Fieber, Abgeschlagenheit, Muskel- und Kopfschmerzen sowie einem anschließenden beschwerdefreien Intervall von 1 Woche treten plötzlich an den Wangen große rote Flecken auf, die zu einer erysipelartigen Rötung verschmelzen. Häufig besteht dabei eine periorale Blässe wie beim Scharlach. Im Folgenden entwickelt sich ein makulopapulöses, zur Konfluenz neigendes Exanthem. Die Hauterscheinungen können variabel sein und verschwinden in einem Zeitraum von 1–7 Wochen.
Seltene Manifestationen einer Parvovirus-B19-Infektion sind Hepatitis, Myokarditis, aseptische Meningitis und Enzephalitis. Als Komplikation einer Parvovirus-B19-Infektion kann die Arthritis angesehen werden. Eine weitere Komplikation sind schwere, lebensbedrohliche aplastische Krisen bei Patienten mit chronischen hämolytischen Anämien oder Sphärozytose, Sichelzellenanämie und Thalassämie bzw. bei Patienten mit Eisenmangelanämie. Patienten mit angeborenen und erworbenen Immundefekten können das Virus nicht regelhaft eliminieren. Eine weitere Komplikation betrifft die Parvovirus-B19-Infektion in der Schwangerschaft. In 30 % der Fälle wird das Virus diaplazentar übertragen. Der Fetus entwickelt eine hochgradige Anämie mit nachfolgendem Endothelschaden und daraus resultierender Hypoxie. Es kommt zu einem Kapillarleck und zur Entstehung eines Hydrops fetalis.

Therapie Bei immunsupprimierten Patienten mit chronischer Anämie und Parvovirus-B19-Persistenz sollten Immunglobuline zur Neutralisation des Virus eingesetzt werden.

Prävention Ein Impfstoff ist nicht verfügbar. Kinder mit hämatologischen Grundkrankheiten und aplastischen Krisen sind über längere Zeit hochinfektiös, sie sollten daher isoliert werden.

10.3.45 Pneumokokken-Infektionen

Streptococcus (S.) pneumoniae ist ein bekapseltes grampositives Bakterium, von dem bislang 94 verschiedene Serotypen identifiziert wurden. Vor Einführung der generellen Impfempfehlung waren invasive Pneumokokken-Infektionen am häufigsten innerhalb der ersten 2 Lebensjahre anzutreffen. Nach Einführung der konjugierten Impfung kam es zu einer deutlichen Absenkung von invasiven Pneumokokken-Erkrankungen. Ein sog. Replacement-Phänomen führt zu einer Zunahme der nicht im Impfstoff enthaltenden Serotypen.

Übertragung und Inkubationszeit Virusinfektionen sowie Tabakrauch begünstigen die Übertragung oder die Invasion von kolonisierten Pneumokokken. Die Übertragung erfolgt als Tröpfchen- oder Schmierinfektion. Die Invasion kann *per continuitatem* oder hämatogen erfolgen. Die Inkubationszeit ist kurz (Tage).

Klinische Symptome Pneumokokken sind weiterhin die häufigste Ursache der akuten **Otitis media**. Ferner gehören zum klinischen Spektrum Sinusitiden, Pneumonien (inkl. Komplikationen wie

Pleuraergüsse und Empyeme), Bakteriämien, Sepsitiden und Meningitiden. Seltene Manifestationsformen sind Endokarditis, Osteomyelitis, Arthritis und Peritonitis. Pneumokokken sind die häufigsten Erreger der **ambulant erworbenen Pneumonie**. Die Erkrankung ist gekennzeichnet durch akuten Beginn mit reduziertem Allgemeinzustand sowie Fieber, produktivem Husten, Tachykardie und Tachydyspnoe. Meist findet sich radiologisch eine Lobärpneumonie. Uncharakteristische Bauchbeschwerden können zur Fehldiagnose „Appendizitis" führen. Invasive Pneumokokken-Erkrankungen (Sepsis, Meningitis) bedingen nach wie vor eine hohe Sterblichkeit. Bei ca. 15 % der Kinder werden nach einer invasiven Pneumokokken-Erkrankung bleibende Restschäden (Hörverlust, neurologische Schäden usw.) festgestellt. Bei den Laboruntersuchungen stehen eine ausgeprägte Leukozytose mit Linksverschiebung sowie eine Erhöhung anderer Entzündungsparameter im Vordergrund.

Diagnose   Idealerweise wird bei einer invasiven Pneumokokken-Infektion ein Erregernachweis im Blut oder Liquor angestrebt. Abstriche sind nicht sinnvoll, da nicht sicher zwischen Kolonisierung und Verursachung der Erkrankung unterschieden werden kann.

Therapie   Bei einer lokal begrenzten Pneumokokken-Infektion ist Amoxicillin Therapie der Wahl.

Prävention   Pneumokokken-Konjugat- und Kapselpolysaccharid-Impfstoffe stehen zur Verfügung.

10.3.46 *Pneumocystis*-Pneumonie

Die Epidemiologie ist nicht ganz klar. Bei jungen Menschen mit Immunkompetenz kommt es wohl zu einer asymptomatischen Infektion oder milden Pneumonie. Bei Immunsuppression und schwerer Mangelernährung kann bei Persistenz von *Pneumocystis* in der Lunge bzw. durch eine Rekolonisation dann eine schwere *Pneumocystis-jiroveci*-Pneumonie (PJP) resultieren.

Übertragung und klinische Symptome
Pneumocystis jiroveci wird vermutlich aerogen übertragen. Dementsprechend hängt die Schwere der Lungenentzündung vom Ausmaß des Immundefekts sowie der beteiligten inflammatorischen Komponente ab. Typische Symptome sind trockener Husten, Dyspnoe, blass-livide Haut (bis Zyanose) und häufig Fieber.

Diagnose   Radiologisch lassen sich schmetterlingsförmige bilaterale interstitielle Veränderungen der Lunge detektieren. Bei ca. 10 % der Patienten ist der Röntgenbefund initial unauffällig. Differenzialdiagnostisch ist die PJP gegen andere interstitielle Pneumonien (Viruspneumonien, CMV, atypische Mykobakteriosen, Mykoplasmenpneumonie, Mykosen u. a.) abzugrenzen. Diagnostisch zielführend ist der Erregernachweis, meist aus respiratorischem Material, insbesondere in der BAL gewonnen. Es stehen PCR-Systeme zur Detektion zur Verfügung.

Therapie   Bei klinischem V. a. eine PJP sollte sofort mit der Behandlung begonnen werden. Therapie der Wahl ist die Gabe von Cotrimoxazol bzw. Pentamidin über 14–21 d.

Prävention   Alle Patienten, die zu einer Risikogruppe für eine PJP gehören, sowie Patienten mit durchgemachter PJP und anhaltender Immunsuppression sollen eine Prophylaxe erhalten. Diese besteht bei Kindern von 1 Monat an aus Cotrimoxazol.

10.3.47 Polioviren

Seit 1990 wurde in Deutschland keine intrinsische Kinderlähmung mehr beobachtet. Durch die seit 1988 durchgeführten Impfprogramme der WHO ist die Poliomyelitis heute in vielen Regionen verschwunden.

Übertragung und Inkubationszeit   Die Übertragung erfolgt fäkal-oral über Tröpfcheninfektion. Die Infektiosität beginnt wenige Stunden nach Infektion und kann im Rachen bis zu 1 Woche, im Stuhl 3–6 Wochen persistieren. Die Inkubationszeit beträgt 7–14 (3–35) d.

Klinische Symptome   Die Kinderlähmung verläuft in den meisten Fällen asymptomatisch (90–95 %) unter Ausbildung von neutralisierenden Antikörpern. Das Krankheitsbild ist charakterisiert durch zunächst unspezifische Krankheitszeichen wie Fieber, Halsschmerzen, Abgeschlagenheit, Durchfall und Erbrechen, die innerhalb von 1–3 d sistieren. Nach 3–7 d Beschwerdefreiheit tritt dann erneut Fieber (zweigipfliger Fieberverlauf) in Verbindung mit neurologischen Krankheitszeichen auf. Dabei steht eine seröse, abakterielle Meningitis (nichtparalytische Poliomyelitis) im Vordergrund.

In 0,5–1 % der Fälle kommt es zur **paralytischen Poliomyelitis,** wobei die Infizierten 2–12 d nach den Prodromalerscheinungen eine klassische paralytische Poliomyelitis mit asymmetrischen, akuten schlaffen Lähmungen präsentieren, die bevorzugt die proximalen Muskelgruppen der unteren Extremitäten betreffen. Eine seltene Form ist die **bulbopontine oder bulbäre Polio,** bei der es zu Hirnnervenlähmungen mit Schluck- und Atmungsstörungen sowie Kreislaufdysfunktion kommt.

Als Spätfolge der Polio ist das **Post-Polio-Syndrom** bekannt. Jahrzehnte nach relativer Beschwerdefreiheit und ohne erneute Virusreplikation kann es zu einer Krankheitsprogression mit Muskelschwund, Ermüdungserscheinungen und Schmerzen in betroffenen und vorher nicht betroffenen Muskelpartien kommen.

Diagnose und Therapie Für die Diagnosestellung typisch ist der zweigipfelige Fieberverlauf. Der molekulargenetische Nachweis von Enterovirus-RNA ist die sichere Initialdiagnostik, die PCR sollte bei allen Verdachtsfällen aus Liquor und Stuhl durchgeführt werden. Diagnostischer Goldstandard ist die kulturelle Anzucht des Erregers aus Stuhl mit anschließender Serogenotypisierung. Eine kausale Therapie existiert nicht.

Prävention Inaktivierte Lebendimpfstoffe („Schluckimpfung") stehen zur Verfügung.

10.3.48 Molluscum-contagiosum-Viren (Dellwarzen)

Dellwarzen sind auf normaler Haut breitbasig aufsitzende, stilisiert und gruppiert stehende, perlenartige bis mittelderbe, zentral eingedellte („Dellwarzen") Knötchen von weißlicher bis gelber, zuweilen auch blassrosa Farbe.

Übertragung, Inkubationszeit und Klinische Symptome Die Übertragung des Virus erfolgt von Mensch zu Mensch über kleine Epitheldefekte (Kratzdefekte). Auch Schmierinfektionen sind möglich.

Diagnose und Therapie Die Diagnose wird klinisch gestellt. Therapeutisch kann in den meisten Fällen abgewartet werden.

10.3.49 Respiratory Syncytial Virus (RSV)

Die höchste Morbidität ist im Kleinkindesalter zu beobachten. Bis zum Ende des 2. Lebensjahres haben nahezu alle Kinder mindestens eine RSV-Infektion durchgemacht. Menschen stellen das einzige Erregerreservoir dar.

Übertragung und Inkubationszeit Die Übertragung erfolgt als Tröpfchen- oder Schmierinfektion. Die Infektionen treten in winterlichen Epidemien in enger Assoziation zu den Influenza-Infektionen auf. Die Inkubationszeit beträgt 3–6 d. Bis zu 8 d werden Viren ausgeschieden. Zu beachten ist, dass Frühgeborene und Menschen mit einer Immundefizienz das Virus ein bis mehrere Monate ausscheiden.

Klinische Symptome Das klinische Bild imponiert als Atemwegsinfektion mit unterschiedlichen Manifestationsformen. Die typische RSV-Bronchiolitis wird vor allem bei Säuglingen beobachtet, bei älteren Kindern steht eine obstruktive Bronchitis im Vordergrund. Auch Pneumonien oder milde Verläufe („Erkältung") sind denkbar. Insbesondere Patienten mit Risikofaktoren (pulmonale Erkrankungen, Herzfehler, ehemalige Frühgeborene mit chronischer Lungenerkrankung und Patienten mit Immundefizienz) können sehr schwer erkranken.

Diagnose Die Diagnose wird häufig durch Antigennachweise mittels ELISA-Schnelltest ermittelt. Die Sensitivität ist relativ niedrig. PCR-Nachweismethoden, vor allem in Multiplex-Tests integriert, setzen sich mehr und mehr durch. Kulturelle und serologische Verfahren haben praktisch keine Bedeutung.

Therapie Die Behandlung erfolgt symptomatisch.

Prävention RSV-positive Neugeborene und Säuglinge sowie Kleinkinder sollten im Krankenhaus kohortiert werden. Basishygienemaßnahmen sind von größter Bedeutung. Seit einigen Jahren kann Palivizumab zur Prophylaxe von RSV-Infektionen zur passiven Immunisierung eingesetzt werden. Empfohlen ist die passive Immunisierung für Risiko-Frühgeborene, Kinder mit einer hämodynamisch relevanten Herzerkrankung sowie solche mit syndromalen oder neurologischen Grunderkrankungen.

10.3.50 Rotaviren

Rotaviren sind die häufigsten Erreger von ambulanten und im Krankenhaus erworbenen Durchfallerkrankungen im 2. Lebensjahr. Die Infektionen treten saisonal zwischen Januar und Juni gehäuft auf. Reinfektionen kommen regelmäßig vor. Nach einer Rotavirus-Infektion besteht eine Teilimmunität.

Übertragung und Inkubationszeit Rotavirus-Infektionen erfolgen hauptsächlich von Mensch zu Mensch, selten auch durch kontaminierte Lebensmittel. Der Infektionsweg ist fäkal-oral. Die Inkubationszeit beträgt 1–3 Tage. Gesunde Patienten können das Virus 1–2 Wochen ausscheiden.

Klinische Symptome Durchfall mit vorausgehendem Erbrechen und meist niedrigem Fieber steht im Vordergrund. Gelegentlich werden unspezifische respiratorische Symptome beobachtet. Grund für die stationäre Behandlung ist die Dehydratation. Rotaviren sind neurotop, daher können auch neurologische Symptome wie Krampfanfälle oder das Bild einer Enzephalopathie auftreten.

Diagnose Die Diagnose kann mit dem Enzymimmuntest (Schnelltest) aus dem Stuhl gestellt werden. Daneben sind RT-PCR-Verfahren verfügbar.

Therapie Eine kausale Therapie existiert nicht. Im Vordergrund steht die Rehydratationsbehandlung.

Prävention Erkrankte Kinder sollten kohortiert werden. Der hygienischen Händedesinfektion (Basishygiene) kommt größte Bedeutung bei. Zur aktiven Immunisierung stehen zwei oral zu applizierende Impfstoffe zur Verfügung.

10.3.51 Röteln

Übertragung und Inkubationszeit Die Übertragung erfolgt als Tröpfcheninfektion (nasopharyngeale Sekrete). Die betroffenen Patienten sind 7 d vor bis 7 d nach Beginn des Exanthems infektiös. Die Inkubationszeit für postnatal erworbene Röteln beträgt 14–21 d. Die konnatale Röteln-Infektion erfolgt diaplazentar durch die Virämie bei der Erstinfektion der Schwangeren. Neugeborene mit konnatalen Röteln sind infektiös.

Klinische Symptome Es wird zwischen postnatal und konnatal erworbenen Röteln unterschieden. Die **postnatalen Röteln** verlaufen im Allgemeinen leicht. Dabei ist ein im Gesicht beginnender makulöser oder makulopapulöser Ausschlag für 1–3 d zu beobachten. Daneben tritt eine okzipital bzw. retroaurikulär dominante Lymphadenitis auf. Ferner kann die Röteln-Infektion mit Arthralgien bzw. Arthritiden und Blutbildveränderungen einhergehen. Als seltene Komplikation ist die Enzephalitis bzw. die schwere progressive Rubella-Panenzephalitis zu nennen.

Eine Infektion während der Schwangerschaft im 1. Trimenon führt häufig zu einem Abort. Eine gefürchtete Komplikation ist die Röteln-Embryopathie. Das Risiko für schwerwiegende Probleme beim Kind ist besonders hoch, wenn die Mutter zwischen der 11. und 12. SSW erkrankt. Auch später auftretende Röteln-Infektionen können das ungeborene Kind schädigen. Zu nennen sind insbesondere Schwerhörigkeit und Mikrozephalie.

Diagnose Da die klinischen Symptome der Röteln oftmals wenig charakteristisch sind und leicht mit anderen exanthematischen Erkrankungen verwechselt werden können (HHV6, Parvovirus B19, Masern, Entero-, Adenoviren, EBV, Mykoplasmen, Scharlach), bietet sich eine Labordiagnostik an. Die akute Röteln-Infektion wird durch die Bestimmung von virusspezifischem IgM im ELISA bzw. durch den Virusnachweis in der PCR diagnostiziert.

Die Diagnose der konnatalen Röteln beim Neugeborenen beruht vor allem auf dem Nachweis des

Erregers aus Nasen- und Rachensekret oder anderen Körperflüssigkeiten wie Urin mittels PCR.

Kinder mit konnatalen Röteln bedürfen einer umfassenden Diagnostik. Insbesondere sind die häufigen Folgen wie Schwerhörigkeit, Taubheit, Dystrophie, Katarakt, Retinopathie und Herzfehler zu diagnostizieren. Die weitere Betreuung erfolgt interdisziplinär.

Therapie Die postnatal erworbenen Röteln werden meist nicht therapiert.

Prävention Ein an Röteln erkrankter Patient sollte im Krankenhaus isoliert werden. Immer ist an die Gefahr einer Röteln-Infektion für ungeschützte Schwangere zu denken. Es steht eine Röteln-Impfung als Regelimmunisierung zur Verfügung.

10.3.52 Salmonellen

Übertragung und Inkubationszeit Salmonellen werden vor allem durch belastete Lebensmittel übertragen, die von infizierten Tieren stammen. Salmonellen finden sich vor allem in Rohwurst, rohem bzw. unzureichend erhitztem Fleisch, Eiern und Roheiprodukten. Es ist ein Sommer-Herbst-Gipfel zu beobachten. Die Inkubationszeit beträgt abhängig von der Infektionsdosis und vom Serovar 6–72 h (meistens 12–36 h).

Klinische Symptome Häufigste Erkrankungsform ist die akute Enteritis und Enterokolitis mit Bauchschmerzen, konsistenzverminderten bis fulminanten, gelegentlich blutigen Durchfällen sowie Erbrechen und Abdominalkrämpfen mit mäßigem Fieber (das selten länger als 2 Tage anhält). Neben der akuten Enteritis oder Enterokolitis kann gelegentlich auch eine Sepsis oder Bakteriämie auftreten. Intermittierende Bakteriämien sind möglich. Zu bedenken sind bei einer Salmonellose septische und fokale Infektionen sowie asymptomatische Infektionen. Septitiden betreffen insgesamt die o. g. Risikofaktoren. Insgesamt jedoch ist die klinische Symptomatik der Salmonellen-Enteritis uncharakteristisch. Darminfektionen durch andere Erreger *(Campylobacter, Shigellen, Yersinien, Rotaviren)* können ähnliche Symptome hervorrufen.

Diagnose und Therapie Goldstandard der Diagnostik ist die Erregeranzüchtung aus Stuhl, bei invasiven Verläufen auch aus Blutkulturen. PCR-Verfahren haben in den letzten Jahren an Bedeutung gewonnen. Die Therapie der Salmonellose richtet sich nach Risikostatus und Krankheitsbild. Üblicherweise werden Enteritiden mit einer Flüssigkeits- und Elektrolytsubstitution behandelt. Die Gabe von Antiinfektiva oder motilitätshemmenden Mitteln ist bei akuten unkomplizierten Infektionen nicht indiziert. Die Ausscheidung von Salmonellen wird durch eine antiinfektive Therapie verlängert. Bei Sepsitiden bzw. schwer erkrankten Patienten mit einer fokalen bakteriämischen Salmonellose ist dann eine antiinfektive Therapie angezeigt. Optionen sind Amoxicillin, Cefotaxim, Ceftriaxon, Ciprofloxacin oder Azithromycin.

Prävention Allgemeine hygienische Maßnahmen und das Meiden von möglicherweise kontaminierter Nahrung stehen im Vordergrund. Impfstoffe stehen nicht zur Verfügung. Stationär aufgenommene Patienten sind zu isolieren. Die Salmonellose ist meldepflichtig (IfSG).

10.3.53 Schistosomiasis

Übertragung und Inkubationszeit Die Infektiosität wird durch die Kontamination von Gewässern mit Urin und Fäkalien sowie die Kontakthäufigkeit von Menschen mit diesem Wasser und die Anzahl der Schnecken (Zwischenwirt) bestimmt.

Klinische Symptome Nach Exposition in kontaminiertem Süßwasser können Gabelschwanzlarven (Zerkarien) die Haut penetrieren. Es entsteht ein juckendes, flüchtiges makulopapulöses Exanthem. 2–10 Wochen nach der Infektion bietet ein Teil der Patienten das Bild einer akuten **Bilharziose** (Katayama-Fieber) mit Fieber, Schwäche, Schmerzen, urtikariellen Hautveränderungen, Gesichtsödem, Hepatosplenomegalie und einer ausgeprägten Eosinophilie. Im Anschluss an die häufig selbstlimitierende „akute Bilharziose" beginnt nach etwa 10 Wochen die chronische Phase der Bilharziose.

Durch *S. haematobium* wird vor allem die **urogenitale Schistosomiasis** hervorgerufen. Weiterhin von Bedeutung ist die **intestinale Schistosomiasis**.

Wenige Kinder entwickeln eine **hepatolienale Schistosomiasis** mit portaler Leberfibrose. Neurologische Herdsymptome kommen vor.

Diagnose Eine chronische Anämie bzw. ein durch die Krankheit hervorgerufener Eiweißverlust können von der Diagnose einer Schistosomiasis ablenken. Insbesondere anamnestische Angaben sind bei V. a. Schistosomiasis (Eosinophilie mit Hepatosplenomegalie, urtikarielle Hautveränderungen u. a.) zu berücksichtigen. Pathologische Urinbefunde sowie Stuhlbefunde sollten zu einer Suche nach „Eiern" führen. Bei Kurzzeitexponierten (Touristen) wird der Nachweis über spezifische Antikörper gestellt.

Therapie Das Katayama-Fieber wird symptomatisch mit Antihistaminika und ggf. Steroiden behandelt. Eine antiparasitäre Therapie ist zu diesem Zeitpunkt wegen der unvollständigen Wurmentwicklung unzureichend wirksam. Mittel der 1. Wahl für alle durch *Schistosoma* spp. verursachten Infektionen ist Praziquantel.

Prävention Meidung von kontaminierten Gewässern.

10.3.54 Shigellen

Übertragung und Inkubationszeit Die Infektion erfolgt fäkal-oral, die Übertragung meist durch kontaminierte Lebensmittel bzw. Trinkwasser. Die Inkubationszeit beträgt 1–7 d (typisch 12–96 h).

Klinische Symptome Das Krankheitsbild wird klinisch auch als bakterielle Ruhr bezeichnet. Die Shigellose betrifft vor allem das Kolon und ist durch akute, schleimige (muköse) und/oder blutige Durchfälle mit Fieber und extraintestinalen Symptomen charakterisiert. Ohne antiinfektive Therapie dauert die Krankheit 7–10 d. Milde Krankheitsverläufe mit wässrigen oder weichen Stühlen kommen vor. Zu den Komplikationen gehören Rektumprolaps, toxisches Megakolon mit Darmperforation sowie Infektion bei Neugeborenen und Säuglingen. Extraintestinale Manifestationen sind selten und können zu HUS, Bronchopneumonie, Myokarditis oder disseminierter intravasaler Gerinnungsstörung mit Multiorganversagen oder HWIs führen.

Diagnose und Therapie Die Diagnose erfolgt über den Nachweis von Shigellen im Stuhl. Differenzialdiagnostisch sollte immer eine Infektion mit enteroinvasiven *E. coli* ausgeschlossen werden. Therapeutisch steht insbesondere die Rehydratationstherapie mit Korrektur von etwaigen Elektrolytverlusten im Vordergrund. Eine antiinfektive Therapie verkürzt Schwere und Dauer der Erkrankung und vor allem die Ansteckungsfähigkeit. Bei schwerer Manifestation wird Ceftriaxon empfohlen.

Prävention Basishygiene und das Meiden von evtl. kontaminierten Nahrungsmitteln stehen im Vordergrund. Eine Isolierung von erkrankten Patienten erfolgt bei klinischer Indikation. Es besteht Meldepflicht (IfSG).

10.3.55 Skabies

Der Erreger der Skabies ist die Krätzmilbe.

Übertragung und Inkubationszeit Die Übertragung von Mensch zu Mensch erfolgt bei engem und länger anhaltendem Hautkontakt. Schlechte hygienische und sozioökonomische Verhältnisse begünstigen die hohe Kontagiosität von Skabies. Die Inkubationszeit bis zum Auftreten der juckenden Hautreaktion beträgt 2–5 Wochen, bei Reinfektionen häufig nur 1–3 Tage.

Klinische Symptome Klinisch lassen sich auf der Haut kommaförmige Gänge ausmachen, die gelegentlich schwierig zu erkennen sind. Im Vordergrund stehen ekzematöse Läsionen, vor allen in den Interdigitalfalten der Hände und Füße, in der Axillarregion, am Brustwarzenhof sowie im Anogenitalbereich, in der Knöchelregion und an den inneren Fußrändern. Nach einer Sensibilisierungsphase von 2–5 Wochen zeigt sich die Dermatose bei Erstinfektion als Ekzemreaktion mit disseminierten, stark juckenden milbenfreien Bläschen und Papulovesikeln. Es besteht ein ausgeprägter Juckreiz. Durch Kratzeffekte entsteht dann ein polymorphes Bild.

Diagnose und Therapie Die Diagnose wird gesichert durch den Nachweis von Milben, Eiern der Skybala. Der Milbengang wird hierzu mit einer feinen

Kanüle / Lanzette oder einem feinen Skalpell eröffnet. Der Inhalt eines Milbengangs wird auf einen Objektträger transferiert und mikroskopisch betrachtet. Auch die Tesafilm-Abrissmethode ist praktikabel. Therapie der Wahl ist die lokale Behandlung mit 5-prozentigem Permethrin. Alternativ ist eine Behandlung mit Ivermectin (systemisch) möglich, wenn unter Permethrin kein Ansprechen erfolgt oder die erheblich ekzematöse Haut eine lokale Behandlung verbietet. Bezüglich weiterer Maßnahmen wird auf die Leitlinie verwiesen.

Prävention Meidung des Hautkontakts zu Personen mit Skabies. Das gehäufte Auftreten von Skabies ist meldepflichtig (IfSG).

10.3.56 Staphylokokken-Infektionen

Staphylokokken besiedeln die Haut sowie Schleimhäute des Oropharynx bei Menschen und bei Tieren und sind weit verbreitet. Als Infektionserreger sind sie fakultativ pathogen. Bedeutsam sind *Staphylococcus (S.) aureus* sowie Koagulase-negative Staphylokokken (KNS):
- *S.-aureus*-Infektionen betreffen am häufigsten die Haut und die anliegenden Weichteile: Cellulitis, kutane Abszesse, Pustulosis, bullöse und nichtbullöse Impetigo, Pyodermie, Follikulitis, Furunkel, Karbunkel, Hidradenitis, Ecthyma simplex u. a. Oftmals kommt es zu einer gleichzeitigen Infektion mit β-hämolysierenden Streptokokken. Patienten mit Granulozytendysfunktion oder Granulozytopenie sind besonders gefährdet. Bestimmte Staphylokokkentoxin-produzierende Erreger (Exfoliatin A [Ether], Exfoliatin B [EDTP] und Exfoliatin D [EDT]) sowie *S.-aureus*-Isolate führen zum Krankheitsbild des „staphylococcal scalded skin syndrome". Ferner sind Blutstrominfektionen durch *S. aureus* häufig. *S.-aureus*-Stämme können MRSA-Besiedler von Nase, Rachen, Perineum, Axilla und Leistengegend sein.
- KNS sind übliche Besiedler der Haut und Schleimhäute. Da sie ubiquitär auf der Haut und den Schleimhäuten vorkommen, werden sie häufig kulturell detektiert (Kontamination), ohne dass eine echte Pathogenität zu vermuten ist.

10.3.57 Streptokokken-Infektionen

Unter Streptokokken-Infektionen werden gemeinhin Infektionen durch β-hämolysierende Streptokokken der Gruppe A, C und G verstanden. β-hämolysierende Streptokokken sind grampositive, in kurzen Ketten angeordnete Kokken. Anhand des Lancefield-Antigens können Streptokokken der Gruppe A, C und G serologisch unterschieden werden.

Übertragung und Inkubationszeit Die Übertragung erfolgt per Tröpfcheninfektion. Auch eine Übertragung durch Gegenstände ist denkbar. Die Inkubationszeit beträgt 2–4 d, für Impetigo etwa 1 Woche.

β-hämolysierende Streptokokken der Gruppe A (GAS)

Tonsillopharyngitis und Scharlach

- **Tonsillopharyngitis:** Eine Tonsillopharyngitis durch GAS kann isoliert oder als Symptom von Scharlach auftreten. Halsschmerzen, Fieber und vergrößerte zervikale Lymphknoten sind die wichtigsten Symptome.
- **Scharlach:** Der „klassische Scharlach" ist ein systemisches Krankheitsbild mit hohem Fieber, feinfleckigem Exanthem, Enanthem, Himbeerzunge und Tonsillopharyngitis. Es besteht eine periorale Blässe, in der 2. Woche beginnt die Desquamation, die später als groblamelläre Schuppung, besonders an Händen und Füßen auftritt. Eine Sonderform stellt der fieberhafte Wundscharlach dar.

Diagnose Eine sichere Diagnose der GAS-Erkrankungen wird durch die mikrobiologische Kultur gestellt (Goldstandard). Mit einer Sensitivität von 80–90 % sind Schnelltests gegenüber der Kultur unterlegen. Die Spezifität ist mit ≥ 95 % gut. Die Bestimmung von Serum-Antikörpern (Antistreptolysin O oder S) kann bei der Diagnostik von Folgekrankheiten nützlich sein. Für akute Infektionen sind Titerbestimmungen obsolet! Mithilfe des McIsaac-Score (Prädiktor einer GAS-Tonsillopharyngitis für Patienten im Alter von 3–14 Jahren), in den Fieber, zervikale Lymphknotenschwellung, Hustenstatus und Tonsillenbefund eingehen, können das Risiko für eine GAS-Tonsillopharyngitis und die sich daraus ergebende weitere Diagnostik abgeleitet werden. Dazu wird auf die Leitlinie verwiesen:

Therapie Bei Scharlach bzw. gesicherter GAS-Tonsillopharyngitis wird im Regelfall eine antiinfektive Therapie empfohlen. Therapie der Wahl ist Penicillin. Neben Penicillin V kann auch Phenoxymethylpenicillin-Benzathin mit einer deutlich längeren Halbwertszeit angewendet werden. Alternativ kann Amoxicillin gegeben werden. Die Therapiedauer beträgt 7 d. Bei Penicillin-Allergie gelten Oralcephalosporine als Mittel der Wahl. Makrolide führen wegen der auch in Deutschland erkennbaren Resistenzrate nicht immer zu einer zuverlässigen Heilung.

Prävention 24 h nach Einleitung einer antiinfektiven Therapie sind Patienten mit Tonsillopharyngitis und Scharlach nicht mehr infektiös. Die Prophylaxe bei Patienten nach ARF kann mit einem oralen Penicillin (400.000 IE / d, 2 ED) oder mit Benzylpenicillin-Benzathin (1,2 Mio. IE i. m., alle 4 Wochen) erfolgen. Die Prophylaxe nach ARF ist besonders für Patienten nach rheumatischer Karditis bedeutsam, da sie eine hohe Resistenzrate aufweisen. Die Gesamtdauer der ARF-Prophylaxe sollte minimal 5 Jahre dauern, bei einem ARF-Rezidiv lebenslang.
Post-Steptokokken Glomerulonephritis: ➤ Kap. 19
β-hämolysierende Streptokokken der Gruppe B (GBS): ➤ Kap. 10.2.16

10.3.58 Syphilis

Erreger der Syphilis ist *Treponema pallidum*.

Erworbene Syphilis

Die Übertragung erfolgt durch sexuellen Kontakt mit einer Partnerin oder einem Partner mit syphilitischen Läsionen. Bei Kindern und Adoleszenten mit erworbener Syphilis muss an sexuellen Missbrauch gedacht werden, wobei nur wenige Daten zu einer erworbenen Syphilis bei Kindern und Jugendlichen in Deutschland vorliegen. Die Inkubationszeit beträgt 10–90 d.

Das klinische Bild beginnt mit einer schmerzlosen Schleimhautulzeration („Schanker") und regionalen Lymphknotenschwellungen (Primärstadium). Anschließend kommt es bei einem Teil der Infizierten zu einem chronischen Verlauf mit einer grippalen Symptomatik und Lymphadenopathie, Exanthem und ggf. Haarausfall (Sekundärstadium). Das Tertiärstadium mit multipler Organbeteiligung (Aorta, Haut, ZNS, Augen) ist selten.

Konnatale Syphilis

Die Infektion der Schwangeren erfolgt ausschließlich über sexuelle Kontakte. Die transplazentare Infektion des Feten kann in jedem Syphilisstadium der Schwangeren erfolgen. Infiziert sich die Mutter während der Schwangerschaft, beträgt die Übertragungsrate ohne Behandlung 50 %. Neben der transplazentaren Infektion ist auch eine Infektion des Kindes bei Passage der Geburtswege möglich (perinatale Infektion); daneben kommt eine Übertragung durch Stillen in Betracht, wenn sich syphilitische Läsionen an der Brust befinden.

Klinische Symptome Unterschieden werden ein Frühstadium (Auftreten der Symptome in den ersten 2 Lebensjahren) und ein Spätstadium (Auftreten der Symptome nach dem 2. Lebensjahr). Etwa 30–50 % der intrauterin infizierten Kinder, meist Frühgeborene, sind bei Geburt symptomatisch.
Typische Symptome des **Frühstadiums**:
- Rhinitis mit dickflüssigem Sekret
- Kleine erythematöse makulopapulöse und vesikuläre Effloreszenzen
- Hepatosplenomegalie
- Therapierefraktäre Enteritis
- Hydrops
- Ikterus
- Trinkschwäche und Gedeihstörung
- Pseudoparalyse und pathologische Frakturen
- Hydrozephalus, Hirnnervenausfälle und Krampfanfälle

Weitere Symptome und typische Befunde für das **Spätstadium** sind:
- Uveitis, Keratitis
- Tonnenzähne
- Schwellung der Gelenke

- Veränderungen an Tibia, Gaumen, Stirn sowie Nasenseptumperforation
- Taubheit
- Rhagaden
- ZNS-Beteiligung

Diagnose Die Diagnostik erfolgt in Form eines Stufenscreenings. Für jeden der Schritte (Screening, Bestätigungstest, Aktivitätstestung) stehen mehrere Verfahren zur Verfügung. Da 60 % der Neugeborenen mit konnataler Syphilis eine ZNS-Beteiligung aufweisen, empfiehlt sich eine Liquordiagnostik. Da *Treponema pallidum* nicht kultivierbar ist, basiert der Direktnachweis auf der Visualisierung der beweglichen Spirochäten in der Dunkelfeldmikroskopie. Eine schnelle, sensitive Methode ist die PCR.

Therapie Neugeborene mit konnataler Syphilis erhalten Penicillin G. Die Therapiedauer beträgt 14 Tage.

Prävention Die beste Prophylaxe der konnatalen Syphilis ist die rechtzeitige Diagnose und Therapie der Syphilis bei der Schwangeren.

10.3.59 Tetanus

Tetanus wird durch *Clostridium (C.) tetani*, ein grampositives, sporenbildendes, aerob wachsendes Bakterium hervorgerufen. Dank der guten Immunisierungsraten kommt Tetanus in Deutschland nur noch sehr selten vor.

Übertragung und Inkubationszeit Eine direkte Ansteckung von Mensch zu Mensch erfolgt nicht. Die Inkubationszeit beträgt in der Regel 3 Tage bis 3 Wochen. Prinzipiell besteht bei jeder Verletzung das Risiko einer Infektion mit *C. tetani*, besonders dann, wenn Schmutz oder Erdreich sowie Spuren von Fäzes in die Wunde gelangen.

Klinische Symptome Das häufigste klinische Bild des Tetanus (Wundstarrkrampf) ist mit 80 % die generalisierte Form mit tonischen Spasmen der Skelettmuskulatur sowie Spasmen der mimischen Gesichts- und Kaumuskulatur mit charakteristischem Gesichtsausdruck und hochgezogenen Augenbrauen. Es folgen eine Kieferklemme (Trismus) und Dysphagie. Kompliziert wird das Krankheitsbild durch einen Laryngospasmus. Das Bewusstsein bleibt erhalten. Fieber fehlt meistens. Es kommt zu einer Obstruktion der Atemwege, Sekretstau und sekundärer Pneumonie sowie Atelektasen mit konsekutiver Ateminsuffizienz.

Daneben ist der „zephale Tetanus" zu nennen. Hierbei sind vor allem die Hirnnerven betroffen. Schluckstörungen, anhaltendes Schreien und eine tonische Starre sind möglich. Die Letalität des Tetanus ist selbst bei intensivmedizinischer Behandlung hoch und beträgt bis zu 25 %.

Diagnose und Therapie Die Diagnose wird klinisch gestellt. Die Behandlung erfolgt durch Bindung des freien Tetanustoxins an Tetanusimmunglobulin. Eine frühzeitige antiinfektive Therapie mit Metronidazol oder Penicillin G kann die Toxinbildung verhindern.

Prävention Eine aktive Immunisierung steht zur Verfügung. Bei Verletzungen wird unter bestimmten Voraussetzungen eine passive Immunisierung durchgeführt.

10.3.60 Tollwut

Deutschland gilt als frei von klassischer Tollwut.

Inkubationszeit Die Inkubationszeit ist sehr variabel und schwankt von wenigen Tagen bis zu Jahren.

Klinik und Verlauf Nach durchschnittlich 30–90 Tagen setzt eine Prodromalphase von 2–10 d mit einem allgemeinen Krankheitsgefühl, Schlafstörung, Übelkeit und Fieber ein. Parästhesien im Bereich der Bissstelle bilden sich aus. Die neurologische Symptomatik beginnt mit Muskelhypertonie, paroxysmalen Muskelkrämpfen, Tremor bei gleichzeitiger Abschwächung der Muskeleigenreflexe und Koordinationsstörungen. Die Patienten sind bei Bewusstsein. Es stellen sich Depressionen sowie Halluzinationen und das Bild einer Pseudopsychose ein. Sodann kommt es zu Hypersalivation und zur Ausbildung einer Hydrophobie. Bei etwa 20 % der Patienten verläuft die Erkrankung paralytisch als „stille Wut", die dem Bild eines Guillain-Barré-Syndroms ähnelt. Der Tod tritt innerhalb von 7–14 d ein.

Ursache sind periphere bzw. zentrale Ateminsuffizienz oder ein Herzversagen infolge der Rabiesmyokarditis.

Diagnostik und Therapie Zur virologischen Diagnostik (Speichel, Liquor, ggf. Hautbiopsie, Tränenflüssigkeit, aber auch postmortal: Hirngewebe) stehen Verfahren zum Nachweis viraler Antigene (IFT), die Virusisolierung sowie eine PCR und der Nachweis neutralisierender und bindender Antikörper zur Verfügung. Eine spezifische Therapie existiert nicht.

Prävention Impfstoffe zur aktiven und passiven Immunisierung sind verfügbar. Die Durchführung einer postexpositionellen Tollwutprophylaxe hängt vom Grad und von der Art der Exposition ab. Es besteht eine Meldepflicht (IfSG).

10.3.61 Toxocariasis

Die Toxocariasis wird durch Larven des Hunde- und selten des Katzenspulwurms *(Toxocara [T.] canis, T. cati)* hervorgerufen.

Übertragung und Inkubationszeit Von besonderer Bedeutung für die Übertragung sind Kinderspielplätze. Menschen infizieren sich über die Hände beim Kontakt mit Hunden und Katzen oder über eierhaltige, mit Hunde- und Katzenkot kontaminierte Böden.

Klinische Symptome Zwei Verlaufsformen werden unterschieden:
1. Okuläre Toxocariasis (okuläre Larva migrans bei Augenbefall)
2. Larva migrans visceralis, in der angloamerikanischen Literatur als „covert" (verdeckte) oder „common" Toxocariasis bezeichnete Verlaufsformen.

Die vor allem im Kindesalter beobachtete Larva migrans visceralis ist durch Fieber, Hepatosplenomegalie, Abdominalschmerzen, Pneumonie und ausgeprägte Eosinophilie charakterisiert. Komplizierend wurden Myokarditis, eosinophile Meningoenzephalitis und andere Symptome beobachtet.

Diagnose, Therapie und Prävention Diagnostisch beweisend für die Infektion ist der Nachweis von Larven in histologischen Präparaten von Granulomen. Eine medikamentöse Therapie ist nicht zwingend notwendig, eine Toxocariasis kann spontan ausheilen. Bei schwerwiegenden Fällen ist eine Therapie mit Albendazol empfohlen. Präventiv gilt es, Hunde und Katzen zu „entwurmen" sowie Verunreinigungen von Kinderspielplätzen mit Hunde- und Katzenkot zu vermeiden.

10.3.62 Toxoplasmose

Das einzige extrazelluläre Stadium des Parasiten entsteht nach geschlechtlicher Reproduktion im Darm von Katzen und katzenähnlichen Tieren und wird als Oozyste mit dem Kot ausgeschieden.

Übertragung und Inkubationszeit Die postnatale *Toxoplasma*-Infektion des Menschen entsteht durch den Genuss von zystenhaltigen, ungenügend gegarten Fleischprodukten, insbesondere von Schafen, Wild und Geflügel. Die Inkubationszeit wird mit 7–21 d angenommen.

Klinische Symptome Das klinische Krankheitsbild entspricht der symptomatischen Infektion mit *T. gondii*. Es sind drei bedeutsame klinische Bilder voneinander abzugrenzen:
1. Toxoplasmose bei immunologisch Gesunden
2. Toxoplasmose bei immunkompromittierten Patienten
3. Fetale und neonatale Infektion

Die postnatale *Toxoplasma*-Infektion verläuft meist asymptomatisch und führt nur selten zu milden, meist unspezifischen Symptomen. Im Vordergrund steht eine Lymphadenopathie. Bei immundefizienten Patienten liegt meist eine Reaktivierung einer latenten Toxoplasmose vor, die zu schweren Krankheitsverläufen mit multiplen nekrotisierenden Herden in verschiedenen Organen führen kann. Eine diaplazentare Übertragung findet nur bei Primärinfektion der Schwangeren statt. Die Transmissionsrate ist abhängig vom Schwangerschaftsverlauf. Sie beträgt im letzten Trimenon bis zu 70 %. Der Schweregrad der fetalen Infektion nimmt mit steigendem Gestationsalter ab. Die meisten infizierten Neugeborenen sind asymptomatisch. Bei symptomatischen Neugeborenen stehen unspezifische Symptome wie Untergewicht, Hepatomegalie, prolongierter Ikterus u. a. im Vordergrund. Eine Thrombozytopenie, Eosinophilie oder

Transaminasenerhöhung kann wegweisend sein. Schwere Verläufe gehen mit purpuraähnlichen Hautblutungen, interstitieller Pneumonie, Myokarditis, Enteritis und Enzephalitis einher. Die klassische Trias Hydrozephalus, Chorioretinitis und zerebrale Verkalkungen ist eher selten (max. 3 %).

Diagnose Die Diagnose wird mittels PCR aus Körperflüssigkeiten und Gewebe gestellt. Da die PCR nicht zwischen akuter, latenter und reaktivierter Infektion differenzieren kann, ist eine serologische Begleitdiagnostik notwendig.

Therapie Die Therapie während der Schwangerschaft besteht wegen der potenziellen Teratogenität von Pyrimethamin aus Spiramycin. Nach der 16. SSW werden Pyrimethamin und Sulfadiazin sowie Folinsäure hinzugegeben und über mindestens 4 Wochen appliziert. Mit dieser Therapie lässt sich die Infektion des Feten nicht sicher verhindern.

Die Therapie des Neugeborenen ist hinsichtlich Art und Dauer umstritten. Für symptomatische Früh- und Neugeborene liegen Empfehlungen zur Standardtherapie für 12 Monate vor. Sie besteht aus Pyrimethamin, Sulfadiazin und Folinsäure. Asymptomatische Neugeborene sollten 3–6 Monate behandelt werden. Hierfür wurde aufgrund der besseren Verträglichkeit alternativ auch die Kombination von Pyrimethamin und Sulfadoxin plus Folinsäure alle 10–14 Tage empfohlen.

Leichte Formen einer postnatalen Toxoplasmose bedürfen keiner Therapie. Schwere Formen, insbesondere bei Patienten mit Immundefekt, können mit einer Kombination aus Pyrimethamin und Clindamycin sowie Clarithromycin und Azithromycin behandelt werden.

Prävention Wichtigste Maßnahme zur Verhütung der konnatalen Toxoplasmose ist die primäre Infektionsprophylaxe. Schwangeren ist zu empfehlen, kein rohes oder ungenügend behandeltes Fleisch zu essen.

10.3.63 Tuberkulose

Erreger und Übertragung Unter dem Begriff Tuberkulose (Tbc) werden Erkrankungen zusammengefasst, die durch Erreger des *Mycobacterium-tuberculosis*-Komplexes verursacht werden. Nach jahrelangem Rückgang von Tbc-Fällen in Deutschland war zuletzt wieder eine steigende Inzidenz, vor allem bei Kindern und Jugendlichen < 15 Jahren zu beobachten. Häufigste Organmanifestation ist die Lungentuberkulose.

Klinische Symptome Die Tbc kann sich pulmonal und extrapulmonal manifestieren. Primärinfektion und Lymphadenopathie werden zusammen als Primärkomplex bezeichnet, der meist nur kurz (4–6 Wochen) nachweisbar ist. Die primäre pulmonale Tbc kann kompliziert verlaufen, wenn es zur Kompression der Trachea oder Bronchien mit Lymphknoteneinbruch und Kavernenbildung kommt.

Extrapulmonale Tbc-Formen entstehen durch hämatogene oder lymphogene Streuung eines pulmonalen Primärherdes. Bei jüngeren Kindern sind die Miliartuberkulose und die tuberkulöse Meningitis aufgrund der Schwere der Erkrankung von besonderer Bedeutung. Klinische Symptome, die auf eine Tbc hinweisen können, sind persistierender Husten über 2 Wochen, ungeklärter Gewichtsverlust / Gedeihstörung, unklares Fieber, unklare Hepatosplenomegalie, „Sepsis", Meningitis und bei älteren Kindern ein Erythema nodosum.

Diagnose Zur Diagnostik der Tbc gehören der mikrobiologische oder molekularbiologische Nachweis von Bakterien des *Mycobacterium-tuberculosis*-Komplexes und die Identifikation eines Indexfalls. Ferner wird ein positiver Tuberkulin-Hauttest (THT) bzw. ein positiver Interferon-Gamma-Release-Assay (IGRA) als Nachweis einer tuberkulösen Infektion gefordert. Klinische Symptomatik und / oder bildgebende Diagnostik vervollständigen die Diagnosestellung. Eine Röntgenaufnahme ist bei V. a. pulmonale Tbc oder für eine Umgebungsuntersuchung ausreichend. Ein unauffälliges Röntgenbild schließt eine Tbc nicht aus. Ein CT der Lunge soll in seltenen Fällen mit schwieriger Differenzialdiagnostik und V. a. Komplikationen vorbehalten bleiben.

Bei V. a. Tbc sollte immer ein Erregernachweis angestrebt werden. Untersuchungsmaterialien können sein: Magensaft, induziertes Sputum, BAL, Liquor, Pleurapunktat, Knochenmark, Abszessmaterial, Biopsie, Blut, Urin, Stuhl.

Therapie Die Erregerresistenz ist bedeutsam (unkompliziert, multiresistent). Erstrang-Antituberkulotika sind Isoniazid (INH), Rifampicin (RMP), ggf. Rifabutin, Pyrazinamid (PZA) und Ethambutol (EMB). Ferner sind die Behandlungsart und -dauer abhängig von der Manifestationsform der Tbc.

Prävention Nach Tbc-Exposition soll bei allen Kindern < 5 Jahren eine medikamentöse Prophylaxe mit INH für 3 Monate durchgeführt werden. Die BCG-Impfung ist in Deutschland nicht verfügbar und wird auch nicht empfohlen. Alle Kinder und Jugendlichen mit V. a. eine infektiöse Lungentuberkulose sind bis zum Ausschluss der Infektiosität zu isolieren. Es besteht Meldepflicht (IfSG).

10.3.64 Typhus und Paratyphus

Erreger Die Typhus- und Paratyphus-Erreger gehören zur Spezies *Salmonella (S.) enterica* (Serovar *typhi* bzw. *paratyphi*).

Übertragung und Inkubationszeit Die Übertragung erfolgt fäkal-oral oder über kontaminierte Lebensmittel und Trinkwasser. Auch eine Mensch-zu-Mensch-Übertragung ist denkbar. Die Inkubationszeit beträgt bei Typhus 7–21 d (3–60) und bei Paratyphus 14 d.

Klinische Symptome Typhus erscheint klinisch als systemische bakterielle Infektion mit vielfältigen Symptomen: Kopfschmerzen, Lethargie, Myalgie, Durst, weiß-gräulich belegte Zunge, trockener Husten, rezidivierende, z. T. hohe Fieberspitzen, Bauchschmerzen, Obstipation. Im späteren Verlauf stehen Darmsymptome im Vordergrund. In der klinischen Untersuchung können eine Hepatosplenomegalie oder stammbetonte Roseolen auffallen. Komplikationen sind gastrointestinale Blutungen oder Perforationen (bis 3 %), Enzephalopathie, Schock, Myokarditis und Septikämien. Unbehandelt ist von einer Rekonvaleszenzphase über mehrere Wochen auszugehen. Etwa 3 % der mit *S. typhi* infizierten Patienten werden Dauerausscheider. Paratyphus führt zu ähnlichen klinischen Symptomen wie Typhus, in der Regel aber mit milderen Verläufen.

Diagnose Typhus ist eine diagnostische Herausforderung, da die Symptome oft unspezifisch sind. Ein zuverlässiger Schnelltest ist nicht verfügbar. Zur Erregeranzucht werden mehrere Kulturen und ggf. Kulturen aus Knochenmark, Abszessmaterial und Hautbiopsien angelegt. Die primäre Diagnostik wird daneben meist mithilfe molekulardiagnostischer Techniken durchgeführt.

Therapie Eine antiinfektive Therapie verkürzt die Krankheitsdauer. Mit einer Entfieberung ist 3–5 Tage nach Therapiebeginn zu rechnen. Die frühe antiinfektive Behandlung verringert die Letalität und die Wahrscheinlichkeit von Komplikationen. Amoxicillin und Cotrimoxazol können bei empfindlichen Erregern eingesetzt werden. Bei resistenten Erregern sind Ciprofloxacin, Ceftriaxon und Azithromycin einsetzbar. Patienten mit schweren Verläufen und ZNS-Beteiligung bzw. Schock können von Dexamethason profitieren.

Prävention Wesentlich ist die Expositionsprophylaxe, da die Erreger in der Regel über verunreinigtes Trinkwasser übertragen werden. Zur aktiven Immunisierung stehen ein attenuierter Lebendimpfstoff zur oralen Verabreichung und ein parenteral zu verabreichender Totimpfstoff zur Verfügung. Daneben ist ein Kombinationsimpfstoff zusammen mit Hepatitis A verfügbar. Alle Impfstoffen besitzen nur eine reduzierte Schutzwirkung für einen kurzen Zeitraum.

10.3.65 Varizellen (Windpocken)

Erreger Der Erreger der Varizellen ist das Varizella-zoster-Virus (VZV), ein doppelsträngiges DNA-Virus, das zu den Herpesviren gehört. Das VZV persistiert nach Abklingen der Windpocken in den dorsalen Spinal- und Hirnnervenganglien sowie in den enterischen und autonomen Ganglien. Eine Reaktivierung der latenten Infektion führt zu einem Herpes zoster (Gürtelrose). Eine intrauterine VZV-Infektion kann zu einem „fetalen Varizellensyndrom", neonatalen Varizellen und / oder Herpes zoster im 1. Lebensjahr führen.

Der **Herpes zoster** tritt in den meisten Fällen erst nach dem 5. Lebensjahrzehnt auf.

Übertragung und Inkubationszeit Das Virus wird durch Speichel und Konjunktivalflüssigkeit übertragen. Die Infektion erfolgt durch infektiöse

Tröpfchen und direkten Kontakt mit Varizelleneffloreszenzen, seltener durch Kontakt mit Zostereffloreszenzen. Im Gegensatz zum Herpes zoster scheiden Patienten mit Varizellen 1–2 d vor Ausbruch des Exanthems VZV aus. Die aerogene Übertragung („Windpocken") von VZV ist möglich, aber eher selten. Begünstigend wirkt der relativ intensive Kontakt in Familien oder KJGE. Die Inkubationszeit beträgt 14–16 Tage, sie kann auf bis zu 8–10 d verkürzt bzw. zu 21 d verlängert sein. Nach Gabe von VZV-Immunglobulin verlängert sich die Inkubationszeit auf bis zu 28 d.

Klinische Symptome Das klinische Bild der Windpocken beginnt mit einem Prodromalstadium mit unspezifischen Symptomen (Fieber), dem das typische Varizellenexanthem mit gleichzeitiger Expression von Papeln, Vesikeln und Krusten folgt. Varizellen sind hochkontagiös. Kompliziert wird das Krankheitsbild durch Zerebellitis (1 : 4.000), Enzephalitis (1 : 25.000), Meningitis, Krampfanfälle, Synkopen, Fazialisparesen, bakterielle Sekundärinfektionen, Impetigo, Abszesse, nekrotisierende Fasziitis und Toxic-Shock-Syndrom (hier vor allem durch *Streptococcus pyogenes*). Nicht selten kommt es im Zusammenhang mit einer Varizellen-Infektion zu kindlichen Schlaganfällen. Weitere Symptome sind Blutbildveränderungen (Thrombozytopenie), die Varizellenpneumonie, Bronchitis und Otitis media sowie gastrointestinale Symptome, Myokarditis und Glomerulonephritis. Der Großteil der Komplikationen ist dem Nervensystem und der Haut zuzuordnen. Eine zerebelläre Vaskulitis (Kopfschmerzen, Erbrechen, Fieber und Krampfanfälle, zerebraler ischämischer Infarkt mit Hemiplegie, Aphasie und Visusausfällen) kann bis zu mehrere Monate nach Varizellen oder Herpes zoster auftreten. Problematisch sind Windpocken für abwehrgeschwächte Patienten, insbesondere solche mit T-Zell-Defekten. Hier kommt es zu schwersten, teils tödlichen Verläufen.

Bis zu 2 % der Kinder von Schwangeren mit Varizellen erleiden in den ersten 20 SSW das sog. **fetale Varizellensyndrom.** Die häufigsten Fehlbildungen sind dabei Hautdefekte, ZNS-Anomalien, Augenanomalien sowie Skelett- und Muskelhypoplasien. Die Letalität beträgt etwa 30 %. Erkrankt eine Mutter im Zeitraum von 5 Tagen vor bis 2 Tage nach der Geburt an Varizellen (nicht Herpes zoster), werden diaplazentar ungenügende „Antikörpermengen" auf das Neugeborene übertragen, sodass bis 30 % dieser Kinder zwischen dem 5. und 10. (bis 12.) Lebenstag an Varizellen erkranken. Das klinische Bild der neonatalen Varizellen ist variabel. Es reicht von einzelnen Effloreszenzen bis hin zu lebensbedrohlichen Organmanifestationen. Eine antivirale Therapie ist angezeigt. Exogen erworbene Varizellen in der Neonatalperiode kommen frühestens nach dem 10. Lebenstag vor.

Herpes zoster ist meist eine einseitige Neuritis mit einem oder mehreren Dermatomen, die bei Kindern mit bis zu 75 % im Thoraxbereich mit typischen, gruppiert angeordneten Effloreszenzen und selten bei älteren Kindern mit lokalen Schmerzen anzutreffen ist. Das Übertreten der Mittellinie (Zoster duplex) ist selten. Eine postzosterische Neuralgie kommt bei Kindern ebenfalls selten vor. Hirnnerven können betroffen sein (Zoster ophthalmicus, Zoster oticus). Eine Fazialisparese kann wenige Tage vor und nach Beginn des Zoster oticus auftreten (Ramsay-Hunt-Syndrom). Chronische Formen bei abwehrgeschwächten Patienten und Rezidive sind auch im Kindesalter zu beobachten.

Diagnostik Zum Nachweis einer akuten Infektion stehen PCR, Virusanzucht oder der Immunfluoreszenztest mit monoklonalen Antikörpern zur Verfügung. Der Nachweis von spezifischen Antikörpern (IgG, IgA, IgM) kann eine akute Infektion oder den Impfstatus anzeigen. Weitere diagnostische Methoden sind der Fluoreszenz-Antikörpermemban-Antigen-Test (FAMA) sowie ELISA und IFAT zur Prüfung der VZV-IgG-Avidität. Beide Verfahren gehören in den Bereich der Spezialdiagnostik.

Therapie Neben der symptomatischen Therapie und Maßnahmen zur Reduktion des Juckreizes können VZV-Infektionen kausal durch Nukleosidanaloga behandelt werden, die wirksam sind, wenn sie innerhalb von 48–72 h nach Krankheitsbeginn angewendet werden. Die Indikation ist bei zu erwartender schlechter Prognose gegeben. In diesem Fall sollten sie sofort nach Auftreten der ersten Effloreszenzen eingesetzt werden. Behandlungsanzeigen sind neonatale Varizellen, Varizellen bei Frühgeborenen in den ersten 6 Lebenswochen, Varizellen oder Herpes zoster bei abwehrgeschwächten Patienten, immunkompetenten

Patienten mit Risikofaktoren (chronische Hautkrankheiten, Langzeittherapie mit Kortikosteroiden oder Salicylaten) und Patienten, die älter als 16 Jahre sind.

Darüber hinaus sollten Komplikationen wie Enzephalitis, Vaskulitis oder Pneumonie behandelt werden. Mittel der Wahl ist Aciclovir. In leichteren Fällen kann auch p. o. behandelt werden.

Prävention Expositionsprophylaxe: Während eines stationären Aufenthalts ist ein immunkompetentes Kind mit Varizellen oder Herpes zoster in der Regel bis 5 Tage nach Beginn des Exanthems zu isolieren. Exponierte empfängliche Patienten sollten vom 8. bis 21. Tag bzw. nach Erhalt von VZV-Immunglobulin bis zum 28. Tag nach Beginn der Exposition isoliert werden.

Neugeborene von Müttern mit Varizellen während der Perinatalperiode sind, sofern sie in der Klinik verbleiben müssen, bis 28 Tage *post natum* zu isolieren. Eine Prophylaxe mit VZV-Immunglobulin ist möglich. Die STIKO empfiehlt den Einsatz von VZV-Immunglobulin als postexpositionelle Prophylaxe für ungeimpfte Personen mit negativer Varizellenanamnese und Kontakt zu Risikopersonen, ungeimpfte Schwangere ohne Varizellenanamnese, immunkompromittierte Patienten mit unsicherer oder fehlender Varizellenimmunität, Neugeborene, deren Mütter 5 d vor bis 2 d nach der Entbindung an Varizellen erkrankt sind. Eine Chemoprophylaxe mit Aciclovir ist ab dem Tag 7–9 nach Exposition möglich (60–80 mg / kg KG / d), p. o. über 5–7 d. Diese Prophylaxe ist bisher nur bei immungesunden Kindern erprobt.

Zur aktiven Immunisierung steht eine Impfung zur Verfügung. Die Varizellenimpfung ist eine Standardimpfung im STIKO-Impfkalender (➤ Tab. 10.4). Es besteht Meldepflicht (IfSG).

10.3.66 Wurmerkrankungen

Echinokokkose

Zwei Erkrankungen werden unterschieden:
- Die **zystische Echinokokkose** wird durch den Hundebandwurm *(Echinococcus granulosus)* hervorgerufen; der Mensch fungiert als Fehlwirt. Die zystische Echinokokkose ist weit verbreitet. Es kommt zur Zystenbildung in Leber, Lunge und anderen Organen. Alle Altersgruppen sind betroffen. Die Diagnose wird durch Detektion der Zysten gestellt. Die Serologie dient allenfalls der Bestätigung des bildgebenden Verdachts. Die zystische Echinokokkose wird zystenstadienspezifisch (nach einer sonografischen Einteilung) therapiert. Mittel der Wahl ist Albendazol. Stadienabhängig kommen chirurgische Verfahren hinzu.
- Die **alveoläre Echinokokkose** wird durch den Fuchsbandwurm hervorgerufen und kommt vor allem in Europa vor. Der Mensch fungiert ebenfalls als Fehlwirt. Aufgrund der langen Inkubationszeit (5–15 Jahre) sind Erkrankungen bei Kindern und Jugendlichen selten. Auch hier steht die bildgebende Diagnostik im Vordergrund. Serologisch wird, wie bei der zystischen Echinokokkose, zunächst ein sensitiver Antikörpersuchtest durchgeführt und bei Positivität durch einen Immunoblot oder ELISA verifiziert. Zum Zeitpunkt der Diagnosestellung sind viele Patienten nicht mehr kurativ operierbar. Die Resektion wird von einer 2-jährigen Albendazol-Therapie begleitet.

10.3.67 Yersiniose

Yersinien gehören zur Familie der *Enterobacteriaceae* und sind gramnegative Stäbchen.

Übertragung und Inkubationszeit Die Yersiniose wird typischerweise durch die Ingestion kontaminierter Nahrung hervorgerufen. Der langfristige Einsatz von PPI begünstigt die Empfänglichkeit für eine Yersinien-Infektion. Eine fäkal-orale Übertragung von Mensch zu Mensch ist möglich. Die Ausscheidung der Yersinien mit dem Stuhl kann Wochen nach Ende des Durchfalls fortbestehen (6 Wochen). Die Inkubationszeit beträgt 1–14 d, bei *Y. pseudotuberculosis* bis zu 20 d.

Klinische Symptome Klinisch kommt es zur akuten Enteritis und mesenterialen Lymphadenitis und komplizierend zu einer reaktiven Arthritis. Sehr selten kommt es zu intestinalen Blutungen oder zur Perforation des Ileums. Abszedierungen sind möglich.

Diagnose Die Diagnose erfolgt bei der akuten Enteritis durch Anzucht des Erregers, meist *Y. enterocolitica* aus dem Stuhl.

Therapie Die meisten Infektionen verlaufen selbstlimitierend. Die Therapie ist in der Regel symptomatisch. Eine antiinfektive Behandlung ist bei septischen Krankheitsbildern und Infektionen jenseits des Gastrointestinaltrakts indiziert. Als Medikamente stehen Cotrimoxazol, Cephalosporine der Gruppe 3 und Aminoglykoside zur Verfügung.

KAPITEL 11

Tim Niehues, Gregor Dückers

Immunologie

11.1 Immunologische Diagnostik 257

11.2 Immundefekterkrankungen 258
11.2.1 Primäre und sekundäre Immundefekte 258
11.2.2 Schwerer kombinierter Immundefekt (SCID) 259
11.2.3 X-chromosomale Agammaglobulinämie (Bruton-Syndrom) 259
11.2.4 Common Variable Immunodeficiency (CVID) 260
11.2.5 Selektiver Mangel bestimmter Immunglobulin-Isotypen 261
11.2.6 Immundefektsyndrome 261
11.2.7 Defekte der Sauerstoffradikalproduktion: septische Granulomatose (CGD) 264
11.2.8 Komplementdefekte 264
11.2.9 Hereditäres Angioödem (HAE, C1-Esterase-Inhibitor-Defekt) 265
11.2.10 Autoinflammatorische Erkrankungen 265

11.1 Immunologische Diagnostik

Anamnese

Eine gründliche Anamnese ist sehr wichtig bei der Diagnose von Immundefekterkrankungen. Sie umfasst Häufigkeit und Schweregrad sowie Objektivierbarkeit / Dokumentation der Infektion (z. B. Röntgenbild bei Pneumonie oder mikrobiologischer Erregernachweis), Art des Erregers und Beurteilung des Therapieansprechens.

> **Akronym ELVIS**
> Das Akronym ELVIS kann helfen, die Anamnese hinsichtlich des Immundefekts zu erheben:
> **E** = Erreger (Wurden ungewöhnliche Erreger, z. B. *Pneumocystis*, nachgewiesen?)
> **L** = Lokalisation (Gab es besondere Lokalisationen der Infektionen, z. B. Leberabszess?)
> **V** = Verlauf (War der Verlauf der Infektion ungewöhnlich, z. B. Pneumonie > 3 Wochen?)
> **I** = Intensität (War die Infektion besonders schwer, z. B. Intensivpflichtigkeit?)
> **S** = Summe (Gab es besonders viele Infektionen?)

Klinische Symptome

Je nach betroffenem Teil des Immunsystems sind unterschiedliche Symptome zu erwarten.

Typische Warnsymptome für angeborene Immundefekte:
- Positive Familienanamnese für angeborene Immundefekte
- 8 oder mehr eitrige Otitiden pro Jahr
- 2 oder mehr schwere Sinusitiden pro Jahr
- 2 oder mehr Pneumonien innerhalb von 1 Jahr
- Antibiotische Therapie über 2 oder mehr Monate ohne Effekt
- Impfkomplikationen bei Lebendimpfungen (z. B. Rotavirusimpfung und BCG; Letztere wird in einigen Ländern bei allen Neugeborenen durchgeführt)
- Gedeihstörung im Säuglingsalter, mit und ohne chronische Durchfälle

- Rezidivierende tiefe Haut- oder Organabszesse
- 2 oder mehr viszerale Infektionen (z. B. Meningitis, Zellulitis, Osteomyelitis, septische Arthritis, Empyem, Sepsis)
- Persistierende *Candida*-Infektionen an Haut oder Schleimhaut jenseits des 1. Lebensjahrs
- Akute oder chronische Graft-vs.-Host-Reaktion (klinisch am häufigsten: Ekzem)
- Rezidivierende Infektionen mit atypischen Mykobakterien

Akronym GARFIELD

Für die Erkennung der Klinik der Immundysregulation kann das Akronym GARFIELD dienen:
G = Granulomatöse Entzündung
A = Autoimmunerkrankungen
RFI = Rezidivierendes Fieber
E = Ungewöhnliche Ekzeme
L = Lymphoproliferation
D = Chronische Darmentzündung

Labor

Die wichtigsten Laboruntersuchungen sind die Bestimmung der Serum-Immunglobuline IgG, IgM, IgA und IgE, das Blutbild und ein Differenzialblutbild. Die Werte sind immer altersabhängig zu interpretieren. Nach Dokumentation des Impfstatus ist die Bestimmung von **Impf-Antikörpern** sehr hilfreich, da sie das Endprodukt zahlreicher immunologischer Reaktionen darstellen. Sie sind nur dann messbar, wenn das Immunsystem des Kindes in der Lage ist, ein immunologisches Gedächtnis aufzubauen.

Erst bei Auffälligkeiten dieser Screeningtests der humoralen und zellulären Immunität wird eine weiterführende immunologische Diagnostik notwendig. Hierzu gehört die Differenzierung von Leukozyten anhand der **Durchflusszytometrie** oder **FACS-Analyse** („fluorescence-activated cell sorting"). Sie ermöglicht z. B. eine Differenzierung in T-, B-, NK-Zellen, Monozyten und Granulozyten. Durchflusszytometrisch können Zellen bzw. Zellpopulationen je nach Expression von Oberflächenmolekülen charakterisiert und quantifiziert werden, z. B. IL-17 produzierende Zellen. Bei V. a. einen zellulären Defekt können über die FACS-Analyse hinaus weitere Funktionstests (z. B. eine Stimulation der Lymphozyten in vitro) durchgeführt werden (**Lymphozytentransformationstest**). Zur Untersuchung des Komplementsystems werden üblicherweise die klassische Komplementaktivierung durch die CH50-Untersuchung und der alternative Komplementaktivierungsweg über die AP50 bestimmt.

Für die Untersuchungen von Phagozytendefekten ist das Differenzialblutbild von entscheidender Bedeutung. Es wird ggf. eine Neutrozytopenie (im zeitlichen Verlauf) dokumentiert, oder die morphologische Beurteilung zeigt charakteristische Auffälligkeiten. Für Defekte der intrazellulären Abtötung steht ebenfalls die FACS-Analyse mit einer intrazellulären Dihydro-Rhodamin-123-Färbung zur Verfügung. Je nach Befund können im Anschluss gezielte **molekulargenetische Untersuchungen** durchgeführt werden.

11.2 Immundefekterkrankungen

11.2.1 Primäre und sekundäre Immundefekte

Primäre Immundefekte sind angeboren und durch eine erhöhte Anfälligkeit gegenüber Infektionen und eine Immundysregulation gekennzeichnet, z. B. Autoimmunerkrankungen, Tumoren oder Autoinflammation. Die einzelnen angeborenen Immundefekte sind sehr selten. In der Summe der > 300 beschriebenen Immundefekte wird die Inzidenz auf ca. 1 : 10.000 geschätzt.

Sekundäre Immundefekte sind wesentlich häufiger als primäre. Am häufigsten entstehen sie durch Medikamente (z. B. Kortikosteroide, Zytostatika, Ciclosporin, Biologika), Chromosomenaberrationen, Stoffwechselerkrankungen, Malignome, Infektionen (z. B. HIV) und eine defekte Milzfunktion (z. B. Milzentfernung nach Trauma, Hämoglobinopathien, hämolytische Anämie, angeborenes Fehlen der Milz).

C A V E

Bei Patienten mit defekter Milzfunktion ist jederzeit mit einer perakuten Sepsis durch bekapselte oder gramnegative Erreger zu rechnen. Wichtig ist:
- Aufklärung des Patienten bzw. der Sorgeberechtigten.
- Ausstellung eines „Asplenie"-Patientenausweises.
- Rechtzeitig Immunisierung vor elektiver Splenektomie.
- Alle Kinder mit Sichelzellenanämie oder nach Splenektomie müssen eine Penicillin-Prophylaxe erhalten.

11.2.2 Schwerer kombinierter Immundefekt (SCID)

Definition Der SCID umfasst eine heterogene Gruppe von Immundefekterkrankungen, die vorwiegend die **T-Lymphozyten** betrifft und z. T. auch mit Störungen der B- oder NK-Zell-Immunität assoziiert ist und unbehandelt meist tödlich verläuft. Es handelt sich um seltene Erkrankungen mit einer Häufigkeit von ca. 1 : 50.000–100.000 Lebendgeburten. Möglicherweise gibt es eine hohe Dunkelziffer.

Ätiologie und Pathogenese Die Ursache des SCID sind Genmutationen, die bei der Entwicklung zu reifen T-Zellen (und B- bzw. NK-Zellen) unverzichtbar sind.

Symptome Charakteristisch für einen SCID ist das Auftreten einer Spender-gegen-Empfänger-Reaktion (Graft-versus-Host-Reaktion, GVH). Eine solche Reaktion wird durch die Passage mütterlicher T-Zellen über die Plazenta und deren ungehinderte Expansion im Kind verursacht. Sie äußert sich klinisch oft in eindrucksvollen **erythematösen Hautefloreszenzen, z. B. an Handinnenflächen und Fußsohlen,** und laborchemisch in einer **Erhöhung der Transaminasen, Eosinophilie** und **Panzytopenie.**

Als Folge der Panzytopenie und des zellulären sowie humoralen Immundefekts entstehen besonders im Windelbereich tiefe, bakteriell besiedelte Hautulzerationen. Säuglinge präsentieren sich mit schwer verlaufenden Durchfallerkrankungen durch Wildtyp- oder Impf-Rotaviren oder andere Viren und Gewichtsstillstand. Darüber hinaus treten Infektionen mit opportunistischen Erregern (z. B. *Aspergillus*, *Pneumocystis*) auf. Der Nestschutz ist bei diesen Kindern schnell verbraucht.

> Die Maximalform des angeborenen Immundefekts ist der SCID. Betroffene Säuglinge nehmen nicht an Gewicht zu, haben chronische Durchfälle und Exantheme, die für eine atopische oder seborrhoische Dermatitis gehalten werden.

Diagnostik Die Basisdiagnostik beinhaltet vor allem das Differenzialblutbild. Bei fast allen Kindern mit einem SCID findet sich eine stark erniedrigte Lymphozytenzahl im peripheren Blut, meist < 2.000 / µl; normal sind im Säuglingsalter zwischen 4.000 und 10.000 / µl. In solchen Fällen muss eine weitere Differenzierung der Lymphozyten in T-, B- und NK-Lymphozyten mittels FACS-Analyse durchgeführt werden. Mütterliche T-Zellen lassen sich durch eine HLA-Typisierung der Mutter und der T-Zellen im Kind nachweisen. Gesichert wird die Diagnose eines SCID durch gezielte molekulargenetische Analyse.

> Bei einem SCID liegt fast immer eine erniedrigte Lymphozytenzahl im Differenzialblutbild vor. Eine Lymphozytopenie < 1.000 / µl im Neugeborenenalter ist bis zum Beweis des Gegenteils immer verdächtig für einen SCID.

Therapie, Verlauf und Prognose Der SCID verläuft ohne Behandlung innerhalb des 1. Lebensjahrs in den meisten Fällen tödlich. Es handelt sich um eine **Notfallbehandlung.** Als Erstes wird das Kind zur Vermeidung weiterer Infektionen isoliert. In einem zweiten Schritt wird Kontakt mit einem spezialisierten Transplantationszentrum für Kinder mit Immundefekten aufgenommen. Die defekte humorale Immunität wird durch die Gabe von i. v. verabreichten Immunglobulinen behandelt. Zudem werden Cotrimoxazol zur *Pneumocystis*-Prophylaxe und eine Prophylaxe gegen Pilzinfektionen verabreicht. Lebendimpfungen oder nicht bestrahlte CMV-positive Blutprodukte sind kontraindiziert.

Ist ein passendes Geschwisterkind vorhanden, können mit einer **Stammzelltransplantation** über 90 % der Kinder mit SCID langfristig geheilt werden. Bei fehlendem passendem Geschwisterkind sind die Erfolgsraten etwas niedriger. Alternativ zur Stammzelltransplantation stehen beim Adenosin-Desaminase-(ADA)-SCID **Enzympräparate** zur Verfügung, die i. m. verabreicht werden können. Gentherapeutische Ansätze befinden sich noch in der Entwicklung und wurden bisher nur für ADA-SCID zur Marktreife gebracht. Neugeborene mit SCID können vor dem Auftreten der lebensbedrohlichen Infektionen mithilfe der Guthrie-Karte (➤ Kap. 7.3.1) durch Analyse von Trockenblut identifiziert werden. In den USA gibt es bereits ein nationales Neugeborenenscreening, für Deutschland wird dies aktuell beraten.

11.2.3 X-chromosomale Agammaglobulinämie (Bruton-Syndrom)

Definition Die X-chromosomal vererbte Agammaglobulinämie ist über das Fehlen aller Ig-Isotypen G,

A, M und E und über das Fehlen von B-Lymphozyten definiert.

Ätiologie und Pathogenese Molekulargenetisch finden sich **Mutationen im Gen für die Bruton-Tyrosinkinase** (BTK), die bei der Entwicklung von B-Lymphozyten von entscheidender Bedeutung ist.

Symptome Immundefekte mit AK-Mangel manifestieren sich oft erst im Kleinkindesalter. Mit Verschwinden des Nestschutzes nach dem 1. Lebensjahr kommt es hauptsächlich zu sog. sinupulmonalen Infektionen, die vor allem den Nasen-Rachen-Raum und die Lungen betreffen. Die häufigsten Erreger sind Staphylokokken, Streptokokken, *Haemophilus*, *Mycoplasma* spp., aber auch Enteroviren oder enteropathogene Erreger, z. B. *Giardia lamblia*. Die assoziierte Immundysregulation beim Bruton-Syndrom begünstigt die Entstehung von Autoimmunerkrankungen oder granulomatösen Entzündungen an diversen Organen. Gefürchtet sind auch enterovirale Infektionen des ZNS. Letztere sind aber möglicherweise unter Ig-Substitution seltener geworden. Etwa 20 % der Patienten entwickeln eine Arthritis. Bei einigen Patienten lässt sich *Mykoplasma* oder *Ureaplasma* aus der Synovialflüssigkeit kultivieren, meist ist die Arthritis aber aseptisch.

> Beim Prototyp des Antikörpermangels, dem Bruton-Syndrom, fehlen alle Ig-Isotypen IgG, IgA, IgM und IgE (oder sie sind extrem stark erniedrigt).

Diagnostik Alle Ig-Isotypen (IgG, IgA, IgD, IgM und IgE) fehlen oder sind stark reduziert. Im peripheren Blut lassen sich keine reifen B-Zellen und keine spezifischen Antikörpertiter nachweisen. Bei 10–25 % der Patienten findet sich eine Neutrozytopenie im Rahmen akuter Erkrankungen. Die Diagnose lässt sich durch eine molekulare Untersuchung des *BTK*-Gens bestätigen.

Therapie Jedes Kind mit gesicherter (primärer) Agammaglobulinämie bedarf der regelmäßigen, lebenslangen Ig-Substitution (i. v. 4-wöchentlich oder s. c. wöchentlich). Unter dieser Therapie können die Patienten ein weitgehend normales Leben führen und erreichen das Erwachsenenalter.

11.2.4 Common Variable Immunodeficiency (CVID)

Synonyme Erworbene Hypogammaglobulinämie, Late-onset-Hypogammaglobulinämie.

Definition Definiert wird CVID als Reduktion (< 2 SD) von mindestens zwei AK-Klassen, reduzierten Impf-AK nach Ausschluss anderer Ursachen (z. B. sekundärem Mangel). Mit einer Inzidenz von ca. 1 : 25.000 bis 1 : 66.000 handelt es sich unter den Immundefekten um eine relativ häufige Erkrankung. Die Diagnose wird typischerweise erst zwischen der 2. und 3. Lebensdekade gestellt.

Ätiologie, Pathogenese und Pathophysiologie Es finden sich Ausreifungsdefekte der B-Zellen und Störungen in der Interaktion zwischen B- und T-Lymphozyten. Bei einer Sonderform des CVID ist histologisch eine chronisch-granulomatöse Entzündung (granulomatöser CVID) zu beobachten, die Ausdruck der Immundysregulation ist.

Klinik Beim CVID sind sinupulmonale Infektionen häufig. Als Folge des Mangels an sekretorischem IgA kommt es insbesondere im Bereich der Lungen und des Gastrointestinaltrakts zu Langzeitkomplikationen im Sinne chronischer Entzündungen. Bei einem Teil der Patienten werden schwere Lungenveränderungen bis hin zu Bronchiektasen beobachtet, insbesondere dann, wenn eine verspätete oder suboptimale Therapie mit Immunglobulinen erfolgt. Am Darm ist der CVID zunächst von einer chronisch entzündlichen Darmerkrankung (CED) nicht zu unterscheiden. Bei einigen Patienten lassen sich opportunistische Erreger, z. B. *Giardia lamblia* oder *Campylobacter*, isolieren. Bei 20–25 % der Patienten kommt es zu verschiedenen Autoimmunerkrankungen. Lymphome und gastrointestinale Tumoren treten bei Patienten mit CVID häufiger auf als in der Normalbevölkerung.

Diagnostik Im Unterschied zur X-chromosomal gebundenen Agammaglobulinämie (Bruton-Syndrom) sind beim CVID residuale IgG, IgA oder IgM nachweisbar. Die Titer spezifischer AK sind erniedrigt, auch nach Boosterung ist in der Regel kein weiterer Anstieg der spezifischen AK festzustellen. Bei Fehlen einer genetischen Diagnose müssen andere Immundefekte ausgeschlossen werden, bevor die Diagnose eines CVID gestellt werden kann.

Therapie, Verlauf und Prognose Die Therapie entspricht der des Bruton-Syndroms (Ig-Substitution). Anders als bei schweren Immundefekten stellt die Stammzelltransplantation bei CVID-Patienten unter Abwägung von Nutzen und Risiko gegenwärtig keine therapeutische Alternative dar.

11.2.5 Selektiver Mangel bestimmter Immunglobulin-Isotypen

IgG-Subklassen-Defekt

IgG-Subklassen-Defekte sind extrem selten. IgG-Subklassen müssen im infektionsfreien Intervall mehr als 2 SD unter dem Mittelwert liegen. Im Nachgang von Infektionen sind auch bei gesunden Kindern einzelne IgG-Subklassen erniedrigt. Ein klinisch relevanter Subklassendefekt liegt ausschließlich dann vor, wenn auch signifikante rezidivierende Infektionen nachweisbar sind. Nur Kinder, die schwere rezidivierende Infektionen haben, werden mit Immunglobulin substituiert. Gerade bei jüngeren Kindern ist immer wieder zu überprüfen, ob es zu einer Ausreifung der IgG-Subklassen gekommen ist. In diesem Fall können die Immunglobuline abgesetzt werden.

IgA-Mangel

Definition Der **selektive IgA-Mangel** ist der häufigste angeborene Immundefekt. Die Prävalenz beträgt ca. 1 : 500 bis 1 : 3.000.

Ätiologie, Pathogenese und Pathophysiologie Die Pathogenese ist nicht geklärt.

Symptome Die meisten Patienten mit IgA-Mangel sind asymptomatisch. Die klinische Präsentation kann der eines CVID ähneln. Für Patienten mit selektivem IgA-Mangel wird ein erhöhtes Malignomrisiko vermutet (Magenkarzinom, Lymphome). Assoziation oder Koinzidenz mit anderen Autoimmunerkrankungen ist beschrieben.

Diagnostik Der **selektive IgA-Mangel** ist definiert als ein IgA-Plasmaspiegel von < 5 mg/dl.

Therapie, Verlauf und Prognose Für den selektiven IgA-Mangel ist keine spezifische Therapie verfügbar bzw. ist meist nicht erforderlich. Die Gabe von Ig-Präparaten ist nur dann sinnvoll, wenn der selektive IgA-Mangel mit einem IgG-Subklassen-Defekt kombiniert ist und schwere rezidivierende Infektionen vorliegen. Die Prognose ist gut.

> Der IgA-Mangel ist der häufigste angeborene Immundefekt, führt aber nur bei einem Teil der Patienten zu Symptomen (insb. rezidivierende Atemwegsinfektionen). Es gibt keine spezifische Therapie.

11.2.6 Immundefektsyndrome

DiGeorge-Syndrom

Definition Bei vollständigem DiGeorge-Syndrom (DGS) fehlen als Folge einer chromosomalen Deletion auf Chromosom 22 (22q11.2) der Thymus und die Nebenschilddrüsen, und es bestehen oft schwere Herzfehler. Typisch ist die Gesichtsdysmorphie, die oft im Neugeborenen-/Säuglingsalter noch nicht ausgeprägt ist. Es handelt sich um eine der häufigsten chromosomalen Aberrationen mit einer geschätzten Frequenz von ca. 1 : 4.000.

Ätiologie und Pathogenese Meist bestehen kleine Thymusreste im Bereich der Zunge, der Schilddrüse oder sogar im Mittelohr fort, die eine ausreichende T-Zell-Produktion gewährleisten. Nur selten fehlt die T-zelluläre Immunität vollständig.

Symptome Die **klassische Trias** besteht aus kardialer Beteiligung, Hypokalzämie und Immundefekt. Die kardiale Beteiligung tritt bei über 70 % der Patienten auf (z. B. Fehlanlage des Aortenbogens, Fallot-Tetralogie, Ventrikelseptumdefekte). Bei ca. 50–60 % der Patienten tritt in den ersten 1–2 Lebenstagen eine Tetanie auf. Die Kinder zeigen eine **typische Gesichtsdysmorphie** mit einem Hypertelorismus, Ohrfehlbildungen (niedrig sitzender Ohransatz, eingezogene Pinna und reduzierte Helixformation) und Mikrognathie. Wegen der veränderten Anatomie im

Nasen-Rachen-Raum kommt es zu einer erhöhten Infektionsneigung mit rezidivierenden Otitiden und Sinusitiden sowie einer Sprachentwicklungsverzögerung. Es besteht eine vermehrte Neigung zu Autoimmun- und malignen Erkrankungen.

> Bei ausgewählten Vitien (z. B. Fallot-Tetralogie, Anomalitäten des Aortenbogens), Hypokalzämie und Immundefekt sollte großzügig an ein DiGeorge-Syndrom gedacht werden. Ältere Kinder können sich mit (Sprach-)Entwicklungsverzögerungen präsentieren.

Diagnostik Bei Vorliegen der o. g. klinischen Befunde wird z. B. eine Fluoreszenz-in-situ-Hybridisierung (FISH) auf eine 22q11-Deletion durchgeführt.

Therapie, Verlauf und Prognose Die Behandlung erfordert einen multidisziplinären Ansatz. Von entscheidender Bedeutung für die Prognose ist die Korrektur des Vitiums. Nur selten ist der Immundefekt stark ausgeprägt, häufiger sind Autoimmunerkrankungen. Bei fehlenden oder stark erniedrigten T-Zellen sind mindestens eine Isolierung, eine Substitution mit Immunglobulinen und eine PCP-Prophylaxe (ähnlich wie bei einem SCID) notwendig.

Hyper-IgE-Syndrom (autosomal-dominant)

Synonyme Buckley- oder Hiob-Syndrom (benannt nach dem biblischen Hiob, der von Kopf bis Fuß mit Abszessen übersät war).

Definition und Ätiologie Das Hyper-IgE-Syndrom ist charakterisiert durch rezidivierende Hautabszesse mit Nachweis von Staphylokokken und (typischerweise) Pneumatozelenbildung nach abszedierenden Pneumonien. Mykosen der Haut und der Finger-/Zehennägel verlaufen in der Regel chronisch.

Symptome Neben den o. g. Infektionen sind eine gröbere Gesichtsdysmorphie und eine oft zu beobachtende Prognathie typisch. Die Nase erscheint groß, der Abstand zwischen den Nasenflügeln kann in Zentimetern gemessen werden und ist typischerweise vergrößert. Es kommt zu einem verspäteten Zahnwechsel. Es können sich pathologische Knochenfrakturen finden, an den Gelenken eine Überstreckbarkeit oder eine Skoliose. Vaskuläre Malformationen können assoziiert sein.

Diagnostik Das Serum-IgE bei diesen Patienten ist variabel, aber z. T. sehr stark erhöht (2.000–40.000 IE). Eine IgE-Erhöhung *per se* ist aber nicht hinreichend für die Diagnose, da das IgE z. B. auch bei anderen primären Immundefekten erhöht sein kann. Die Diagnosestellung besteht aus einem (o. g.) Symptommosaik, das sich z. T. auch erst im Laufe der weiteren Lebensjahre entwickelt.

Therapie Eine spezifische Therapie existiert nicht. Es werden Staphylokokken-wirksame Antibiotika eingesetzt. Abszesse müssen chirurgisch saniert werden. Unter einer regelmäßigen Betreuung und aggressiven Therapie mit Antibiotika ist die Prognose gut. Problematisch kann eine chronische Lungenerkrankung als Folge rezidivierender Infektionen sein. Die regelmäßige Substitution von polyvalenten IgG kann hilfreich sein.

Ataxia teleangiectasia (Louis-Bar-Syndrom)

Definition Die Ataxia teleangiectasia wird autosomal-rezessiv vererbt und ist durch zerebelläre Ataxie und okulokutane Teleangiektasien charakterisiert. Die Prävalenz der Ataxia teleangiectasia wird auf 1 : 40.000 geschätzt.

Symptome Die neurologischen Symptome stehen im Vordergrund: Im Schulalter verschlechtern sich Grob- und Feinmotorik, und im 2. Lebensjahrzehnt sind die Betroffenen an den Rollstuhl gebunden. Ein Großteil der Patienten stirbt in der 2. – 3. Lebensdekade an pulmonalen Infektionen. Es besteht zwar eine erhöhte Prävalenz für Non-Hodgkin-Lymphome, Leukämien, solide Tumoren und Hodgkin-Lymphome, aber die Mehrzahl der Patienten mit AT entwickelt im Verlauf keine Tumoren. Auch granulomatöse Hautveränderungen können bei AT-Patienten in Erscheinung treten.

Diagnostik Die Diagnose erfolgt vor allem klinisch aufgrund der progressiven Ataxie und der

Teleangiektasien. Das erhöhte **Alpha-Fetoprotein (AFP)** ist ein Marker für die Ataxia teleangiectasia. Bei den immunologischen Befunden finden sich häufig ein IgA-Mangel, z. T. ein IgG2-Subklassen-Mangel und eine Lymphozytopenie. Eine genetische Analyse des *ATM*-Gens ist aufgrund der zahlreichen Exone mit hohem Aufwand verbunden. Besser kann die DNA-Brüchigkeit funktionell mit einer Zellzyklusanalyse *in vitro* bestimmt werden.

Therapie Eine interdisziplinäre Betreuung unter Einbeziehung von Neuropädiatern und Onkologen ist notwendig. Es steht keine spezifische Therapie zur Verfügung. Die Therapie onkologischer Erkrankungen mit Zytostatika oder ionisierenden Strahlen ist wegen der gestörten DNA-Reparatur ausgesprochen schwierig.

Wiskott-Aldrich-Syndrom

Definition Das X-chromosomal vererbte Wiskott-Aldrich-Syndrom zeigt die klassische Trias mit Thrombozytopenie, Ekzem und rezidivierenden Infektionen.

Ätiologie und Pathogenese Das Wiskott-Aldrich-Syndrom-Protein (WASP) organisiert das Zytoskelett und die Aktinpolymerisation. Es spielt bei der Aktivierung von Lymphozyten, Thrombozyten und Makrophagen sowie bei der Chemotaxis von Phagozyten eine wichtige Rolle.

Symptome Ein Leitsymptom stellt die petechiale Blutung dar, die im Zusammenhang mit einem Ekzem auftritt (> Abb. 11.1). Die Blutungen können das Gehirn betreffen und ein lebensbedrohliches Ausmaß annehmen oder sich wie bei einer CED präsentieren. Rezidivierende sinupulmonale und opportunistische Infektionen mit z. B. *Pneumocystis jiroveci* treten auf. Autoimmunerkrankungen werden bei bis zu 40 % der Patienten beobachtet. Bei Adoleszenten und jungen Erwachsenen können sich Lymphome entwickeln.

Diagnostik Pathognomonisch ist eine Thrombozytopenie mit einem verminderten mittleren Plättchenvolumen (MPV < 6 fl). Gesichert wird das Wiskott-Aldrich-Syndrom durch eine durchflusszytometrische Untersuchung auf WASP und Nachweis von Mutationen im *WASP*-Gen.

Therapie Bei schweren Blutungen sind Thrombozytentransfusionen notwendig. Als kurative Therapieform steht die Transplantation von Stammzellen aus Knochenmark oder Nabelschnurblut zur Verfügung.

> **CAVE**
> Jeder männliche Säugling mit Thrombozytopenie, Ekzem, blutigen Durchfällen und rezidivierenden Infektionen hat bis zum Beweis des Gegenteils ein Wiskott-Aldrich-Syndrom.

Autoimmunes lymphoproliferatives Syndrom (ALPS)

Ätiologie und Pathogenese Beim autosomal-dominant vererbten ALPS handelt es sich um eine Erkrankung, die durch einen Defekt des programmierten Zelltods (Apoptose) in Lymphozyten entsteht. Es kommt

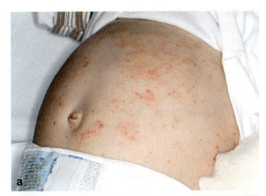

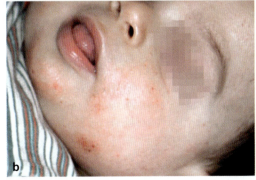

Abb. 11.1 Ekzem mit petechialen Einblutungen bei einem Kind mit Wiskott-Aldrich-Syndrom [G116]

zu einer unkontrollierten Proliferation autoreaktiver T-Zellen, die zu Autoimmunität mit **autoimmunhämolytischer Anämie** und **Thrombozytopenie** führt.

Diagnostik Ein charakteristisches Zeichen ist die Erhöhung der T-Lymphozyten, die kein CD4 und kein CD8, aber den T-Zell-Rezeptor αβ tragen (doppeltnegative T-Zellen).

Therapie Die Lymphoproliferation bedarf zunächst keiner spezifischen Behandlung. Je nach Verlauf können Immunsuppressiva eingesetzt werden (Prednisolon oder auch sog. mTor-Inhibitoren). Die Indikationsstellung zur Splenektomie ist vorsichtig zu stellen.

11.2.7 Defekte der Sauerstoffradikalproduktion: septische Granulomatose (CGD)

Definition Es handelt sich um eine Gruppe von **Defekten in der NADPH-Oxidase,** die zur Sauerstoffradikalproduktion und intrazellulären Abtötung von Erregern notwendig ist.

Ätiologie und Pathogenese Vier Gene codieren für die NADPH-Oxidase. Das X-chromosomal vererbte GP91^{PHOX} ist die am häufigsten betroffene Untereinheit und führt zum X-chromosomalen Erkrankungsbild. Die anderen Untereinheiten werden autosomal-rezessiv vererbt. Erreger, die Katalase produzieren, können nicht abgebaut werden (z. B. *Staphylococcus aureus, Burkholderia cepatia, Serratia marcescens, Nocardia, Aspergillus*).

Symptome Am häufigsten werden Lunge, Haut, Lymphknoten und Leber befallen. Osteomyelitiden, perianale oder hepatische Abszesse und Gingivitis kommen vor. Es kommt zu einer Wachstumsverzögerung. Charakteristisch ist das Auftreten eines diskoiden Lupus erythematodes bei den Müttern der betroffenen Patienten.

Diagnostik Die Diagnose kann durchflusszytometrisch über die Messung der Sauerstoffradikalproduktion im Dihydrorhodamin-Assay (DHR) ge-

stellt werden. Gezielte bildgebende Untersuchungen wie Leber- und Milzsonografie sowie CT des Thorax sind notwendig, um nach Abszessen zu suchen.

Differenzialdiagnostik Wegen der granulomatösen Entzündung ist eine Differenzialdiagnose gegenüber dem Morbus Crohn gelegentlich schwierig.

Therapie Von entscheidender Bedeutung sind eine antibakterielle Prophylaxe mit Trimethoprim-Sulfonamid und eine antimykotische Prophylaxe mit Itraconazol. Bei Infektionen ist die Gabe von Antibiotika sinnvoll, die intrazellulär eine hohe Konzentration aufweisen (z. B. Azithromycin, Vancomycin, Teicoplanin, Ciprofloxacin). Penicilline oder Cephalosporine erreichen nur relativ geringe intrazelluläre Spiegel. Bei schweren Abszesskomplikationen sind Granulozytentransfusionen zu erwägen, und es muss differenzialdiagnostisch an invasive *Aspergillus*-Infektionen gedacht werden. Eine effektive Behandlungsform stellt die Transplantation hämatopoetischer Stammzellen dar, die bei Vorhandensein eines passenden Spenders früh angestrebt werden sollte.

> Die septische Granulomatose manifestiert sich oft mit rezidivierenden abszedierenden Lymphadenitiden und Abszessen innerer Organe (Lunge, Leber und Milz) mit langfristigem Verlauf.
> Eine ungewöhnlich frühe kindliche Manifestation einer CED sollte auch an einen Immundefekt, z. B. eine septische Granulomatose, denken lassen.

11.2.8 Komplementdefekte

Die Defekte der Einzelkomponenten von C1 bis C9 werden **autosomal-rezessiv** vererbt. Hilfreich für die Diagnose sind die Komplementfunktionstests CH50 und AP50. Es besteht keine Möglichkeit, einzelne Komplementfaktoren zu substituieren.

> Die entscheidende Maßnahme bei Patienten mit Komplementdefekten zur Verhinderung potenziell gefährlicher Infektionen liegt in der Aufklärung und Impfung gegen Pneumokokken, *Haemophilus influenzae* und Meningokokken. Kommt es zu einer Infektion, ist eine frühe Antibiotikagabe wichtig. Eine prophylaktische Antibiotikagabe (Penicillin) ist abzuwägen.

11.2.9 Hereditäres Angioödem (HAE, C1-Esterase-Inhibitor-Defekt)

Definition Das HAE ist der häufigste Komplementdefekt, der episodisch als Folge einer unkontrollierbaren lokalen Komplementaktivierung zu Schwellungen der Haut, der Extremitäten, der Genitalien, aber auch innerer Organe (z. B. Gastrointestinaltrakt) führt.

Ätiologie und Pathogenese Die Erkrankung wird autosomal-dominant vererbt. Das Angioödem entsteht durch das Fehlen der hemmenden Wirkung von C1-Esterase-Inhibitor auf die vasoaktiven Entzündungsmediatoren Kallikrein und Bradykinin.

Klinik 85 % der Patienten zeigen bereits im Kindes- und Jugendalter Symptome. Typisch sind weißblassteigige, nicht schmerzhafte und nicht juckende Schwellungen, die sich nach 2–5 Tagen zurückbilden und insbesondere kein Ansprechen auf Kortikoide zeigen (➤ Abb. 11.2a, b). Warnzeichen für das lebensgefährliche Larynxödem sind ein Engegefühl im Rachenbereich, eine Zungenschwellung oder Heiserkeit. Es handelt sich um einen Notfall. Aufgrund der Schmerzattacken im Gastrointestinalbereich kommt es bei Unkenntnis der Diagnose zu Appendektomien.

Diagnostik Hinweise kann evtl. bereits die Familienanamnese ergeben. In den Komplementuntersuchungen finden sich niedrige Werte für C4-Komplement. Es folgt ein direkter Nachweis des C1-Esterase-Inhibitors und seiner Funktion. Schwellungen des Gastrointestinaltrakts sind sonografisch nachweisbar.

Therapie Die wichtigste Maßnahme ist eine intensive Aufklärung aller Familienangehörigen über die Erkrankung. Für den Notfall müssen C1-Esterase-Inhibitor-Depots leicht verfügbar sein. Patienten sind mit einem Ausweis zu versehen. Für operative Eingriffe, insbesondere im Hals- und Kopfbereich, ist eine Kurzzeitprophylaxe mit C1-Esterase-Inhibitor indiziert.

> **CAVE**
> Das Larynxödem bei HAE-Patienten ist potenziell tödlich und spricht nicht auf Kortikosteroide an, sondern nur auf Infusion des C1-Esterase-Inhibitors, der immer schnell verfügbar sein sollte. Patienten müssen einen Notfallausweis erhalten.

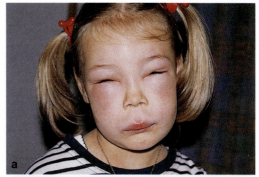
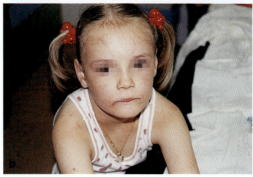

Abb. 11.2 Gesichtsschwellung bei hereditärem Angioödem vor (a) und 1 Tag nach Gabe von C1-Esterase-Inhibitor (b) [R232]

11.2.10 Autoinflammatorische Erkrankungen

Autoinflammatorische Erkrankungen manifestieren sich meist in der frühen Kindheit und sind gekennzeichnet durch rezidivierende, selbstlimitierende Entzündungsschübe mit Fieber und Exanthem, gefolgt von symptomfreien Intervallen. Es handelt sich um eine Dysregulation der sog. „innate immunity". Durch Gefahrensignale („danger signals") (z. B. Freisetzung viraler RNA oder DNA, bakterieller Membranbestandteile wie z. B. Lipopolysaccharid [LPS]) werden Monozyten, Makrophagen und dendritische Zellen so stark stimuliert, dass es zur ungebremsten Ausschüttung von inflammatorischen Zytokinen kommt. Folge sind Erkrankungen, bei denen entweder IL-1β oder Typ-1-Interferone (IFN-α, -β) im Übermaß produziert werden. IL-1β wird durch einen intrazellulären Proteinkomplex, das sog. Inflammasom, reguliert. Bei gestörter Funktion des Inflammasoms kommt es zur ungehinderten Sekretion von IL-1β (Inflammasomopathien). Bei ungehinderter Ausschüttung von Typ-1-Interferonen spricht man von Interferonopathien.

Kryopyrinopathie (cryopyrin-associated periodic syndrome, CAPS)

Definition und Ätiologie Es handelt sich um eine Gruppe von Erkrankungen mit spontanen, episodischen Attacken mit urtikariellen Hauterscheinungen und systemischer Entzündung. Ursache sind Mutationen im Gen für Kryopyrin *NLRP3*.

Symptome Einige Formen, die sich im Kleinkindes- bzw. Kindesalter manifestieren, verursachen nur leichte Symptome und stellen daher keine Therapieindikation dar. Die schwerste Form tritt im Säuglingsalter auf und wird NOMID (neonatal onset multi-inflammatory disease) oder CINCA (chronic infantile neurocutaneous articular syndrome) genannt. Aufgrund der schweren Entzündung kann es zu Taubheit, Blindheit und schweren Gelenkdestruktionen sowie geistiger Retardierung kommen.

Diagnostik Goldstandard ist der Nachweis pathogener Mutationen und in dem Zusammenhang eine kritische Bewertung des klinischen Phänotyps.

Therapie Ein frühzeitiger Einsatz von IL-1-blockierenden Substanzen ist bei gesichertem CINCA dringend indiziert.

Familiäres Mittelmeerfieber (FMF)

Definition und Ätiologie Das FMF ist ein periodisches Fiebersyndrom, das in einigen ethnischen Gruppen besonders häufig vorkommt, z. B. in der türkischen Bevölkerung und bei anderen Bewohnern des Mittelmeerraums. Ursache sind Mutationen in dem für Pyrin codierenden Gen (Marenostrin, *MEFV*.)

Symptome Oft besteht während einer Inflammationsepisode eine klassische Trias aus Fieber, Gelenk- und Bauchschmerzen. Bei Jahre anhaltender chronischer Entzündung kann es zu schweren, irreversiblen Veränderungen an Gelenken oder Nieren kommen. Regelmäßig erhalten Patienten mit FMF, die noch nicht diagnostiziert wurden, aufgrund der Bauchschmerzen eine Appendektomie, ohne dass nach der OP eine Appendizitis diagnostiziert werden kann.

Diagnostik Die Diagnose wird auf der Grundlage klinischer Kriterien und einer gründlichen Familienanamnese gestellt, die dann ggf. mittels genetischer Untersuchung bestätigt wird.

Therapie Sehr effektiv ist die Therapie mit Colchicin. Als tägliche, lebenslange Prophylaxe dient Colchicin der Verhinderung schwerer Komplikationen.

KAPITEL 12

Gregor Dückers, Tim Niehues

Rheumatische Erkrankungen

12.1	Arthritiden	270
12.1.1	Juvenile idiopathische Arthritis (JIA)	270
12.1.2	Infektionsassoziierte Arthritiden	273
12.2	Rheumatische Erkrankungen der Haut, der Bindegewebe und der Blutgefäße	274
12.2.1	Kollagenosen	274
12.2.2	Vaskulitiden	277
12.3	Idiopathische Myositiden	280
12.4	Andere rheumatische Erkrankungen	281

Kinder und Jugendliche berichten oft über Beschwerden am Bewegungsapparat oder über Hautausschläge. In einigen Fällen kann dies auf eine rheumatische Erkrankung hinweisen, d. h. eine **chronische idiopathische Entzündungsreaktion** im Körper. „Rheuma" wird dabei meist als eine Entzündung am Gelenk (Arthritis) oder Bandapparat (Tendosynoviitis bzw. Enthesitis) aufgefasst. Theoretisch können jedoch alle Organe von einer solchen idiopathischen Entzündung angegriffen werden. Eine besondere Bedeutung haben systemische Entzündungen mit Organmanifestation, z. B. Entzündungen der Gefäße (Vaskulitiden), der Haut (Dermatitiden), der Muskulatur (Myositiden) oder der Nieren (Nephritiden), im ZNS oder am Auge.

> **PRAXISTIPP**
> Die Kardinalsymptome einer Entzündung sind: Rötung (Rubor), Schmerz (Dolor), Wärme (Calor), Schwellung (Tumor) und Funktionsstörung (Functio laesa).

Diagnostik

Anamnese

> **PRAXISTIPP**
> Fragen, die in der (Rheuma-)Anamnese geklärt werden sollen:
> - Welche Symptome bestehen? Wo werden sie empfunden?
> - Sind Kardinalsymptome einer Entzündung erfüllt?
> - Wann haben die Symptome begonnen, und wie lange haben sie angehalten?
> - Besteht eine Periodizität im Monatsverlauf oder ein zirkadianer Verlauf?
> - Besteht ein zeitlicher Zusammenhang zu möglichen Ursachen, z. B. Trauma oder (Darm-)Infektionen?
> - Bestehen weitere systemische Zeichen einer Inflammation, d. h. Fieber, Dermatitis oder Polyserositis?
> - Gibt es Verhaltensweisen, die das Beschwerdebild verstärken oder abschwächen?
> - Können bestimmte Tätigkeiten seit den Symptomen nicht mehr ausgeführt werden? Ist eine Teilnahme an Schule und Sport möglich?
> - Wie ausgeprägt werden die Symptome vom Patienten empfunden bzw. vom Arzt beurteilt (visuelle Analogskala)?
> - Sind in der Familie rheumatische Erkrankungen oder Autoimmunerkrankungen bekannt? Gibt es Fälle von Psoriasis, Augenentzündungen oder chronisch entzündlichen Darmerkrankungen (CED)?

Charakteristische Beschwerden (Red Flags) einer rheumatischen Gelenkerkrankung sind:
- Zeichen einer Arthritis (Schmerzen, Schwellung, Funktionsstörung, Überwärmung)
- Schleichender Beginn der Beschwerden
- Auftreten von Morgensteifigkeit an den Gelenken oder Verschlechterung der Beschwerden nach Ruhephasen und eine gewisse Besserung durch Aktivität

Körperliche Untersuchung

Eine gründliche Anamnese und ein versierter körperlicher Untersuchungsbefund erlauben bereits in über 90 % der Fälle eine sichere Diagnosestellung der häufigsten rheumatischen Erkrankung bei Kindern: einer juvenilen idiopathischen Arthritis (JIA).

Labor- und apparative Untersuchungen

CAVE
Eine rheumatische Erkrankung kann weder durch einen negativen Laborbefund sicher ausgeschlossen noch durch ein positives Resultat bewiesen werden.

Initial empfiehlt sich die **Bestimmung folgender Parameter:** Blutbild mit Leukozytendifferenzierung, Aspartat-Aminotransferase (AST) und Alanin-Aminotransferase (ALT), Gamma-Glutamyl-Transferase (GGT), Kreatinin (zur Beurteilung der Nierenfunktion), Harnsäure (HS), Harnstoff, Laktatdehydrogenase (LDH; z. A. Zellzerfall), Kreatinkinase (CK; als ein Parameter für eine etwaige Myositis), C-reaktives Protein (CRP) und Blutsenkungsgeschwindigkeit (BSG) bzw. Erythrozytensedimentationsrate (ESR; zur Beurteilung des Ausmaßes der Entzündungsaktivität). Zur **Klassifikation** können folgende Parameter dienen: antinukleärer Antikörper (ANA), Rheumafaktor (RF) oder Anti-CCP-AK (bei Kindern frühestens ab dem 10. Lj.), Anti-Doppelstrang-DNA-Antikörper (Anti-ds-DNA-AK; bei Verdacht auf einen SLE) und humanes Leukozyten-Antigen Typ B27 (HLA B27; z. B. bei Verdacht auf eine Enthesitis).

Führend bei der Gelenkbeurteilung ist der körperliche Untersuchungsbefund. Mittels Sonografie können Gelenkergüsse und Synovialitiden dokumentiert werden. Konventionelle Röntgenuntersuchungen und MRT werden zum Ausschluss anderer Erkrankungen oder zur Dokumentation von Gelenkschäden eingesetzt. Arthroskopien und Synoviabiopsien haben keinen Stellenwert in der Diagnostik rheumatischer Erkrankungen.

Therapie

Übergeordnete Ziele einer raschen und effektiven leitliniengerechten Therapie der JIA sind:
- Schmerzlinderung und Entzündungshemmung
- Erhalt bzw. Wiederherstellung von Gelenkfunktionen
- Verhindern von Komorbiditäten (Behinderungen, Wachstumsstörung, Organschäden, Visusminderung, psychosoziale Entwicklungsstörungen)
- Erzielen von Beschwerdefreiheit und Remission der JIA

Medikamentöse Therapie

Nichtsteroidale Antirheumatika (NSAR)
Bei vielen rheumatischen Erkrankungen werden zuerst NSAR zur Entzündungshemmung (antiphlogistische Wirkung) und zur Schmerzlinderung (analgetische Wirkung) eingesetzt. NSAR wirken über eine Hemmung von zwei Isoformen des Enzyms Cyclooxygenase (COX-1 und -2). Diese Inhibition führt zu einer verminderten Synthese von wichtigen Entzündungsmediatoren (Prostaglandinen). COX-1 wird in allen Körperzellen, COX-2 wird bei entzündlichen Prozessen in Makrophagen, Monozyten, Synovial- und Endothelzellen exprimiert. Typische Vertreter von COX-1-Inhibitoren sind Ibuprofen, Naproxen oder Diclofenac. COX-2-Inhibitoren sind im Kindes- und Jugendalter nicht zugelassen.

Bei rheumatischen Erkrankungen sind nichtsteroidale Antirheumatika (NSAR) zur Schmerzlinderung und Entzündungshemmung wirksam und sollten initial eingesetzt werden.

Glukokortikoide
Physiologisch werden Kortikoide im menschlichen Körper von der Nebennierenrinde synthetisiert. Glukokortikoide als Arzneimittel (z. B. Prednison oder Prednisolon) sind bei schwerer Entzündungsreaktion für die akute Therapie weiterhin unverzichtbar. Sie haben den Vorteil, dass im Unterschied zu anderen

immunsuppressiven Medikamenten (z. B. Methotrexat, Azathioprin) die Wirkung schnell und effektiv eintritt. Sie wirken unmittelbar antiinflammatorisch, antiproliferativ und etwas immunsuppressiv. Kortikoide können lokal (intraartikulär, intraokulär) oder systemisch (oral oder intravenös) eingesetzt werden. Eine lokale Anwendung erfolgt durch z. B. intraartikuläre Instillation von Triamcinolonhexacetonid-Kristallen in entzündete Gelenke. Die Kortisonkristalle mit langer Halbwertszeit wirken so direkt am akuten Entzündungsherd effektiv und ohne wesentliche systemische unerwünschte Arzneimittelwirkung (UAW). Der lokal verabreichte Wirkstoff löst sich langsam im Gelenk auf und kann so über Monate das Wiederauftreten erneuter Gelenkentzündungen verhindern.

Der systemische Einsatz von Kortison, d. h. als Tablette oder Infusionslösung, ist in der Regel bei schweren Formen entzündlicher Erkrankungen indiziert. Die Dosierung reicht von niedrigen Dosen (0,2 mg / kg KG / d) bis hin zu Stoß- oder Pulstherapien (30 mg / kg KG / d, max. 1 g pro Infusion, über 4 h an 3 d in Folge).

> **PRAXISTIPP**
> Bei der Dosierung von Kortison gilt: so wenig wie möglich, so viel wie nötig.

Der Einsatz von Kortison im Kindes- und Jugendalter wird zuweilen sehr kritisch gesehen, auch wenn die Anwendung teilweise lebensrettend sein kann. Zweifelsohne muss die Indikation kritisch geprüft und die Therapie ärztlich überwacht werden. Bei längerem Einsatz von Kortison kann es zum sog. Cushing-Syndrom kommen. Hier treten eine vorübergehende Gewichtszunahme und Hautveränderungen auf. Weitere langfristige UAWs können sein: irreversible Wachstumshemmung, Atrophie des subkutanen Gewebes, Katarakt, Glaukom, diabetische Stoffwechsellage, Osteoporose, Myopathie. Um dem betroffenen Kind rasch zu helfen, lässt sich der Einsatz von Kortison nicht immer vermeiden.

> Glukokortikoide hemmen Entzündungsreaktionen rasch und sehr effektiv. Ein langfristiger Einsatz (> 2 Wochen) ist bei Kindern – wenn immer möglich – zu vermeiden. Im Einzelfall kann ein niedrig dosierter (< 0,2 mg / kg KG / d) Einsatz mittelfristig gerechtfertigt sein, wenn andere Therapieformen nicht hinreichend effektiv sind.

csDMARDs / Basistherapeutika

Basistherapeutika oder „conventional synthetic (= non-biological) disease-modifying antirheumatic drugs" (csDMARDs) wirken sehr unterschiedlich, u. a. durch Hemmung der Proliferation aktivierter Lymphozyten. Sie entfalten einen generellen antientzündlichen oder immunmodulatorischen Effekt. Zu den am häufigsten eingesetzten Medikamenten zählen Methotrexat (MTX), Sulfasalazin, Azathioprin und Ciclosporin A (CSA). Alle csDMARDs sind durch einen langsameren Wirkungseintritt gekennzeichnet (bis zu 3 Monaten). Die Anwendung sollte nach strenger Indikationsprüfung meist für mehrere Monate erfolgen und die Dosis an Körpergewicht, -höhe bzw. -oberfläche angepasst werden. Einige DMARDs können bei guter Verträglichkeit über mehrere Jahre und auch in Kombination mit anderen antirheumatischen Medikamenten eingenommen werden. Der Einsatz dieser Wirkstoffe bedarf jedoch einer regelmäßigen und qualifizierten klinischen sowie laborchemischen Überwachung.

bDMARDs, Biologika, Biosimilars

Biologika und Biosimilars sind biologische Arzneimittel, deren arzneilich wirksame Bestandteile mit Mitteln der Biotechnologie und gentechnisch veränderten Organismen hergestellt werden. Biosimilars besitzen eine strukturell hohe Ähnlichkeit mit einem bereits in der EU zugelassenen Biologikum und haben eine identische pharmakologische Wirkung. Zu den Biologika / Biosimilars gehören monoklonale Antikörper und Fusionsproteine mit unterschiedlichen Wirkmechanismen. Entweder werden proinflammatorische Zytokine (z. B. TNF-α, IL-1 oder IL-6) direkt gebunden und eliminiert oder ihre entsprechenden Zytokinrezeptoren werden blockiert. Darüber hinaus ist auch eine direkte Bindung an B- oder T-Zellen möglich, was wiederum zu deren Elimination führt.

Eine spezifische Zytokinhemmung blockiert einerseits gezielt die Entzündungsreaktion, andererseits steht das blockierte Zytokin bzw. der Rezeptor nicht mehr für die physiologische Funktion, z. B. bei der wichtigen Infektabwehr, zur Verfügung. Der Einsatz von Biologika ist daher kritisch zu prüfen. Obwohl die Kosten von Biologika immens sind, hat der Einsatz dieser Wirkstoffart in der Kinderrheumatologie in den letzten Jahren erheblich zugenommen. Die Evidenz für den Einsatz von Biologika ist ebenfalls kritisch zu sehen. Die Wirksamkeit von Biologika (bDMARDs) wurde fast ausschließlich in Studien geprüft, die das Absetzen des Medikaments untersuchen (sog. withdrawal design). Vergleichende Studien zwischen csDMARDs und bDMARDs in Bezug auf ihre Wirksamkeit und Sicherheit bei der JIA existieren nicht. Biologika stellen dennoch bei polyartikulärer oder systemischer juveniler idiopathischer Arthritis eine Therapieoption dar, wenn csDMARDs nicht ausreichend wirksam waren.

Physiotherapie, Hilfsmittel

Neben der medikamentösen Therapie hat Physiotherapie eine zentrale Bedeutung bei kinderrheumatologischen Erkrankungen.

Chirurgische Therapie

> **CAVE**
> Bei einem Kind mit Fieber, absoluter Gelenkschonung (= Pseudoparalyse eines einzelnen Gelenks) und Arthritiszeichen ist bis zum Beweis des Gegenteils von einer septischen Arthritis auszugehen.
> Im Falle von Gelenkinfektionen (= **septische Arthritis**) liegt eine absolute **Notfallindikation** für eine chirurgische Intervention (Arthroskopie mit Gelenkspülung) vor.

12.1 Arthritiden

12.1.1 Juvenile idiopathische Arthritis (JIA)

Definition Die juvenile idiopathische Arthritis (JIA) ist charakterisiert durch eine Gelenkentzündung, die mindestens 6 Wochen anhält, vor dem 16. Geburtstag beginnt und nicht durch andere Ursachen erklärt werden kann (➤ Abb. 12.1).

> Arthritiszeichen sind:
> Schmerzen + Schwellung + Funktionsstörung (+ Überwärmung + Rötung).

Durch kritische Prüfung der o. g. Symptome können reine Gelenkschmerzen (Arthralgien) differenzialdiagnostisch abgegrenzt werden. Zudem müssen andere Ursachen für Arthritiden ausgeschlossen werden.

Klassifikation Unter einer „klassischen" JIA werden verschiedene Erkrankungen bzw. JIA-Subtypen mit unterschiedlicher, aber charakteristischer Manifestation, unterschiedlichem Therapiebedarf und unterschiedlicher Prognose gefasst (➤ Tab. 12.1).

Ätiologie, Pathogenese und Pathophysiologie Die Pathogenese der JIA ist ungeklärt. Immunologische Faktoren (autoreaktive T-Zellen und Zytokine) treiben die autoimmune Entzündung an. Autoinflammatorische Faktoren spielen insbesondere bei der systemischen JIA eine Rolle. Weitere Faktoren (Hormone, Infektionen, Ernährung und Psyche) können die Krankheitsaktivität beeinflussen.

Symptome Aus dem Anamnesegespräch sollte klar hervorgehen, ob die Symptome die Kriterien für Arthritiden oder „nur" für Arthralgien erfüllen. Sicherheit liefert die klinische Untersuchung mit Fokus auf die o. g. klassischen Entzündungssymptome einer Arthritis (➤ Abb. 12.1). Weitere Symptome wie Fieber, Dermatitis, Lymphadenopathie, Hepatosplenomegalie oder Perikarditis, Pleuritis und Peritonitis sind bei einer JIA extrem selten, mit Ausnahme der „systemischen" JIA. Sie können Hinweis auf andere Erkrankungen sein.

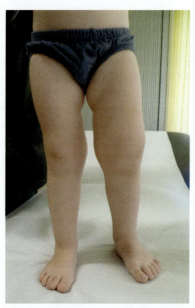

Abb. 12.1 3-jähriges Mädchen mit oligoartikulärer juveniler idiopathischer Arthritis, linkes Knie in gebeugter Schonhaltung. Massiver Erguss und verstrichene Konturen [T993]

Tab. 12.1 Klassifikation der JIA [P504]

Subtyp	Charakteristika
Systemische JIA (SoJIA, Morbus Still)	Arthritis (mindestens 1 Gelenk) *mit* oder nach vorherigem Fieber (Mindestdauer 2 Wochen, mindestens 3 Tage „quotidianer" Verlauf dokumentiert) *und* mindestens eins der folgenden Kriterien: • Flüchtiger flächig-erythematöser Ausschlag • Generalisierte Lymphknotenvergrößerung • Hepato- und / oder Splenomegalie • Serositis
Oligoarthritis	Arthritis, binnen der ersten 6 Monate max. 4 Gelenke betreffend Subkategorien: • *Persistierende Oligoarthritis:* andauernd nicht mehr als 4 Gelenke betreffend. • *Erweiterte („extended") Oligoarthritis:* im Anschluss an die ersten 6 Monate kumulativ mehr als 4 Gelenke betreffend. **Cave:** hohes Risiko für idiopathische Uveitis
RF-negative Polyarthritis	Arthritis, die in den ersten 6 Monaten > 4 Gelenke betrifft RF-Test-Ergebnis negativ
RF-positive Polyarthritis	Arthritis, die in den ersten 6 Monaten > 4 Gelenke betrifft Mindestens 2 × positiver RF oder Anti-CCP-Nachweis im Testabstand von mindestens 3 Monaten
Psoriasis-Arthritis	Arthritis und Psoriasis *oder* Arthritis *und* mindestens zwei der folgenden Kriterien: • Daktylitis • Nagelauffälligkeiten (Tüpfelung oder Onycholyse) • Positive Familienanamnese für Psoriasis bei einem Verwandten ersten Grades
Enthesitis-assoziierte Arthritis	Arthritis und Enthesitis *oder* Arthritis oder Enthesitis und mindestens zwei der folgenden Kriterien: • Sakroiliitis • Nachweis von HLA-B27 • Familienanamnese einer HLA-B27-assoziierten Erkrankung in einem Verwandten ersten Grades • Anteriore Uveitis • Junge mit Manifestation der Arthritis > 6. Lebensjahr
Andere (undifferenzierte) Arthritis	Für wenigstens 6 Wochen andauernde Arthritis unbekannter Ursache mit Beginn vor dem 16. Geburtstag, die keiner anderen Subgruppe zugeordnet werden kann, weil sie die Kriterien anderer Kategorien nicht erfüllt oder weil sie Kriterien für mehr als eine Kategorie erfüllt

Bei den nichtsystemischen Formen können als Folge einer JIA-assoziierten Uveitis Schmerzen, Rötung, Fremdkörpergefühl und Lichtempfindlichkeit am Auge auftreten. Eine Uveitis kann aber auch mehrere Monate symptomlos verlaufen und daher unerkannt bleiben. Schmerzen an der Ferse, an anderen Sehnenansatzpunkten oder über dem Iliosakralgelenk deuten auf eine Enthesitis-assoziierte Arthritis / Spondyloarthritis hin. Hautveränderungen bzw. Nagelauffälligkeiten können bei der Psoriasis-Arthritis auftreten. Bei schweren Verläufen kann es zu Wachstumsstörungen und Kontrakturen im Verlauf kommen.

Diagnostik und Differenzialdiagnosen Beispiele für die Diagnostik und Differenzialdiagnostik bei Gelenkschwellungen bzw. bei muskuloskelettalen Schmerzen sind ➤ Tab. 12.2 zu entnehmen.

Therapie Je schwerer die klinische Präsentation, desto schneller und effektiver sollte die Ursache behandelt werden. Bei einigen unkomplizierten Fällen der JIA kann dies bereits durch eine konsequente analgetische und antiphlogistische Therapie mit NSAR (z. B. Naproxen oder Ibuprofen) erreicht werden. Andere Fälle müssen zusätzlich eine hocheffektive intraartikuläre Instillation von Steroidkristallen (= Triamcinolonhe-

Tab. 12.2 Differenzialdiagnose der Gelenkschwellungen im Kindes- und Jugendalter

Erkrankungsgruppe	Erkrankung (Beispiele)	Diagnostik / Differenzialdiagnosen
Infektionen	Septische Arthritis Osteomyelitis Lyme-Arthritis Rheumatisches Fieber	Septische Arthritis: Notfalldiagnostik und Notfalltherapie Akuter Verlauf, Fieber, Beteiligung nur eines Gelenks mit Pseudoparalyse, Labor Bei Lyme-Arthritis: Borrelienserologie Bei rheumatischem Fieber: Nachweis der Karditis mittels Echokardiografie und Prüfen der Jones-Kriterien
Andere entzündliche Erkrankungen	Kollagenosen Vaskulitiden Muskelerkrankungen Chronisch entzündliche Darmerkrankungen	Beteiligung von Haut- und Bindegeweben bzw. Muskelschwäche Labor: Differenzierung der antinukleären AK, z.B. Anti-DNS AK, Anti-Neutrophilen-Zytoplasma-Antikörper (ANCAs), Komplement, Urin: Proteinurie? Kreatinkinase Bildgebende und histologische Untersuchungen zur Darstellung der Vaskulitis Kapillarmikroskopie Calprotectin im Stuhl, Hämoccult-Test, Endoskopie
Nichtentzündliche Erkrankungen	Morbus Perthes Chondromalacia patellae Epiphysiolysis capitis femoris (ECF)	Bildgebende Untersuchungen mit Röntgen in 2 Ebenen (a.-p. und orthograde Aufnahme nach Lauenstein (bei V. a. ECF) MRT Entzündungsparameter nicht erhöht
Maligne Erkrankungen	Leukämie Knochentumoren (z. B. Osteosarkom, Ewing-Sarkom, gutartige Knochentumoren)	B-Symptome, Schmerzcharakter: Knochenschmerzen Labor: Blutbild, Differenzialblutbild, LDH und Harnsäure, Knochentumoren: bildgebende Untersuchung
Stoffwechselerkrankungen	Mukoviszidose Diabetische Cheiroarthropathie Seltene Stoffwechselerkrankungen	Schweißtest Blutzucker, HbA_{1c} Spezialdiagnostik für Stoffwechseldefekte
Hämatologisch-immunologische Erkrankungen	Hämoglobinopathie Hämophilie Immundefekte Hereditäres Angioödem Zöliakie	Hämoglobinelektrophorese, Gerinnungsstatus, Differenzialblutbild, Immunglobuline, Bestimmung des C1-Esterase-Inhibitors, Transglutaminase-AK
Nichtentzündliche Bindegewebserkrankungen	Hypermobilitätssyndrom Marfan-Syndrom Ehlers-Danlos-Syndrom	Typische klinische Präsentationen Genetische Untersuchung
Schmerzverstärkungssyndrome	Fibromyalgie Sympathikus-Reflexdystrophie	Ausschluss anderer organischer Erkrankungen Interdisziplinäre Zusammenarbeit mit Psychologen

xacetonid) erhalten, um diese unkomplizierten JIA-Formen vollständig in Remission zu bringen.

Auch bei schwereren JIA-Verläufen ist diese intraartikuläre Therapie effektiv und kann zeitgleich in mehrere Gelenke erfolgen. Viele Patienten mit einem schwereren Verlauf erhalten neben der intraartikulären Therapie zusätzlich eine immunsuppressive Behandlung mit einem konventionell synthetisierten DMARD. Mittel der Wahl ist niedrig dosiertes Methotrexat (10–15 mg / m^2 KOF / Woche p. o. oder s. c.). Methotrexat (MTX) wird in einer ca. 1000-fach niedrigeren Dosis eingesetzt als z. B. bei der Behandlung von onkologischen Erkrankungen. Sollte der Einsatz von NSAR, MTX und wiederholten intraartikulären Therapien nicht ausreichend sein, können sog. Biologika oder Biosimilars indiziert sein, z. B. TNF-α-Antagonisten (Etanercept) bei seronegativer polyartikulärer JIA. Im Falle einer systemischen JIA (Morbus Still) werden u. a. Steroide auch in teils sehr hoher Dosierung eingesetzt (Steroidpulstherapie). Für alle JIA-Typen soll eine physiotherapeutische Behandlung angeboten werden, um langfristige Schäden an den Gelenken zu vermeiden.

> Die First-Line-Therapie der JIA besteht aus der Kombination NSAR + Physiotherapie. Weitere Therapieeskalationen für schwerere Verläufe umfassen die intraartikuläre Instillation von Steroidkristallen und den Einsatz von DMARDs. In einzelnen Fällen können Biologika indiziert sein.

Verlauf und Prognose Mit den gegenwärtig verfügbaren Therapieformen lässt sich eine JIA meist relativ gut behandeln. Die Prognose der oligoartikulären JIA ist in der überwiegenden Zahl (> 70 %) der Fälle sehr gut. Die meisten Kinder werden bis zur Pubertät wieder vollständig gesund. Komplikationen sind unter konsequenter und leitliniengerechter Therapie mittlerweile erfreulich selten. Eine wichtige Komplikation stellt jedoch unverändert eine Uveitis dar, die bei etwa 10 % aller JIA-Patienten auftritt. Uveitiden können erhebliche, z. T. irreversible Schäden mit u. a. Katarakt, Synechien bis zur Erblindung des betroffenen Auges verursachen.

> Die anteriore Uveitis bei JIA verläuft lange asymptomatisch, bevor okuläre Komplikationen auftreten.

Bei langfristig unzureichend kontrollierter systemischer JIA kann es zu einer Amyloidose mit Ablagerung von Eiweißen (z. B. in der Niere) kommen, die sich dann nur sehr schwierig behandeln lässt. In einigen Fällen können andere autoimmune Erkrankungen (z. B. Zöliakie, Thyreoiditis, Diabetes) in Verbindung mit einer JIA auftreten.

12.1.2 Infektionsassoziierte Arthritiden

Coxitis fugax und peri- / parainfektiös auftretende virale Arthritiden

Definition Peri- / parainfektiös auftretende Arthritiden sind wesentlich häufiger als eine JIA. Sie treten in direktem zeitlichem Zusammenhang mit einer Virusinfektion auf und verlaufen selbstlimitierend.

Das klassische Krankheitsbild ist die Coxitis fugax („Hüftschnupfen"). Sie ist die häufigste Arthritis im Kindesalter und tritt üblicherweise im Alter zwischen 3 und 10 Jahren auf. In 70 % der Fälle sind Jungen betroffen, und in fast allen Fällen ist nur eine Seite befallen. Die durchschnittliche Dauer der Gelenkbeschwerden beträgt 6 Tage.

Ätiologie, Pathogenese, Pathophysiologie Zugrunde liegt eine Virusinfektion. Etwa 7–14 Tage nach der Virusinfektion kommt es als Folge einer Immunreaktion gegen das Virus parallel zu einer kurzfristigen entzündlichen Veränderung der Synovia.

Symptome Je nach Virus finden sich vor Beginn der Arthritis unterschiedliche unspezifische Infektsymptome, z. B. Exantheme, Pharyngitis, Durchfall etc. Die Arthritis kann direkt nach der Virusinfektion oder mit gewissem zeitlichem Abstand (1–2 Wochen) auftreten. Gelegentlich wird ein „springender" Gelenkbefall beobachtet, d. h., in kurzer zeitlicher Folge sind unterschiedliche, meist große Gelenke für kurze Zeit arthritisch verändert oder schmerzen zumindest. Die Gelenkbeschwerden dauern üblicherweise nicht länger als 2–3 Wochen.

Diagnostik Nach einer klassischen Anamnese kann meist bereits der Verdacht auf eine Coxitis fugax bzw. periinfektiöse Arthritis gestellt werden. Zur Bestätigung eines Gelenkergusses kann eine Sonografie hilfreich sein. Blutanalysen sollten zur Vollständigkeit und zum

Ausschluss anderer Ursachen veranlasst werden. Bei unklaren Fällen oder kompliziertem Verlauf ist eine weitere Diagnostik (z. B. Röntgen oder MRT) indiziert, um z. B. einen Morbus Perthes auszuschließen.

Bei septischem Geschehen (septische Arthritis) findet sich im Untersuchungsbefund meist eine sehr eindrucksvolle, stark schmerzhafte Bewegungseinschränkung, die sog. **Pseudoparalyse.** Darüber hinaus besteht meist Fieber.

Therapie Aufgrund des selbstlimitierenden Verlaufs von peri- / parainfektiösen Arthritiden ist eine abwartende Haltung sinnvoll. Bei starken Schmerzen kann der Einsatz von NSAR erwogen werden.
Lyme-Arthritis: ➤ Kap. 10
Rheumatisches Fieber: ➤ Kap. 15

Reaktive Arthritis

Definition Die Diagnose einer reaktiven Arthritis ist zunächst aus rein klinischer Sicht nicht einfach. Unter reaktiven Arthritiden wird eine Gruppe von Gelenkentzündungen verstanden, die nicht septisch sind und im Abstand von Wochen bis Monaten nach Infektionen mit Enteritis-Erregern oder Erregern genitaler Erkrankungen (z. B. Chlamydien, Yersinien, Salmonellen, Shigellen oder *Campylobacter*) auftreten. Sie gehört zur Gruppe der juvenilen Spondylarthropathien. Anders als peri- / parainfektiöse Arthritiden bei Virusinfektionen (die oft fälschlich als reaktive Arthritiden bezeichnet werden) dauern sie über Monate bis Jahre an. Zu dieser Erkrankungsgruppe gehört auch das Reiter-Syndrom mit der Trias: Arthritis, Konjunktivitis und Urethritis.

Ätiologie und Pathogenese Bei 65–85 % der Kinder findet sich eine Assoziation mit HLA-B27. Meist geht die Darminfektion der Arthritis 1–4 Wochen voraus.

Symptome Neben den zunächst typischen Enteritis-Symptomen mit teilweise auch hohem Fieber und krampfartigen Bauchschmerzen kommt es im Verlauf zu charakteristischen Begleitsymptomen, z. B. Arthritis, Enthesitis, Tendosynovitis sowie Bursitis. Typischerweise sind die Gelenke der unteren Extremität, Knie oder obere Sprunggelenke, symmetrisch betroffen. An den Zehen kommt es nicht selten zu einer Daktylitis. Typisch ist auch ein Befall des Achsenskeletts, eine Beteiligung der Wirbelsäule und der Iliosakralgelenke.

Diagnostik Die Diagnose gelingt durch die Anamnese, den Untersuchungsbefund und den serologischen Nachweis von spezifischen AK (z. B. gegen Salmonellen). Im Röntgen sind subchondrale Zysten, Erosionen und Destruktionen der Gelenke nicht selten.

Therapie Die Therapie entspricht der der JIA. Bei reaktiven Arthritiden wird als Basistherapeutikum bevorzugt das antiphlogistisch wirkende Sulfasalazin eingesetzt. Der Krankheitsverlauf ist unterschiedlich. Meist tritt nur eine einzelne Episode der Erkrankung auf, die aber teilweise über 1 Jahr dauern kann.

> Reaktive Arthritiden werden zu den rheumatischen Erkrankungen gezählt. Sie treten mit erheblicher Latenz nach enteritischen oder urogenitalen Infektionen auf, dauern in der Regel Monate bis Jahre an und bedürfen in der Regel einer konsequenten antiinflammatorischen Therapie.
> Von den langfristig verlaufenden reaktiven Arthritiden nach Enteritis müssen die peri- oder parainfektiösen Arthritiden mit nur kurzfristigem Verlauf und banaler Infektursache abgegrenzt werden.

12.2 Rheumatische Erkrankungen der Haut, der Bindegewebe und der Blutgefäße

12.2.1 Kollagenosen

Systemischer Lupus erythematodes

Definition Der SLE ist eine bei Jugendlichen seltene (Prävalenz etwa 2 : 10.000), in Schüben verlaufende Autoimmunerkrankung, die mit einer Vaskulitis der Haut, der Gelenke und lebenswichtiger innerer Organe einhergeht. Typischerweise treten antinukleäre Antikörper (ANA) bzw. Antikörper gegen doppelsträngige DNA (Anti-ds DNA-AK) auf. Der SLE tritt ca. 5-mal häufiger bei Mädchen auf als bei Jungen. Die betroffenen Kinder und Jugendlichen sind meist schwersterkrankt (➤ Abb. 12.2).

12.2 Rheumatische Erkrankungen der Haut, der Bindegewebe und der Blutgefäße

Ätiologie, Pathogenese und Pathophysiologie Genetische Faktoren spielen eine wichtige Rolle, da bei eineiigen Zwillingen bis zu 58 % der Paare konkordant für den SLE sind. Die Pathophysiologie des SLE wird bisher sowohl in autoimmunen als auch in autoinflammatorischen Anteilen gesehen. Bei weit über der Hälfte der Patienten können Krankheitsschübe durch Sonnenlichtexposition ausgelöst werden.

Symptome Aufgrund einer *systemischen* Vaskulitis besteht regelmäßig eine Multiorganmanifestation. Häufig bestehen **allgemeine Symptome** wie starke Müdigkeit, Abgeschlagenheit, Fieber, Gewichtsverlust, Gelenk- und Muskelschmerzen.

Eine Sonderform des Lupus erythematodes stellt der **neonatale Lupus erythematodes** dar. Hier kommt es zu einem Transfer von mütterlichen AK gegen die Autoantigene La oder Ro auf das Kind. Die Mutter selbst muss in dem Fall nicht unter einer Autoimmunerkrankung leiden. Die Antikörper können intrauterin zum fetalen Abort oder beim Neugeborenen zu einem kutanen Lupus erythematodes und zu einem irreversiblen AV-Block 3. Grades führen.

Diagnostik Die Diagnose wird klinisch-anamnestisch und aufgrund von Laborbefunden gestellt (➤ Tab. 12.3).

Die ACR-Kriterien fassen die häufigsten Symptome zusammen; für einen SLE müssen mindestens 4 der 11 Kriterien erfüllt sein. Die Diagnosestellung eines

Tab. 12.3 Die 11 ACR(American College of Rheumatology)-Diagnosekriterien für den systemischen Lupus erythematodes

Diagnosekriterien	Erläuterungen
Schmetterlingserythem	Flaches oder leicht erhabenes Erythem über Wangen und Nasenrücken mit Aussparung der Nasolabialfalten (➤ Abb. 12.2)
Diskoider Lupus	Erhabene, gerötete, evtl. vernarbende oder schuppende Effloreszenz
Photosensibilität	Exposition gegenüber UV-Licht kann zu Hauteffloreszenzen führen
Schleimhautulzera	Aphthen oder Ulzerationen im Mund, nasopharyngeal oder anogenital
Arthritis	Nichterosive Arthritis, die zwei oder mehr Gelenke betrifft
Serositis, Pleuritis oder Perikarditis	Pleurodynie, Dokumentation des jeweiligen Ergusses durch Sonografie bzw. EKG
Nierenbeteiligung	Proteinurie von > 0,5 g / d oder Zylindrurie (Erythrozyten, Hämoglobin, granuläre oder gemischte Zylinder)
ZNS-Beteiligung	Krampfanfälle ohne andere Ursache, Psychose ohne andere Ursache
Hämatologische Beteiligung	Hämolytische Anämie oder Leukopenie (< 4.000 / μl) oder Lymphopenie (< 1.500 / μl) oder Thrombozytopenie (< 100.000 / μl) ohne auslösende Medikamente
Immunologische Befunde	AK gegen doppelsträngige DNA, Anti-Sm- und / oder Antiphospholipid-AK
Antinukleäre AK	Erhöhter Titer in der indirekten Immunfluoreszenz ohne auslösende Medikamente

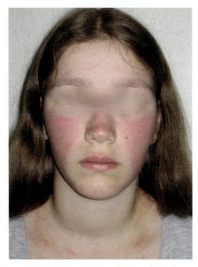

Abb. 12.2 Schmetterlingserythem bei SLE [T993]

SLE kann schwierig sein, da die oben aufgeführten Symptome meist nicht gleichzeitig, sondern in Schüben auftreten und die Kriterien zunächst nicht erfüllt werden. Um den Krankheitsverlauf und das Therapieansprechen zu bewerten, bieten sich standardisierte Krankheitsaktivitäts-Scores (z. B. SLEDAI oder SLICC) an.

Die Erstdiagnostik sollte möglichst rasch und umfassend erfolgen und, soweit möglich, die systemische Entzündung, die hämatologische Manifestation und Organbeteiligung vollständig dokumentieren. In jedem Fall sollten folgende Laborparameter bestimmt werden: Blutbild mit Differenzialblutbild, Entzündungsparameter, IgG, IgA, IgM, hepatische Transaminasen, Retentionsparameter, ANA, Anti-ds-DNA-AK, Phospholipid-AK und Komplement (C3d, C3, C4, CH50, AP50), Urinstatus und Quantifizierung / Klassifizierung der Proteinurie. Die apparative Diagnostik sollte umfassen: Schädel-MRT, EEG, Sonografie Pleura, Lungenfunktion, Sonografie des Abdomens und der symptomatischen Gelenke, Echokardiografie, EKG, Kapillarmikroskopie der Fingernägel, Augenhintergrundspiegelung und Farbsehtest.

Die Diagnostik ist je nach Verlauf zu wiederholen bzw. anzupassen.

Differenzialdiagnosen Differenzialdiagnostisch sind andere rheumatische Systemerkrankungen einzubeziehen. Hier kommen neben o. g. Interferonopathien eine juvenile Dermatomyositis oder ein Overlap-Syndrom, auch seltene Immundefekte (z. B. Komplementdefekte) infrage. Bei Overlap-Syndromen sind Kennzeichen von zwei oder mehr der o. g. Entitäten erfüllt. Wichtig ist auch, dass bestimmte **Arzneimittelwirkstoffe** einen Lupus erythematodes induzieren können.

> Der SLE ist eine systemische Erkrankung mit vor allem schwerer Multiorganmanifestation und schubartigem Verlauf im Jugendalter, z. B. Nephritis oder ZNS-Vaskulitis. Bei der Diagnose eines SLE sind mindestens 4 von 11 der ACR-Klassifikationskriterien erfüllt. Die Behandlung umfasst meist eine mehrmonatige intensive immunsuppressive Therapie.

Therapie Die Indikation zur Therapie richtet sich nach der Krankheitsaktivität. Im Jugendalter müssen regelmäßig immunsuppressive Wirkstoffe eingesetzt werden, vor allem wenn eine schwere Organbeteiligung (Nieren oder ZNS) vorliegt.

Eingesetzt werden u. a. NSAR oder Glukokortikoide (z. B. in Form von Pulsen bis zu 30 mg / kg KG / d über 3 d, max. 1 g / Gabe). Goldstandard für alle SLE-Patienten ungeachtet des Manifestationsalters ist Hydroxychloroquin. Zu den präventiven Maßnahmen gehört vor allem ein konsequenter Sonnenschutz. SLE-Patienten sollte eine Mitbetreuung bei einem Psychologen angeboten werden.

Verlauf und Prognose Der Verlauf kann schubweise sein, mit individuell sehr unterschiedlichen Intervallen. Patienten mit SLE müssen aufgrund der Erkrankung und der erforderlichen Therapie als schwer immunkompromittiert bewertet werden. Prognostisch bestimmend sind ein rasches Therapieansprechen und das Verhindern oder frühzeitige Therapieren disseminierter, rapid verlaufender Infektionen. Der SLE ist weiterhin eine potenziell tödliche Erkrankung; die 5-Jahres-Überlebensquoten bei Kindern und Jugendlichen variieren zwischen 70 und 90 %.

Sklerodermie

Definition Eine Sklerodermie ist durch einen fibrotischen Umbau der Haut gekennzeichnet. Unterschieden werden eine extrem seltene **systemische** und eine häufigere **lokalisierte, zirkumskripte Sklerodermie.** Die lokalisierte Form befällt ausschließlich isolierte Hautareale und wird auch als Morphea bezeichnet. Die Manifestation der systemischen Sklerodermie umfasst nicht nur die Haut, sondern auch innere Organe und ist eine Rarität.

Ätiologie, Pathophysiologie und Pathogenese Die Ätiologie ist ungeklärt.

Symptome Die Bezeichnung beinhaltet bereits das Hauptsymptom: *Sklero*sierung der Haut. Die betroffenen Areale erscheinen schleichend zunehmend verhärtet, d. h. von lederartiger Haptik. Gelegentlich treten Raynaud-Phänomene oder Hautödeme auf. Wegen eines Sklerodermie-assoziierten gestörten Pigmenttransports aus den Melanozyten in der Haut kommt es oft zu Hyper- oder Hypopigmentierung in betroffenen Arealen. Liegt die Sklerodermie über einem Gelenk, kann dies zu Gelenkkontrakturen führen. Aufgrund einer gestörten Hautperfusion und verminderter Hautdicke kann die Haut vulnerabler sein, und es können Hautulzerationen auftreten. Im seltenen Fall einer Beteiligung innerer Organe kann es zu einer Striktur z. B. des Ösophagus, zu Stenosen im Bereich des Dünndarms, einem Raynaud-Phänomen der Koronararterien, einer myokardialen Fibrose oder einem pulmonalen Hypertonus kommen. Oft findet sich auch eine sog. Sicca-Symptomatik.

Diagnostik In der Regel ist die lokalisierte Sklerodermie per Blickdiagnostik zu erkennen. In einigen Fällen kann eine Hautbiopsie erwogen werden. Die Diagnostik bei systemischen Formen richtet sich nach dem Verdacht auf Organbeteiligung. In der Labordiagnostik können gelegentlich ANA gefunden werden, die evtl. im ENA-Blot weiter differenziert werden können.

Differenzialdiagnosen Wichtig ist eine differenzialdiagnostische Abgrenzung zu einem Lichen sclerosus (et atrophicus), der als Sonderform einer lokalisierten Sklerodermie aufgefasst werden kann mit z. T. porzellanartigen Hautveränderungen. Insbesondere kann dies bei Mädchen im Bereich der Vulva auftreten und wird oft erst verzögert diagnostiziert und therapiert. Darüber hinaus ist differenzialdiagnostisch an andere Kollagenosen bzw. entzündliche Muskelerkrankungen wie die „mixed connected tissue disease" oder chemisch induzierte Sklerodermien (z. B. PVC) zu denken. Die Kombination aus Kalzinose, Raynaud-Phänomen, Ösophagusbeteiligung, Sklerodaktylie und Teleangiektasien wird als CREST-Syndrom bezeichnet. Diese Differenzialdiagnosen sind im Kindes- und Jugendalter äußerst selten.

Therapie, Verlauf und Prognose Eine kausale Therapie fehlt. Evidenz für Therapieempfehlungen ist allenfalls in geringem Umfang vorhanden. Grundsätzlich empfiehlt sich wegen einer Photosensibilität die Vermeidung übermäßiger Sonnenexposition. Ein Lichen sclerosus (et atrophicus) sollte mit topischen Kortikoiden therapiert werden. Zur Prävention eines Raynaud-Phänomens ist ein suffizienter Kälteschutz der Hände und Füße durch Handschuhe bzw. Socken oder durch Anwendung von Gelkissen als Taschenwärmer oft sehr hilfreich. Eine intensive Hautpflege mit fetthaltigen Cremes ist symptomatisch wichtig. Soweit möglich, sollte versucht werden, Gelenkkontrakturen durch Physiotherapie zu vermeiden. Bei ausgeprägten Hautbefunden kann MTX, in schweren Fällen Cyclophosphamid eingesetzt werden. Chirurgisch wird nur in Ausnahmefällen behandelt (Abtragung von peripheren Nekrosen oder ausgeprägten Narbensträngen).

Die systemische Sklerodermie hat eine insgesamt schlechte Prognose. Bei den lokalisierten Formen kann die Erkrankung zum Stillstand kommen, ggf. erst nach Monaten.

> Systemische Sklerodermien sind bei Kindern und Jugendlichen extrem selten, schwer zu therapieren und haben eine schlechte Prognose. Lokalisierte Sklerodermien sind häufiger und zeigen eine deutlich bessere Prognose. Der Lichen sclerosus et atrophicus als eine Sonderform der lokalisierten Sklerodermie bedarf bei Mädchen im Fall einer Beteiligung der Vulva einer konsequenten Therapie.

Mischkollagenosen

Bei den Mischkollagenosen (Syn. Sharp-Syndrom, mixed connective tissue disease) handelt sich um extrem seltene Erkrankungen, die zeitgleich hinreichende Merkmale sowohl z. B. eines Lupus erythematodes als auch einer Sklerodermie oder Dermatomyositis aufweisen können. Die Erkrankung kann ähnlich wie beim Lupus erythematodes und bei der Sklerodermie mit schweren Komplikationen einhergehen.

12.2.2 Vaskulitiden

Purpura Schönlein-Henoch

Synonyme Henoch-Schönlein purpura (engl.), anaphylaktoide Purpura, IgA-Vaskulitis.

Definition Die Purpura Schönlein-Henoch (PSH) ist im Kindesalter die häufigste akute Entzündung der kleinen Gefäße. Klassischerweise tritt sie nach einem Atemwegsinfekt auf und manifestiert sich in fast allen Fällen an der Haut. Nur bei Beteiligung des Gastrointestinaltrakts und der Nieren bedürfen Kinder und Jugendliche einer weiteren antiinflammatorischen Therapie.

Ätiologie, Pathogenese und Pathophysiologie Bei der klassischen PSH handelt es sich um eine Immunkomplexerkrankung. Die Ablagerung von Immunkomplexen (IgA) an der Gefäßwand führt über eine Komplementaktivierung zur Migration und Adhäsion von Neutrophilen und Makrophagen an die Endothelzellen. Es werden Entzündungsmediatoren ausgeschüttet, die dann die Gefäßwand schädigen und zum Durchtritt von Erythrozyten führen. Die PSH kann auch nach Insektenstichen, Medikamenteneinnahme oder Nahrungsmittelallergien oder bei Patienten mit C2- und C4-Komplement-Defekten auftreten.

Symptome Die Effloreszenzen sind meist zuerst über dem Gesäß bzw. an den unteren Extremitäten erkennbar. Die Purpurae sind zunächst rötlich, dann livide und z. T. tastbar (palpable Purpura). Zwei Drittel der Kinder haben eine Schwellung der Haut oder eine sichere Arthritis an den Sprunggelenken und Knien. Die Hoden können in Form einer Orchitis mitbetroffen sein. Mehr als die Hälfte der Kinder hat krampfartige Bauchschmerzen, die z. T. sehr ausgeprägt und mit Erbrechen assoziiert sein können. Bei einem Drittel der Kinder besteht eine Nephritis, die aber nur in 10 % der Fälle zu einer signifikanten Hämaturie und Proteinurie führt. Nur sehr selten kommt es zu einem ZNS-Befall mit Krampfanfällen, Ataxie und Koma.

Diagnostik Es handelt sich um eine klinische Diagnose. Gelegentlich findet sich eine Erhöhung des IgA im Serum. Zur Beurteilung der abdominalen und renalen Beteiligung sind eine Abdomensonografie und eine Urinanalyse sinnvoll. Selten ist eine Nierenbiopsie oder ein Schädel-MRT nötig.

Differenzialdiagnose Differenzialdiagnostisch müssen andere Ursachen für Blutungen bzw. die Vaskulitis ausgeschlossen werden. Im Fall großflächiger Kokardenpurpura mit Fieber und Ödemen binnen der ersten 2 Lebensjahre sollte an die Kokardenpurpura Seidlmayer gedacht werden.

CAVE
Eine Sepsis, die mit Purpura (fulminans) einhergehen kann und durch z. B. Meningokokken oder Pneumokokken verursacht ist, darf unter keinen Umständen übersehen werden. Betroffene Kinder sind in der Regel schwer erkrankt und haben meist Fieber. Dann handelt es sich um einen absoluten Notfall, der einer sofortigen intensivmedizinischen und antiinfektiösen Therapie bedarf. Weitere wichtige, wenn auch seltene Differenzialdiagnosen umfassen eine thrombotisch-thrombozytopenische Purpura (TTP) oder Formen eines hämolytisch-urämischen Syndroms (HUS).

Beim Erythema nodosum treten eher knotenförmige subkutane Entzündungen über den Schienbeinen auf, die mit Streptokokken-Infektionen oder chronisch entzündlichen Darmerkrankungen assoziiert sein können. Purpura finden sich beim Erythema nodosum nicht.

Therapie, Verlauf und Prognose In den meisten Fällen einer gesicherten PSH ist keine weitere Therapie erforderlich. Bei starken Gelenkschmerzen können NSAR verordnet werden. Bei gastrointestinaler Beteiligung wird Prednison gegeben, da es zu lebensbedrohlichen intestinalen Blutungen, Obstruktion oder Invagination kommen kann. Meist führen NSAR zu einer prompten Besserung der Beschwerden. Im Fall einer PSH-assoziierten Nephritis sollten frühzeitig ein ACE-Hemmer und ggf. eine immunsuppressive Therapie eingesetzt werden. Die Prognose ist in den meisten Fällen insgesamt gut. Chronische bzw. rezidivierende Verläufe sind vereinzelt beschrieben.

> Die Purpura Schönlein-Henoch ist die häufigste Vaskulitis im Kindesalter. Sie verläuft meist selbstlimitierend und hat eine gute Prognose. Die eindrucksvollen, fast pathognomonischen Hautveränderungen treten bei weitestgehend unbeeinträchtigten Kindern nach Atemwegsinfekten auf und befallen die unteren Extremitäten und das Gesäß.

Kawasaki-Syndrom

Synonym Mukokutanes Lymphknotensyndrom.

Definition Das Kawasaki-Syndrom ist eine akute, hoch fieberhafte Erkrankung mit zervikaler Lymphknotenschwellung, Konjunktivitis und Befunden an Haut- und Schleimhäuten. Eine wesentliche Komplikation ist die Vaskulitis der Koronararterien, die eine Ausbildung von Aneurysmen der Herzkranzgefäße zur Folge haben kann.

Ätiologie, Pathogenese und Pathophysiologie Die Ätiologie ist unklar.

Symptome und Diagnostik Die Hauptsymptome gehen aus den Diagnosekriterien hervor (➤ Tab. 12.4). Das Leitsymptom ist ein über mindestens 5 Tage anhaltendes sehr hohes Fieber > 39 °C. Die wichtigste

12.2 Rheumatische Erkrankungen der Haut, der Bindegewebe und der Blutgefäße

Tab. 12.4 Diagnosekriterien für das Kawasaki-Syndrom

Leitsymptom	Eigenschaften
Fieber	Temperatur von 39–40 °C, Dauer: 5 Tage oder mehr, Antibiotikaresistenz
Konjunktivitis	Beidseitig und nicht eitrig
Lymphadenopathie	Zervikal, oft einseitig und > 1,5 cm im Durchmesser
Hautausschlag	Polymorph, keine Vesikel oder Krusten
Veränderungen der Lippen oder der Mundschleimhaut	Trocken, geschwollen, gerötet, mit Einrissen oder Erdbeerzunge oder diffus geröteter Rachen
Veränderungen an den Extremitäten	Erythem der Fußsohlen oder Handinnenflächen, später Abschälung der Haut von den Fingerspitzen

Manifestation ist am Herzen, die bei 10–40 % der unbehandelten Kinder bereits in den ersten Wochen auftritt. Über Aneurysmen hinaus können Zeichen eines Myokardinfarkts, einer Perikarditis, Myokarditis, Endokarditis, von Arrhythmien und Herzinsuffizienz auftreten. Daher müssen alle Kinder bei Verdacht auf eine Kawasaki-Erkrankung zügig echokardiografisch untersucht werden (einschl. Farbdoppler-Echokardiografie), um die Koronararterien darzustellen. Darüber hinaus wird stets ein EKG und in besonderen Fällen eine Herzkatheteruntersuchung zur Koronarangiografie durchgeführt.

Die Diagnose eines Kawasaki-Syndroms erfordert das Vorliegen von fünf der sechs Kriterien oder von vier Kriterien mit Nachweis von Koronararterienaneurysmen. Ein inkomplettes Kawasaki-Syndrom ist definiert als Fieber > 5 d und Vorliegen von zwei bis drei klinischen Kriterien.

Ein weiteres typisches Symptom ist der Gallenblasenhydrops, der mittels Abdomensonografie dargestellt werden kann. Einen spezifischen Labortest für das Kawasaki-Syndrom gibt es nicht. Die Laboruntersuchungen umfassen ein Blutbild, Entzündungsparameter, Blutkulturen und eine Infektionsserologie.

Kawasaki-Syndrom ist eine wichtige Differenzialdiagnose bei hochfiebernden Kindern. Rechtzeitiges Erkennen und Therapieren sind wichtig. Eine wesentliche Komplikation droht durch entzündete Koronararterien, auch Jahre nach der akuten Erkrankung.

Differenzialdiagnosen Andere Systemerkrankungen, die mit hohem Fieber einhergehen, müssen ausgeschlossen werden: u. a. Infektionskrankheiten, systemische JIA und andere Vaskulitiden.

Therapie Die Therapie richtet sich nach der AWMF-Leitlinie „Kawasaki-Syndrom", die aktuell überarbeitet wird.

Therapie der Wahl für die akute Phase ist die zeitnahe Gabe von hoch dosiertem polyvalentem Immunglobulin (2 g / kg KG über ca. 12 h). Bei zügiger Einleitung kann dies Schäden an den Koronararterien verhindern. Bei fehlendem Ansprechen (Fieber, Entzündungsparameter) erfolgt eine weitere hoch dosierte Gabe von Immunglobulinen. Zusätzlich wird akut mit ASS in hoher Dosierung behandelt (30–50 mg / kg KG / d; im anglo-amerikanischen Raum bis zu 100 mg / kg KG / d).

Nach Überwinden der akuten Phase wird die ASS-Therapie niedrig dosiert (3–5 mg / kg KG / d) über 5–8 Wochen fortgeführt, bis die aktive Phase der Erkrankung abgeklungen ist.

Verlauf und Prognose Meist kommt es zu einer kompletten Erholung, und erneute Attacken treten nur selten auf. Auch lange nach der Erkrankung sind jedoch noch vereinzelt Todesfälle infolge von Koronararterienaneurysmen beschrieben.

Takaysu-Arteriitis

Die Takaysu-Arteriitis ist eine bei Kindern sehr seltene granulomatöse Entzündung der Aorta und ihrer Hauptäste. Möglicherweise fallen schwache oder fehlende Pulse an den oberen Extremitäten auf („pulseless disease"). Die Erkrankung hat insgesamt eine schlechte Prognose.

Morbus Behçet

Der Morbus Behçet ist durch bipolare (orale und genitale) Aphthen, eine posteriore Uveitis und eine meist oligo- oder polyartikuläre Arthritis gekennzeichnet. Es besteht eine Häufung bei aus dem Mittelmeerraum stammenden Menschen, und es ist eine relativ starke HLA-Assoziation (HLA-B5 oder

HLA-B51) beschrieben. Bezogen auf das ZNS können Enzephalomyelitiden, aseptische Meningitiden und psychiatrische Veränderungen auftreten.

12.3 Idiopathische Myositiden

Juvenile Dermatomyositis

Definition Die juvenile Dermatomyositis (JDM) ist eine Vaskulitis in der Haut und in der Muskulatur, in deren Verlauf eine Calcinosis cutis auftreten kann. Die Erkrankung ist selten und kommt typischerweise zwischen dem 5. und 14. Lebensjahr vor.

Ätiologie, Pathogenese und Pathophysiologie Die Ätiologie ist unbekannt.

Symptome Die klinische Symptomatik beginnt meist schleichend mit Auftreten von allgemeinen Symptomen wie Fieber, Abgeschlagenheit und leichter Ermüdbarkeit. Hiernach kommt es in variabler Ausprägung zu einer rasch progredienten generellen Muskelschwäche, die symmetrisch und proximal betont ist. Dysphagie und Dyspnoe können zu schweren Komplikationen führen. Pathognomonisch an der Haut sind die **Gottron-Papeln.** Am Nagelbett können bei mikroskopischer Untersuchung u. a. Teleangiektasien darstellt werden. Im Gesicht finden sich eine periorbitale Schwellung und eine rötlich-violette Hautfarbe, die auch als **heliotrope Dermatitis oder Lilac-Ring** bezeichnet wird. Das MRT der Oberschenkelmuskulatur zeigt ödematöse entzündliche Veränderungen.

Bei der körperlichen Untersuchung sind betroffene Kinder evtl. nicht in der Lage sein, aus dem Liegen aufzustehen.

> **PRAXISTIPP**
> Das **Gower-Zeichen** ist positiv, wenn das Kind ohne fremde Hilfe nicht in der Lage ist, aus dem Sitzen aufzustehen, oder wenn es sich auf den eigenen Knien abstützen muss, um sich aufzurichten.

Das Gesichtserythem kann mit dem Exanthem beim SLE verwechselt werden. Unterscheiden kann man es evtl. dadurch, dass es von der Nasenwurzel aus aufwärts zu den Augen verläuft und nicht wie beim SLE abwärts zu den Wangen. Im weiteren Verlauf der Erkrankung kommt es bei vielen Kindern zu einer charakteristischen Calcinosis cutis, die – wenn überhaupt – schwer zu therapieren ist. Die Kalzinose kann theoretisch überall auftreten und an inneren Organen zu Komplikationen führen.

> Die JDM ist gekennzeichnet durch eine Komanifestation von Myositis und Dermatitis. Weitere Kennzeichen an der Haut können Gottron-Papeln, Calcinosis cutis und periorbitale, fliederfarbene Hautveränderungen sein. Es gibt seltene Fälle isolierter Hautmanifestationen, d. h. eine „Dermatomyositis sine Myositis".

Diagnostik Diagnostische Kriterien für die JDM sind:
- Symmetrische proximale Muskelschwäche
- Erhöhung der Kreatinkinase oder anderer muskelspezifischer Enzyme im Serum
- Typische entzündliche Hautveränderungen
- Myositis (möglicher Nachweis in der Muskelbiopsie)
- „Weiß leuchtende" Muskeln im MRT

Die definitive Diagnose erfordert neben der Hautentzündung drei weitere Kriterien. Der Stellenwert einer Muskelbiopsie wird diskutiert. Ultraschalluntersuchungen können eine erhöhte Echogenität der Muskulatur erkennen lassen, und in der MRT lassen sich myositische Veränderungen schon in der Frühphase der Erkrankung darstellen. Im Labor hingegen finden sich manchmal nur leichte Erhöhungen der muskelständigen Enzyme CK, GOT oder LDH. Häufig sind die ANA erhöht. Es gibt spezifische Auto-AK, die mit einer ungünstigen Prognose bzw. einem ungünstigen Therapieansprechen regelmäßig assoziiert sind, z. B. anti-TIF1γ, -NXP2 oder -MDA5.

Differenzialdiagnose Abzugrenzen sind u. a. monogenetische Autoinflammationserkrankungen bei schweren Phänotypen, virale Myositiden, die lokal begrenzte Pyomyositis, neuromuskuläre Erkrankungen und Muskeldystrophien.

Therapie Das Mittel der Wahl bei JDM sind Glukokortikoide, meist als hoch dosierte i. v. verabreichte Pulse in monatlichen Abständen. Bei schweren Verläufen werden zusätzlich Immunsuppressiva wie

Azathioprin, CSA oder auch intravenöse Immunglobuline (IVIG) eingesetzt. Aufgrund einer gewissen Schnittmenge bei der Pathogenese und Manifestation zum SLE erscheint auch hier die Gabe von Hydroxychloroquin sinnvoll.

Verlauf und Prognose   Es gibt mono- und mehrphasische Verläufe. Unbehandelt kann die Erkrankung insbesondere bei Beteiligung des Respirationstrakts zum Tod führen. Durch rechtzeitigen Einsatz von Steroiden und Immunsuppressiva hat sich die Prognose inzwischen wesentlich verbessert. Trotzdem können Kontrakturen, Residuen der Dermatitis und insbesondere die Kalzinose und auch etwaige therapieassoziierte UAWs zu einer erheblichen Einschränkung der Lebensqualität führen.

12.4 Andere rheumatische Erkrankungen

Nichtbakterielle Osteitis

Synonym   Chronisch rezidivierende multifokale Osteomyelitis (CRMO), nichtbakterielle Osteitis (NBO).

Definition   Die NBO ist eine aseptische Entzündung des Knochens, die sowohl uni- als auch multifokal auftreten kann. Am häufigsten betroffen sind die langen Röhrenknochen, die Rippen, die Clavicula und die Wirbelkörper.

Ätiologie und Pathogenese   Die Ätiologie ist unbekannt. Zunehmend wird eine autoinflammatorische Genese postuliert.

Symptome   Im Vordergrund stehen Knochenschmerzen in Ruhe und bei mechanischer Belastung. Es kann eine begleitende Gelenkschwellung auftreten. Häufig sind schubartige Verläufe. Über Jahre können sich symptomfreie Intervalle mit Phasen einer aktiven CRMO abwechseln. Tritt eine Kombination von Synovitis, Akne, Pustulosis, Hyperostosis und Osteitis bei Jugendlichen oder Erwachsenen auf, so wird die Erkrankung auch als SAPHO-Syndrom bezeichnet.

Diagnostik und Differenzialdiagnosen   Es handelt sich um eine klinische Diagnose. Ein pathognomonischer Blutwert fehlt. Eine histologische und mikrobiologische Analyse einer Knochenbiopsie hilft hauptsächlich, andere Erkrankungen auszuschließen.

> **CAVE**
> Histologisch kann nicht sicher zwischen einer bakteriellen und einer *nicht*-bakteriellen Osteomyelitis unterschieden werden.

Die Darstellung der Knochenherde gelingt hinreichend mittels MRT. Zum Ausschluss eines Knochentumors ist ein konventionelles Röntgenbild anzufertigen.

Differenzialdiagnosen   Essenziell ist der sichere differenzialdiagnostische Ausschluss von Tumoren, Leukämien oder von Herden einer Langerhans-Zell-Histiozytose. Zudem muss an eine bakterielle Osteomyelitis gedacht werden, die jedoch mit Fieber einhergeht, zu einer Pseudoparalyse des betroffenen Gelenks führen kann und sich mit meist akuter Vorgeschichte präsentiert.

Therapie und Prognose   Zur Behandlung der NBO werden NSAR wie Naproxen, Ibuprofen, Indometacin oder Diclofenac verordnet. Über den Einsatz von Bisphosphonaten wurde wiederholt in Fallserien berichtet. Andere immunsuppressive Therapien umfassen z. B. Glukokortikoide, MTX, Sulfasalazin oder Azathioprin. Die Datenlage zur Effizienz ist jedoch sehr spärlich, daher muss eine Therapieeskalation gründlich abgewogen werden. In Einzelfällen ist auch eine antibiotische Therapie mit Azithromycin erfolgreich eingesetzt worden. Sonst sind Antibiotika bei der NBO ohne gesicherten Effekt, ebenso gilt dies für chirurgische Eingriffe. Dennoch wird oft initial mit einer antibiotischen Therapie begonnen, da eine bakterielle Osteomyelitis schwierig auszuschließen sein kann. Eine NBO kann spontan ausheilen.

KAPITEL 13

Volker Stephan

Allergologie

13.1	Immunologische Grundlagen	283
13.1.1	IgE-vermittelte Typ-I-Allergien	283
13.2	Atopische Erkrankungen: Genetik, Umweltfaktoren und Prävalenzen	285
13.3	Diagnostische Verfahren	286
13.4	Krankheitsbilder	286
13.4.1	Nahrungsmittelallergien	286
13.4.2	Atopische Dermatitis	287
13.4.3	Allergische Rhinokonjunktivitis	289
13.4.4	Asthma bronchiale	290
13.4.5	Insektengiftallergie	290
13.4.6	Medikamentenallergie	290
13.4.7	Urtikaria	291
13.5	Therapie	291
13.5.1	Karenzmaßnahmen	291
13.5.2	Spezifische Immuntherapie	291
13.5.3	Medikamentöse Therapie	292
13.6	Prävention	294

Als Allergien werden spezifische Immunreaktionen auf harmlose Eiweißstoffe bezeichnet, die zu einer krank machenden Überempfindlichkeit führen.

13.1 Immunologische Grundlagen

Die Einteilung der Überempfindlichkeitsreaktionen geht auf die ursprüngliche Klassifikation von Coombs und Gell zurück.

13.1.1 IgE-vermittelte Typ-I-Allergien

Im Kindesalter tritt am häufigsten die Typ-I-Reaktion auf, die durch IgE-Antikörper vermittelt wird.

Pathogenese

Die Kaskade der allergischen Entzündung beginnt mit der allergischen Sensibilisierung (➤ Abb. 13.1). Das Allergen wird durch antigenpräsentierende Zellen wie Makrophagen, dendritische Zellen und naive T-Zellen präsentiert, die bei einer gewissen genetischen Prä-

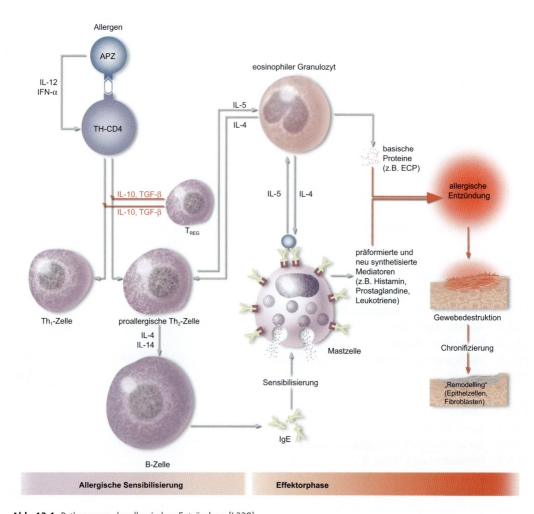

Abb. 13.1 Pathogenese der allergischen Entzündung [L238]

disposition zu **IL-4, IL-5 und IL-13 produzierenden TH2-Zellen** differenzieren. Die wesentliche Funktion dieser proallergischen TH2-Zellen besteht in der Stimulation der allergenspezifischen IgE-Synthese aus B-Lymphozyten. Il-5 und IL-13 aktivieren zusätzlich eosinophile Granulozyten. Regulatorische T-Zellen können die Funktionen von TH1- und TH2 Zellen supprimieren und haben eine wichtige Bedeutung bei der Toleranzentwicklung bzw. der immunologischen Unterscheidung von „fremd" und „eigen" in den ersten Lebensmonaten. Die Präsenz **spezifischer IgE-Antikörper** bildet die Grundlage allergischer Sofortreaktionen und wird mittels In-vitro-Verfahren oder Provokationstests nachgewiesen.

IgE-Antikörper binden an **hochaffine IgE-Rezeptoren** auf Mastzellen und basophilen Granulozyten. Durch Bindung von Allergenmolekülen an die entsprechenden antigenspezifischen IgE-Antikörper auf der Zelloberfläche kommt es dann im Rahmen der allergischen Sofortreaktion zu einer **Zelldegranulation mit Ausschüttung von Entzündungsmediatoren** wie Histamin, Arachidonsäure-Metaboliten, Zytokinen, plättchenaktivierendem Faktor und anderen Molekülen. Die wichtigsten Entzündungszellen dieser sog. Effektorphase sind basophile und eosinophile Granulozyten sowie gewebeständige Mastzellen. Bei chronisch irreversiblen Entzündungsvorgängen stehen Makrophagen mit der Sezernierung klassischer proinflammatorischer Zytokine wie IL-1, IL-6 und TNF-α

13.2 Atopische Erkrankungen: Genetik, Umweltfaktoren und Prävalenzen

im Vordergrund. **Eosinophile Granulozyten** besitzen aufgrund ihrer freigesetzten basischen Proteine (z. B. ECP) eine ausgeprägte zyto- und neurotoxische Wirkung. Wesentliche Vermittler der Gewberekonstruktion sind Fibroblasten und Myofibroblasten, die extrazelluläre Matrixproteine sezernieren. Als Resultat dieser Reparationsvorgänge findet sich u. a. eine pathologische Verdickung der Basalmembran sowie der glatten Atemwegsmuskulatur, die beim chronischen Asthma bronchiale als **Remodelling** bezeichnet wird.

Eigenschaften der Allergene

Antigene, die potenziell zu einer Sensibilisierung mit nachfolgender Überempfindlichkeit führen, werden Allergene genannt (➤ Tab. 13.1).

13.2 Atopische Erkrankungen: Genetik, Umweltfaktoren und Prävalenzen

Genetik

Das Asthma bronchiale, die allergische Rhinitis und das atopische Ekzem treten familiär gehäuft auf und sind polygene Erkrankungen mit komplexem Vererbungsmuster (➤ Tab. 13.2). Es wird davon ausgegangen, dass allergische Erkrankungen das Resultat verschiedener Genkonstellationen sind, die einen unterschiedlichen Beitrag zu einem bestimmten Phänotyp leisten und darüber hinaus mit zahlreichen Umweltfaktoren interagieren.

Tab. 13.2 Atopierisiko bei Neugeborenen basierend auf der Familienanamnese

Atopieanamnese	Risiko (%)
Keine Atopie	10–15
Ein Elternteil atopisch	ca. 20
Beide Elternteile atopisch	ca. 50
Beide Elternteile identische allergische Erkrankung	ca. 70

Tab. 13.1 Die häufigsten Allergene im Kindesalter

Inhalationsallergene	Frühblüher (Birke, Hasel, Erle)
	Gräser- und Roggenpollen
	Kräuterpollen
	Milben (Haus- und Mehlmilbe)
	Tierepithelien (Katze, Hund, Pferd)
	Schimmelpilze (*Alternaria, Cladosporium, Penicillium, Aspergillus*)
Ingestionsallergene	Kuhmilchprotein
	Hühnereiweiß
	Fisch
	Weizen
	Soja
	Erdnuss
Sonstige	Bienen- und Wespengift

Umweltfaktoren und das Risiko atopischer Erkrankungen

Neben der genetischen Disposition sind Umweltfaktoren für die Manifestation atopischer Erkrankungen sowie die Schwere des Verlaufs mitverantwortlich. Am besten untersucht ist der Einfluss der passiven **Tabakrauchexposition**, die das Risiko sowohl für das Auftreten eines Asthma bronchiale als auch für allergische Sensibilisierungen erhöht.

> Die Zunahme der Allergien in den westlichen Industriestaaten wird u. a. durch verbesserte Hygiene- und Wohnbedingungen erklärt (Hygienehypothese).

Krankheitsverlauf

Im Kindesalter besteht eine altersabhängige Zunahme der Sensibilisierungsrate. Im Säuglings- und Kleinkindalter findet sich zunächst häufig eine Sensibilisierung gegen Nahrungsmittelallergene (z. B. Kuhmilch, Hühnerei, Hasel- oder Erdnuss). Im weiteren Verlauf treten Sensibilisierungen gegen Innenraumallergene wie Hausstaubmilben oder Tierhaare auf. Sensibilisierungen gegen Gräser- und Baumpollen spielen bei den meisten Patienten erst im 2. Lebensjahrzehnt eine Rolle. Entsprechend dem altersabhängigen Sensibilisierungsmuster finden sich charakteristische Manifestationsformen atopischer Erkrankungen in Abhängigkeit vom

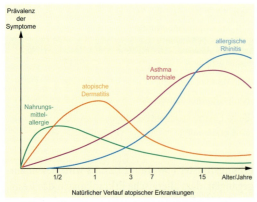

Abb. 13.2 Natürlicher Verlauf atopischer Erkrankungen [L238/V786]

Lebensalter. In den ersten Lebenstagen bestehen fast nie atopische Krankheitssymptome. Als erster Ausdruck einer allergischen Erkrankung manifestieren sich das atopische Ekzem und die Nahrungsmittelallergie im Säuglings- und frühen Kindesalter. Beide Erkrankungen persistieren häufig über Monate bis Jahre, bevor eine längere oder dauerhafte Remission eintritt. Obstruktive Atemwegserkrankungen und die allergische Rhinokonjunktivitis manifestieren sich meistens erst im späteren Kleinkind- bzw. im Schulalter (➤ Abb. 13.2).

> Es besteht ein altersabhängiges Sensibilisierungsmuster mit Sensibilisierung gegen Nahrungsmittel in den ersten Lebensjahren und nachfolgend gegen Inhalationsallergene im Schul- und Jugendalter. Entsprechend finden sich typischerweise im Säuglings- und frühen Kleinkindalter Nahrungsmittelallergien und das atopische Ekzem, auf die in späteren Jahren Asthma bronchiale und allergische Rhinokonjunktivitis folgen.

Prävalenzen allergischer Erkrankungen

In den letzten Jahrzehnten ist eine Zunahme der verschiedenen allergischen Manifestationsformen in den Industrienationen zu verzeichnen (➤ Tab. 13.3).

Tab. 13.3 Lebenszeitprävalenz (in %) atopischer Erkrankungen gemäß KiGGS-Survey in Deutschland (Schwankungsbreite beruht auf Unterschieden in Geschlecht, Wohnort und Sozialstatus)

Erkrankung	Prävalenz
Asthma bronchiale	4,7 (3,9–5,0)
Allergische Rhinokonjunktivitis	10,7 (8,9–11,7)
Atopische Dermatitis	13,2 (8,0–17,4)

Zu ➤ Tab. 13.3 muss angemerkt werden, dass die in der KiGGS-Studie erhobenen Daten wahrscheinlich aufgrund einer methodenbedingten Untererfassung teilweise nicht mit anderen Untersuchungen übereinstimmen, die eine höhere Lebenszeitprävalenz von z. B. ca. 10 % beim Asthma bronchiale ergaben.

13.3 Diagnostische Verfahren

Unter den Hauttestungen haben der Hautpricktest (Typ-I-Reaktion vom Soforttyp) sowie der Atopie-Patch-Test (Typ-IV-Reaktion) die größte Bedeutung.

Das Gesamt-IgE ist kein zuverlässiger Parameter für das Vorliegen atopischer Erkrankungen. Spezifische IgE-Antikörper zeigen nur eine Sensibilisierung an. Die klinische Relevanz muss anhand von Anamnese oder Provokationstest (Nahrungsmittel) überprüft werden (➤ Abb. 13.3).

13.4 Krankheitsbilder

13.4.1 Nahrungsmittelallergien

Symptome Die Nahrungsmittelallergie findet sich besonders häufig in den ersten Lebensjahren. Die klinischen Symptome äußern sich in erster Linie an der Haut (Urtikaria, Exazerbation eines atopischen Ekzems, Pruritus), gastrointestinal (Übelkeit, Erbrechen, Durchfall, Bauchschmerzen) und nur selten am Respirationstrakt oder als anaphylaktische Reaktion (➤ Kap. 6.5.2). Eine besondere Form der Nahrungsmittelallergie bei älteren Kindern mit Pollensensibilisierung ist das sogenannte **orale Allergiesyndrom,** das nach Aufnahme von kreuzreagierenden Nahrungsmitteln (z. B. Apfel bei Birkenpollenallergie) – in der Regel als Sofortreaktion – auftritt und durch eine Schleimhautschwellung bzw. Missempfindungen von Mund- und Rachenschleimhaut gekennzeichnet ist.

Diagnostik Die Diagnostik der Nahrungsmittelallergie beruht auf einer ausführlichen Anamnese, ggf. unter Zuhilfenahme eines Symptomtagebuchs. Der Nachweis des spezifischen IgE gegen einzelne Nahrungsmittel gilt als Zeichen der serologischen Sen-

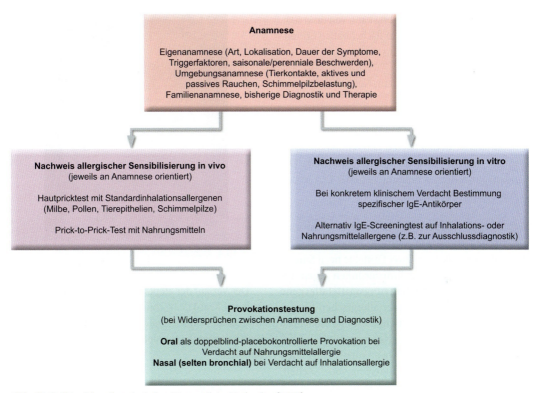

Abb. 13.3 Ablauf der allergologischen Diagnostik im Kindesalter [L238]

sibilisierung, jedoch nicht als Beweis einer klinischen Relevanz; hier sind meist zusätzliche Pricktests mit nativen Lebensmitteln oder aber die doppelblind-placebokontrolliert durchgeführte Provokation als Goldstandard der Diagnostik einer Nahrungsmittelallergie erforderlich.

Differenzialdiagnosen Differenzialdiagnostisch sollte an eine Laktoseintoleranz, Zöliakie, eosinophile Gastroenteropathie oder Essstörung gedacht werden.

> Der Nachweis des spezifischen IgE gegen einzelne Nahrungsmittel gilt nicht als Beweis einer klinischen Relevanz. Der diagnostische Goldstandard einer Nahrungsmittelallergie ist die doppelblinde placebokontrollierte Provokation mit dem verdächtigten Lebensmittel.

Therapie **Elimination des Nahrungsmittels** unter Einhaltung entsprechender ernährungsphysiologischer Gesichtspunkte. Eine medikamentöse Dauertherapie ist nicht sinnvoll, eine **Notfallapotheke** zur Behandlung von Diätfehlern ist insbesondere bei schweren Nahrungsmittelreaktionen zu empfehlen. Eine orale Hyposensibilisierung ist nur in Einzelfällen beschrieben.

Die Anwendung von **extensiv hydrolysierter Kuhmilchformelnahrung** im 1. Lebensjahr bei Allergie-Hochrisikokindern scheint zu einer verminderten Häufigkeit von Nahrungsmittelallergien und atopischen Ekzemen zu führen.

Prognose Die Langzeitprognose infantiler Nahrungsmittelallergien ist bis auf wenige Ausnahmen (z. B. Nussallergien) in der Regel gut. Eine Diät über das 6. Lebensjahr hinaus ist selten erforderlich.

13.4.2 Atopische Dermatitis

Definition Die atopische Dermatitis ist eine chronische oder **chronisch-rezidivierende nichtkontagiöse Hauterkrankung,** deren klassische Morphologie und Lokalisation altersabhängig unterschiedlich ausgeprägt ist und zumeist mit starkem Juckreiz einhergeht.

Das Ausmaß der Hautbeteiligung kann von diskreten, umschriebenen Arealen bis zur flächenhaften Erkrankung des gesamten Hautorgans variieren.

Synonyme Atopisches Ekzem, Neurodermitis, endogenes Ekzem.

Epidemiologie und Genetik Die Prävalenz bis zum Schulanfang ist in den letzten Jahrzehnten deutlich gestiegen und liegt derzeit zwischen 8 und 16 %. Der Inzidenzgipfel der Erkrankung befindet sich in den ersten beiden Lebensjahren.

Pathogenese Der atopischen Dermatitis liegt eine **genetische Disposition** zugrunde. Ein signifikanter Anteil der Patienten (ca. zwei Drittel je nach Studie) weist IgE-vermittelte **Sensibilisierungen gegen Aeroallergene und / oder Nahrungsmittelallergene** (z. T. in Assoziation mit einer allergischen Rhinokonjunktivitis, einem allergischen Asthma bronchiale oder einer klinisch relevanten Nahrungsmittelallergie) auf. Die Bedeutung von IgE-Antikörper tragenden Langerhans-Zellen, der Aktivierung von T-Zellen, Eosinophilen und Mastzellen sowie die Sekretion von gemischten Zytokinmustern in der Haut sowie die Aktivierung von B-Lymphozyten in lymphatischen Organen bei der extrinsischen Variante (IgE-Produktion) kann als gesichert gelten.

Symptome Das **akute Ekzem** ist durch intensive, meist unscharf begrenzte Rötungen, leichte Infiltrationen und Papulovesikeln, die meist kleiner als 2 mm sind, geprägt. In diesem Stadium finden sich häufig nässende Areale sowie punkt- oder strichförmige Exkoriationen. Das **chronische Ekzem** geht mit einer blasseren Rötung, feiner Schuppung und einer Verdickung der Haut mit Vergröberung der Hautfelderung (Lichenifikation) einher. Meist besteht ein quälender, therapeutisch schwer zu beeinflussender Juckreiz. Die Prädilektionsstellen liegen im frühen Kindesalter (0–2 Jahre) meist im Bereich des Gesichts (➤ Abb. 13.4), des behaarten Kopfes sowie der streckseitigen Extremitäten; später finden sich häufig die typischen Beugenekzeme. **Minimalvarianten** des atopischen Ekzems können sich manifestieren als Cheilitis, Ohrläppchenrhagaden oder Pulpitis sicca an Händen und Füßen (sog. Winterfüße / -hände mit schuppender Rötung und Einrissen im Bereich der Finger- und / oder Zehenkuppen).

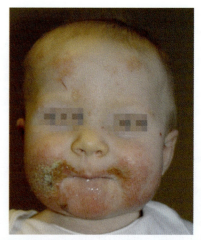

Abb. 13.4 Atopische Dermatitis im Gesicht [R232]

Der Verlauf der atopischen Dermatitis ist wechselhaft mit Krankheitsschüben unterschiedlicher Dauer und Schwere. Insbesondere die in der frühen Kindheit erstmals manifeste atopische Dermatitis heilt häufig spontan.

Komplikationen Sekundärinfektionen mit Bakterien (zumeist Staphylokokken) im Sinne einer Impetiginisierung (Pusteln, starkes Nässen, gelbliche Krustenauflagerungen, im Verlauf Fieber und Lymphknotenschwellung) stellen die häufigsten Komplikationen der atopischen Dermatitis dar. Virale Infektionen (Eczema herpeticatum, Mollusca contagiosa, Verrucae vulgares) und mykotische Erkrankungen werden ebenfalls gehäuft beobachtet.

Diagnostik Die **Anamnese** (inkl. der atopischen Eigen- und Familienanamnese) und die Untersuchung des gesamten Hautorgans einschließlich einer exakten Dokumentation sind erforderlich. Außerdem ist es notwendig, mögliche psychosomatische, ernährungsbedingte oder durch andere Umgebungsfaktoren bedingte **Auslösefaktoren** zu ermitteln. Hierfür kann u. a. ein Juckreiz- und Kratztagebuch hilfreich sein, um typische Auslösesituationen zu ermitteln. Die Bedeutung allergischer Reaktionen bei der atopischen Dermatitis gegenüber zahlreichen Umweltallergenen (z. B. Tierhaare, Hausstaubmilben, Pollen, Schimmelpilze und Nahrungsmittel) wird durch Pricktest und / oder den Nachweis spezifischer IgE-Antikörper festgestellt. Die klinische Relevanz der Sensibilisierungen muss im Einzelfall z. B. mittels Karenz und / oder Provokationstestungen individuell ermittelt werden; die Sensibilisierung allein rechtfertigt keine Karenz- oder therapeutischen Maßnahmen. Der Goldstandard eines derartigen Nachweises besteht in der doppelblinden placebokontrollierten Provokation des verdächtigten Nahrungsmittels.

Differenzialdiagnose Als wichtigste Differenzialdiagnosen sind das seborrhoische Ekzem im Säuglingsalter und die Skabies abzugrenzen. Seltenere Differenzialdiagnosen stellen Syndrome dar, die mit ekzematösen Hautveränderungen einhergehen können: z. B. Netherton-Syndrom, selektiver IgA-Mangel, Wiskott-Aldrich- und Hyper-IgE-Syndrom.

Therapie Die Behandlung der atopischen Dermatitis erfordert zahlreiche Maßnahmen, die individuell auf den Patienten abgestimmt werden sollten. Wichtige Therapieziele sind die **Behandlung des Juckreizes** und die Gewährleistung eines möglichst ungestörten Nachtschlafs von Kind und Eltern. Hierzu gehören die **Reduktion und Vermeidung individueller Provokationsfaktoren** (z. B. Irritation der Haut durch Wolle, Schwitzen, falsche Hautreinigung und Tabakrauch, Wetterfaktoren), geeignete Karenzmaßnahmen bei Sensibilisierung gegen nutritive oder Inhalationsallergene sowie eine angepasste symptomorientierte Basis- und Ekzemtherapie. Die meist **wirkstofffreie Basistherapie** wird dem jeweiligen Hautzustand angepasst und beinhaltet die Anwendung rückfettender Salben und Cremes sowie den Ersatz von Seifen durch Ölbäder und Duschöle. Die individuell verschiedene Verträglichkeit kann am besten im „Halbseitenversuch" überprüft werden.

Für die antiinflammatorische und juckreizstillende symptomatische Behandlung werden schwache **topische Kortikosteroide** sowie **topische Immunmodulatoren** (z. B. Tacrolimus, Pimecrolimus) eingesetzt, die im Gegensatz zu Ersteren weniger lokale Nebenwirkungen (z. B. kein atrophogenes Potenzial) aufweisen. Die systemische Therapie umfasst **Antihistaminika** gegen den Juckreiz (sedierend zur Nacht, nichtsedierend tagsüber) und nur ausnahmsweise Steroide bei großflächiger Ausprägung der atopischen Dermatitis. Bei der Therapie der Impetiginisierung werden **topische antibakterielle Maßnahmen** (antiseptische Bäder / Umschläge) und eine **Staphylokokken-wirksame antibiotische Therapie** kombiniert. Bei ausgedehnten Herpes-simplex-Virus-Infektionen wird eine antivirale Therapie mit Aciclovir durchgeführt.

Neben den medizinischen Maßnahmen können **Patienten- und Elternschulungen,** seltener auch individuelle psychotherapeutische Maßnahmen (z. B. Entspannungsmethoden) zum besseren Umgang der Betroffenen bzw. ihrer Eltern mit der Erkrankung beitragen.

> Für die erfolgreiche Therapie des atopischen Ekzems ist es wichtig, allgemeine (z. B. Wolle, Passivrauchen) und individuelle Provokationsfaktoren (z. B. Aeroallergene, Nahrungsmittelallergene) aufzudecken und zu meiden. Die Lokaltherapie beinhaltet eine individuell angepasste Hautpflege, die durch entzündungshemmende und antibakterielle Maßnahmen ergänzt wird.

13.4.3 Allergische Rhinokonjunktivitis

Definition und Epidemiologie Die allergische Rhinokonjunktivitis (Synonym: Heuschnupfen, Pollinosis) tritt typischerweise erst bei Schulkindern und Jugendlichen auf. Die Prävalenz beträgt etwa 10–15 %. Dieses Krankheitsbild gilt als klassisches Beispiel einer Typ I- bzw. IgE-vermittelten Sofortreaktion.

Ätiologie Häufigster Auslöser der saisonalen allergischen Rhinokonjunktivitis ist eine Pollenallergie (Gräser-, Getreide-, Bäume- und Kräuterpollen). Hiervon abzugrenzen ist die perenniale allergische Rhinitis, die durch einen ganzjährigen Allergenkontakt mit Hausstaubmilben, Tierepithelien oder Schimmelpilzen hervorgerufen wird.

Symptome Zu den klinischen Merkmalen gehören eine behinderte Nasenatmung, Niesattacken, Fließschnupfen und nasaler Juckreiz.

Diagnostik und Differenzialdiagnose Die Diagnostik erfolgt wiederum mittels Hautpricktest, Bestimmung spezifischer IgE-Antikörper sowie Provokationstestung.

Differenzialdiagnostisch muss im Kindesalter an nasale Fremdkörper, Nasenpolypen, eine Rachenmandelhypotrophie, infektiöse Erkrankungen der Nase sowie eine Mukoviszidose gedacht werden.

Therapie Falls möglich Allergenkarenz. Die medikamentöse Therapie umfasst die Gabe topischer Antihistaminika oder topischer Kortikosteroide. Zudem besteht die Möglichkeit der Gabe oral wirksamer nichtsedierender Antihistaminika. Die allergische Rhinokonjunktivitis ist darüber hinaus die häufigste Indikation zur spezifischen Immuntherapie.

> Eine charakteristischerweise ganzjährig nachts verstopfte Nase und morgendliche Niesanfälle sind typische Symptome einer Hausstaubmilbenallergie.

13.4.4 Asthma bronchiale

➤ Kap. 14.

13.4.5 Insektengiftallergie

Ätiologie Für allergische Reaktionen nach Insektenstichen sind in Europa fast ausschließlich Honigbienen und Wespen verantwortlich. Hornissen und Hummeln spielen nur eine geringe Rolle.

Klinik
- **Normale Lokalreaktion:** initial schmerzhafte, später juckende Schwellung von bis zu 5 cm Durchmesser.
- **Verstärkte Lokalreaktion:** lokale Schwellung mit einem Durchmesser > 20 cm ohne Allgemeinsymptomatik.
- **Milde Allgemeinreaktion:** generalisierte Urtikaria, die ggf. mit Übelkeit einhergehen kann. Hier sollte eine allergologische Diagnostik mit Hautpricktest und dem Nachweis von spezifischem IgE erfolgen. Die Verordnung einer Notfallapotheke wird in diesen Fällen empfohlen.
- **Schwere Allgemeinreaktion:** Atemnot (Stridor oder bronchiale Obstruktion) oder Kreislaufsymptome bis zum anaphylaktischen Schock. Diagnostische Maßnahmen sollten ca. 4 Wochen nach dem Insektenstichereignis durchgeführt werden. Die Stärke der Hautpricktestreaktion bzw. die Höhe der spezifischen IgE-Titer gibt keinen verlässlichen Hinweis auf den Schweregrad der allergischen Reaktion.

Diagnostik und Therapie Die Diagnostik erfolgt mittels Hautpricktest und der Bestimmung spezifischer IgE-Antikörper. In unklaren Fällen kann ein Provokationstest durch subkutane Injektion von Insektengift oder eine Stichprovokation mit dem Insekt unter intensivmedizinischer Überwachung erfolgen, um die Indikation zur Hyposensibilisierungstherapie zu stellen.

Beim Vorliegen einer milden Allgemeinreaktion wird die Verordnung einer Notfallapotheke (Antihistaminikum, orales / rektales Steroid, inhalatives Betamimetikum, ggf. Adrenalin-Notfallset) empfohlen.

Bei schweren Allgemeinreaktionen nach Insektenstichen sollte die Einleitung einer Immuntherapie im Rahmen einer ca. 3-tägigen stationären subkutanen Ultrarush-Hyposensibilisierung erfolgen. Anschließend wird die Therapie in 4-wöchigen Abständen über einen Zeitraum von etwa 3 Jahren ambulant fortgeführt.

13.4.6 Medikamentenallergie

Ätiologie Am häufigsten für Hautreaktionen verantwortlich sind Antibiotika, Antikonvulsiva, nichtsteroidale Antiphlogistika und Impfstoffe.

Symptome Allergische Sofortreaktionen sind nur eine mögliche Form von Unverträglichkeitsreaktionen auf Arzneimittel. **Manifestationsformen der Arzneimittelallergie** der Haut sind sehr mannigfaltig und umfassen erythematöse und papulöse Exantheme, urtikarielle Effloreszenzen, Kontaktdermatitiden, Vaskulitiden, das fixe Arzneimittelexanthem und schwere Verläufe bis hin zum Stevens-Johnson-Syndrom.

Diagnostik Neben einer sorgfältigen Anamnese sowie dem Untersuchungsbefund werden **Hauttestungen** eingesetzt, die möglichst 2 Wochen bis 3 Monate nach einer Reaktion durchgeführt werden sollten. Kommerzielle Präparate stehen lediglich für Penicilline zur Verfügung. In-vitro-Testungen sind nur in Einzelfällen (Penicillinallergie) möglich. **Provokationstestungen** bieten zusätzliche diagnostische Klarheit, sind jedoch mit einer Gefährdung des Patienten verbunden.

Therapie In den meisten Fällen wird eine Meidung des Präparats möglich sein, vereinzelt sind Hyposensibilisierungen gegen bestimmte Arzneimittel, z. B. Ciprofloxacin, beschrieben.

Häufigste Auslöser für Arzneimittelreaktionen an der Haut sind Antibiotika, Antikonvulsiva, nichtsteroidale Antiphlogistika und Impfstoffe.

13.4.7 Urtikaria

Definition Die Urtikaria ist eine mit Quaddeln, Erythem und Juckreiz einhergehende Hauterkrankung. Unterschieden werden eine **akute bzw. akut-rezidivierende Urtikaria** sowie eine **chronische Verlaufsform** mit einer Dauer von > 6 Wochen. Das **Angioödem** ist eine Anschwellung der Schleimhaut durch Ödembildung.

Synonym Nesselsucht.

Verlaufsformen
- **Akute Urtikaria:** einmaliges selbstlimitierendes Ereignis, das besonders im Rahmen viraler Infekte beobachtet wird. In der Regel ist hier außer einer Beratung zunächst keine differenzierte Diagnostik erforderlich.
- Auslöser der **chronischen Urtikaria** sind:
  – IgE-abhängige Mechanismen
  – Pseudoallergische Reaktionen durch Medikamente oder Nahrungsmittelzusätze
  – Physikalische Mechanismen (Druck, Kälte, Wärme, Licht)
- **Sonderformen:**
  – Cholinerge Urtikaria: besonders bei Jugendlichen nach körperlicher Anstrengung
  – Urticaria pigmentosa als kutane Verlaufsform der Mastozytose
  – Hereditäres Angioödem: autosomal-dominant vererbte Erkrankung, der ein Mangel oder Defekt des C1-Esterase-Inhibitors zugrunde liegt

Symptome Klinisch ist die Urtikaria insbesondere durch Quaddeln mit Rötung und Juckreiz charakterisiert (➤ Abb. 13.5). Beim Angioödem besteht häufig eine Gesichts- und Schleimhautschwellung, die u. a. zu dem gefürchteten Larynxödem und selten zu Miktionsstörungen oder abdominalen Krisen führen kann.

Diagnostik Die Anamnese ist in der Diagnostik bei chronischer Urtikaria und Angioödem zentral. **Symptom- und Diätprotokolle** haben hier eine besondere

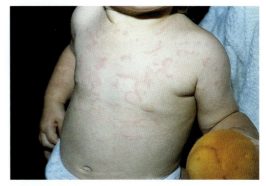

Abb. 13.5 Urtikaria [R232]

Bedeutung. Darüber hinaus erfolgen eine allergologische Testung, physikalische Provokationsverfahren, immunologische Untersuchungen, Provokationen mit Nahrungsmitteln oder Pseudoallergenen sowie ggf. eine Hautbiopsie bei zusätzlicher vaskulitischer Komponente.

Therapie Bei weniger als der Hälfte aller Patienten findet sich eine Ursache der chronischen Urtikaria. Ist eine diätetische Einstellung nicht möglich, erfolgt die **symptomatische Therapie** mit nichtsedierenden Antihistaminika sowie der kurzzeitigen Gabe von Glukokortikoiden.

Akute Urtikaria tritt meist nach Infekten auf → keine Diagnostik erforderlich. Bei chronischer Urtikaria wird trotz häufig aufwendiger Diagnostik oft keine Ursache gefunden.

13.5 Therapie

13.5.1 Karenzmaßnahmen

Da die Entzündung durch Allergene verursacht wird, stellen Karenzmaßnahmen bzw. die Elimination von Allergenquellen die eigentliche Kausaltherapie dar. Der Erfolg dieser Maßnahmen wird jedoch entscheidend von der Art des vorliegenden Allergens bestimmt.

13.5.2 Spezifische Immuntherapie

Die spezifische Immuntherapie (Synonym: Hyposensibilisierung, Desensibilisierung) stellt die **klassi-**

sche **Kausaltherapie** allergischer Erkrankungen dar. Sie ist insbesondere bei Patienten mit kombinierten rhinokonjunktivalen und bronchialen Symptomen geeignet.

Wirkprinzipien

Einer der Grundmechanismen der spezifischen Immuntherapie ist eine **Umorientierung der T-Zell-Effektorfunktion** durch die Induktion allergenspezifischer regulatorischer T-Zellen. Diese tolerogenen T-Zellen supprimieren wiederum „proallergische" TH2-Zellen und die Produktion proinflammatorischer Zytokine.

Praktische Durchführung

Im Rahmen der Hyposensibilisierung wird ein Allergenextrakt in zunächst geringer, allmählich ansteigender Dosierung verabreicht, um eine klinische Toleranz gegen das entsprechende Allergen zu induzieren. Zur Anwendung sollten nur gut charakterisierte und standardisierte Allergenpräparate kommen, die entweder als native oder chemisch modifizierte Präparationen vorliegen. Die Applikation der Allergenextrakte kann generell als subkutane Injektion, oral oder lokal als nasale, bronchiale oder sublinguale Applikation erfolgen. Das am häufigsten eingesetzte Verfahren sind die **subkutane Injektion** und die **sublinguale Therapie**. Für den Therapieerfolg entscheidend ist die Allergen-Gesamtdosis, die während der Therapiedauer von ca. 3 Jahren appliziert wird. Da in seltenen Fällen durch die subkutane Hyposensibilisierung auch anaphylaktische Reaktionen ausgelöst werden können, müssen für die Behandlung entsprechende Vorhaltungen getroffen werden. Nach der Injektion sollte der Patient für 30 min unter klinischer Beobachtung bleiben. Bei der sublingualen Therapie sind im Wesentlichen lokale Nebenwirkungen (Juckreiz in der Mundhöhle, Schleimhautschwellung, selten Magen-Darm-Beschwerden) zu erwarten; die Einnahme des Allergenpräparats erfolgt zu Hause durch den Patienten.

Indikationen

Als Voraussetzung zur Indikationsstellung für eine spezifische Immuntherapie gelten der Nachweis einer klinisch relevanten IgE-vermittelten Sensibilisierung, Dauer der Beschwerden über 1 Woche pro Saison, Symptome über mindestens 2 Jahre sowie ein Alter von mindestens 5 Jahren. Die erfolgreichste Indikation zur Hyposensibilisierung ist die Insektengiftallergie, gefolgt von der Sensibilisierung gegen Pollen und Hausstaubmilben bei allergischer Rhinokonjunktivitis sowie Asthma bronchiale. Bei Sensibilisierung gegen Tierepithelien, Nahrungsmittel und Medikamente besteht nur in Einzelfällen eine Indikation zur Hyposensibilisierung. Eine spezifische Immuntherapie bei Schimmelpilzsensibilisierung ist aufgrund der schlechten Standardisierbarkeit der Allergenextrakte nur in Ausnahmefällen gerechtfertigt.

Effektivität der Behandlung

In den letzten Jahren konnte gezeigt werden, dass die spezifische Immuntherapie bei Kindern mit isolierter allergischer Rhinokonjunktivitis seltener zu dem späteren Auftreten eines allergischen Asthma bronchiale führt und somit der sogenannte Etagenwechsel bei der Hälfte der Patienten vermieden werden kann. Darüber hinaus ist das Auftreten weiterer Sensibilisierungen nach der Durchführung einer spezifischen Immuntherapie signifikant seltener. In den letzten Jahren finden sich zunehmend Untersuchungen zum Einsatz der sublingualen Hyposensibilisierung, bei der bis zu tausendfach höhere Allergendosen teilweise durch die Mundschleimhaut resorbiert werden. Diese Applikationsform ist aufgrund der geringen Invasivität für das Kindesalter sehr attraktiv. Bisherige Studien zeigen eine Wirksamkeit, die zwar besser ist als Placebo, aber weniger wirksam als die subkutane Applikation.

> Die spezifische Immuntherapie (Hyposensibilisierung) ist die einzige kausale Therapieform und führt durch eine lang anhaltende immunologische Suppression proinflammatorischer Mechanismen zu einer lange über das Therapieende hinausgehenden Beschwerdebesserung.

13.5.3 Medikamentöse Therapie

Antihistaminika

Histamin ist einer der wichtigsten Mediatoren der allergischen Sofortreaktion. **Antihistaminika der 1.**

Generation verfügen über stark sedierende Eigenschaften, die jedoch gelegentlich bei starkem nächtlichem Juckreiz vorteilhaft sein können (z. B. Dimetinden). **H$_1$-Antihistaminika der 2. Generation** haben nicht nur geringere sedierende Nebenwirkungen, sondern hemmen darüber hinaus die Synthese und Freisetzung von Lipidmediatoren und inflammatorischen Zytokinen. Die seltenen kardiotoxischen Nebenwirkungen einiger Antihistaminika versucht man durch die Anwendung hydrophiler Metaboliten wie z. B. Cetirizin oder Fexofenadin zu vermeiden. Bei **neueren Antihistaminika** handelt es sich um Isomere bekannter Substanzen, die weniger sedative Nebenwirkungen aufweisen sollen. Antihistaminika werden bei allergischer Rhinitis und Rhinokonjunktivitis, urtikariellen Reaktionen mit starkem Juckreiz und beim anaphylaktischen Schock eingesetzt. Antihistaminika der 2. Generation stehen als systemische (Tabletten, Tropfen, Saft) oder topische Präparation (Augentropfen, Nasenspray) zur Verfügung.

> Aufgrund der geringeren sedierenden Eigenschaften sollten möglichst Antihistaminika der 2. Generation eingesetzt werden. Antihistaminika der 1. Generation eignen sich jedoch gut bei nächtlichen Beschwerden (z. B. zur Juckreizstillung bei atopischer Dermatitis).

Kortikosteroide

Glukokortikosteroide wirken auf eine Vielzahl von Zellen und die Synthese zahlreicher proinflammatorischer Mediatoren. Als Folge werden entzündliche Zellinfiltrate reduziert und die Regeneration von Epithelzellen begünstigt. Hyperreagibilitätserscheinungen bilden sich zurück. **Topische Präparationen,** die an Nase und Bronchien appliziert werden, weisen in der Regel eine geringe Bioverfügbarkeit und kurze Eliminationshalbwertzeit auf, sodass die Einhaltung hoher Konzentrationen am Wirkort meist ohne relevante Resorption der Substanzen durch die Schleimhäute der Luftwege gewährleistet ist. **Systemisch eingesetzte Glukokortikoide** haben bei Anwendung hoher Dosen nach 7–10 d die Suppression der Hypophysen-Nebennierenrinden-Achse, das Auftreten eines Cushing-Syndroms, Störung des Eiweiß-, Fett- und Kohlenhydratstoffwechsels sowie eine Osteoporose zur Folge. Wenn möglich sollten deswegen bevorzugt topische Steroide verwendet werden. In Einzelfällen ist die additive systemische Nebenwirkung verschiedener topischer Steroide im Kindesalter zu beachten, z. B. bei Anwendung von steroidhaltigen Dosieraerosolen, Nasensprays und Steroidexterna.

Topische Immunmodulatoren

Eine neue Form der Therapie der atopischen Dermatitis stellen die beiden topischen Immunmodulatoren Tacrolimus und Pimecrolimus dar, die als Salbe bzw. Creme ab dem 1. Lebensjahr zugelassen sind. Beide Substanzen zeichnen sich durch eine gute Wirksamkeit ohne die typischen kortikosteroidspezifischen Nebenwirkungen aus und sind somit für die Langzeittherapie der atopischen Dermatitis auch an empfindlichen Hautstellen (z. B. im Gesicht) geeignet. Die am häufigsten auftretenden Nebenwirkungen können Lokalreaktionen am Ort der Applikation darstellen, z. B. Rötung, Juckreiz und Hautreizungen, die aber nach einiger Zeit der Anwendung meist verschwinden. Es liegen noch keine ausreichenden Daten bezüglich der Beurteilung von Nebenwirkungen nach Langzeitanwendung vor.

Allergologische Notfallbehandlung

Anaphylaktische Reaktionen treten im Kindesalter am häufigsten bei Nahrungsmittel-, Insektengift- und Latexallergie oder im Rahmen einer Hyposensibilisierungsbehandlung auf. Frühe Zeichen einer beginnenden Anaphylaxie sind Angstgefühle, Hüsteln, Kratzen im Hals sowie Schwindel- und Schwächegefühl. In der Folge kommt es zu Atemnot durch Obstruktion der oberen (z. B. Larynxödem) oder der unteren Atemwege (z. B. durch bronchiale Obstruktion) sowie einer Kreislaufreaktion mit Tachykardie, Blutdruckabfall und in maximaler Ausprägung zu Bewusstlosigkeit und Kreislaufstillstand. Die therapeutischen Möglichkeiten sind in ➤ Kap. 6.5.2 aufgeführt.

> Die Behandlung allergischer Erkrankungen beruht auf drei Säulen: Allergenkarenz, medikamentöse Therapie sowie ggf. spezifische Immuntherapie (Hyposensibilisierung).

13 Allergologie

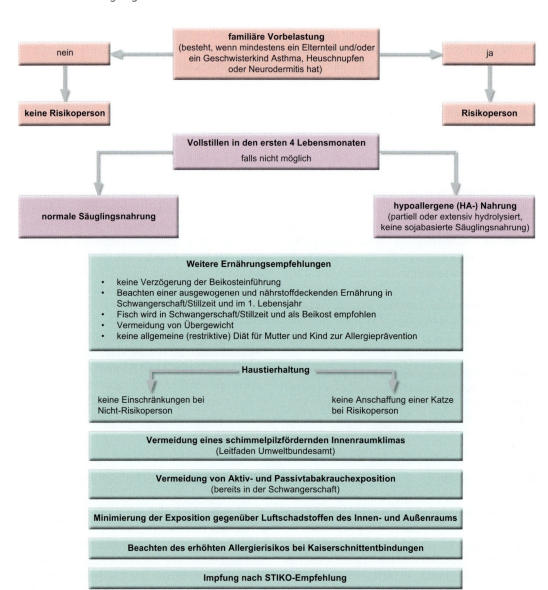

Abb. 13.6 Algorithmus zur Primärprävention von Asthma, Heuschnupfen und atopischem Ekzem bei Risiko- und Nichtrisikopersonen [F802-002]

13.6 Prävention

Eine Übersicht über die empfohlenen Präventionsmaßnahmen findet sich in ➤ Abb. 13.6.

KAPITEL 14

Volker Stephan

Pneumologie

14.1	Diagnostische Techniken	295
14.2	**Fehlbildung von Trachea und Bronchien**	298
14.2.1	Tracheomalazie	298
14.3	**Fehlbildungen der Lunge**	298
14.3.1	Kongenitales lobäres Emphysem	298
14.3.2	Lungensequestration	299
14.4	**Obstruktive Atemwegserkrankungen**	299
14.4.1	Obstruktive Bronchitis	299
14.4.2	Chronischer Husten	300
14.4.3	Asthma bronchiale	301
14.5	**Aspiration von Fremdkörpern**	307
14.6	**Erkrankungen der Pleura (Pleuritis und Empyem)**	308
14.7	**Genetische Krankheiten mit pulmonaler Manifestation**	308
14.7.1	Mukoviszidose	308
14.7.2	Primäre ziliäre Dysfunktion	312
14.8	**Bronchiektasen**	313
14.9	**Primäre Erkrankungen des Lungenparenchyms**	314

14.1 Diagnostische Techniken

Spirometrie

Die Spirometrie ist eine Basisuntersuchung zur Messung dynamischer Volumina sowie exspiratorischer und inspiratorischer Flussraten durch Registrierung forcierter Atemmanöver. Durch die Mitarbeitsabhängigkeit ist die Anwendung erst ab dem ca. 4. Lebensjahr möglich. Das Atemmanöver umfasst nach normaler Ruheatmung eine maximale Ausatmung mit folgender maximaler Inspiration; die Differenz stellt die Vitalkapazität dar. Die forcierte Exspiration aus maximaler Inspirationslage erfolgt zur Registrierung der **Einsekundenkapazität** (= **FEV$_1$** = **Tiffeneau-Test**) sowie der **forcierten Vitalkapazität (FVC)**. Durch Aufzeichnung des maximalen exspiratorischen Flusses gegen das Volumen ergibt sich das sog. **Fluss-Volumen-Diagramm** (➤ Abb. 14.1). Der während

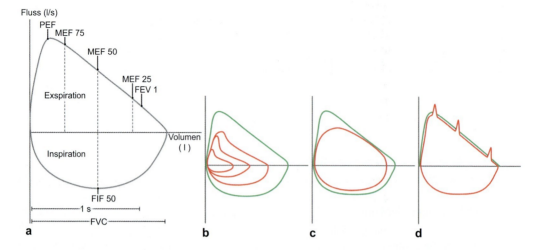

Abb. 14.1 Lungenfunktion: schematische Darstellung einer Fluss-Volumen-Kurve.
a) Abkürzungen: FEV_1 (l) = forciertes exspiratorisches Volumen der ersten Sekunde (= absolute Sekundenkapazität), FIF_{50} (l/s) = forcierter inspiratorischer Fluss bei 50 % der VK, FVK (l) = forcierte Vitalkapazität (= FVC), MEF_{75} (l/s) = maximaler exspiratorischer Fluss, wenn 75 % der FVC noch auszuatmen sind (= FEF_{25}), MEF_{50} (l/s) = maximaler exspiratorischer Fluss, wenn 50 % der FVC noch auszuatmen sind (= FEF_{50}), MEF_{25} (l/s) = maximaler exspiratorischer Fluss, wenn 25 % der FVC noch auszuatmen sind (= FEF_{75}), PEF (l/s) = peak expiratory flow (= exspiratorischer Spitzenfluss).
b) Verschiedengradige kombiniert obstruktiv-restriktive Ventilationsstörungen.
c) Mangelnde Kooperation.
d) Hustenartefakte. [R232]

dieses Atemmanövers registrierte Ausatemspitzenfluss (= Peak-Flow, PEF) kann auch mittels handgehaltener einfacher sog. **Peak-Flowmeter** bestimmt werden. Peak-Flow-Aufzeichnungen dienen als Hilfsmittel zur Selbstkontrolle der Asthmaeinstellung im ambulanten Bereich. **Wesentliche Indikationsstellungen** zur Spirometrie sind die lungenphysiologische Charakterisierung einer respiratorischen Erkrankung, Quantifizierung des Schweregrades sowie die Verlaufskontrolle zur Objektivierung eines Therapieeffekts.

> Peak-Flow-Protokolle ermöglichen eine effektive häusliche Selbstkontrolle und Therapiesteuerung von Patienten mit Asthma bronchiale.

Bodyplethysmografie

Das intrathorakale Gasvolumen und der Atemwegswiderstand können nur durch die messtechnisch deutlich aufwendigere Untersuchung im Ganzkörperplethysmografen bestimmt werden.

Lung-Clearance-Index (LCI)

In den letzten Jahren wurde ein Gasdilutionsverfahren entwickelt, das weitestgehend mitarbeitsunabhängig ist und ab dem Vorschulalter eine Messung in ruhiger Spontanatmung ermöglicht.

Bronchodilatationstest

Bei obstruktiven Atemwegserkrankungen kann eine vollständige oder Teilreversibilität der obstruktiven Ventilationsstörung durch Inhalation eines β_2-Sympathomimetikums untersucht werden. Eine positive Bronchodilatation ist definiert als ein **FEV_1-Zuwachs von > 12 %** oder eine **Abnahme des Atemwegswiderstands um 50 %**.

> Der Bronchodilatationstest ist Bestandteil der Basisdiagnostik und Verlaufsbeurteilung obstruktiver Lungenerkrankungen.

Unspezifischer inhalativer Provokationstest

Die Inhalation steigender Konzentrationen unspezifisch wirksamer bronchokonstruktiver Substanzen (z. B. Histamin, Methacholin) wird zur **Bestimmung der bronchialen Hyperreaktivität** verwendet. Kriterien für eine bronchiale Hyperreaktivität sind der FEV_1-Abfall um 20 % oder ein Anstieg des Atemwegswiderstands um 50 %. **Nichtpharmakologische Bronchialprovokationen** erfolgen durch standardisierte körperliche Belastung am Laufband oder Fahrradergometer, die Hyperventilation von trockener und kalter Luft (Kaltluftprovokation) oder die Inhalation von hyper- oder hypotoner Kochsalzlösung.

Spiroergometrie

Die Spiroergometrie dient der Objektivierung der allgemeinen körperlichen Belastbarkeit sowie der Beurteilung und Verlaufskontrolle von latenten Störungen, die sich erst unter körperlicher Belastung manifestieren.

> Eine differenzierte lungenfunktionelle Abklärung ist spirometrisch etwa ab dem 4. Lebensjahr und bodyplethysmografisch ab dem 6. Lebensjahr möglich.

Bronchologische Techniken

Starre Bronchoskopie

Die starre Bronchoskopie wird mit starren Instrumenten mit Stablinsensystemen in Narkose durchgeführt. Der große Vorteil der starren Bronchoskopie liegt im sicheren Beatmungszugang sowie in der Möglichkeit der Entfernung von Fremdkörpern und zähen Sekreten. Ein Einsatz ist in jedem Lebensalter möglich. Nachteile sind die Invasivität bezüglich der Notwendigkeit einer Allgemeinnarkose sowie die mechanische Gefährdung. Die früher im Rahmen von starren Bronchoskopien durchgeführten Bronchografien sind heute nicht mehr üblich; sie wurden von bildgebenden Verfahren abgelöst.

Flexible Bronchoskopie

Die Untersuchung mit dem flexiblen Bronchoskop kann sowohl durch einen Intubationstubus als auch bei spontan atmenden Kindern erfolgen. **Indikationen für die Bronchoskopie durch einen Intubationstubus** sind: Kontrolle der Tubuslage, Untersuchung zentraler Obstruktionen, Suche nach Blutungsquellen und bronchoalveoläre Lavage (BAL) zur mikrobiologischen und zytologischen Diagnostik.

Häufige Indikationen beim nichtintubierten Kind sind:
- In- und exspiratorischer Stridor
- Therapieresistente obstruktive Atemsymptome
- Chronischer Husten
- Obstruktive Apnoen (z. B. Verlegung der Atemwege durch adenoide Zysten, Tumoren)
- Sekretpfropf (bei physiotherapieresistenter Atelektase)
- Infektionen mit unbekanntem Erreger (z. B. bei Patienten mit Immundefekt) in Kombination mit einer bronchoalveolären Lavage
- Abklärung restriktiver Lungenerkrankungen mit Durchführung einer transbronchialen Lungenbiopsie

Die Untersuchung erfolgt in Analgosedierung sowie unter Verwendung eines Oberflächenanästhetikums, das nasal, pharyngeal, tracheal und bronchial verabreicht wird. An **Nebenwirkungen** sind die Hypoventilation und Hypoxie aufgrund der Analgosedierung bei gleichzeitiger partieller Verlegung der Atemwege durch das Fiberbronchoskop zu nennen. Broncho- und Laryngospasmus sind sehr seltene Komplikationen. Nach der Untersuchung werden gelegentlich vorübergehende Erniedrigungen der Sauerstoffsättigung oder obstruktive Atemwegsgeräusche beobachtet.

Bronchoalveoläre Lavage

Mit einem flexiblen Bronchoskop kann nach dem sog. Wedging, d. h. dem okkludierenden Verschluss eines Segment- oder Subsegmentbronchus, eine bronchoalveoläre Lavage (BAL) durchgeführt werden. Typische Indikationen sind die Erregerdiagnostik bei Kindern mit Verdacht auf infektiöse Lungenerkrankungen und die Untersuchung interstitieller Lungenerkrankungen.

> Die flexible Bronchoskopie in Analgosedierung ist im Kindesalter eine sichere Methode zur Diagnostik von Fehlbildungen sowie interstitiellen und infektiösen Lungenerkrankungen. Die starre Bronchoskopie wird fast ausschließlich therapeutisch zur Fremdkörperextraktion eingesetzt.

Biopsien

Eine Lungenbiopsie kann transthorakal, transbronchial, als offene Lungenbiopsie oder als videoassistierte thorakoskopische Lungenbiopsie durchgeführt werden.

> Biopsien werden nur selten bei Erkrankungen eingesetzt, die sich mit bildgebender und/oder endoskopischer Diagnostik nicht aufklären lassen.

14.2 Fehlbildung von Trachea und Bronchien

> Extrathorakale Atemwegsobstruktionen verursachen einen inspiratorischen Stridor, intrathorakale Obstruktionen exspiratorische Atemgeräusche. Die wichtigste diagnostische Maßnahme ist die flexible fiberoptische Endoskopie.

14.2.1 Tracheomalazie

Definition Fehlende, hypoplastische, fehlgebildete oder weiche Trachealknorpel führen zu einer fehlenden Festigkeit des Knorpelgerüsts mit teilweisem Kollaps der Atemwege.

Ätiologie und Pathogenese Diese Fehlbildungen treten isoliert oder aber als assoziierte Fehlbildungen bei Ösophagusatresie und tracheoösophagealer Fistel, nach Langzeitbeatmung oder bei Kindern mit Bindegewebserkrankungen auf. Gelegentlich findet sich eine Assoziation mit einer Laryngo- oder Bronchomalazie.

Symptome Die mangelnde Stabilität des Knorpelgerüsts führt zu dynamischen Veränderungen der Atemwegsweite. Bei extrathorakalen Stenosen treten typischerweise inspiratorische Stenosegeräusche auf. Bei intrathorakalen Stenosen sind ein exspiratorischer Stridor, Husten, Einziehungen und ggf. eine Tachydyspnoe mit Zyanose zu beobachten.

Diagnostik Radiologisch zeigt sich bei intrathorakaler Lokalisation der Malazie eine Überblähung der Lunge. Diagnostisch wegweisend ist die flexible Endoskopie in Analgosedierung beim spontan atmenden Kind. Bildgebende Verfahren wie MRT, CT oder Angiografie sind insbesondere zum Ausschluss einer externen Kompression durch Gefäßanomalien notwendig (➤ Tab. 14.1).

Differenzialdiagnose

Therapie und Prognose Bei den unkomplizierten Formen der Tracheomalazie ist ein abwartendes Verhalten gerechtfertigt, da in den ersten beiden Lebensjahren wachstumsbedingt eine Stabilisierung der Trachealwand zu erwarten ist. In schweren Fällen kann die Langzeitbehandlung mittels positiven Atemwegsdrucks (in Form des sog. CPAP, continuous positive airway pressure) erfolgen. Eine Tracheotomie oder aber operative Eingriffe zur Stabilisierung der Trachea sind selten erforderlich.

14.3 Fehlbildungen der Lunge

14.3.1 Kongenitales lobäres Emphysem

Definition Das lobäre Emphysem ist eine massive Überblähung eines oder mehrerer Lungenlappen mit Bevorzugung des linken Ober- und des rechten Mittellappens.

Tab. 14.1 Differenzialdiagnostik des Stridors im Säuglingsalter

Primäre Laryngotracheomalazie	
Trachealstenosen	Bindegewebige Stenosen Fehlbildungen der Knorpelringe Trachealdivertikel Externe Trachealkompression Gefäßanomalie, z. B. doppelter Aortenbogen, „Pulmonalisschlinge" Thymushyperplasie Struma congenita
Laryngeale Tumoren	Subglottisches Hämangiom oder Lymphangiom Sonstige Tumoren
Kehlkopffehlbildungen	
Extralaryngeale Stenosen	Makroglossie Glossoptose

Ätiologie Ursächlich findet sich ein Ventilmechanismus, bedingt durch eine intraluminäre Obstruktion (z. B. Schleimpfröpfe), Knorpeldysplasien oder eine externe Kompression des Bronchus durch Lymphknoten oder Gefäßanomalien. Häufig ist jedoch keine Ursache nachweisbar.

Symptome In Abhängigkeit von der Größe des betroffenen Lungenabschnitts kommt es zur Verdrängung breiter Lungenanteile bzw. des Mediastinums mit stöhnender Atmung, Dyspnoe und Zyanose als Zeichen zunehmender Ateminsuffizienz. In 40 % der Fälle finden sich Begleitfehlbildungen an Herz, Nieren oder Skelettsystem.

Diagnostik Radiologisch findet sich eine große überblähte Raumforderung mit Verdrängung angrenzender Strukturen. Gegebenenfalls ist eine endoskopische Diagnostik zum Ausschluss einer intraluminären Obstruktion erforderlich.

Therapie Bei geringfügigen Beschwerden ist ggf. abwartendes Verhalten gerechtfertigt, da spontane Besserungen beobachtet wurden. Bei schwerer respiratorischer Symptomatik muss der betroffene Lungenlappen reseziert werden. Bei Emphysemen durch malazische Bronchialabgänge wurden in den letzten Jahren vereinzelt mittels interventioneller starrer Endoskopie Occluder in den entsprechenden Segmentbronchien mit Erfolg eingesetzt.

> Beim kongenitalen lobären Emphysem finden sich in 40 % begleitende Fehlbildungen an Herz, Nieren oder Skelettsystem.

14.3.2 Lungensequestration

Definition Der Lungensequester ist abnormes, nicht funktionierendes Lungengewebe mit fakultativem Anschluss an das Bronchialsystem und einer Blutversorgung aus der thorakalen (zwei Drittel) oder abdominalen (ein Drittel) Aorta. Unterschieden wird ein **extralobärer Sequester (25 %)** mit einem separaten Pleuraüberzug von einem **intrapulmonalen Sequester (75 %)** mit Lage innerhalb des Lungenlappens.

Symptome Extralobuläre Sequester werden meist im 1. Lebensjahr durch Verdrängung benachbarter Strukturen auffällig. Intrapulmonale Sequester manifestieren sich durch Infektionen oder Blutungen. In der Hälfte der Fälle extralobärer Sequester finden sich assoziierte Fehlbildungen.

Diagnostik Die Diagnose erfolgt als radiologischer Zufallsbefund oder aber im Rahmen rezidivierender pulmonaler Infektionen. Die bildgebende Diagnostik umfasst die Röntgenuntersuchung des Thorax, ein CT sowie den Nachweis einer abnormen Blutversorgung aus Systemgefäßen durch die farbcodierte Doppler-Sonografie oder die Angiografie. In den letzten Jahren finden sich zunehmend pränatal diagnostizierte Lungensequester, die jedoch teilweise einen spontanen Rückgang im letzten Trimenon zeigen.

Therapie Frühzeitige chirurgische Entfernung des Gewebes.

> Die häufigste klinische Manifestation der Lungensequestration ist die therapieresistente Pneumonie.

14.4 Obstruktive Atemwegserkrankungen

14.4.1 Obstruktive Bronchitis

Definition Akute, meist viral ausgelöste, entzündliche Erkrankung der Bronchien und / oder Bronchiolen mit Atemwegsobstruktionen im Säuglings- und Kleinkindalter.

Ätiologie Die obstruktive Bronchitis wird überwiegend durch pneumotrope Viren verursacht, der Häufigkeitsgipfel liegt in den ersten Lebensjahren (> Kap. 10.2.10). Als Sonderform wird im deutschen Sprachraum die **RSV-induzierte Bronchiolitis** des Säuglingsalters abgegrenzt, die einen Manifestationsgipfel in den ersten Lebensmonaten hat. RSV-Infektionen treten bevorzugt im Herbst und Winter auf und führen insbesondere bei ehemaligen Frühgeborenen mit chronisch-neonatalen Lungenerkrankungen oder Kindern mit Herzvitien zu schweren Verläufen. Ab dem 2. Lebensjahr stehen Infektionen mit Adeno-, Rhino-, Influenza- und Parainfluenzaviren sowie Chlamydien und Mykoplasmen im Vordergrund.

Im Kleinkindalter ist die Differenzierung zwischen einem Asthma bronchiale und einer obstruktiven Bronchitis schwierig. In den ersten 2 Lebensjahren hat ca. jedes 5. Kind eine obstruktive Bronchitis, von denen im Schulalter aber nur 30 % Asthma entwickeln. Einflussfaktoren für die Ausbildung eines Asthma bronchiale im späteren Lebensalter sind:
- Positive atopische Familienanamnese
- Vorliegen einer atopischen Erkrankung
- Häufigkeit und Schwere obstruktiver Episoden im Kleinkindalter
- Weibliches Geschlecht
- Gleichzeitiges Vorliegen verschiedener Auslöser von Giemen („multi-trigger")

Symptome Bei der obstruktiven Bronchitis im Kleinkindalter finden sich neben den typischen Zeichen des fieberhaften Atemwegsinfekts (Fieber, nasale Obstruktion, Husten) Zeichen der Atemwegsobstruktion, z. B. verlängertes Exspirium, obstruktive Nebengeräusche, Tachypnoe und ggf. Zyanose. Bei schweren Verlaufsformen sind Infektionsparameter, Blutgasanalyse und in ausgewählten Fällen eine röntgenologische Bildgebung erforderlich. Mögliche Differenzialdiagnosen chronisch rezidivierender Atemwegsobstruktionen finden sich in ➤ Tab. 14.2.

Therapie Neben Allgemeinmaßnahmen wie ausreichender Flüssigkeitszufuhr, Antipyrese, Beseitigung der nasalen Obstruktion und ggf. Sauerstofftherapie werden, wie beim Asthma bronchiale, Bronchospasmolytika und bei schweren Verläufen ggf. systemische Steroide eingesetzt.

Finden sich im Vorschulalter rezidivierende obstruktive Bronchitiden mit Symptomen der bronchialen Hyperreagibilität im infektfreien Intervall, wird häufig die Indikation zu einer antiinflammatorischen Langzeittherapie gestellt. Diese Verlaufsform entspricht einem „Multi-Trigger-Wheeze" und ist oftmals mit atopischen Erkrankungen assoziiert. In diesen Fällen wird häufig die Gabe inhalativer Kortikosteroide, zumindest während der infektreichen Jahreszeit, empfohlen. Die häufigste relevante Nebenwirkung ist in Abhängigkeit von Therapiedauer und Steroiddosierung eine leichte irreversible Reduktion der Körperendgröße um ca. 1–1,2 cm.

Bei viral bedingten, hochfrequenten obstruktiven Bronchitiden ohne symptomfreie Intervalle zeigen Studien auch eine Wirksamkeit einer antiinflammatorischen Langzeittherapie mit dem Leukotrien-Rezeptor-Antagonisten Montelukast.

Keine der oben beschriebenen antientzündlichen Langzeittherapien der rezidivierenden obstruktiven Bronchitiden im Vorschulalter beeinflusst den natürlichen Verlauf der Asthmaerkrankung nachhaltig präventiv.

14.4.2 Chronischer Husten

Ätiologie und Symptome Bei einer über mehrere Monate persistierenden Hustensymptomatik (produk-

Tab. 14.2 Differenzialdiagnose des chronischen Hustens und der chronisch rezidivierenden Atemwegsobstruktion im Kindesalter

Säuglingsalter	Vorschulalter	Schul- und Jugendalter
Atemwegsinfektionen	Atemwegsinfektionen	Asthma bronchiale
Fehlbildungen der Atemwege (z. B. Tracheobronchomalazie)	Fremdkörperaspiration	Atemwegsinfektionen (z. B. Mykoplasmen)
Mukoviszidose	Manifestation eines Asthma bronchiale	Gastroösophagealer Reflux
Primäre Ziliendyskinesie	Primäre Ziliendyskinesie	Ziliendyskinesie
Immundefektsyndrome	Mukoviszidose	Immundefekte
Rezidivierende Aspirationen	Gastroösophagealer Reflux	Stimmbanddysfunktion
Gastroösophagealer Reflux	Tracheobronchomalazie	Hustentic
Schluckstörungen bei neuromuskulären Erkrankungen	Passive Tabakrauchexposition	Aktive / passive Tabakrauchexposition
Passive Tabakrauchexposition		

tiv oder trocken) im Säuglings- und Kleinkindalter mit oder ohne obstruktive Begleitsymptomatik muss differenzialdiagnostisch eine Reihe von Erkrankungen bedacht werden (➤ Tab. 14.2).

Diagnostik Zum Ausschluss der möglichen Ursachen einer chronischen Bronchitis sind radiologische Diagnostik, Schweißtest, serologische Untersuchungen (Allergiediagnostik, immunologische Diagnostik), pH-Metrie und endoskopische Untersuchungen erforderlich (➤ Tab. 14.3).

Therapie Wenn keine spezifische Grunderkrankung nachgewiesen werden kann, erfolgt die Therapie bei sekretorischer Bronchitis u. a. mittels Physiotherapie zur Sekretdrainage nach Inhalation von Kochsalzlösung, ggf. mit bronchialerweiternden Medikamenten. Zur Behandlung der entzündlichen Veränderungen kommen außerdem inhalative Steroide in Betracht. Beim Nachweis von Krankheitserregern in Bronchialsekreten kann ggf. eine antibiotische Therapie versucht werden. Die passive Tabakrauchexposition muss in jedem Fall vermieden werden.

14.4.3 Asthma bronchiale

Definition Asthma bronchiale im Kindesalter ist eine chronisch-entzündliche Erkrankung der Bronchialschleimhaut mit rezidivierenden, teilweise reversiblen Obstruktionen der unteren Atemwege und einer Überempfindlichkeit der Schleimhaut gegenüber immunologischen, physikalisch-chemischen und pharmakologischen Reizen.

Epidemiologie In den letzten Jahrzehnten zeigt sich ein weltweiter Anstieg der Prävalenz kindlichen Asthmas. In Mitteleuropa beträgt die Prävalenz zwischen 10 und 15 %. Bei zwei Drittel der kindlichen Asthmatiker liegt eine milde Verlaufsform vor, 25 % sind als mittelschwer einzustufen, bei ca. 10 % der Asthmatiker besteht eine schwere Erkrankung mit täglichen Symptomen, häufigen Exazerbationen und chronisch-pathologischer Lungenfunktion. Schlechte Compliance bei Jugendlichen, fehlendes Krankheitsempfinden und hohe bronchiale Reaktivität sind bekannte Risikofaktoren.

Tab. 14.3 Differenzialdiagnostische Untersuchungen bei chronisch rezidivierenden Atemwegserkrankungen im Kindesalter

Diagnostik	Untersuchungen
Lungenfunktionsdiagnostik	Spirometrie
	Bodyplethysmografie
	Bronchodilatationstest
	Laufbandbelastung mit Pulsoxymetrie
	CO-Diffusionskapazität
	Blutgasanalyse
Allergiediagnostik	Allergiehautpricktest
	Serologische Bestimmung von spezifischem IgE
	Ggf. Allergenprovokationstest (oral, nasal)
Bildgebende Diagnostik	Röntgen-Thorax
	Computertomografie
	Endoskopie
	Lungenventilations- und Perfusionsszintigrafie
	Echokardiografie
	Transthorakale oder offene Lungenbiopsie
Immunologische Diagnostik	Gesamt-IgG, -IgA, -IgM
	Spezifische Antikörper (z. B. gegen Diphtherie / Tetanus, Pneumokokken)
	IgG-Subklassen
	Lymphozytenoberflächenmarker, Lymphozytenproliferationstests, Komplement- und Granulozytenfunktion
	Präzipitierende Antikörper gegen Vögel, Pflanzen und Pilzantigene
Mukoviszidose-Diagnostik	Schweißtest, molekulargenetische Untersuchungen
Primäre Ziliendyskinesie-Diagnostik	Nasale Bürstenbiopsie
	Nasale NO-Bestimmung
Refluxdiagnostik	24-h-pH-Metrie und Ösophagogastroskopie
Erregeruntersuchungen	Mendel-Mantoux-Test (RT23) und / oder Quantiferon-Test zur Tbc-Diagnostik
	Serologische Untersuchungen auf Pertussis, Mykoplasmen-AK
	Mikrobiologische Untersuchungen in der BAL-Flüssigkeit (pneumotrope Viren, Chlamydien, Mykoplasmen-PCR)

Ätiologie

Dem Asthma bronchiale liegt eine komplexe Gen-Umwelt-Entwicklungs-Interaktion zugrunde. Der überwiegende Anteil der kindlichen Asthmatiker weist eine allergische Sensibilisierung auf. Neben den **ganzjährigen Allergenen** wie Hausstaubmilben und Tierepithelien sind **saisonale Allergene** wie Pollen von Bäumen und Gräsern von Bedeutung. Als Hauptursache für die erhöhte Prävalenz des Asthma bronchiale in den letzten Jahrzehnten werden verschiedene Umweltfaktoren angesehen, z. B. die Entwicklung von Kleinfamilien und die verstärkte Urbanisation, veränderte Ernährungsgewohnheiten und verbesserte hygienische Verhältnisse. In diesem Zusammenhang wurde in den letzten Jahren die gut untersuchte Hygienehypothese aufgestellt, die zeigen konnte, dass Kinder mit intensivem Kontakt zu Stalltieren in den ersten Lebensjahren und einer Ernährung mit nichtpasteurisierter Bauernmilch einen Schutz vor der Entwicklung allergischer Erkrankungen bzw. Asthma bronchiale aufbauen.

Als weiterer wichtiger **Umweltfaktor** zählt die Tabakrauchexposition, insbesondere die pränatale Exposition durch Rauchen der Mütter im letzten Trimenon der Schwangerschaft. Luftschadstoffe wie Schwefeldioxid, Stickstoffdioxid, Ozon und Staub sind vermutlich an der Entstehung des Asthma bronchiale nicht beteiligt, können jedoch eine bereits bestehende Erkrankung verschlechtern. **Asthmaexazerbationen** im Kindesalter werden überwiegend durch virale Atemwegsinfektionen ausgelöst. Darüber hinaus ist bekannt, dass Infektionen mit dem Respiratory Syncytial Virus (RSV) mit dem gehäuften Auftreten obstruktiver Atemwegssymptome über Jahre assoziiert sind. Infektionen mit anderen pneumotropen Viren bei Klein- und Schulkindern können ebenfalls zu längerfristigen Anstiegen der bronchialen Reaktivität führen. Die **bronchiale Hyperreaktivität,** d. h. die Überempfindlichkeit der Bronchien auf physikalische, pharmakologische und emotionale Reize, ist Bestandteil der diagnostischen Kriterien des Asthma bronchiale und kann bei etwa zwei Drittel aller Patienten nachgewiesen werden. Die Entzündung des Bronchialepithels, z. B. auf dem Boden einer Atopie, und die damit einhergehende Zerstörung der Schleimhautintegrität sind Grundlage der bronchialen Hyperreaktivität. Frühgeburtlichkeit prädisponiert ebenfalls zur Entwicklung einer bronchialen Hyperreaktivität. Anhaltend behinderte Nasenatmung sowie die damit einhergehende unzureichende Befeuchtung und Anwärmung der Atemluft können die Empfindlichkeit der bronchialen Schleimhäute verstärken.

> Die genetische Disposition (z. B. Atopie) sowie Umweltfaktoren (z. B. Atemwegsinfektionen, Tabakrauchexposition) sind die wichtigsten Ursachen des Asthma bronchiale im Kindesalter.

Pathogenese

Die Symptome des Asthma bronchiale sind das Ergebnis eines komplexen chronischen Entzündungsgeschehens der Bronchialschleimhaut (➤ Abb. 14.2).

Langfristig kommt es durch die Einwirkung T-Zellabhängiger proinflammatorischer Zytokine (z. B. IL-2, -4, -13 und -17) zu einer chronischen Entzündung und Umbauvorgängen, die histologisch durch eine Muskelzellhypertrophie, Verdickung der Basalmembran, Schleimdrüsenhyperplasie sowie Persistenz epithelialer und subepithelialer Entzündungszellen charakterisiert sind. Chronische Veränderungen konnten teilweise in bronchialen Biopsien, die an Kleinkindern im Alter von 1½ Jahren durchgeführt wurden, nachgewiesen werden. Die Theorie des Remodellings der Atemwege basiert auf der Annahme, dass die Architektur der Atemwege durch persistierende entzündliche Vorgänge gestört wird, was zu einer irreversiblen Verengung der Atemwege führt.

Symptome

Die Diagnose eines Asthma bronchiale kann oft anhand **anamnestischer Angaben** gestellt werden. In typischen Fällen finden sich anfallsartiger Husten, pfeifende Atemgeräusche, Kurzatmigkeit, insbesondere nach körperlicher Belastung, sowie gelegentlich Stechen in der Brust. Des Weiteren sollten eine gründliche allergologische Eigen- und Familienanamnese sowie eine Umgebungsanamnese (Haustiere, Tabakrauchexposition, Milbenreservate) erhoben werden. Von Bedeutung sind außerdem die Beurteilung der körperlichen Belastbarkeit, tageszeitliche oder saisonale Schwankungen, typische Auslösesituationen und der Medikamentenbedarf.

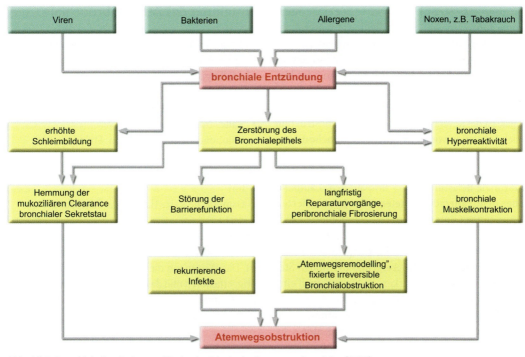

Abb. 14.2 Bronchiale Entzündung und Pathophysiologie der Atemwegsobstruktion [L238]

Bei der **klinischen Untersuchung** findet man nur bei schweren chronischen Verlaufsformen bei der Inspektion Thoraxdeformierungen im Sinne eines Fassthorax als Zeichen der chronischen Überblähung sowie eine Harrison-Furche (Einziehung der Flanken mit Vorwölbung des kranialen Sternumanteils).

Der **Auskultationsbefund** ist im symptomfreien Intervall meist unauffällig. Mit zunehmender Schwere der Obstruktion fallen ein verlängertes Exspirium sowie giemende und brummende Atemnebengeräusche auf. Eine Obstruktion der kleinen Bronchien führt auskultatorisch zur Abschwächung des Atemgeräuschs im Sinne einer stillen Obstruktion. Darüber hinaus sollten die oberen Atemwege eingehend untersucht werden, da eine eingeschränkte Funktion der Nase oft mit verstärkten asthmatischen Atembeschwerden einhergehen kann. An der Haut ist auf das Vorhandensein von Stigmata einer Neurodermitis zu achten.

Beim **akuten Asthmaanfall** kommt es neben Husten und Tachypnoe zu einer deutlichen Dyspnoe, die inspiratorisch zu jugulären, interkostalen und epigastrischen Einziehungen führt und ggf. mit einer leichten Wangenzyanose einhergeht. Der Patient hat einen ängstlichen Gesichtsausdruck, die Arme werden aufgestützt, Schulter- und Halsmuskulatur als Atemhilfsmuskulatur eingesetzt. Der Status asthmaticus ist als therapieresistenter schwerer Anfall mit einer Dauer über 24 h definiert.

Diagnostik

Die Diagnose des akuten Asthmaanfalls wird durch die klinische Untersuchung sowie die transkutane Sättigung und Blutgasanalyse gestellt. Im Anfangsstadium zeigen sich, bedingt durch die Tachypnoe, eine Hypokapnie und zunehmende Hypoxie. Bei schweren Verläufen finden sich Zeichen der globalen Ateminsuffizienz mit ausgeprägter Hypoxie und Hyperkapnie. In der Diagnostik des chronischen Asthma bronchiale nimmt die Lungenfunktionsuntersuchung eine wichtige Stellung zur objektiven Sicherung einer reversiblen Bronchialobstruktion bzw. einer bronchialen Hyperreaktivität ein.

Wichtige Obstruktionsparameter sind der Atemwegswiderstand, die Einsekundenkapazität (FEV_1) sowie maximale exspiratorische Flüsse bei 25 % der

Vitalkapazität (MEF$_{25}$). Da Sollwerte eine große Streubreite aufweisen, sind intraindividuelle Schwankungen im Verlauf der Erkrankung entscheidend. Zur Beurteilung der bronchialen Reaktivität werden **inhalative Provokationstests** mit Histamin oder Methacholin in ansteigender Konzentration durchgeführt.

Ein weiteres wichtiges Kriterium des Asthma bronchiale ist die Reversibilität einer Bronchialobstruktion nach Inhalation von Betamimetika **(Bronchodilatationstest).** Das Vorliegen eines Anstrengungsasthmas lässt sich im Lungenfunktionslabor durch submaximale Belastung über 7 min auf dem Laufband oder dem Fahrradergometer unter kontrollierten Bedingungen untersuchen. Das fraktionierte exhalierte Stickstoffmonoxid (FeNO) ist ein Biomarker, der als Verlaufsparameter beim allergischen Asthma verwendet werden kann. Aufgrund der hohen Steroidsensitivität dieses Markers ist hiermit auch eine Überprüfung der Adhärenz möglich.

Eine **sorgfältige allergologische Anamnese** ergibt in über 90 % der Fälle Hinweise auf eine atopische Diathese. Zum Nachweis einer spezifischen allergischen Sensibilisierung dienen die Bestimmung des allergenspezifischen IgE sowie die Durchführung von Allergiehautpricktests (➤ Kap. 13.3.2). Bronchiale Provokationstests mit Allergenen werden nur noch selten durchgeführt, da die oben angegebenen allergologischen Untersuchungsmethoden in den meisten Fällen eine sichere Diagnose erlauben. Bei Erstdiagnose sollte beim Asthmatiker in den ersten Lebensjahren ein Röntgenbild angefertigt werden, um ggf. andere differenzialdiagnostisch in Betracht kommende Erkrankungen zu erfassen.

Im akuten Anfall bringt die **Röntgenuntersuchung** zusätzliche Informationen in Bezug auf das Vorliegen pneumonischer Infiltrate, großflächiger Atelektasen oder aber das Auftreten eines Pneumothorax. Bei chronischem Asthma kann man eine peribronchiale Zeichnungsvermehrung als Ausdruck der chronischen Entzündung oder aber Zeichen der Überblähung finden (tief stehende Zwerchfelle, schmales Mediastinum, große Rippenabstände, horizontal gestellte Rippen, erhöhte Transparenz des Lungenparenchyms).

> Neben der typischen Beschwerdesymptomatik sind die Lungenfunktionsdiagnostik und der Nachweis einer allergischen Sensibilisierung entscheidend für die Diagnosestellung des Asthma bronchiale.

Einteilung des Asthma bronchiale

In etwa 10 % findet sich ein rein allergisch bedingtes Asthma. Bei weiteren 85 % finden sich allergische und nichtallergische Auslöser:
- Atemwegsinfekte
- Körperliche Belastung / Hyperventilation
- Kalte / trockene Luft
- Emotionen (Lachen, Weinen, Stress)
- Allergenexposition
- Pharmakologische Reize (Histamin, Methacholin)
- Osmotische Reize (hypertone Salzlösung, Aqua dest.)

In weniger als 5 % der Fälle findet sich eine Verlaufsform, bei der keine allergische Diathese nachweisbar ist. Das Wissen um die Bedeutung der verschiedenen Triggerfaktoren und das unterschiedliche medikamentöse Ansprechen einzelner Asthmaformen erlaubt eine Phänotypisierung nach Triggerfaktoren (➤ Tab. 14.4).

Tab. 14.4 Phänotypisierung nach Triggerfaktoren

Multitrigger	• Verschiedenartige Auslöser (Infekte, Allergene) • Oft vergesellschaftet mit Atopie
Belastungsasthma	• Geringes Ansprechen auf inhalative Kortikosteroide • Ggf. Versuch mit Leukotrien-Rezeptor-Antagonisten • Prämedikation mit kurz wirksamen Beta-2-Agonisten
Infektassoziiertes Asthma	• Geringes Ansprechen auf inhalative Kortikosteroide • Ggf. Versuch mit LTRA
Neutrophiles Asthma	• Wenig Atopie, fraglich postinfektiös • Geringes Ansprechen auf inhalative Kortikosteroide • In Diskussion: Azithromycin-Therapie
Allergisches Asthma	• Atopie und Eosinophilie • Gutes Ansprechen auf inhalative Kortikosteroide und Anti-IgE-Therapie • Ggf. Therapieversuch mit Anti-IL-5-Antikörpern • Häufig gleichzeitige Sensibilisierung gegen Nahrungsmittel- und inhalative Allergene
Komorbiditäten	• Analgetikainduziertes Asthma • Adipositas

14.4 Obstruktive Atemwegserkrankungen

> Atemwegsinfekte, Allergenexposition und körperliche Belastung sind die häufigsten Auslöser obstruktiver Atemwegssymptome beim kindlichen Asthma bronchiale.

Therapie

Ziel ist es, dem Kind eine normale Lebensqualität ohne Beeinträchtigung der physischen, psychischen und geistigen Entwicklung sicherzustellen und eine aktive Teilnahme an Spiel und Sport zu gewährleisten. Die Ziele der medikamentösen Therapie sind die Suppression der asthmatischen Entzündung, eine Verminderung der bronchialen Hyperreagibilität, eine Beseitigung bzw. Reduktion der Atemwegsobstruktion sowie das Erreichen einer bestmöglichen Asthmakontrolle. Unerwünschte Therapiewirkungen sollten dabei möglichst vermieden werden.

Das wichtigste Therapieprinzip ist die **Vermeidung von Allergenen und irritierenden Noxen.** Die initiale Therapieeinstellung erfolgt anhand einer klinischen Schweregradeinteilung (➤ Tab. 14.5).

Die Therapieoptimierung erfolgt über die Symptomkontrolle mit dem Ziel vollständiger Symptomfreiheit sowohl tagsüber als auch nachts, ohne Einschränkung der Alltagsaktivitäten bei gleichzeitig normaler Lungenfunktion (➤ Tab. 14.6).

Pharmakotherapie

> Das wichtigste Therapieprinzip ist die Vermeidung von Allergenen und irritierenden Noxen (Tabakrauch!). Die medikamentöse Therapie umfasst die antiinflammatorische Behandlung mit inhalativen Steroiden und/oder Leukotrien-Rezeptor-Antagonisten und die antiobstruktive Therapie mit β_2-Mimetika (➤ Abb. 14.3).

Therapie des akuten schweren Asthmaanfalls

Der Asthmapatient sollte über einen Notfallplan verfügen, auf dem das Vorgehen beim akuten Asthmaanfall schriftlich dokumentiert ist. Die häusliche Therapie umfasst die Gabe von β-Mimetika sowie bei mangelnder vollständiger Beschwerdebesserung die orale oder rektale Gabe eines Kortisonpräparats. Bei weiterhin ausbleibender Besserung sollte ein Arzt konsultiert werden, der ggf. die stationäre Einweisung veranlasst. Eine erniedrigte transkutane Sauerstoff-

Tab. 14.5 Schweregrade des unbehandelten Asthma bronchiale

Schweregrad	Frequenz	Lungenfunktion	Therapie
Selten episodisches Asthma	Episoden seltener als alle 6 Wochen	normal	β_2-Sympathomimetikum bei Bedarf
Häufig episodisches Asthma	Episoden häufiger als alle 6 Wochen	normal oder obstruktiv	antiinflammatorische Therapie plus β_2-Sympathomimetikum bei Bedarf
Persistierendes Asthma	dauernde Beschwerden	Obstruktiv	antiinflammatorische Therapie plus β_2-Sympathomimetikum bei Bedarf

Tab. 14.6 Grad der Asthma-Symptomkontrolle

Kriterium	Kontrolliertes Asthma (alle Kriterien erfüllt)	Teilweise kontrolliertes Asthma (1–2 Kriterien innerhalb von 1 Woche erfüllt)	Unkontrolliertes Asthma
Symptome tagsüber	keine	vorhanden	3 oder mehr der Kriterien des „teilweise kontrollierten Asthmas" innerhalb von 1 Woche erfüllt
Einschränkungen von Alltagsaktivitäten	keine	vorhanden	
Nächtliche Symptome	keine	ja	
Einsatz von Bedarfsmedikation	nein	ja	
Lungenfunktion	normal	< 80 % FEV_1-Soll oder persönlichem PEF	
Exazerbation	keine	1 oder mehrere pro Jahr	1 oder mehrere pro Woche

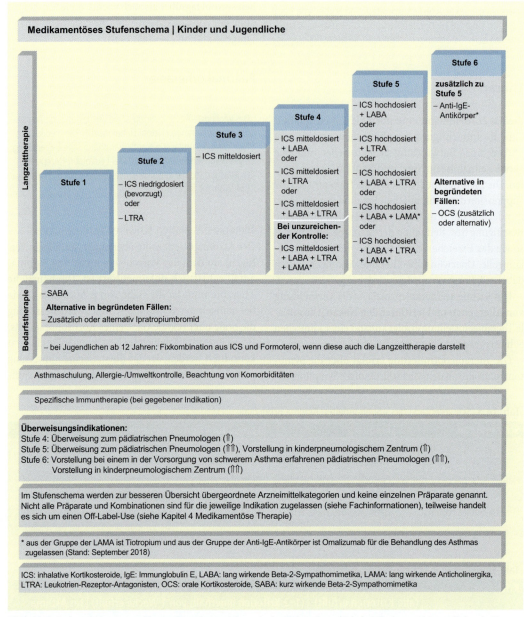

Abb. 14.3 Stufenschema der medikamentösen Langzeittherapie des Asthma bronchiale bei Kindern und Jugendlichen lt. Nationaler Versorgungs-Leitlinie 2018 [V786/X315–003]

sättigung < 90 % nach β-Sympathomimetika sowie ein pCO_2 > 40 mmHg sind Warnzeichen für einen schweren Asthmaanfall.

Die Akuttherapie des schweren Asthmaanfalls / Status asthmaticus beinhaltet folgende Maßnahmen:
- Richtige Körperposition mit Abstützen des Schultergürtels zum Einsetzen der Atemhilfsmuskulatur.
- $β_2$-Sympathomimetika inhalativ hoch dosiert, ggf. stündlich.
- Hoch dosierte systemische Steroide (2 mg/kg KG i. v.).
- Parenterale Flüssigkeits- und Elektrolytzufuhr.
- Frühzeitige Gabe von O_2 bei SaO_2 < 92 %.

- Korrektur einer Azidose bei pH < 7,20.
- Intravenöse Applikation von β_2-Mimetika und / oder Theophyllin-Präparaten.
- Vereinzelt sind Erfolge einer i. v. Gabe von Magnesiumsulfat (50 mg / kg KG) beschrieben.
- Bei Hinweisen auf bakterielle Infektion antibiotische Behandlung.
- Möglichst Verzicht auf medikamentöse Sedierung.
- Bei zunehmender respiratorischer Erschöpfung oder akuter Ateminsuffizienz mit Anstieg des pCO_2 auf > 65 mmHg sind die Intubation und Beatmung erforderlich.

Zu den Warnzeichen eines schweren Asthmaanfalls zählen eine erniedrigte transkutane O_2-Sättigung < 90 % nach β-Mimetika-Gabe und ein erhöhter pCO_2 > 40 mmHg.

Immuntherapie (Hyposensibilisierung)

Eine spezifische Immuntherapie ist die einzige kausale Therapie des allergischen Asthma bronchiale. Die Indikation besteht bei Nachweis einer klinisch relevanten allergischen Sensibilisierung.

Natürlicher Verlauf und Prognose

Langzeituntersuchungen zeigen, dass etwa die Hälfte aller Asthmatiker im Erwachsenenalter weiterhin Beschwerden hat. Bei der Differenzierung nach Schweregraden fällt auf, dass ein schweres kindliches Asthma sich in zwei Drittel der Fälle zu einem schweren Asthma bronchiale im Erwachsenenalter entwickelt. Umgekehrt sind Kinder mit leichtem Asthma bronchiale als Erwachsene in 55 % symptomfrei und weisen in 45 % nur eine leichte Symptomatik auf. Es gibt keine epidemiologischen Hinweise für das Auswachsen eines Asthma bronchiale in der Pubertät. Weitere prognostisch ungünstige Faktoren für eine Persistenz der asthmatischen Beschwerden über das Kindesalter hinaus sind der Nachweis einer allergischen Sensibilisierung, eine ausgeprägte bronchiale Hyperreaktivität, ein pathologischer Lungenfunktionsbefund zu Beginn der Adoleszenz sowie passives und aktives Rauchen. Todesfälle durch Asthma bronchiale sind sehr selten und betreffen meist Jugendliche mit mangelnder Compliance.

14.5 Aspiration von Fremdkörpern

Definition Die Fremdkörperaspiration entsteht durch das artifizielle Eindringen von Nahrungsmitteln (am häufigsten Nüsse), Spielzeug oder Naturstoffen in die Atemwege.

Ätiologie Die Fremdkörperaspiration ist ein relativ häufiges Ereignis mit einem Manifestationsgipfel zwischen dem 1. und 5. Lebensjahr. Aufgrund der anatomischen Verhältnisse ist das rechte Bronchialsystem in etwa zwei Drittel der Fälle betroffen (➤ Abb. 14.4).

Symptome Subglottisch und tracheal gelegene Fremdkörper sind als Notfallsituation zu betrachten, da es bei entsprechender Größe zu akuter Atemnot und Tod durch Ersticken kommen kann. Die Mehrzahl aller Fremdkörper findet sich jedoch im Bronchialsystem, wo es zu einer partiellen Atemwegsobstruktion mit konsekutiver Überblähung im Sinne eines Ventilmechanismus kommt. Selten besteht ein völliger Verschluss des Bronchus mit nachfolgender Atelektase. Bei nicht obstruierenden Fremdkörpern imponiert als klinisches Zeichen der Husten.

Diagnostik Die Diagnose ergibt sich aus der typischen Anamnese mit plötzlich auftretendem Husten, während das Kind Nahrung aufnimmt oder einen Gegenstand im Mund hat. **Auskultatorisch** finden sich abgeschwächte Atemgeräusche auf der betroffenen Seite oder Giemen und Brummen bei partieller Atemwegsobstruktion. Auf dem **Thorax-Röntgenbild** zeigt sich meist eine vermehrte Transparenz der betroffenen Seite, die mit Zwerchfelltiefstand und Mediastinalverlagerung zur gesunden Seite einhergehen kann. Der eigentliche Fremdkörper findet sich nur bei röntgendichten Materialien. Ein pathologischer Röntgen-Thorax besteht in der Initialphase jedoch nur bei ca. der Hälfte aller Fremdkörperaspirationen. In allen fraglichen Fällen sollte daher zum Ausschluss einer Aspiration eine **flexible Endoskopie in Analgosedierung** erfolgen.

Therapie Die Extraktion erfolgt im Rahmen einer starren Bronchoskopie mit Beatmungsmöglichkeit in Vollnarkose. Die Fremdkörperentfernung in flexibler Technik ist durch die kleinen Arbeitskanäle der infrage kommenden flexiblen Instrumente meist nicht möglich.

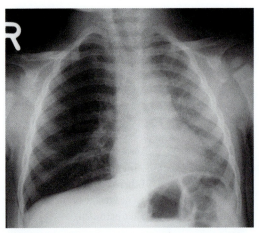

Abb. 14.4 Fremdkörperaspiration: 15 Monate altes Mädchen mit akut aufgetretenem Husten und Dyspnoe. Röntgen-Thorax p.-a.: einseitige Überblähung der rechten Lunge mit leichter Mediastinalverschiebung nach links. Dringender Verdacht auf das Vorliegen einer Fremdkörperaspiration rechts. Therapie: bronchoskopische Entfernung mehrerer Erdnussfragmente [R232]

Prognose Bei lange verbleibenden Fremdkörpern kann es insbesondere bei organischen Materialien zur Bildung entzündlichen Granulationsgewebes mit Bronchialstenosen kommen. Darüber hinaus finden sich poststenotische Pneumonien sowie Bronchiektasen.

Prophylaxe Kleinkinder sollten keine Nüsse oder nusshaltigen Produkte angeboten bekommen, und kleinere, aspirationsfähige Spielzeugteile sollten für Kinder unzugänglich aufbewahrt werden. Entsprechende Warnhinweise auf Verpackungen werden zunehmend eingeführt.

> Entscheidend für die Diagnose einer Fremdkörperaspiration sind Anamnese und Untersuchungsbefund. Ein pathologischer Röntgen-Thorax besteht nur bei ca. der Hälfte aller Fremdkörperaspirationen.

14.6 Erkrankungen der Pleura (Pleuritis und Empyem)

Definition Erkrankungen der Pleura entstehen überwiegend als Begleitreaktion bei Erkrankungen angrenzender Organe (z. B. Pneumonien, Pankreatitis, Mediastinitis) oder im Rahmen von Systemerkrankungen (Sepsis, Malignome, Bindegewebserkrankungen).

Symptome Klinisch imponieren neben hohem Fieber und schlechtem Allgemeinzustand atemabhängige Thoraxschmerzen, Einschränkungen der Atemexkursionen mit begleitender Dyspnoe sowie die Symptome der pleuritisauslösenden Erkrankungen.

Diagnostik Auf der betroffenen Seite finden sich ein abgeschwächtes Atemgeräusch, eingeschränkte Atemexkursionen sowie gedämpfter Klopfschall bei skoliotischer Schonhaltung. Die Diagnostik erfolgt durch ein **Röntgen-Thoraxbild in 2 Ebenen** sowie den **sonografischen Nachweis** freier Flüssigkeit und schließlich die **Pleurapunktion** zur Klärung der Ätiologie. Je nach Erscheinungsbild, Ergusskammerung sowie pH-, Glukose- und Proteingehalt unterscheidet man Transsudate von unkomplizierten sowie komplizierten Ergüssen und dem Empyem.

Therapie Die therapeutischen Maßnahmen berücksichtigen die Behandlung des zugrunde liegenden Prozesses, supportive Maßnahmen wie Bettruhe, Schmerzbekämpfung sowie ggf. Sauerstoffgabe und Flüssigkeitsinfusion. Die antibiotische Therapie richtet sich nach dem Ergebnis der mikrobiologischen Diagnostik oder erfolgt mit einer staphylokokkenwirksamen Kombinationstherapie. Bei komplizierten Ergüssen oder einem Empyem ist meist eine Drainage und die Spülung mit Antifibrinolytika notwendig. Bei mangelnder Besserung des Allgemeinzustands unter Drainagetherapie muss ggf. eine chirurgische Intervention im Sinne einer Dekortikation erfolgen. Die Prognose einer Pleuritis bzw. eines Empyems ist im Kindesalter in der Regel gut.

> Alle Pleuraergüsse sollten aus diagnostischen Erwägungen und zur Planung des weiteren therapeutischen Vorgehens punktiert werden.

14.7 Genetische Krankheiten mit pulmonaler Manifestation

14.7.1 Mukoviszidose

Definition

Bei der Mukoviszidose (Syn. zystische Fibrose, „cystic fibrosis", CF) handelt es sich um eine autosomal-rezes-

14.7 Genetische Krankheiten mit pulmonaler Manifestation

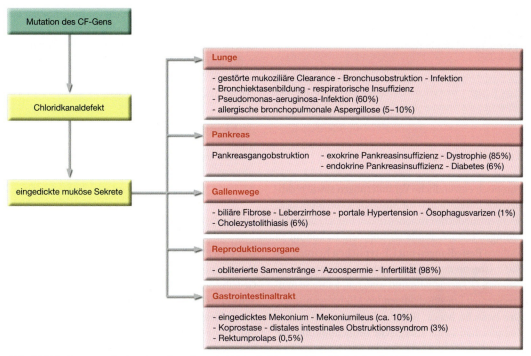

Abb. 14.5 Pathogenese der Organmanifestationen bei Mukoviszidose und ihre Häufigkeiten [L238]

siv vererbte syndromale Erkrankung der exokrinen Drüsen verschiedener Organsysteme (> Abb. 14.5). Im Vordergrund steht die progrediente respiratorische Insuffizienz, die für 90 % der Morbidität und Letalität verantwortlich ist.

Ätiologie und Pathogenese

Häufigkeit

Die Inzidenz der Mukoviszidose liegt in der europäischen und nordamerikanischen Bevölkerung bei ca. 1 : 3.000 Neugeborenen. Knapp 5 % der Bevölkerung im europäischen Raum sind heterozygote Merkmalsträger und phänotypisch gesund.

Symptome

Leitsymptome der Mukoviszidose sind **chronischer produktiver Husten** sowie **voluminöse Durchfälle,** die mit einer Gedeihstörung einhergehen. Im weiteren Verlauf entwickeln sich häufige pulmonale Infekte, ein grau-zyanotisches Hautkolorit, eine zunehmende Belastungsintoleranz und schließlich eine zunehmende Ateminsuffizienz. Nach längerem Verlauf finden sich typischerweise Trommelschlägelfinger und Uhrglasnägel. Die exokrine Pankreasinsuffizienz bedingt eine Maldigestion, die mit chronischen, oft übel riechenden voluminösen Durchfällen mit Fettauflagerungen einhergeht. Da CF-Patienten durch die vermehrte Atemarbeit sowie intermittierende pulmonale Infekte einen erhöhten Kalorienbedarf haben und sich andererseits durch Maldigestion ein Energie- und Substratmangel ergibt, entwickelt sich bei den Patienten eine **ausgeprägte Dystrophie** mit spärlicher Muskulatur und dünnem Unterhautfettgewebe. Die erhöhte Elektrolytkonzentration im Schweiß führt oft zu einem **salzigen Geschmack der Haut,** der bereits im Säuglingsalter wahrgenommen werden kann (früher auch als der „Fluch des salzigen Kusses" bezeichnet). Durch den Salzverlust beim Schwitzen, durch Fieber, sportliche Belastung oder bei hohen Außentemperaturen kommt es insbesondere im Kindesalter leicht zu einer **hypochlorämischen Alkalose.** Erst im Erwachsenenalter wird die mit Infertilität einhergehende Obliteration des Ductus deferens bei jedoch unbeeinträchtigter Spermienproduktion relevant.

> Leitsymptome der Mukoviszidose sind chronischer produktiver Husten sowie voluminöse fettige Durchfälle, die mit einer Gedeihstörung einhergehen.

Komplikationen

Chronisch entzündliche Veränderungen sowie rezidivierende Infekte führen zur Ausbildung von Bronchiektasen; entzündliche Erosionen in den Bronchialarterien bedingen rezidivierende Hämoptoen. Es kommt zu häufigen **Besiedlungen mit CF-typischen Keimen** wie *Staphylococcus aureus, Haemophilus influenzae, Pseudomonas (P.) aeruginosa* und weiteren, teilweise multiresistenten lungenschädigenden Mikroorganismen. Eine typische, bei ca. 10 % der Patienten auftretende Komplikation ist die **allergische bronchopulmonale Aspergillose** (ABPA), die durch eine Hypersensitivitätsreaktion gegen *Aspergillus fumigatus* ausgelöst wird.

In ca. 10–15 % der Fälle tritt bei Neugeborenen ein Mekoniumileus auf, der pathognomonisch ist und Anlass zur weiteren CF-Diagnostik geben sollte. Eine chronische Koprostase mit starken, kolikartigen rechtsseitigen Bauchschmerzen führt beim älteren Kind zu einem verwandten Krankheitsbild, das als **distales intestinales Obstruktionssyndrom (DIOS)** bezeichnet wird.

Mit dem Auftreten eines Insulinmangel**diabetes** ist erst im 2. Lebensjahrzehnt zu rechnen. Die **biliäre Zirrhose** mit portaler Hypertonie und Ausbildung von Ösophagusvarizen ist ebenfalls eine Spätkomplikation. Die Maldigestion bedingt häufig einen Kleinwuchs sowie eine Pubertätsverzögerung, die entsprechende **psychologische Probleme** mit sich bringen.

Neugeborenenscreening

Das Neugeborenenscreening ist in Deutschland im Herbst 2016 flächendeckend eingeführt worden. Zeitgleich mit den anderen neonatalen Screeninguntersuchungen wird in der ersten Stufe aus dem Fersenblut immunreaktives Trypsin (IRT) bestimmt. Liegt der Wert über der 99,9-Perzentile, gilt der Test als positiv, zwischen der 99,0- und der 99,9-Perzentile werden zusätzlich die Bestimmung des pankreasassoziierten Proteins sowie eine genetische Untersuchung auf die 31 häufigsten *CFRT*-Mutationen in der deutschen Bevölkerung durchgeführt. Bei positivem Screeningtest wird ein Schweißtest zur Konfirmationsdiagnostik veranlasst.

> Im Neugeborenenscreening können vereinzelt Patienten mit seltenen Mutationen nicht detektiert werden, sodass bei klinischem Verdacht auch weiterhin eine Schweißtestdiagnostik erforderlich ist.

Diagnostik

Das gleichzeitige Auftreten chronisch-produktiven Hustens mit den Symptomen einer Verdauungs- und Gedeihstörung sollte immer zur **Durchführung eines Schweißtests** Anlass geben. Durch die Bestimmung des Chlorids im Schweiß nach Stimulation der Haut durch eine Pilocarpiniontophorese ist bereits ab der 3. Lebenswoche eine Diagnosestellung mit hoher Sensitivität und Spezifität möglich. Heutzutage wird bei allen Patienten eine genetische Mutationsanalyse veranlasst.

In unklaren Fällen ist darüber hinaus die Sicherung der Diagnose über eine Messung der Chloridkanalfunktion mithilfe einer durch Rektumschleimhautbiopsie gewonnenen Gewebeprobe möglich.

Wichtige diagnostische Maßnahmen im weiteren Verlauf sind:
- Regelmäßige Lungenfunktionskontrollen
- Erregernachweis und Resistenzbestimmung im Sputum oder tiefen Rachenabstrich
- Regelmäßige Bestimmungen der Blutgase, Leberwerte, Vitaminspiegel
- Ein sorgfältiges Monitoring von Wachstum und Ernährungszustand
- Regelmäßige Bildgebung (Thorax-Röntgen, MRT, CT)
- Ab dem 10. Lebensjahr ein oraler Glukosetoleranztest (oGTT) sowie eine Oberbauchsonografie in jährlichen Abständen

Therapie

Ziel der Behandlung ist es, möglichst lange eine gute Lebensqualität des Patienten zu gewährleisten. Dies bedeutet insbesondere den Erhalt eines normalen Gewichts und einer normalen Lungenfunktion.

Atemwege

Um die gestörte bronchopulmonale Clearance zu kompensieren, wird durch die **Inhalation von sekreto- und bronchospasmolytischen Substanzen** (z. B. hypertone Kochsalzlösung, Mannitol oder rekombinante humane Desoxyribonuclease) eine Verflüssigung des zähen Bronchialsekrets herbeigeführt, das in der Folge physikalisch durch Physiotherapie (Atemgymnastik, autogene Drainage, Flutter oder PEP-Maske) mobilisiert und entfernt wird. Jegliche Art von Ausdauersportarten wird ausdrücklich empfohlen und führt zu einer zusätzlichen Schleimmobilisation.

Die **antibiotische Behandlung,** die sich insbesondere gegen Staphylokokken und Pseudomonaden richtet, ist eine weitere wichtige Therapiesäule zur Verzögerung der progredienten Lungenschädigung. Klinische Zeichen der Exazerbation, Lungenfunktionsverminderungen, Nachweis pathogener Keime und eingeschränkte körperliche Leistungsfähigkeit sind die Hauptindikationen für eine antibiotische Therapie. Die Auswahl der Antibiotika sollte immer vom Resistenzverhalten der im Sputum nachgewiesenen Keime abhängig gemacht werden. Staphylokokkenwirksame Antibiotika werden meist oral appliziert. Bei Nachweis von *P. aeruginosa* werden bevorzugt parenteral zu verabreichende Aminoglykoside, Cephalosporine oder Gyrasehemmer verwendet. Da die endobronchiale Infektion mit *P. aeruginosa* durch schlechte Penetration von i. v. Aminoglykosiden in das Sputum nicht optimal erreichbar und darüber hinaus mit dem Risiko von Nebenwirkungen behaftet ist, hat sich zunehmend die Inhalationstherapie mit *Pseudomonas*-wirksamen Antibiotika (Tobramycin, Colistin, Aztreonam, Levofloxacin) als Lösung oder in Pulverform durchgesetzt. Der Einsatz erfolgt sowohl zur Behandlung der erstmals nachgewiesenen Besiedelung als auch der Suppressionstherapie bei chronischer *Pseudomonas*-Besiedelung. Sorge bereiten die in den letzten Jahren beobachtete Zunahme multiresistenter *Pseudomonas*-Stämme und die Besiedelung mit *Burkholderia cepacia*, die zu unaufhaltsamen klinischen Verschlechterungen führen können und meist nur auf wenige Antibiotika empfindlich sind.

Die **allergische bronchopulmonale Aspergillose** stellt eine Hypersensitivitätsreaktion aufgrund der Besiedelung mit *Aspergillus fumigatus* dar und wird mit systemischen Steroiden, ggf. der Gabe von Antimykotika behandelt.

Durch die zunehmende ventilatorische und muskuläre Insuffizienz bei gleichzeitig zunehmender Sekretretention kommt es zu einer respiratorischen Insuffizienz, die zunächst eine nächtliche, dann eine kontinuierliche Sauerstoffgabe erfordert. Zur Verringerung der Rechtsherzbelastung und Vermeidung eines Cor pulmonale ist eine Sauerstoffbehandlung ab einer transkutan gemessenen Sauerstoffsättigung in Ruhe unter 88 % anzustreben. Als weitere unterstützende Maßnahme hat sich in den letzten Jahren der Einsatz der nichtinvasiven Überdruckbeatmung über eine Nasenmaske bewährt. Droht eine nicht mehr zu kompensierende pulmonale Insuffizienz, ist eine bilaterale sequenzielle Einzel- oder Doppellungentransplantation indiziert. Aufgrund des großen Spendermangels sterben zwischen 30 und 50 % der Patienten auf Wartelisten. Erfahrungsgemäß überleben ca. 50 % der Patienten die ersten 5 Jahre nach Transplantation.

> Die beiden wesentlichen Elemente der Atemwegstherapie bei CF sind die Physio- und Inhalationstherapie zur Sekretdrainage sowie die antibiotische Behandlung pathologischer Keimbesiedelung.

Gastrointestinaltrakt

Bei ca. 85 % der Patienten liegt eine exokrine Pankreasinsuffizienz vor, sodass zur Gewährleistung einer normalen Verdauung zu jeder Mahlzeit **mikroverkapselte säurestabile Pankreasenzym-Präparate** verabreicht werden. Hierdurch kommt es meist zu einer weitgehenden Normalisierung der Stuhlkonsistenz und -frequenz. Sinnvoll kann außerdem die zusätzliche **Supplementierung** mit fettlöslichen Vitaminen bzw. Kochsalz bei starkem Schweißverlust sein. Da CF-Patienten einen erhöhten Energie- und Substratbedarf (ca. 140 % der Altersnorm) haben, sollte auf eine **hochkalorische Nahrung mit hohem Fettgehalt** (ca. 40 %) und die Einnahme regelmäßiger Zwischenmahlzeiten geachtet werden. Lässt sich unter den konservativen Maßnahmen eine progrediente Verschlechterung des Ernährungszustands nicht verhindern, muss eine nächtliche Sondenernährung, z. B.

über eine PEG-Sonde, erwogen werden. Ein in der Neugeborenenzeit auftretender Mekoniumileus muss sofort chirurgisch behandelt werden. Das bei älteren Kindern durch Koprostase auftretende Mekoniumäquivalent, die distale intestinale Obstruktion, wird mit retro- und anterograden Spüleinläufen behandelt. Ausreichende Enzymsubstitution, hohe Trinkmengen, schlackenhaltige Kost und ggf. zusätzliche stuhlaufweichende Maßnahmen helfen, das Auftreten eines distalen intestinalen Obstruktionssyndroms (DIOS) zu vermeiden.

Hepatobiliäres System

In über der Hälfte der Fälle findet sich eine hepatobiliäre Manifestation. Bei Zeichen der Cholestase wird **Ursodesoxycholsäure (UDCA)** eingesetzt. Die häufig vorhandenen Gallenblasensteine sind meist asymptomatisch. Bei rezidivierender Cholezystitis ist eine in der Regel laparoskopisch durchgeführte Cholezystektomie indiziert. Bei Fortschreiten der Lebererkrankung mit Ausbildung einer biliären Zirrhose kommt es zu einer portalen Hypertonie sowie zur Ausbildung von Ösophagusvarizen. Nach Auftreten der ersten Varizenblutungen ist die endoskopische Sklerosierung oder Ligatur die Therapie der ersten Wahl. In seltenen Fällen ist die Anlage eines transjugulären intrahepatischen portosystemischen Shunts (TIPS) bei wiederholten Ösophagusvarizenblutungen erforderlich.

Diabetes mellitus

Zur Erfassung einer gestörten Glukosetoleranz wird ab dem 10. Lebensjahr einmal jährlich ein oGTT durchgeführt. Ungefähr 10 % entwickeln einen behandlungsbedürftigen Diabetes. Neben einer Ernährungsumstellung bei gleichbleibender Kalorienzufuhr wird in den meisten Fällen eine Behandlung mit Gabe von schnell wirksamen Insulinen zu den Mahlzeiten durchgeführt.

CFTR-Modulation

Die seit 2012 zugelassene mutationsspezifische Therapie stellt einen Meilenstein in der Behandlung der Mukoviszidose dar. Der zuerst zugelassene CFTR-Potentiator Ivacaftor interagiert mit dem defekten CFTR-Chloridkanal und erhöht die Öffnungswahrscheinlichkeiten bei Patienten mit einem seltenen sog. Gating-Effekt, der bei ca. 3 % der Patienten in Deutschland vorkommt. Seit 2015 steht für 50 % der Mukoviszidose-Patienten mit einer Homozygotie F508-del ein Kombinationspräparat aus Ivacaftor und dem CFTR-Korrektor Lumacaftor zur Verfügung, das zu einer Stabilisierung des CFTR-Kanals führt. Diese mutationsspezifische Therapie soll ergänzend zur symptomatischen Therapie eingesetzt werden. Aktuell werden mehrere Studien mit CF-Modulatoren durchgeführt, die in unterschiedlichen Kombinationen bei verschiedenen Mutationen zur Anwendung kommen.

Prognose

Die Lebenserwartung der Patienten mit Mukoviszidose hat sich in den letzten Jahrzehnten durch die Intensivierung der konservativen Therapie verdoppelt. Die mittlere Lebenserwartung liegt in Deutschland bei etwa 35 Jahren. Mehr als die Hälfte aller Patienten mit Mukoviszidose haben mittlerweile das Erwachsenenalter erreicht. Die respiratorische Insuffizienz ist mit 88 % die bedeutendste Ursache der Todesfälle.

14.7.2 Primäre ziliäre Dysfunktion

Synonym   Syndrom der immotilen Zilien.

Definition   Angeborene Erkrankung mit einer Prävalenz von ca. 1 : 15.000, die mit einer Fehlfunktion der Flimmerhärchen der oberen und unteren Atemwege und einer Beeinträchtigung der mukoziliären Clearance einhergeht. Die Kombination aus Situs inversus, Bronchiektasien und Polypen bei ziliärer Dysfunktion wird auch als **Kartagener-Syndrom** bezeichnet.

Ätiologie und Pathogenese   In den meisten Fällen handelt es sich um einen autosomal-rezessiven Erbgang.

Symptome   Der unzureichende Schleimtransport führt zu chronischem Husten, einer chronisch-obstruktiven Lungenerkrankung sowie der Ausbildung von Bronchiektasen. Darüber hinaus zeigen sich typischerweise bei diesen Patienten klinische Manifestationen der oberen Atemwege, z. B. chronische Rhinitiden, Sinusitiden oder Otitiden. In 50 % der Fälle besteht ein Situs inversus. Männliche Betroffene sind in der Regel infertil.

> Häufig rezidivierende Symptome der oberen und unteren Atemwege sollten nach Ausschluss einer Atopie und Mukoviszidose an das Vorliegen einer Ziliendyskinesie denken lassen. 50 % der Patienten weisen einen Situs inversus auf.

Diagnostik Als Screeninguntersuchung dient die deutlich erniedrigte nasale NO-Konzentration. Funktionelle und strukturelle Defekte lassen sich anhand von Untersuchungen an zilientragenden Epithelien aus nasalen Bürstenabstrichen diagnostizieren. Zum Einsatz kommen die Videomikroskopie, die **elektronenmikroskopische Untersuchung, die Immunfluoreszenz sowie genetische Untersuchungen.** Die Abgrenzung von entzündlich bedingten sekundären Anomalien ist Voraussetzung für eine zuverlässige Diagnosestellung. Durch molekulargenetische Untersuchungen lässt sich mittlerweile mehr als die Hälfte aller Patienten diagnostizieren.

Therapie Die Therapie der primären Ziliendysfunktion erfolgt **symptomatisch.**

Prognose Bei früh einsetzender Therapie ist die Prognose gut. Lebensqualität und Lebenserwartung sind in günstigen Fällen nur wenig eingeschränkt.

14.8 Bronchiektasen

Definition Bronchiektasen sind erworbene irreversible Veränderungen der Bronchialwand.

Ätiologie und Pathogenese Bei Bronchiektasen handelt es sich fast ausschließlich um erworbene Bronchialerweiterungen, deren Ursache jedoch durchaus auf einer angeborenen Erkrankung beruhen kann. Die häufigsten Ursachen von Bronchiektasen sind in ➤ Tab. 14.7 dargestellt.

Symptome Das häufigste Symptom ist ein chronischer, meist produktiver Husten.

Tab. 14.7 Ursachen von Bronchiektasen

Ursachen	Beispiele
Infektionen	Mykoplasmen, Adenoviren
Angeborene genetische Erkrankungen	Mukoviszidose, primäre Ziliendyskinesie, Immunmangelerkrankungen
Mechanische Ursachen	Fremdkörperaspiration
Fehlbildungen	Tracheal- und Bronchialstenosen, Fisteln
Störung der Atmung	Zwerchfellparese

Diagnostik **Auskultatorisch** finden sich charakteristischerweise mittel- bis grobblasige Rasselgeräusche. Insbesondere bei Verdacht auf akute Exazerbationen sollte eine mikrobiologische Untersuchung des Sputums erfolgen, die oft den Nachweis von *Haemophilus influenzae,* Pneumokokken oder Staphylokokken erbringt.

Die **radiologischen Zeichen** hängen von der Grunderkrankung ab. Meist findet sich eine deutlich verstärkte Bronchialzeichnung, es bestehen jedoch nicht in allen Fällen radiologische Auffälligkeiten in der Röntgen-Thoraxaufnahme. Bei klinischem Verdacht ist daher die Schnittbildgebung mittels CT oder MRT die diagnostische Methode der Wahl. Entscheidend ist jedoch die Suche nach den möglichen Ursachen von Bronchiektasen, bei der zahlreiche weitere diagnostische Verfahren eingesetzt werden, z. B. Schweißtest, Bronchoskopie, Biopsie, pH-Metrie, immunologische Untersuchungen etc.

> Bronchiektasen sind nicht angeboren; daher sollte immer eine sorgfältige differenzialdiagnostische Abklärung erfolgen.

Therapie Die konservative Therapie bei Bronchusdeformierungen hat die Sputummobilisation durch eine Inhalations- und Physiotherapie zum Ziel. Darüber hinaus wird die Indikation zu einer oralen antibiotischen Therapie großzügig gestellt. Zeigt sich hierunter keine adäquate klinische bzw. radiologische Besserung oder haben sich bereits sackförmige Bronchiektasen gebildet, die in einem Segment oder Lappen lokalisiert sind, besteht eine eindeutige Indikation zur chirurgischen Resektion. Bei generalisierten Bronchiektasen, wie sie z. B. bei Mukoviszidose oder Immunmangelkrankheiten auftreten, ist eine chirurgische Therapie nicht indiziert.

Prognose Bei lokalisierten Bronchiektasen ist der Patient nach Resektion beschwerdefrei. Die Prognose wird bei generalisierten Bronchiektasen im Wesentlichen vom Charakter der Grunderkrankungen geprägt. Abszesse, Empyeme, Amyloidose und Lungenblutungen sind bei konsequenter konservativer Therapie seltene Komplikationen.

14.9 Primäre Erkrankungen des Lungenparenchyms

Interstitielle Pneumopathien sind eine ätiologisch heterogene Gruppe von Lungenerkrankungen, die sich klinisch, radiologisch und lungenphysiologisch ähnlich manifestieren. Die meisten interstitiellen Pneumonien sind im Kindesalter sehr selten.

Beispiel: exogen allergische Alveolitis

Definition Bei der exogen allergischen Alveolitis handelt es sich um eine nichtinfektiöse Entzündung des Interstitiums sowie intraalveolärer Bereiche.

Ätiologie und Pathogenese Durch Inhalation organischer Partikel, seltener anorganischer Stoffe oder oral verabreichter Substanzen, kommt es zu einer **allergischen Typ-III-Reaktion nach Gell und Coombs.** Die wichtigsten Allergenquellen sind Proteine aus Vogelkot, Vogelfedern und Schimmelpilzsporen.

Symptome Die Symptomatik der akuten Verlaufsform ähnelt den Symptomen einer bakteriellen Pneumonie.

Diagnostik **Auskultatorisch** finden sich charakteristische endexspiratorische feinblasige Rasselgeräusche. **Radiologisch** bestehen teils granuläre, teils retikuläre oder auch milchglasartige Veränderungen mit Betonung der Lungenmittel- und -unterfelder. Ein normaler Röntgenbefund schließt eine Alveolitis jedoch nicht aus. Im **hochauflösenden CT** finden sich feingranuläre Veränderungen, teilweise zentrilobuläre, schwer abgrenzbare Knötchen. **Lungenfunktionell** bestehen eine restriktive Ventilationsstörung sowie eine Reduzierung der CO-Diffusion. Im **körperlichen Belastungstest** zeigt sich ein relevanter Abfall der transkutanen Sauerstoffsättigung. In der **BAL** finden sich eine deutliche Erhöhung der Lymphozyten (> 50 %) und in typischen Fällen ein erniedrigter CD4/CD8-T-Zell-Quotient. Eine **Lungenbiopsie** zur Sicherung der Diagnose ist nur in Einzelfällen erforderlich. **Serologische Methoden** dienen dem Nachweis spezifischer IgG- und IgA-Antikörper. Der Nachweis von Antikörpern ist jedoch für eine allergische Alveolitis nicht beweisend, da sich häufig falsch positive Ergebnisse finden.

> Anzeichen einer interstitiellen Lungenerkrankung sind ein unspezifisches Krankheitsgefühl und mangelndes Gedeihen in Verbindung mit Belastungsdyspnoe und Husten.

Therapie Die wichtigste therapeutische Maßnahme ist die sofortige **Meidung der Allergenexposition.** Im akuten Schub und bei deutlicher Einschränkung der körperlichen Belastbarkeit im Rahmen chronischer Verlaufsformen ist eine kurzzeitige systemische Steroidgabe sinnvoll. Bei langfristigem progredientem Krankheitsverlauf werden neben Steroiden andere Immunsuppressiva eingesetzt.

Prognose Der Krankheitsverlauf wird entscheidend von der Dauer und Intensität des Allergenkontakts beeinflusst. Haben sich noch keine Fibrosierungsprozesse eingestellt, ist bei frühzeitiger Therapie eine vollständige Reversibilität möglich.

KAPITEL 15

Birgit C. Donner

Kardiologie

15.1	Grundlagen	316
15.1.1	Perinatale Kreislaufumstellungsprozesse	316
15.2	Abklärung von Herz-Kreislauf-Erkrankungen	316
15.3	Angeborene Herzerkrankungen	322
15.3.1	Pulmonalstenose	322
15.3.2	Aortenstenosen im Kindesalter	322
15.3.3	Aortenisthmusstenose	323
15.3.4	Aortenklappeninsuffizienz	324
15.3.5	Fehlbildung der Trikuspidalklappe: Ebstein-Anomalie	325
15.3.6	Anomalien der Mitralklappe: Stenose, Insuffizienz und Prolaps	326
15.3.7	Vorhofseptumdefekt (Atriumseptumdefekt, ASD)	327
15.3.8	Ventrikelseptumdefekt (VSD)	328
15.3.9	Atrioventrikulärer Septumdefekt (AVSD)	330
15.3.10	Persistierender Ductus arteriosus (PDA)	331
15.3.11	Partielle und totale Lungenvenenfehlmündung	332
15.3.12	Fallot-Tetralogie	333
15.3.13	Transposition der großen Gefäße	334
15.3.14	Double Outlet Right Ventricle (DORV)	335
15.3.15	Truncus arteriosus communis	335
15.3.16	Herzfehler mit (funktionell) univentrikulärem Herzen	336
15.4	Erworbene Herzerkrankungen	338
15.4.1	Kawasaki-Syndrom	338
15.4.2	Rheumatisches Fieber	338
15.4.3	Infektiöse Endokarditis und Endokarditisprophylaxe	339
15.4.4	Perikarditis	341
15.4.5	Myokarditis	342
15.5	Kardiomyopathien	343
15.6	Herzrhythmusstörungen im Kindes- und Jugendalter	345
15.6.1	Tachykarde Herzrhythmusstörungen	345
15.6.2	Bradykarde Herzrhythmusstörungen	349

15.7 Kardiale Manifestation und Therapieprinzipien ausgewählter Krankheitsbilder und klinischer Situationen 350
15.7.1 Kardiale Manifestation des Marfan-Syndroms 350
15.7.2 Medikamentöse Therapie der chronischen Herzinsuffizienz im Kindesalter 351
15.7.3 Herztransplantation im Kindes- und Jugendalter 352

15.1 Grundlagen

Die Inzidenz angeborener Herzfehler bei Neugeborenen liegt bei etwa 1 %. Damit gehören sie zu den häufigsten angeborenen Fehlbildungen. Das Spektrum angeborener Herzfehler reicht von einfachen Fehlbildungen (z. B. Septumdefekte, milde Klappenstenosen) bis hin zu komplexen Herzfehlern (z. B. Klappenatresien, hypoplastische Ventrikel, Transpositionsstellung der großen Arterien; ➤ Tab. 15.1).

Tab. 15.1 Mit Herzfehlern assoziierte genetische Syndrome (Auswahl)

Syndrom	Herzfehler
Trisomie 21	AVSD, VSD, TOF
Trisomie 13	ASD, VSD, PDA,
Trisomie 18	Klappenfehlbildungen, VSD
Turner-Syndrom	Aortenisthmusstenose, Aortenstenose, CM
Noonan-Syndrom	Pulmonalklappenstenose, hypertrophe CM
Mikrodeletion 22q11.2 (DiGeorge-Syndrom)	Konotrunkale Fehlbildungen
CHARGE-Syndrom	Konotrunkale Fehlbildungen
Williams-Beuren-Syndrom (7q11.23-Deletion)	Periphere Pulmonalstenosen, supravalvuläre Aortenstenose, Aortenisthmusstenose
Alagille-Syndrom	Pulmonalklappenstenose, Stenosen der Pulmonalarterienäste, TOF
Tuberöse Sklerose	Rhabdomyome
VACTERL-Assoziation	VSD
Goldenhar-Syndrom	Konotrunkale Fehlbildungen
Holt-Oram-Syndrom	ASD, VSD
Marfan-Syndrom	Dilatation der Aortenwurzel → Aneurysma, Aortenklappen Insuffizienz, Mitralklappenprolaps mit Insuffizienz

15.1.1 Perinatale Kreislaufumstellungsprozesse

In der **fetalen Zirkulation** erfolgt die Sauerstoff- und Nährstoffzufuhr über die Plazenta. Der Ductus venosus, das Foramen ovale und der Ductus arteriosus sind für die Hämodynamik des fetalen Kreislaufs wichtig (➤ Abb. 15.1). Blut von der Plazenta fließt über die Umbilikalvene und den **Ductus venosus** zum rechten Vorhof, über das **Foramen ovale** in den linken Vorhof (Rechts-Links-Shunt), den linken Ventrikel und in die Körperhauptschlagader zur präferenziellen Versorgung des Gehirns. Systemvenöses (sauerstoff- und nährstoffarmes) Blut fließt über rechten Vorhof, rechten Ventrikel und überwiegend über den **Ductus arteriosus** in die Aorta descendens (Rechts-Links Shunt) und zurück in die Plazenta über die Umbilikalarterien.

15.2 Abklärung von Herz-Kreislauf-Erkrankungen

Anamnese

In der **Anamnese** werden Fragen zu Schwangerschaft, Perinatalzeit und Familienanamnese sowie gezielt nach kardialen Belastungszeichen gestellt und in der klinischen Untersuchung objektiviert.

Zu den allgemeinen **klinischen Herzinsuffizienzzeichen** zählen u. a. Tachykardie, Tachypnoe, Dyspnoe, gehäufte Infekte der unteren Luftwege, vermehrtes Schwitzen sowie Blässe und eine schlechte Mikrozirkulation. Beim Neugeborenen und Säugling ist vor allem auf das Vorliegen von Lidödemen bzw. Ödemen im Bereich des Os sacrum, unzureichendes Trinkverhalten (reduzierte Gesamteinfuhr, rasche Erschöpfung, Schwitzen beim Trinken) und eine unzureichende Gewichtsentwicklung (Perzentilenknick)

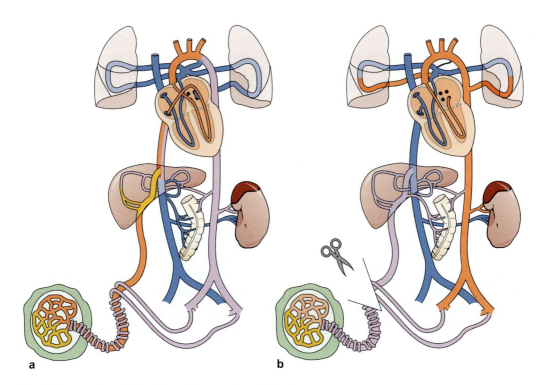

Abb. 15.1 Fetaler Kreislauf (a) und postnatale Umstellung (b) [L141]

zu achten. Im Kindes- und Jugendalter gehören zu den klinischen Zeichen prätibiale und Fußrückenödeme, ein persistierender, insbesondere nächtlicher Husten, Orthopnoe, im Sitzen gestaute Halsvenen sowie eine reduzierte körperliche Leistungsfähigkeit.

Körperliche Untersuchung

- Dokumentation der Entwicklung des Körperlängenwachstums, des Gewichts und des BMI gemäß Perzentilenkurven
- Hautkolorit und Hautturgor
- Atemfrequenz und Atemmuster
- Inspektion des Thorax
- Palpation und Auskultation
- Blutdruckmessung
- Herzauskultation

Herztöne im Kindesalter: Häufig findet sich eine **physiologische Spaltung des zweiten Herztons** in der Inspiration (Pulmonalklappenschluss nach Aortenklappenschluss). Pathologisch ist eine atemunabhängige, fixierte Spaltung des zweiten Herztons (Pulmonalklappenschluss deutlich später als Aortenklappenschluss) bei Volumenbelastung des rechten Ventrikels durch den Shunt eines Vorhofseptumdefekts oder einer höhergradigen Pulmonalstenose. Eine enge Spaltung des zweiten Herztons findet sich bei pulmonaler Hypertonie (früher, lauter Schluss der Pulmonalklappe) oder höhergradiger Aortenstenose (verspäteter Schluss der Aortenklappe).

- **Herzgeräusche:** Die Charakterisierung erfolgt nach folgenden Kriterien:
  - Lautstärke (6 Grade)
  - Frequenz (nieder-, mittel-, hochfrequent)
  - Klangcharakter (gießend, rau, schabend, rumpelnd, musikalisch)
  - Zeitliches Auftreten im Herzzyklus (früh-, mittel-, spätsystolisch bzw. diastolisch)
- Lokalisation des Punctum maximum und Fortleitung

Organische Herzgeräusche haben ein strukturelles Korrelat (Stenose, Insuffizienz, Shunt). **Akzidentelle Herzgeräusche** finden sich häufig bei gesunden Kindern. Sie sind niederfrequent, von weichem Klangcharakter und oft lageabhängig. **Funktionelle Herz-**

geräusche sind Strömungsgeräusche, die durch ein gesteigertes Herzminutenvolumen bei Fieber, Anämie oder Hyperthyreose auftreten. Beim harmlosen „Nonnensausen" handelt es sich um ein kontinuierliches venöses Strömungsgeräusch meist supraklavikulär rechts, das mit Kopfwendung verschwindet.

Kinderkardiologische Leitsymptome

Herzgeräusche
Herzgeräusche, die in ersten Lebensstunden auskultiert werden können, weisen auf Stenosen der Aorten- oder Pulmonalklappe, Insuffizienzen der Mitral- oder Trikuspidalklappe oder Shuntvitien (kleiner Ventrikelseptumdefekt, Ductus arteriosus) hin. Bei großen Ventrikelseptumdefekten (VSDs) oder sehr großem persistierendem Ductus arteriosus tritt der Abfall des pulmonalarteriellen Widerstands verzögert ein, sodass oft erst nach einigen Tagen bis Wochen ein Systolikum auskultiert werden kann. Das Fehlen eines Herzgeräuschs schließt einen Herzfehler nicht aus. Herzgeräusche, die im Rahmen einer Routineuntersuchung bei einem ansonsten gesunden Klein- oder Schulkind erstmals auffallen, sind häufig akzidentell und damit harmlos. Bei Fieber und Anämie treten oft funktionelle Herzgeräusche auf.

Zyanose
Eine Zyanose ist ein Warnsignal und muss weiter abgeklärt werden. Wichtige anamnestische Fragen betreffen:
- den Zeitpunkt (unmittelbar nach Geburt, im Verlauf von Tagen),
- die Dauer des Auftretens,
- die Lokalisation (periphere Zyanose: Akren, zentrale Zyanose: Lippen, Schleimhäute, generalisiert),
- die Zunahme der Zyanose unter körperlicher Belastung (z. B. Trinken, Weinen).
- Zyanotische Anfälle:
  – zyanotische Affektkrämpfe (nach starkem Weinen, Anhalten der Atmung und Zyanose)
  – zyanotische Anfälle bei Fallot-Tetralogie (generalisierte Zyanose mit vertiefter Atmung)

CAVE
Eine Polyglobulie kann eine Zyanose vortäuschen, eine Anämie die Symptome abmildern.

Thoraxschmerzen
Diese sind ein häufiger Vorstellungsgrund von Schulkindern und Jugendlichen. Folgende anamnestische Fragen helfen, die Symptomatik einzuordnen:
- Charakter der Schmerzen (drückend, stechend, zusammen mit schnellem / unregelmäßigem Herzschlag)
- Dauer der Schmerzen
- Abhängigkeit der Schmerzen von der Atmung
- Ausstrahlen der Schmerzen (linke Schulter / Arm)
- Auftreten in Abhängigkeit körperlicher Aktivität

PRAXISTIPP
Zu den häufigen nichtkardialen Ursachen für Thoraxschmerzen im Kindes- und Jugendalter gehören Erkrankungen muskuloskelettaler Genese, Costochondritis, Traumata, Infekte der Bronchien, Lunge und Pleura mit Husten sowie psychogene Ursachen (Ausschlussdiagnose). Anamnestische Angaben sind zumeist stechende, atemabhängige Schmerzen unabhängig von körperlicher Aktivität.

Seltene kardiale, aber potenziell gefährliche Ursachen umfassen eine Myokarditis, Kardiomyopathien, Koronararterienanomalien (angeboren, erworben nach Kawasaki-Syndrom), Koronarischämien bei Aortenstenose oder schwerer pulmonaler Hypertension und Herzrhythmusstörungen. Anamnestische Warnsignale sind drückende Schmerzen, verstärkt durch körperliche Aktivität und unabhängig von der Atmung (Ausnahme Perikarditis) in Zusammenhang mit Palpitationen sowie abrupt einsetzendes und endendes Herzrasen.

Arterielle Hypertonie
Bei mindestens dreimalig ambulant bestimmten erhöhten Blutdruckwerten > 90. Perzentile oder > 130 / 85 mmHg ist eine 24-h-Blutdruckmessung indiziert. Basierend auf den Perzentilenwerten der Mittelwerte der 24-h-Blutdruckmessung oder dreier Einzelmessungen wird die Diagnose gestellt. Die derzeitige Definition der Hypertonie für Kinder und Jugendliche ist ➤ Tab. 15.2 zu entnehmen.

Die weitere Hypertonieabklärung umfasst Anamnese, körperliche Untersuchung (ein kraniokaudaler Blutdruckgradient weist auf eine Stenose, typischerweise im Aortenisthmus, hin) und eine Basisdiagnostik (Labordiagnostik im Blut und Urin, Funduskopie,

Tab. 15.2 Definition von Hypertonie

Normaler Blutdruck	< 90. Perzentile
Hochnormaler Blutdruck	90.–94. Perzentile
Hypertonie 1°	95.–99. Perzentile + 5 mmHg
Hypertonie 2°	> 99. Perzentile + 5 mmHg

Tab. 15.3 Richtwerte für normale Herzfrequenzen

Neugeborenes	90–180/min
Säuglinge	80–170/min
Klein- und Vorschulkinder (1.–5. Lj.)	70–140/min
Schulkinder (6.–16. Lj.)	60–130/min
Jugendliche und junge Erwachsene (> 16. Lj.)	60–100/min

Abdomensonografie mit Dopplersonografie der Nierenarteriengefäße und Echokardiografie). Die Echokardiografie erfasst zum einen insbesondere eine Aortenisthmusstenose als Ursache einer arteriellen Hypertonie und quantifiziert das Ausmaß einer ventrikulären Hypertrophie als Folge einer länger bestehenden Hypertonie (Endorganschaden). In Abhängigkeit von den Befunden der Basisdiagnostik sind weitere Abklärungen indiziert. Bei einer sekundären Hypertonie wird zuerst die Ursache behandelt. Bei einer medikamentösen antihypertensiven Therapie richtet sich die Wahl des Präparats nach der zugrunde liegenden Erkrankung.

Verminderte körperliche Belastbarkeit, Stridor und Schluckbeschwerden
Erste Verdachtsmomente einer möglichen verminderten körperlichen Leistungsfähigkeit treten in der Anamnese beim Vergleich mit Gleichaltrigen auf. Ein (belastungsabhängiger) Stridor kann auf eine Trachealkompression durch einen Gefäßring hinweisen. Schluckbeschwerden können u. a. auch durch eine Ösophaguskompression durch eine A. lusoria verursacht werden.

EKG-Besonderheiten im Kindesalter
Aufgrund der höheren Herzfrequenz im Kindesalter werden die EKGs meist mit einer Papiergeschwindigkeit von 50 mm/s abgeleitet. Die Analyse des EKG folgt der gleichen Systematik wie im Erwachsenenalter. Im Folgenden werden nur einige spezifisch pädiatrische Aspekte genauer beschrieben.
- **Altersabhängige Herzfrequenz:** ➤ Tab. 15.3
- **Altersabhängiger Lagetyp (Vektor des QRS Komplexes):** Bei Neugeborenen und jungen Säuglingen liegt aufgrund des muskelkräftigen rechten Ventrikels ein Rechtstyp (QRS-Vektor > 90°) vor. Etwa ab dem 3.–4. Lebensjahr entspricht die Herzachse dann einem Steiltyp/Indifferenztyp (30–90°).

CAVE
Ein überdrehter Linkstyp im Neugeborenenalter ist pathologisch und tritt bei atrioventrikulären Septumdefekten und Trikuspidalatresien auf (anderer Verlauf des Reizleitungssystems).

- **Depolarisation und Repolarisation:** Die **PQ-Zeit** wird mit dem Alter länger und verkürzt sich bei höheren Herzfrequenzen. Die **QRS-Dauer** verlängert sich ebenfalls mit dem Alter (Säuglinge < 70 ms, Kleinkinder < 90 ms, Schulkinder < 100 ms). Die **frequenzkorrigierte QT-Dauer** wird meist nach der Bazett-Formel in Ableitung II berechnet. Die **ST-Strecke** verläuft normalerweise isoelektrisch; im Jugendalter können Hebungen und Senkungen von 1 mm in den Extremitätenableitungen und 2 mm in den Brustwandableitungen noch physiologisch sein. Als frühe Repolarisation in der Adoleszenz wird eine ST-Strecken-Hebung ausgehend vom J-Punkt von maximal 2 mm in den Brustwandableitungen (meist V_2–V_4) bezeichnet und gilt als Normvariante. Die **T-Welle** ist in der ersten Lebenswoche in allen **Brustwandableitungen** positiv. Nach der Neugeborenenperiode sind die T-Wellen nur linkspräkordial positiv. Mit zunehmendem Alter werden die T-Wellen in allen Brustwandableitungen wieder positiv. In den **Extremitätenableitungen** ist die T-Welle meist mit dem QRS-Komplex konkordant.

CAVE
Eine **positive T-Welle in V_1** nach dem 1. Lebensmonat ist ein Hinweis für eine rechtsventrikuläre Belastung.

- **Hypertrophiezeichen im EKG im Kindes- und Jugendalter:** Der Nachweis einer atrialen oder ventrikulären Hypertrophie im EKG ist oft der Auslöser für eine weitere kardiologische Abklärung.

- **Atriale Hypertrophie:** Eine P-Wellen-Amplitude > 3 mm weist auf eine rechtsatriale Hypertrophie hin. Eine P-Wellen-Verlängerung (> 100 ms bei Kindern nach dem 1. Lebensjahr, > 80 ms bei Säuglingen) spricht für eine linksatriale Hypertrophie.
- **Ventrikuläre Hypertrophie:** Hinweise sind Veränderungen der QRS-Achse, der QRS-Amplituden, des R/S-Verhältnisses in den Brustwandableitungen und der Ausrichtung des T-Vektors (konkordant oder diskordant mit dem QRS-Vektor).

Synkopen
Eine Synkope ist ein plötzlich auftretender, reversibler Bewusstseins- und Tonusverlust infolge einer transienten zerebralen Minderperfusion. Die Dauer beträgt Sekunden bis wenige Minuten. Das Bewusstsein wird rasch und vollständig wiedererlangt.

Ätiologie ➤ Tab. 15.4.

Diagnostik: Anamnese und körperliche Untersuchung Eine strukturierte Anamnese ist meist der Schlüssel zum Verständnis der Synkopenursache und bestimmt die weitere Diagnostik und Therapie. Die

Tab. 15.4 Ursachen für Synkopen im Kindes- und Jugendalter

Störungen der autonomen Kontrolle mit orthostatischer Intoleranz			
Reflexsynkopen (neural vermittelte Synkopen)	Neurokardiogene (vasovagale) Synkopen	Emotionale Belastung	Angst Schmerz Ekel Ärger
		Orthostatische Belastung	*Plötzliches* Versacken von Blut in untere Extremität
	Situative Synkopen	Nach Schlucken, Husten, Defäkation, Miktion	
	Karotissinus-Syndrom	Kämmen der Haare	
Synkopen als Folge orthostatischer Hypotension (Auswahl)	Dysautonome Synkope des Jugendlichen (während Belastung, nach Mahlzeit, nach längerer Bettruhe)		
	Hypovolämie (Erbrechen, Durchfall, Blutung, Diuretika)		
	Familiäre Dysautonomien (selten)	z. B. Riley-Day-Syndrom	
Posturales Tachykardiesyndrom	Präsynkope / chronische Symptome		
Kardiale Synkopen			
Synkopen bei strukturellen Herzfehlern / Kardiomyopathien (Auswahl)	Nichtoperierte Herzfehler		
	Korrigierte / palliativ operierte Herzfehler		
	Kardiomyopathien / Myokarditis		
	Pulmonale Hypertension		
	Koronararterienanomalie (angeboren / erworben: Kawasaki-Syndrom)		
	Kardiale Tumoren		
Herzrhythmusstörungen als primäre Ursache (Auswahl)	Tachykardien	WPW-Syndrom, wenn schnelle Überleitung auf die Ventrikel	
		Ventrikuläre Tachykardien	Ionenkanalerkrankungen: LQTS (DD: medikamentös induziert; www.qtdrugs.org) Brugada-Syndrom Katecholaminerge polymorphe VT
	Bradykardien	AV-Block Grad III	angeboren, postoperativ, postinfektiös, genetisch
		Schrittmacherdysfunktion	

Auskultation des Herzens, eine neurologische Basisuntersuchung und Identifizierung von sturzbedingten Traumata sind essenzieller Bestandteil der körperlichen Untersuchung. Im (Langzeit-)EKG und in der Echokardiografie können Hinweise für kardiale Ursachen einer Synkope identifiziert werden.

Differenzialdiagnose
- Hypoglykämie
- Hyperventilation / Hypokalzämie
- Hypoxie
- Pharmaka / Drogen
- Zerebrale Krampfanfälle
- Trauma
- Subclavian-steal-Syndrom
- Psychogene Ursache / Münchhausen-by-proxy

Therapie Bei Störungen der autonomen Kontrolle mit orthostatischer Intoleranz ist ein Aufklärungsgespräch über die Harmlosigkeit der Symptome zu führen. Dieses umfasst u. a. eine Beratung über Präventivmaßnahmen (liegende Körperhaltung, isometrische Muskelkontraktionen). Nur selten ist eine medikamentöse Therapie indiziert (Midodrin [α_1-Agonist], 5–20 mg / d in 3 ED). Bei kardialen und arrhythmogenen Synkopen sind eine Risikostratifizierung und Behandlung der Herzrhythmusstörungen bzw. der zugrunde liegenden strukturellen Herzerkrankung notwendig.

Prognose Störungen der autonomen Kontrolle haben eine sehr gute Prognose und die Häufigkeit nimmt mit dem Alter ab. Kardiale und arrhythmogene Synkopen gehen mit einem erhöhten Risiko für einen plötzlichen Herztod einher.

Bildgebende Verfahren

Echokardiografie

Die **transthorakale Echokardiografie** ist das Standardverfahren zur kardialen Diagnostik bei V. a. eine Herzerkrankung.

Röntgen-Thorax

Folgende Informationen einer Röntgen-Thorax Untersuchung können Hinweise auf eine mögliche Herzerkrankung liefern:

- Herzgröße: Eine Kardiomegalie liegt bei einem Herz-Thorax-Quotienten > 0,5 vor.
- Herzform
- Lungengefäßzeichnung: Hinweise für eine gesteigerte oder verminderte Lungenperfusion, eine schwere pulmonale Hypertonie (dilatierte zentrale Pulmonalarterien bei schmalkalibrigen peripheren Pulmonalarterienästen) oder ein Lungenödem sind hinweisend auf eine kardiale Grunderkrankung.
- Kardialer und abdominaler Situs
- Knöcherne Strukturen

Kardiale Magnetresonanztomografie (MRT) und Computertomografie (CT)

Diese nichtinvasiven Schnittbildverfahren ermöglichen zusätzliche Informationen zur genauen Charakterisierung struktureller oder funktioneller Herzerkrankungen.

Funktionsanalysen in der Kinderkardiologie

(Spiro-)Ergometrie

Die (Spiro-)Ergometrie wird auf dem Laufband oder Fahrrad durchgeführt. Erfasst werden EKG, Blutdruckverhalten, maximale Herzfrequenz und Symptome während der Untersuchung. Die Spiroergometrie erlaubt eine Beurteilung der kardiopulmonalen Leistungsfähigkeit, der Ventilation (Atemzug- und Atemminutenvolumen), des pulmonalen Gasaustauschs, der Atemökonomie und des Metabolismus. Die maximale Sauerstoffaufnahme unter Belastung ist der aussagekräftigste Parameter zur Beurteilung der körperlichen Leistungsfähigkeit. Die Möglichkeit einer Notfallbehandlung muss jederzeit gewährleistet sein.

Indikation Identifizierung möglicher belastungsabhängiger Herzrhythmusstörungen.

6-Minuten-Gehtest

Dabei handelt es sich um einen Belastungstest im submaximalen Bereich, wenn eine Ergometrie nicht möglich ist. Die Gehstrecke über 6 min wird quantifiziert. Der Test dient insbesondere zur Verlaufskontrolle einer pulmonalen Hypertonie unter medikamentöser Therapie mit pulmonalen Vasodilatanzien.

Herzkatheterverfahren und elektrophysiologische Untersuchung

Die **Herzkatheteruntersuchung** ist eine invasive Methode, mit der durch Verwendung spezieller Katheter unter Röntgendurchleuchtung hämodynamische Parameter der Herzkreislauffunktion erfasst und strukturelle Auffälligkeiten angiografisch dargestellt werden können (u. a. Druckkurven mit Bestimmung von Gradienten, Bestimmung von Herzzeitvolumina mit Shunt- und Widerstandsberechnungen).

Die **elektrophysiologische Untersuchung** ist ein invasives Verfahren, mit dem durch Verwendung spezieller Katheter meist unter Röntgendurchleuchtung elektrophysiologische Parameter erfasst, Arrhythmien induziert und akzessorische Leitungsbahnen gezielt durch Radiofrequenzablation oder Kryotherapie dauerhaft abladiert werden können.

15.3 Angeborene Herzerkrankungen

15.3.1 Pulmonalstenose

Die Pulmonalstenose kann valvulär, subvalvulär (infundibulär oder abnorm verlaufendes Muskelbündel), supravalvulär und peripher im Bereich der Pulmonalarterienäste lokalisiert sein.

Hämodynamik, Klinik und Untersuchungsbefund Bei einer **kritischen Pulmonalklappenstenose** ist die Lungendurchblutung duktusabhängig. Mit Verschluss des Ductus arteriosus kommt es zur lebensbedrohlichen Hypoxämie und Rechtsherzversagen. Bei **weniger schwer ausgeprägten Pulmonalstenosen** führt die chronische Druckbelastung des rechten Ventrikels zur Hypertrophie (ventrikulär und infundibulär). Bei einem **„double chambered right ventricle"** kann die Obstruktion rasch zunehmen. Je ausgeprägter die Stenose, desto lauter und länger sind das systolische Austreibungsgeräusch und die atemunabhängige Spaltung des zweiten Herztons.

Diagnostik Im **EKG** zeigen sich Zeichen der rechtsventrikulären Hypertrophie. Die **Echokardiografie** erfasst die exakte Lokalisation der Stenose, die Morphologie und den Durchmesser der Klappe, den Schweregrad der Stenose und des rechtsventrikulären Drucks, Größe und Funktion des rechten Ventrikels, Funktion der Trikuspidalklappe sowie mögliche assoziierte kardiale Fehlbildungen.

Therapie
- **Interventionelle Therapie:** Bei der **kritischen valvulären Pulmonalstenose** des Neugeborenen ist die Therapieindikation zur Ballonvalvuloplastie mit Diagnosestellung nach klinischer Stabilisierung unter laufender Prostaglandin-E_1-Infusion gegeben.
- **Chirurgische Therapie:** Sie ist bei **Klappenstenosen** erforderlich, die interventionell nicht ausreichend dilatiert werden können.

Prognose Residuelle Stenosen können nach einem Eingriff bestehen bleiben.

15.3.2 Aortenstenosen im Kindesalter

Die Stenose kann valvulär, subvalvulär (fibröse Leiste oder muskulärer Wulst) oder supravalvulär lokalisiert sein.

Hämodynamik, Klinik und Untersuchungsbefund Die **kritische Aortenstenose im Neugeborenenalter** ist durch eine duktusabhängige Systemperfusion gekennzeichnet. Sie geht gelegentlich mit einer Endokardfibroelastose und einem hypoplastischen linken Ventrikel einher. Der Übergang zum hypoplastischen Linksherzsyndrom ist fließend. Unbehandelt führt sie innerhalb von Stunden mit Verschluss des Ductus arteriosus zum kardiogenen Schock. Die **valvulären Aortenstenosen** werden anhand ihres Druckgradienten und ihrer Klappenöffnungsfläche in drei Schweregrade (leicht, mittel, schwer) eingeteilt.

Die Patienten sind lange asymptomatisch. Bei schweren Stenosen treten Angina pectoris, Belastungsdyspnoe und belastungsabhängige Synkopen auf. Das Risiko für den plötzlichen Herztod ist dann erhöht. Es findet sich ein systolisches Austreibungsgeräusch rechts parasternal mit Fortleitung in die Karotiden. Bei höhergradigen Stenosen kann ein Schwirren im Jugulum palpiert werden.

Diagnostik Im **EKG** finden sich Hinweise für eine linksventrikuläre Hypertrophie und Störungen der Repolarisation. **Echokardiografisch** und im **MRT** können die Aortenklappe, der linksventrikuläre Ausflusstrakt und die Aorta ascendens dargestellt, ihr Durchmesser quantifiziert und mittels Doppleruntersuchung Gradienten bestimmt werden.

CAVE
Eine Ergometrie ist bei symptomatischen Patienten mit einer Aortenstenose kontraindiziert.

Therapie Die **kritische Aortenklappenstenose des Neugeborenen** ist ein Notfall. Nach Kreislaufstabilisierung erfolgt als Initialtherapie bei gut entwickeltem Klappenring entweder eine katheterinterventionelle Ballonvalvuloplastie oder eine operative Kommissurotomie. Bei zu engem Klappenring oder stark dysplastischer Klappe ist eine Ross-Operation erforderlich (s. u.). Ist eine biventrikuläre Korrektur bei hypoplastischem linkem Ventrikel oder aufgrund eines geringen Durchmessers der Aorten- und Mitralklappe nicht möglich, erfolgen Operationen zur Herstellung einer Fontanzirkulation.

Folgende **operative Verfahren** stehen zur Verfügung:
- Kommissurotomie mit Rekonstruktion der Klappe
- Ross-Operation (Ersatz der Aortenklappe durch die eigene Pulmonalklappe, Implantation einer biologischen Klappe in Pulmonalisposition)
- Biologischer Klappenersatz (begrenzte Lebensdauer, insb. für junge Frauen mit Kinderwunsch)
- Mechanischer Klappenersatz (mit lebenslanger oraler Antikoagulation, möglichst nicht vor Abschluss des Körperwachstums)

Prognose Reeingriffe sind bei Reaortenstenosen oder zunehmenden Aortenklappeninsuffizienzen erforderlich. Nach einer Ross-Operation kann die biologische Klappe in Pulmonalklappenposition degenerieren und einen Pulmonalklappenersatz (wenn möglich katheterinterventionell) erforderlich machen. An mechanischen Herzklappen können bei unzureichender Antikoagulation Thromben entstehen. Eltern von Kindern mit einer mechanischen Herzklappe und Schulkinder sollten hinsichtlich einer Eigenkontrolle ihres INR-Wertes geschult werden. Störungen des Herzrhythmus und der Ventrikelfunktion können sich auch noch im Langzeitverlauf manifestieren. Eine antibiotische Endokarditisprophylaxe ist nach Aortenklappenersatz und nach Ross-Operation lebenslang erforderlich. Primäre Präventivmaßnahmen zur Verhinderung einer Endokarditis sollten beachtet werden.

15.3.3 Aortenisthmusstenose

Bei der Aortenisthmusstenose besteht eine umschriebene oder tubuläre Einengung am Übergang des distalen Aortenbogens in die Aorta descendens. Manchmal ist bereits der transverse Aortenbogen hypoplastisch. Je nach Ausprägungsgrad der Aortenisthmusstenose kann eine kritische Aortenisthmusstenose mit Manifestation im Neugeborenenalter von einer nicht kritischen Aortenisthmusstenose abgegrenzt werden (➤ Abb. 15.2). Häufig assoziierte Fehlbildungen sind eine bikuspide Aortenklappenanlage, eine valvuläre Aortenstenose oder ein VSD. Als weitere Gefäßanomalie finden sich in etwa 10 % aller Fälle zerebrale Aneurysmen. Beim Turner-Syndrom finden sich gehäuft Aortenisthmusstenosen.

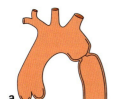 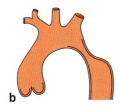 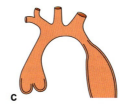 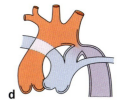

Abb. 15.2 Formen der Aortenisthmusstenose:
a) Umschriebene Einengung im Isthmusbereich
b) Tubuläre Einengung
c) Aortenisthmusstenose mit Hypoplasie des Aortenbogens
d) Kritische Aortenisthmusstenose mit duktusabhängiger Systemperfusion [L141]

> Ein **unterbrochener Aortenbogen** ist eine seltenere Fehlbildung mit kompletter Atresie der Aorta, der an unterschiedlichen Stellen des Aortenbogens lokalisiert sein kann und meist mit anderen Fehlbildungen assoziiert ist. Die klinische Präsentation entspricht im Wesentlichen der einer kritischen Aortenisthmusstenose.

Hämodynamik, Klinik und Untersuchungsbefund Bei der **kritischen Aortenisthmusstenose** erfolgt die Durchblutung der unteren Körperhälfte über den Ductus arteriosus mit Blut des rechten Ventrikels. Daher ist die postduktale Sättigung (der unteren Extremität) niedriger als die präduktale Sättigung (am rechten Arm). Im **klinischen Verlauf** entwickelt sich rasch eine Herzinsuffizienz (Linksherzversagen) mit konsekutivem Multiorganversagen. Im **Untersuchungsbefund** können mit Verschluss des Ductus arteriosus die Femoralispulse nur noch sehr diskret palpiert werden. Ein typisches Herzgeräusch kann fehlen.

Bei der **nicht kritischen Aortenisthmusstenose** können der Blutfluss über die Stenose und die Organperfusion distal der Enge auch nach Verschluss des Ductus arteriosus aufrechterhalten werden. Durch die Druckbelastung entstehen ein Bluthochdruck vor der Stenose und eine linksventrikuläre Hypertrophie. Im Verlauf entwickeln sich Kollateralgefäße.

Klinische Leitsymptome wie Kopfschmerzen und Nasenbluten sind Folgen der arteriellen Hypertonie der oberen Extremität; belastungsabhängige Beinschmerzen (Claudicatio intermittens) sind Ischämiezeichen einer Minderperfusion. Eine zerebrale Blutung kann eine fatale Erstmanifestation sein.

Im **Untersuchungsbefund** lässt sich eine Pulsdifferenz zwischen oberer und unterer Extremität nachweisen. Die prästenotischen Blutdruckwerte (am rechten Oberarm) sind hyperton, die poststenotischen Blutdruckwerte (an der unteren Extremität) sind niedriger. Auskultatorisch findet sich ein spätsystolisches Stenosegeräusch (Punctum maximum infraklavikulär und interskapulär mit Fortleitung in die Aorta abdominalis). Kontinuierliche Strömungsgeräusche weisen auf Kollateralgefäße hin.

Diagnostik Im **EKG** können sich im Kindes- und Jugendalter Zeichen der linksventrikulären Hypertrophie und Repolarisationsstörungen („strain pattern", ST-Strecken-Senkungen) zeigen. Die **Echokardiografie** ermöglicht in den meisten Fällen eine klare Diagnosestellung durch Darstellung des Aortenbogens und der Isthmusregion. Der Grad der Stenose kann durch Dopplermessungen abgeschätzt werden. Assoziierte Fehlbildungen werden erfasst und die ventrikuläre Funktion quantifiziert. Bei größeren Kindern und Jugendlichen ist häufig zusätzlich eine **MRT-Untersuchung** des Herzens und des gesamten Aortenbogens mit Darstellung und Quantifizierung der Kollateralen erforderlich. Die **ambulante Blutdruckmessung über 24 h** und die **Ergometrie** geben Aufschluss über das Blutdruckverhalten im Tagesverlauf sowie unter Belastung und haben ihren Stellenwert in der Langzeitbetreuung.

Therapie Die Wahl des Verfahrens erfolgt in Abhängigkeit von Alter, klinischen Symptomen und etwaigen Begleitfehlbildungen. Die **kritische Aortenisthmusstenose** wird über eine posterolaterale Thorakotomie ohne Einsatz der Herz-Lungen-Maschine (HLM) reseziert, und die Gefäße werden anastomosiert (meist erweiterte End-zu-End-Anastomose, bei längerstreckigen Stenosen plastische Erweiterung des Aortenbogens). Bei sehr **langstreckigen Stenosen oder assoziierten Fehlbildungen** erfolgt die Korrektur über mediane Thorakotomie unter HLM-Einsatz. Bei Kindern und Jugendlichen können insbesondere bei **isolierten Stenosen** katheterinterventionelle Verfahren mit Ballonangioplastie und ggf. Stentimplantation eingesetzt werden.

Prognose **Postoperative Komplikationen** sind Paresen des N. phrenicus und N. laryngeus recurrens, Verletzungen des Ductus thoracicus mit Chylothorax und selten eine Paraplegie durch eine intraoperative Ischämie des Rückenmarks. **Postinterventionelle Komplikationen** sind Aneurysmenbildung, Dissektionen und Stentdislokationen. Im Langzeitverlauf müssen Restenosen erkannt werden; meist lassen sie sich katheterinterventionell behandeln. Eine arterielle Hypertonie auch ohne erneute Stenose ist medikamentös zu therapieren.

15.3.4 Aortenklappeninsuffizienz

Ein unvollständiger Aortenklappenschluss führt zur Aortenklappeninsuffizienz. Diese ist meist erworben, selten angeboren. Erworbene Ursachen einer Aortenklappeninsuffizienz sind Folge

- einer Ballonvalvuloplastie einer Aortenstenose,
- einer Valvulitis im Rahmen einer Endokarditis,
- eines rheumatischen Fiebers oder
- einer Dilatation des Aortenklappenrings (z. B. beim Marfan-Syndrom).

Hämodynamik, Klinik und Untersuchungsbefund Die Aortenklappeninsuffizienz bewirkt eine Volumenbelastung und Dilatation des linken Ventrikels. Der erhöhte myokardiale Sauerstoffverbrauch als Folge der Ventrikeldilatation und die verminderte Koronarperfusion als Folge des niedrigeren diastolischen Blutdrucks können zu einer Herzinsuffizienz führen. Erst eine schwere Aortenklappeninsuffizienz wird mit verminderter körperlicher Leistungsfähigkeit und klinischen Zeichen der Linksherzinsuffizienz symptomatisch. Charakteristisch sind eine hohe Pulsamplitude mit rascher Anstiegssteilheit (Pulsus celer et altus) und eine hohe Blutdruckamplitude. Auskultatorisch findet sich ein gießendes Diastolikum.

Diagnostik Echokardiografie und MRT erfassen alle wichtigen Parameter zur Einschätzung der Hämodynamik der Aortenklappeninsuffizienz und zur Planung des weiteren Vorgehens. Von besonderer Bedeutung sind die Größenentwicklung und Funktion des linken Ventrikels.

Therapie Eine Operationsindikation besteht immer bei symptomatischen Patienten.

Prognose Nach Rekonstruktion der Aortenklappe können erneut Aortenklappeninsuffizienzen auftreten. Ein mechanischer Aortenklappenersatz macht eine lebenslange orale Antikoagulation mit Marcumar oder Warfarin (INR 2–3) erforderlich; er geht aufgrund des Blutungs- und Thrombembolierisikos mit einer erhöhten Morbidität und Mortalität einher. Eine Endokarditisprophylaxe ist bei jedem Klappenersatz und bei Restbefunden im Bereich von Fremdmaterial lebenslang erforderlich.

15.3.5 Fehlbildung der Trikuspidalklappe: Ebstein-Anomalie

Diese sehr variable Fehlbildung der Trikuspidalklappe ist durch eine Verlagerung und Rotation der Trikuspidalklappenebene nach apikal und in Richtung Ausflusstrakt charakterisiert. Das Ausmaß der Trikuspidalklappeninsuffizienz ist sehr variabel (> Abb. 15.3).

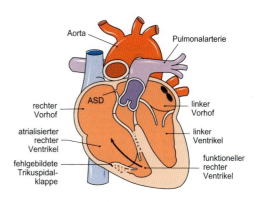

Abb. 15.3 Die Ebstein-Anomalie ist durch eine Verlagerung des Trikuspidalklappensegels nach apikal und Rotation in den rechtsventrikulären Ausflusstrakt gekennzeichnet. Daraus resultiert eine Atrialisierung von Teilen des rechten Ventrikels. [L141]

Hämodynamik, Klinik und Untersuchungsbefund Die Volumenbelastung der Trikuspidalklappeninsuffizienz führt zu einer Dilatation und Funktionsstörung des rechten Ventrikels. Je ausgeprägter die Trikuspidalklappeninsuffizienz ist, desto geringer ist der Vorwärtsfluss über die Pulmonalklappe. Dies führt zu einer geringeren Füllung des linken Ventrikels und einem reduzierten Herzschlagvolumen. Die Shuntrichtung über einen ASD hängt von der Schwere der Fehlbildung ab.

CAVE
Ebstein-Anomalie mit klinischer Manifestation im Neugeborenenalter

Eine ausgeprägte Trikuspidalklappeninsuffizienz mit sehr geringem antegradem Fluss über die Pulmonalklappe entspricht hämodynamisch einer funktionellen Pulmonalatresie und resultiert in einer duktusabhängigen Lungenperfusion. Leitsymptom ist die Zyanose.

Weniger ausgeprägte Formen können über viele Jahre klinisch inapparent verlaufen. Symptome im **Kindes- und Jugendalter** sind eine zunehmende Belastungsintoleranz bei Rechtsherzinsuffizienz, eine Zyanose (Rechts-Links-Shunt über ASD), atriale Tachykardien wie Vorhofflattern/-flimmern (durch

Vorhofbelastung) und supraventrikuläre Tachykardien bei akzessorischer Leitungsbahn (häufig Assoziation mit WPW-Syndrom). Der klinische Untersuchungsbefund ist uncharakteristisch; auskultatorisch ist die Trikuspidalklappeninsuffizienz als Systolikum zu hören.

Diagnostik
- EKG
- Echokardiografie
- MRT zur präoperativen Planung.

Therapie
Therapieprinzipien im Neugeborenenalter:
- **Notfalltherapie:** Bei einer duktusabhängigen Lungenperfusion liegt ein Links-Rechts Shunt über den Ductus arteriosus vor. Therapieziel ist, eine ausreichende Perfusion des Pulmonalkreislaufs für eine ausreichende Oxygenierung zu erreichen.
    - Offenhalten des Ductus arteriosus durch Prostaglandin-E_1-Infusion
    - Volumentherapie großzügig
    - Erhöhung des Widerstands im Systemkreislauf (Erhöhung der Nachlast): Vasoaktiva zur Blutdrucksteigerung (Noradrenalin, ggf. Adrenalin)
    - Senkung des Widerstands im Pulmonalkreislauf:
        - Milde Hypokapnie durch Hyperventilation
        - Sauerstofftherapie
        - Milde Alkalose
- **Chirurgische Therapie:** Eine modifizierte Blalock-Taussig(BT)-Anastomose erfolgt zur weiteren Sicherstellung der Lungenperfusion. Im Verlauf muss entschieden werden, ob eine Rekonstruktion der Trikuspidalklappe mit Verkleinerung des rechten Vorhofs möglich ist oder eine univentrikuläre Palliation erfolgen muss.

Chirurgisches Vorgehen im Kindes- und Jugendalter: Wenn möglich, wird eine Rekonstruktion der Trikuspidalklappe mit Verkleinerung des rechten Vorhofs durchgeführt. Ein Trikuspidalklappenersatz (Bio- oder Kunstprothese) erfolgt, wenn keine Rekonstruktion möglich ist. Bei hypoplastischem rechtem Ventrikel wird eine univentrikuläre Palliation durchgeführt.

Beim WPW-Syndrom erfolgen eine **elektrophysiologische Untersuchung und Ablationstherapie**.

Prognose Je früher die klinische Präsentation, desto schlechter ist im Allgemeinen die Prognose. Im Verlauf können eine verminderte Leistungsfähigkeit, Zyanose, Herzinsuffizienz und Herzrhythmusstörungen (Vorhofflimmern / -flattern, Reentry-Tachykardien über akzessorische Leitungsbahn, ventrikuläre Tachykardien) auftreten. Spätestens beim Auftreten von klinischen Symptomen ist eine (Re-)Operation zu erwägen.

15.3.6 Anomalien der Mitralklappe: Stenose, Insuffizienz und Prolaps

Mitralstenose

Eine Mitralstenose erschwert den diastolischen Blutfluss vom linken Vorhof in den linken Ventrikel.

Hämodynamik, Klinik und Untersuchungsbefund Durch die Mitralstenose sind das Herzminutenvolumen vermindert und der pulmonalvenöse Druck erhöht, was zu einer Rechtsherzbelastung führen kann. Klinische Leitsymptome sind Tachy(dys)pnoe, chronischer Stauungshusten, Hepatosplenomegalie und Ödeme, Vorhofarrhythmien und eine verminderte körperliche Leistungsfähigkeit. Auskultatorisch finden sich gelegentlich ein Mitralöffnungston im Anschluss an den 2. Herzton und ein Diastolikum.

Diagnostik Im EKG fällt bei relevanter Mitralstenose ein P-mitrale auf. Echokardiografisch können die Morphologie der Mitralklappe, obstruierende Membranen und die Papillarmuskel dargestellt und somit der Pathomechanismus der Stenose aufgeklärt werden. Der Schweregrad der Stenose wird dopplerechokardiografisch erfasst.

Therapie Die Indikation für eine operative Therapie ergibt sich aus der klinischen Symptomatik, dem Gradienten über der Mitralklappe und dem Ausmaß der pulmonalen Druckerhöhung.

Mitralklappeninsuffizienz und -prolaps

Bei einer Mitralklappeninsuffizienz kommt es zu einem vermehrten systolischen Rückfluss vom linken Ventrikel in den linken Vorhof.

Angeborenen Mitralklappeninsuffizienzen kann ein isolierter Spalt („Cleft") im Mitralsegel zugrunde liegen. Insuffizienzen der AV-Klappe treten häufig im Rahmen eines atrioventrikulären Septumdefekts (AVSD) auf.

Erworbene Mitralklappeninsuffizienzen können nach einer Endokarditis, einem rheumatischen Fieber, einem Kawasaki-Syndrom, nach einer Koronarischämie im Versorgungsbereich des Papillarmuskels (z. B. beim Bland-White-Garland-Syndrom) oder nach einem Trauma auftreten. Mitralklappeninsuffizienzen können darüber hinaus im Rahmen von **Grunderkrankungen** wie z. B. Bindegewebserkrankungen (Marfan-Syndrom, Ehlers-Danlos-Syndrom), Mukopolysaccharidosen, Mitralklappenprolaps oder Myxomen entstehen.

Hämodynamik, Klinik und Untersuchungsbefund Folge des Regurgitationsvolumens sind eine linksatriale und im Weiteren eine linksventrikuläre Dilatation mit linksventrikulärer Funktionsstörung. Zusätzlich entwickelt sich eine pulmonale Hypertension. Leitsymptome der schweren Mitralklappeninsuffizienz sind Zeichen der Linksherzinsuffizienz, Herzrhythmusstörungen und ein Stauungshusten. Auskultatorisch findet sich ein gießendes Systolikum über der Herzspitze mit Fortleitung in die Axilla. Bei pulmonaler Hypertension ist der 2. Herzton prominent. Beim Mitralklappenprolaps imponiert ein systolischer Klick, ggf. mit Systolikum.

Diagnostik Im **EKG** können bei ausgeprägten Befunden ein P-mitrale (verbreiterte, doppelgipflige P-Welle) und Zeichen der links- oder biventrikulären Belastung nachweisbar sein. Im **Röntgen-Thorax** erhält man Hinweise für eine Lungenstauung oder ein Lungenödem. Indirektes Zeichen einer bedeutsamen linksatrialen Dilatation ist eine Aufspreizung der Trachealbifurkation. **Echokardiografisch** können die Mitralklappe, ihre Sehnenfäden und die Papillarmuskel dargestellt und die Größe und Funktion des linken Vorhofs und linken Ventrikels quantifiziert werden. Im Farbdoppler lässt sich die Größe des Regurgitationsjets abschätzen.

Therapie
- **Medikamentöse Therapie:** ACE-Hemmer werden zur Nachlastsenkung eingesetzt. Die Gabe von Diuretika erfolgt zur symptomatischen Therapie.
- Eine **Operationsindikation** liegt bei symptomatischen Patienten vor.

Prognose Nach Rekonstruktion der Mitralklappe können auch viele Jahre später Restenosen, Insuffizienzen und atriale Tachyarrhythmien (Vorhofflimmern, Vorhofflattern) auftreten.

15.3.7 Vorhofseptumdefekt (Atriumseptumdefekt, ASD)

Beim ASD handelt es sich um ein Loch in der Vorhofscheidewand. Vorhofseptumdefekte können an unterschiedlichen Stellen des Vorhofseptums liegen (➤ Abb. 15.4).

Davon abzugrenzen ist ein persistierendes Foramen ovale (PFO), das eine schlitzförmige Verbindung zwischen den beiden Vorhöfen im Bereich der Fossa ovalis als Überrest der embryonalen Verbindung zwischen den Vorhöfen darstellt. Es handelt sich um eine ausbleibende Verschmelzung des Ostium primum mit dem Ostium secundum und nicht um einen Substanzdefekt. Ein PFO ist bei etwa 30 % aller Menschen nachweisbar und besitzt als isolierter Befund keinen

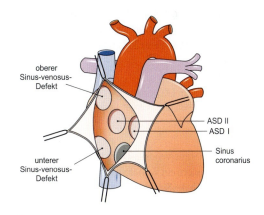

Abb. 15.4 Lokalisation von Vorhofseptumdefekten: Der Vorhofseptumdefekt vom Secundum-Typ liegt zentral im Bereich der Fossa ovalis. Sinus-venosus-Defekte sind am Übergang der oberen bzw. unteren Hohlvene in den rechten Vorhof lokalisiert. Ein Vorhofseptumdefekt vom Primum-Typ grenzt unmittelbar an die AV-Klappen-Ebene. Beim Sinus-coronarius-Defekt fließt linksatriales Blut über den Defekt im Dach des Sinus coronarius in den rechten Vorhof. [L141]

Krankheitswert. In seltenen Fällen können über ein PFO venöse Thromben zu systemischen Embolien führen (paradoxe Embolie, z. B. nach Valsalva-Manöver).

Hämodynamik, Klinik und Untersuchungsbefund ASDs führen zu einem Links-Rechts-Shunt. Der Druckgradient zwischen den Vorhöfen erklärt sich durch die höhere Dehnbarkeit (Compliance) des rechten Ventrikels im Vergleich zum linken Ventrikel. Das vermehrte Shuntvolumen führt zu einer Volumenbelastung des rechten Vorhofs, des rechten Ventrikels und der Lungengefäße. Ein hämodynamisch bedeutsames Shuntvolumen über einen ASD kann ab dem frühen Erwachsenenalter zu einer pulmonalen Druck- und Widerstandserhöhung, Vorhofrhythmusstörungen und einer Einschränkung der Funktion des rechten Ventrikels führen. Kinder mit einem kleinen ASD sind oft asymptomatisch; ein großes Shuntvolumen kann zu Herzinsuffizienzzeichen wie Tachypnoe, Gedeihstörung und reduzierter körperlicher Leistungsfähigkeit führen. Anamnestisch werden oft gehäufte respiratorische Infekte angegeben. Auskultatorisch ist der 2. Herzton atemunabhängig gespalten (fixierte Spaltung). Als Korrelat der relativen Pulmonalstenose findet sich ein 2–3 / 6-Systolikum im 2. / 3. ICR links parasternal.

Diagnostik Im **EKG** sind als Zeichen der rechtsventrikulären Volumenbelastung ein Rechtslagetyp, in V_1 eine rSR'-Konfiguration und eine Volumenhypertrophie des rechten Ventrikels nachweisbar.

> **CAVE**
> Ein ASD I zeigt im EKG einen überdrehten Linkstyp (das Reizleitungssystem nimmt einen anderen Verlauf) und oft einen AV-Block I°.

Beim oberen Sinus-venosus-Defekt liegt oft kein Sinusrhythmus, sondern ein Vorhofersatzrhythmus vor (Defekt umfasst Bereich des Sinusknotens). Im **Röntgen-Thorax** können bei großem Shuntvolumen eine Kardiomegalie, eine vermehrte Lungengefäßzeichnung und Zeichen der rechtsatrialen und rechtsventrikulären Dilatation (links herzrandbildender rechter Ventrikel, angehobene Herzspitze) nachgewiesen werden. Die **Echokardiografie** kann die Mehrzahl aller Vorhofseptumdefekte hinsichtlich Lage, Größe und hämodynamischer Bedeutsamkeit des Shuntvolumens ausreichend charakterisieren.

> **PRAXISTIPP**
> Bei klinischem Verdacht auf einen ASD ist die Echokardiografie die Diagnostik der Wahl (Strahlenschutz). Eine transösophageale Echokardiografie oder eine MRT können bei unklaren Befunden zur Klärung beitragen.

Therapie Die Indikation für den Verschluss eines ASD ist gegeben, wenn sich klinisch oder in der bildgebenden Diagnostik Zeichen einer Volumenbelastung (Shuntvolumen von > 30 % des pulmonalen Volumens) zeigen. Der Verschluss erfolgt meist im Alter von 3–5 Jahren; bei Symptomen gelegentlich auch in jüngerem Alter. Ein zentral gelegener ASD vom Secundum-Typ mit ausreichenden Geweberändern zu den angrenzenden Strukturen kann katheterinterventionell mit einem Device verschlossen werden (> Abb. 15.4b). Ein ASD II, der diese Kriterien nicht erfüllt, sowie alle anderen Vorhofseptumdefekte werden operativ an der Herz-Lungen-Maschine mit Direktnaht oder mit einem Patch verschlossen.

> **CAVE**
> Werden Grenzwerte einer deutlichen Druck- und Widerstandserhöhung im Lungenkreislauf überschritten (z. B. bei Eisenmenger-Syndrom), ist ein Verschluss eines Vorhofseptumdefekts kontraindiziert.

Prognose ASD II mit einem Durchmesser von bis zu 5–6 mm zeigen häufig in den ersten Lebensjahren die Tendenz zur spontanen Verkleinerung. Alle anderen Defekte (> Abb. 15.4) zeigen keinen Spontanverschluss. Bei zeitgerechter Diagnose und Therapie ist die Langzeitprognose exzellent bzw. wird bei komplexen Herzfehlern von assoziierten Fehlbildungen bestimmt. Im Langzeitverlauf können jedoch eine Sinusknotendysfunktion und atriale Tachyarrhythmien auftreten.

15.3.8 Ventrikelseptumdefekt (VSD)

Beim VSD handelt es sich um ein Loch in der Kammerscheidewand. Er ist der häufigste angeborene Herzfehler. Für eine exakte morphologische Beschreibung des VSD werden seine intrakardiale Lage und seine Relation zu Klappenstrukturen angegeben (> Tab. 15.5, > Abb. 15.5).

15.3 Angeborene Herzerkrankungen

Tab. 15.5 Häufige Lokalisation von Ventrikelseptumdefekten (VSDs)

Bezeichnung	Lokalisation des Substanzdefekts	Bemerkung
Muskulärer VSD	muskuläres Septum, häufig apikal (Herzspitze)	gelegentlich multipel („Swiss cheese")
Perimembranöser VSD	membranöses Septum, häufig mit muskulären Anteilen	am häufigsten, gelegentlich Spontanverschluss durch Trikuspidalklappengewebe
VSD im Einlass-Septum	im Bereich des Einlass-Septums des rechten Ventrikels	typische Lokalisation bei AVSD
VSD im Auslass-Septum (Auswahl)	unmittelbar unterhalb der Aortenklappe durch Defekt im Auslass-Septum	Risiko für Aortenklappeninsuffizienz (Venturi-Effekt)
Malalignment-VSD bei Fallot-Tetralogie	unmittelbar unterhalb der Aortenklappe durch Verlagerung des Auslass-Septums (nach anterior und superior)	„Überreiten" der Aorta über dem VSD (Malalignment) Verlagerung des Auslass-Septums führt zur Pulmonalstenose

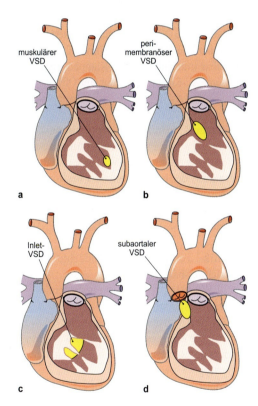

Abb. 15.5 Darstellung der typischen Lokalisation der häufigsten VSDs:
a) Muskulär
b) Perimembranös
c) Einlass-Septum („Inlet"-VSD)
d) Beispiel für Defekt im Auslass-Septum: subaortaler VSD [L141]

Hämodynamik, Klinik und Untersuchungsbefund Shuntrichtung und Volumen über den VSD hängen von der Größe des Defekts und den Widerstandsverhältnissen im Lungen- und Systemkreislauf ab. Daher nimmt nach dem physiologischen Abfall des Lungengefäßwiderstands in den ersten Lebenswochen der Links-Rechts-Shunt zunächst zu. Dies führt zu einer vermehrten Lungendurchblutung und einer Volumenbelastung des linken Vorhofs und linken Ventrikels. Klinisch kann sich zu diesem Zeitpunkt eine Herzinsuffizienz manifestieren.

- **Kleiner VSD:** Es liegen normale Druck- und Widerstandsverhältnisse vor. Das Systolikum ist laut („viel Lärm um nichts"). Die Kinder sind klinisch völlig unauffällig.
- **Mittelgroßer VSD:** Der Druck im linken Ventrikel ist höher als im rechten Ventrikel. Pulmonalarterieller Mitteldruck und Widerstand sind normal bis gering erhöht. Auskultatorisch finden sich ein lautes Systolikum und ein normaler 2. Herzton. Klinische Zeichen der Herzinsuffizienz im Sinne einer Volumenbelastung können sich durch Tachypnoe, Gedeihstörung und gehäufte pulmonale Infekte zeigen.
- **Großer VSD:** In beiden Ventrikeln liegen annähernd gleiche Druckverhältnisse vor (nichtrestriktiver VSD). Dementsprechend ist auch der pulmonalarterielle Mitteldruck erhöht. Abhängig vom Alter des Kindes und von individuellen Faktoren ist der pulmonalarterielle Widerstand normal bis deutlich erhöht. Klinisch finden sich zunächst noch ein lautes Systolikum (aufgrund des Shuntvolumens), eine betonte Pulmonaliskomponente des 2. Herztons (aufgrund des erhöhten pulmonalarteriellen Drucks) und gelegentlich Zeichen der Herzinsuffizienz (durch die Volumenbelastung). Mit Anstieg des pulmonalarteriellen Wider-

stands wird das Systolikum leiser und der betonte 2. Herzton deutlicher, und die Volumenbelastungszeichen nehmen ab. Eine Zyanose tritt nach einigen Lebensjahren bei Shuntumkehr (Rechts-Links-Shunt) auf (Eisenmenger-Reaktion).

Diagnostik EKG, Echokardiografie, ggfs. Herzkatheteruntersuchung.

Therapie Die Indikation für einen Verschluss eines VSD ist bei Zeichen der Volumenbelastung ohne Hinweise für eine Tendenz zur spontanen Verkleinerung gegeben.
- **Kleine Defekte:** Sie haben eine hohe Spontanverschlussrate und führen selbst bei Persistenz nicht zu einer Volumenbelastung. Eine Therapie ist nicht erforderlich.
- **Mittelgroße Defekte:** Finden sich im Alter von > 12 Monaten keine Hinweise einer spontanen Defektverkleinerung und weiterhin Zeichen der Volumenbelastung, erfolgt der operative Verschluss (Direkt- oder Patchverschluss). Bei günstiger Lage ist auch ein interventioneller Verschluss mit einem VSD-Verschlussdevice möglich.
- **Große Defekte:** Große Defekte mit Zeichen der Volumenbelastung (Herzinsuffizienz, Gedeihstörung) und persistierenden oder sich rasch entwickelnden Zeichen einer pulmonalen Druck- und Widerstandserhöhung werden vor dem 6. Lebensmonat operativ verschlossen. Nach dem 6. Lebensmonat erfolgt die Therapieentscheidung nach Testung der pulmonalvaskulären Reagibilität und ggf. vorgängiger medikamentöser Therapie mit Phosphodiesterase-Inhibitoren und / oder Endothelin-Antagonisten. Bei stark erhöhten Widerstandsverhältnissen und / oder Zyanose (Eisenmenger-Reaktion) kann eine inoperable Situation vorliegen.

CAVE
Ein VSD im Säuglingsalter darf nach Diagnosestellung nicht allein durch Herzauskultation evaluiert werden. Das Leiserwerden des Systolikums kann Ausdruck einer sich rasch entwickelnden Druck- und Widerstandserhöhung mit Entwicklung einer Eisenmenger-Reaktion sein. Eine verspätete Diagnosestellung kann für das Kind die Inoperabilität bedeuten und die Lebenserwartung dramatisch verkürzen.

Prognose Die Langzeitprognose ist bei zeitgerechter Therapie sehr gut. Das Risiko für einen postoperativen kompletten AV-Block ist gering. Bedeutsame Rest-VSDs sind selten. Bei vorbestehender pulmonaler Hypertension kann diese u. U. persistieren und ist prognostisch ungünstiger zu werten.

15.3.9 Atrioventrikulärer Septumdefekt (AVSD)

Der AVSD umfasst eine Fehlentwicklung des atrioventrikulären Septums, der AV-Klappen, des linksventrikulären Ausflusstrakts und des Erregungsleitungssystems. Beim **partiellen AVSD** liegt unmittelbar oberhalb der AV-Klappen-Ebene ein Vorhofseptumdefekt vom Primum-Typ (ASD I) vor. Die gemeinsame AV-Klappe besitzt zwei Öffnungen. Beim **kompletten AVSD** besteht neben dem ASD I ein VSD (im Einlass-Septum) unmittelbar unterhalb der AV-Klappen-Ebene. Die gemeinsame AV-Klappe besitzt nur eine Öffnung. Beim **unbalancierten AVSD** ist ein Ventrikel hypoplastisch.

Hämodynamik, Klinik und Untersuchungsbefund
Die Größe der atrioventrikulären Septumdefekte, die Funktion der gemeinsamen AV-Klappe und das Größenverhältnis der beiden Ventrikel bestimmen die Hämodynamik.

Ein kompletter AVSD ist häufig mit einer Trisomie 21 assoziiert.

Diagnostik Folgende **EKG**-Befunde sind bei einem AVSD nachweisbar:
- Überdrehter Linkstyp (abnorm verlaufendes Reizleitungssystem),
- PQ-Zeit oberhalb der altersentsprechenden Norm (intraatriale Leitungsverzögerung),
- Zeichen der Rechtsherz- oder biventrikulären Hypertrophie sowie
- inkompletter Rechtsschenkelblock (Folge der Volumen- und / oder Druckbelastung).

Die **Echokardiografie** ermöglicht die exakte Diagnosestellung mit Identifizierung assoziierter Fehlbildungen und Risikofaktoren, die intraoperativ berücksichtigt werden müssen.

Eine **Herzkatheteruntersuchung** ist indiziert bei V. a. eine pulmonale Widerstandserhöhung, vor allem bei Säuglingen > 6 Monate, mit Testung der pulmonalvaskulären Reagibilität zur Risikoabschätzung. Eine Indikation für einen **Röntgen-Thorax** ist bei respiratorischer Verschlechterung zum Ausschluss einer Pneumonie oder Atelektase gegeben. Es finden sich eine Kardiomegalie, ein prominentes Pulmonalissegment und eine vermehrte Lungengefäßzeichnung.

Therapie
- Eine **medikamentöse Therapie der Herzinsuffizienz** erfolgt zur Überbrückung bis zur operativen Korrektur in den ersten Lebensmonaten zur Minimierung kardialer Belastungszeichen und Optimierung des Gedeihens. Sauerstoffapplikation sollte sehr zurückhaltend eingesetzt werden, da sie zu einer Absenkung des pulmonalen Drucks und zu einer konsekutiven Lungenüberflutung führt.
- **Operative Therapie:**
  – **Partielle AVSDs** werden wie Vorhofseptumdefekte präferenziell im Vorschulalter operativ korrigiert. Der Defekt wird verschlossen und die AV-Klappe rekonstruiert. Bei Vorliegen einer höhergradigen AV-Klappen-Insuffizienz oder assoziierten Fehlbildungen ist eine frühzeitigere Operation erforderlich.
  – **Komplette AVSDs** werden innerhalb der ersten 6 Lebensmonate operativ korrigiert. Der Vorhofseptumdefekt und der Ventrikelseptumdefekt werden entweder mit einem oder zwei Patches verschlossen und die AV-Klappe rekonstruiert. Bei ausgeprägter Ventrikelimbalance oder schwerer Fehlbildung der AV-Klappe muss auf eine univentrikuläre Palliation mit Anlage einer totalen kavopulmonalen Anastomose ausgewichen werden.

Prognose Die Langzeitprognose ist bei zeitgerechter Korrekturoperation sehr gut. Im Verlauf können Funktionsstörungen an der rekonstruierten AV-Klappe (oft Insuffizienz der linksseitigen AV-Klappe), Obstruktionen im linksventrikulären Ausflusstrakt, atriale Arrhythmien oder eine pulmonale Hypertonie auftreten.

15.3.10 Persistierender Ductus arteriosus (PDA)

Der PDA ist eine postnatal persistierende vaskuläre Verbindung zwischen der Aorta descendens und der Pulmonalisbifurkation. Bei komplexen Herzfehlbildungen kann diese Kurzschlussverbindung das Überleben sichern, sodass der physiologische Spontanverschluss des Ductus arteriosus medikamentös verhindert wird. Bei Frühgeborenen kommt es aufgrund der Unreife häufig zu einem protrahierten oder ausbleibenden Spontanverschluss des Ductus arteriosus. Darüber hinaus kann ein PDA auch als isolierte Fehlbildung auftreten (z. B. fetales Alkoholsyndrom, fetale Rötelninfektion).

Hämodynamik, Klinik und Untersuchungsbefund Die Größe des Links-Rechts-Shunts ist abhängig vom Durchmesser und von der Länge des Ductus arteriosus sowie von der aortopulmonalen Druckdifferenz bzw. vom pulmonalen Gefäßwiderstand. Die hämodynamischen Auswirkungen und klinischen Befunde entsprechen denen eines Ventrikelseptumdefekts (Volumenbelastung des linken Vorhofs, des linken Ventrikels, Risiko der Entwicklung einer pulmonalarteriellen Hypertonie). Darüber hinaus ist bei einem großen Ductus arteriosus eine weite Pulsamplitude (Pulsus celer et altus) durch den diastolischen „Run-off" des aortalen Blutes in die Pulmonalarterie typisch. Auskultatorisch findet sich im 2. ICR links ein systolisch-diastolisches Maschinengeräusch.

Diagnostik EKG und Echokardiografie.

Therapie Ein **kleiner, drucktrennender Ductus** hat keine hämodynamischen Auswirkungen und erfordert keine Therapie. Ein **mittelgroßer Ductus arteriosus** mit Zeichen der intrakardialen Volumenbelastung und einem systolisch-diastolischen Maschinengeräusch im 2. ICR links sollte im Kleinkindesalter, wenn möglich katheterinterventionell (mit Coil oder Schirmchen), verschlossen werden. Der Verschluss eines **großen Ductus arteriosus** ist früher indiziert, da große Shuntvolumina zur Herzinsuffizienz und sekundär zur pulmonalen Hypertonie führen können. Ein katheterinterventioneller Verschluss wird meist ab einem Körpergewicht von etwa 3 kg erfolgen können. Sollte der Defekt zu groß sein, wird der Verschluss operativ durchgeführt.

> **CAVE**
> Vor Beginn eines medikamentösen Verschlusses des Ductus arteriosus beim Frühgeborenen mit einem Prostaglandinsynthesehemmer (Ibuprofen, Indometacin) ist eine duktusabhängige System- oder Lungenperfusion auszuschließen.

Prognose Als operative Komplikationen können aufgrund der engen Lagebeziehung des Ductus arteriosus eine linksseitige Phrenicus- oder Recurrensparese oder ein Chylothorax auftreten. Bei zeitgerechtem Verschluss eines Ductus arteriosus ist die Prognose sehr gut.

> **DD Aortopulmonales Fenster**
> Bei dieser seltenen Fehlbildung liegt eine nichtrestriktive Verbindung der Aorta ascendens mit dem Pulmonalarterienstamm vor. Häufige assoziierte Fehlbildungen sind ein VSD und ein unterbrochener Aortenbogen. Die Hämodynamik und Klinik entsprechen einem großen PDA. Die Diagnostik erfolgt überwiegend echokardiografisch, die Therapie immer operativ.

15.3.11 Partielle und totale Lungenvenenfehlmündung

Bei einer **partiellen Lungenvenenfehlmündung** mündet mindestens eine Lungenvene fehlerhaft in den rechten Vorhof: die Hohlvenen oder die V. anonyma (V. brachiocephalica sinistra). Bei der **totalen Lungenvenenfehlmündung** fließen alle vier Lungenvenen zusammen (Pulmonalvenenkonfluens) und münden über ein gemeinsames Sammelgefäß in den rechten Vorhof. Je nach Konnektion dieses Sammelgefäßes zum rechten Vorhof werden vier Formen mit zahlreichen Variationen unterschieden (> Abb. 15.6).

Hämodynamik, Klinik und Untersuchungsbefund Die **Hämodynamik** der **partiellen Lungenvenenfehlmündung** entspricht der eines Vorhofseptumdefekts. Bei der **kompletten Lungenvenenfehlmündung** drainiert das sauerstoffreiche Pulmonalvenenblut in den rechten Vorhof. Rechter Vorhof und rechter Ventrikel sind volumenbelastet und daher deutlich dilatiert; es entwickelt sich rasch eine pulmonale Druckerhöhung. Zum Überleben ist ein Rechts-Links-Shunt über einen Vorhofseptumdefekt erforderlich. Linker Vorhof und linker Ventrikel sind zierlich und erhalten Mischblut. Die **Klinik** der kompletten Lungenvenenfehlmündung wird im Wesentlichen vom Vorhandensein oder Fehlen einer pulmonalvenösen Obstruktion bestimmt:

- Bei **kompletten Lungenvenenfehlmündungen ohne Obstruktionen** im Bereich der Fehlmündung manifestiert sich die Volumenbelastung des rechten Herzens und der pulmonalen Gefäße in einer Tachydyspnoe und Gedeihstörung durch Trinkschwäche. Die Zyanose ist durch die hohe Rezirkulation meist nur mäßig ausgeprägt. Auskultatorisch findet sich bei relativer Pulmonalstenose ein Systolikum im 2. ICR links mit einem fixiert gespaltenen 2. Herzton.
- Bei **kompletten Lungenvenenfehlmündungen mit Obstruktion** im Bereich der Fehlmündung steht die rasche respiratorische Verschlechterung mit Entwicklung eines Lungenödems, einer Herzinsuffizienz und einer schweren Zyanose meist bereits innerhalb der ersten Lebensstunden im Vordergrund.

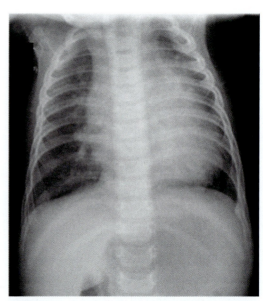

Abb. 15.6 Totale Lungenvenenfehlmündung vom suprakardialen Typ: Herzsilhouette zeigt charakteristische „Achterfigur" oder „Schneemannzeichen" durch Kardiomegalie (Dilatation von rechtem Vorhof und rechtem Ventrikel) und Mediastinalverbreiterung (Dilatation von Vertikalvene, V. anonyma und oberer Hohlvene). Hinweise für mäßige pulmonalvenöse Stauung [H090–001]

> **CAVE**
> Die komplette Lungenvenenfehlmündung mit Obstruktion ist eine der Differenzialdiagnosen einer raschen respiratorischen Verschlechterung eines Neugeborenen mit einer „weißen Lunge" im Röntgen-Thorax. Sie ist ein kardiologischer Notfall.

Diagnostik Die Echokardiografie ermöglicht meist die exakte Diagnosestellung. Gelegentlich wird eine weitere Schnittbildgebung (MRT, CT) zur genauen Lokalisation aller Lungenvenen für die operative Planung erforderlich sein.

PRAXISTIPP
Röntgen-Thoraxaufnahmen bei einer respiratorischen Verschlechterung eines Neugeborenen mit Kardiomegalie und vermehrter Lungengefäßzeichnung können auf eine Lungenvenenfehlmündung hinweisen.

Therapie Die Therapie ist immer operativ und erfolgt in Abhängigkeit von der Form der Lungenvenenfehlmündung. Das Prinzip ist die Herstellung einer Verbindung des Lungenvenenkonfluens mit dem linken Vorhof.

Prognose Der Langzeitverlauf ist gut. Lungenvenenstenosen mit der Folge einer sekundären pulmonalen Hypertonie können allerdings noch viele Jahre postoperativ auftreten.

15.3.12 Fallot-Tetralogie

Eine Fallot-Tetralogie ist charakterisiert durch folgende kardiale Fehlbildungen (➤ Abb. 15.7):
- Malalignment-VSD

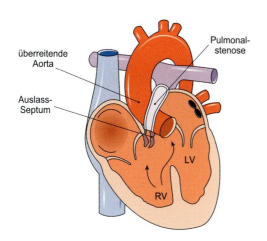

Abb. 15.7 Fallot-Tetralogie: Die Deviation des Auslass-Septums nach anterior und superior resultiert in einer Obstruktion im rechtsventrikulären Ausflusstrakt (RVOT) und einem Malalignment-VSD mit sog. „Überreiten" der Aorta. Die Obstruktion im RVOT, der Pulmonalklappe und der Pulmonalarterie mit rechtsventrikulärer Hypertrophie ist sehr variabel ausgeprägt. [L141]

- Dextroposition und Anteposition der Aorta (über dem VSD „reitend")
- Rechtsventrikuläre Ausflusstraktobstruktion (infundibuläre und / oder valvuläre Pulmonalstenose mit teilweise hypoplastischen Pulmonalarterien)
- Rechtsventrikuläre Hypertrophie (als Folge der Obstruktion)

Häufige assoziierte Fehlbildungen sind Vorhofseptumdefekt, rechtsseitiger Aortenbogen und Koronararterienanomalien. Eine Fallot-Tetralogie tritt gehäuft mit einer Trisomie 21 oder einer Mikrodeletion 22q11 auf.

Hämodynamik, Klinik und Untersuchungsbefund
Vom Ausmaß der Obstruktion im rechtsventrikulären Ausflusstrakt hängen der pulmonale Blutfluss und der Rechts-Links-Shunt über dem großen VSD ab. Sie bestimmt damit den Grad der Zyanose („pink vs. blue"-Fallot-Tetralogie). Bei Neugeborenen mit höchstgradiger Obstruktion im rechtsventrikulären Ausflusstrakt ist die Lungenperfusion duktusabhängig. Infundibuläre Pulmonalstenosen können im Verlauf von Wochen zunehmen und zu hypoxämischen Anfällen führen.

CAVE
Hypoxämische Anfälle können lebensbedrohlich sein.

Ursächlich für hypoxämische Anfälle sind die akute Zunahme der infundibulären Pulmonalstenose und / oder ein Abfall des peripheren Widerstands. Auslöser sind emotionaler Stress (starkes Schreien), Fieber oder Hypovolämie. Klinische Symptome sind eine akute Zunahme der Zyanose und eine Tachykardie. Bei Persistenz der Obstruktion kann es zu einem Bewusstseinsverlust und zerebralen hypoxisch bedingten Krampfanfällen kommen. Ein hypoxischer Anfall in der Anamnese stellt eine dringliche Operationsindikation dar. Heutzutage sollte die Korrekturoperation vor dem Auftreten hypoxischer Anfälle erfolgen.

In der **Auskultation** findet sich ein systolisches Austreibungsgeräusch aufgrund der rechtsventrikulären Ausflusstraktobstruktion. Der Pulmonalisanteil des 2. Herztons ist abgeschwächt zu hören. Durch den großen VSD herrschen in beiden Kammern annähernd gleiche Druckverhältnisse, sodass kein VSD-typisches Systolikum auskultiert werden kann.

Diagnostik Im **EKG** finden sich Zeichen der rechtsventrikulären Hypertrophie.

Die Diagnosestellung erfolgt mittels **Echokardiografie**. Eine **Herzkatheteruntersuchung** oder ein **MRT** werden präoperativ selten erforderlich sein. Im **Röntgen-Thorax** ist die Herzspitze angehoben, das Pulmonalissegment weniger ausgeprägt, die Lungengefäßzeichnung vermindert (Holzschuhherz). Ein rechtsseitiger Aortenbogen imponiert im rechten oberen Mediastinum.

Therapie

- **Medikamentöse Therapie:** Bei höchstgradiger rechtsventrikulärer Ausflusstraktobstruktion mit duktusabhängiger Lungenperfusion wird Prostaglandin E_1 erforderlich. Eine infundibuläre Pulmonalstenose mit dem Risiko für eine akute Obstruktion wird präventiv mittels Betablocker behandelt.
- Die **Akuttherapie eines hypoxischen Anfalls** umfasst folgende Maßnahmen:
  - Erhöhung des peripheren Widerstands durch Beugen des angewinkelten Knies an die Brust
  - Gabe von Sauerstoff
  - Volumengabe im Bolus (10 ml / kg KG i. v., mehrfach)
  - Sedierung (und ggf. weitere intensivmedizinische Maßnahmen mit Intubation, Noradrenalin-Perfusor und Betablocker.
- **Operative Therapie:** Der Zeitpunkt der Operation wird durch die Schwere der Zyanose bestimmt. Wiederholte pulsoxymetrische Sättigungswerte < 80 % stellen eine Behandlungsindikation dar. Die **elektive Korrekturoperation** wird präferenziell etwa ab dem 4. Lebensmonat durchgeführt. Bei ausgeprägter Zyanose und hypoplastischen Pulmonalarterien ist eine **frühzeitige Palliation teilweise bereits im Neugeborenenalter** erforderlich. An interventionellen Herzkatheterverfahren steht die Stentimplantation in den rechtsventrikulären Ausflusstrakt oder den Ductus arteriosus zur Verfügung.

Prognose

- **Herzrhythmusstörungen:** Postoperativ besteht meist ein kompletter Rechtsschenkelblock. Selten erfordert ein kompletter AV-Block eine Schrittmacherimplantation. Das Risiko für insbesondere ventrikuläre Tachykardien und einen plötzlichen Herztod ist lebenslang erhöht.
- **Indikationen für katheterinterventionelle oder operative Reeingriffe:**
  - Relevante Pulmonalklappeninsuffizienzen (insb. bei transanulärer Patcherweiterung)
  - Stenosen im rechtsventrikulären Ausflusstrakt und der Pulmonalarterien (→ katheterinterventioneller oder operativer Pulmonalklappenersatz)
  - Dilatation der Aortenwurzel mit Insuffizienz

15.3.13 Transposition der großen Gefäße

Bei der Transposition der großen Arterien entspringt die Pulmonalarterie aus dem linken und die Aorta aus dem rechten Ventrikel (ventrikuloarterielle Diskordanz). Damit sind die beiden Kreisläufe parallel geschaltet. Eine Transposition der großen Arterien kann mit weiteren Fehlbildungen wie einem VSD oder Obstruktionen im Ausflusstrakt der Ventrikel assoziiert sein (> Abb. 15.8).

Hämodynamik, Klinik und Untersuchungsbefund Die Organperfusion hängt vom Fluss des pulmonalvenösen (sauerstoffreichen) Blutes aus dem linken Vorhof über das Foramen ovale in den rechten Vorhof, den rechten Ventrikel und die Aorta ab. Der Links-Rechts-Shunt über den Ductus arteriosus trägt

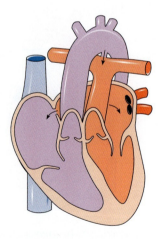

Abb. 15.8 D-Transposition der großen Arterien: Bei der d-TGA liegt eine ventrikuloarterielle Diskordanz vor. Daher kreuzen die Gefäße nicht. Funktionell besteht eine Parallelschaltung der beiden Kreisläufe. Das Überleben ist von einem nichtrestriktiven Vorhofseptumdefekt und einem Ductus arteriosus abhängig. [L141]

zur Verbesserung der Oxygenierung bei, indem er über den vermehrten Fluss in den Pulmonalvenen den linksatrialen Druck und somit das Shuntvolumen über das Foramen ovale erhöht. Leitsymptom der meist reifen und eutrophen Kinder ist die Zyanose, die sich unter Sauerstoffvorlage nicht verbessert. Ein typisches Herzgeräusch ist nicht vorhanden.

Diagnostik Die Diagnosestellung muss rasch echokardiografisch erfolgen.

Therapie
- **Initialtherapie:** Mit Diagnosestellung erfolgt eine Prostaglandin-E_1-Infusion zum Offenhalten des Ductus arteriosus. Eine restriktive Vorhoflücke wird durch eine Ballonatrioseptostomie (Rashkind-Manöver) vergrößert. Die Optimierung des Herzzeitvolumens und damit der Sättigung erfolgt durch Volumentherapie (nach Rashkind-Manöver), Senkung des pulmonalarteriellen Widerstands (milde Alkalose) und ggf. Inotropika (Erhöhung des Systemwiderstands).
- **Chirurgische Therapie:** Die arterielle Switch-Operation ist die Therapie der Wahl. Sie erfolgt in der Regel in den ersten beiden Lebenswochen.

Prognose Nach erfolgreicher Korrekturoperation ist die Prognose gut. Im Langzeitverlauf können folgende Probleme auftreten:
- Stenosen der translozierten und reimplantierten Koronararterien sowie der Anastomosen der Aorta und der Pulmonalarterie
- Dilatation und Insuffizienzen der Neo-Aortenklappe (ursprüngliche Pulmonalklappe)
- Pulmonale Hypertonie

15.3.14 Double Outlet Right Ventricle (DORV)

Pulmonalarterie und Aorta entspringen ganz oder überwiegend aus dem rechten Ventrikel. Zwischen den beiden Herzkammern besteht ein Defekt im Ventrikelseptum.

Diagnostik Mittels Echokardiografie kann die komplexe Anatomie systematisch beschrieben werden.

Therapie Ziel ist eine operative Korrektur mit stenosefreier Konnektion der großen Arterien zu ihrem entsprechenden Ventrikel und Verschluss der interventrikulären Kommunikation. Bei komplexer Anatomie (z. B. hypoplastischem linkem Ventrikel) erfolgt eine univentrikuläre Operation nach dem Fontan-Prinzip.

Prognose Der Langzeitverlauf wird durch die Komplexität des Herzfehlers bestimmt. Häufig machen eine Restenose oder eine Insuffizienz der Pulmonalklappe einen Pulmonalklappenersatz erforderlich. Atriale und ventrikuläre Arrhythmien können auftreten.

15.3.15 Truncus arteriosus communis

Ein großes arterielles Gefäß (Truncus arteriosus) mit einer sog. Trunkusklappe reitet über einem großen Ventrikelseptumdefekt. Die Trunkusklappe besitzt eine variable Anzahl von Klappentaschen und ist meist insuffizient. Es besteht eine große Variabilität hinsichtlich der Ausbildung und des Ursprungs der Lungenarterien aus dem Truncus und weiteren Aortenfehlbildungen (> Abb. 15.9). Ein Truncus arteriosus communis ist häufig mit einer Mikrodeletion 22q11 assoziiert.

Hämodynamik und Klinik Meist liegt bereits unmittelbar nach Geburt eine **vermehrte Lungendurchblutung** mit deutlicher Volumenbelastung beider Ventrikel und rascher Entwicklung einer Herzinsuffizienz vor. Seltenere Formen gehen mit einer **duktusabhängigen Lungenperfusion bzw. einer duktusabhängigen Perfusion der unteren Körperhälfte** einher. Im ersten Fall dominiert die Zyanose, im zweiten der Kreislaufschock.

Diagnostik Die Blutdruckmessung an allen vier Extremitäten zeigt bei Vorliegen einer Aortenisthmusstenose einen kraniokaudalen Blutdruckgradienten. Die Pulsoxymetrie identifiziert die Zyanose. Die Echokardiografie erfasst die komplexe Morphologie.

Therapie
- Die **medikamentöse Therapie** beinhaltet eine Herzinsuffizienztherapie sowie die Gabe von Prostaglandin E_1 bei duktusabhängiger System- oder Lungenperfusion.

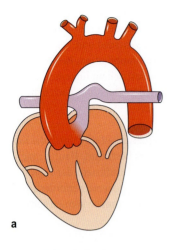
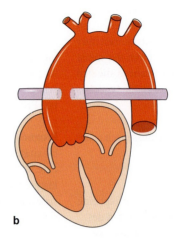

Abb. 15.9 Schematische Darstellung der beiden häufigsten Formen des Truncus arteriosus communis:
a) Aorta und Pulmonalarterie entspringen aus einem gemeinsamen Gefäß.
b) Beide Pulmonalarterienäste entspringen getrennt aus dem Truncus. Darüber hinaus gibt es sehr viele Varianten. [L141]

- Eine **Korrekturoperation** umfasst den Verschluss des Ventrikelseptumdefekts, die Rekonstruktion der Trunkusklappe (funktionelle Aortenklappe), die Implantation eines klappentragenden Conduits in Pulmonalisposition sowie die Korrektur weiterer assoziierter Fehlbildungen (z. B. Rekonstruktion einer Aortenisthmusstenose).

Prognose   Im Langzeitverlauf treten Stenosen oder Insuffizienzen im Bereich des Conduits in Pulmonalisposition und an der Trunkusklappe auf. Eine pulmonale Hypertonie kann persistieren oder fortschreiten. Es können ventrikuläre Tachykardien auftreten.

15.3.16 Herzfehler mit (funktionell) univentrikulärem Herzen

Bei univentrikulären Herzen ist nur eine Herzkammer vorhanden. Hierzu zählen das hypoplastische Linksherzsyndrom, die Trikuspidalatresie und der „double inlet left ventricle" (DILV). Bei funktionell univentrikulären Herzen ist eine zweite Herzkammer so unterentwickelt, dass sie nicht ihre Funktion übernehmen kann. Hierzu zählen z. B. Herzfehler mit sehr großen Ventrikelseptumdefekten oder stark fehlgebildeten AV-Klappen.

- **Trikuspidalklappenatresie:** Die Trikuspidalklappe ist rudimentär angelegt und verschlossen. Somit besteht keine Verbindung zwischen rechtem Vorhof und rechtem Ventrikel. Auf Vorhofebene liegt ein Rechts-Links-Shunt vor. Die Lungendurchblutung hängt bei einer Normalstellung der großen Gefäße von der Größe eines VSD und dem Ductus arteriosus (Links-Rechts-Shunt) ab (➤ Abb. 15.10a).
- **Hypoplastisches Linksherzsyndrom:** Dieser variable Fehlbildungskomplex ist durch einen hypoplastischen linken Ventrikel und höchstgradige Stenosen bzw. Atresien der Mitral- und Aortenklappe charakterisiert. Die Aorta ascendens und der Aortenbogen sind hypoplastisch. Die Systemperfusion erfolgt über den Ductus arteriosus (Rechts-Links-Shunt). Die Koronarperfusion erfolgt retrograd. Eine Endokardfibroelastose des linken Ventrikels ist häufig nachweisbar (➤ Abb. 15.10b).

Hämodynamik univentrikulärer Herzen   Auf Vorhof- oder Ventrikelebene kommt es zu einer Durchmischung des system- und pulmonalvenösen Bluts. Der singuläre Ventrikel pumpt das Blut sowohl in den Lungen- als auch in den Systemkreislauf. Mit Verschluss des Ductus arteriosus werden die Kinder symptomatisch: Ist die pulmonale Durchblutung duktusabhängig, so ist das Leitsymptom die Zyanose. Bei einer duktusabhängigen Systemperfusion kommt es rasch zur Herzinsuffizienz mit kardiogenem Schock.

Therapie
- Initialtherapie bei duktusabhängiger Lungenperfusion (Trikuspidalatresie mit höhergradiger Pulmonalstenose): ➤ Kap. 15.3.5
- Initialtherapie bei duktusabhängiger Systemperfusion (hypoplastisches Linksherzsyndrom): Bei einer duktusabhängigen Systemperfusion liegt ein

15.3 Angeborene Herzerkrankungen

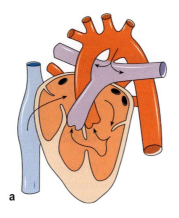
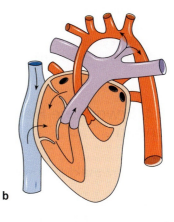

Abb. 15.10 Univentrikuläres Herz:
a) Trikuspidalatresie („hypoplastisches Rechtsherzsyndrom")
b) Hypoplastisches Linksherzsyndrom (Maximalvariante eines hypoplastischen Linksherzsyndroms mit Mitral- und Aortenatresie sowie hypoplastischer Aorta ascendens) [L141]

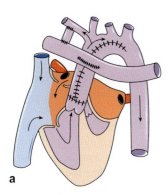
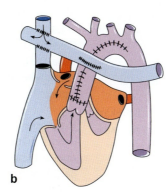
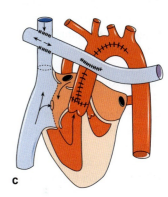

Abb. 15.11 Chirurgische Therapie hypoplastischer Ventrikel:
a) Erster Operationsschritt bei hypoplastischem Linksherzsyndrom: *Norwood-I-Operation*. Atrioseptektomie, Rekonstruktion der Aorta ascendens und des Aortenbogens, Anastomose zur Pulmonalklappe („Neoaorta"), Resektion des Ductus arteriosus, Anlage einer aortopulmonalen Anastomose.
b) Zweiter Operationsschritt bei univentrikulären Herzen: *Anlage einer oberen bidirektionalen kavopulmonalen Anastomose.* Die V. cava sup. wird mit der rechten Pulmonalarterie anastomosiert. Der aortopulmonale Shunt wird reseziert.
c) Dritter Operationsschritt bei univentrikulärem Herzen: *Vervollständigung zur totalen kavopulmonalen Anastomose (Fontan).* Die V. cava inf. wird meist über ein extrakardiales Conduit mit der Pulmonalarterie anastomosiert. Das gesamte systemvenöse Blut gelangt nun direkt in den Pulmonalkreislauf. [L141]

Rechts-Links-Shunt über den Ductus arteriosus vor. Therapieziele sind, eine ausreichende Perfusion des Systemkreislaufs zu erreichen und eine Volumenbelastung des Pulmonalkreislaufs zu vermeiden.
- Offenhalten des Ductus arteriosus durch Prostaglandin-E_1-Infusion
- Volumentherapie zurückhaltend
- Senkung des Widerstands im Systemkreislauf (Senkung der Nachlast)
  - Milrinon, Dobutamin
  - Nitroprussid-Na-Infusion
- Erhöhung des Widerstands im Pulmonalkreislauf
  - permissive Hyperkapnie durch milde Hypoventilation
  - keine zusätzliche Sauerstoffgabe
  - Alkalose vermeiden
- **Chirurgisches Therapieprinzip bei hypoplastischen Ventrikeln** (> Abb. 15.11)

Prognose Die Überlebensraten haben sich durch die verbesserte Diagnostik, bessere Operationsverfahren und perioperative Intensivtherapie kontinuierlich verbessert. Die körperliche Leistungsfähigkeit ist reduziert und nimmt mit zunehmendem Alter überproportional ab. Im Langzeitverlauf können zahlreiche Probleme als Folge des operativen Eingriffs oder der chronisch veränderten Hämodynamik auftreten.

15.4 Erworbene Herzerkrankungen

15.4.1 Kawasaki-Syndrom

Definition Selbstlimitierende akute Vaskulitis kleiner und mittlerer Arterien einhergehend mit hohem Fieber bei Kindern unter 5 Jahren (zu den Grundlagen ➤ Kap. 12). Die Entwicklung von Aneurysmen oder Stenosen der Koronararterien ist eine potenziell lebensbedrohliche Komplikation.

Ätiologie, Klinik und Diagnose ➤ Kap. 12.

Kardiale Manifestationen und Rolle der Echokardiografie für die Diagnosestellung des Kawasaki-Syndroms
- Nachweis von Koronararterienveränderungen (Echogenität der Gefäßwand, Dilatationen, Aneurysmen, Stenosen)
- Klappeninsuffizienzen im Sinne einer Valvulitis
- Perikarderguss
- Myokarditis mit Störung der Ventrikelfunktion

Ein echokardiografischer Nachweis von Koronararterienaneurysmen bei Fieber macht die Diagnose eines Kawasaki-Syndroms auch bei Fehlen von vier Hauptkriterien wahrscheinlich.

Therapie Nach der Akuttherapie (➤ Kap. 12) erfolgt die Gabe von ASS (3–5 mg/kg KG 1 ×/d) für mindestens 6–8 Wochen nach Krankheitsbeginn bzw. bis zur Normalisierung der Koronararterienveränderungen. Eine Antikoagulation mit Warfarin bzw. Marcumar ist bei Riesenaneurysmen (> 8 mm) indiziert.

> Hoch dosiertes ASS wirkt als Entzündungshemmer, beeinflusst die Entwicklung von Koronararterienaneurysmen jedoch nicht; IVIG reduziert die Inzidenz für Koronararterienaneurysmen von 25 auf 4 %. Bei 5 % aller Erwachsenen mit einem akuten Koronarsyndrom vor dem 40. Lebensjahr sind Koronararterienaneurysmen nachweisbar.

Komplikationen und Langzeitprognose Das Risiko für Myokardischämien bis hin zu Myokardinfarkten besteht durch Thrombosen oder Stenosen der Koronararterien. Die Langzeitprognose wird von der initialen Koronararterienbeteiligung und dem aktuellen Befund bestimmt.

15.4.2 Rheumatisches Fieber

Definition Immunologisch vermittelte Folgeerkrankung nach einer Infektion mit β-hämolysierenden Streptokokken der Gruppe A (GAS; ➤ Kap. 10, ➤ Kap. 12). Sie wird typischerweise etwa 2–3 Wochen nach einer Tonsillopharyngitis klinisch apparent. Der Altersgipfel liegt zwischen 4 und 10 Jahren.

Das rheumatische Fieber manifestiert sich an Herz, Gelenken, Gehirn, Blutgefäßen und subkutanem Gewebe. Die kardiale Manifestation betrifft das gesamte Herz und ist die klinisch bedeutsamste Organbeteiligung.

Pathogenese Dem rheumatischen Fieber liegt eine durch β-hämolysierende Streptokokken ausgelöste Autoimmunreaktion zugrunde. Antikörper, die gegen das M-Protein der Streptokokken gebildet werden, und zytotoxische T-Lymphozyten interagieren bei genetischer Disposition auch mit körpereigenem Gewebe.

Epidemiologie Das rheumatische Fieber ist in Industriestaaten dank der frühen Diagnostik einer GAS-Infektion und der Möglichkeit einer effektiven Antibiotikatherapie sehr selten geworden. In Ländern mit niedrigem sozioökonomischem Status, in bestimmten geografischen Regionen oder bei einzelnen Subgruppen (z. B. Ureinwohner Australiens) ist die Inzidenz allerdings sehr hoch.

Klinik Leitsymptom ist das Fieber nach einer 2–3 Wochen zurückliegenden Streptokokken-Infektion. Das erste klinische Zeichen ist meist eine Polyarthritis der großen Gelenke, die wechselnd verschiedene Gelenke betrifft. Alle Herzstrukturen können betroffen sein; typisch ist die Beteiligung der Mitralklappe, seltener der Aortenklappe.

Schmerzlose, derbe subkutane Knötchen, die im Bereich der Streckseiten der Gelenke und der

Wirbelsäule lokalisiert sind, verschwinden nach etwa 4 Wochen. Das Erythema marginatum konfluiert, ist scharfrandig begrenzt, juckt nicht und kann persistieren.

Eine Spätmanifestation ist die Chorea minor, die durch unkoordinierte Bewegungen und rhythmische Zuckungen gekennzeichnet ist.

Diagnose
Majorkriterien:
- Karditis (klinisch **und** subklinisch)
- Polyarthritis
- Subkutane Knötchen
- Erythema marginatum
- Chorea minor

Für Patienten aus Populationen mit mittlerem / hohem Risiko ist bereits eine Monarthritis oder eine Polyarthralgie ein Majorkriterium.

Minorkriterien:
- Fieber (≥ 38,5 °C)
- Erhöhung der Entzündungsparameter (CRP ≥ 3 mg / dl, BSG ≥ 60 mm / 1 h)
- Polyarthralgie
- EKG: PQ-Zeit-Verlängerung

Für Patienten aus Populationen mit mittlerem / hohem Risiko ist bereits Fieber ≥ 38 °C bzw. eine BSG ≥ 30 mmHg oder eine Monoarthralgie ein Minorkriterium.

Die Diagnose eines akuten rheumatischen Fiebers wird gestellt, wenn der **Nachweis einer vorausgegangenen Infektion mit Streptokokken der Gruppe A** (Streptokokken-Serologie mit Anti-Streptolysin O, Anti-DNAse B) gestellt ist
und
- **zwei Majorkriterien oder**
- **ein Major- und zwei Minorkriterien** erfüllt sind.

Update 2015
- Klassifikation von Risikogruppen hat Einfluss auf die Jones-Kriterien.
- Integration der Dopplerechokardiografie für die Diagnosestellung auch einer subklinischen Karditis.

P R A X I S T I P P
Zum Zeitpunkt der klinischen Manifestation des rheumatischen Fiebers sind der Antigen-Schnelltest für Streptokokken der Gruppe A und die Kulturen meist schon wieder negativ.

Therapie
- **Allgemeinmaßnahmen und Herzinsuffizienztherapie:**
  - Bettruhe bei Karditis
  - Behandlung der Herzinsuffizienz (ACE-Hemmer, Diuretika, Betablocker)
- **Antibiotikatherapie:** Ziel ist die Eradikation der Streptokokken; die Dauer der Therapie beträgt 10 d:
  - Penicillin V 100.000 E / kg KG / d p. o. in 2–3 ED
  - Penicillin-Benzathin (Depot-Penicillin bei schlechter Compliance) 50.000 E / d i. m. in 2 ED
  - Clarithromycin (bei Penicillinallergie) 10–15 mg / kg KG / d p. o. in 2 ED
- **Antiphlogistische Behandlung:** Ziel ist es, durch Unterdrückung der Entzündungsreaktion eine weitere Herzschädigung zu verhindern.
  - Nichtsteroidale Antiphlogistika
  - Steroide bei schwerer Karditis

Prognose und Prophylaxe Die kardiale Manifestation an den Herzklappen bestimmt den Langzeitverlauf. Die Rezidivrate ist so hoch, dass eine antibiotische Dauerprophylaxe erforderlich ist (➤ Tab. 15.6).

15.4.3 Infektiöse Endokarditis und Endokarditisprophylaxe

Definition Die infektiöse Endokarditis ist eine Infektion des valvulären und intrakavitären Endokards sowie des Endothels herznaher Gefäße (➤ Tab. 15.7). Das infektiöse Agens sind meist Bakterien, seltener Pilze. Die Verläufe können akut und subakut sein. Eine Endokarditis kann zur Zerstörung der Herzklappen

Tab. 15.6 Antibiotikaprophylaxe nach rheumatischem Fieber

Die Dauer der Antibiotikaprophylaxe richtet sich nach der kardialen Beteiligung:	
Ohne Herzbeteiligung	Prophylaxe für 5 Jahre, mindestens bis zum 21. Lj.
Mit Herzbeteiligung, aber ohne Schädigung der Herzklappe	Prophylaxe für 10 Jahre, mindestens bis zum 21. Lj.
Mit Herzbeteiligung und mit Schädigung der Herzklappe	Prophylaxe für 10 Jahre, mindestens bis zum 40. Lj., gelegentlich lebenslang

Tab. 15.7 Typische Endokarditiserreger in Abhängigkeit der klinischen Präsentation

Akute Endokarditis	*Staphylococcus aureus,* Enterobakterien, Pneumokokken, hämolysierende Streptokokken
Subakute Endokarditis	Streptokokken der Viridans-Gruppe, Enterokokken, Koagulase-negative Staphylokokken, HACEK-Gruppe *(Haemophilus parainfluenzae, Actinobacillus, Cardiobacterium, Eikenella, Kingella),* Pilze

und zu septischen Embolien führen. Sie ist daher eine potenziell lebensbedrohliche Erkrankung.

Anamnese und Klinik   Klinik und Verlauf der Erkrankung werden durch individuelle immunologische Abwehrmechanismen und die spezifischen Erregereigenschaften bestimmt (➤ Tab. 15.8).

C A V E
Fieber kann fehlen bei sehr jungen und sehr alten Patienten, bei Antibiotikatherapie, Immunsuppression und subakuten Verläufen.

Verläufe   Leitsymptom der **akuten Endokarditis** ist die Sepsis mit Systolikum und rascher Entwicklung einer Herzinsuffizienz.

Leitsymptom der **subakuten Endokarditis** sind intermittierendes Fieber und unspezifische Krankheitssymptome (Abgeschlagenheit, Inappetenz, Gewichtsverlust, Myalgien / Arthralgien).

Diagnostik
- Mikrobiologischer Erregernachweis in der Blutkultur (mindestens 3, unabhängig von Fieber, mit Resistogramm)
- Echokardiografie (transthorakal / transösophageal):
  – Nachweis von Vegetationen
  – Beurteilung der Klappendestruktion und Herzfunktion
- Identifizierung extrakardialer Manifestationen (Abszesse, Embolien)
- Labordiagnostik: Entzündungsparameter, Gerinnungsfaktoren, Nierenfunktionsparameter, Urinstatus
- EKG zum Nachweis möglicher Herzrhythmusstörungen

Diagnose   ➤ Tab. 15.9.

Tab. 15.8 Verdacht auf infektiöse Endokarditis bei folgenden anamnestischen und klinischen Befunden (nach DGPK-Leitlinie, mod. nach Leitlinie der Europäischen Gesellschaft für Kardiologie 2015)

Leitsymptom Fieber und Anamnestische Befunde	
• Angeborener struktureller Herzfehler (korrigiert / unkorrigiert) • Intrakardiales / intravaskuläres prothetisches Material • Infektiöse Endokarditis in der Anamnese • Extrakardiale Risikofaktoren: Immunsuppression und Drogenkonsum	
Klinische Befunde	
• Neu aufgetretenes Systolikum	
• Neu aufgetretene Leistungsminderung	→ Herzinsuffizienz
• Neu aufgetretene EKG-Veränderung	→ Reizleitungsstörung
• Sepsis / Abszesse unklarer Genese	
• Embolien	
– Zerebrale Embolien mit neurologischen Symptomen	→ Linksherzendokarditis
– Lungenembolie	→ Rechtsherzendokarditis
• Mikroembolien / Immunkomplexvaskulitis	
– Subkutane, entzündlich gerötete Hämorrhagien an Finger- und Zehenkuppen (Osler-Knötchen, Janeway-Läsionen) – Vertikal verlaufende Einblutungen unter dem Nagelbett (Splinter-Hämorrhagien) – Retinale Einblutungen (Roth-Flecken)	

P R A X I S T I P P
Kinder und Jugendliche mit einem erhöhten Risiko für eine Endokarditis sollten keine Antibiotikatherapie ohne eine vorgängige Blutkultur erhalten. Die Anwendung der Duke-Kriterien ersetzt nicht die klinische Beurteilung. Vor Therapiebeginn Expertenrat (Infektiologe, Kardiologe) einholen.

Therapie   Die Festlegung der Therapie erfolgt interdisziplinär (Kardiologen, Kardiochirurgen, Infektiologen). Allgemeine Prinzipien:
- Eine erfolgreiche Behandlung setzt eine vollständige Eradikation des Erregers voraus, weshalb bakterizide Antibiotika zum Einsatz kommen.
- Die i. v. Antibiotikatherapie erfolgt bis zum Erregernachweis mit einer Kombinationstherapie, dann gezielt nach Resistogramm.

Tab. 15.9 Modifizierte Duke-Kriterien zur Diagnostik der infektiösen Endokarditis (DGPK, Europäische Gesellschaft für Kardiologie 2015)

Hauptkriterien	Nebenkriterien
Positive Blutkulturen • für typische Erreger in zwei Blutkulturen • für andere Erreger mehrere Blutkulturen • für *Coxiella burnetii* in einer Blutkultur oder Phase-I-IgG-Antikörper-Titer > 1 : 800 **Nachweis einer Endokardbeteiligung** • Echokardiografischer Nachweis von Vegetationen, Abszessen, Dehiszenz einer Prothese, neu auftretenden Klappeninsuffizienzen • Kardiales CT zum Nachweis paravalvulärer Läsionen • PET/CT und SPECT/CT bei V. a. Endokarditis von Klappenprothesen	• Fieber (Temperatur > 38 °C) • Vorhandensein eines Risikofaktors (Herzfehler, Z. n. Endokarditis, Drogenkonsum) • Mikrobiologischer oder serologischer Nachweis von Erregern, die nicht die Hauptkriterien erfüllen oder die mit einer Endokarditis vereinbar sind • Vaskuläre Phänomene (s. o.) • Immunologische Phänomene (s. klinische Befunde)
Definitive Endokarditis: 2 Hauptkriterien 1 Haupt- und drei Nebenkriterien 5 Nebenkriterien **Mögliche Endokarditis:** 1 Haupt- und ein Nebenkriterium 3 Nebenkriterien	

- Die empirische Therapie einer bakteriellen Endokarditis (an einer nativen Klappe oder einer Klappenprothese mindestens 12 Monate nach Implantation) erfolgt mit Ampicillin, Cloxacillin, Flucloxacillin oder Oxacillin und Gentamicin.
- Die Therapiedauer ist vom Erreger abhängig und beträgt bei Klappenprothesen mindestens 6 Wochen.
- In Abhängigkeit des klinischen Verlaufs ist eine kardiochirurgische Therapie erforderlich. Indikationen für eine Operation sind eine progrediente Herzinsuffizienz, das Risiko von Embolien oder irreversible Schäden am Herzen.

Prophylaxe Eine **bakterielle Endokarditisprophylaxe** wird derzeit nur noch für Patienten mit einem besonders hohen Risiko empfohlen. Die Prophylaxe beinhaltet eine einmalige Antibiotikagabe vor einem invasiven Eingriff mit dem inhärenten Risiko einer transitorischen Bakteriämie. Als Primärprophylaxe einer bakteriellen Endokarditis kommt der regelmäßigen Zahnhygiene, der frühzeitigen Behandlung der Karies und einer sorgfältigen Haut- und Nagelpflege eine große Bedeutung zu.

Hochrisikopatienten für eine bakterielle Endokarditis:
- Unkorrigierte zyanotische Vitien
- Klappenprothesen, Conduits, Shunts
- Restbefunde nach operativer Korrektur
- Die ersten 6 Monate nach operativer Korrektur, wenn Fremdmaterial verwendet wurde
- Eine durchgemachte Endokarditis
- Herztransplantierte Patienten mit Valvulopathie

Risikokonstellationen (Beispiele)
- Zahnärztliche Eingriffe mit Verletzung der Gingiva
- HNO-ärztliche Eingriffe (z. B. Tonsillektomie/Adenotomie)

Antibiotikum für zahn- und HNO-ärztliche Eingriffe
- Amoxicillin p. o.
- Ampicillin i. v.
- Bei Penicillinallergie: Clindamycin

Prognose Die Prognose hängt von Risikofaktoren, vom Zeitpunkt der Diagnosestellung und von kardialen Restbefunden ab. Nach einer durchgemachten Endokarditis besteht ein lebenslang erhöhtes Risiko für eine erneute Erkrankung (Indikation zur Endokarditisprophylaxe).

15.4.4 Perikarditis

Eine entzündliche Erkrankung des Perikards kann infektiös oder nichtinfektiös bedingt sein. Ein Perikarderguss kann zur Perikardtamponade führen. Die häufigste Ursache sind virale Infektionen. Infektionen mit Bakterien, Parasiten und Pilzen sind sehr viel seltener. Eine immunvermittelte Perikarditis tritt im Kindesalter beim Kawasaki-Syndrom, beim akuten rheumatischen Fieber und bei der juvenilen rheumatoiden Arthritis auf. Ein Erguss im Anschluss an einen kardiochirurgischen Eingriff ist Ausdruck eines Postperikardiotomie-Syndroms. Nach Herztransplantation kann ein Perikarderguss auf eine Abstoßungsreaktion hinweisen.

Hämodynamik, Klinik und Untersuchungsbefund Ein sich langsam entwickelnder Perikarderguss kann lange gut toleriert werden; eine sich rasch entwickelnde Ergussbildung führt zur Perikardtamponade, die einen Notfall darstellt. Die verminderte rechtsventrikuläre Füllung durch die Perikardtamponade resultiert in einem niedrigeren linksventrikulären Schlagvolumen. Leitsymptome der Perikarditis sind atemabhängige thorakale Schmerzen im Rahmen eines fieberhaften viralen Infekts. Auskultatorisch ist ein Perikardreiben pathognomonisch. Mit Ergusszunahme kann das Geräusch verschwinden, und die Herztöne können leiser werden. Bei einer Perikardtamponade sind die Patienten aufgrund des reduzierten Schlagvolumens zentralisiert und tachykard. Als klinische Zeichen des erhöhten zentralen Venendrucks aufgrund der verminderten rechtsventrikulären Füllung zeigen sich gestaute Halsvenen, eine Hepatomegalie und ein Pulsus paradoxus (inadäquater Blutdruck- und Pulsabfall in der Inspiration).

Diagnostik Das EKG zeigt im Krankheitsverlauf typische, aber nicht spezifische Veränderungen wie z. B. konkave ST-Strecken-Hebungen (1. Krankheitswoche), eine Normalisierung der ST-Strecke, Abflachung der T-Wellen (2. Krankheitswoche) sowie eine T-Negativierung (bis 4. Woche nach Krankheitsbeginn). Bei chronischem Verlauf bleibt eine Normalisierung der T-Wellen aus. Bei einer Perikardtamponade ist die Amplitude der R-Zacken sehr niedrig („low voltage"), und es kann ein elektrischer Alternans der R-Zacken auftreten. Der Perikarderguss kann echokardiografisch durch engmaschige Kontrollen im Verlauf beurteilt und die Indikation zur Perikardpunktion gestellt werden. Es gibt keine Labordiagnostik, die eine Perikarditis beweist. Blutentnahmen erfolgen unter Berücksichtigung der vermuteten Ursache und weiterer klinischer Symptome (z. B. Virusserologie, Entzündungswerte, Herzenzyme).

Therapie Ein Postperikardiotomie-Syndrom wird mit NSAR therapiert; bei mangelndem Ansprechen sind gelegentlich Steroide oder Colchicin erforderlich. Eine infektiöse Perikarditis durch Bakterien oder Pilze wird nach Erregernachweis behandelt. Eine Perikardpunktion mit Anlage einer Drainage ist bei hämodynamischer Relevanz des Ergusses oder bei bakterieller Perikarditis erforderlich. Bei chronisch-rezidivierenden Perikardergüssen kann eine Perikardfensterung hilfreich sein.

Prognose Virale Perikarditiden sind selbstlimitierend und haben eine gute Prognose. Bakterielle Perikarditiden haben eine hohe Mortalität, wenn sie nicht rechtzeitig erkannt und behandelt werden. Als Langzeitkomplikation kann sich eine Pericarditis constrictiva entwickeln.

15.4.5 Myokarditis

Bei einer Myokarditis liegen eine meist fokale, seltener eine diffuse Infiltration des Myokards mit Entzündungszellen und eine Nekrose / Apoptose von Myozyten vor.

Ätiologie ➤ Tab. 15.10.

Klinik Sowohl akute als auch chronische Verläufe sind möglich. Bei akutem Verlauf kann rasch eine Herzinsuffizienz auftreten. Komplikationen können tachykarde und bradykarde Herzrhythmusstörungen sein.

Diagnose Diagnostische Untersuchungen umfassen: EKG, Echokardiografie, ggf. MRT, Labordiagnostik (z. B. Troponin, CK und CK-MB, BNP / NT-proBNP), direkter Virusgenomnachweis im Blut / Stuhl sowie Antikörpernachweis von HCV, HIV und Borrelien.

Der Goldstandard ist eine Myokardbiopsie mit PCR und In-situ-Hybridisierung. Indiziert ist diese im Kindesalter aber nur, wenn unter symptomatischer Therapie oder IVIG keine klinische Besserung eingetreten ist oder wenn nach etwa 4–6 Wochen keine Normalisierung der kardialen Funktion nachweisbar ist.

Tab. 15.10 Ursachen einer (Peri-)Myokarditis im Kindes- und Jugendalter	
Viren (häufigste Ursache)	Häufig: • Enteroviren: Coxsackie A/B, Echoviren, Polioviren • Adenoviren, Parvovirus B19, HHV6, Influenza • Seltener: HCV, EBV, CMV, Mumps, HSV, VZV, Röteln, RSV, HIV
Bakterien	Borrelien, Mykoplasmen, Tuberkulose
Protozoen	*Toxoplasma gondii, Trypanosoma cruzi*
Pilze, Hefen	
Diphtherietoxin	
Autoimmunvaskulitis (z. B. Kawasaki-Syndrom)	
Sarkoidose	
Arzneimittel (sehr selten)	

Therapie Die **symptomatische Therapie** der kardialen Funktionsstörung erfolgt in Abhängigkeit vom Schweregrad. Sie reicht von Bettruhe und oraler Herzinsuffizienztherapie über Inotropika auf der Intensivstation bis hin zum Assist Device, um Zeit für die Erholung des Myokards zu gewinnen bzw. als Überbrückung bis zu einer Herztransplantation. Eine **IVIG-Therapie** (1–2 g/kg KG über 48 h) wird derzeit bei direktem Virusnachweis im Blut und/oder Stuhl empfohlen. Die Befunde der Myokardbiopsie beeinflussen die weitere Therapie. Bei Nachweis von Inflammation und Viren erfolgt eine antivirale Therapie (z. B. mit Ganciclovir oder Interferon). Bei alleinigem Nachweis einer aktiven Inflammation ohne Virusnachweis ist eine immunsuppressive Therapie (Steroide und Azathioprin) indiziert.

Prognose Die meisten viralen Myokarditiden verlaufen passager und werden häufig nicht erkannt. Gelegentlich treten foudroyante Verläufe mit dann schlechter Prognose auf. Bei Persistenz der Viren und fortbestehender Entzündungsreaktion ist ein Übergang in eine chronische dilatative Kardiomyopathie möglich. Bei höhergradigen AV-Blockierungen kann eine Schrittmacherindikation gegeben sein (z. B. nach Borrelien-Infektion).

15.5 Kardiomyopathien

Primäre Kardiomyopathien sind Erkrankungen des Myokards, die mit einer mechanischen oder elektrischen Fehlfunktion des Herzens einhergehen. Sekundäre Kardiomyopathien beschreiben eine kardiale Beteiligung bei einer Systemerkrankung (➤ Tab. 15.11). Die dilatative und die hypertrophe Kardiomyopathie sind die beiden häufigsten primären Kardiomyopathien.

Krankheitsbild und Leitsymptome
- **Dilatative Kardiomyopathie:** Diese kann genetisch bedingt sein (Mutationen im Aktin-, Desmin-, Dystrophin-Gen), Folge einer akuten Myokarditis sein oder toxische bzw. alimentäre Auslöser haben. Leitsymptome sind die klinischen Zeichen der Herzinsuffizienz.

CAVE
Vor der Diagnosestellung einer primären dilatativen Kardiomyopathie muss eine Koronaranomalie als Ursache einer ischämischen Myokardschädigung ausgeschlossen werden (z. B. Bland-White-Garland-Syndrom).

- **Hypertrophe Kardiomyopathie:** Zugrunde liegen meist Mutationen in Genen, die für Proteine des Sarkomers kodieren (z. B. schwere Kette des β-Myosins, Myosinbindungsprotein C, Troponin T). Mikroskopisches Kennzeichen ist eine Fehlorganisation der Myozyten („fiber disarray"). Die Prävalenz ist mit 1 : 500 hoch. Die Vererbung erfolgt überwiegend autosomal-dominant. Der linke Ventrikel ist meist asymmetrisch hypertrophiert. Es kann zu einer Obstruktion im linksventrikulären Ausflusstrakt kommen. Leitsymptome sind zunehmende Leistungseinschränkung, Belastungsdyspnoe und belastungsinduzierte Synkopen (Warnsignal). Der plötzliche Herztod kann insbesondere bei Jugendlichen die erste klinische Manifestation sein.
- **Arrhythmogene rechtsventrikuläre Kardiomyopathie:** Das Myokard des rechten Ventrikels wird zunehmend durch Fettgewebe und Fibrose ersetzt. Die Folge ist eine rechtsventrikuläre Dilatation und Funktionsstörung. Leitsymptome sind Synkopen und belastungsabhängige ventrikuläre Tachykardien.
- **Non-compaction-Kardiomyopathie:** Leitsymptome sind Herzinsuffizienzzeichen mit embo-

Tab. 15.11 Kardiomyopathien im Kindes- und Jugendalter

Primäre Kardiomyopathien	
Angeborene (genetische) Formen	• Hypertrophe (nicht) obstruktive Kardiomyopathie • Arrhythmogene rechtsventrikuläre Kardiomyopathie • Non-compaction-Kardiomyopathie • Ionenkanaldefekte (Long-/Short-QT-Syndrom, Brugada-Syndrom, katecholaminerge polymorphe ventrikuläre Tachykardie) • Mitochondriale Kardiomyopathie
Gemischte (genetische und erworbene) Formen	• Dilatative Kardiomyopathie • Restriktive Kardiomyopathie
Erworbene Formen	• Myokarditis • Kardiomyopathie des Neugeborenen einer diabetischen Mutter • Tachykardieinduzierte Kardiomyopathie • Stressinduzierte Kardiomyopathie (Tako-Tsubo)
Sekundäre Kardiomyopathien	
Stoffwechselerkrankungen	Störung der β-Oxidation und des Fettsäuretransports
Speichererkrankungen	Morbus Pompe
Endokrine Erkrankungen	Diabetes mellitus, Schilddrüsenfunktionsstörungen, Phäochromozytom
Autoimmunerkrankungen	Lupus erythematodes, rheumatoide Arthritis, Dermatomyositis
Neuromuskuläre Erkrankungen	Muskeldystrophien (Duchenne, Becker), Friedreich-Ataxie
Hämatologische Erkrankungen	Thalassämie, Sichelzellenanämie
Fehlernährung	Mangel an Thiamin, Carnitin, Selen, Kupfer
Toxisch bedingt	Anthrazykline, Strahlentherapie, Alkohol
Infiltrative Erkrankungen	Amyloidose, Morbus Gaucher

lischen Ereignissen durch Thromben aus den Recessus sowie Herzrhythmusstörungen.
- **Restriktive Kardiomyopathie:** Ein bindegewebiger Umbau des Myokards resultiert in einer verminderten Dehnbarkeit und damit einer verminderten Füllung der Ventrikel. Die Vorhöfe sind massiv dilatiert. Leitsymptome sind die pulmonale Hypertension und die systemvenöse Stauung mit Dyspnoe, Hepatomegalie und peripheren Ödemen.

Diagnostik Die Labordiagnostik ist breit und erfasst kardiale Biomarker, kardiotrope Viren, Stoffwechseldiagnostik, Spurenelemente und ggf. eine genetische Diagnostik. Im EKG finden sich Zeichen von ventrikulärer Dilatation oder Hypertrophie, intraatrialer und intraventrikulärer Leitungsverzögerungen sowie Repolarisationsstörungen. Pathologische Q-Zacken sind Ausdruck der Septumhypertrophie. Die Diagnosestellung erfolgt echokardiografisch. Eine MRT hilft in der Risikostratifizierung und zur Darstellung der Koronararterien. Die Koronarangiografie in der Herzkatheteruntersuchung ist weiterhin der Goldstandard. Eine Myokardbiopsie erfolgt für spezielle Fragestellungen.

Therapie Bei sekundären Ursachen einer Kardiomyopathie erfolgt die Therapie der Grunderkrankung. Bei allen primären Formen steht aktuell nur eine symptomatische Therapie zur Verfügung. Bei einer dilatativen Kardiomyopathie steht die Herzinsuffizienztherapie an erster Stelle. Bei genetisch bedingten hypertrophen Kardiomyopathien werden primär Betablocker oder Verapamil eingesetzt. Eine Myektomie hypertrophierten Myokards im linksventrikulären Ausflusstrakt erfolgt bei Patienten, die trotz maximaler medikamentöser Therapie symptomatisch sind. Die Implantation eines AICD („automatic implantable cardioverter defibrillator") ist indiziert zur Sekundärprophylaxe nach ventrikulären Tachykardien oder überlebtem plötzlichem Herzstillstand sowie zur Primärprophylaxe bei Hochrisikopatienten (im Kindesalter individuelle Abwägung). Eine Herztransplantation ist die Ultima Ratio bei allen primären Kardiomyopathien, wobei die häufigste Indikation die dilatative Kardiomyopathie darstellt.

Prognose Die Prognose ist aufgrund der vielfältigen Ursachen und der unterschiedlichen klinischen Verläufe schwer vorhersagbar. Sie ist bei einer restriktiven und einer Non-compaction-Kardiomyopathie meist schlechter als bei den anderen Formen. Das Risiko für einen plötzlichen Herztod ist bei allen Formen erhöht.

PRAXISTIPP
Bei genetisch bedingten Kardiomyopathien wird bei Geschwistern und erstgradigen Verwandten eine kardiologische Untersuchung empfohlen.

Die hypertrophe Kardiomyopathie, die arrhythmogene rechtsventrikuläre Kardiomyopathie, Ionenkanalerkrankungen und Koronararterienanomalien sind die häufigsten Ursachen eines sportassoziierten plötzlichen Herztods (< 35 Jahre).

Vor Aufnahme eines leistungsorientierten Trainings werden eine Anamnese, eine klinische Untersuchung und ein EKG empfohlen. Es besteht aktuell starker Expertenkonsens, dies auch für Jugendliche (im Rahmen der J1, 12–14 Jahre) zu empfehlen.

15.6 Herzrhythmusstörungen im Kindes- und Jugendalter

Herzrhythmusstörungen im Kindesalter haben vielfältige Ursachen und können potenziell lebensbedrohlich sein. Eine rasche Diagnosestellung und Therapieentscheidung sind daher sehr wichtig. Herzrhythmusstörungen können bei bisher Herzgesunden, bei Patienten mit Ionenkanalerkrankungen und nach einem kardiochirurgischen Eingriff auftreten.

PRAXISTIPP
Altersunabhängige Warnzeichen, die auf eine hämodynamische Relevanz einer tachykarden oder bradykarden Herzrhythmusstörung hinweisen, sind marmoriertes und blasses Hautkolorit, Zentralisierung mit kühlen Extremitäten sowie eine verlängerte Rekapillarisationszeit (Füllungszeit > 2 s im Bereich von Stirn oder Stamm). Die Blutdruckwerte bleiben lange in einem normalen Bereich und sind daher nicht als Frühzeichen einer drohenden Verschlechterung der Kreislaufsituation geeignet.

15.6.1 Tachykarde Herzrhythmusstörungen

Supraventrikuläre Tachykardien

Supraventrikuläre Tachykardien sind die häufigsten tachykarden Herzrhythmusstörungen im Kindes- und Jugendalter (Prävalenz 1 : 250–1 : 1.000). Sie entstehen oberhalb des His-Bündels.

Formen (➤ Abb. 15.12)
- **Atrioventrikuläre Reentry-Tachykardie:** Dies ist die häufigste Form der SVT im Kindes- und Jugendalter. Das morphologische Substrat ist eine akzessorische atrioventrikuläre Leitungsbahn. Ein WPW-Syndrom liegt vor, wenn im Oberflächen-EKG die ventrikuläre Präexzitation über die akzessorische Leitungsbahn als Deltawelle erkennbar ist (gelegentlich auch intermittierend) und Tachykardien auftreten.
- **AV-Knoten-Reentry-Tachykardie:** Hierbei handelt es sich um die zweithäufigste SVT im Kindes- und Jugendalter. Bei ihr liegen dem Reentry-Mechanismus unterschiedliche Leitungswege im AV-Knoten zugrunde. Meist leitet in der Tachykardie ein langsamer Leitungsweg („slow pathway") antegrad und ein schneller Leitungsweg („fast pathway") retrograd (duale AV-Knoten-Physiologie). Die Prävalenz dieser Form der SVT nimmt im Kindes- und Jugendalter zu.
- **Fokale atriale Tachykardien:** Diesen Tachykardien liegt eine abnorme Automatie in den Vorhöfen zugrunde. Ihr Frequenzspektrum liegt häufig unterhalb der Frequenzen der Reentry-Tachykardien. Sie können sehr lange wenig symptomatisch persistieren und bergen das Risiko einer tachykardieinduzierten Kardiomyopathie.

Klinik Die klinischen Symptome sind altersabhängig. Bei Säuglingen können ein schlechteres Trinkverhalten, eine abnorme Irritabilität oder auch Ruhe ein erstes klinisches Zeichen einer Tachykardie sein. Kleinkinder lokalisieren diverse Beschwerden häufig in den Bereich des Abdomens. Schulkinder berichten über die Wahrnehmung von Palpitationen, einem verstärkten Herzschlag („Herz springt aus der Brust, Herzklopfen bis zum Hals") und einem thorakalen Engegefühl. Selbst Jugendliche können oft nicht zwischen emotional bedingten oder unter körperlicher Belastung auftretenden Sinustachykardien und paroxysmal auftretenden supraventrikulären Tachykardien differenzieren, was eine besonders genaue Anamnese erfordert.

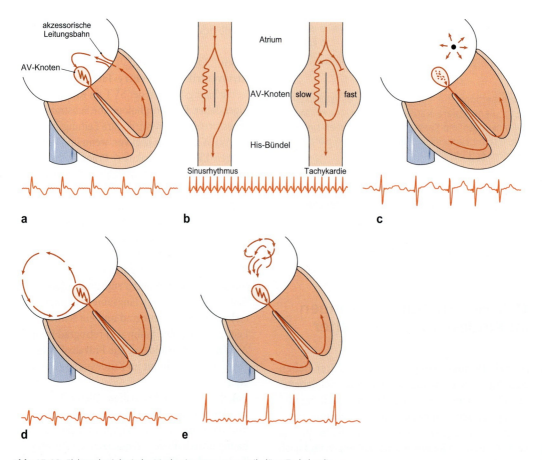

Abb. 15.12 Elektrophysiologische Mechanismen supraventrikulärer Tachykardien :
- a) AV-Reentry-Tachykardie (AVRT): Reentry-Mechanismus über AV-Knoten und akzessorische Leitungsbahn
- Orthodrome Leitung, wenn atrioventrikuläre Leitung über AV-Knoten und retrograde Leitung über akzessorische Leitungsbahn → schmale QRS-Komplexe
- Antidrome Leitung, wenn atrioventrikuläre Leitung über akzessorische Leitungsbahn und retrograde Leitung über AV-Knoten → breite QRS-Komplexe (nicht dargestellt)
- b) AV-nodale Reentry-Tachykardie (AVNRT): duale AV-Knoten-Physiologie („fast" und „slow pathway"). In der Tachykardie meist antegrade Leitung über „slow pathway" und retrograde Leitung über „fast pathway". Die P-Wellen sind oft nicht abzugrenzen, weil sie innerhalb des QRS-Komplexes liegen.
- c) Fokale atriale Tachykardie: fokale Automatie mit wechselnder Überleitung auf Kammern, phasenweise AV-Blockierung II°.
- d) Vorhofflattern: Makro-Reentry in den Vorhöfen mit meist regelmäßiger, z. B. 2:1-Überleitung auf die Ventrikel e) Vorhofflimmern: Mikro-Reentry in den Vorhöfen mit unregelmäßiger Überleitung auf die Ventrikel (absolute Arrhythmie) [L141]

Reentry-Tachykardien mit Einschluss des AV-Knotens zeigen in der Regel einen abrupten Beginn und ein abruptes Ende (Blockade im AV-Knoten unterbricht die kreisende Erregung). Der Herzschlag ist starrfrequent. Das Herzfrequenzspektrum liegt für Säuglinge meist > 220 / min und für Kinder und Jugendliche > 180 / min.
Fokale atriale Tachykardien zeigen häufig einen langsameren Frequenzanstieg und Abfall („warm up and cool down"). Das Herzfrequenzspektrum variiert durch gelegentliche AV-Blockierungen.

Diagnostik Diese umfasst ein 12-Kanal-EKG mit Rhythmusstreifen. Im symptomfreien Intervall finden sich Zeichen der Präexzitation (kurze PQ-Zeit und Deltawelle) als Hinweis für ein WPW-Syndrom. Während einer Tachykardie (>3 konsekutive tachykarde QRS-Komplexe) sind die P-Wellen nicht regelrecht oder nicht identifizierbar. Die QRS-Dauer beträgt in der Regel < 80 ms. Zudem werden ein Langzeit-EKG und / oder Event Recorder sowie eine Echokardio-

Tab. 15.12 Akuttherapie der supraventrikulären Reentry-Tachykardien (AVRT, AVNRT)

Erstmaßnahme Vagusmanöver	• Eisbeutel auf das Gesicht • Würgereiz mit Spatel auslösen • Bauchpresse
Medikamentöse Akuttherapie	• Adenosin i.v. im schnellen Bolus (Startdosis 100 µg/kg KG bzw. max. 6 mg, repetitive Gaben möglich, Dosissteigerung bis 300 µg/kg KG bzw. max. 12 mg) • Verapamil langsam i.v. (0,1 mg/kg KG, max. 5 mg), erst ab Alter > 5 Jahre
Weitere medikamentöse Therapie	• Flecainid 0,5–1 mg/kg KG i.v. über 10 min oder • Amiodaron 5 mg/kg KG i.v. über 30 min (wenn möglich, vorgängig Blutentnahme für Schilddrüsenwerte)
Externe Kardioversion bei hämodynamischer Instabilität	0,5–2 J/kg KG, EKG synchronisiert, in Sedierung

Tab. 15.13 Auswahl für antiarrhythmische Dauertherapie supraventrikulärer Tachykardien (Dosisempfehlungen gemäß Leitlinien der DGPK)

Medikament	Dosierung
Propranolol	2 mg/kg KG/d in 3 ED
Flecainid	2–7 mg/kg KG/d in 2 ED
Propafenon	10 mg/kg KG/d in 3 ED
Sotalol	2–6 mg/kg KG/d in 2 ED
Amiodaron	3–5 mg/kg KG/d in 1 ED

Digoxin ist bei Patienten mit WPW-Syndrom kontraindiziert, da es die antegrade effektive Refraktärperiode der akzessorischen Leitungsbahn verkürzen und daher das Risiko für Kammertachykardie bei Vorhofflimmern/-flattern erhöhen kann.

grafie durchgeführt. Die Labordiagnostik beinhaltet u.a. Schilddrüsenhormone (Ausschluss Hyperthyreose) und Troponin (bei V.a. Myokarditis).

Therapie Die Mehrzahl der supraventrikulären Tachykardien sind Reentry-Tachykardien über eine akzessorische Leitungsbahn mit Einschluss des AV-Knotens. Daher zielt die Therapie auf eine Hemmung der Impulsweiterleitung im AV-Knoten (➤ Tab. 15.12).

CAVE
Supraventrikuläre Tachykardien ohne Einschluss des AV-Knotens (Vorhofflimmern, Vorhofflattern und fokale atriale Tachykardien) werden durch Adenosin nicht beendet, aber durch die Blockade des AV-Knotens demaskiert. Im EKG sind die Flimmer-, Flatterwellen bzw. einzelne P-Wellen ohne ventrikuläre Aktionen zu erkennen. Vorhofflimmern/-flattern werden in der Regel durch elektrische Kardioversion terminiert. Fokale atriale Tachykardien werden medikamentös therapiert (z.B. Ic-Antiarrhythmika oder Amiodaron).

Medikamentöse Dauertherapie und elektrophysiologische Therapie bei supraventrikulären Reentry-Tachykardien (➤ Tab. 15.13): Diese erfolgt in Abhängigkeit der zugrunde liegenden Ursache und der Häufigkeit des Auftretens.

Meist dient die medikamentöse Therapie zur Überbrückung bis zu einem bestimmten Körpergewicht (etwa > 20 kg), ab dem eine elektrophysiologische Ablationstherapie unter Abwägung der Risiken möglich ist.

CAVE
Herzrhythmusstörungen bei Kindern mit einem Herzfehler können rasch zu einer kardialen Dekompensation führen und machen eine umgehende Therapie erforderlich.

Komplikationen Lang anhaltende oder häufig auftretende Tachykardien können zu einer Herzinsuffizienz führen.

Ventrikuläre Tachykardien

Ventrikuläre Tachykardien sind im Kindesalter sehr viel seltener. Sie entstehen unterhalb des His-Bündels. Ihre Ursachen sind vielfältig.

Klinik Häufige Symptome ventrikulärer Tachykardien sind Palpitationen, Schwindel und Synkopen. Risikofaktoren für ventrikuläre Tachykardien, die zum plötzlichen Herztod führen können, sind vor allem kardiochirurgische Eingriffe und Ionenkanalerkrankungen (➤ Tab. 15.14).

Tab. 15.14 Formen von ventrikulären Tachykardien

Tachykardien ohne kardiale Grunderkrankung	• Rechtsventrikuläre Ausflusstrakttachykardie • Verapamil-sensitive linksfaszikuläre ventrikuläre Tachykardie
Tachykardien bei Ionenkanalerkrankungen	• Long-QT-Syndrom • Brugada-Syndrom • Katecholaminerge polymorphe ventrikuläre Tachykardie
Tachykardien nach Herzoperationen	• z. B. Fallot-Tetralogie

Ionenkanalerkrankungen

Long-QT-Syndrom (LQTS)

Definition Eine verlängerte ventrikuläre Repolarisation prädisponiert für das Auftreten von Torsade-de-pointes-Tachykardien mit dem Risiko für einen plötzlichen Herztod. Eine verlängerte Repolarisation ist beim angeborenen LQTS Folge von Mutationen in Ionenkanälen (mindestens 16 krankheitsassoziierte Gene). Die Prävalenz wird auf etwa 1 : 2.000 geschätzt. Die meisten bekannten Mutationen verteilen sich auf LQTS1–3. Die Vererbung von LQTS1–3 erfolgt meist autosomal-dominant (früher zusammengefasst als Romano-Ward-Syndrom); selten zeigt das LQTS1 einen autosomal-rezessiven Erbgang und geht dann mit Innenohrschwerhörigkeit einher (Jervell-Lange-Nielsen-Syndrom). Davon abzugrenzen sind erworbene QT-Zeit-Verlängerungen nach Einnahme bestimmter Medikamente (www.lqts.org), als Folge von Elektrolytstörungen (z. B. Hypokaliämie, Hypomagnesiämie, Hypokalzämie) oder im Rahmen einer Hypothyreose.

Diagnostik
- **Anamnese:** Synkopen im Zusammenhang mit körperlicher / emotionaler Belastung, eine positive Familienanamnese für plötzlichen Herztod in jungem Alter und eine Innenohrschwerhörigkeit sind anamnestische Hinweise für ein angeborenes LQTS.
- **EKG:** Die frequenzkorrigierte QT-Zeit (QTc) wird mit der Bazett-Formel präferenziell in der Extremitätenableitung II berechnet (QTc-Zeit = QT-Zeit / $\sqrt{RR}$ Abstand; ➤ Tab. 15.15).

> **PRAXISTIPP**
> Eine fetale / neonatale Bradykardie kann auf ein LQTS hinweisen.

- Weitere EKG-Befunde sind Kerbungen der T-Welle („notches") in mindestens drei Ableitungen und ein T-Wellen-Alternans (Ausrichtung der T-Welle ändert sich von Schlag zu Schlag). Torsade-de-pointes-Tachykardien sind polymorphe ventrikuläre Tachykardien mit Undulation der Amplitude um die Nulllinie. Sie können in Kammerflimmern übergehen.
- **Ergometrie:** Die Analyse der QTc-Zeit 4 min nach Beendigung einer Ergometrie hat eine hohe Aussagekraft für den Nachweis eines LQTS1 und 2.
- **Labor:** Bestimmt werden u. a. Elektrolyte (DD Hypokaliämie, Hypomagnesiämie und Hypokalzämie) und Schilddrüsenparameter (DD Hypothyreose).
- **Genetische Analyse (Klasse-I-Empfehlung):** Die Indikation zur genetischen Analyse besteht nach Ausschluss einer sekundären Ursache bei starkem klinischem Verdacht für ein LQTS (basierend auf dem Schwartz-Score; QTc > 480 ms (präpubertär) bzw. > 500 ms (adult) und bei Familienmitgliedern von Indexpatienten mit nachgewiesener pathogener Mutation.

Therapie Die Therapie des LQTS erfolgt nach individueller Risikoabschätzung. Sie umfasst die **Anpassung des Lebensstils** (Vermeidung von Medikamenten, welche die QT-Zeit verlängern, und

Tab. 15.15 QTc-Zeiten in Abhängigkeit von Alter und Geschlecht

Patientengruppe	Normwert (ms)	Grenzbereich (ms)	Verlängerte QTc-Zeit (ms)
Neugeborene	< 450	460–470	> 470
Kinder und Jugendliche	< 440	440–460	> 460
Frauen	< 450	450–460	> 460
Männer	< 430	430–450	> 450

typischer Auslösefaktoren. Eine **medikamentöse Prophylaxe** erfolgt mit Betablockern (meist Propranolol, 3 mg / kg KG / d in 3 ED). Die Option einer **links-zervikothorakalen Sympathektomie** besteht für Hochrisikopatienten, die auf Betablocker nicht ansprechen bzw. diese nicht tolerieren. Ein **AICD** kann als Sekundärprophylaxe nach Kreislaufstillstand oder als Primärprophylaxe bei wiederholten Synkopen trotz Betablocker-Therapie indiziert sein. Die **Akuttherapie der Torsade-de-pointes-Tachykardie** umfasst eine Kardioversion und die Gabe von Magnesium i. v. über 1–2 min.

Prognose Unbehandelt ist die Prognose schlecht. Betablocker sind meist effektiv. AICDs verringern signifikant die Inzidenz des plötzlichen Herztods. Das Ausmaß der QTc-Zeit-Verlängerung korreliert mit dem Risiko für Torsade-de-pointes-Tachykardien.

Diagnostik bei ventrikulären Tachykardien Diese beinhaltet ein 12-Kanal-EKG mit Rhythmusstreifen, Langzeit-EKGs und / oder Event Recorder. Im symptomfreien Intervall können Zeichen für Ionenkanalerkrankungen vorliegen (z. B. LQTS oder Brugada-Syndrom).
Während der Tachykardie (> 3 konsekutive tachykarde QRS-Komplexe) können ggf. folgende Befunde erhoben werden:
- AV-Dissoziation
- Anderer QRS-Vektor als im Sinusrhythmus
- Verlängerte QRS-Dauer mit monomorphen oder polymorphen QRS-Komplexen

Bei Kammerflattern zeigen sich haarnadelförmige QRS-Komplexe, bei Kammerflimmern grobe oder feine Flimmerwellen ohne Regelmäßigkeit.
Eine Echokardiografie soll strukturelle Fehlbildungen ausschließen und die kardiale Funktion evaluieren.

Therapie
V. a. ventrikuläre Tachykardie:
- Externe Kardioversion (0,5–2 J / kg KG, synchronisiert, in Sedierung ohne Zeitverlust)
- Gabe von Adenosin i. v., wenn V. a. supraventrikuläre Tachykardie mit QRS-Verbreiterung besteht
- Gabe von Amiodaron (5 mg / kg KG über 30 min i. v.) bzw. Lidocain (1 mg / kg KG i. v.)

Schnelle ventrikuläre Tachykardie (Kammerflattern) oder Kammerflimmern:
- Defibrillation (2 –)4 J / kg KG, in Sedierung ohne Zeitverlust

Kardiale Reanimation gemäß aktueller Leitlinien.

15.6.2 Bradykarde Herzrhythmusstörungen

Einer bradykarden Herzrhythmusstörung liegt in Bezug auf das Alter eine temporär oder permanent pathologisch verminderte Herzfrequenz zugrunde. Im Kindes- und Jugendalter handelt es sich dabei um folgende Ursachen:
- Angeborener oder erworbener AV-Block III° (Sjögren-Syndrom oder Lupus erythematodes der Mutter, Anlagestörung des Reizleitungssystems)
- Angeborener oder erworbener AV-Block II°, Typ 2 (Mobitz)
- Bradykardie-Tachykardie-Syndrom
- Bradykardieinduzierte Tachyarrhythmien
- Postoperativ nach kardiochirurgischem Eingriff mit Verletzung des AV-Knotens

Klinik Auffällig sind v. a. eine reduzierte körperliche Belastbarkeit, Schwindel, Synkopen sowie bei längerem Bestehen Zeichen einer Herzinsuffizienz.

Diagnostik Diese beinhaltet u. a. Durchführung eines 12-Kanal-EKG mit Rhythmusstreifen, Langzeit-EKG (Detektion von Pausen, höhergradige AV-Blockierungen), Belastungs-EKG (Nachweis einer chronotropen Insuffizienz), Event Recorder, Echokardiografie und ggf. ein Röntgen-Thorax.
SS-A- und SS-B-Antikörper bei Müttern mit einem Sjögren-Syndrom oder einem Lupus erythematodes können nach transplazentarem Übertritt intrauterin zu einem AV-Block III° führen. Eine Borrelien-Serologie ist bei erworbener höhergradiger AV-Blockierung indiziert. Zum Ausschluss einer Bradykardie aufgrund einer Hypothyreose dient die Bestimmung von Schilddrüsenhormonen.

Therapie Die Notfalltherapie bei symptomatischen Patienten umfasst eine medikamentöse Therapie (Adrenalin i. v. mit 0,05–0,1 µg / kg KG / min, Orciprenalin i. v. mit 0,1–2 µ / kg KG / min, Atropin i. v. 0,01 mg / kg KG) und ggf. eine temporäre externe oder transvenöse elektrische Stimulation. Als Dauertherapie erfolgt individuell in Abhängigkeit der Symptome und unter Berücksichtigung aktueller Leitlinien eine Schrittmacherimplantation (transvenöse oder epikardiale Elektroden).

15.7 Kardiale Manifestation und Therapieprinzipien ausgewählter Krankheitsbilder und klinischer Situationen

15.7.1 Kardiale Manifestation des Marfan-Syndroms

Das Marfan-Syndrom ist die häufigste hereditäre Bindegewebserkrankung (Prävalenz 1 : 5.000). Ursächlich ist eine Mutation im Fibrillin-1-Gen. Die Vererbung erfolgt autosomal-dominant; in 30 % liegen De-novo-Mutationen vor. Die Hauptmanifestationen finden sich am Herzen, an den Augen und am Skelettsystem. Die Diagnosestellung erfolgt nach klinischen und molekulargenetischen Kriterien (revidierte Ghent-Nosologie, ➤ Tab. 15.16). Die molekulargenetische Analyse ist auch hilfreich in der Abgrenzung zu anderen Bindegewebserkrankungen mit klinisch ähnlichem Phänotyp, aber anderem Verlauf und anderer Therapie (z. B. Loeys-Dietz-Syndrom, vaskuläres Ehlers-Danlos-Syndrom, Homocystinurie).

Klinik und Diagnose Ein Aneurysma der Aortenwurzel (Sinus valsalva), häufig mit Insuffizienz der Aortenklappe, ist typisch. Alle Abschnitte der Aorta können dilatiert sein. Es findet sich oft ein Mitralklappenprolaps, häufig mit Insuffizienz. Häufigste Todesursache ist die akute Aortendissektion (meist Typ A). Die Diagnosekriterien sind ➤ Tab. 15.16 zu entnehmen.

Therapie Im Vordergrund stehen eine optimale interdisziplinäre Betreuung und Beratung sowie eine frühzeitige medikamentöse Therapie. Erste Wahl im Kindesalter sind aktuell Betablocker, alternativ AT_1-Antagonisten. Zudem ist ein prothetischer Ersatz der Aortenwurzel und dilatierter Aortenabschnitte möglich.

Prognose Diese ist abhängig vom Zeitpunkt der klinischen Manifestation und vor allem von der kardialen Beteiligung. Die medikamentöse Therapie und der prophylaktische Aortenwurzelersatz haben die Langzeitprognose deutlich verbessert.

Tab. 15.16 Kriterien für die Diagnosestellung eines Marfan-Syndroms

Familienanamnese negativ:	
Dilatation der Aortenwurzel **und** eines der folgenden Kriterien: • Fibrillin-1-Gen-Mutation • Linsenluxation (➤ Abb. 15.13) • Systembeteiligung	
Linsenluxation **und** Fibrillin-1-Gen-Mutation (mit bekannter Beteiligung der Aorta)	
Familienanamnese positiv:	
• Dilatation der Aortenwurzel oder • Linsenluxation oder • Systembeteiligung	
Systemische Manifestationen des Marfan-Syndroms	
(Wenn Nachweis ≥ 7 Punkte → systemische Beteiligung)	
Handgelenk- und Daumenzeichen (➤ Abb. 15.13)	3
Handgelenk- oder Daumenzeichen	2
Pectus carinatus	2
Pectus excavatus / Thoraxasymmetrie	1
Valgusstellung Hinterfuß	1
Pes planus	1
Pneumothorax	2
Duraektasie	2
Protrusio acetabuli	2
Quotient Unterlänge / Oberlänge vermindert und Armspanne / Körperlänge erhöht (bei Patienten ohne Skoliose)	1
Skoliose und thorakolumbale Kyphose	1
Verminderte Streckung im Ellenbogen	1
Striae distensae	1
Myopie > 3 Dioptrien	1
Mitralklappenprolaps	1
Faziale Auffälligkeiten (3 von 5) (Dolichocephalus, Enophthalmus, Malarhypoplasie, Retrognathie, nach außen abfallende Lidachsen)	1

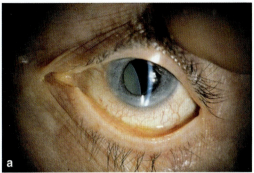
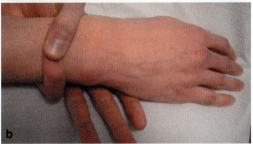
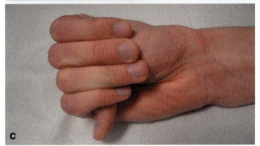

Abb. 15.13 Linsenluxation (a) [E282], positives Handgelenk- (b) [G623] und positives Daumenzeichen (c) [G623].

15.7.2 Medikamentöse Therapie der chronischen Herzinsuffizienz im Kindesalter

Eine Herzinsuffizienz liegt dann vor, wenn das Herz die Zellen nicht ausreichend mit Sauerstoff über den Blutkreislauf versorgen kann. Kompensatorisch werden das Renin-Angiotensin-Aldosteron-System und das sympathische Nervensystem aktiviert, was zu den typischen klinischen Symptomen führt.

Die Ursachen der Herzinsuffizienz im Kindes- und Jugendalter umfassen strukturelle und funktionelle Herzerkrankungen, die meist zu einer systolischen Funktionsstörung des Herzens mit verminderter Auswurffraktion, seltener auch einer diastolischen Funktionsstörung mit linksventrikulärer Hypertrophie und linksatrialer Dilatation führen.

Als kardialer Biomarker hat sich auch im Kindesalter (NT-pro)BNP als Verlaufsparameter etabliert.

Wenn möglich, werden hämodynamisch relevante strukturelle Herzerkrankungen operativ oder interventionell behandelt. Gelegentlich ist eine unterstützende medikamentöse Therapie vor oder nach dem Eingriff erforderlich. Funktionelle Herzerkrankungen (Kardiomyopathien, Myokarditis) werden oft chronisch medikamentös unterstützend therapiert.

Die **medikamentöse Therapie** beruht wie auch im Erwachsenenalter auf verschiedenen Prinzipien: Hemmung der neurohumoralen Aktivierung (durch ACE-Hemmer, AT_1-Antagonisten, Aldosteron-Antagonisten, Betablocker), Minderung klinischer Symptome der Volumenüberladung (durch Diuretika) und Verbesserung klinischer Symptome der kardialen Funktionsstörung (durch Herzglykoside). Die Wahl des Medikaments folgt einem Stufenplan unter Berücksichtigung der klinischen Herzinsuffizienzsymptome:

- **ACE-Hemmer** werden als Medikament der 1. Wahl bei asymptomatischer und symptomatischer linksventrikulärer Funktionsstörung eingesetzt. Die Dosierung wird langsam gesteigert. Bei Nebenwirkungen (z. B. Reizhusten) kann nach sorgfältiger Abwägung auf einen AT_1-Antagonisten gewechselt werden.
- **Diuretika** werden bei Zeichen einer system- oder pulmonalvenösen Stauung vorübergehend zusätzlich eingesetzt.
- **Betablocker** können additiv in die Therapie eingeführt werden (langsame Dosissteigerung).
- **Aldosteron-Antagonisten** ergänzen die Therapie bei Persistenz klinischer Symptome und reduzierter Ejektionsfraktion.
- **Herzglykoside** können zur Steigerung der Inotropie und zur Frequenzkontrolle zusätzlich erwogen werden.

Die Therapieempfehlungen sind überwiegend von Studien an Erwachsenen für die pädiatrische Population modifiziert worden (kein hoher Evidenzgrad). Einige Medikamente werden bei Kindern „off-label" eingesetzt. Die Initialtherapie sollte gemäß den Leitlinien durch Kinderkardiologen erfolgen.

PRAXISTIPP
- Vor Beginn einer Therapie mit ACE-Hemmern und AT_1-Antagonisten müssen eine Störung der Nierenfunktion und eine Hyperkaliämie ausgeschlossen werden.
- Bei Einnahme von ACE-Hemmern und AT_1-Antagonisten in der Schwangerschaft besteht im 2./3. Trimenon das Risiko einer Fetopathie; weibliche Jugendliche sollten über diese Nebenwirkung aufgeklärt werden.
- Bei dem häufig eingesetzten Betablocker Propranolol besteht das Risiko einer Hypoglykämie.
- Eine Nebenwirkung von Aldosteron-Antagonisten ist eine Hyperkaliämie.
- Die Therapie mit Herzglykosiden sollte unter regelmäßigen Spiegelkontrollen erfolgen.

Supportive und prophylaktische Maßnahmen: Körperliche Aktivität zeigt auch im Kindesalter einen positiven Effekt und sollte symptomlimitiert und nicht kompetitiv erfolgen. Grundsätzlich ist auf eine gesunde Lebensweise zu achten, um zusätzliche Risikofaktoren zu vermeiden. Impfungen werden gemäß den aktuellen Empfehlungen der STIKO durchgeführt. Indikation und Zeitpunkt einer Thrombembolieprophylaxe, einer kardialen Resynchronisationstherapie mittels Herzschrittmacher und Implantation eines automatischen Defibrillators erfolgen in kinderkardiologischen Fachabteilungen auf Basis aktueller Empfehlungen und individueller Erwägungen.

15.7.3 Herztransplantation im Kindes- und Jugendalter

Eine Herztransplantation ist die Ultima Ratio bei finaler Herzerkrankung. Die Steigerung der Überlebensrate mit meist guter Lebensqualität wurde vor allem durch die Weiterentwicklung von Kreislaufunterstützungssystemen (extrakorporale Membranoxygenierung, Assist Devices) und Immunsuppressiva (z. B. Calcineurin-Inhibitoren: Ciclosporin A, Tacrolimus; Antimetaboliten: Azathioprin, Mycophenolat; mTOR-Inhibitoren: Sirolimus, Everolimus) möglich.

Zu den **Indikationen** im Kindesalter gehören u. a. inoperable komplexe Herzfehler, palliativ operierte Herzfehler mit sich entwickelnder Herzinsuffizienz, therapierefraktäre Myokarditis und Kardiomyopathien.

Im Kindes- und Jugendalter liegt die 1-Jahres-Überlebensrate bei etwa 80 %, die 5-Jahres-Überlebensrate bei etwa 70 % und die 10-Jahres-Überlebensrate bei 60 %. Der Verlauf wird im Wesentlichen vom Risiko einer Abstoßungsreaktion und von den Nebenwirkungen der Immunsuppressiva bestimmt.

KAPITEL 16

Burkhard Rodeck

Gastroenterologie und Hepatologie

16.1	**Erkrankungen der Speiseröhre**	354
16.1.1	Gastroösophageale Refluxerkrankung/Refluxösophagitis	354
16.1.2	Eosinophile Ösophagitis	355
16.1.3	Fremdkörperingestion	356
16.1.4	Verätzungsösophagitis	357
16.1.5	Achalasie	357
16.2	**Erkrankungen des Magens**	358
16.2.1	Gastritis (*Helicobacter-pylori*-Infektion)	358
16.2.2	Peptisches Ulkus (Ulcus ventriculi/Ulcus duodeni)	359
16.3	**Erkrankungen des Dünndarms**	360
16.3.1	Pathophysiologie der Diarrhö	360
16.3.2	Gastrointestinale Infektionen	360
16.3.3	Disaccharidasemangel	362
16.3.4	Nahrungsmittelallergie	363
16.3.5	Zöliakie	363
16.3.6	Bakterielle Übersiedelung	365
16.3.7	Intestinales Organversagen	365
16.3.8	Eiweißverlierende Enteropathie	365
16.3.9	Morbus Hirschsprung, chronische intestinale Pseudoobstruktion	366
16.3.10	Invagination	366
16.4	**Chronisch-entzündliche Darmerkrankungen (CED)**	367
16.4.1	Morbus Crohn	367
16.4.2	Colitis ulcerosa	369
16.4.3	Nicht klassifizierbare Kolitis	370
16.4.4	Extraintestinale Manifestationen/Komplikationen chronisch-entzündlicher Darmerkrankungen	370
16.5	**Dickdarmerkrankungen**	370
16.5.1	Obstipation	370
16.5.2	Intestinale Polypen	371
16.6	**Funktionelle Bauchschmerzen**	372
16.7	**Lebererkrankungen**	373
16.7.1	Neonatale Cholestase	373

16.7.2	Gallengangsatresie	374
16.7.3	Familiäre intrahepatische Cholestasesyndrome	375
16.7.4	Stoffwechselerkrankungen der Leber	375
16.7.5	Entzündliche Lebererkrankungen	379
16.7.6	Portale Hypertension	380
16.7.7	Fulminantes Leberversagen	382
16.7.8	Lebertransplantation (LTx)	385
16.8	**Gallenwegserkrankungen**	**385**
16.8.1	Cholelithiasis	385
16.8.2	Sklerosierende Cholangitis	386
16.8.3	Caroli-Krankheit/-Syndrom/Duktalplattenmalformation	386
16.9	**Pankreaserkrankungen**	**387**
16.9.1	Pankreatitis	387

16.1 Erkrankungen der Speiseröhre

16.1.1 Gastroösophageale Refluxerkrankung/Refluxösophagitis

Definition Rezidivierendes Spucken tritt bei über 60 % der Säuglinge < 3 Monaten auf. Meist verliert sich der postprandiale kurze Reflux bis zum Ende des 1. Lebensjahrs. Erst wenn Ösophagitissymptome, neurologische Symptome („seizure-like events") oder eine Gedeihstörung auftreten, spricht man von einer gastroösophagealen Refluxerkrankung (GÖRE). Eine Refluxösophagitis entsteht bei Rückfluss (und Verbleib) von Mageninhalt in den Ösophagus. Durch die Magensäure ist der Reflux meist sauer, kann aber bei ebenfalls bestehendem duodenogastralem Reflux auch alkalisch oder neutral durch den gastralen Nahrungsgehalt sein.

Pathophysiologie Wenn die peristaltische Welle nicht mit der Erschlaffung des unteren Sphinkters koordiniert ist oder ausbleibt wie bei den transienten inadäquaten Relaxationen ohne Schluckakt (transient lower esophageal sphincter relaxation, TLESR), kommt es zu einem Reflux. Die zentrale Steuerung der transienten Relaxationen ist bei jungen Säuglingen noch nicht ausgereift, sodass Refluxepisoden physiologisch häufiger sind. Auch bei Kindern mit Zerebralparese treten TLESR häufig auf. Ein Reflux im Säuglingsalter kann Symptom einer Kuhmilchintoleranz sein.

Störungen der ösophagealen Clearance führen zu einem längeren Kontakt der Schleimhaut mit dem Refluxat und sind ein Cofaktor bei der Entstehung einer Refluxösophagitis. Eine Langzeitfolge ist der Barrett-Ösophagus mit Schleimhautmetaplasie und erhöhtem Risiko für ein Adenokarzinom.

Symptome Im Säuglingsalter ist ein Reflux physiologisch. Erst wenn die Kinder zusätzliche Symptome zeigen (> Tab. 16.1), kann eine Ösophagitis vermutet werden.

> **PRAXISTIPP**
> Ein gastroösophagealer Reflux im Säuglingsalter ist physiologisch. Nur bei Krankheitssymptomen liegt eine Refluxerkrankung (GÖRE) vor.

Diagnostik Die **pH-Metrie** detektiert nur saure Refluxepisoden, eine **Ösophagogastroduodenoskopie** kann zwar eine Ösophagitis (Klassifikation nach Savary-Miller) und andere Pathologien im oberen Gastrointestinaltrakt (GIT) erkennen, bei unauffälligem Befund können aber refluxbedingte Beschwerden nicht ausgeschlossen werden. Das Ausmaß

Tab. 16.1 Symptome einer gastroösophagealen Refluxkrankheit

Säuglinge	Klein- und Schulkinder
Ösophagitis	
	Sodbrennen
Schreien bei Nahrungsaufnahme, Nahrungsverweigerung, Irritabilität	Retrosternale / epigastrische Schmerzen
Überstrecken von Rumpf und Nacken	Schluckbeschwerden
Gedeihstörung	Gedeihstörung
Anämie, Hämatinerbrechen	Anämie
Respiratorische Symptome	
Apnoe, Zyanose, ALTE („acute live threatening event")	Chronische HNO-Erkrankungen
Husten	Chronischer Husten
Chronisch-obstruktive Bronchitis	Asthma bronchiale
Aspirationsereignisse	Aspirationspneumonie
Neurologische Symptome	
„Krampfanfälle" („seizure-like events")	Sandifer-Syndrom
Sandifer-Syndrom	

Tab. 16.2 Auswahl von Differenzialdiagnosen der gastroösophagealen Refluxkrankheit (GÖRE)

Infektion	Harnwegsinfekt, Gastroenteritis, Pneumonie
Immunologie	Zöliakie, Nahrungsmittelunverträglichkeit, allergische eosinophile Ösophagitis
Stoffwechsel	Angeborene Stoffwechselerkrankungen, Niereninsuffizienz, Ketoazidose
Zentrales Nervensystem	Hirntumor, Hydrozephalus, subdurales Hygrom
Intestinale Obstruktion	Atresie, hypertrophe Pylorusstenose, Invagination, Volvulus, Subileus
Medikamente, Toxine	Zytostatika u.a.
Verschiedenes	Essstörungen, zyklisches Erbrechen

Tab. 16.3 Praktische Therapieempfehlung der Refluxerkrankung im Kindesalter

Alter / Problem	Behandlung
Säugling ohne Symptome	Hochlagerung, Andicken der Nahrung
Säugling mit Symptomen	Kuhmilchproteinfreie Kost (Therapienahrung) über 2 Wochen, probatorisch PPI über 2 Wochen
Kind > 12 Monate mit V.a. GÖRE	Nach Endoskopie, PPI, ggf. Dauertherapie
Rezidivierende oder therapieresistente GÖRE	Nach Endoskopie, PPI-Dauertherapie, Antirefluxoperation (Fundoplikatio)

der Beschwerden korreliert nicht gut mit dem endoskopischen / histologischen Befund. Die **pH-Metrie** mit **ösophagealer Impedanzmessung** kann auch nichtsaure Refluxepisoden quantifizieren. Die Methode ist zeitaufwendig. Normwerte im Kindesalter werden zurzeit evaluiert, die Technik steht bislang nicht flächendeckend zur Verfügung.

Bei Erwartung einer Ösophagitis wird eine Ösophagogastroskopie durchgeführt, bei respiratorischen Problemen eher eine pH-Metrie / ösophageale Impedanzmessung, vor Durchführung einer Fundoplikatio ggf. eine Röntgendarstellung.

Differenzialdiagnose   Im jüngeren Kindesalter sind alle Ursachen von Bauchschmerzen und Erbrechen differenzialdiagnostisch zu berücksichtigen (➤ Tab. 16.2). Hierzu gehören insbesondere Erkrankungen, die durch rezidivierendes Erbrechen zu einem sekundären Reflux führen.

Therapie   Praktische Empfehlungen ➤ Tab. 16.3.

16.1.2 Eosinophile Ösophagitis

Definition   Eine eosinophile Ösophagitis ist eine chronische immunologisch vermittelte Krankheit mit Symptomen einer ösophagealen Fehlfunktion, die histologisch durch eine eosinophile Inflammation gekennzeichnet ist. Bei ca. zwei Drittel der Patienten liegt eine in der Regel nicht IgE-basierte Nahrungsmittelallergie vor.

Pathophysiologie   Im Verlauf kommt es zu einem „tissue remodeling" des Epithels ähnlich wie bei einem chronischen Asthma bronchiale. Es resultiert eine subepitheliale Fibrose und damit Stenose des Ösophagus.

Symptome Die Symptomatik variiert mit dem Alter. Jüngere Kinder fallen meist durch Schwierigkeiten beim Füttern bzw. bei der Nahrungsaufnahme, Erbrechen und Bauchschmerzen auf; Adoleszente klagen über Dysphagie (teils mit Nahrungsbolusimpaktion), Sodbrennen (teils nicht reaktiv auf PPI) oder Schmerzen im Epigastrium. Es besteht eine Assoziation mit anderen atopischen Erkrankungen. Häufig findet sich eine Eosinophilie im Differenzialblutbild.

C A V E
Bei jeder endoskopisch behandelten Nahrungsbolusobstruktion muss eine eosinophile Ösophagitis bioptisch ausgeschlossen werden.

Diagnose Die Diagnose kann nur endoskopisch mit einer Ösophagogastroduodenoskopie und Gewinnung von Biopsaten zur histologischen Untersuchung (mehr als 15 eosinophile Granulozyten pro High-Power-Field) gestellt werden. Das morphologische Bild bei der Endoskopie ist charakteristisch mit ringförmigen Einschnürungen (Trachealisation der Schleimhaut), Längsfurchung, leichter Verletzlichkeit und Mikroabszessen (➤ Abb. 16.1). Es sollten ca. sechs Biopsien aus dem gesamten Ösophagus gewonnen werden.

Therapie Die Therapie kann mit Protonenpumpenblockern (PPI) oder topischen Glukokortikoiden (Budesonid schlucken) erfolgen. Ein Teil der Patienten zeigt unter einer alleinigen Behandlung mit PPI eine Remission (8-wöchiger Versuch mit PPI mit anschließender Endoskopie).

Unter der Annahme einer Nahrungsmittelallergie ist der kausale Therapieansatz eine Eliminationsdiät, da das Allergen bei der zellvermittelten Hypersensitivität nicht anders erkannt werden kann. Die traditionelle „six-food elimination diet" (Kuhmilch, Hühnereier, Soja, Weizen, Erdnuss / Nuss und Fisch / Schalentiere) führt bei annähernd drei Viertel der Patienten zu einer Normalisierung, ist aber belastend. Bei fixierten Stenosen im Ösophagus muss eine Dilatationsbehandlung erfolgen.

16.1.3 Fremdkörperingestion

Insbesondere Kleinkinder neigen dazu, alle erreichbaren Gegenstände, häufig Münzen oder Spielzeugteile, in den Mund zu nehmen. Im späteren Alter kommt es eher akzidentell zum Verschlucken von Fremdkörpern, gelegentlich passieren auch Nahrungsbestandteile den Ösophagus nicht.

Symptome Viele Fremdkörperingestionen verlaufen unbeobachtet, die Kinder fallen erst später durch Schluckbeschwerden auf. Fremdkörper mit einem Durchmesser < 2 cm passieren meist den Ösophagus. Bleiben sie stecken, müssen sie wegen der Gefahr einer Perforation bzw. Aspiration umgehend endoskopisch entfernt werden.

Diagnostik Röntgendichte Fremdkörper lassen sich mittels einer Röntgenaufnahme des Thorax und Abdomens von der unteren Zahnleiste bis zum Magenausgang darstellen. Bei nicht röntgendichten Fremdkörpern (scharfkantig, längere Liegedauer) sollte wegen der möglichen Perforationsgefahr auf eine Darstellung des Ösophagus mit Röntgenkontrastmittel verzichtet werden. Im Zweifel muss endoskopiert werden.

Bei V. a. Ingestion röntgendichter Fremdkörper muss eine Röntgenaufnahme mit Aufblendung von der unteren Zahnleiste bis zum mittleren Abdomen erfolgen.

Fremdkörper im Magen können belassen werden, da eine spontane Passage des Magen-Darm-Trakts innerhalb von 2–30 Tagen erwartet werden kann. Ausnahmen sind Batterien und Magnete. Lithiumbatterien führen bei Entladung zur Bildung freier Sauerstoff-

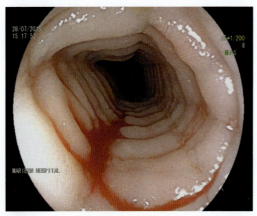

Abb. 16.1 Eosinophile Ösophagitis mit Trachealisation (Querrillen) des Ösophagus [P518]

radikale im Gewebe mit der Folge von Nekrosen. Die Eltern sollten angehalten werden, den Stuhlgang über mindestens 1 Woche auf den Abgang des Fremdkörpers zu prüfen. Liegt er noch im Magen, sollte er eine endoskopisch entfernt werden.

Große Objekte (> 5 cm Länge, > 2,5 cm Durchmesser) haben eine höhere Komplikationsrate, ebenso scharfe Gegenstände, Magnete und Batterien in Magen oder Duodenum. Spitze Gegenstände drehen sich bei der Passage im Magen-Darm-Trakt so, dass der stumpfe Teil führt und somit die spontane Verletzungsgefahr gering ist.

Therapie Fremdkörper im Ösophagus müssen innerhalb von 24 h entfernt werden, Batterien / scharfe Gegenstände innerhalb von 2 h. Die Endoskopie sollte wegen der möglichen Aspirationsgefahr unter Allgemeinnarkose durchgeführt werden. Nahrungsbestandteile werden in den Magen vorgeschoben. Eine ursächliche Erkrankung wie Achalasie, Ösophagusstenose oder eosinophile Ösophagitis (Biopsate gewinnen zur Histologie!) muss ausgeschlossen werden.

16.1.4 Verätzungsösophagitis

Ösophagusverätzungen im Kleinkindesalter werden meist durch versehentliches Trinken von Haushaltsreinigern hervorgerufen. In ca. 70 % werden alkalihaltige Lösungen (pH > 11,5) verschluckt (säurehaltige Flüssigkeiten schmecken bitter). Laugen neigen zur Ausbildung von Kolliquationsnekrosen, die durch alle Wandschichten gehen können. Endoskopisch werden vier Schweregrade der Verätzung unterschieden.

Symptome Typische Symptome sind Trinkverweigerung, vermehrter Speichelfluss, Erbrechen und Schmerzen, insbesondere eine Dysphagie. Verätzungsspuren im Mund-Rachen-Raum können selbst bei höhergradigen Verätzungen im Ösophagus fehlen. Wenn ein Trinkversuch verweigert wird, muss eine Endoskopie erfolgen. Wenn möglich, sollte die verschluckte Substanz identifiziert werden.

Diagnostik Etwa 5 bis maximal 24 h nach der Ingestion sollte eine Ösophagogastroduodenoskopie durchgeführt werden. Bei respiratorischer Beeinträchtigung sollte eine Röntgenaufnahme des Thorax erfolgen. Bei Perforationsverdacht kann eine MRT die Nekrosetiefe und Nähe zu den zentralen Gefäßen detektieren.

> Innerhalb von 5–24 h nach Ingestion einer ätzenden Flüssigkeit sollte eine Ösophagogastroduodenoskopie erfolgen.

Therapie und Prognose Initial sollten Mundhöhle und Rachenraum mit Wasser gespült werden. Einige Schlucke Wasser können auch getrunken werden. Die Indikation zur Ösophagogastroduodenoskopie ist individuell anhand der Wahrscheinlichkeit einer Verätzung zu stellen, im Zweifelsfall sollte endoskopiert werden. Bei Grad-I-Verätzungen ist keine spezifische Therapie notwendig. Bei Grad II und Grad III erfolgen Nahrungskarenz, Antibiotikaprophylaxe (z. B. Cefuroxim), Analgesie (z. B. Ibuprofen) und Protonenpumpenhemmung (z. B. Omeprazol 1 mg/kg KG/d). Eine nasale Magensonde sollte gelegt und bei zirkulären Verätzungen ggf. auch die Anlage einer PEG-Sonde erwogen werden. Prednisolon zur Strikturprophylaxe wird nach aktuellem Stand nicht empfohlen. Grad-IV-Verätzungen müssen in der Regel operativ versorgt werden. Frühestens nach 2 Wochen erfolgt eine Kontrollendoskopie. Bei Anzeichen von Strikturen (Schluckbeschwerden) muss eine Dilatation erfolgen.

Die Prognose ist abhängig von der Art und Menge des ingestierten Materials. Im Kindesalter ist sie meist als gut einzuschätzen.

16.1.5 Achalasie

Definition Eine Achalasie ist eine funktionelle Erkrankung der glatten Muskulatur des tubulären Ösophagus und des unteren Ösophagussphinkters mit Fehlen der Peristaltik und koordiniertem Öffnen des Ösophagussphinkters.

Ätiologie, Pathogenese und Pathophysiologie Die Ursache der Achalasie ist ein selektiver Verlust der inhibitorischen nitrinergen Neuronen im Plexus myentericus mit der Folge einer cholinergen Überreaktion. In Kombination mit einer Nebenniereninsuffizienz und einer Alakrimie (Unfähigkeit, Tränen zu bilden) wird die Erkrankung auch als **Triple-A-Syndrom** bezeichnet (Achalasie, Alakrimie, Addison-Krankheit) und ist genetisch determiniert. In der Speiseröhre kommt es zu einer funktionell wirksamen Einengung des unteren Ösophagusabschnitts mit Aufweitung der darüber gelegenen Abschnitte und Unfähigkeit zu schlucken.

Symptome Die Symptomatik entwickelt sich langsam. Nahrungsbestandteile verbleiben postprandial im Ösophagus, werden regurgitiert oder fließen passiv heraus. Thoraxschmerzen und Husten können hinzutreten. Langfristig entwickelt sich eine Gedeihstörung. Die Jahresinzidenz bei Kindern liegt bei 0,02–0,31 auf 100.000.

Diagnostik Die Diagnose wird anhand einer Röntgenkontrastdarstellung des Ösophagus gestellt (weinglasförmige Dilatation oberhalb des unteren Ösophagusabschnitts, der selbst nach distal konisch filiform verengt erscheint). Die Ösophagusmanometrie ist ebenfalls zur Diagnostik geeignet. Differenzialdiagnostisch sind alle Ursachen einer Ösophagusverengung zu beachten (peptische Striktur, Fremdkörper, äußere Ösophaguseinengung durch Raumforderungen).

Therapie Die medikamentöse Behandlung kann mit Nifedipin oder Nitroglyzerin erfolgen, meist ist eine endoskopische pneumatische Dilatation, Bougierung oder Botulinumtoxin-Injektion erforderlich. Die chirurgische Ösophagomyotomie (nach Heller) mit Spaltung der unteren Ösophagusmuskulatur ist die effektivste Therapieform, sie hat jedoch mit Entwicklung einer Refluxösophagitis in bis zu 20 % ein hohes Nebenwirkungspotenzial. Sie kann offen oder auch laparoskopisch durchgeführt werden.

16.2 Erkrankungen des Magens

16.2.1 Gastritis (*Helicobacter-pylori-*Infektion)

Definition Eine akute Gastritis kann auf dem Boden einer *Helicobacter*-Infektion, einer toxischen Schädigung durch Medikamente (NSAR, Glukokortikosteroide) oder durch Stress (Trauma, Verbrennung) bedingt sein. Die chronische *Helicobacter*-assoziierte Gastritis wird als Gastritis Typ B bezeichnet. Bei Typ A lassen sich Antikörper gegen Magenepithelzellen, Pepsinogen und Intrinsic-Factor nachweisen. Histologisch findet sich eine Atrophie des Drüsenkörpers. Eine Typ-C-Gastritis ist toxisch durch Gallereflux induziert.

Ätiologie und Pathogenese Meist führt eine Infektion mit *H. pylori* im Kindesalter zu einer asymptomatischen chronischen Gastritis ohne peptisches Ulkus. Prinzipiell besteht ein Risiko zur Entwicklung eines Adenokarzinoms des Magens oder eines MALT-Lymphoms. Die *H.-pylori-*Infektion ist aber nur ein Faktor unter vielen, die zu Malignomen des Magens führen, sodass eine Eradikation aus dieser Indikation allein nicht gerechtfertigt ist.

> Eine *Helicobacter-pylori-*Infektion im Kindesalter verläuft meist asymptomatisch.

Symptome Eine *H.-pylori-*Infektion im Kindesalter verläuft meist asymptomatisch. Eisenmangelanämie, Ulkusbeschwerden, Bauchschmerzen allein sind nicht signifikant häufig mit einer *H.-pylori-*Infektion vergesellschaftet, auch Refluxbeschwerden sind nicht signifikant häufiger. Einige Kinder entwickeln Oberbauchbeschwerden, die von funktionellen Beschwerden schlecht zu unterscheiden sind. Beim Auftreten eines Ulkus sind die hierfür typischen Symptome zu erwarten.

Diagnostik Die überwiegende Anzahl der infizierten Patienten bleibt ihr Leben lang asymptomatisch, sodass eine Diagnostik nur dann sinnvoll erscheint, wenn Anamnese und Symptomatik eine Eradikationstherapie rechtfertigen.
- **Invasive Testverfahren:** Makroskopisch ist bei der Ösophagogastroduodenoskopie als Zeichen der chronischen Gastritis im Kindesalter eine typische noduläre Schleimhautzeichnung im Magenantrum zu erkennen (> Abb. 16.2). Mithilfe des *H.-pylori-*Urease-Schnelltests lässt sich die *H.-pylori-*Besiedelung innerhalb von längstens 24 h nachweisen. Der Keim findet sich auch in der Histologie. In einem Spezialmedium ist eine kulturelle Anzüchtung mit Resistenzbestimmung möglich.
- **Nichtinvasive Testverfahren:** Beim ^{13}C-Atemtest wird den Kindern ^{13}C-markierter Harnstoff

16.2 Erkrankungen des Magens

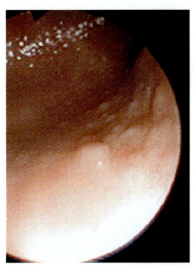

Abb. 16.2 Typische noduläre Schleimhautzeichnung im Magenantrum bei *Helicobacter*-Gastritis [P518]

(stabiles Isotop) oral als Trinklösung verabreicht. Die Spezifität bei Kindern < 6 Jahren ist schlecht, da Kinder die Testsubstanz im Mund retinieren. Im Alter < 6 Jahren sind die Sensitivität und Spezifität hoch. Serologische Verfahren sind nicht geeignet, da sie nicht zwischen akuter, chronischer oder länger zurückliegender Infektion unterscheiden können. Der Nachweis von *H.-pylori*-Antigen im Stuhl mit monoklonalen Antikörpern ist dem Atemtest gleichwertig.

Bei der initialen Diagnostik sollte bei V. a. eine Organerkrankung eine Ösophagogastroduodenoskopie durchgeführt werden. Empfohlen ist eine Testung der Biopsate auf Clarithromycin-Resistenz. Eine Eradikationstherapie ist nur bei dort nachgewiesener Infektion gerechtfertigt. Antigennachweis oder ^{13}C-Atemteste im Stuhl sind nur zur Überprüfung der Eradikation 6 Wochen nach Therapieende sinnvoll.

> Eine Screening-Diagnostik auf *H. pylori* (AG-Test im Stuhl, ^{13}C-Atemtest, Serologie) ist nicht zielführend. Bei klinischen Symptomen sollte eine Endoskopie erfolgen.

Differenzialdiagnosen Differenzialdiagnostisch müssen alle Erkrankungen mit dyspeptischen Beschwerden bedacht werden.

Therapie Eine Eradikation (Omeprazol mit den Antibiotika Amoxicillin und Clarithromycin oder Metronidazol) wird bei positivem endoskopischem Befund auch Patienten ohne Ulkus angeboten (s. o.).

16.2.2 Peptisches Ulkus (Ulcus ventriculi/Ulcus duodeni)

Definition Ein peptisches Ulkus im Magen oder im Duodenum ist ein makroskopisch sichtbarer, meist mit Fibrin ausgekleideter Schleimhautdefekt, der über die Epithelschicht in die Tiefe hineinragt (> Abb. 16.3). Meist ist die Voraussetzung seiner Entstehung eine Infektion mit *H. pylori*.

Symptome Schmerzen (meist rezidivierend im Oberbauch), Blutung mit Abgang von Blut (Meläna oder Bluterbrechen) oder Anämie mit typischen Anämiesymptomen wie Abgeschlagenheit, Krankheitsgefühl und Blässe. Bei einer Ulkusperforation kann es zu einem akuten Abdomen kommen. Weniger spezifisch sind nächtliche Schlafstörungen, postprandiale Schmerzen, Erbrechen und Gewichtsverlust.

Diagnostik Ösophagogastroduodenoskopie mit Biopsieentnahme von Ösophagus, Magen und Duodenum und *Helicobacter*-Urease-Schnelltest.

Differenzialdiagnose
Peptisches Ulkus (Ulcus ventriculi / duodeni) bei verschiedenen Erkrankungen:
- Multiple endokrine Neoplasie Typ I (Gastrinom)
- Zollinger-Ellison-Syndrom (Gastrinom)

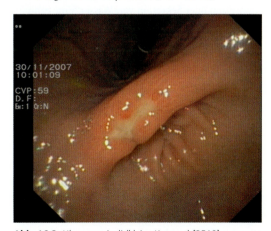

Abb. 16.3 Ulcus ventriculi (kleine Kurvatur) [P518]

- Familiäre G-Zell-Hyperplasie des Antrums
- Eosinophile Gastroenteropathie
- Infektionen (z. B. *Helicobacter pylori*, CMV)
- Systemische Mastozytose
- Vaskulitis (z. B. Morbus Behçet)
- Leberzirrhose
- Morbus Crohn
- Chronische Nieren- oder Lungeninsuffizienz

Andere Ursachen einer Gastritis oder eines Ulkus sind verschiedene Noxen (z. B. Alkohol), Medikamente (z. B. NSAR) oder ein galliger Reflux. Die seltene Riesenfaltengastritis (Morbus Ménétrier) ist fast immer mit CMV- oder *H.-pylori*-Infektionen assoziiert. Klinisch kann eine exsudative Enteropathie mit Eiweißverlust über die Magenschleimhaut vorliegen. Die Prognose ist im Gegensatz zu den chronischen Formen des Erwachsenenalters in der Regel gut.

Therapie Bei akuten Blutungen aus einem Ulkus werden diese mit verdünnter Adrenalinlösung unterspritzt und / oder mit Clips verschlossen. Die medikamentöse Therapie wird mit einem PPI durchgeführt. Bei Nachweis einer *Helicobacter*-Infektion erfolgt eine entsprechende Triple-Therapie (s. o.).

16.3 Erkrankungen des Dünndarms

16.3.1 Pathophysiologie der Diarrhö

Durchfall entsteht durch Störungen der intestinalen Resorption oder Sekretion von Wasser. Eine erhöhte Sekretion kann durch Enterotoxine bei bakteriellen oder viralen Enteritiden verursacht sein, aber auch durch intraluminale Metaboliten wie Gallen- oder Fettsäuren. Hormone und Neurotransmitter beeinflussen ebenfalls die Sekretion (z. B. VIP, Acetylcholin). Diarrhöen dieses Typs werden auch als **sekretorische Diarrhöen** bezeichnet.

Eine verminderte Resorption ist bei einer reduzierten Resorptionsfläche, z. B. nach Darmresektionen oder ausgedehnten Darmschleimhautschäden (z. B. bei Zöliakie), zu befürchten. Werden osmotisch wirksame Substanzen nicht aufgenommen (wie etwa bei Disaccharidintoleranzen), resultiert eine **osmotische Diarrhö**. Eine beschleunigte intestinale Transitzeit bei einer Enteritis führt ebenfalls zu einer verringerten Wasserresorption.

> Bei einer osmotischen Diarrhö sistiert der Durchfall unter Nahrungskarenz, eine sekretorische Diarrhö persistiert auch unter Nahrungskarenz.

16.3.2 Gastrointestinale Infektionen

Einzelheiten zu gastrointestinalen Infektionen ➤ Kap. 10.

Therapie

Antibiotika

Gastrointestinale Infektionen werden meist durch Viren hervorgerufen. Bei Immundefekten, unter Immunsuppression oder bei HIV-Erkrankungen kann eine CMV-Infektion auftreten, die mit Ganciclovir behandelt werden kann. Bei akuten bakteriellen Infektionen des Magen-Darm-Trakts ist eine antibiotische Therapie nur in Ausnahmesituationen notwendig.

Orale Rehydratation und Realimentation

Orale Rehydratationslösungen (ORL) nutzen das Prinzip der gleichzeitigen Wasserresorption mit Transport von Glukose und Natrium und sind ähnlich effektiv wie eine i. v. Rehydratation.

Selbst hergestellte Rehydratationslösungen haben in der Regel (z. B. Coca-Cola, Salzstangen) eine zu hohe Osmolarität (400–700 mosmol / l) und einen zu hohen Glukosegehalt. In ➤ Tab. 16.4 ist die Zu-

Tab. 16.4 Orale Rehydratationslösung (ORL) gemäß ESPGHAN-Empfehlung

Natrium	60 mmol / l
Kalium	20 mmol / l
Chlorid	≥ 25 mmol / l
NaHCO$_3$	0 mmol / l
Citrat	10 mmol / l
Glukose	74–111 mmol / l 13,3–20 g / l
Osmolarität	251 mosmol / l

sammensetzung der idealen ORL gemäß der *European Society for Paediatric Gastroenterology, Hepatology and Nutrition* (ESPGHAN) aufgeführt.

Die orale Rehydratation sollte schnell über 3–4 h erfolgen: Bei einer leichten Dehydratation sollten in dieser Zeit 50 ml / kg KG und bei einer mäßigen Dehydratation 100 ml / kg KG gegeben werden. Nicht überwindbares Erbrechen trotz Gabe von kleinen Mengen gekühlter ORL auf Teelöffeln ist wie eine schwere Dehydratation eine Indikation für eine i. v. Rehydrierung. Nach der Rehydratation wird die Realimentation sofort mit Muttermilch bzw. normaler Nahrung begonnen. Neben der Realimentation muss der laufende Verlust als ORL zusätzlich verabreicht werden (ca. 10–20 ml / kg KG ORL pro Stunde).
➤ Abb. 16.4 stellt ein vereinfachtes Flussdiagramm zum Management der akuten Durchfallerkrankung im Kindesalter dar.

Intravenöse Rehydratation

Die intravenöse Rehydratation erfolgt in der ersten Stunde mit physiologischer NaCl-Lösung oder Ringer-Laktat in einer Dosierung von 20 ml / kg KG. Anschließend werden ½- bzw. ⅓-Elektrolytlösungen eingesetzt. Kaliumhaltige Lösungen dürfen erst nach

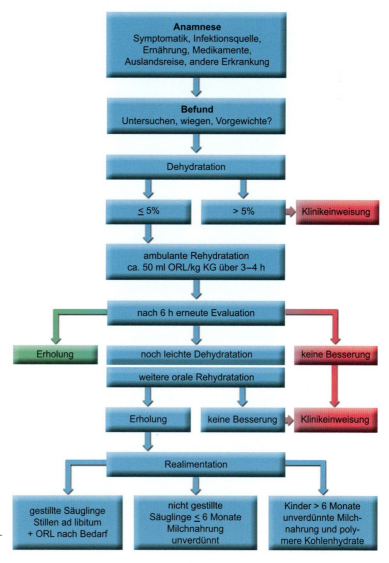

Abb. 16.4 Flussdiagramm zum Management der akuten Durchfallerkrankung im Kindesalter [L238]

Tab. 16.5 Berechnung des Flüssigkeitsbedarfs von älteren Kindern

Die ersten 10 kg KG	100 ml/d je kg KG
Die zweiten 10 kg KG	50 ml/d je kg KG
Jenseits 20 kg KG	20 ml/d je kg KG
Beispiel: 22 kg: 1.000 + 500 + 40 = 1.540 [ml/d] Für jedes Grad kontinuierliche Temperaturerhöhung 12,5 % mehr berechnen.	

Einsetzen der Urinproduktion gegeben werden. Die Menge richtet sich nach dem Bedarf (> Tab. 16.5) und dem geschätzten aufzufüllenden Defizit.

> Bei einer hypertonen Dehydratation (Na > 145 mmol/l, Osmolarität > 295 mosmol/l) sollte die Normalisierung des Natriums nicht vor 48 h erfolgen, bei Natrium > 160 mmol/l nicht vor 72 h. Bei länger dauernder hypertoner Dehydratation werden in den Gehirnzellen als Gegenregulation osmotisch wirksame Peptide und biogene Amine gebildet, die bei rascher Normalisierung der Serumosmolarität nicht zeitadäquat abgebaut werden, ihre osmotische Wirkung entsprechend dem dann herrschenden Gefälle entfalten und zu einem intrazellulären Hirnödem führen.

Lactobacillus GG

Einer der am besten untersuchten probiotischen Keime in der Therapie akuter Durchfallerkrankungen ist Lactobacillus GG (LGG, > 10^{10} CFU/d für 5–7 d). Der Keim ist apathogen, zeigt eine hohe Resistenz gegen Magen-/Gallensäure und weist eine gute Adhärenz an Mukosazellen auf. Die Durchfalldauer bei Kindern unter Therapie kann um mehr als die Hälfte verringert sein. Die signifikante Verkürzung wird auf die Wirkung gegen Rotaviren zurückgeführt. Auch die Dauer der Ausscheidung von Rotaviren ist unter einer LGG-Therapie signifikant kürzer. *Saccharomyces boulardii* 250–750 mg (10^9 bis 10^{10} CFU)/d für 5–7 d ist ähnlich wirksam. Die Therapieeffekte sind bei Patienten mit bakteriellen Infektionen des Magen-Darm-Trakts deutlich geringer.

Enkephalinase-Hemmer

In ersten Studien konnten die Effektivität und Sicherheit dieser Therapie auch im Kindesalter gezeigt werden. Eine Therapie kann nach ESPGHAN-Empfehlung erwogen werden.

16.3.3 Disaccharidasemangel

Saccharoseintoleranz

Das defekte Enzym bei einer seltenen Saccharoseintoleranz ist die Saccharase-Isomaltase (Chromosom 3q25-q26), die im Bürstensaum des Dünndarms lokalisiert ist. Bei Genuss von Maltose, Saccharose oder Isomaltose in Süßigkeiten oder Früchten kommt es zu Bauchschmerzen und Durchfall. Eine Gedeihstörung liegt nur selten vor. Die Diagnose kann mittels H_2-Atemtest nach Belastung mit Saccharose oder durch Enzymbestimmung in einem Duodenalbiopsat gestellt werden. Die Therapie besteht in der Elimination der entsprechenden Zucker aus der Ernährung.

Laktoseintoleranz

Der kongenitale Laktasemangel ist sehr selten. Häufiger ist die Hypolaktasie des älteren Kindes und Erwachsenen. Physiologisch kommt es bei bis zur Hälfte der Weltbevölkerung zu einem Nachlassen der Laktaseaktivität nach dem 3. Lebensjahr. Nur in Populationen mit früher Herdenbewirtschaftung (Laktase-Gen-Mutationen) und damit Milchernährung über die Säuglings-/Kleinkinderzeit hinaus bleibt die Laktaseaktivität erhalten. Die Patienten haben bei Aufnahme einer individuell unterschiedlich hohen Laktosemenge gastrointestinale Beschwerden mit Bauchschmerzen, Blähungen, Völlegefühl und Durchfall. Die Diagnose ist mit H_2-Atemtesten nach Belastung mit Laktose oder Enzymbestimmung im Duodenalbiopsat möglich. Die Therapie besteht in der weitgehenden Elimination von Milchzucker (**cave:** auch in vielen Medikamenten ist Laktose enthalten). Es besteht auch die Möglichkeit der Zufuhr von pharmazeutischen Laktasepräparaten.

Fruktose-/Sorbitmalabsorption

Fruktose wird zusammen mit Glukose durch einen in der apikalen Membran der Enterozyten gelegenen Glukosetransporter (GLUT5) aufgenommen. Bei einem Mangel an Transportkapazität treten wässrige Durchfälle und Bauchschmerzen auf. Bei betroffenen Kindern ist meist ein hoher Konsum an Apfelsaft zu erfragen. Apfelsaft hat ein ungünstiges Fruktose/Glukose-Verhältnis von 2,7 : 1. Hinweise ergeben sich aus der Anamnese mit hohem Fruchtsaftgenuss, die Diagnose wird mit einer Fruktosebelastung und H_2-Atemtest gestellt. Alternativ kann ein Auslassversuch mit Anfertigen eines Beschwerdeprotokolls durchgeführt werden. Die Therapie besteht in der Reduktion der Fruktosezufuhr (besonders in Apfel, Birne, Melone). Die Zuckeraustauschstoffe Sorbit / Xylit (z. B. in Eistee, Kaugummi) können ebenso die Aufnahmekapazitäten der Enterozyten überfordern und zu ähnlichen Symptomen führen.

> Unspezifische chronische Bauchschmerzen sind häufig durch Disaccharidintoleranzen bedingt. Immer nach die Nahrungsanamnese erfragen (z. B. Milch, Apfelsaft, Eistee)!

16.3.4 Nahrungsmittelallergie

➤ Kap. 13.

16.3.5 Zöliakie

Definition Die Zöliakie ist eine immunologische Erkrankung der Dünndarmschleimhaut durch eine Unverträglichkeit der alkohollöslichen Anteile (Prolamine) der Getreide Weizen, Roggen, Gerste und weniger wahrscheinlich Hafer auf dem Boden einer genetischen Prädisposition. Das Prolamin des Weizenproteins Gluten wird Gliadin genannt, das von Roggen Secalin, von Gerste Hordein und von Hafer Avenin. Die lebenslang einzuhaltende glutenfreie Diät führt zur raschen Normalisierung der Histologie des Dünndarms und zum Verschwinden der Symptome.

Epidemiologie Die Prävalenz der Zöliakie ist geografisch unterschiedlich. Basierend auf serologischen Untersuchungen, wird von 1 : 200 bis 1 : 300 ausgegangen. Damit ist die Zöliakie im Gegensatz zu bisherigen Annahmen eine häufige Erkrankung.

Ätiologie und Pathogenese Die durch die toxisch wirkenden Prolamine der Getreide induzierte chronische Entzündung führt zu einer Zerstörung der Zottenstruktur der Schleimhaut durch Apoptose der Enterozyten (Zottenatrophie) mit der Folge einer generellen Malabsorption. Kompensatorisch entwickelt sich eine Verlängerung der Krypten (Kryptenhypertrophie). Eine genetische Disposition mit HLA-DQ2- oder HLA-DQ8-Locus ist Voraussetzung für die Entstehung der Immunreaktion.

Pathophysiologie Die toxischen Aminosäuren des Gliadins sind Prolin und Glutamin. Es besteht eine genetische Disposition. Die o. g. HLA-Allele sind allerdings bei ca. 30–40 % der gesunden Normalbevölkerung ebenfalls vorhanden, sodass sie allein zur Diagnostik nicht geeignet sind. Glutamin ist das Substrat der Gewebstransglutaminase, die als Autoantigen der Zöliakie identifiziert wurde. Die Gewebstransaminase verstärkt die Antigenität der Gliadinpeptide. Die zelluläre Immunreaktion wird überwiegend durch TH_1-Lymphozyten gesteuert und nicht wie bei allergischen Erkrankungen durch TH_2-Lymphozyten. Die Zottenatrophie resultiert aus der verstärkten Apoptose der Enterozyten. Eine sekundäre Toleranz gegenüber Gliadin entwickelt sich nicht.

Symptome Die Zeit zwischen Einführen einer glutenhaltigen Kost und Auftreten erster Symptome ist variabel und kann zwischen Wochen und Jahren dauern. Prinzipiell wird eine klassische Verlaufsform von nichtklassischen Formen unterschieden. Das klassische Krankheitsbild manifestiert sich mit Gedeihstörung (siehe Perzentilenkurven), Durchfall, Anorexie, Erbrechen, ausladendem Abdomen, Müdigkeit, Schwäche und Misslaunigkeit (➤ Abb. 16.5). Dieses typische Krankheitsbild ist insbesondere bei jüngeren Kleinkindern anzutreffen. Später sind oligo- bis monosymptomatische Verläufe häufiger. Alarmsymptome sind: Bauchschmerzen, Obstipation, Wachstums- oder Pubertätsverzögerung, Eisenmangelanämie, Osteopenie, Arthritis, respiratorische Infekte, Zahnschmelzdefekte, orale Aphten, Cheilitis, Nagelauffälligkeiten und psychiatrische Auffälligkeiten. Selten ist die Dermatitis herpetiformis Duhring, eine juckende bullöse Manifestation an der Haut, die an Herpes-Effloreszenzen erinnert.

Diagnostik ➤ Abb. 16.6 stellt den von der ESPGHAN empfohlenen Algorithmus zur Diagnostik einer Zöliakie dar. Unter einer glutenfreien Diät fallen die Transglutaminase-Antikörper innerhalb von Monaten (bis zu 2 Jahren) in den Normbereich ab.

16 Gastroenterologie und Hepatologie

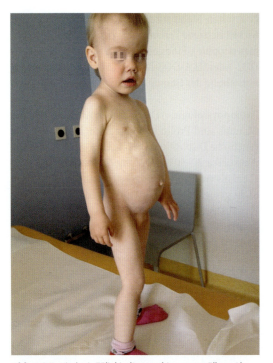

Abb. 16.5 Kind mit Zöliakie (Dystrophie, vorgewölbtes Abdomen) [P518]

> Labordiagnostik bei V. a. Zöliakie umfasst: IgA, Transglutaminase-AK (anti-TG2-IgA), Endomysium-AK, HLA-DQ2 / HLA-DQ8.
> Bei typischer Klinik und typischem Labor muss nicht unbedingt eine Endoskopie durchgeführt werden.

Indikationen zum serologischen Zöliakiescreening (Häufigkeit in %)
- Dermatitis herpetiformis
- Erstgradverwandte (10 %), Down-Syndrom (7 %), Turner-Syndrom (8–10 %)
- Thyreoiditis (2–5 %), Typ-1-Diabetes (2–4 %)
- Eisenmangelanämie (5 %), Kleinwuchs (8 %), neurologische / psychiatrische Erkrankung (35 %), Infertilität (3 %), Osteoporose (3 %)

Differenzialdiagnosen Differenzialdiagnostisch sind alle mit Malabsorption und / oder Abdominalsymptomen einhergehenden Krankheiten zu berücksichtigen.

Therapie Die Therapie besteht in der lebenslangen Einhaltung einer glutenfreien Kost. Im Rahmen der

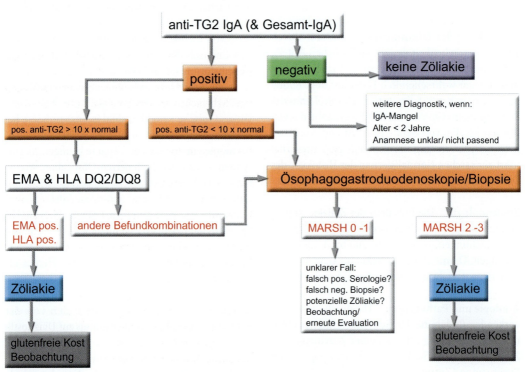

Abb. 16.6 Diagnostischer Algorithmus bei Zöliakie [V786]

Zottenatrophie kann es in der Initialphase der Behandlung notwendig sein, Vitaminmangelzustände auszugleichen. Bei einer totalen Zottenatrophie kann zudem ein sekundärer Laktasemangel vorliegen.

16.3.6 Bakterielle Übersiedelung

Die klinische Bedeutung einer pathologischen jejunalen Besiedelung mit Bakterien wurde erstmals bei Kindern aus Entwicklungsländern mit schwerer Malnutrition erkannt. Kinder mit profusen Durchfällen hatten deutliche höhere Bakterienkonzentrationen im Jejunalsekret im Vergleich zu Kindern, die ebenfalls eine schwere Gedeihstörung hatten, aber keine Durchfälle.

Ein weiterer Grund für eine bakterielle Fehlbesiedlung sind anatomische Gegebenheiten, die zu einer intestinalen Stase des Darminhalts führen, z. B. ein chirurgisches „blind-loop syndrome", interne Fisteln, Strikturen, Divertikel oder ein Kurzdarmsyndrom, insbesondere mit Verlust der Bauhin-Klappe.

Die Therapie erfolgt bei entsprechender Indikation chirurgisch, sonst antibiotisch mit Metronidazol. Der Stellenwert einer probiotischen Behandlung ist diskutabel.

16.3.7 Intestinales Organversagen

Definition Ein intestinales Organversagen ist definiert als Unmöglichkeit des Magen-Darm-Trakts, ein autonomes Leben zu gewährleisten. Es kommt zur Malabsorption, Unterernährung und Durchfällen. In der Regel müssen die Patienten parenteral ernährt werden. Meist ist das Organversagen Folge eines anatomischen Kurzdarmsyndroms.

Ätiologie und Pathogenese Die häufigste Ursache eines intestinalen Versagens ist ein Kurzdarmsyndrom in der Folge einer ausgedehnten Darmresektion. Mögliche zugrunde liegende Erkrankungen sind:
- Darmatresie
- Nekrotisierende Enterokolitis
- Volvulus
- Gastroschisis
- Extensiver Morbus Hirschsprung, intestinale Pseudoobstruktion
- Mesenterialgefäßthrombose
- Mekoniumileus
- Morbus Crohn
- Traumatischer Abriss der Mesenterialgefäße

Symptome Malabsorption, Maldigestion, Mangel an spezifischen Substraten und Durchfall. Kurzfristig kommt es zu Dehydratation und Elektrolytentgleisungen. Mittelfristig entwickelt sich unbehandelt eine schwere Gedeihstörung mit Wachstumsretardierung.

Therapie
- **Konservative Therapieverfahren:** Initial erfolgt eine totale parenterale Ernährung (TPN). Sobald möglich, sollte eine teilenterale Ernährung etabliert werden, da sie eine enterotrophe Wirkung hat.
- **Chirurgische Therapieverfahren:** Chirurgisch ist eine longitudinale Verlängerung des Darms möglich (z. B. Bianchi-Operation). Bei Kontraindikationen oder Versagen dieser Möglichkeit ist ggf. eine Dünndarmtransplantation indiziert.

16.3.8 Eiweißverlierende Enteropathie

Definition Eine eiweißverlierende Enteropathie (exsudative Enteropathie) liegt vor, wenn Serumproteine über die Darmschleimhaut ausgeschieden werden. Die Auswirkungen auf den Patienten basieren auf der Balance zwischen ausgeprägtem Eiweißverlust, Neusynthese von Eiweiß in der Leber und der Verteilung im Körper.

Symptome Die Kinder weisen chronische Durchfälle mit Fettstühlen, Bauchschmerzen, Ödeme, Infektanfälligkeit und Gedeihstörung auf. Die Konzentration von Protein, Albumin, Gammaglobulin, Immunglobulinen, Cholesterin und Triglyzeriden im Serum ist erniedrigt.

Diagnose Die Diagnose wird durch die o. g. typischen Serumbefunde gestellt. Als Maß für die gesteigerte Eiweißausscheidung im Stuhl dient die α_1-Antitrypsin-Ausscheidung. Bei der kongenitalen Lymphangiektasie zeigt sich in den endoskopisch gewonnenen Biopsaten die Lymphangiektasie.

Therapie Die Therapie richtet sich nach der Grunderkrankung.

16.3.9 Morbus Hirschsprung, chronische intestinale Pseudoobstruktion

Morbus Hirschsprung

Definition Ein angeborenes Fehlen der enteritischen Nervenzellen im Kolon mit unterschiedlicher Ausdehnung nach proximal definiert den Morbus Hirschsprung (Aganglionose). Meist betrifft die Störung nur das Rektum und/oder das Sigma. Die Prävalenz liegt bei ca. 1 : 5.000 Lebendgeburten.

Pathophysiologie Der aganglionäre Darmanteil ist nicht zur Relaxation fähig, die Muskulatur bleibt dauerhaft tonisch kontrahiert. Die darüber liegenden Darmabschnitte dilatieren bis zum Bild des „Megacolon congenitum".

Symptome Bei über 90 % der betroffenen Kinder fällt ein verspäteter Mekoniumabgang (< 24 h nach Geburt) auf. In der Neonatal- und Säuglingszeit entwickelt sich ein Stuhlverhalt mit seltenem Stuhlabgang, Meteorismus, Gedeihstörung bis zum Subileus oder sogar Ileus. Bei gestillten Kindern kann die Symptomatik erst nach dem Abstillen bzw. nach Beginn der Zufütterung evident werden. Selten entwickelt sich ein toxisches Megakolon mit septischem Verlauf und vitaler Bedrohung des Kindes.

Diagnose Bei der körperlichen Untersuchung findet man Stuhlmassen im Abdomen, im Unterschied zur habituellen Obstipation ist allerdings die Rektumampulle leer. Das aganglionäre kontrahierte enge Segment schmiegt sich dem tastenden Finger eng an (Handschuhphänomen). Die weitere Diagnostik kann mit einem Kolonkontrasteinlauf durchgeführt werden, wobei sich der Übergang des normal innervierten zum aganglionären Segment als Kalibersprung darstellt. In einer Rektummanometrie kann die fehlende Relaxation des aganglionären Segments belegt werden. Goldstandard ist eine Rektum(saug)-biopsie mit enzymhistochemischer Untersuchung der nativen Biopsie, in der sich eine erhöhte Aktivität der Acetylcholinesterase findet. Es sollte möglichst auch die Submukosa mit erfasst werden, in der die Hypo- oder Aganglionose mittels Hämatoxilin-Eosin-Färbung dargestellt werden kann.

> Bei einem Morbus Hirschsprung ist die rektale Ampulle leer, bei der habituellen Obstipation in der Regel stuhlgefüllt.

Therapie Nach Diagnosestellung muss bei entsprechender Klinik eine Entlastung durch Anlage eines Stomas geschaffen werden. In einer zweiten Operation wird das aganglionäre Segment reseziert und der proximale normal innervierte Darm mit dem Anorektum anastomosiert. Die Kinder sollten im Verlauf nachbeobachtet werden; langwierige Probleme mit hartnäckiger Verstopfung sind nicht selten.

16.3.10 Invagination

Definition Eine Invagination ist eine Einstülpung proximaler Darmabschnitte in distale Abschnitte mit der Folge von zunächst venösen Abflussstörungen und später auch der arteriellen Perforation und damit Darmischämie. Die Inzidenz liegt bei 1,5–4 pro 1.000 Neugeborene. Jungen sind häufiger betroffen (3 : 2). Meist tritt die Invagination zwischen dem 4. Lebensmonat und dem 4. Lebensjahr auf.

Ätiologie Ursachen sind Gastroenteritiden (Schwellung Peyer-Plaques), mesenteriale Lymphome, Meckel-Divertikel, Duplikaturen, Hämatome (z. B. bei Purpura Schönlein-Henoch), Polypen (Polyposis-Syndrome). Die Strukturen werden von der propulsiven Peristaltik erfasst und in nachgelegene Darmabschnitte vorgeschoben. Nicht immer ist eine klare Ursache zu erkennen. In 85–90 % liegt eine ileokolische Invagination vor, bei der Ileumanteile über die Bauhin-Klappe in das Zökum gelangen.

Klinische Symptome Typische Symptome sind kolikartige Schmerzen (oft mit beschwerdearmem Intervall), ein tastbarer Tumor im rechten Mittelbauch/Oberbauch, blutige Stühle bis zum manifesten Ileus.

Diagnostik Die Diagnostik erfolgt mittels Sonografie, bei der sich im Querschnitt eine typische Kokarde zeigt, im Längsschnitt ein „pseudo-kidney sign" (▶ Abb. 16.7).

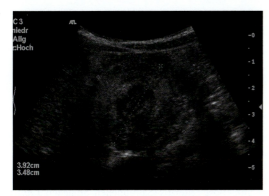

Abb. 16.7 Sonografie bei Invagination [P518]

Therapie Die Invagination lässt sich durch eine hydrostatische Reposition unter sonografischer Kontrolle zurückdrängen (80–90 % Erfolgsrate). Kontraindikationen sind Ileus, Symptomdauer > 24 h, Peritonitis, freie Luft im Abdomen. Bei Misserfolg der hydrostatischen Reposition oder Kontraindikationen ist eine chirurgische Therapie notwendig.

16.4 Chronisch-entzündliche Darmerkrankungen (CED)

Unterschieden werden der Morbus Crohn, der den gesamten Magen-Darm-Trakt vom Mund bis zum Anus betreffen kann, die Colitis ulcerosa, bei der seitens des Darms nur der Dickdarm betroffen ist, und die nicht klassifizierbare Kolitis, bei der eine Zuordnung zu den beiden bekannten o. g. Formen nicht möglich ist. Die Erkrankungen können in jedem Lebensalter auftreten. Die Ursache ist multifaktoriell; genetische Disposition, eine Fehlfunktion des angeborenen Immunsystems, Infektionen und Ernährungseinflüsse scheinen eine Rolle zu spielen.

16.4.1 Morbus Crohn

Definition Es handelt sich um eine chronische, transmurale granulomatöse Entzündung, die den GIT vom Mund bis zum Anus befallen kann. Bevorzugte Lokalisation sind terminales Ileum und Kolon. Typisch sind Fistelbildungen zwischen Darmschlingen, zur Haut (insb. in der Anal- und Dammregion) sowie zum Harntrakt und zur Vagina. Die Inzidenz und Prävalenz hat in den letzten Jahren zugenommen. Rund 25 % aller neu diagnostizierten Patienten sind unter 20 Jahre alt.

Ätiologie und Pathogenese Ätiologisch liegt dem Morbus Crohn eine pathologische Aktivierung des mukosalen Immunsystems zugrunde. Bei Kindern findet sich in bis zu 30 % eine positive Familienanamnese. Mutationen im *NOD2*-Gen auf Chromosom 16 kommen gehäuft vor. Umweltfaktoren tragen ebenfalls zur Entstehung der Erkrankung bei: Rauchen, Passivrauchen, orale Kontrazeptiva, Zustand nach Appendektomie, verschiedene Nahrungsbestandteile und Infektionen. Es ist nicht gelungen, einen spezifischen pathogenen Keim zu entdecken, allerdings scheinen kommensale Bakterien und ihre Produkte an der Entstehung und/oder Perpetuierung der Erkrankung beteiligt zu sein.

Pathophysiologie Bei einem Morbus Crohn überwiegt eine Th1-gewichtete Immunreaktion.

Symptome Ein Morbus Crohn kann selten auch im Säuglingsalter auftreten. Ein Altersgipfel liegt bei ca. 12 Jahren. Die Klinik kann initial unspezifisch sein, chronische Durchfälle kommen z. B. nur bei ca. 30 % der Kinder und Jugendlichen vor. Rezidivierende Bauchschmerzen, Inappetenz, Durchfallepisoden, Gewichtsabnahme oder -stillstand sind typische klinische Zeichen. Insbesondere bei Verzögerung der Diagnose kann auch eine Wachstumsretardierung resultieren (10–30 %). Andere Zeichen sind Fieber, Gelenkbeschwerden, Erythema nodosum, Iridozyklitis, sekundäre Amenorrhö bei Mädchen oder eine Stomatitis aphthosa. Zahlreiche Komplikationen sind im Verlauf möglich: Stenosen mit (Sub-)Ileus, Perforation und Peritonitis, Abszesse im Abdomen, septisch-toxische Krankheitsbilder, seltener schwere Blutung, toxisches Megakolon, Fisteln (viszeroviszeral, viszerokutan, viszerovesikal, rektovaginal, rektoperineal). Die Erkrankung kann in Schüben auftreten mit dazwischen liegenden Remissionsphasen, in denen es dem Patienten gut geht.

> Patienten mit Morbus Crohn müssen keinen Durchfall haben. Die Erkrankung kann alle Teile des Magen-Darm-Trakts befallen.

Diagnostik Die Diagnose beruht auf Laborparametern und bildgebenden Verfahren. Im Labor finden sich Zeichen der chronischen Entzündung mit Erhöhung der BSG, CRP, Anämie (Eisenmangel), Thrombozytose, Erhöhung der α_1- und α_2-Globulin-Fraktion in der Eiweißelektrophorese bei niedrigem Albumin. Zu achten ist auf einen Mangel an Vitamin B_{12}, Folsäure, Zink und Magnesium. Die Entzündungsparameter im Stuhl (Laktoferrin, Calprotectin) sind erhöht, ggf. kann man auch okkultes Blut im Stuhl nachweisen (positiver Hämoccult-Test; ➤ Abb. 16.8). Sonografisch lassen sich verdickte Darmwände darstellen, ggf. auch mit Hyperperfusion.

Die Diagnostik erfolgt mittels Ösophagogastroskopie und Ileokoloskopie. Die Schleimhaut ist diskontinuierlich betroffen mit Verlust der normalen Gefäßzeichnung, Aphthen, Erosionen und fissuralen Ulzerationen. Im Verlauf können sich entzündliche Pseudopolypen entwickeln, die normale Haustrierung des Kolons verliert sich. Immer sind Biopsien aus unterschiedlichen Darmabschnitten zu entnehmen. Auch bei wenig beeindruckenden makroskopischen Darmabschnitten lassen sich ggf. die nahezu pathognomonischen eosinophilen Granulome darstellen. Andere histologische Zeichen sind transmurale lymphozytäre Infiltrationen oder eine Fibrosierung. Die endoskopisch nicht einsehbaren Darmanteile müssen mittels Sonografie, MR-Enterografie oder Videokapselendoskopie dargestellt werden. Bei Kindern < 2 Jahren sollte ein Immundefekt ausgeschlossen werden. Routineendoskopien sind im Kindesalter nicht notwendig.

Differenzialdiagnosen
- Infektiöse Enteritis (Salmonellen, Shigellen, *Campylobacter*, Yersinien, Amöben, Chlamydien, CMV, Clostridien)
- Colitis ulcerosa / nicht klassifizierbare Kolitis
- Appendizitis
- Blutende Darmpolypen
- HIV-Infektion
- Darmtuberkulose
- Zöliakie

Therapie Die Therapie bei akutem Schub bzw. Erstmanifestation zur Remissionsinduktion unterscheidet

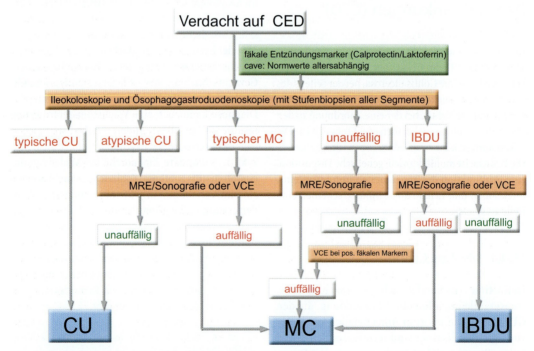

Abb. 16.8 Diagnostik bei Verdacht auf chronisch entzündliche Darmerkrankung (CED) (CU = Colitis ulcerosa, MC = Morbus Crohn; IBDU = nicht klassifizierbare CED, MRE = Magnetresonanzenterografie, VCE = Videokapselendoskopie) [V786]

sich von der Langzeittherapie. Zum Erreichen der Remission sollte primär eine exklusive enterale Ernährungstherapie (Elementar- oder Polymerdiät für 6 Wochen mit 120–150 % der empfohlenen täglichen Energiezufuhr) empfohlen werden. Bei Ablehnung oder Nichtansprechen nach 2 Wochen kann bei mildem ileozökalem Befall auf eine Budesonid-Therapie (9 mg/d p. o. über 4 Wochen, Reduktion/Ausschleichen über 10 Wochen) umgestellt werden. Bei mittlerer oder hoher Aktivität sollte die Initialtherapie zur Remissionserhaltung mit Azathioprin oder Methotrexat kombiniert werden, ebenso bei Risikofaktoren.

Prädiktoren eines schlechten Outcomes bei Morbus Crohn:
- Tiefe Ulzerationen im Kolon
- Hohe Entzündungsaktivität trotz adäquater Therapie zur Remissionsinduktion
- Ausgedehnter Befall des gesamten Kolons
- Deutliche Wachstumsretardierung (< – 2,5 SDS)
- Schwere Osteoporose
- Gelenk-/Hautbeteiligung
- Strikturierende oder penetrierende Erkrankung
- Perianaler Befall

Bei Nichtansprechen auf die o. g. Therapie nach 2 Wochen Prednisolon 1 mg/kg KG p. o. mit Dosisreduktion über 8 Wochen, bei Nichtansprechen nach 2 Wochen Methylprednisolon 1,5 mg/kg KG, max. 40 mg über 4 Tage i. v., bei Nichtansprechen Adalimumab oder Infliximab, bei Nichtansprechen innerhalb von 4 Wochen andere Biologika (Ustekinumab, Vedolizumab, **cave:** Off-Label-Use). Sollte auch das nicht zur Remission führen, sind chirurgische Therapieansätze zu prüfen.

Rektal stehen unterschiedliche Steroidpräparate und 5-Aminosalicylsäure-Präparate als Einläufe und Suppositorien zur Verfügung. Bei Kolonbefall wirken sie allerdings nur bis maximal zur linken Flexur.

Eine schwere Wachstumsretardierung kann auch früh eine Indikation zur (sparsamen) operativen Resektion eines entzündeten Darmabschnitts sein. Prinzipiell ist die Indikation zu operativen Maßnahmen zurückhaltend zu stellen. Bei Notfällen mit Ileus, Perforationen oder schweren Blutungen muss natürlich operiert werden.

Im Verlauf kommt es bei vielen Patienten insbesondere mit kompliziertem Verlauf zu einer depressiven Verstimmung, u. U. mit Verweigerung von diagnostischen oder therapeutischen Empfehlungen, sodass eine begleitende psychologische oder psychotherapeutische Behandlung sinnvoll ist.

16.4.2 Colitis ulcerosa

Definition Die Colitis ulcerosa ist eine chronische, diffuse kontinuierliche Entzündung der Dickdarmschleimhaut, meist hämorrhagisch-ulzerierend, die vorwiegend vom distalen Rektum (Proctitis ulcerosa) ausgeht, wobei der Übergang in alle proximalen Kolonabschnitte möglich ist. Anders als beim Morbus Crohn, der alle Darmwandschichten betreffen kann, umfasst die Entzündung nur Mukosa und Submukosa.

Ätiologie Die Ätiologie ist im Detail unbekannt, es werden aber ähnliche Mechanismen diskutiert wie beim Morbus Crohn (pathologische Aktivierung der mukosalen Immunantwort). Eine genetische Prädisposition ist aufgrund der familiären Häufung anzunehmen.

Symptome Führend sind schleimig-blutige Durchfälle, denen häufig ein schmerzhafter Stuhldrang (Tenesmen) vorausgeht. Die Patienten fühlen sich abgeschlagen, der Appetit ist vermindert. Bei längerem Verlauf kommt es zu Gewichtsverlust, selten zur Wachstumsretardierung. Auch bei der Colitis ulcerosa können extraintestinale Symptome auftreten, z. B. Erythema nodosum, Arthritis, Uveitis oder eine charakteristische Hauterkrankung, das Pyoderma gangraenosum. Der Kolitis vorausgehen oder in der Folge entstehen kann eine primär sklerosierende Cholangitis. Gefürchtet ist das seltene toxische Megakolon mit fulminantem Verlauf, septischem Krankheitsgeschehen mit massiven Durchfällen (2–3 Entleerungen pro Stunde) und nachfolgend Dehydratation, Elektrolytentgleisung und hypovolämischem Schock (s. u.).

Diagnostik Die Parameter für chronische Entzündung im Blut (BSG, Thrombozytose, CRP, Eisenmangelanämie, α_1-, α_2-, γ-Globulin-Erhöhung, Hypalbuminämie) sind bei distalen Kolitiden oft nicht sehr ausgeprägt. Die Entzündungsmarker im Stuhl (Laktoferrin, Calprotectin) sind positiv, ebenso oft der Hämoccult-Test. Bei der Ileokoloskopie finden sich eine hyperämisch-, teils hämorrhagisch-ulzerierende Schleimhaut mit Verlust der Gefäßzeichnung, erhöhter Vulnerabilität, Pseudopolypen und Verlust der Haustrierung. In der Regel ist der Übergang der distal befallenden Schleimhaut zur proximal gesunden Schleimhaut scharf erkennbar. Die Entnahme von Stufenbiopsien ist obligat. In der Histologie findet man eine polymorphkernige Infiltration in der Mukosa, typischerweise mit Kryptenabszessen.

Komplikationen Die schwerwiegendste Komplikation einer Colitis ulcerosa ist ein toxisches Megakolon als Folge einer transmuralen Entzündung mit Paralyse der glatten Darmwandmuskulatur und Einschwemmung von Bakterien und Toxinen in die Blutbahn. Die Folge kann ein lebensbedrohliches Schockereignis sein. Eine andere Komplikation ist das kolitisassoziierte Darmkarzinom, dessen Inzidenz nach 10 Jahren Krankheitsdauer signifikant ansteigt. Als Prävention wird empfohlen, nach mehr als 8- bis 10-jährigem Krankheitsverlauf mindestens einmal pro Jahr eine Koloskopie mit Biopsieentnahme durchzuführen.

Therapie
- **Konservative Therapie:** Die Therapieprinzipien entsprechen denen beim Morbus Crohn, zusätzlich wird initial Mesalazin oder bei Gelenkbeteiligung Sulfasalazin gegeben. Die Auswahl der Medikamente richtet sich nach Krankheitslokalisation und -aktivität. Bei einer isolierten Proktosigmoiditis wird eine topische Therapie mit Mesalazin-, Sulfasalazin- und / oder Steroidklysmen, Steroid- oder Mesalazin-Suppositorien eingesetzt. Bei steroidabhängigen bzw. refraktären Verläufen wird frühzeitig Azathioprin oder im weiteren Verlauf der TNF-α-Blocker Infliximab gegeben. Bei einem schweren akuten Schub kann eine TPN und / oder Ciclosporin A effektiv sein.
- **Chirurgische Therapie:** Eine Colitis ulcerosa ist im Gegensatz zum Morbus Crohn chirurgisch durch eine Proktokolektomie heilbar. Die Kolektomie ist bei sonst therapierefraktären Verläufen insbesondere bei längerer Krankheitsdauer indiziert, gelegentlich kann auch ein toxisches Megakolon dazu zwingen. Als Komplikation kann sich in dem chirurgisch aus dem Ileum rekonstruierten Kolonersatz (ileoanaler Pouch) eine Entzündung entwickeln (Pouchitis), die topisch wie eine Proctitis ulcerosa behandelt wird.

16.4.3 Nicht klassifizierbare Kolitis

Die nicht klassifizierbare Kolitis zeigt in der Symptomatik und Initialdiagnostik die Zeichen einer CED, die allerdings nicht zweifelsfrei diagnostisch sind, sodass eine klare Einordnung nach endoskopischen und histologischen Kriterien nicht möglich ist. Häufig ist eine spätere genauere Zuordnung aus dem Krankheitsverlauf doch noch möglich. Die Therapie entspricht der einer CED.

16.4.4 Extraintestinale Manifestationen/Komplikationen chronisch-entzündlicher Darmerkrankungen

In ➤ Tab. 16.6 sind die extraintestinalen Manifestationen aufgeführt.

16.5 Dickdarmerkrankungen

16.5.1 Obstipation

Definitionen
- **Obstipation:** Stuhlretention wegen unvollständiger Stuhlentleerung. Oft liegen Defäkationsbeschwerden bei hartem Stuhl zugrunde. Bei einer Dauer von > 3 Monaten spricht man von chronischer Obstipation.
- **Enkopresis:** regelmäßige Stuhlentleerung in die Unterwäsche oberhalb eines Alters von 4 Jahren.
- **Überlaufenkopresis:** Einkoten im Rahmen einer chronischen Obstipation mit rektaler Stuhlimpaktion.

Tab. 16.6 Extraintestinale Manifestationen chronisch entzündlicher Darmerkrankungen

Gelenke	Arthritis, Arthralgie, Spondyloarthropathie
Haut	Erythema nodosum, Pyoderma gangraenosum, Cheilitis granulomatosa
Augen	Konjunktivitis, Episkleritis, Uveitis
Leber	Primär sklerosierende Cholangitis, granulomatöse Hepatitis, Autoimmunhepatitis
Gefäßsystem	Vaskulitis, aseptische Knochennekrose, Thrombembolien

Ätiologie Die Ursache im Kindesalter ist in 90–95 % der Fälle funktionell, d. h. eine durch exogene Störfaktoren (z. B. Änderung des Tagesrhythmus, Probleme der Sauberkeitserziehung, anale Läsionen mit Defäkationsschmerz, medikamentös, alimentär [zu wenig Ballaststoffe, Nahrungsmittelunverträglichkeit]) oder selten psychisch ausgelöste akute Verstopfungsperiode, die nicht adäquat behandelt wurde. Seltene Ursachen sind anorektale Fehlbildungen oder mit Motilitätsstörungen einhergehende Dickdarmerkrankungen oder neurologische Erkrankungen (s. u.).

Symptome Die Beschwerden sind auf die Stuhlretention zurückzuführen: Bauchschmerzen, Blähungen, Appetitlosigkeit oder bei analen Läsionen Defäkationsschmerz. Im Langzeitverlauf kann sich eine Überlaufenkopresis oder Stuhlschmieren einstellen. Häufig findet sich bei den betroffenen Kindern auch eine Enuresis. Die Entwicklung von Ritualen um die Defäkation im Sinne von Verhaltensauffälligkeiten ist im Langzeitverlauf ein häufig zu beobachtendes Symptom. Bei Chronifizierung ist das Thema Stuhlgang in vielen betroffenen Familien ein Reizthema, das ein hohes Konfliktpotenzial mit sich bringt und sehr belastend für Kind und Eltern sein kann, sodass auch psychologische Interventionen notwendig sind.

Diagnostik Organische Erkrankungen mit sekundärer Obstipation müssen ausgeschlossen werden. Wenn möglich, sollte eine rektale Untersuchung erfolgen. Stuhlimpaktionen in der Ampulle sind immer ein klassisches Zeichen einer Obstipation (Sonografie).

Differenzialdiagnose
- Hypothyreose
- Spina bifida occulta
- Ektope Lokalisation des Anus
- Morbus Hirschsprung
- Münchhausen-/Münchhausen-by-proxy-Syndrom
- Medikamenteninduzierte Obstipation
- Kuhmilchproteinallergie
- Zöliakie

Therapie Liegt eine organische Grunderkrankung vor, ist diese ursächlich zu behandeln. Zunächst erfolgt eine Beseitigung der Stuhlretention mit Sorbitklysmen oder Einläufen. Bei Analfissuren mit Defäkationsschmerz sollten anästhesierende und granulationsfördernde Salben appliziert werden. Die Kinder sollten im Rahmen eines Toilettentrainings angehalten werden, möglichst nach den Mahlzeiten zu defäkieren, um den physiologischen gastrokolischen Reflex auszunutzen. Anfangs kann der Stuhlgang mit laxierenden Zäpfchen erzwungen werden (max. 2 Wochen). Der Stuhlgang muss mit einer oralen Laxanstherapie weich gehalten werden. Gut verträglich und effizient sind Macrogolpräparate, die über Monate gegeben werden müssen, um eine Tonisierung des Dickdarms zu ermöglichen. Der Wirkstoff hat eine hohe Wasserbindungskapazität, ist chemisch weitgehend inert und wird daher allenfalls nur in Spuren resorbiert. Außerdem wird er von Bakterien nicht zersetzt, sodass er kaum Blähungen oder Bauchschmerzen verursacht.

Die Ernährung sollte ballaststoffreich sein, die Kinder sollten zu Bewegung bzw. sportlicher Betätigung angehalten werden. Bei Säuglingen und Kleinkindern kann der Versuch einer kuhmilchfreien Kost über einen Zeitraum von ca. 2 Wochen unternommen werden, um eine ggf. vorliegende Kuhmilchallergie auszuschließen. Sonografische Kontrollen zur Überprüfung von erneuten Stuhlimpaktionsepisoden unter Therapie sollten regelmäßig erfolgen.

> **PRAXISTIPP**
> Bei einer chronischen, habituellen Obstipation ist oft eine Monate dauernde Therapie mit Macrogolpräparaten unter enger klinischer und sonografischer Kontrolle erforderlich.

16.5.2 Intestinale Polypen

Definition Die häufigste Form der intestinalen Polyposis im Kindesalter ist der an sich harmlose juvenile Kolonpolyp. Die anderen Formen kommen viel seltener vor, bergen aber ein unterschiedliches, z. T. hohes Entartungsrisiko und gehen teilweise mit extraintestinalen Manifestationen einher. Meist ist der Vererbungsmechanismus autosomal-dominant, sodass bei entsprechenden Indexpatienten eine Familienuntersuchung notwendig ist.

Symptome Kolonpolypen verursachen meist kaum klinische Symptome außer rezidivierenden Blut-/Schleimabgängen auf sonst normalen Stühlen. Juvenile Kolonpolypen kommen gelegentlich auch multipel vor (selten mehr als zwei Polypen). Bei längerer Anamnese kann sich eine Eisenmangelanämie entwickeln. Sie treten bei Jungen häufiger als bei Mädchen auf. Das typische Prädilektionsalter liegt zwischen dem 2. und 5. Lebensjahr.

Diagnostik Bei Verdachtsdiagnose sollte ileokoloskopiert (inkl. Histologie) werden. Bei der FAP (familiäre adenomatöse Polyposis) ist zur Diagnose eine molekulardiagnostische Untersuchung möglich. Um aber das Entartungsrisiko zu erkennen, sind bis zur später notwendigen Kolektomie regelmäßige Koloskopien notwendig.

Differenzialdiagnose
- Andere Polyposisformen
- Obstipation
- Analfissur
- Angiodysplasien, Hämangiome
- Meckel-Divertikel
- Chronisch entzündliche Darmerkrankungen

Therapie Der typische juvenile Kolonpolyp wird im Rahmen der Koloskopie mittels einer Diathermieschlinge abgetragen und geborgen. Je nach Entartungsrisiko der anderen Polypformen müssen im Verlauf jährliche Koloskopien erfolgen, um frühzeitig Schleimhautmetaplasien zu erkennen. Bei morphologischen oder histologischen Zeichen einer Präkanzerose ist eine totale Kolektomie erforderlich. Bei der familiären adenomatösen Polyposis coli (FAP) ist sie auf Dauer unumgänglich und wird meist im jungen Erwachsenenalter durchgeführt.

16.6 Funktionelle Bauchschmerzen

Einer der häufigsten Vorstellungsgründe beim Kinder- und Jugendarzt sind chronische bzw. rezidivierende Bauchschmerzen. Die möglichen Ursachen sind vielfältig, sodass sich die Frage nach einem sinnvoll aufgebauten Diagnostikschema stellt, zumal die meisten Schmerzen funktioneller Natur sind. Eine immer weiterführende somatisch orientierte Diagnostik ist für den betroffenen Patienten und die Behandler frustrierend und führt eher zu Somatisierung und Schmerzverstärkung. Die Anamnese sollte gezielt nach Hinweisen für eine somatische Erkrankung

fahnden, sehr sinnvoll ist die Verwendung eines standardisierten Bauchschmerzfragebogens, auf dem die „Red Flags", die auf eine Organerkrankung hinweisen, dezidiert abgefragt werden. Die Rom-IV-Kriterien erlauben eine genauere Einteilung. Differenzialdiagnostisch müssen die in > Tab. 16.7 genannten Erkrankungen ausgeschlossen werden.

> **PRAXISTIPP**
>
> **Basisdiagnostik bei chronischen Bauchschmerzen:** Blutbild, BSG, CRP, GOT, GPT, Bilirubin, LDH, Kreatinin, Harnstoff, IgA, IgG, IgE, Transglutaminase-IgA, Nahrungsmittelscreen Fx5 (Milcheiweiß, Hühnereiweiß, Kabeljau/Dorsch, Weizenmehl, Erdnuss, Sojabohne), Calprotectin im Stuhl, Urinstatus, Abdomensonografie, ggf. H_2-Atemteste (Laktose, Fruktose, Sorbit).

Tab. 16.7 Differenzialdiagnose chronischer Bauchschmerzen

Gastrointestinaltrakt	Gastroösophageale Refluxerkrankung
	Gastritis, Ulcus ventriculi, Ulcus duodeni (z. B. *Helicobacter pylori*)
	Zöliakie
	Chronisch entzündliche Darmerkrankung
	Chronische Cholezystitis
	Chronische Hepatitis
	Granulomatöse Enterokolitis
	Intestinale Tuberkulose
	Zuckerintoleranzen, -malabsorptionen (Laktose, Fruktose, Zuckerersatzstoffe)
	Parasitäre Erkrankungen *(Giardia lamblia)*
	Postoperative Briden
Andere Organerkrankungen	Nierensteine
	Ovarialzyste
	Paroxysmale nächtliche Hämoglobinurie
	Pyelonephritis/Harnwegsinfekt
Systemerkrankungen	Familiäres angioneurotisches Ödem
	Nahrungsmittelallergie
	Familiäres Mittelmeerfieber
	Schwermetallvergiftung (Blei, Arsen)
	Abdominale Migräne
	Abdominale IgA-Vaskulitis (Purpura Schönlein-Henoch)
	Porphyrie
	Sichelzellenanämie

16.7 Lebererkrankungen

16.7.1 Neonatale Cholestase

Definition Eine neonatale Cholestase ist definiert als eingeschränkte oder aufgehobene Galleausscheidung der Leber in den Darm des Neugeborenen.

Ätiologie und Pathogenese Das direkte Bilirubin im Serum liegt über 1 mg/dl (17 µmol/l) bei einem Gesamtbilirubin ≤ 5 mg/dl oder > 20 % des Gesamtbilirubins, wenn dieses > 5 mg/dl (85 µmol/l) beträgt. Die Häufigkeit eines cholestatischen Ikterus liegt bei etwa 1 von 2.500 Neugeborenen.

> **PRAXISTIPP**
> Bei der U3 Stuhlfarbkarte abfragen oder kontrollieren! Weißer bzw. entfärbter Stuhl bedeutet zwingend rasche hepatologische Diagnostik.

Pathophysiologie Pathophysiologisch kann eine Störung der hepatozellulären Funktion der Gallebildung, der hepatozellulären Exkretion der Galle oder des Galleabflusses über die Gallenwege zugrunde liegen.

Symptome Das erste Symptom einer neonatalen Cholestase ist ein Icterus prolongatus (fortbestehender Ikterus über ein Alter von 14 Tagen), ggf. mit acholischen Stühlen und/oder dunkel gefärbtem Urin. Die U3 findet in der Regel zwischen der 4. und 6. Lebenswoche statt, sodass Säuglinge im Alter von 2–3 Wochen nicht ärztlich gesehen werden und die Eltern bzw. auch Hebammen das klinische Alarmsymptom Ikterus kennen und erkennen müssen. Es kann eine Hepatomegalie vorliegen. Auch ein Icterus gravis (Bilirubin bei Reifgeborenem mit Flaschennahrung > 14 mg/dl, Reifgeborenem mit Muttermilchernährung > 16 mg/dl) oder ein Icterus praecox (Ikterus mit Anstieg des Bilirubins > 7 mg/dl in den ersten 24 Lebensstunden) kann Ausdruck einer Lebererkrankung sein. Ein Icterus prolongatus wird bei 2,4–15 % aller Neugeborenen gefunden. Die meisten dieser Kinder haben eine unkonjugierte Hyperbilirubinämie infolge eines Muttermilchikterus, der mit der Zeit folgenlos abklingt. Bei einigen Erkrankungen kann die Cholestase Begleitsymptom einer schweren Beeinträchtigung der Leberfunktion bis hin zum akuten Leberversagen sein (Enzephalopathie, Blutungsneigung). Auch ohne schwere Leberinsuffizienz kann eine Cholestase zu einer Vitamin-K-Mangel-Blutung führen (Verminderung der Resorption des fettlöslichen Vitamin K). Selten liegt bereits kurz nach der Geburt eine Leberzirrhose vor. Die Anamnese oder Komorbidität kann Hinweise auf die Ätiologie geben (z. B. Konsanguinität der Eltern, Frühgeburtlichkeit, parenterale Ernährung, Sepsis).

Diagnostik Bei erhöhtem direktem Bilirubin liegt eine Cholestase vor. Weitere Cholestaseparameter sind die GGT und Gallensäurenkonzentration. Die alkalische Phosphatase (AP) ist im Kindesalter nicht verwertbar, da mit dem Analyseansatz alle Isoenzyme der AP (Knochen-AP und Leber-AP) bestimmt werden. In Wachstumsschüben kommt es zu einer vermehrten AP-Ausschüttung des Knochen-Isoenzyms. Der Leberzellschaden wird durch die Erhöhung der Transaminasen (ALAT = GPT, ASAT = GOT) definiert. Die Leberfunktion kann durch die Cholinesteraseaktivität (CHE), die Albuminsynthese und die Synthese der Gerinnungsfaktoren bestimmt werden. Bei einer Cholestase ist die Resorption der fettlöslichen Vitamine A, D, E und K beeinträchtigt. Vitamin K ist zur Synthese der Gerinnungsfaktoren II, VII, IX und X notwendig, sodass die Gerinnungs-Globalteste auch bei guter Leberfunktion pathologisch ausfallen können und ggf. eine Einzelfaktoranalyse (Faktor II: Vitamin-K-abhängig, Faktor V: Vitamin-K-unabhängig) vorgenommen werden sollte. Die Diagnostik der Ursache der Cholestase richtet sich nach den in ➤ Tab. 16.8 genannten spezifischen Erkrankungen. Monogenetische Erkrankungen können mit der Next-Generation-Sequencing-Technik diagnostiziert werden.

Differenzialdiagnosen ➤ Tab. 16.8.

Therapie Die Therapie richtet sich spezifisch nach der Grunderkrankung. Zusätzlich wird Ursodesoxycholsäure gegeben. Die fettlöslichen Vitamine müssen ggf. substituiert werden. Wegen der Fettmalabsorption ist eine mit mittelkettigen Triglyzeriden (MCT) angereicherte Ernährung zu empfehlen. MCT werden ohne Gallensäurenemulgation direkt über das portale Blut aufgenommen. Der manchmal hartnäckige Juckreiz bei einer anhaltenden Cholestase kann mit Phenobarbital, ggf. Cholestyramin, Rifampicin, Naloxon, ggf. Antihistaminika und Lokaltherapeutika behandelt werden.

Tab. 16.8 Ursachen der neonatalen Cholestase

Infektionen	**Sepsis, HWIs,** Syphilis, Listeriose, Tuberkulose, Toxoplasmose, Röteln, **CMV,** Herpes, Enteroviren, Adenoviren, VZV, **HIV,** EBV, Parvovirus B19, Paramyxoviren, Reovirus 3, (Hepatitis A, B, C)
Gallenwegsanomalien	**Gallengangsatresie, Choledochuszyste, kongenitale Leberfibrose / Caroli-Syndrom, Syndrom der eingedickten Galle,** Gallensteine, spontane Gallenwegsperforation, neonatale sklerosierende Cholangitis
Stoffwechselerkrankungen, genetisch bedingte Erkrankungen	**α_1-Antitrypsin-Mangel, Alagille-Syndrom, progressive familiäre intrahepatische Cholestase, Galaktosämie, Tyrosinämie Typ I,** Nieman-Pick Typ C, Morbus Gaucher, Wolman-Erkrankung, Zellweger-Syndrom, **zystische Fibrose,** CDG-Syndrom, Dubin-Johnson-Syndrom, Rotor-Syndrom, Gallensäurestoffwechselstörungen, Aagenaes-Syndrom, neonatale Hämochromatose, Arginasemangel, Atmungskettendefekte
Endokrinologische Erkrankungen	Panhypopituitarismus, **Hypothyreose,** Hypoadrenalismus (Nebenniereninsuffizienz)
Chromosomale Erkrankungen	Trisomie 21, 13, 18, Turner-Syndrom
Vaskuläre Erkrankungen	Budd-Chiari-Syndrom, perinatale Asphyxie, Hämangioendotheliome, Herzversagen
Toxische Erkrankungen	**Parenterale Ernährung,** Frühgeburtlichkeit, fetales Alkoholsyndrom
Verschiedenes	**Neonatale Hepatitis,** familiäre hämophagozytotische Lymphohistiozytose, ARC-Syndrom (Arthrogryposis, renale tubuläre Erkrankung, Cholestase) etc.

*Die fettgedruckten Erkrankungen gehören zu den häufigeren Ursachen.

16.7.2 Gallengangsatresie

Definition Die Gallengangsatresie gehört zu den wichtigsten Differenzialdiagnosen einer neonatalen Cholestase. Sie ist durch einen Verschluss der extra-, später auch der intrahepatischen Gallenwege mit einer zunehmenden Fibrosierung der Leber gekennzeichnet. Unbehandelt endet die Erkrankung in der raschen Entwicklung einer Leberzirrhose (im 1. Lj.).

Symptome Die Kinder fallen durch einen Icterus prolongatus mit direkter Hyperbilirubinämie und entfärbten Stühlen auf. Die Symptome entsprechen einer neonatalen Cholestase.

Diagnose In der Initialdiagnostik zeigt die Sonografie meist eine rudimentäre Gallenblase und oft, aber nicht obligat ein echoreiches Band in der Pfortadergabel („triangular cord sign"). Mit einer hepatobiliären Sequenzszintigrafie (HBSS) mit Imidodiacetat-Tracern kann die fehlende Ausscheidung des Tracers in den Darm und damit eine Unterbrechung des enterohepatischen Kreislaufs belegt werden. Die szintigrafische Diagnostik verliert allerdings zunehmend an Bedeutung.

Typischerweise zeigt die Leberbiopsie eine duktuläre Proliferation. Letztlich beweist eine Cholangiografie die Verdachtsdiagnose. Diese wird entweder im Rahmen einer Laparotomie durchgeführt, bei der sich die Therapie in Form einer chirurgischen Gallenwegsrekonstruktion (Hepatoportoenterostomie nach Kasai) anschließt, oder erfolgt an einigen Zentren mit Erfahrung in der Säuglingsendoskopie mittels endoskopischer retrograder Cholangiografie (ERC). Die Diagnose muss vor Ablauf der 6. Lebenswoche gestellt werden; danach sinken die Erfolgschancen der chirurgischen Therapie signifikant.

> Eine Gallengangsatresie muss innerhalb der ersten 6 Lebenswochen erkannt werden! Später sind die Erfolgsaussichten einer Portoenterostomie deutlich schlechter.

Differenzialdiagnosen ➤ Tab. 16.8.

Therapie Bei der Hepatoportoenterostomie nach Kasai wird zunächst eine Resektion der verbleibenden extrahepatischen Gallenwegsreste vorgenommen. Die Narbenplatte der Leberpforte wird exzidiert, um möglichst viele kleinlumige Gallenwege offenzulegen. Die Leberpforte mit den offenen Gallenwegen wird dann mit einer nach Roux-Y hochgezogenen Darmschlinge anastomosiert. Die Galle wird somit in den oberen Dünndarmbereich abgeleitet. Der Erfolg der Kasai-Operation ist vom Fortschreiten der Erkrankung abhängig und sollte möglichst vor der 6.

Lebenswoche durchgeführt werden. Die unspezifische Therapie entspricht der der neonatalen Cholestase. Obwohl in vielen Fällen bei den meisten Kindern bei rechtzeitiger Operation ein Gallefluss induziert werden kann, entwickelt sich im Langzeitverlauf meist doch eine Leberzirrhose, sodass die große Mehrzahl der Kinder mit Gallengangsatresie einer Lebertransplantation zugeführt werden muss.

16.7.3 Familiäre intrahepatische Cholestasesyndrome

Alagille-Syndrom

Das Alagille-Syndrom ist eine syndromale Erkrankung mit charakteristischer Fazies (breite Stirn, tief liegende Augen, Hypertelorismus, schmales Kinn), intrahepatischer Gallengangshypoplasie und häufig assoziierten Fehlbildungen wie peripherer Pulmonalstenose, Embryotoxon posterior am Auge (prominente Schwalbe-Linie am anterioren Kammerwinkel), Schmetterlingswirbel. Oft liegt eine Gedeihstörung vor.

Die Erkrankung wird autosomal-dominant mit variabler Expression, aber kompletter Penetranz vererbt. Die Prognose ist durch eine Mortalität von 20–30 % beeinträchtigt, Todesursache sind kardiovaskuläre Probleme oder eine fortschreitende Lebererkrankung.

Es besteht häufig ein quälender Juckreiz, der medikamentös oder mit einer partiellen externen biliären Ableitungsoperation (s. u.) behandelt werden kann. Als Ultima Ratio ist auch eine Lebertransplantation möglich, wobei die Komorbiditäten sorgfältig abgewogen werden müssen.

Familiäre intrahepatische Cholestase

Die Gruppe der progressiven familiären intrahepatischen Cholestasen (PFIC) umfasst genetische Erkrankungen, die durch Transportdefekte von Gallebestandteilen in die Gallenkanalikuli der Leber charakterisiert sind.

16.7.4 Stoffwechselerkrankungen der Leber

$α_1$-Antitrypsin-Mangel

Definition Ein $α_1$-**Antitrypsin-Mangel** ist eine Erkrankung, bei der pathologische Phänotypen des $α_1$-Antitrypsin-Proteins in der Leber synthetisiert werden. Durch unterschiedliche Mutationen des $α_1$-AT-Gens (Chromosom 14q.31–32.1) wird in den Hepatozyten nicht sekretionsfähiges $α_1$-AT gebildet, z. T. abgebaut, zum großen Teil aber in der Leber gespeichert. Die Erkrankung wird autosomal-kodominant vererbt. $α_1$-AT ist ein Inhibitor der Serin-Proteasen, insbesondere der Elastase der neutrophilen Leukozyten. Bei verringerter Aktivität im Serum kommt es zur Destruktion der elastischen Fasern in den Alveolen und zu einem progressiven Lungenemphysem. Im Kindesalter kann die Akkumulation des mutierten Proteins in der Leber Zellschäden auslösen, die zu Lebererkrankungen und letztlich bei einigen zur Ausbildung einer Leberzirrhose führen (> Tab. 16.9).

Symptome Das häufigste Symptom im Kindesalter ist die neonatale Cholestase. Die Prävalenz liegt bei 1 : 2.500, 20 % dieser Kinder haben einen PiZZ-Phänotyp. Die sich langsam entwickelnde Leberzirrhose kann aber auch im späteren Alter klinisch manifest werden. Das klinische Bild hängt ab vom Ausmaß des zirrhotischen Umbaus und von der Einschränkung der Leberfunktion, d. h. Ikterus, Blutungsneigung, Aszites, portale Hypertension, hepatische Enzephalopathie bis zum terminalen Organversagen.

Diagnose Die Diagnose erfolgt durch die quantitative Bestimmung des $α_1$-AT im Serum.

Therapie Eine spezifische Therapie des $α_1$-AT-Mangels steht aktuell nicht zur Verfügung, es gelten die Therapieprinzipien wie bei allen cholestatischen Erkrankungen. Es muss auf eine kalorisch ausreichende Ernährung geachtet werden, die fettlöslichen Vitamine müssen ggf. substituiert werden. Eine Behandlung mit Ursodesoxycholsäure kann eingeleitet werden, einen Beweis für deren langfristige Wirksamkeit gibt es allerdings nicht. Bei fortgeschrittener Zirrhose ist eine Lebertransplantation indiziert, der Stoffwechseldefekt ist damit geheilt.

Tab. 16.9 Ursachen einer Hepatopathie im Klein-, Schulkind- und Jugendalter

Infektiöse Hepatitis	Virusinfektionen: Hepatitis A, B, C, D, E, hepatotrophe Viren (z. B. EBV, CMV, HSV, VZ, Adeno-, Entero-, Rötelnviren)
	Bakterielle, parasitäre Infektionen: Brucellose, Leptospirose, Q-Fieber, Amöbiasis, Echinokokkose, Toxoplasmose, Schistosomiasis
Gallenwegserkrankungen	Choledocholithiasis
Autoimmunerkrankungen der Leber	Autoimmunhepatitis (AIH), primär sklerosierende Cholangitis (PSC), primär biliäre Zirrhose (PBC)
Nichtalkoholische Steatosis hepatis (NASH)	
Stoffwechselerkrankungen	siehe Ursachen der neonatalen Cholestase
	Morbus Wilson
	Hereditäre Hämochromatose
	Porphyrien (akute hepatische Porphyrie, chronische hepatische Porphyrie, erythropoetische Porphyrie)
Medikamente	Anästhetika, Hypnotika, Sedativa, Anxiolytika, Neuroleptika, Antidepressiva, Antiepileptika, Analgetika, NSAR, Antibiotika, Tuberkulostatika, Antimykotika
Toxine	German / Indian Childhood Disease (exogene Kupferintoxikation), Knollenblätterpilz, Organophosphate, Alkohol
Perfusionsschäden	Budd-Chiari-Syndrom, „venoocclusive disease", Hypotension / Hypoxie / Schock
Begleithepatopathie bei Systemerkrankungen	Sepsis, Diabetes mellitus, Kawasaki-Syndrom, chronisch entzündliche Darmerkrankungen
Lebertumoren	Benigne Raumforderungen, hepatozelluläre Karzinome, maligne mesenchymale Tumore

Störungen des Kohlenhydratstoffwechsels

➤ Kap. 7.

Morbus Wilson

Definition Der Morbus Wilson geht mit einer pathologischen Speicherung von Kupfer in Leber, ZNS (inkl. Augen), Nieren, Blut und anderen Organen einher.

Synonyme Hepatolentikuläre Degeneration (Leber- und Augenbeteiligung), Pseudosklerose (an MS erinnerndes klinisches Bild) und Kupferspeicherkrankheit.

Symptome Die Hepatopathie entwickelt sich meist schleichend. In seltenen Fällen kann die Erstmanifestation als akutes Leberversagen (häufig mit Hämolyse) verlaufen. Eine leichte Hämolyse kann auch bei den chronischen Verlaufsformen auftreten. Bei Adoleszenten ab dem 15. Lebensjahr ist die neurologische Beteiligung im Rahmen der Kupferspeicherung des ZNS (Stammganglien, Hirnstamm, Kleinhirn) häufig klinisch führend. Dementsprechend zeigen sich extrapyramidale Bewegungsstörungen, Koordinationsstörungen, Ruhe- und Intentionstremor, Dysarthrie, Dysphagie, Hypersalivation und Maskengesicht. Dazu kommen zerebelläre Bewegungsstörungen. Als sichtbares Zeichen der ZNS-Beteiligung sind die Kupferablagerungen in der Kornea bei 90 % der betroffenen Patienten als Kaiser-Fleischer-Kornealring (ggf. Spaltlampenuntersuchung) zu erkennen. Auch psychiatrische Symptome sind bekannt. Seltenere Organmanifestationen betreffen die Nieren (Kupferablagerungen im proximalen Tubulus) mit Aminoazidurie, Glukosurie, Hyperphosphaturie und Hyperkalziurie. Da die Glomeruli nicht betroffen sind, sind die harnpflichtigen Substanzen nicht erhöht. Folge des Tubulusschadens können Skelettmanifestationen mit Demineralisation der Knochen sein. Selten sind Herzrhythmusstörungen und eine Kardiomyopathie.

> Bei Jugendlichen mit Morbus Wilson steht die neurologische Manifestation häufig im Vordergrund.

Diagnose Die Diagnose beruht auf den in ➤ Tab. 16.10 genannten Kriterien. Ergänzend kann noch die Kupferausscheidung im Urin unter D-Penicillamin-Belastung getestet werden. Sensitivität und Spezifität des D-Penicillamin-Belastungstests sind allerdings nicht hoch. Meist muss eine Leber-

Tab. 16.10 Charakteristische Laborbefunde bei Morbus Wilson

Parameter	Normal	Heterozygotie	Symptomatischer Morbus Wilson
Coeruloplasmin im Serum (mg/dl)	20–35	0–35	0–10 (20 % haben normale Befunde)
Kupfer im Urin (µg/24 h)	20–50	20–75	> 100
Kupfergehalt der Leber (µg/g Trockengewicht)	20–50	20–150	> 200
Einbau von ^{64}Cu in Coeruloplasmin nach 24 h (Quotient 24 h/Ausgangswert)	0,6–1,3	0,3–1,2	0,1–0,5

biopsie mit Bestimmung des Kupfergehalts durchgeführt werden.

Differenzialdiagnose Die Differenzialdiagnose umfasst die in > Tab. 16.9 genannten Erkrankungen. Ferner sind auch neurologische Differenzialdiagnosen, z. B. die multiple Sklerose (MS), zu berücksichtigen.

Therapie Mittels Chelatbildnern ist es möglich, Kupfer aus dem Organismus zu eliminieren und eine vermehrte Speicherung zu verhindern. Die Therapie muss lebenslang durchgeführt werden. Mittel der 1. Wahl ist D-Penicillaminhydrochlorid. Eine Alternative mit geringerer Wirkung, aber auch günstigerem Nebenwirkungsprofil stellt der Chelatbildner Triethylentetraminhydrochlorid dar. In der Langzeittherapie nach initialer Kupferentspeicherung kann die Therapie mit Zinkacetat fortgeführt werden (Zink induziert in den Enterozyten die Synthese des kupferbindenden Metallothionins). Im fortgeschrittenen Stadium einer Leberzirrhose oder bei einem akuten Leberversagen ist eine Lebertransplantation indiziert.

Primäre (hereditäre) Hämochromatose

Definition Bei der primären (hereditären) Hämochromatose (autosomal-rezessiv) ist die intestinale Eisenaufnahme stark erhöht und führt zu einer zunehmenden Eisenüberladung parenchymatöser Organe, insbesondere von Leber, Pankreas, Herz, Gelenken und Hypophyse. Die Eisenspeicherung entwickelt sich über Jahre bis Jahrzehnte, sodass die klinische Manifestation meist erst im Erwachsenenalter auftritt, allerdings auch bei Adoleszenten möglich ist. Die Erkrankung kommt mit einer Homozygoten-Prävalenz von 1 : 150 bis 1 : 400 häufig vor.

Symptome Die Symptome entsprechen den Funktionsbeeinträchtigungen der betroffenen Organe: Leberfibrose / -zirrhose, pathologische Glukosetoleranz bis zum Diabetes mellitus, dilatative Kardiomyopathie mit Rhythmusstörungen, Gelenkschmerzen, Hodenatrophie und Störungen der endokrinen Funktion der hypothalamisch-hypophysären Achse. Aufgrund einer höheren Melatoninsynthese kommt es zu einer Hautpigmentierung an belichteten Hautarealen. Die klassische Trias Hepatomegalie, Diabetes und Hyperpigmentierung wird allerdings nur bei ca. 8 % der Patienten beobachtet. Der klinische Verlauf kann sehr variabel sein.

Diagnose Die Diagnose wird laborchemisch gestellt. Die HFE-Mutation kann durch eine Genotypisierung diagnostiziert werden.

Therapie Durch regelmäßige Aderlässe können die Eisendepots des Körpers entspeichert werden. Als Maß der Eisenüberladung gilt der Ferritinspiegel, der unter Therapie unter 50 µg/l liegen sollte und etwa alle 3 Monate überprüft werden muss. Die Therapie mit Chelatoren wie Desferoxamin ist weniger effektiv und wird meist nur bei sekundären Hämochromatosen eingesetzt oder wenn unter der Aderlasstherapie eine Anämie auftritt. Im Endstadium einer Leberzirrhose kann eine Lebertransplantation indiziert sein, die den Stoffwechsel aber anders als z. B. bei einem $α_1$-AT-Mangel nicht korrigiert.

Hepatische Porphyrien

Definition Porphyrien sind hereditäre Erkrankungen der Hämbiosynthese. Sie stellen eine heterogene Gruppe von Stoffwechselerkrankungen mit unterschiedlicher klinischer Manifestation dar.

Unterschieden werden die erythropoetischen von den hepatischen Porphyrien.

Symptome
- **Akute hepatische Porphyrien:** Das klinische Hauptsymptom sind **intermittierende Abdominalschmerzen** kombiniert mit Rücken- oder Extremitätenschmerzen und Parästhesien. Übelkeit, Erbrechen, Obstipation und Ileussymptomatik können begleitend auftreten. Der rot nachdunkelnde Urin kann diagnostische Hinweise geben. Bei längerem Verlauf entwickelt sich eine periphere motorische Neuropathie, beginnend an der Streckmuskulatur der oberen Extremitäten. Bei 10 % der Patienten können zerebrale Krampfanfälle auftreten, auch psychische Symptome sind beschrieben. Eine Photodermatose an Gesicht und Händen kann bei der hereditären Koproporphyrie und der Porphyria variegata beobachtet werden.
- **Chronische hepatische Porphyrien:** Im Vordergrund stehen die Hautsymptome mit einer photosensiblen Dermatose. Die Haut ist leicht verletzbar, es kommt zu rezidivierenden Blasen- und Narbenbildungen mit Pigmentierungsstörungen.

Diagnose Die Diagnose wird über das Ausscheidungsmuster der Porphyrinmetaboliten im Urin und Stuhl gestellt.

Differenzialdiagnose Differenzialdiagnostisch ist eine akute oder chronische Bleivergiftung zu bedenken.

Therapie Die Therapie der akuten hepatischen Porphyrie besteht zum einen im Vermeiden von Umweltmanifestationsfaktoren, insbesondere von porphinogenen Medikamenten (siehe Rote Liste). Zum anderen wird in der Akutsituation mit einer Glukoseapplikation (400 g enteral oder parenteral) eine Suppression der Aminolävulinsäure-Synthetase erreicht. In der Latenzphase kann eine wöchentliche Behandlung mit Hämarginat (i. v.) durchgeführt werden, um eine Normalisierung der Porphyrinmetabolitenausscheidung zu erreichen.

Die chronische hepatische Porphyrie wird ebenfalls mit Meidung der Manifestationsfaktoren behandelt, zusätzlich mit Chloroquin und Aderlasstherapie.

Reye-Syndrom

Definition Das Reye-Syndrom ist eine akute, nicht entzündliche Enzephalopathie unklarer Genese mit Entwicklung eines akuten Leberversagens unter dem histologischen Bild einer mikrovesikulären Fettinfiltration der Leber. Es kann zu einer Erholung des Leberversagens kommen, etwa 20–60 % der Kinder versterben aber an den Folgen der Enzephalopathie oder des Leberversagens. Chronische Leberschäden sind nicht bekannt.

Ätiologie und Pathogenese Oft ist ein viraler Infekt (z. B. Varizellen, Herpes, Influenza) vorausgegangen, und viele dieser Kinder haben als symptomatische Behandlung ASS erhalten. Beides wird als Auslöser diskutiert.

Symptome Wenige Tage nach einem banalen viralen Infekt kommt es zu Erbrechen und zunehmendem Bewusstseinsverlust. Krampfanfälle können auftreten. Im weiteren Verlauf treten die Symptome des akuten Leberversagens in Erscheinung. In etwa 50 % entwickelt sich ein bleibender Hirnschaden infolge des Hirnödems, 20–60 % der Kinder versterben.

Diagnostik Die Diagnose ergibt sich aus der Anamnese, dem typischen Verlauf und der Leberhistologie, wenn sie denn wegen der meist schon vorliegenden Koagulopathie durchführbar ist. Das beim Reye-Syndrom typische Leberversagen zeigt im Unterschied zu anderen Ursachen selten eine Hyperbilirubinämie. Sonst findet man deutliche Transaminasenerhöhungen, eine schwere Koagulopathie und im Verlauf eine Hyperammonämie.

Therapie Die Therapie entspricht der des akuten Leberversagens.

> Auslöser eines Reye-Syndroms können Virusinfekte oder eine ASS-Therapie sein. Eine Therapie mit ASS sollte im Kindesalter vermieden werden.

Glucuronidierungsstörungen

Definition Das Hämabbauprodukt Bilirubin wird im Hepatozyten unter Katalyse der UDP-Glucuronosyltransferase (UGT1A1) an Glucuronsäure konjugiert. Erst das konjugierte Bilirubin kann über die kanalikuläre Membran in die Gallenwege ausgeschieden werden. Störungen der Glucuronidierungsreaktion haben eine Erhöhung des unkonjugierten, indirekten Bilirubins zur Folge.

Einteilung
- **Morbus Gilbert-Meulengracht:** Bei diesem Syndrom liegt eine Mutation der UGT1A1 mit Verminderung der Enzymaktivität auf 30–40 % vor. Die Kinder können initial mit einem Icterus prolongatus auffallen und leiden unter intermittierenden, stressinduzierten Episoden von Hyperbilirubinämie. Häufig sind diese Episoden von Bauchschmerzen begleitet. Die Diagnose kann bei einer indirekten Hyperbilirubinämie ohne Zeichen einer Hämolyse gestellt werden. Eine spezifische Therapie ist nicht notwendig. Die Erkrankung kommt familiär vor.
- **Morbus Crigler-Najjar Typ I:** Auch bei dieser Störung fallen die Kinder mit einem Icterus prolongatus auf, der bei Bilirubinwerten > 20 mg/dl immer phototherapiepflichtig ist. Der Defekt der UGT1A1 ist komplett. Eine Enzyminduktion mit Phenobarbital ist nicht zu erreichen. Die Kinder sind lebenslang von einer Phototherapie abhängig, um einem Kernikterus oder später einer Bilirubin-Enzephalopathie vorzubeugen. Die Phototherapie bedeutet einen schwerwiegenden Eingriff in die Sozialisation der betroffenen Kinder und ist mit zunehmendem Alter ineffektiver, sodass als therapeutische Möglichkeit die Korrektur des Stoffwechseldefekts mit einer Lebertransplantation bedacht werden muss. Mit zunehmendem Alter kann sich eine Cholelithiasis entwickeln.
- **Morbus Crigler-Najjar Typ II:** Bei diesem Typ liegt kein kompletter, sondern nur ein partieller Defekt der UGT1A1 vor. Die Hyperbilirubinämie liegt unter 20 mg/dl und lässt sich durch Enzyminduktion mit Phenobarbital senken.

Differenzialdiagnose Die klassischen Differenzialdiagnosen der unkonjugierten Hyperbilirubinämien sind **hämolytische Anämien.** Konjugierte Hyperbilirubinämien ohne Leberzellschaden sind das Dubin-Johnson-und das Rotor-Syndrom.

> Beim Crigler-Najjar-Syndrom Typ 1 ist eine langfristige Phototherapie notwendig, beim Typ 2 kann über eine Enzyminduktion mit Phenobarbital das Bilirubin meist in akzeptablen Bereichen gehalten werden.

16.7.5 Entzündliche Lebererkrankungen

Akute und chronische Virushepatitis

➤ Kap. 10.

Autoimmunhepatitis

Definition Eine autoimmune Hepatitis (AIH) ist eine chronisch entzündliche Lebererkrankung mit fortschreitender Zerstörung des Parenchyms auf dem Boden einer Autoimmunerkrankung, d. h. Verlust der Toleranz gegenüber den eigenen Hepatozyten. Unerkannt und unbehandelt entwickelt sich eine Leberzirrhose. Typisch ist der Nachweis von folgenden Antikörpern: antinukleäre Antikörper (ANA), Antikörper gegen glattes Muskelaktin (SMA), Leber-Niere-mikrosomale Antikörper gegen Antigene des endoplasmatischen Retikulums (LKM) und Antikörper gegen lösliches Leberantigen (SLA/LP). Inkonstant nachweisbare Antikörper sind antineutrophile zytoplasmatische Antikörper (ANCA). Zur Abgrenzung gegenüber einer primär biliären Zirrhose werden auch antimitochondriale Antikörper (AMA) bestimmt.

Ätiologie und Pathogenese Die Ursache ist unbekannt. Eine genetische Prädisposition mit einem zusätzlichen auslösenden Umwelt-Faktor, z. B. Viren (Masern, Hepatitis, HSV, VZV, CMV oder EBV), Medikamente oder Immunreaktionen, wird angenommen.

Symptome Die Symptome entsprechen denen der chronischen Hepatopathie und sind anfangs unspezifisch mit Abgeschlagenheit, verminderter Belastbarkeit, später Ikterus und Zeichen der Leberzirrhose mit portaler Hypertension, hepatischer Enzephalopathie und Koagulopathie. Bei einigen Patienten sind auch andere Autoimmunerkrankungen zu finden.

Diagnostik Bei der Initialdiagnostik fällt meist eine hohe BSG und eine relative Lymphozytose auf. In der Leberbiopsie findet man typischerweise eine Hepatitis mit lymphoplasmatischem Infiltrat / Mottenfraßnekrosen / (Brücken-)Fibrose.

Differenzialdiagnosen Schwierig kann die Abgrenzung zur primär sklerosierenden Cholangitis sein (PSC). Bei hohen Cholestaseparametern sollte eine MRT der Gallenwege (MRCP) erfolgen.

Therapie Die Remissionsinduktion erfolgt mit Prednisolon. Zum Remissionserhalt wird Azathioprin eingesetzt. Wahrscheinlich muss die Therapie lebenslang durchgeführt werden, die Rezidivrate nach Absetzen der immunsuppressiven Behandlung ist langfristig mit über 80 % sehr hoch. Voraussetzung für einen Therapieauslassversuch ist auf jeden Fall eine mehrjährige komplette Remission (laborchemisch und histologisch). Als Reservemedikation bei Nichtansprechen auf Steroide / Azathioprin können andere Immunsuppressiva eingesetzt werden (Ciclosporin A, Tacrolimus, Cyclophosphamid, Mycophenolat-Mofetil, Infliximab, Rituximab).

> Grundprinzip der Therapie bei einer Autoimmunhepatitis ist eine Immunsuppression.

Bakterielle, parasitäre und Pilzinfektionen der Leber und/oder Gallenwege

➤ Kap. 10.

16.7.6 Portale Hypertension

Definition Ein vermehrter Pfortaderblutfluss in Kombination mit einem erhöhten Gefäßwiderstand führt zu einem Hochdruck im Pfortadersystem (> 10 mmHg).

Ätiologie und Pathogenese Ursache einer portalen Hypertension kann eine Durchblutungsstörung der Pfortader vor Eintritt in die Leber (prähepatischer Block), eine Störung der portalen Leberdurchblutung (intrahepatischer Block) oder eine Abflussstörung des Blutes aus den Lebervenen (posthepatischer Block) sein.

Pathophysiologie Zur Druckentlastung des Portalsystems bilden sich Kollateralkreislaufsysteme (➤ Abb. 16.9), die zum Abfluss des Pfortaderblutes unter Umgehung der Leber in den Körperkreislauf führen. Es entwickeln sich Ösophagus-, Magen- und rektale Varizen, eine Splenomegalie und ggf. ein Aszites.

Symptome Häufig ist das erste Symptom die obere gastrointestinale Blutung. Bei einem intrahepatischen Block infolge einer Leberzirrhose stehen die Symptome der Zirrhose im Vordergrund. Das vorherrschende klinische Symptom ist die Splenomegalie, die eigentlich bei den Vorsorgeuntersuchungen im Kindesalter auffallen sollte. Im Blutbild fallen die Thrombopenie, seltener eine Leukopenie und noch seltener eine Anämie als Hypersplenie-Syndrom auf.

Diagnostik Mittels Ultraschall können folgende Parameter erfasst werden: Aszites, Organgrößen (z. B. Splenomegalie), Organbeschaffenheit (Leberechogenität, Leberechotextur), Gefäßverhältnisse (Durchmesser, kavernöse Transformation der Pfortader, Kollateralenbildung, Flussgeschwindigkeiten und -richtungen).

Radiologie: Ein Breischluck (Gastrografin) kann das Vorhandensein und mit geringer Aussagekraft die Ausprägung von Ösophagusvarizen belegen.

Endoskopie: Die Ösophagogastroduodenoskopie ist das direkte Verfahren zur Visualisierung von Varizen im oberen GIT, zur Beurteilung anderer Blutungsquellen wie Ulzera oder einer portal-hypertensiven Gastropathie und zur gleichzeitigen interventionellen Therapie.

Differenzialdiagnose ➤ Tab. 16.11 zeigt die Typen der portalen Hypertension mit einigen differenzialdiagnostisch möglichen Grunderkrankungen.

Therapie
- **Notfalltherapie:** Bei Hinweisen auf eine gastrointestinale Blutung muss sofort die Einweisung in das nächstgelegene Krankenhaus erfolgen. Vor einer Endoskopie müssen die Vitalparameter des Patienten stabilisiert sein. Bei entsprechendem Blutverlust muss eine Transfusion von Erythrozytenkonzentraten, ggf. von Thrombozyten (< 50.000 / m^3) oder auch Frischplasma (Quick-Test < 50 %) erfolgen. Bei Kindern mit einer

16.7 Lebererkrankungen

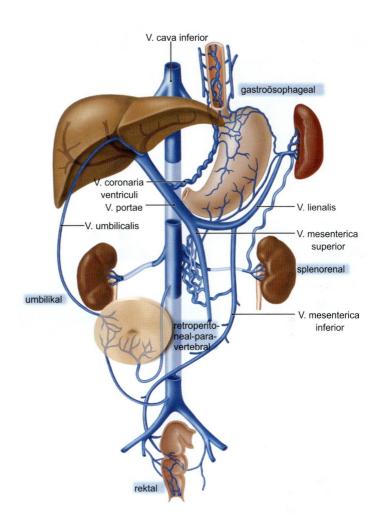

Abb. 16.9 Portosystemische Umgehungskreisläufe bei portaler Hypertension [L238]

Tab. 16.11 Differenzialdiagnose der portalen Hypertension

Prähepatischer Block	Thrombophile Grunderkrankungen Omphalitis Nabelvenenkatheter
Intrahepatischer Block	Leberzirrhose Leberfibrose
Posthepatischer Block	Budd-Chiari-Syndrom Pericarditis constrictiva

cholestatischen Grunderkrankung kann auch ein Mangel an Vitamin K vorliegen mit Verminderung der Vitamin-K-abhängigen Gerinnungsfaktoren (II, VII, IX und X). Zur akuten Senkung des Pfortaderdrucks können Pharmaka (Somatostatin, Vasopressin, Somatostatin-Analoga) eingesetzt werden, welche die Durchblutung im Splanchnikusbereich drosseln. Insbesondere bei Patienten mit Aszites ist eine antibiotische Behandlung notwendig. Wird die Blutung nicht zum Stillstand gebracht, so kann selten eine Kompression der Varizen mit einer Sengstaken-Blakemore-Sonde (Ballonsonde) notwendig sein.

- **Endoskopie (Ligatur, Sklerotherapie):** Mit endoskopisch gesetzten Gummibandligaturen kann eine Blutung gestoppt werden (➤ Abb. 16.10). Die Sklerosierungstherapie von Ösophagusvarizen mit Sklerosierungssubstanzen (z. B. Polidocanol 1 %) para- bzw. intravasal hat an Bedeutung verloren. Blutende Fundusvarizen werden mit Histoacrylkleber sklerosiert.

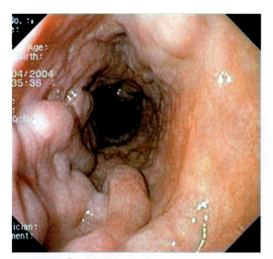

Abb. 16.10 Ösophagusvarizen [R232]

- **Chirurgische Verfahren:** Selten ist es möglich, in einer akuten Blutungssituation eine Lebertransplantation bei einer intrahepatischen Erkrankung durchzuführen. Als Überbrückungsverfahren wurde in den letzten Jahren die Einlage eines transjugulären intrahepatischen portosystemischen Stents eingeführt.
- **Langzeittherapie:** Die Langzeittherapie erfolgt mit endoskopischen Bandligaturen. Bei Kindern mit Pfortaderthrombose kann operativ ein **portoportaler Shunt** mit Vena-jugularis-Interponat zwischen der extrahepatischen V. porta oder V. mesenterica sup. und intrahepatischen, noch offenen Pfortaderästen im Bereich der linken Pfortaderbifurkation (Recessus Rex) angelegt werden, der zu einer Wiederherstellung der physiologischen Abflusssituation des Portalsystems führt.

> Eine obere intestinale Blutung bei einem Patienten mit chronischer Hepatopathie ist eine Notfallindikation für eine rasche Endoskopie.

16.7.7 Fulminantes Leberversagen

Wenn eine akute Leberkrankheit bei einem vorher lebergesunden Erwachsenen innerhalb von 8 Wochen zu einer hepatischen Enzephalopathie (HE) führt, liegt ein **akutes Leberversagen** vor. Im Kindes- und Jugendalter (von Geburt bis zum vollendeten 18. Lj.) müssen nach Definition der *Pediatric Acute Liver Failure Group* (PALF-Gruppe) biochemische Zeichen einer Lebererkrankung und eine Gerinnungsstörung vorliegen, die durch Vitamin-K-Gabe nicht zu korrigieren ist.

Ätiologie Bei Kindern und Jugendlichen ist die Ursache altersabhängig (➤ Tab. 16.12).

Symptome Das erste spezifische Krankheitszeichen ist ein Ikterus. Selten zeigt sich eine Enzephalopathie schon vorher. Der Ikterus sowie Anorexie, Erbrechen, Blutungen, später Foetor hepaticus, Aszites und die

Tab. 16.12 Ätiologie des akuten Leberversagens im Kindesalter (n = 703; nach Narkewicz)

Diagnose	Patienten (n = 703) in %	< 7 Monate (n = 149) in %	7 Monate bis 18 Jahre (n = 554) in %
Unklare Ursache	46,8	40,9	48,4
Intoxikationen	15,8	2,0	19,5
Paracetamol	12,5	1,3	15,5
Andere	3,3	0,7	4,0
Autoimmunhepatitis	6,8	0.0	8,7
Stoffwechselerkrankungen	9,7	18,1	7,4
Fettsäureoxidationsdefekt	0,3	0,0	0,4
Tyrosinämie	1,1	3,4	0,5
Morbus Wilson	3,3	0,0	4,2
Andere	5,0	14,7	2,3
Infektionen	6,4	13,4	4,5
Hepatitis A	0,7	0,0	0,9
Hepatitis B	0,3	0,0	0,4
EBV	1,1	0,0	1,4
Andere	4,3	13,4	1,8
Andere Diagnosen*	14,5	25,5	11,6

* ischämische Erkrankungen (angeborene Herzfehler, herzchirurgische Eingriffe, Myokarditis, schwere Asphyxie, Budd-Chiari-Syndrom, „veno-occlusive disease"), zudem maligne Erkrankungen.

Zeichen der hepatischen Enzephalopathie führen zur klinischen Diagnose. Sinkende oder niedrige Transaminasen sind insbesondere bei abnehmender Lebergröße (Sonografie) ein Zeichen der bereits abgelaufenen massiven Leberzellnekrose und können daher prognostisch ungünstig sein. Die schlechte Lebersyntheseleistung lässt sich an der niedrigen Synthese der Cholinesterase und der Gerinnungsfaktoren erkennen. Die Hyperammonämie ist Ausdruck der beeinträchtigten Entgiftungsfunktion der Leber, korreliert aber nicht immer mit den klinischen Zeichen der Enzephalopathie. Die BGA zeigt ein breites Spektrum von einer metabolischen Azidose bis hin zu einer respiratorischen Alkalose. Elektrolytimbalancen sind häufig, ebenfalls Hypoglykämien.

- **Nierenfunktionsstörung und hepatorenales Syndrom:** Im Verlauf kann sich eine prognostisch ungünstige Niereninsuffizienz (Ursachen u. a.: akute Tubulusnekrose, Sepsis, nephrotoxische Medikamente) entwickeln. Kompliziert wird dies durch ein zusätzliches funktionelles Nierenversagen, basierend auf intrarenalen Vasokonstriktionen (hepatorenales Syndrom).
- **Hepatische Enzephalopathie und Hirnödem:** Es werden verschiedene Hypothesen als pathogenetischer Hintergrund der Enzephalopathie diskutiert: Veränderung der Blut-Hirn-Schranke, Akkumulation und / oder Synergismus von Neurotoxinen (Ammoniak-Hypothese), Beeinträchtigung der Neurotransmission (GABA-Hypothese, falsche Neurotransmitter) und mögliche Verschlechterung des Energiestoffwechsels des Gehirns durch unzureichende Bereitstellung von Substraten (z. B. Glukose). Zudem kommt es zur Ausschüttung von proinflammatorischen Zytokinen (z. B. IL-1β, IL-6, TNF-α), denen zumindest eine partielle Rolle in der Genese zugeschrieben wird.
Klinisch wird die Enzephalopathie in vier Stadien eingeteilt, beginnend mit leichten neuropsychiatrischen Auffälligkeiten (I) über Somnolenz (II), Stupor (III) bis hin zum Koma (IV). Die hohe Letalität des akuten Leberversagens wird maßgeblich durch die Entwicklung eines Hirnödems bestimmt.
- **Koagulopathie und Blutung:** Die verminderte Syntheseleistung von Gerinnungs- und Fibrinolysefaktoren (Faktoren I, II, V, VII, IX und X, AT III) in der Leber führt zur Koagulopathie. Neben einer Thrombopenie sind auch Veränderungen der Thrombozytenmorphologie und -funktion beschrieben. Quick, PTT, Fibrinogen, Faktor V und Faktor VII sollten auch nach parenteraler Substitution von Vitamin K regelmäßig kontrolliert werden. Der Nachweis von Fibrinspaltprodukten ohne Plasminogenaktivator ist Zeichen einer disseminierten intravasalen Gerinnung (DIC). Der Ersatz von Gerinnungs- / Fibrinolysefaktoren sollte in Form von Frischplasma (FFP) nur bei klinischen Blutungszeichen oder bevorstehenden invasiven Maßnahmen (z. B. Legen eines ZVK) durchgeführt werden. Nach FFP-Gabe muss beachtet werden, dass auch Cholinesterase (CHE) transfundiert wird und somit als Lebersyntheseparameter nicht mehr interpretiert werden darf.

Basisdiagnostik Die Basisdiagnostik zur Evaluation des Leberschadens umfasst folgende Parameter:
- Gerinnung (PT, PTT, INR, Fibrinogen, Faktor V, Faktor VII, Faktor VIII)
- Leberfunktion (AST, ALT, GGT, AP, Bilirubin, Albumin, Protein, CHE)
- Stoffwechsel (Elektrolyte, Ca, PO_4, Magnesium, Harnstoff, Glukose, Ammoniak, BGA)
- Blutbild mit Differenzierung

Differenzialdiagnosen
- **Infektionen:** Virusinfektionen sind eine der häufigsten Ursache eines akuten Leberversagens im Alter von < 7 Monaten. Herpes-simplex-Viren sind dabei führend. Die Diagnostik beinhaltet die serologische Analytik der klassischen Hepatitisviren (anti-HAV-IgM, HBsAg, anti-Hbc-IgM und -IgG, anti-HCV, anti-HEV), zusätzlich (inkl. PCR-Analytik) EBV, CMV, Enterovirus, Adenovirus, HHV6, HSV-1 und -2, Parvovirus.
- **Stoffwechselerkrankungen** sind insbesondere bei Kindern < 1 Jahr zu bedenken. Zur Stoffwechseldiagnostik gehören u. a.: Laktat, Pyruvat, Aminosäuren im Serum, Aminosäuren im Urin, organische Säuren im Urin, Succinylaceton im Urin, reduzierende Substanzen im Urin (Galaktose, Fruktose), Ferritin, Eisen, Eisenbindungskapazität, Carnitin- und Acylcarnitin-Profil, Coeruloplasmin, freies Kupfer, Kupferausscheidung im 24-h-Sammelurin.

- Die Definition des akuten Leberversagens bei Neugeborenen und jungen Säuglingen ist bei Stoffwechselerkrankungen nicht exakt erfüllt, da eine prinzipiell chronische Leberkrankheit vorliegt („acute-on-chronic liver failure"). Dennoch können sich eine klassische Galaktosämie, die hereditäre Fruktoseintoleranz, die Tyrosinämie Typ 1 und seltener eine GALD („gestational alloimmune liver disease", früher: neonatale Hämochromatose) oder Atmungskettendefekte primär wie ein akutes Leberversagen manifestieren.
- Frühestens ab einem Alter von 3 Jahren kann ein Morbus Wilson unter dem Bild eines akuten Leberversagens erstmals symptomatisch werden.
- Der homozygote α_1-Antitrypsin-Mangel (PiZZ) führt nur selten zu einem akuten Leberversagen. Der Mangel wird im Serum nachgewiesen, mit einer Genotypisierung wird die Diagnose bestätigt.
- Andere Stoffwechselkrankheiten, z. B. Zellweger-Syndrom, Alpers-Syndrom, Störungen der Fettsäureoxidation, Morbus Niemann-Pick Typ C und Störungen der oxidativen Phosphorylierung, sind sehr seltene Ursachen eines akuten Leberversagens.
- **Intoxikation:**
  - Die häufigste Intoxikation, die zum akuten Leberversagen führt, ist eine **Paracetamol-Überdosierung,** bei jungen Kindern meist akzidentell, bei Jugendlichen oft suizidal. Bei Verdachtsfällen sollte ein Urinscreening erfolgen, ebenso eine Bestimmung im Serum.
  - Eine andere wichtige Ursache eines Leberversagens ist eine **Knollenblätterpilzvergiftung** *(Amanita phalloides)*.
  - Eine seltene Ursache der frühkindlichen Leberzirrhose, die sich auch als akutes Leberversagen präsentieren kann, ist eine **Kupferintoxikation.**
- **Ischämische Hepatopathie:** Gegenüber einer Hypoxie ist die Leber sehr resistent. Eine akute oder chronische Herzinsuffizienz kann allerdings auch mit einem akuten Leberversagen einhergehen. Das Budd-Chiari-Syndrom kann zu einem akuten Leberversagen führen, desgleichen die Lebervenenverschlusskrankheit („veno-occlusive disease", VOD). Die farbcodierte Doppler-Sonografie ist bei ischämischen Krankheiten wegweisend.
- **Andere Ursachen des akuten Leberversagens:**
  - Primäre Lebertumoren oder metastatische Lebertumoren
- **Autoimmunhepatitis**
  - GALD („gestational alloimmune liver disease", früher neonatale Hämochromatose)

Therapie Aspekte der Diagnostik und der Therapie sind in ➤ Tab. 16.13 aufgeführt.

Prognose Die Prognose des akuten Leberversagens im Kindesalter unter rein supportiver Therapie ist

Tab. 16.13 Ätiologiespezifische Therapie bei akutem Leberversagen

Ätiologie	Diagnostik	Therapie
Hepatitis B	Serologie	Entecavir, Tenofovir, Lamivudin
HSV 1, 2	Serologie, PCR	Aciclovir i. v.
Tyrosinämie Typ 1	Succinylaceton im Trockenblut / Urin, AFP ↑	Nitisinon (NTBC)
Galaktosämie	Reduzierende Substanzen Urin, Galaktose-1-Phosphat-Uridyl-Transferase-Aktivität	Laktosefreie Formulaernährung
Morbus Wilson	Niedriges Coeruloplasmin, hohe Kupferausscheidung, hohe AP / Bilirubin-Ratio (> 4), hoher Kupfergehalt der Leber (Leberbiopsie)	Kupferchelate, Plasmapherese
Paracetamol	Anamnese, erhöhte Paracetamol-Spiegel 4 h nach Ingestion	N-Acetylcystein
Amanita-Toxin	Anamnese	Silibinin, Penicillin G
Autoimmunhepatitis	AIH-Antikörper	Methylprednisolon
Hämophagozytotische Lymphohistiozytose	s. Text	Kortikosteroide, Chemotherapie, Knochenmarktransplantation
GALD (früher: neonatale Hämochromatose)	Ferritin ↑, Speicheldrüsenbiopsie, MRT (Leber, Pankreas)	IgG-Gabe i. v., ggf. Austauschtransfusion

mit Überlebensraten von bis zu 50 % eher schlecht. Mit einer Überlebenswahrscheinlichkeit von bis zu 90 % nach 4 Jahren ist die Transplantation heute bei entsprechender Indikation bei akutem Leberversagen im Kindesalter die Therapie der Wahl.

> Bei akutem Leberversagen sollte so rasch wie möglich der Kontakt zu einem Kinderlebertransplantationszentrum gesucht werden, um die Therapiemodalitäten festzulegen.

16.7.8 Lebertransplantation (LTx)

Indikation Jede terminale Lebererkrankung ohne kurative konservative Therapieoption stellt eine Indikation zur LTx dar. Bei einem fulminanten Leberversagen werden die Patienten in einer eigenen Dringlichkeitsstufe geführt, die es in der Regel erlaubt, innerhalb weniger Tage ein Spenderorgan zu bekommen.

Immunsuppression Nach der Transplantation muss eine lebenslange immunsuppressive Behandlung durchgeführt werden.

Prognose Die Prognose nach Transplantation im Kindesalter kann heute als prinzipiell gut eingeschätzt werden, an großen Transplantationszentren liegen die 5-Jahres-Überlebensraten bei ca. 90 %. Die Langzeitüberwachung sollte an den Transplantationszentren durchgeführt werden.

16.8 Gallenwegserkrankungen

16.8.1 Cholelithiasis

Definition Ein oder mehrere Konkremente in der Gallenblase bezeichnet man als **Cholezystolithiasis,** Konkremente in den Gallenwegen als **Choledocholithiasis.** Eine Cholezystolithiasis ist ungleich häufiger. Je nach führendem Bestandteil unterscheidet man Cholesterin- (Cholesterin > 50 %) von Pigmentsteinen (Bilirubinat > 25 %) und gemischten Steinen. Cholesterinsteine sind in Deutschland mit gut 60 % am häufigsten, Bilirubinatsteine finden sich in ca. 5 %, gemischte Steine in 25 % der Fälle.

Ätiologie und Pathogenese Risikofaktoren für Cholesterinsteine sind Übergewicht, Hyperlipidämie, Hyperkalzämie, Fasten oder parenterale Ernährung und Gallensäureverlustsyndrome (Z. n. Ileumresektion). Risikofaktoren für Pigmentsteine sind chronische Hämolyse, biliäre Infektionen oder Gallenwegsanomalien (z. B. Caroli-Syndrom). Gallensteine treten in Assoziation mit parenteraler Ernährung, prolongiertem Fasten (Anorexia nervosa) oder Ileumresektionen auf.

Symptome Das klassische Symptom der Cholezystolithiasis ist die meist postprandial auftretende Gallenkolik mit plötzlichen, heftigen, anfallsartigen Oberbauchschmerzen rechts.

Diagnose Die Diagnostik des Gallensteinleidens ist eine Domäne der Sonografie (➤ Abb. 16.11). Anamnestisch und laborchemisch muss man den Risikofaktoren nachgehen, um die Genese der Steine zu klären. Gelegentlich findet man bei einer Cholezystolithiasis, häufiger bei einer Choledocholithiasis eine Erhöhung der Cholestaseparameter (AP, GGT, selten Bilirubin). In einer Magnetresonanzcholangiografie (MRCP) kann der Aufstau dargestellt werden. Die Röntgenaufnahme kann röntgendichte Steine identifizieren, in der Regel sind dies Bilirubinatsteine.

Therapie Asymptomatische Gallenblasensteine müssen nicht unbedingt therapiert werden. Sie

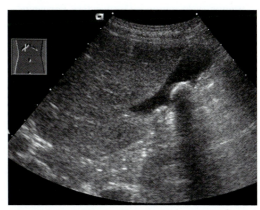

Abb. 16.11 Sonografie bei Cholezystolithiasis [R232]

zeigen je nach Ätiologie eine spontane Auflösungstendenz. Bei längerer Persistenz, wenn die Steine nicht röntgendicht (Cholesterinsteine) und kleiner als 5 mm sind, kann ein Therapieversuch über mehrere Monate mit Ursodesoxycholsäure (15–20 mg / kg KG / Tag) unternommen werden (medikamentöse Litholyse). In der akuten Kolik muss eine spasmolytische und analgetische Behandlung durchgeführt werden. Bei rezidivierenden Koliken wird heute in der Regel die laparoskopische Cholezystektomie durchgeführt. Bei Choledocholithiasis ist die Therapie der Wahl die endoskopische Papillotomie mit Steinextraktion im Rahmen einer ERCP.

16.8.2 Sklerosierende Cholangitis

Definition Die sklerosierende Cholangitis kann in die primäre Form und in sekundäre Formen unterteilt werden:
- Die **primär sklerosierende Cholangitis (PSC)** ist eine segmentale chronische Erkrankung der Gallenwege und der Leber mit Entzündung, Cholestase, zunehmender Fibrosierung und Stenose der intra- und extrahepatischen Gallenwege und letztlich Entwicklung einer biliären Leberzirrhose. Es besteht eine Assoziation mit einer Colitis ulcerosa (selten Morbus Crohn), die der PSC vorangehen oder aber ihr folgen kann. Sehr selten ist eine neonatale Form, die wahrscheinlich eine andere Entität als die PSC darstellt.
- **Sekundär sklerosierende Cholangitiden** sind Folgen chronischer Gallenwegsaffektionen (infektiöse, toxische, mechanische Einflüsse oder Malformationen). Im Kindesalter liegt häufig ein Immundefekt zugrunde (Histiozytose, kongenitaler Immundefekt), selten auch eine zystische Fibrose.

Ätiologie und Pathogenese Die Ätiologie der PSC ist nicht bekannt, am ehesten liegt eine Autoimmunerkrankung vor. Die Assoziation zu HLA-B8, -DR3 und -DRw52a legt diese These nahe; zudem finden sich bei etwa 75 % der Patienten positive perinukleäre antineutrophile zytoplasmatische Antikörper (p-ANCA).

Symptome Die Klinik kann sehr variabel sein und von asymptomatischen Patienten bis zu schweren biliären Zirrhosen reichen.

Diagnose Die Laborchemie weist nur leicht erhöhte Transaminasen, aber insbesondere pathologische Cholestaseparameter auf (GGT, Gallensäuren). Das Bilirubin ist oft nur gering erhöht, das Serumkupfer kann wie bei allen cholestatischen Erkrankungen erhöht sein. Die typische Konstellation der Autoantikörper wurde oben erwähnt; unspezifisch können BSG, IgG und IgM erhöht sein. Die Diagnose wird mittels MRCP gesichert, die Kalibersprünge und Stenosen im Sinne eines perlschnurartigen Bildes der intra-, aber auch der extrahepatischen Gallenwege zeigt. Die ERCP kann die entsprechenden Veränderungen bei gut auflösenden Geräten ebenfalls darstellen. In der Leberbiopsie kann man eine zwiebelschalenartige Fibrose um die Gallenwege sehen, wobei die Histologie bei der segmentalen Verteilung der Erkrankung und je nach Ausprägungsgrad nicht typisch sein muss.

Differenzialdiagnose Alle Ursachen einer Leberzirrhose mit Cholestase müssen differenzialdiagnostisch in Betracht gezogen werden. Schwierig kann manchmal die Abgrenzung gegenüber einer Autoimmunhepatitis sein. Gelegentlich liegt auch einmal ein „Overlap-Syndrom" vor, bei dem Charakteristika beider Erkrankungen, AIH und PSC, gefunden werden.

Therapie Ursodesoxycholsäure (15–20 mg / kg KG / d p. o.) kann zu einer Besserung der Laborparameter führen; ob sie auch zu einer Besserung der Morbidität und vor allem der Mortalität beiträgt, konnte bislang noch nicht belegt werden. Endoskopisch können prominente Stenosen dilatiert und ggf. mit Kunststoffendoprothesen (Stents) offengehalten werden. Bei progressivem Verlauf ist eine Lebertransplantation indiziert. Bei Hinweisen auf eine zusätzliche bakterielle Infektion im vorgeschädigten Gallenwegssystem muss eine antibiotische Behandlung eingeleitet werden.

16.8.3 Caroli-Krankheit/-Syndrom/ Duktalplattenmalformation

Als Caroli-Krankheit werden multiple Ektasien der intrahepatischen Gallenwege ohne weitere histologische Auffälligkeiten der Leber bezeichnet. Beim Caroli-Syndrom ist zusätzlich eine periportale Fibrose zu sehen, die einer kongenitalen Leberfibrose entspricht.

16.9 Pankreaserkrankungen

16.9.1 Pankreatitis

Es gibt primäre und sekundäre Pankreaserkrankungen. Sie können akut, akut rezidivierend und chronisch auftreten. Klinisches Symptom sind Oberbauchschmerzen, typischerweise gürtelförmig ausstrahlend, wobei die Schmerzcharakteristik im Kindesalter nicht immer klar erfassbar ist.

Diagnostik In der Initialdiagnostik von Bauchschmerzen sollte eine Bestimmung der Lipase nicht fehlen. Sie ist der Amylase an Sensitivität und Spezifität überlegen. Die Höhe der Lipase muss nicht mit dem Schweregrad der Pankreatitis korrelieren. Bei Schüben der Erkrankung liegt eine akut rezidivierende bzw. chronische Pankreatitis vor. Langfristig kann eine chronische Pankreatitis mit einer erst exokrinen (Fettmalassimilation), später dann auch endokrinen Insuffizienz (Diabetes mellitus) des Organs einhergehen.

In der Anamnese muss nach familiären Pankreatitiserkrankungen gefragt werden, nach Begleiterkrankungen des Patienten mit entsprechender Medikation, bei der Untersuchung sollten Hinweise für Infektionen berücksichtigt werden (Viren, Bakterien, Parasiten).

> **Basislabor bei Pankreatitis**
> Lipase, Blutbild, BGA, BSG, Elektrolyte, Triglyzeride, Kreatinin, Harnstoff, GPT, LDH, CPR, Glukose.

Die weitere Diagnostik (Labor, Molekulargenetik, Bildgebung) richtet sich nach Hinweisen auf die grundsätzlich differenzialdiagnostisch zu erwägenden Erkrankungen.

Differenzialdiagnose
- **Hereditär/idiopathisch (Molekulardiagnostik):**
  - Kationisches Trypsinogen (PRSS1)
  - Carboxypeptidase A1 (CPA1)
  - Serinprotease-Inhibitor, Kazal-Typ1 (SPINK1)
  - Chymotrypsin C (CTRC)
  - „Cystic fibrosis transmembrane conductance regulator" (CFTR), ggf. andere (Cathepsin B, Calcium-sensing Receptor Gene, Claudin-2-locus X-Chromosom)
- **Systemische Erkrankungen:** Kollagenosen, CED, primär sklerosierende Cholangitis, Morbus Behçet, Lupus erythematodes, rheumatoide Arthritis, Panarteriitis nodosa
- **Zystische Fibrose** (Schweißtest, Genetik)
- **Autoimmune Pankreatitis** (IgG 4)
- **Metabolische Erkrankungen:**
  - Hypertriglyzeridämie
  - Hyperkalzämie
  - Dystrophie, Malnutrition
  - Diabetische Ketoazidose
  - Niereninsuffizienz
- **Medikamente / Toxine:** Asparaginase, Azathioprin, Didanosin, Kalzium, 6-Mercaptopurin, Östrogene, Statine, Stiboglukonat, Suldinac, Valproat, Vincristin
- **Mechanische / strukturelle Ursachen (Bildgebung):**
  - Anatomische Anomalien (Choledochuszyste, Pancreas anulare, Pankreasgangduplikaturen, frgl. Pancreasdivisum)
  - Obstruktion (Gallensteine, Tumoren, Parasiten)
  - Trauma
- **Infektionen:**
  - Viren (Enteroviren, Herpesviren, Hepatitis A, B, E, HIV, Masern, Mumps, Röteln)
  - Bakterien (*E. coli, Campylobacter*, Legionellen, Leptospiren, Mykoplasmen, Salmonellen, Yersinien)
  - Parasiten (*Ascarislumbricoides, Clonorchis sinensis, Cryptosporidium parvum*, Echinokokken, *Fasciola hepatica, Toxoplasma gondii*)

Die exokrine Insuffizienz des Pankreas erfasst man durch Bestimmung der Pankreaselastase und / oder der Stuhlfettbestimmung. Die endokrine Insuffizienz mit einer prädiabetischen bzw. diabetischen Stoffwechsellage lässt sich mit Glukoseausscheidung (U-Stix), Glukosetagesprofil, oralem Glukosetoleranztest und der Bestimmung des HBA_{1c} (Langzeitparameter) diagnostizieren.

Eine akute Pankreatitis ist meist ödematös und mittelfristig selbstlimitierend. Es kann sich aber eine schwere nekrotisierende Pankreatitis entwickeln. Ein CRP > 12 mg/dl spricht für einen nekrotisierenden Verlauf. Dabei entstehende Abszedierungen lassen sich am besten durch die kontrastmittelverstärkte CT erkennen.

Bildgebung Die bildgebende Diagnostik umfasst die Sonografie, Endosonografie, kontrastmittelverstärkte CT, sekretinstimulierte MRCP und ERCP.

KAPITEL 17

Lothar Schweigerer

Hämatologie

17.1 Krankheiten des hämatopoetischen Systems 389
17.1.1 Krankheiten unreifer Zellen des hämatopoetischen Systems 389
17.1.2 Krankheiten reifer Zellen des hämatopoetischen Systems 392
17.1.3 Krankheiten der humoralen Gerinnung 405

17.1 Krankheiten des hämatopoetischen Systems

Störungen der Hämatopoese können die gemeinsame Progenitorzelle mehrerer oder aller Zellreihen oder isoliert die Zellen einer Reihe betreffen (➤ Tab. 17.1). Sie lassen sich entsprechend klassifizieren. Die weitere Klassifikation kann sich daran orientieren, ob die Krankheit 1) das Resultat von Verlust oder Neubildung der Zellspezies und 2) angeboren oder erworben ist (➤ Tab. 17.1).

17.1.1 Krankheiten unreifer Zellen des hämatopoetischen Systems

➤ Tab. 17.2.

Verminderte Bildung oder vermehrter Abbau unreifer Zellen

Angeborenes Knochenmarkversagen

Bei einem Drittel der Patienten mit Knochenmarkversagen liegt eine angeborene Störung und bei wiederum der Hälfte der Betroffenen eine Fanconi-Anämie zugrunde.

Fanconi-Anämie
Definition Die Fanconi-Anämie wird überwiegend autosomal-rezessiv vererbt. Im Vordergrund stehen die Zeichen der Panzytopenie mit oder ohne begleitende Fehlbildungen.

Epidemiologie Die Krankheit ist insgesamt selten.

Symptome Die genetische Heterogenität erklärt die Heterogenität der Symptome. Obwohl physische und hämatologische Anomalien isoliert vorliegen können, wird typischerweise eine Kombination aus beiden Symptomenkomplexen beobachtet (➤ Tab. 17.3). Zu den kongenital vorhandenen Fehlbildungen gesellen sich (meist im Alter zwischen 4 und 12 Jahren) die Symptome des Knochenmarkversagens. Meist entwickelt sich zunächst die Thrombozytopenie und dann sequenziell die Granulozytopenie und die Anämie. Bei etwa 20 % der Patienten entwickelt sich aufgrund des DNA-Reparaturdefekts im späteren Lebensalter ein Malignom.

Diagnostik Bei typischen klinischen und hämatologischen Befunden wird die endgültige Diagnose durch den Nachweis einer vermehrten Diepoxybutan-induzierten Chromosomenbrüchigkeit (DEB-Test) in Zellen des peripheren Blutes gestellt.

Therapie Die Substitution von Blutprodukten und die Gabe von Androgenderivaten dienen der symptomatischen Behandlung. Die gegenwärtig einzige kurative Behandlungsoption ist die Transplantation von Knochenmark (möglichst eines HLA-identischen Geschwisterkinds).

Tab. 17.1 Klassifikation von Krankheiten des hämatopoetischen Systems

Betroffene Zellspezies	Resultat der zellulären Störung	Manifestation	Ausgewählte Krankheiten
Gemeinsame Progenitorzelle	verminderte Bildung und/oder vermehrter Abbau	angeboren	Fanconi-Anämie
			Shwachman-Diamond-Syndrom
			Dyskeratosis congenita
		erworben	Aplastische Anämie
	vermehrte Bildung	angeboren/erworben	Leukämie
Erythroide Reihe	verminderte Bildung	angeboren	Diamond-Blackfan-Anämie
			Kongenitale dyserythropoetische Anämien
		erworben	Erythroblastophthise
			Eisenmangelanämie
			Vitamin-B_{12}-Mangel-Anämie
			Folsäuremangelanämie
			Erythropoetinmangel
	vermehrter Verlust und/oder vermehrter Abbau	angeboren	Sphärozytose
			Elliptozytose
			Pyruvatkinasemangel
			G6PD-Mangel
			Kongenitale erythropoetische Porphyrie
			Thalassämien
			Sichelzellenanämie
		erworben	Blutverlust
			Morbus haemolyticus neonatorum
			Lupus erythematodes
			Mechanisch bedingte Hämolyse
	vermehrte Bildung		Polyzythämie
Leukozytäre Reihe	verminderte Bildung und/oder vermehrter Abbau	angeboren	Kostmann-Syndrom
			Zyklische Neutropenie
		erworben	Reaktive Neutropenie
			Autoimmunneutropenie
	vermehrte Bildung		Infektionen
Thrombozytäre Reihe	verminderte Bildung und/oder vermehrter Abbau	angeboren	Bernard-Soulier-Syndrom
			Kongenitale amegakaryozytäre Thrombozytopenie
			Wiskott-Aldrich-Syndrom
			X-chromosomale Thrombozytopenie
			Thrombozytopenie mit Radiusaplasie
		erworben	Idiopathische thrombozytopenische Purpura
			Heparininduzierte Thrombozytopenie
	vermehrte Bildung		Thrombozytose

17.1 Krankheiten des hämatopoetischen Systems

Tab. 17.2 Aus dem Funktionsverlust hämatopoetischer Zellreihen resultierende klinische Symptome

Zellreihe	Symptome
Erythroide Reihe	Blässe, Müdigkeit, Abgeschlagenheit
Leukozytäre Reihe	Infektanfälligkeit, Diarrhö, Gedeihstörung
Thrombozytäre Reihe	Blutungen, insbesondere Petechien

Tab. 17.3 Charakteristische Anomalien bei der Fanconi-Anämie

Anomalie	Häufigkeit, %
Hautpigmentveränderungen	65
Kleinwuchs	60
Fehlbildungen der oberen Extremität (Daumen, Hände, Radii, Ulnae)	50
Hypogonadismus und Genitalveränderungen	40
Andere Skelettveränderungen (Kopf, Gesicht, Hals, Wirbelsäule)	30
Augen-, Lid- und epikanthale Veränderungen	25
Nierenfehlbildungen	25
Ohrenfehlbildungen (extern und intern), Taubheit	10
Hüft-, Bein-, Fuß- und Zehenanomalien	10
Gastrointestinale / kardiopulmonale Fehlbildungen	10

Die Fanconi-Anämie ist Folge eines DNA-Reparaturdefekts. Bei bis zu 20 % der Patienten entwickelt sich später ein Malignom.

Shwachman-Diamond-Syndrom

Definition Autosomal-rezessiv vererbte Störung der exokrinen Pankreasfunktion mit zusätzlichen Anomalien, darunter insbesondere Kleinwuchs, variable Zeichen des Knochenmarkversagens und Skelettveränderungen.

Erworbenes Knochenmarkversagen

Aplastische Anämie

Definition Die aplastische Anämie ist das Resultat einer erworbenen Schädigung einer sehr unreifen hämatopoetischen Stammzellpopulation mit Verlust des Differenzierungspotenzials. Dies führt zum Ausfall mehrerer oder aller Zellreihen und damit zu einer reversiblen oder irreversiblen Knochenmarkinsuffizienz.

Epidemiologie Die aplastische Anämie ist selten und betrifft 0,2 / 100.000 Kinder < 15 Jahren / Jahr.

Ätiologie und Pathogenese Umwelteinflüsse wie Chemikalien, Medikamente und Virusinfektionen können eine aplastische Anämie auslösen.

Symptome Die Symptome entsprechen denen der Knochenmarkinsuffizienz, ihr Schweregrad wird durch das Ausmaß der Insuffizienz bestimmt. Eine Hepatosplenomegalie (wie bei den differenzialdiagnostisch infrage kommenden akuten Leukämien) liegt nicht vor.

Diagnostik Im peripheren Blutbild sind alle Zellreihen (oft mit Ausnahme der Lymphozyten) erniedrigt. Für die Prognose bedeutsam ist die Zahl der neutrophilen Granulozyten. Bei > 500 / µl handelt es sich um eine nicht schwere, bei < 500 / µl um eine schwere und bei < 200 / µl um eine sehr schwere aplastische Anämie. Als Ausdruck der Knochenmarkinsuffizienz besteht eine Retikulozytopenie. Knochenmarkaspirat und -stanze zeigen ein hypozelluläres Mark mit fehlender Hämatopoese, aber erhaltenem Stroma.

Differenzialdiagnose Akute Leukämien, myelodysplastische Syndrome und die potenziell zur Knochenmarkinsuffizienz führenden Knochenmarkinfiltrate anderer maligner Krankheiten werden klinisch und mittels Knochenmarkpunktion und -stanzung ausgeschlossen.

Therapie Zur symptomatischen Behandlung von Anämie, Thrombozyto- und Leukozytopenie werden bestrahlte Erythrozyten- bzw. Thrombozytenkonzentrate transfundiert und Antibiotika und Antimykotika eingesetzt. Zur kausalen Behandlung kann die allogene Transplantation von Stammzellen eines HLA-identischen Geschwisterkinds erfolgen. Fehlt ein geeigneter Spender, wird alternativ die Immunsuppression mittels einer Kombination aus Antilymphozytenglobulin, Methylprednisolon und Ciclosporin A durchgeführt.

17.1.2 Krankheiten reifer Zellen des hämatopoetischen Systems

Krankheiten der Erythrozyten

Anämien

Definition Als Anämie wird die Unterschreitung des unteren altersgerechten Hb-Normwerts bezeichnet.

Symptome Wird die erythroide Reihe vermindert gebildet, so treten die in ➤ Tab. 17.2 aufgeführten Symptome ein.

Diagnostik Mithilfe weniger, einfach durchzuführender Basisuntersuchungen können viele Krankheiten des erythrozytären Systems bereits weitgehend diagnostiziert werden. Dazu gehören Hb, Hkt, Erythrozytenzahl, MCV, MCH, Retikulozytenzahl und die Differenzierung des gefärbten Blutausstrichs.

> Hämolytische Anämien sind meist begleitet von Splenomegalie und Ikterus, wobei der Ikterus klinisch erst ab einem Gesamt-Bilirubin von > 3 mg % sichtbar wird.

Einteilung Die Basisdiagnostik erlaubt die Einteilung der Anämien nach Regenerationspotenzial, Färbung und Größe. Erniedrigte bzw. erhöhte Retikulozytenzahlen definieren die Anämie als hypo- bzw. hyperregeneratorisch; ein erniedrigtes, normales bzw. erhöhtes MCH definiert die Anämie als hypo-, normo- oder hyperchrom; ein erniedrigtes, normales bzw. erhöhtes MCV definiert die Anämie als mikro-, normo- oder makrozytär (➤ Abb. 17.1). Der für die Praxis wichtigste Parameter ist die Erythrozytengröße (MCV). Eine *Mikrozytose* repräsentiert das Unvermögen roter Vorstufen zur Synthese von Hämoglobin und ist deshalb Kennzeichen des Eisenmangels und der Thalassämie-Syndrome. Eine *Makrozytose* repräsentiert das Ergebnis übersprungener Teilungen erythroider Vorstufen bei erhaltener Proteinsynthese; sie ist Kennzeichen von Anämien mit abnormer Kernreifung oder der Stimulation durch Erythropoetin und wird bei Dysplasien, Vitamin-B$_{12}$- und Folsäuremangel und nach Chemotherapie beobachtet.

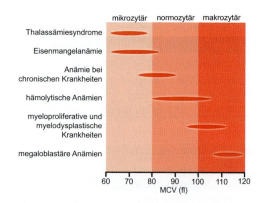

Abb. 17.1 Differenzialdiagnose von Anämien anhand der Erythrozytengröße (MCV) [L238]

Anämien aufgrund eingeschränkter Erythrozytenbildung

Diamond-Blackfan-Anämie

Definition Angeborener Defekt erythroider Progenitorzellen mit resultierender Anämie, der oft von Fehlbildungen und Kleinwuchs begleitet ist.

Symptome Das Umschalten von der fetalen zur adulten Erythropoese erfolgt in den ersten Lebensmonaten. Deshalb manifestiert sich die Krankheit bei fast allen Patienten bereits in den ersten Lebensmonaten mit den Symptomen der Anämie. Bei vielen Patienten liegen begleitende Anomalien vor, darunter Hypertelorismus, flache Nasenwurzel, Daumenanomalien und Taubheit. Über 60 % der Patienten sind minderwüchsig.

Diagnostik Manifestationsalter, Begleitsymptomatik und eine Retikulozytopenie bei ausgeprägter Anämie sind typische Indizien. Knochemarkzytologie, Fehlen erythroider Vorläuferzellen bei normaler Zellularität der übrigen Reihen.

Differenzialdiagnose Akute transitorische Erythroblastopenie.

Therapie Die meisten Patienten sprechen auf Kortikosteroide innerhalb von 2 bzw. 3 Wochen mit einem Anstieg der Retikulozyten bzw. des Hb an. Bei einigen Patienten kann die Dosis ausgeschlichen und schließlich – in der Hoffnung auf eine nicht seltene Spontanremission – abgesetzt werden. Bei Patienten, die nicht auf Kortikosteroide ansprechen, kann ein Versuch mit

Ciclosporin oder Valproat unternommen werden. Oft bleibt nur die lebenslange Substitutionstherapie mit Erythrozytenkonzentrat. Zur Vermeidung der Eisenüberladung muss sie von einer Chelattherapie begleitet werden. Als Alternative bietet sich die Knochenmarktransplantation von einem HLA-identischen Geschwisterkind an, die gegen die mögliche Spontanremission der Krankheit abgewogen werden muss.

Akute transitorische Erythroblastopenie

Definition Die auch unter der Bezeichnung Erythroblastophthise bekannte schwere normochrome Anämie ist erworben und durch einen passageren Stopp der Erythropoese gekennzeichnet.

Epidemiologie Die Krankheit ist nicht selten und betrifft überwiegend Kleinkinder.

Ätiologie und Pathogenese Die Ätiologie ist unbekannt, doch sind offenbar postinfektiöse, die roten Vorstufen betreffende Autoimmunprozesse beteiligt. Die Erythropoese sistiert, und die Hb-Konzentration sinkt kontinuierlich (um bis zu 0,8 g % / Woche).

Symptome Da sich die Anämie über Wochen entwickelt, sind die Kinder adaptiert und meist beschwerdefrei.

Therapie Liegt keine Beeinträchtigung, z. B. in Form einer Herzinsuffizienz, vor, kann auf die Transfusion von Erythrozyten verzichtet und mittels Kontrolle der Retikulozyten die Spontanremission abgewartet werden. Etwa 1–2 Monate nach Einsetzen der Erythropoese werden normale Hb-Konzentrationen erreicht.

Eisenmangelanämie

Definition Die Eisenmangelanämie ist das Resultat eines insuffizienten Einbaus von Eisen in das Hämoglobin von Zellen der erythroiden Reihe. Als Konsequenz entwickelt sich eine mikrozytäre hypochrome Anämie.

Epidemiologie Die Eisenmangelanämie ist die häufigste Anämie des Kindesalters. Kleinkinder sind häufiger betroffen als Schulkinder und Jugendliche.

Ätiologie und Pathogenese Eisen ist für die Hämoglobinsynthese essenziell. Deshalb entsteht eine Eisenmangelanämie immer dann, wenn langfristig die Eisenzufuhr und -aufnahme im Vergleich zum Bedarf vermindert sind, die Utilisation eingeschränkt ist oder der Verlust die Zufuhr überschreitet ➤ Tab. 17.4.

Symptome Bei schwerer Eisenmangelanämie finden sich Zeichen des Funktionsverlusts der erythroiden Reihe. Im Vordergrund steht die Blässe, fakultativ treten Haut- und Schleimhautsymptome hinzu, darunter brüchige Haare und Nägel, Lippenrhagaden und Dysphagie. In den meisten Fällen sind die Beschwerden gering, und die Anämie wird erst im Rahmen der routinemäßigen Anfertigung eines Blutbilds und der Bestimmung der Erythrozytenparameter entdeckt.

> Die Abgrenzung gegen andere mikrozytäre hypochrome Anämien, darunter insbesondere die Thalassämie-Syndrome und die sideroblastischen Anämien, ist einfach, denn bei Letzteren ist das Serumferritin normal bis erhöht und das Transferrin erniedrigt.

Tab. 17.4 Pathophysiologie und mögliche Ursachen der Eisenmangelanämie

Pathophysiologie	Ursachen
Ungenügender Eisenvorrat	Frühgeborene
Ungenügende Eisenzufuhr	Säuglinge, Kleinkinder, Adoleszenten
Ungenügende Eisenabsorption	Malabsorptionssyndrome
Gestörter Eisentransport	Hereditäre Atransferrinämie
	Erworbene Atransferrinämie bei Eiweißverlust und Eiweißsynthesestörungen
Gestörte Eisenverwertbarkeit	Chronisch-rezidivierende Infektionen oder Entzündungen
	Malignome
Erhöhter Eisenverlust	Pränataler Verlust bei Placenta praevia
	Fetofetale Transfusion bei Mehrlingen
	Fetomaternale Transfusion
	Ungenügende plazentare Transfusion bei früher Abnabelung
Postnataler Blutverlust	Diagnostische Blutentnahmen
	Blutverluste im Gastrointestinaltrakt bei Epistaxis, Hiatushernie, Ösophagitis, Ösophagusvarizen, Meckel-Divertikel, Polypen, Ulzera, CED und Salicylat-Therapie

Diagnostik Die Diagnosestellung ist einfach. Das Blutbild zeigt eine unterhalb der Norm gelegene Hb-Konzentration mit Mikrozytose, Hypochromie und Anulozyten (ringförmige Erythrozyten). Die Retikulozytenzahl ist normal bis erniedrigt, das Ferritin erniedrigt und das (im Zweifel zu bestimmende) Transferrin erhöht.

Therapie Die Behandlung der Wahl ist die orale Gabe von Eisen(II)sulfat über 3 Monate. Darunter steigt die Hb-Konzentration in der Regel um 1–2 g % / Woche.

> Die Eisenmangelanämie ist die häufigste Anämie im Kindesalter. Sie ist hyporegeneratorisch, mikrozytär und hypochrom.

Vitamin-B_{12}-Mangel-Anämie
Definition Die Vitamin-B_{12}-Mangel-Anämie ist eine seltene makrozytäre Anämie mit neurologischer Begleitsymptomatik.

Ätiologie und Pathogenese Vitamin B_{12} wird von Bakterien produziert und ist in Tierfleisch sowie in geringen Mengen auch in Milch und Eiern enthalten. Nach Ingestion bindet es an den Intrinsic Factor, der von den gastralen Parietalzellen synthetisiert wird, und wird in dieser gebundenen Form im terminalen Ileum absorbiert. In pharmakologischer Dosis zugeführt, gelangt Vitamin B_{12} auch mittels passiver Diffusion in das Blut. Im Blut wird das Vitamin an Transcobalamin I und II gebunden transportiert. Nur das an Transcobalamin II gebundene Vitamin B_{12} gelangt in die Zelle. Ein Mangel an Vitamin kann verursacht werden durch unzureichende Zufuhr (z. B. bei ausschließlich gestillten Säuglingen streng vegetarisch lebender Mütter), ungenügende Absorption (z. B. durch Mangel an Intrinsic Factor, durch ein fehlendes oder funktionell defektes terminales Ileum oder Fischbandwürmer) und fehlende Transportproteine (z. B. durch eine Transcobalamin-II-Defizienz). Die meisten dieser Ursachen sind extrem selten.

Symptome Klinisch stehen die Zeichen der Insuffizienz der roten Reihe – insbesondere die Blässe – im Vordergrund (➤ Abb. 17.2). Bei ausgeprägtem Vitamin-B_{12}-Mangel treten zusätzlich neurologische Symptome auf, darunter Parästhesien und beim Säugling Irritabilität und Trinkverweigerung.

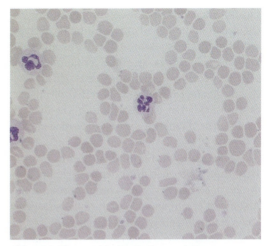

Abb. 17.2 Blutausstrich eines Patienten mit Vitamin-B_{12}-Mangel. Die Zellen sind makrozytär. [L238]

Diagnostik Die Diagnose wird durch den Nachweis einer makrozytären Anämie, die im Verhältnis zur Anämie niedrigen Retikulozyten und die erniedrigten Vitamin-B_{12}-Spiegel im Serum gestellt.

Differenzialdiagnose Differenzialdiagnostisch kommt am ehesten die Folsäuremangelanämie infrage, da sie ebenfalls makrozytär ist.

Therapie Der Vitamin-B_{12}-Mangel kann prinzipiell einfach mittels oraler Substitution behandelt werden. Da meist jedoch intestinale Resorptionsstörungen vorliegen, muss das Vitamin in der Regel parenteral substituiert werden. 3–4 d nach Behandlungsbeginn lässt sich der Erfolg an einem Anstieg der Retikulozyten ablesen.

> Ein Vitamin-B_{12}-Mangel ist meist Folge einer ungenügenden Absorption aufgrund eines Ausfalls der resorptiven Funktion des terminalen Ileums (operative Entfernung, Entzündung).

Folsäuremangelanämie
Die Folsäuremangelanämie ist eine seltene makrozytäre Anämie.

> Der Folsäuremangel ist meist medikamenteninduziert.

Erythropoetinmangelanämie
Beim chronischen Nierenversagen ist die EPO-Synthese eingeschränkt, und man spricht von einer renalen

Anämie. Das Resultat ist eine normochrome, normozytäre Anämie ohne spezifische Anomalien. Sie kann durch toxische Metaboliten aggraviert werden, die im Rahmen der Grundkrankheit anfallen. Die Behandlung erfolgt mittels s. c. Injektion von rekombinantem humanem EPO.

Anämien aufgrund vermehrten Erythrozytenverlusts oder -abbaus

Diese Anämien lassen sich einteilen in die angeborenen und erworbenen Anämien. Bei den angeborenen hämolytischen Anämien liegt die Ursache in Form von Membran-, Enzym- und Hämoglobindefekten meist im Erythrozyten selbst. Bei den erworbenen hämolytischen Anämien wirken meist externe Störungen in Form von Antikörpern oder Toxinen auf die Erythrozyten ein. Deshalb werden die beiden Formen auch als korpuskuläre bzw. extrakorpuskuläre Anämien bezeichnet (➤ Tab. 17.5). Die pathogenetischen Prinzipien sind ähnlich (➤ Abb. 17.3).

Sphärozytose

Definition Die Sphärozytose (Syn.: Kugelzellenanämie) ist die häufigste hämolytische Anämie in Mitteleuropa. Sie betrifft 1 / 5.000 Kinder. Veränderungen des Zytoskeletts führen zu der charakteristischen Kugelform und einer verkürzten Erythrozytenlebensdauer.

Tab. 17.5 Einteilung hämolytischer Anämien nach ihrer Ätiologie

Korpuskuläre Defekte	
Membran	Sphärozytose
	Elliptozytose
Enzyme	Energiepotenzial: Pyruvatkinasemangel
	Reduktionspotenzial: G6PD-Mangel
Hämoglobin	Häm: kongenitale erythropoetische Porphyrie
	Globin: Thalassämien, Sichelzellenanämie
Immunsystem	isoimmun: Morbus haemolyticus neonatorum
	autoimmun: Lupus erythematodes
„Nicht"-Immunsystem	idiopathisch
	sekundär: Infekte, z. B. Malaria

Ätiologie und Pathogenese Bei 75 % der Patienten liegt ein autosomal-dominanter, bei den meisten übrigen ein rezessiver Vererbungsmodus vor.

Symptome Das Ausmaß der Proteindefizienz korreliert mit der Schwere der Symptome. Die meisten Patienten haben eine kompensierte Hämolyse mit milder Anämie und sind selten symptomatisch. Sie stellen sich meist bei Komplikationen vor, insbesondere bei hämolytischen oder aplastischen Krisen, wenn sich im Rahmen von (viralen) Infekten die Kompensationsmöglichkeiten der Erythropoese erschöpft haben. Im Vordergrund stehen die Symptome der Insuffizienz der roten Reihe und der Ikterus. Bis zum Schulalter erreichen Bilirubinsteine symptomatische Größe, die zur Obstruktion der Gallenwege und – als Konsequenz – zu Gallenkoliken und Ikterus führen können. Bei Jugendlichen entwickeln sich manchmal paravertebral Herde mit extramedullärer Hämatopoese, die zu symptomatischen Blutungen (z. B. mit Hämatothorax) neigen.

Diagnostik Wegweisend sind der familienanamnestische Nachweis von Anämie, Ikterus, Cholezyst- und Splenektomie sowie der eigenanamnestische Nachweis von Anämie und Ikterus. Bei der körperlichen Untersuchung findet sich oft eine Splenomegalie. Charakteristisch sind die im Blutausstrich nachweisbaren Kugelzellen. Aufgrund ihrer relativen Dehydratation ist die MCHC erhöht. Die Retikulozytenzahl ist kompensatorisch erhöht. Sphärozyten besitzen aufgrund ihrer Kugelform gegenüber normalen Erythrozyten ein vermindertes Schwellvermögen und platzen deshalb bereits bei geringgradig unterhalb der Norm gelegenen osmotischen Drücken. Entsprechend zeigt sich eine verminderte osmotische Resistenz im „Acidified-Glycerol"- und Kryohämolyse-Test. Die detaillierte elektrophoretische und immunologische Analyse der Erythrozytenmembranproteine ist in Zweifelsfällen indiziert.

> Hämolytische / aplastische Krisen werden meist durch virale Infekte ausgelöst.

Differenzialdiagnose Sphärozyten entstehen auch bei Krankheiten, bei denen – immunologisch bedingt – gegen Erythrozyten gerichtete Antikörper auftreten. Deshalb müssen AB0-Inkompatibilität, Wärmeantikörper und ähnliche extrakorpuskuläre

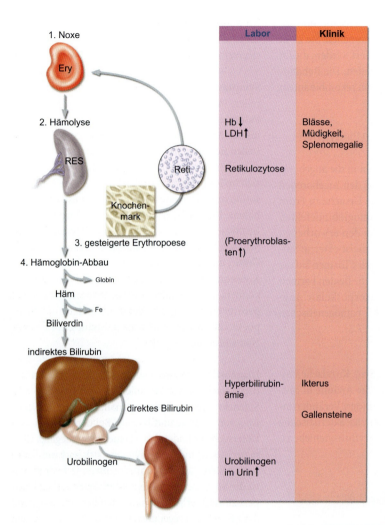

Abb. 17.3 Pathophysiologie und klinische Konsequenzen hämolytischer Anämien [L238]

Ursachen der Hämolyse mittels Coombs-Test ausgeschlossen werden.

Therapie Die meisten Patienten mit milder, kompensierter Anämie bedürfen – abgesehen von Krisensituationen – keiner Therapie. Bei schweren Verlaufsformen mit unkompensierter Anämie und zunehmendem Transfusionsbedarf ist die Teilsplenektomie indiziert. Vorher muss gegen *H. influenzae* und Pneumokokken geimpft und anschließend über mehrere Jahre eine antibiotische Prophylaxe durchführt werden. Mit der Splenektomie entfällt die Hämolyse, und die Patienten werden asymptomatisch. Langfristig kann die Krankheit jedoch durch Regeneration von Milzgewebe erneut symptomatisch werden. Symptomatische Gallensteine können mittels Sphinkterotomie entfernt werden. Alternativ kommt die operative Entfernung in Betracht, die simultan mit der Splenektomie erfolgen kann.

> Wegen der Gefahr einer foudroyanten Sepsis durch *Haemophilus influenzae* und Pneumokokken sollte die Splenektomie nicht vor dem 6. Lebensjahr erfolgen.

Glukose-6-phosphat-Dehydrogenase-Mangel (G6PD-Mangel)

Definition Der G6PD-Mangel ist ein erblicher Enzymdefekt des Energiestoffwechsels, der spontan oder unter besonderer Belastung zum vorzeitigen Erythrozytenabbau führt (➤ Tab. 17.6).

Tab. 17.6 Substanzen mit hämolytischem Potenzial bei Patienten mit Glukose-6-phosphat-Dehydrogenase-Mangel

Substanzklasse	Beispiele
Sulfonamide und Sulfone	Cotrimoxazol, Sulfacetamid, Sulfanilamid, Dapson
Andere antibakterielle Substanzen	Nitrofurantoin, Nalidixinsäure, Chloramphenicol, Ciprofloxacin
Analgetika und Antipyretika	Acetylsalicylsäure
Verschiedene	Probenecid, Dimercaprol, Vitamin-K-Analoga, Methylenblau, Ascorbinsäure, Pyrimidinaglykone (in Favabohnen)

Epidemiologie Der G6PD-Mangel ist der häufigste erbliche Defekt des Erythrozytenstoffwechsels. Weltweit sind mehr als 200 Mio. Menschen betroffen; ein Großteil davon stammt aus dem Mittelmeerraum.

Ätiologie und Pathogenese Die Vererbung ist X-chromosomal. Männliche Patienten und homozygot betroffene Frauen können symptomatisch werden, heterozygot betroffene Frauen nur nach Inaktivierung des intakten Allels.

> Der Glukose-6-phophat-Dehydrogenase-Mangel ist der häufigste erbliche Defekt des Erythrozytenstoffwechsels. Krisen werden meist durch Medikamente ausgelöst.

Symptome Die Patienten sind überwiegend beschwerdefrei. Innerhalb von 24 h nach Einwirkung der o. g. Noxen können Symptome in Form einer Dunkelverfärbung des Urins, einer Anämie und Tachykardie auftreten. Die Milz ist normal groß.

Diagnostik Im Blutbild findet sich eine normozytäre Anämie mit Retikulozytose, gelegentlich lassen sich Heinz-Körper beobachten. Die Speziallaboratorien vorbehaltene quantitative Bestimmung der Enzymaktivität ist beweisend.

Therapie Die Therapie besteht in der Vermeidung von Noxen. Bei symptomatischer Anämie können Bluttransfusionen notwendig werden. Die Splenektomie ist unwirksam.

Thalassämie-Syndrome

Definition Die Thalassämien (Mittelmeeranämie; „thalassa" = Mittelmeer) stellen eine heterogene Gruppe von hereditären Anämien dar. Sie sind Resultat von Genmutationen der Hämoglobinketten.

Epidemiologie Milde Formen der Thalassämie sind eine der häufigsten genetischen Störungen weltweit, schwere Formen verursachen eine beträchtliche Morbidität und Mortalität.

Ätiologie und Pathogenese Nach dem frühen Embryonalstadium steuern α-, β-, γ- und δ-Globin-Gene die Synthese der Hämoglobinketten. Das α-Globin-Gen wurde evolutionär dupliziert, sodass jede Zelle insgesamt vier α- sowie zwei β-, γ- und δ-Gene enthält. Die Expression der Gene ändert sich perinatal: Die Expression des γ-Globin-Gens vermindert sich, die des β-Globin-Gens erhöht sich. Jedes Hämoglobinmolekül besteht aus zwei α- und je zwei β-, γ- oder δ-Globin-Ketten. Die resultierenden Hämoglobintetramere α2β2, α2γ2 und α2δ2 werden als Hämoglobin A, F und A_2 bezeichnet. Postnatal nimmt also α2γ2 (= HbF) ab, und α2β2 (= HbA) nimmt entsprechend zu (➤ Abb. 17.4). Nach dem 1. Lebensjahr setzt sich das Gesamt-Hb zu 95 % aus HbA und zu 5 % oder weniger aus HbF und HbA_2 zusammen.

Mutationen der α- und β-Globin-Gene mit funktionellem Ausfall der codierten Proteine werden deshalb symptomatisch, und zwar unter dem klinischen Bild der α- bzw. β-Thalassämien. Beide Thalassämien werden in der Regel autosomal-rezessiv vererbt. Bei der α-Thalassämie überwiegen Deletionen, bei der β-Thalassämie Punktmutationen. Durch den Ausfall einer der beiden Kettenarten präzipitiert die im Überschuss vorhandene Partnerkette intrazellulär (➤ Abb. 17.4) und bewirkt den vorzeitigen Untergang des betroffenen Erythrozyten in der Milz.

Da jeder Mensch vier α-Globin-Gene besitzt, hat der Ausfall eines Gens keine klinischen Konsequenzen; der Ausfall zweier Gene führt zu einer sehr milden mikrozytären Anämie (α-Thalassaemia minor). Erst der Ausfall von drei α-Globin-Genen bewirkt eine mittelschwere mikrozytäre Anämie (HbH-Krankheit), der Ausfall aller vier α-Globin-Gene führt zum Hydrops fetalis und ist letal.

Da pro Zelle nur zwei β-Globin-Gene existieren, bewirkt der Ausfall eines Allels keine oder nur sehr

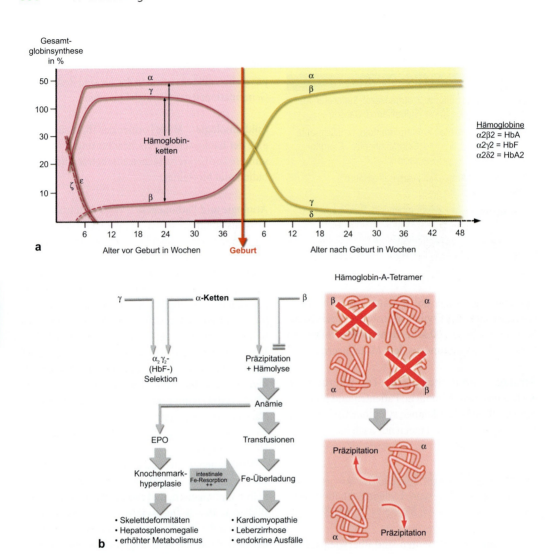

Abb. 17.4 a) Ontogenese der Hämoglobinkettensynthese [V786], b) Pathophysiologie der β-Thalassaemia major [L238]

milde Symptome (Thalassaemia minor) und der Ausfall beider Allele eine schwere transfusionsbedürftige Anämie (Thalassaemia major). Bei der homozygoten β-Thalassaemia major wird die Expression der γ-Globin-Ketten kompensatorisch erhöht, sodass die Erythrozyten überwiegend α2γ2 (= HbF) enthalten.

Symptome Der Ausfall aller vier α-Globin-Gene bei der α-Thalassämie ist letal. Patienten mit HbH-Krankheit entwickeln eine moderate Anämie und Splenomegalie mit sehr variablem Phänotyp.

Die homozygote β-Thalassämie manifestiert sich mit der Umstellung von HbF auf HbA, also innerhalb des Säuglings- und Kleinkindesalters (> Abb. 17.4). Im Vordergrund stehen Gedeihstörung, Blässe und Auftreibung des Abdomens infolge einer Splenomegalie (> Abb. 17.5). Wird die Anämie nicht korrigiert, expandiert das Knochenmark kompensatorisch. Klinisch manifestiert sich dies in Form von Knochenauftreibungen (z. B. als Bürstensaumschädel).

> Die vermehrte intestinale Eisenresorption führt gemeinsam mit der therapeutisch notwendigen Erythrozytensubstitution zur Eisenablagerung in Herz, Leber und endokrinen Organen mit Entwicklung von Kardiomyopathie, Leberzirrhose und endokrinen Ausfällen.

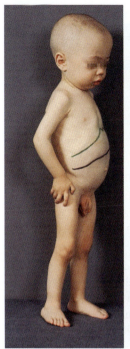
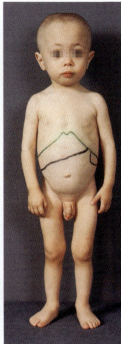

Abb. 17.5 Patient mit homozygoter β-Thalassämie. Schädeldeformierung und vorgewölbtes Abdomen infolge von Hepatosplenomegalie [O530]

ausnahmslos notwendig. Trotzdem nimmt durch die transfundierten Erythrozyten die Eisenzufuhr (und mit ihr die Hämosiderose) kontinuierlich zu. Dieser Entwicklung muss durch eine frühzeitige Chelation des Eisens mittels kontinuierlicher subkutaner Gabe von Deferoxamin oder orale Gabe von Deferasirox entgegengewirkt werden. Als Alternative kommt die Knochenmarktransplantation von einem klinisch gesunden Geschwisterkind infrage. Diese Maßnahme ist allerdings nur vor der Entwicklung einer klinischen Hämosiderose sinnvoll und gefahrlos möglich.

> Die β-Thalassaemia major wird mittels regelmäßiger Erythrozytentransfusion und Eisenchelation behandelt.

Sichelzellenanämie

Definition Die Anämie resultiert aus einer hereditären Punktmutation im β-Globin-Gen, die aufgrund der resultierenden Rigidität der Erythrozyten durch Gefäßverschlüsse kompliziert wird (➤ Abb. 17.6).

Epidemiologie Die Krankheit ist in Afrika, Asien und in Südeuropa häufig, in Mitteleuropa dagegen selten. Die häufigste Form ist die homozygote Sichelzellenanämie (HbSS).

Ätiologie und Pathogenese ➤ Tab. 17.7.

Symptome Die meisten Symptome werden durch akute und chronische Folgen von verkürzter Erythrozytenüberlebenszeit und Hämolyse einerseits sowie Gefäßokklusion andererseits erklärt. Oft findet sich als Initialmanifestation im Säuglings- und Kleinkin-

Diagnostik Wie alle Störungen der Hämoglobinsynthese führt auch die Thalassämie zur mikrozytären Anämie. Die Verdachtsdiagnose lässt sich mittels Hb-Elektrophorese bestätigen.

Bei der β-Thalassaemia minor findet sich eine normale bis grenzwertig erniedrigte Hb-Konzentration. Elektrophoretisch zeigen sich HbA_2 und HbF auf bis zu 7 bzw. 20 % des Gesamt-Hb erhöht. Bei der β-Thalassaemia major finden sich die laborchemischen Zeichen von Anämie und Hämolyse. Targetzellen sind typisch, aber nicht beweisend. Die Retikulozyten sind mäßig, das Ferritin ist mäßig bis stark und das HbF deutlich (auf 20–95 % des Gesamt-Hb) erhöht.

Differenzialdiagnose Andere mikrozytäre, hypochrome Anämien – in erster Linie die Eisenmangelanämie – müssen ausgeschlossen werden. Bei Letzterer ist (im Gegensatz zur Thalassämie) das Ferritin normal bis erniedrigt.

Therapie Bei der HbH-Krankheit ist eine Transfusion manchmal, bei der β-Thalassaemia major nahezu

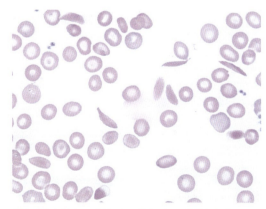

Abb. 17.6 Blutausstrich eines Patienten mit Sichelzellenanämie [L238]

Tab. 17.7 Pathogenetische Mechanismen und klinische Symptomatik der Sichelzellenanämie

Mechanismus	Ort, Organ	Symptomatik	Folge
Verkürzte Erythrozytenüberlebenszeit, Hämolyse	Milz	Hämolyse	Splenomegalie
		Hypersplenismus	Panzytopenie
	Haut	Ikterus	Juckreiz
	Gallenwege	Hyperbilirubinämie	Gallensteine
	Knochenmark	Aplastische Krise	Herzinsuffizienz
Gefäßokklusion	ZNS	Apoplex	
	Retina	Visusverlust	
	Lunge	Akutes Thoraxsyndrom	Respiratorische Insuffizienz
	Milz	Akut: Milzsequestration mit Anämie	Hypovolämischer Schock, Herzinsuffizienz
		Chronisch: Autosplenektomie	Foudroyante Sepsis
	Extremitäten	Hand-Fuß-Syndrom	Schwellung, Schmerzen

desalter eine schmerzhafte periphere Schwellung der Extremitäten (Hand-Fuß-Syndrom) als Folge einer avaskulären Nekrose des Knochenmarks. Mit der altersabhängigen Verlagerung der Hämatopoese nach zentripetal wird diese Komplikation selten. Die Kapillarokklusion findet auch an anderen Organen statt. Das akute Thoraxsyndrom geht mit einer erheblichen Mortalität einher. Unter dem Bild einer Pneumonie mit thorakalen Schmerzen entwickelt sich rasch eine Tachydyspnoe bis hin zur Notwendigkeit der maschinellen Beatmung. Besonders gefürchtet ist die seltene und vor allem bei Kleinkindern auftretende lebensbedrohliche Milzsequestration, bei der die Milz durch Einlagerung großer Blutvolumina rasch anschwillt. Die resultierende Hypovolämie und Anämie können innerhalb von Stunden letal sein. Mit zunehmendem Alter bewirken protrahierte Episoden der Kapillarokklusion Atrophie, Schrumpfung und Funktionsverlust der Milz (sog. Autosplenektomie) mit dem Risiko einer späteren, foudroyant verlaufenden bakteriellen Sepsis. Die Patienten sollen deshalb bereits im Säuglingsalter gegen *H. influenzae* und Pneumokokken geimpft werden und anschließend über mehrere Jahre eine antibiotische Prophylaxe erhalten.

> Hand-Fuß- bzw. akutes Thoraxsyndrom sind Folgen der durch die Sichelzellen verursachten Verstopfung kleiner Gefäße.

Diagnostik Sichelzellen im Blutausstrich deuten auf die Diagnose, sind aber nicht immer nachweisbar. Die Diagnose wird durch den elektrophoretischen Nachweis von HbS gesichert.

Therapie Im Vordergrund steht die frühzeitige symptomatische Behandlung der Krisen zur Prävention von Komplikationen. Dazu gehören erhöhte Flüssigkeitszufuhr und Schmerzmedikation bei Vasookklusion und antibiotische Behandlung bei bakterieller Infektion. Die allogene Knochenmarktransplantation kommt in bestimmten Fällen in Betracht.

Autoimmunhämolytische Anämien

Definition Gemeinsames Kennzeichen der Krankheitsgruppe ist das Auftreten von Autoantikörpern, die gegen Erythrozyten gerichtet sind. Die Antikörper können einziges klinisches Symptom oder eines von mehreren Symptomen einer generalisierten Grundkrankheit sein (primäre bzw. sekundäre autoimmunhämolytische Anämie; ➤ Tab. 17.8). Resultat ist die extravaskuläre, intraliennale, seltener die intravaskuläre Hämolyse.

Epidemiologie Primäre autoimmunhämolytische Anämien sind nicht selten und manifestieren sich mit einer jährlichen Inzidenz von 1 : 80.000 Personen.

> Die Kälteagglutininkrankheit ist oft Folge einer Infektion mit *Mycoplasma pneumoniae*.

Ätiologie und Pathogenese Die Ursachen der primären autoimmunhämolytischen Anämien sind unklar.

Symptome Die Symptome entsprechen denen der hämolytischen Anämien. Bei der paroxysmalen Kältehämoglobinurie und der Kälteagglutininkrankheit löst Kälte die Symptome aus.

Tab. 17.8 Klassifikation autoimmunhämolytischer Anämien

Typ	Beispiele
Primäre autoimmunhämolytische Anämie	Wärmereaktive Autoantikörper
	Paroxysmale Kältehämoglobinurie
	Kälteagglutininkrankheit
Sekundäre autoimmunhämolytische Anämie	Systemische Autoimmunkrankheit, z. B. Lupus erythematodes
	Maligne Lymphome
	Immundefizienz
	Infektionen, insb. mit Mykoplasmen und Viren
	Medikamente

Diagnostik Die diagnostischen Maßnahmen entsprechen denen bei hämolytischen Anämien. Bei Vorliegen wärmereaktiver Antikörper kann das morphologische Bild im Blutausstrich manchmal nicht von der hereditären Sphärozytose unterschieden werden. Die Diagnose wird dann mithilfe des direkten und indirekten Coombs-Tests gestellt.

Therapie Häufig ist keine spezielle Therapie notwendig, da die Hämolyse rasch von selbst sistiert.

Prognose Die Prognose primärer autoimmunhämolytischer Anämien ist insgesamt gut.

Krankheiten der Leukozyten

Krankheiten der Leukozyten lassen sich einteilen in solche mit erniedrigten und solche mit erhöhten Leukozytenzahlen.

Leukozytopenie

Eine Leukozytopenie ist erreicht, wenn die Gesamtleukozytenzahl unterhalb der Altersnorm liegt, meistens unterhalb von 4.000 / µl.

Neutrozytopenie

Neutrozytopenien sind das Resultat einer verminderten Bildung oder eines vermehrten Abbaus neutrophiler Granulozyten. Eine Neutrozytopenie liegt vor, wenn die Gesamtzahl der Neutrophilen unterhalb von 1.500 / µl liegt. Die Ursachen sind vielfältig, die klinischen Symptome jedoch ähnlich (➤ Tab. 17.9). Eine selektive verminderte Bildung der Neutrophilen liegt bei einigen kongenitalen Krankheiten vor, darunter die infantile Agranulozytose und die zyklische Neutropenie. Die meisten anderen kongenitalen Syndrome (Fanconi-Anämie, Shwachman-Diamond-Syndrom) betreffen auch die sonstigen Zellreihen. Auch bei den verschiedenen Formen der erworbenen Knochenmarkinsuffizienz (z. B. aplastische Anämien) sind die übrigen Zellreihen mit betroffen.

Tab. 17.9 Klinische Symptome der Neutrozytopenie

Allgemeinsymptome	Erhöhte Körpertemperatur, Schüttelfrost, Irritabilität
Symptome an Haut und Schleimhäuten	Nekrotische / ulzerative Läsionen, insb. des Gastrointestinaltrakts
Infektionen	Sepsis, bevorzugt durch gram-negative Keime

Reaktive Neutropenie

Definition Die reaktive Neutropenie ist eine reversible, exogen induzierte Erniedrigung der neutrophilen Granulozyten.

Ätiologie und Pathogenese Ursächlich sind insbesondere Infektionen und Arzneimittel beteiligt:
- **Virusinfektionen:**
  - Respiratory Syncytial Virus (RSV)
  - Masern
  - Röteln
  - Varizellen
  - HIV
- **Bakterielle Infektionen:**
  - Typhus
  - Paratyphus
  - Tuberkulose
- **Sepsis, insb. bei Neugeborenen**
- **Analgetika, antiinflammatorische Medikamente:**
  - Ibuprofen
  - Indometacin
  - Phenylbutazon
- **Antibiotika:**
  - Chloramphenicol
  - Penicillin
  - Sulfonamide

- **Antiepileptika:**
  - Phenytoin
  - Carbamazepin
- **Antihypoglykämika:** Chlorpropamid
- **Kardiovaskuläre Medikamente:**
  - Hydralazin
  - Procainamid
  - Chinidin
- **Sedativa:**
  - Chlorpromazin
  - Phenothiazine
- **Thyreostatika:** Propylthiouracil
- **Sonstige:**
  - Cimetidin, Ranitidin
  - Levamisol

Symptome Meist asymptomatisch.

Diagnostik Die Neutropenie wird meist im Rahmen der hämatologischen Diagnostik erkannt.

Therapie Die Therapie besteht in der Behandlung der Grundkrankheit. G-CSF wird meist nicht benötigt.

Autoimmunneutropenie

Definition Kennzeichen ist eine durch Autoimmunantikörper vermittelte Zerstörung neutrophiler Granulozyten.

Epidemiologie Die Autoimmunneutropenie ist die häufigste Ursache chronischer Neutropenien mit einer Inzidenz von ca. 1 : 100.000 Kindern und einem Altersgipfel bei 8–11 Monaten.

Ätiologie und Pathogenese Die Ätiologie ist unklar, doch entstehen aufgrund meist unbekannter Auslöser Autoantikörper, die gegen verschiedene Oberflächenantigene neutrophiler Granulozyten gerichtet sind.

> Die Autoimmunneutropenie ist häufigste Ursache chronischer Neutropenien. Sie tritt insbesondere im Säuglingsalter auf.

Symptome Die Krankheit und die im Rahmen der Neutropenie auftretenden Symptome ➤ Tab. 17.9) sind insgesamt blande. Im Vordergrund stehen Infektionen der Haut und des oberen Respirationstrakts.

Bei einigen Patienten ist die Milz leicht vergrößert. Auch bei längerem Verlauf (bis zu 2 Jahren) tritt fast immer die Spontanremission ein.

Diagnostik Im peripheren Blut finden sich immer erniedrigte Neutrophile, meist mit Werten um 200 / μl. Die übrigen Zellreihen sind normal. Oft sind im Blut Antikörper gegen Oberflächenmoleküle der Neutrophilen nachweisbar und beweisend. Das Knochenmark ist unauffällig bis leicht hyperplastisch. Bei Zweifeln kann die Diagnose *ex juvantibus* durch Gabe von Immunglobulinen und den anschließenden Anstieg der Neutrophilen gestellt werden.

Differenzialdiagnose Die Differenzialdiagnose umfasst primär die infantile Agranulozytose, sekundär die postinfektiöse Neutropenie und Immundefektsyndrome.

Therapie Die prophylaktische Gabe von Antibiotika (z. B. Cotrimoxazol) verhindert bakterielle Infektionen. Bei protrahierter schwerer Neutropenie und Symptomen führt die Gabe von Kortikosteroiden und / oder Immunglobulinen oft zu einem zeitweiligen, aber nicht nachhaltigen Anstieg der Neutrophilen. Alternativ und / oder zusätzlich kann G-CSF verabreicht werden.

Leukozytose

Die Vermehrung von Leukozyten ist meist Ausdruck einer reversiblen physiologischen Reaktion auf exogene Schädigungen. Eine irreversible progrediente Vermehrung von Leukozyten liegt bei den Leukämien vor (➤ Kap. 18.2.1).

Granulozytose

Neutrophile Granulozyten repräsentieren den Großteil aller Granulozyten. Deshalb werden die Begriffe Granulozytose und Neutrophilie auch häufig synonym verwendet.

Neutrophile Granulozyten werden zur Abwehr (überwiegend bakterieller) Infektionen benötigt. Die im Knochenmark mobilisierbaren Reserven neutrophiler Granulozyten sind 20- bis 40-fach höher als die im peripheren Blut verfügbaren. Sind auch diese Reserven erschöpft, so werden aus dem Knochenmark auch die unreifen Neutrophilen (stabkernige Granulozyten) in das periphere Blut freigesetzt.

Da Differenzierung und Reifungsstadien hämatopoetischer Zellen von links nach rechts aufgetragen werden, ergibt sich bei einer bakteriellen Infektion im peripheren Blut eine Verschiebung der Neutrophilen nach links (➤ Abb. 17.7). Diese physiologische Linksverschiebung wird von den pathologischen Linksverschiebungen abgegrenzt.

Eosinophilie

Eosinophilie liegt bei einer Vermehrung eosinophiler Granulozyten (> 450 / µl) vor. Eine Eosinophilie entwickelt sich nach wiederholter oder lang dauernder Exposition gegenüber Antigenen und repräsentiert das primäre Abwehrsystem gegenüber Parasiten. Auslösende Stimuli stammen meist aus dem allergischen Formenkreis.

Lymphozytose

Eine primäre Lymphozytose ist selten und meist das Ergebnis einer malignen hämatologischen Systemerkrankung (z. B. lymphatische Leukämie, ➤ Kap. 18.2.1). Die Lymphozyten sind absolut erhöht. Bei einer Neutropenie können die Lymphozyten relativ erhöht sein.

Die sekundäre Lymphozytose ist häufig. Da Lymphozyten insbesondere der Abwehr von Viren dienen, sind sie bei den meisten viralen Krankheiten absolut und / oder relativ erhöht. Die Pertussis ist eine der wenigen bakteriellen mit Lymphozytose assoziierten Krankheiten.

Krankheiten der Thrombozyten

Normale Thrombopoese und Normwerte

Wie bei der Erythro- und Leukopoese existieren im Knochenmark auch thrombopoetische Stammzellen und Vorläuferzellen. Unter dem Einfluss verschiedener Moleküle (darunter insb. Thrombopoetin) reifen sie aus in Megakaryoblasten, Promega- und Megakaryozyten und verlassen das Knochenmark schließlich als reife Thrombozyten.

Die Thrombozytenzahl wird im Rahmen des Routine-Blutbilds maschinell bestimmt. Unterhalb eines Wertes von 20.000 / µl ist sie unzuverlässig, sodass die

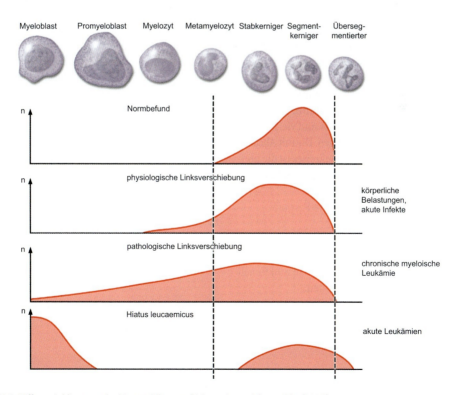

Abb. 17.7 Differenzialdiagnose der Neutrophilenverschiebung im peripheren Blut [L238]

Tab. 17.10 Die wichtigsten klinischen Unterschiede zwischen akuter und chronischer ITP

Klinische / laborchemische Eigenschaften	Akute ITP	Chronische ITP
Beginn	akut, postinfektiös	häufig keine Korrelation zu vorausgegangenen Infektionen
Alter	meistens jünger als 10 Jahre	oft älter als 10 Jahre
Geschlechtsverteilung	weiblich / männlich 1 : 1	weiblich / männlich 3 : 1
Jahreszeitliche Häufung	Frühjahr / Herbst	keine
Plättchenzahl	oft < 20.000 / µl	oft 20.000–50.000 / µl

Bestimmung manuell erfolgen muss. Die Thrombozytenzahl unterliegt geringen Schwankungen, ist aber im Säuglings- und Kleinkindalter etwas höher als später.

> Die funktionelle Qualität der Thrombozyten wird durch Bestimmung der Blutungszeit ermittelt. Sie wird standardisiert durchgeführt und liegt zwischen 2,5 und 8,5 min.

Thrombozytopenie

Einteilung Thrombozytopenien sind das Resultat einer verminderter Bildung oder eines vermehrten Verbrauchs von Thrombozyten bzw. ihren Vorstufen.

Thrombozytopenien aufgrund veminderter Bildung sind meist angeborene Krankheiten. Sie sind sehr selten. Bei einigen dieser Krankheiten, darunter Fanconi-Anämie, Shwachman-Diamond-Syndrom und Dyskeratosis congenita, liegt ein Versagen der gesamten Hämatopoese vor. **Thrombozytopenien aufgrund vermehrten Verbrauchs** sind viel häufiger als Thrombozytenbildungsstörungen. Die mit Abstand häufigste Krankheit dieses Formenkreises ist die idiopathische thrombozytopenische Purpura (ITP).

Idiopathische thrombozytopenische Purpura

Definition Die ITP ist die häufigste Ursache für Blutungen im Kindesalter. Sie ist charakterisiert durch den vorzeitigen immunologischen Abbau funktionell intakter zirkulierender Thrombozyten.

Epidemiologie Die Inzidenz beträgt etwa 1 : 20.000. Jungen und Mädchen sind gleich häufig betroffen und im Mittel 7 Jahre alt.

Ätiologie und Pathogenese Die Symptome entwickeln sich oft im Anschluss an einen banalen Infekt. Offensichtlich wird dadurch die Entwicklung von Antikörpern gegen verschiedene Thrombozyten-Oberflächenantigene angestoßen. Wenn die Thrombozytopenie länger als 6 Monate anhält, sind die Kriterien einer chronischen ITP erfüllt (➤ Tab. 17.10).

> Die ITP ist die häufigste Ursache für Blutungen im Kindesalter. Pathogenetisch liegt eine vermehrte Zerstörung der Thrombozyten zugrunde.

Symptome Typisch ist ein den klinischen Symptomen etwa um 1–3 Wochen vorausgegangener banaler Infekt. Die aktuellen Symptome variieren entsprechend der individuellen Intensität des Thrombozytenabbaus und der Fähigkeit der Thrombozytenregeneration. Bei Thrombozytenwerten unterhalb von etwa 20.000 / µl treten in der Regel Blutungen – überwiegend in Form von Petechien (➤ Abb. 17.8), manchmal auch von Hämatomen – auf. Die Petechien sind meist an Haut und Schleimhäuten (Nasen-Rachen-Raum) nachweisbar. Manchmal treten auch gastrointestinale Blutungen oder verlängerte Menorrhagien auf. Die Blutungen sind meist nicht ausgeprägt und nicht lebensbedrohlich. Allerdings treten in etwa 0,5 % der Fälle intrazerebrale Blutungen mit einer Letalität von bis zu einem Drittel auf.

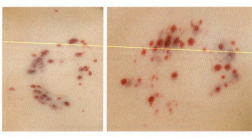

Abb. 17.8 Petechiale Hautblutungen bei einem Patienten mit ITP [R232]

Diagnostik Essenziell ist das Blutbild mit Differenzierung. Es zeigt typischerweise eine Thrombozytopenie bei unauffälligem restlichem Blut- und Differenzialblutbild. Gegen Thrombozyten-Oberflächenantigene gerichtete Antikörper sind beweisend, aber nur bei 30 % der Patienten nachweisbar.

Differenzialdiagnose Differenzialdiagnostisch muss in erster Linie eine maligne Systemerkrankung (Leukämie) ausgeschlossen werden. Petechien treten auch bei Vasopathien (z. B. bei der Purpura Schönlein-Henoch) auf, können aber durch die typische Klinik (Petechien überwiegend im Gluteablereich) und Laborbefunde (normale Thrombozytenzahlen) einfach ausgeschlossen werden.

> Bei der Begutachtung von Blutbild und Differenzialblutbild muss eine Leukämie ausgeschlossen und deshalb auf dabei auftretende Verminderungen der übrigen Zellreihen und das Vorliegen von Lymphoblasten geachtet werden.

Therapie Therapie der Wahl sind Immunglobuline in einer Gesamtdosis von 2 g / kg KG. Glukokortikoide können alternativ oder zusätzlich gegeben werden, doch steigen die Thrombozytenwerte langsamer an als unter Immunglobulinen. In therapieresistenten Fällen kommt die Gabe von Anti-D infrage. Therapieindikation ist immer die Prävention einer letalen Hirnblutung. Bislang gibt es für diese Annahme jedoch keine gesicherten Belege.

Bei der chronischen ITP liegen die Thrombozytenwerte oft > 20.000 / µl und die Patienten sind asymptomatisch. Akute und chronische Formen heilen mit Eintritt der Pubertät meist aus, sodass auch aus diesem Grund die Indikation zu einer lang dauernden Therapie kritisch zu stellen ist. In sehr seltenen Fällen bleibt als letzte Therapiemaßnahme – insbesondere bei Therapieresistenz und stattgehabter Hirnblutung – nur die (Teil-)Splenektomie.

Thrombozytose

Unter Thrombozytose wird eine Erhöhung der Thrombozyten auf Werte über 500.000 / µl verstanden.

Die Einteilung erfolgt in eine **primäre (essenzielle)** und eine sekundäre Form. ➤ Tab. 17.11 zeigt die wichtigsten Eigenschaften, anhand derer sich die beiden Formen sicher voneinander differenzieren lassen.

Tab. 17.11 Eigenschaften der primären und sekundären Thrombozytose

Kriterien	Primäre (essenzielle) Thrombozytose	Sekundäre Thrombozytose
Alter, Jahre	meist > 20, oft > 40	meist < 20
Dauer	> 2 Jahre	Tage / Wochen, selten Jahre
Ursache	Stammzelldefekt	Reaktion auf Hypoxie, Infektion, Thrombozytenverlust, Verschiebung des Thrombozyten-„Pools"
Thrombose	oft	sehr selten
Blutung	oft	sehr selten
Splenomegalie	oft	selten
Anzahl der Thrombozyten / µl	meist > 1 Mio.	meist < 1 Mio.
Thrombozytenmorphologie	groß, dysmorph	groß, sonst unauffällig
Speichereisen	erhöht	niedrig
Akute-Phase-Reaktion (CRP, Fibrinogen)	normal	erhöht, falls Infektion vorliegt

Die primäre Thrombozytose ist im Kindesalter sehr selten. Symptomatische Patienten können prophylaktisch mit Aspirin oder Anagrelid behandelt werden.

Meist liegt eine **sekundäre** Thrombozytose vor, die nach Beseitigung der Ursache verschwindet. Eine medikamentöse Behandlung ist nicht notwendig.

17.1.3 Krankheiten der humoralen Gerinnung

Krankheiten mit Blutungsneigung

Hämophilie

Definition Die Hämophilie ist eine angeborene X-chromosomal vererbte Erkrankung mit einem Mangel der Gerinnungsfaktoren VIII (Hämophilie A) oder IX (Hämophilie B), der klinisch meist zu Blutungen führt.

Epidemiologie Die Krankheitsinzidenz beträgt etwa 1 : 5.000 Männer; 85 % davon entfallen auf die Hämophilie A.

Ätiologie und Pathogenese Die Hämophilie wird X-chromosomal vererbt: Frauen sind Konduktorinnen, Männer erkranken. In bis zu 30 % liegen allerdings Spontanmutationen vor.

> Charakteristisches klinisches Kennzeichen der Hämophilie sind Blutungen in die großen Gelenke.

Symptome Die Hämophilie manifestiert sich meist jenseits der Neugeborenenperiode in den ersten beiden Lebensjahren, nachdem die Patienten das Laufen erlernt haben und zunehmend mobiler werden. Die Symptome sind Resultat posttraumatischer Blutungen in die großen Gelenke, Muskeln und Schleimhäute, selten in das ZNS. Führende Symptome sind Gelenk- und Muskelschmerzen. Erbrechen und Störungen der Vigilanz deuten auf eine intrazerebrale Blutung, Hämaturie oder Bauchschmerzen auf Blutungen in den ableitenden Harnwegen oder in den M. iliopsoas hin.

Diagnostik Thrombozytenzahl, Blutungszeit und Quick-Wert sind normal. Die PTT ist jedoch verlängert, und die Aktivitäten der beiden Faktoren sind auf Werte zwischen 30 und 5 % (milde Form), 5–1 % (mittelschwere Form) oder unter 1 % (schwere Form) vermindert. Eine molekulare Diagnostik sollte zur Diagnosesicherung und zur Abwägung des Wiederholungsrisikos bei weiterem Kinderwunsch immer angestrebt werden.

Differenzialdiagnose Durch normale Von-Willebrand-Faktor-Antigen- und -Aktivitätstests, Nachweis einer normalen Blutungszeit und das charakteristische klinische Bild kann das Von-Willebrand-Syndrom sicher ausgeschlossen werden.

Therapie Ziele der Behandlung:
- Verhinderung von Blutungen
- Bei bereits eingetretener Blutung die Blutungsstillung und die Prophylaxe damit verbundener Akut- (z. B. Hirndruckerhöhung) oder Spätschäden, insbesondere Gelenkdeformitäten, Muskelverkürzungen und Einschränkungen der Mobilität

Eingesetzt werden aus Plasma gewonnene gereinigte oder rekombinante Faktor-VIII- oder -IX-Präparate.

> Unter Therapie mit Faktor-VIII- und -IX-Präparaten können Antikörper gegen diese entstehen und so zur Therapieresistenz führen.

Von-Willebrand-Syndrom

Definition Das Von-Willebrand-Syndrom (VWS) ist eine autosomal vererbte Blutungskrankheit, die durch einen quantitativen oder qualitativen Verlust des Von-Willebrand-Faktors (vWF) verursacht wird.

Epidemiologie Mit einer Inzidenz von etwa 1 : 100 ist das VWS die häufigste hereditäre Blutungskrankheit.

> Das Von-Willebrand-Syndrom ist die häufigste hereditäre Blutungskrankheit. Im Gegensatz zur Hämophilie entwickeln auch Mädchen und Frauen klinische Symptome.

Ätiologie und Pathogenese In der Zirkulation funktioniert vWF als Brücke zwischen Thrombozyt und verletztem Endothel (d. h. dem Subendothel). Bindungsstelle aufseiten des Thrombozyten und des Subendothels ist dabei der Glykoprotein-Ib/IX-Komplex bzw. Kollagen Typ VI. Im Blut wirkt vWF darüber hinaus als Trägerprotein für Faktor VIII und schützt ihn vor Degradation, insbesondere durch aktiviertes Protein C. Die Brückenfunktion des vWF ist für die nach Verletzung des Endothels einsetzende Thrombozytenadhäsion und -aggregation essenziell.

Ist das vWF-Gen mutiert, so wird das codierte Protein entweder in geringeren Mengen oder gar nicht mehr gebildet (VWS-Typen I und III), oder es ist funktionell minderwertig (Typ II).

Symptome Da die primäre Blutstillung beeinträchtigt ist, werden protrahierte Blutungen bereits bei kleinsten Verletzungen (z. B. Schürfwunden) beobachtet.

Diagnostik und Differenzialdiagnostik Anamnese, klinische Symptomatik (➤ Tab. 17.12) und die verlängerte Blutungszeit lenken den Verdacht auf das Vorliegen eines VWS.

Therapie Ist endogener vWF vorhanden (wie beim Typ I), kann er mittels Gabe des synthetischen ADH-Derivats DDAVP aus dem Endothel mobilisiert

17.1 Krankheiten des hämatopoetischen Systems

Tab. 17.12 Typische Blutungskomplikationen bei Patienten mit Von-Willebrand-Syndrom

Symptome	Häufigkeit (%)
Nasenbluten	68
Gingivablutungen	41
Hämatomneigung	30
Menorrhagien	30
Gastrointestinale Blutungen	11
Verlängerte Nachblutungen nach kleineren Verletzungen	8
Postoperative Nachblutungen	8
Gelenkblutungen	4

werden. Damit lässt sich meist eine perioperative oder posttraumatische Blutstillung erzielen. Ist kein endogener vWF vorhanden, kann vWF-haltiges Faktor-VIII-Präparat appliziert werden. Rekombinante oder hochgereinigte Präparate enthalten keinen vWF und sind deshalb unwirksam.

Disseminierte intravasale Gerinnung

Definition Die disseminierte intravasale Gerinnung (DIC; auch als Verbrauchskoagulopathie bekannt) entsteht bei verschiedenen Krankheiten. Resultat ist eine ubiquitäre intravasale Gerinnung mit Thrombosen der Mikrozirkulation, sich anschließender Fibrinolyse und einem Verbrauch von Thrombozyten und Gerinnungsfaktoren, der schließlich zu einer generellen Blutungsneigung führt.

Ätiologie und Pathogenese Die Ursachen einer DIC sind vielfältig. Am häufigsten sind septische Infektionen, insbesondere mit gramnegativen Bakterien und Meningokokken, deren Lipopolysacharidbestandteile den Prozess anstoßen. Freigesetztes Gewebethromboplastin bewirkt die Bildung von Thrombin und Fibringerinnseln in der Mikrozirkulation. Durch den Verbrauch der Gerinnungsfaktoren und Thrombozyten ergeben sich typische Veränderungen der Globaltests und eine Thrombozytopenie. Die sekundär einsetzende Fibrinolyse führt zu erhöhten Fibrinspaltprodukten und D-Dimeren.

> Die häufigste Ursache einer DIC sind septische Infektionen mit gramnegativen Bakterien.

Symptome Die klinischen Symptome sind Ergebnis der Imbalance zwischen aktivierter Gerinnung und gesteigerter Fibrinolyse. Die durch Aktivierung der Gerinnung resultierenden Mikrothromben bewirken Verschlüsse der Mikrostrombahn mit Nekrosen in Haut und Organen. Die Nekrosen in Lungen und Nieren führen zu mangelnder Oxygenierung bzw. Oligo-/Anurie und sind somit prognostisch entscheidend. Die sekundäre Fibrinolyse ist an der Haut in Form von Petechien und Ekchymosen nachweisbar und führt an den erwähnten Organen zu weiteren Funktionseinbußen.

Diagnostik Im Frühbild der Krankheit sind Anamnese und klinischer Verlauf besonders bedeutsam. Die Globalparameter der Gerinnung sind kaum verändert. Der Nachweis erhöhter Fibrinspaltprodukte bzw. D-Dimere ist aber zielführend. Ist das Vollbild der DIC vorhanden, so zeichnet sich der Verbrauch aller Gerinnungsfaktoren und der Thrombozyten durch hochpathologische Globalparameter und eine Thrombozytopenie ab.

Therapie Die DIC geht mit einer hohen Mortalität einher. Entscheidend ist daher die frühzeitige therapeutische Unterbrechung von Verbrauch und Fibrinolyse durch gezielte Behandlung der Grundkrankheit (z. B. Septikämie mittels Antibiotika) und ihrer Folgen (z. B. Schock mittels Volumen und Katecholaminen; Ersatz von Gerinnungsfaktoren, Antithrombin und Thrombozyten mittels Frischplasma, Antithrombin und Thrombozytenkonzentraten). Die Gabe von Heparin ist umstritten.

Krankheiten mit Thromboseneigung

Epidemiologie Mit einer Inzidenz von etwa 1 : 20.000 sind Thrombosen im Kindesalter selten. Betroffen sind überwiegend Neugeborene und postpubertäre Jugendliche.

Ätiologie und Pathogenese Die Pathogenese einiger wichtiger Krankheiten, darunter APC-Resistenz, Protein-S-, Protein-C- und Antithrombinmangel, ist in ➤ Abb. 17.9 dargestellt.

Symptome Die Symptome aller genannten Krankheiten sind lokalisationsabhängig. Thrombosen im

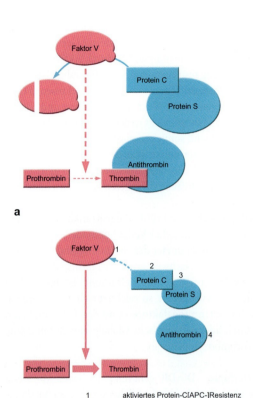

Abb. 17.9 Pathophysiologische Mechanismen von Krankheiten mit Thromboseneigung [L238]

Bereich der Extremitäten äußern sich als Schmerzen, Schwellung und Hautverfärbung. Thrombosen der V. cava superior verursachen einen oberen Einflussstau, solche des Sinus venosus äußern sich als Kopfschmerzen, Erbrechen und Meningismus bis hin zu Krampfanfällen. Lungenembolien manifestieren sich in Form von Atemnot, Thoraxschmerzen und Rechtsherzbelastung. Die Thrombosen werden mittels (Doppler-)Sonografie, CT und/oder MRT unter Zuhilfenahme kontrastgebender Medien nachgewiesen.

Diagnostik Die Diagnose der APC-Resistenz erfolgt durch modifizierte aPTT-Bestimmung und den Nachweis der Punktmutation. Die Diagnose des Mangels an Protein C und S wird durch funktionelle Tests und die quantitative Bestimmung der Faktoren gestellt. Der Mangel an AT wird durch quantitative Bestimmung des Faktors diagnostiziert. Hereditäre und nichthereditäre Formen lassen sich durch Bestimmung des AT-Antigens voneinander unterscheiden.

Therapie Die Therapie bei erstmals eingetretener Thrombembolie ist zunächst unabhängig von der Ursache. In jedem Fall wird Heparin in therapeutischer Dosis über 7–14 Tage appliziert. Alternativ bzw. zusätzlich kann eine Lysetherapie mit rekombinantem Plasminogenaktivator erfolgen. Manchmal muss die Thrombose interventionell oder chirurgisch beseitigt werden. Nachdem die Ursache der Thromboseneigung gefunden wurde, kann eine gezielte konservative Therapie erfolgen. Bei Thrombosen aufgrund eines Protein-C-Mangels kann Protein-C-Konzentrat zur Unterstützung der Lyse eingesetzt werden.

KAPITEL 18

Lothar Schweigerer, Carl Friedrich Classen

Onkologie

18.1 Allgemeine Onkologie 409

18.2 Spezielle Onkologie 413
18.2.1 Leukämien, myelodysplastisches Syndrom, Lymphome und Histiozytosen 413
18.2.2 Solide Tumoren 421

18.1 Allgemeine Onkologie

Im Erwachsenenalter sind maligne Krankheiten häufig und für ein Viertel aller Todesfälle verantwortlich. Im Kindesalter sind sie jedoch selten und betreffen nur 2 ‰ aller Kinder. Obwohl dies in Deutschland lediglich etwa 1.800 Kinder pro Jahr sind, repräsentieren onkologische Krankheiten die zweithäufigste Todesursache bei Schulkindern und Jugendlichen (➤ Abb. 18.1).

Die Rate langfristigen remissionsfreien Überlebens unterscheidet sich sehr stark in Bezug auf Art und Stadium der jeweiligen Erkrankung. Für die Gesamtgruppe der in Deutschland behandelten Kinder und Jugendlichen ergibt sich derzeit eine Zahl von 70–80 %.

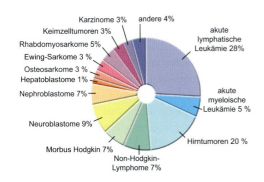

Abb. 18.1 Relative Häufigkeiten maligner Erkrankungen des Kindesalters [V786]

Symptome

Allgemeines

Wegweisende Frühsymptome von Malignomen des Erwachsenenalters, darunter Gewichtsverlust und Leistungsknick, fehlen meist. Symptomatisch im Vordergrund stehen Blässe, Kopf- und Bauchschmerzen sowie Erbrechen. Allerdings sind diese Symptome unspezifisch und meist Folge banaler Infekte. Es gilt deshalb, rationale Kriterien für eine etwaige weitere Diagnostik zu finden. ➤ Tab. 18.1 zeigt häufige Symptome onkologischer Erkrankungen.

Tab. 18.1 Symptome onkologischer Erkrankungen

Erkrankung	Symptome
Leukämien	Blässe, Abgeschlagenheit, (petechiale) Blutungen, Lymphknotenvergrößerung, Hepatosplenomegalie, Knochenschmerzen
Hirntumoren	Nüchternbrechen, Doppelbilder, Gesichtsfeldausfälle, Paresen, Ataxie, Krampfanfälle, Kopfschmerzen
Abdominale Tumoren	Ausladendes Abdomen, Hämaturie (beim Nephroblastom), Bauchschmerzen
Tumoren der Binde- und Stützgewebe	Tast-/sichtbare Schwellung

Diagnostik maliger Erkrankungen

Labor

Blutbild und klinische Chemie
Ausgangspunkt aller Diagnostik maligner hämatologischer Systemerkrankungen ist das Blutbild, inkl. Differenzialblutbild und Retikulozyten. Charakteristikum einer akuten **Leukämie** sind Thrombozytopenie, Granulozytopenie und eine normozytäre Anämie mit inadäquat niedriger Retikulozytenzahl. Häufig sind Leukämiezellen (sog. Blasten) im Blutausstrich sichtbar. Die Untersuchung des peripheren Blutausstrichs allein erlaubt aber meist keine sichere Diagnosestellung. Sie muss durch die Untersuchung des Knochenmarkaspirats verifiziert werden.

Einige Veränderungen der Serumchemie sind typisch – aber nicht für die Diagnose beweisend. Als Ausdruck des Tumorzellzerfalls (insb. bei Leukämien und Lymphomen) können manche Parameter – darunter LDH, Harnsäure, Phosphat und Kalium – erhöht nachweisbar sein. Zur Knochenmarkdiagnostik sind zwei Techniken verfügbar: 1) die **Knochenmarkstanze,** bei der ein Zylinder zur histologischen Diagnostik aus dem Knochenmark herausgebohrt wird, und 2) die **Knochenmarkpunktion,** bei der Knochenmarkblut zur zytologischen Diagnostik aus den Markräumen aspiriert wird. Die Knochenmarkstanze ermöglicht Aussagen über den absoluten Zellgehalt, die Architektur des Knochenmarks und die Infiltration mit malignen, ortsfremden Zellen. Das Knochenmarkblut erlaubt die morphologische Beurteilung und die durchflusszytometrische und genetische Charakterisierung der Zellen.

Tumormarker
Tumormarker dienen bei einigen Malignomen zur spezifischen Diagnostik und Verlaufskontrolle, manche (LDH, Ferritin, CRP) sind unspezifisch, aber als Verlaufsparameter geeignet (➤ Tab. 18.2).

Bildgebung und Funktionsdiagnostik

Für die Initial- und Verlaufsdiagnostik **solider Tumoren** sind bildgebende Untersuchungen essenziell. Vor Beginn einer Therapie muss immer zunächst die Tumorausbreitung (sog. Staging) definiert werden. Die Auswahl des geeignetsten Verfahrens ist abhängig von der Körperregion, nachrangig von der Tumorart.

Tab. 18.2 Tumormarker

Tumoren	Marker
Neuroblastom	Homovanillinsäure, Vanillinmandelsäure (im Urin) Neuronenspezifische Enolase
Hepatoblastom	AFP
Sezernierende Keimzelltumoren	AFP, β-HCG
Verschiedene	LDH, Ferritin, CRP

Die wichtigste Maßnahme zur Diagnosestellung ist bei fast allen pädiatrischen Malignomen die Histologie bzw. Zytologie. Dabei geht es nie nur um die Morphologie, sondern um Immunhistologie, Immunzytologie und genetische Verfahren wie PCR, FISH oder konventionelle Genetik.

Behandlung

In der pädiatrischen Onkologie werden grundsätzlich drei Behandlungsverfahren eingesetzt: Chemotherapie, operative Resektion und Bestrahlung. Der Erfolg basiert auf dem von Beginn an interdisziplinär zwischen Pädiatern, Chirurgen und Strahlentherapeuten abgestimmten kooperativen Einsatz der Verfahren. So zielt die initiale Behandlung solider Malignome zunächst auf eine Tumorverkleinerung mittels Chemotherapie, um den Tumor anschließend möglichst gefahr- und komplikationslos operativ *in toto* entfernen zu können.

Chirurgie

Bei einer pädiatrisch-onkologischen Erkrankung wird der Chirurg in Abhängigkeit von Tumorart und -stadium vor sehr unterschiedliche Aufgaben gestellt.

Ziele eines operativen Eingriffs können die bioptische Diagnosesicherung, die primäre bzw. sekundäre komplette Tumorresektion, die möglichst weitgehende Tumorverkleinerung oder die Exstirpation von Metastasen sein. Gelegentlich sind Operationen auch notfallmäßig bei primären oder sekundären Komplikationen – z. B. Querschnittlähmung durch intraspinalen Tumor, Tumorblutung bei Nephroblastom – oder in palliativer Intention notwendig. Unabdingbar ist die Kenntnis der verschiedenen Resektionsarten (➤ Tab. 18.3).

Tab. 18.3 Postoperative Resektionsgrade

Resektionsgrad	Bedeutung
R0	Entfernung im Gesunden (mit Sicherheitsabstand)
R1	Mikroskopische Tumoranteile erhalten (kein makroskopisch sichtbarer Tumorrest, aber Resektionsränder nicht tumorfrei)
R2	Makroskopische Tumoranteile erhalten

Tab. 18.4 Häufige Nebenwirkungen von Zytostatika

Zytostatika	Nebenwirkungen
Viele	Immunsuppression, Anämie, Thrombozytopenie, Haarausfall, Erbrechen, Stomatitis, Hepato- und Nephrotoxizität, Infertilität, Paravasat-Nekrosen, Sekundärmalignome
Anthrazykline: Doxorubicin, Daunorubicin, Idarubicin, Mitoxanthron, Epirubicin	Kardiomyopathie
Alkylanzien: Cyclophosphamid, Ifosfamid	Hämorrhagische Zystitis
Platinderivate: Cisplatin, Carboplatin	Schwerhörigkeit
Tubulin-Antagonisten: Vincristin, Vinblastin, Vindesin	Polyneuropathie
L-Asparaginase	Allergische Reaktionen, Thrombophilie, Pankreatitis, Diabetes mellitus

Chemotherapie

Zytostatika sind zur Zerstörung maligner Zellen eingesetzte Zellgifte, die durch Schädigung der DNA zur Apoptose führen. Besonders wirksam sind Zytostatika meist bei sich rasch teilenden Zellen. Viele Tumoren entwickeln unter einzelnen Zytostatika eine Therapieresistenz. Deshalb werden Zytostatika nahezu ausschließlich primär kombiniert appliziert.

Der Einsatz von Zytostatika ist vor allem durch ihre Nebenwirkungen begrenzt; sie können alle Organe betreffen und führen gelegentlich auch zu lebensbedrohlichen Komplikationen. Während als bekannteste Nebenwirkungen von Zytostatika der – transitorische – Haarausfall und das Erbrechen zu nennen sind, stellt für den medizinischen Alltag die Immunsuppression die wichtigste dar. Hieraus ergeben sich Regeln für alle Patienten unter Chemotherapie:

- Supportivtherapie, d. h. Prophylaxe der *Pneumocystis-jiroveci*-Infektion und von Schleimhautmykosen, Schleimhautpflege
- Bei Fieber in der Leukopenie frühzeitige empirische antibiotische Therapie und Überwachung
- Vermeidung von Kontakt zu infektiösen Erkrankungen und zu Menschenmengen während der Leukopenie

Weitere typische Nebenwirkungen von Zytostatika sind ➤ Tab. 18.4 zu entnehmen.

Bestrahlung

Die Strahlentherapie ist essenzieller Bestandteil der Behandlung vieler Malignome des Kindes- und Jugendalters, darunter insbesondere von Hirntumoren, Ewing-Sarkomen und Morbus Hodgkin. Meist wird sie mit kurativem Ziel eingesetzt. Bei inoperablen Malignomen (z. B. Ewing-Sarkome) kann der kombinierte Einsatz einen Teil der Patienten heilen.

Die Protonentherapie könnte als nebenwirkungsarme, gezielt wirksame, aber derzeit noch teure Bestrahlungsform zukünftig bei Kindern vermehrt eingesetzt werden.

Neue Behandlungsverfahren

Neben der klassischen Chemotherapie werden zunehmend moderne medikamentöse Behandlungsverfahren eingesetzt. Manche davon befinden sich in der klinischen Erprobung, andere sind inzwischen therapeutischer Standard, darunter Substanzen, die auf pathologisch veränderte molekulare Strukturen zielen. Im Rahmen dieser als „targeted therapy" bezeichneten Ansätze wird z. B. Imatinib zur Therapie von Philadelphia-Chromosom-positiven Leukämien (insb. der CML) sehr effektiv eingesetzt. Imatinib hemmt gezielt das tumorspezifische Fusionsprotein bcr/abl, das bei der Translokation t(9;22) entsteht und als wachstumsstimulierende Tyrosinkinase wirkt. Neben diesen kleinmolekularen Inhibitoren spielen monoklonale, gegen tumorspezifische Moleküle gerichtete Antikörper zunehmend eine therapeutische Rolle. Beispielhaft sei hier der Einsatz von Rituximab genannt, eines (gegen das auf der Oberfläche von Non-Hodgkin-Lymphomen und Leukämien nachweisbare CD20-Molekül gerichteten) Antikörpers.

Immunologische Therapien, die durch Interaktion mit dem Immunsystem wirken, oder Impfverfahren mit spezifisch zubereiteten Zellen (z. B. CAR-T-Zellen, die den Tumor immunologisch attackieren) stehen am Beginn der klinischen Erprobung.

Durch den Einsatz solcher tumorspezifischen Therapiestrategien können eingreifende Maßnahmen wie die Knochenmarktransplantation (KMT) bei gleicher Heilungschance oft vermieden werden.

Knochenmarktransplantation

Bei der **allogenen Knochenmark- oder Stammzelltransplantation** und der Hochdosistherapie mit autologem Stammzell-Rescue wird zunächst das blutbildende Knochenmark durch Chemotherapie und / oder Bestrahlung (sog. Konditionierung) irreversibel zerstört. Die während der sich anschließenden Transplantation übertragenen gesunden hämatopoetischen Stammzellen expandieren dann im leeren Knochenmark. Es können autologe, also zuvor entnommene eigene Stammzellen übertragen werden – dieses Verfahren wird heute im Wesentlichen nur bei Hochrisikoformen von Neuroblastomen, Ewing-Sarkomen und Medulloblastomen eingesetzt – oder allogene Zellen von einem anderen Menschen, also eine Transplantation im eigentlichen Sinne, sie stellt vor allem für Hochrisiko-Leukämiepatienten – wie frühe Rezidive der ALL und fast alle Rezidive der AML – die einzige kurative Chance dar. Alle diese Verfahren sind hochtoxisch und risikoreich und nur bei sonst kaum behandelbaren oder infausten Erkrankungen indiziert.

Bei der allogenen Transplantation können hämatopoetische Stammzellen in Form von Knochenmark, peripheren Blutstammzellen und Nabelschnurstammzellen verwendet werden, und zwar von einem HLA-identischen oder -kompatiblen Familienmitglied oder Fremdspender oder von einem HLA-haploidentischen Familienmitglied.

Eine Stammzelle ist eine Zelle, aus der eine bestimmte Gruppe von Körperzellen entsteht. Eine **Graft-vs.-Host-Erkrankung** (GvHD) wird durch T-Lymphozyten vermittelt, die nach ihrer Ausreifung im Thymus zwischen „Selbst" und „Fremd" unterscheiden und das „Fremde" angreifen, wenn es ihnen über das HLA-System präsentiert wird. HLA-Moleküle selbst sind, wenn sie „fremd" sind, das stärkste Antigen.

Bei **haploidentischer Transplantation** von den Eltern werden die im Transplantat enthaltenen T-Lymphozyten entfernt. Das Problem liegt in der Immunrekonstitution: Nach Transplantation ist kein T-Lymphozyten-System vorhanden; es dauert monatelang – wenn funktionstüchtiges Thymusgewebe vorhanden ist –, bis es ausgereift ist.

Eine milde Graft-vs.-Host-Reaktion ist bei Leukämiepatienten durchaus von Vorteil, da auch ein sog. Graft-vs.-Leukämie-Effekt zur Heilung beiträgt.

Palliativbetreuung

Palliativtherapie bedeutet eine umfassende Behandlung des unheilbar kranken Menschen. Dazu gehören Schmerztherapie und jede Therapie, welche die Grundkrankheit bei guter Lebensqualität unterdrückt, aber auch unterstützende Maßnahmen bei Problemen mit Ernährung, Verdauung, Lagerung, Atmung etc. Es geht auch darum, nach positiven Erlebnismöglichkeiten zu suchen, die ein Sterbender noch haben kann. Und vor allem ist da die ursprünglichste aller ärztlichen Tätigkeiten: die tröstende menschliche Begleitung.

Die Schmerztherapie orientiert sich am WHO-Stufenschema (> Tab. 18.5). Keinesfalls sollte man bei einem Kind nur wegen seines Alters vor dem Einsatz starker Schmerzmittel zurückschrecken. Bei Nerven- und Knochenschmerzen können Antiepileptika bzw. Bisphosphonate hilfreich sein.

> Palliativmedizin ist keine Sterbemedizin, sondern Medizin für die Lebensqualität. Immer steht das kranke Kind mit seiner Familie im Mittelpunkt.

Tab. 18.5 Schmerztherapie nach dem WHO-Stufenschema

Stufen	Analgetika
1	Nichtopioid-Analgetikum ± Adjuvans
2*	Mittelstarkes Opioid sowie Nichtopioid-Analgetikum ± Adjuvans
3	Starkes Opioid sowie Nichtopioid-Analgetikum ± Adjuvans

* Diese Stufe kann übersprungen werden.

18.2 Spezielle Onkologie

Spektrum und Häufigkeit maligner Erkrankungen des Kindes- und Jugendalters differieren deutlich von denen des Erwachsenenalters. Malignome des Erwachsenenalters haben ihren Ursprung nahezu ausschließlich in epithelialen Geweben: Deshalb dominieren Karzinome deutlich. Dagegen entspringen Malignome des Kinder- und Jugendalters überwiegend aus Geweben, die sich aus dem Meso- und Neuroderm ableiten. Qualitativ und quantitativ stehen deshalb Leukämien, Lymphome, Hirn- und Weichteiltumoren im Vordergrund. Karzinome sind eine Ausnahme.

18.2.1 Leukämien, myelodysplastisches Syndrom, Lymphome und Histiozytosen

Akute lymphatische Leukämie (ALL)

Definition Die akute lymphatische Leukämie (ALL) ist die häufigste maligne Erkrankung des Kindesalters.

Es handelt sich um eine Proliferation klonaler maligner lymphatischer Zellen mit Knochenmarkbefall. Wenn maligne lymphatische Zellen hingegen nur in Lymphknoten, Leber und Milz oder anderen Organen ausgebreitet sind, aber kein signifikanter Knochenmarkbefall vorliegt, wird von einem **Non-Hodgkin-Lymphom** gesprochen.

Fast immer ist bei Diagnose einer ALL das normale Knochenmark bereits zu über 80 % von Leukämiezellen verdrängt (➤ Abb. 18.2).

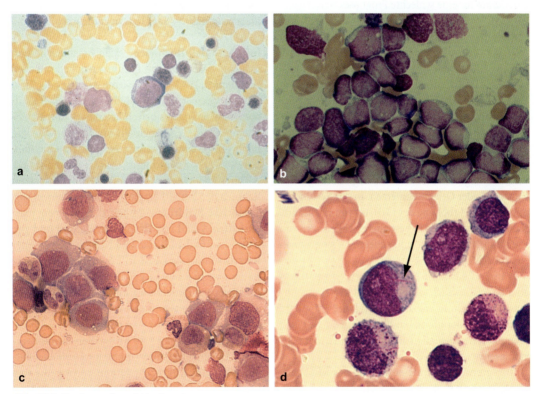

Abb. 18.2 Knochenmarkausstrichpräparate:
a) Normales Knochenmark
b) Akute lymphatische Leukämie
c) Akute myeloische Leukämie FAB M5a
d) Akute myeloische Leukämie FAB M4 mit Auer-Stäbchen (Pfeil) [R232]

Ätiologie und Pathogenese Zahlreiche genetische Veränderungen bei ALL sind beschrieben. Einige, wie die Translokation t(9;22) (Philadelphia-Chromosom), sind hinsichtlich des Mechanismus im Wesentlichen aufgeklärt, bei anderen ist der Mechanismus bislang unklar. Eine besondere Häufung der ALL wird bei Patienten mit Down-Syndrom, aber auch mit DNA-Reparaturdefekten wie der Fanconi-Anämie oder dem Bloom-Syndrom gefunden.

Pathophysiologie Eine ALL kann T- oder B-lymphozytäre, unreife oder reife Merkmale aufweisen. Die häufigste ALL im Kindesalter – deswegen Common-ALL (c-ALL) – ist die prä-prä-B-ALL, mit dem Antigen CD10 (Common-ALL-Antigen, CALLA).

Für die Charakterisierung einer ALL sind darüber hinaus genetische Merkmale wichtig, z. B. das sog. Philadelphia-Chromosom, die Translokation t(9;22), bzw. BCR / ABL (sonst typischerweise bei der CML), ein Marker für eine schlechte Prognose.

Symptome Die Erstsymptome einer Leukämie sind typischerweise Anämie, Blutungszeichen, protrahierte Infekte, eine normozytäre Anämie, eine Thrombozytopenie und atypische Leukozyten, sog. Blasten. Die Gesamtleukozytenzahl im Blut kann normal oder sogar erniedrigt sein. Erhöht ist sie nur bei knapp der Hälfte der Betroffenen. Selten kann auch das gesamte Blutbild unauffällig sein.

Weitere Symptome einer ALL sind Lymphknotenvergrößerungen, Leber- und Milzvergrößerung sowie Knochen- oder Gelenkschmerzen. In der Serumchemie sind eine Erhöhung der LDH, oft von Harnsäure, Kalium, Phosphat und in besonderen Fällen auch von Kreatinin, ALT und AST und anderen Leberenzymen zu beobachten.

Während das klinische Beschwerdebild oft uncharakteristisch ist, ist der Befund der Knochenmarkuntersuchung meist eindeutig: die komplette Verdrängung der normalen Blutbildung durch eine monomorphe Population atypischer Zellen, der Leukämiezellen (➤ Abb. 18.2b).

Abgegrenzte Infiltrate außerhalb des Knochenmarks erscheinen als Leukämie-Herde am Knochen (gelegentlich schwer abzugrenzen von Osteomyelitis-Herden), an der Retina, im Gehirn oder Spinalkanal und selten an der Haut, wohingegen ein diffuser Befall typischerweise an den Nieren und an den Hoden

Tab. 18.6 Symptome und Differenzialdiagnosen bei der akuten lymphatischen Leukämie

Symptome	Differenzialdiagnosen
Anämie	Eisenmangel, hämolytische Anämien, Thalassämie-Syndrome, chronisch entzündliche Erkrankungen
(Petechiale) Blutungen	Immunthrombozytopenie, Von-Willebrand-Jürgens-Syndrom
Lymphknotenschwellungen, Hepatosplenomegalie	Infektiöse Mononukleose, Zytomegalie, Lymphadenitis
Knochenschmerzen	Rheumatoide Arthritis

beobachtet wird. Mediastinale Lymphome können zur Tracheakompression, rückenmarkskomprimierende Lymphome zur akuten Querschnittlähmung führen.

Diagnose und Differenzialdiagnosen Diagnostisch führende Symptome und mögliche Differenzialdiagnosen sind ➤ Tab. 18.6 zu entnehmen.

Initiale Notfallsituationen Manchmal manifestiert sich eine ALL initial mit fulminanten, bedrohlichen Symptomen, etwa einer schweren Anämie oder Massenblutung, einer septischen Infektion oder einer Kompression von Trachea bzw. Rückenmark durch Lymphommassen. Gegebenenfalls müssen notfallmäßig Erythrozyten- oder Thrombozytenkonzentrate transfundiert werden, wobei wichtig ist, dass diese bestrahlt sind.

Durch spontanen Zellzerfall – oder dann auch im Rahmen der Initialtherapie – kann es zu einem sog. **Tumorlyse-Syndrom** kommen, d. h. zu einem massenhaften Anfall von Harnsäure, Kalium und ggf. Phosphat mit dem Risiko von Nierenversagen oder Herzrhythmusstörung. Zur Prophylaxe sollten eine kaliumfreie Hydrierung, ggf. Diuretikagabe, und eine Alkalisierung mittels Natriumbikarbonat erfolgen, da Harnsäure in alkalischem Milieu weniger leicht auskristallisiert.

Bei extrem hoher Zahl an weißen Blutkörperchen – Hyperleukozytose – droht durch erhöhte Blutviskosität eine Mikrozirkulationsstörung, die sog. **Leukostase,** mit Oxygenierungsstörungen in der Lunge, ggf. Krampfanfällen, Verwirrtheit oder Koma und Niereninsuffizienz. Eine Austauschtransfusion muss bei der ALL, wenn sich die Leukostasesymptome unter großzügiger Flüssigkeitszufuhr nicht ausreichend bessern, ab einer Leukozytenzahl von 300.000 / µl, bei der AML, da deren Zellen eine höhere Viskosität bedingen, ab 100.000 / µl Zellen im Blut durchgeführt werden (Anhaltszahlen). Die Indikation zur Dialyse hängt von den Harnsäure-, Kreatinin- und vor allem von den Elektrolytwerten ab.

Therapie Die Therapie der ALL erfolgt mittels zytostatischer **Polychemotherapie.** Meist wird bereits innerhalb weniger Wochen eine Remission erreicht, bei der definitionsgemäß weniger als 5 % atypische Zellen im Knochenmark sichtbar sind. Diese Definition hat sich bewährt, denn wenn im Knochenmark weniger auffällige Zellen vorliegen, handelt es sich oft nur um blastenähnliche gesunde Zellen. Natürlich kann ein Patient, der in Remission ist, noch Millionen Leukämiezellen im Körper haben. Man behandelt meist also eine Erkrankung, ohne sie zu sehen, die sichtbare Krankheit ist nur die Spitze des Eisbergs. Mit der PCR-basierten „Minimal-residual-disease" (MRD)-Diagnostik, bei der die Empfindlichkeit der Knochenmarkdiagnostik von 1 : 20 auf etwa 1 : 10.000 gesteigert werden konnte, ist die Therapie wesentlich besser steuerbar, und es können Patienten mit hohem Risiko besser identifiziert werden.

Durch die Blut-Hirn-Schranke können Leukämiezellen im Bereich der Meningen oder des ZNS vor der Chemotherapie abgeschirmt persistieren. Als ZNS-Therapie bzw. Prophylaxe wurde früher primär eine Schädelbestrahlung, heute vor allem das Zytostatikum **Methotrexat** eingesetzt, das zum einen direkt in den Liquorraum injiziert werden kann, zum anderen auch, wenn es hoch dosiert i. v. appliziert wird, in das ZNS übertritt.

Für die wirksame Behandlung einer ALL ist eine Kombination verschiedener Zytostatika sowie von Steroiden von Bedeutung. Nur so wird verhindert, dass die malignen Zellen resistent werden. Die komplexe Zytostatika-Kombinationstherapie besteht aus einer Intensivtherapie, die sich über gut ½ Jahr erstreckt, darauf folgt die orale Dauertherapie über ca. 1½ Jahre.

Wichtig ist die korrekte Stratifizierung, d. h., dass Patienten mit hohem Rückfallrisiko – wie Patienten mit Translokation t(9;22) oder schlechtem Ansprechen auf die anfängliche Prednison-Therapie – wesentlich intensiver behandelt werden als solche mit einem niedrigeren Risiko. Bei Patienten mit sehr hohem Risiko kommt selten auch die primäre KMT infrage.

Verlauf und Prognose Die ALL des Kindesalters kann heute in etwa 90 % der Fälle geheilt werden, in der Standardrisiko-Gruppe in deutlich über 90 %. Bei Hochrisikopatienten hingegen ist die Prognose schlechter. Kinder unter 1 Jahr haben eine besonders schlechte Prognose, da sie andere Unterformen der Leukämie haben; für sie existieren spezielle Therapieprotokolle. Kinder über 6 Jahre und Jugendliche haben eine statistisch etwas schlechtere Prognose als Kleinkinder.

Rezidive der Erkrankung treten meist innerhalb weniger Jahre nach Therapieende, selten etwa bis 10 Jahre später auf. Die schlechteste Prognose haben Patienten, die innerhalb von 18 Monaten nach der Erstdiagnose rezidivieren; diese Patienten sollten auf jeden Fall eine KMT erhalten. Bei Spätrezidiven kann weit mehr als die Hälfte der Patienten durch eine intensive Rezidivtherapie ohne KMT geheilt werden.

> Typische Notfallsituationen akuter Leukämien sind:
> - Bedrohliche Anämie
> - Blutung durch Thrombozytopenie
> - Hyperleukozytose
> - Hyperurikämie / Tumorlyse-Syndrom
> - Akutes Nierenversagen
> - Mediastinaltumor
> - Akute Querschnittslähmung durch Rückenmarkstumor

Akute myeloische Leukämie

Definition Die akute myeloische Leukämie (AML) ist im Kindesalter wesentlich seltener als die lymphatische Form. Ihre Prognose ist schlechter; die notwendige Chemotherapie wesentlich intensiver.

Bei der AML handelt es sich um eine maligne klonale Erkrankung der nichtlymphatischen hämatologischen Vorläuferzellen des Blutes. Die AMLs werden traditionell nach ihrem morphologischen Aspekt anhand der FAB-Klassifikation eingeteilt; moderner ist die stärkere Berücksichtigung der Genetik im Rahmen der WHO-Klassifikation.

Wie die ALL ist die AML eine Erkrankung des Knochenmarks und wird durch Knochenmarkuntersuchung diagnostiziert. Gelegentlich treten AML-Infiltrate außerhalb des Knochenmarks – Chlorome –, z. B. in der Haut, im Zahnfleisch oder am Auge, auf. Ein alleiniger extramedullärer Befall ist eine große Ausnahme.

Ätiologie und Pathogenese AMLs können primär oder aus einem myelodysplastischen Syndrom entstehen. Im Kindesalter überwiegen primäre Fälle. Verschiedene Mutationen werden bei der AML gefunden.

Symptome Viele Symptome einer AML entsprechen denen der ALL, z. B. Anämie, Thrombopenie, Abwehrschwäche, Hepatosplenomegalie. Lymphknotenvergrößerungen und Hodenbefall sind eher selten, Herde im Bereich von Haut und Schleimhäuten häufig.

Durch Zerfall myeloischer Blasten können plasminogenähnliche Mediatoren mit Verbrauchskoagulopathie freigesetzt werden, besonders bei der AML FAB M3.

Eine Hyperleukozytose kann bei der AML bereits bei > 100.000 Zellen pro µl symptomatisch werden. Zur Therapie der Hyperleukozytose siehe ALL.

Differenzialdiagnosen Differenzialdiagnostisch muss insbesondere die ALL abgegrenzt werden.

Therapie Die Therapie der AML muss wesentlich intensiver sein als die der ALL, die Erkrankung verläuft bösartiger. Steroide haben keine ausgeprägte Wirkung auf AML-Blasten. Auch bei der AML muss initial auf Zeichen der Tumorlyse geachtet werden: Hyperurikämie, Elektrolytentgleisungen, Nierenversagen.

Die Therapie erfolgt als intensive blockförmige Polychemotherapie. Wie bei der ALL ist die intrathekale Chemotherapie von großer Bedeutung.

Patienten mit Down-Syndrom bilden eine Sondergruppe, da bei ihnen das Ansprechen der Chemotherapie durchweg günstiger, die Therapietoxizität jedoch höher ist; sie erhalten eine modifizierte Chemotherapie.

Die Chemotherapie der AML ist eine der intensivsten in der pädiatrischen Onkologie überhaupt. Das Toxizitätsrisiko entspricht fast dem einer KMT; die Knochenmarkaplasie kann sogar deutlich länger andauern als bei einer Transplantation. Besonders gefürchtet sind schwere Pilzinfektionen, die oft tödlich verlaufen. Die Behandlung von AMLs sollte daher entsprechend erfahrenen onkologischen Zentren vorbehalten sein.

Verlauf und Prognose Bei einem hohen Anteil von AML-Patienten muss die Prognose nach konventioneller Chemotherapie als so schlecht angesehen werden, dass eine KMT (s. u.) indiziert ist. Insgesamt liegt die Heilungsrate bei etwas über 60 %. Rezidive einer AML haben eine schlechte Prognose. In dieser Situation ist eine Heilung nur durch KMT möglich.

> Die AMLs werden nach morphologischen und genetischen Kriterien klassifiziert, sie haben eine schlechtere Prognose als ALLs; ihre Therapie ist hochtoxisch.

Myelodysplastisches Syndrom (MDS) und chronische myeloproliferative Erkrankungen

Myelodysplastische Syndrome sind klonale Erkrankungen des hämatopoetischen Systems, bei denen die erkrankten Zellen dennoch in alle Reihen ausdifferenzieren. Typisch sind die periphere Trizytopenie bei Hyperzellularität und Dysplasiezeichen im Knochenmark. Auch Blasten können vorkommen. Ab Blastenzahlen von 20 % spricht man von einer AML. Tatsächlich bestehen hier Übergänge.

Die MDS werden anhand der Blastenzahl eingeteilt: Die sog. refraktäre Anämie – im Kindesalter aktuell bezeichnet als „refractory cytopenia of childhood" (RCC) – weist eine Blastenzahl im Blut von unter 2 %, im KM von unter 5 % auf, die refraktäre Anämie mit Blastenexzess (RAEB) und Blastenexzess in Transformation (RAEB-T) entsprechend mehr. Typisch sind einige chromosomale Alterationen: Monosomie 7, Deletion 7q und Trisomie 8. Andere komplexe Aberrationen treten ebenfalls auf.

Alle MDS können in eine AML übergehen; dies ist bei den refraktären Anämien ohne Blastenanteil im Verlauf von vielen Jahren, bei der RAEB-T kurzfristig zu erwarten. Eine aus einem MDS hervorgegangene AML hat eine sehr schlechte Prognose. Bei der RCC kann eine immunsuppressive Therapie mit Anti-Lymphozyten-Globulin, Ciclosporin A und Prednisolon erfolgreich sein, ansonsten ist die Therapie der Wahl bei allen MDS eine KMT.

Die **chronischen myeloproliferativen** Erkrankungen sind im Kindesalter selten:

- Die **chronische myeloische Leukämie (CML)** macht etwa 2 % aller Leukämien des Kindesalters aus. Sie ist eine Erkrankung der Granulopoese, bei der meist eine Translokation t(9;22), also das Philadelphia-Chromosom bzw. bcr / abl, gefunden wird. Die Diagnosestellung erfolgt meist aufgrund von Leistungsabfall, Blässe, Hepatosplenomegalie, Knochenschmerzen sowie ausgeprägter Granulozytose mit Linksverschiebung – Zahlen bis 250.000 / µl sind möglich –, LDH- und Harnsäureerhöhung. Seitdem mit Imatinib ein spezifischer Antagonist der BCR / ABL-Tyrosinkinase zur Verfügung steht, hat sich die Therapie deutlich gewandelt. Viele Kinder erreichen allein durch diese orale Medikation eine Langzeitremission, und es wird derzeit geprüft, ob dann auch ein Absetzen der Behandlung möglich ist. Die Aussage, dass nur eine KMT kurativ ist, muss daher infrage gestellt werden. Bei Resistenzentwicklung muss auf andere Tyrosinkinase-Inhibitoren übergegangen werden. Das klinische Bild eines Blastenschubs, der bei unbehandelter oder unerkannter CML auftreten kann, entspricht einer foudroyant verlaufenden, meist therapieresistenten AML.

- Die **juvenile myelomonozytäre Leukämie** (JMML) ist eine Erkrankung des Kleinkindesalters, die besonders häufig bei Neurofibromatose Typ I vorkommt. Beim Noonan-Syndrom kann ein sehr ähnliches Bild auftreten, das aber spontan ausheilt. Klinisch manifestiert sich die JMML mit Blässe, Hepatosplenomegalie und Blutungszeichen, im Labor mit Anämie, Thrombozytopenie und Monozytose. Es liegt eine Hypersensitivität gegenüber GM-CSF zugrunde. Wenngleich mit einigen experimentellen zytostatischen Therapieansätzen ein vorübergehendes Ansprechen beobachtet wurde, liegt die einzige kurative Chance in der KMT. Patienten mit Noonan-Syndrom sollten hingegen zunächst beobachtet werden, da eine gutartig verlaufende Variante der Erkrankung vorliegen kann.

Non-Hodgkin-Lymphome (NHL)

Definition Non-Hodgkin-Lymphome (NHL) sind maligne Erkrankungen des lymphatischen Systems, die nicht das Knochenmark betreffen und damit definitionsgemäß keine Leukämien sind. Im Kindesalter treten fast ausschließlich die sog. hochmalignen Lymphome auf, die meist sehr rasch proliferieren – die Prognose ist aber bei entsprechender Therapie ähnlich wie bei den lymphatischen Leukämien durchweg recht gut.

Ätiologie und Pathogenese Ätiologie und Pathogenese ähneln denen der ALL. Es sind allerdings immunologische Untergruppen in anderer Häufigkeit vertreten.

Symptome Die Symptomatik ist abhängig vom Ort der Krankheitsmanifestation. Je nachdem kann eine Schwellung sicht- oder tastbarer Lymphknoten im Hals- oder auch Leistenbereich oder eher eine solche im Mediastinum oder Abdomen im Vordergrund stehen, wo dann Symptome der Raumforderung oder Ergussbildung imponieren. Seltener ist eine extralymphatische Manifestation, z. B. als Leberbefall.

Die **lymphoblastischen Lymphome** entsprechen den akuten lymphatischen Leukämien vom Vorläufer-T- oder Vorläufer-B-Typ. Ein typisches Bild ist das lymphoblastische T-Zell-Lymphom des Mediastinums. Die Kinder werden oft manifest mit Tachypnoe oder Dyspnoe, radiologisch zeigt sich eine massive Erweiterung des Mediastinums, Pleuraergüsse sind häufig.

Das **Burkitt-Lymphom** tritt weltweit sporadisch und endemisch in Äquatorialafrika auf. Das afrikanische Burkitt-Lymphom ist immer mit einer EBV-Infektion assoziiert und befällt typischerweise den Kiefer- oder Gesichtsbereich. Dagegen tritt das sporadische Burkitt-Lymphom EBV-unabhängig im Abdominal- oder Zervikalbereich auf. Das Burkitt-Lymphom gehört zu den am schnellsten proliferierenden malignen Erkrankungen. Abdominale Burkitt-Lymphome im Frühstadium werden gelegentlich anlässlich einer Appendektomie diagnostiziert – sie führen oft zur Aszitesbildung.

Die **großzellig-anaplastischen Lymphome** sind klinisch sehr heterogen. Sie breiten sich oft interstitiell aus, ohne wie andere Lymphome die Grenzen der einzelnen Lymphknotenregionen zu respektieren. Sie können sich im Bereich der Unterhaut wie eine Phlegmone ausdehnen. Schließlich werden verschiedenste Organinfiltrationen beobachtet.

Diagnostik Im Kindesalter schreiten NHL meist rasch voran. Ein beträchtlicher Anteil der Todesfälle entfällt auf die Frühmortalität. Patienten, denen zur histologischen Diagnoseklärung Operationen – wie abdominale Lymphknotenexplorationen – zugemutet wurden, sind dadurch gefährdet, dass sie sich bei Voranschreiten der Grunderkrankung nicht mehr erholen. Bei der Diagnostik der NHL sollte immer zuerst geprüft werden, ob eine diagnostische

Materialgewinnung aus Körperhöhlenergüssen oder aus dem Knochenmark möglich ist. Beim typischen mediastinalen T-Zell-Lymphom mit ausgeprägten Pleuraergüssen wie auch dem Burkitt-Lymphom mit Aszites wird dem Patienten durch die Punktion Erleichterung verschafft; und im Punktat finden sich massenhaft Lymphoblasten, die durch die Mikroskopie und Durchflusszytometrie die Diagnosestellung erlauben. Wichtig ist dann das **Staging**, d. h. die bildgebende Darstellung aller Lymphknotenregionen und typischerweise betroffener Organe (z. B. CT-Thorax mit Darstellung von Lunge und Mediastinum, Sonografie aller Lymphknotenregionen, der Abdominalorgane und ggf. der Hoden, MRT des Abdomens, ggf. auch PET und Knochenszintigrafie).

Die Stadieneinteilung der NHLs erfolgt nach Murphy (➤ Tab. 18.7).

Differenzialdiagnose Die Differenzialdiagnose der bei malignen Lymphomen nachweisbaren Lymphknotenschwellung umfasst verschiedene Krankheitsgruppen (➤ Tab. 18.8).

Therapie Für die Therapie der NHL ist der Subtyp entscheidend. Während die **lymphoblastischen Lymphome** ähnlich wie eine ALL behandelt werden – der sie biologisch ja auch entsprechen –, erfordern die Burkitt- und Burkitt-ähnlichen Lymphome sowie die großzellig-anaplastischen Lymphome eine sehr hohe Therapiedichte. In den deutschen Therapiestudien wurden daher entsprechend drei strategische Therapiegruppen gebildet.

Bei der **Therapie der Burkitt-Lymphome** werden Steroide in Kombination mit 4–6 verschiedenen Zytostatika in intensiven Therapieblöcken von 4–7 Tagen Dauer eingesetzt. So wird die Resistenzentwicklung verhindert. Wie bei den Leukämien und den lymphoblastischen Lymphomen muss auch eine ZNS-Therapie durch intrathekale Zytostatika erfolgen. Aus der Abfolge der Therapie resultiert eine hohe Toxizität: Myelotoxizität, Stomatitiden, Hepatopathie und Enteropathie. Die Gesamtzahl der notwendigen Therapieblöcke richtet sich nach dem Krankheitsstadium.

Die Therapie der **großzellig-anaplastischen Lymphome** ist eine ähnlich geartete Blocktherapie.

Prognose Auch die Prognose der NHL ist sehr stark von der Lymphom-Subgruppe abhängig. Lymphoblastische Lymphome verhalten sich ähnlich wie die ALL, d. h., dass die Prognose von Rezidiven umso schlechter ist, je früher sie auftreten, und dass Rezidive nach mehr als 5 Jahren selten sind. Wichtig ist zu beachten, dass Rezidive keineswegs immer am Ort der Primärerkrankung lokalisiert sind; es sollten im Rahmen der Nachsorge daher alle Lymphknotenregionen, Leber, Milz, Hoden etc. untersucht werden. Die Erkrankung kann sich auch im Rezidiv wie eine ALL manifestie-

Tab. 18.8 Differenzialdiagnose der Lymphknotenschwellung

Krankheitsgruppe	Ätiologisches Agens / Krankheit
Virale Infektionen	CMV, EBV, HIV, Röteln, Adenoviren, Influenza, Masern
Bakterielle Infektionen	Staphylokokken, Streptokokken, *Mycobacterium tuberculosis*, atypische Mykobakterien, Brucellen, Bartonellen, *Haemophilus*, Listerien, Aktinomyzeten, Toxoplasmen, Mykoplasmen
Malignome	Morbus Hodgkin, Leukämien, Rhabdomyosarkome, Neuroblastome, andere metastasierende Erkrankungen
Verschiedene	Kawasaki-Syndrom, Sarkoidose, Rosai-Dorfman-Syndrom

Tab. 18.7 Stadieneinteilung der NHLs (nach Murphy)

Stadium	Definition
I	Ein einzelner nodaler oder extranodaler Tumor ohne lokale Ausbreitung, mit Ausnahme von mediastinalen, abdominalen und epiduralen Lokalisationen
II	Mehrere nodale und/oder extranodale Manifestationen auf derselben Seite des Zwerchfells mit oder ohne lokale Ausbreitung. Lokalisierte resektable abdominale Tumoren. Nicht: mediastinale, epidurale oder ausgedehnte nichtresektable abdominale Lokalisationen
III	Lokalisationen auf beiden Seiten des Zwerchfells, alle thorakalen Manifestationen (Mediastinum, Thymus, Pleura), alle ausgedehnten nichtresektablen abdominalen Manifestationen, Epiduralbefall
IV	Befall des Knochenmarks (< 25 %) und/oder des ZNS

ren. Die Gesamtgruppe der lymphoblastischen Lymphome erreicht heute eine Heilungsrate von > 80 %.

Die Burkitt-Lymphome und ähnliche reife B-Zell-Erkrankungen zeichnen sich auch im Rezidiv durch stürmisches Wachstum aus und sind dann oft infaust. Ist ein Patient allerdings 2 Jahre nach Therapieende rezidivfrei geblieben, so ist der Rückfall recht unwahrscheinlich.

Die im Kindesalter vorkommenden NHLs sind hochmaligne, sie werden nach drei Therapiegruppen behandelt: lymphoblastische, Burkitt- und großzellig-anaplastische Lymphome.

Morbus Hodgkin (Hodgkin-Lymphom)

Definition Der Morbus Hodgkin ist eine maligne Erkrankung des lymphatischen Systems, die gekennzeichnet ist durch charakteristische Tumorzellen: die einkernigen Hodgkin- oder mehrkernigen Sternberg-Reed-Riesenzellen, die von einer großen Anzahl reaktiver lymphatischer Zellen umgeben sind. Die maligne entarteten Zellen machen weniger als 1 % der Tumorzellmasse aus. **Histologisch** werden vier Typen unterschieden: die lymphozytenreiche, klassische Form, die nodulär sklerosierende Form, der Mischtyp und der lymphozytenarme Typ; ferner die Sonderform des lymphozytenprädominanten Morbus Hodgkin, auch Paragranulom genannt.

Ätiologie und Pathogenese Als Ursprungszelle des Morbus Hodgkin wurde die B-Zelle identifiziert. Es gibt eine Korrelation zur EBV-Infektion, ohne dass, wie beim endemischen Burkitt-Lymphom, ein ursächlicher Bezug bekannt ist.

Prognostisch ist vor allem die Stadieneinteilung wichtig, die auf der **Ann-Arbor-Klassifikation** basiert, in die Ausbreitungsmuster und die sog. B-Symptomatik eingehen (➤ Tab. 18.9).

Typisch ist die Sekretion einer Reihe von Zytokinen, die sowohl zur Akkumulation der Lymphozyten im Lymphom als auch zur Ausprägung von B-Symptomatik führen. Hierzu gehören – vom Subtyp der Erkrankung abhängig – IL-1, IL-6, IL-9, TGF-β u. a.

Symptome Manifest werden Hodgkin-Lymphome meist durch den raumfordernden Charakter des Lymphoms selbst oder auch durch die B-Symptomatik. Die Diagnose wird histologisch gestellt. Wichtig ist dann die Staging-Diagnostik.

Diagnostik und Differenzialdiagnosen
➤ Tab. 18.8.

Therapie Bereits früh wurden beim Morbus Hodgkin durch Strahlentherapie Langzeitremissionen erreicht. In der pädiatrischen Onkologie, bei der die chronischen Nebenwirkungen der Bestrahlung gefürchtet sind, wurden primäre Chemotherapieprotokolle mit Kombination von Steroiden und 3–4 Zytostatika entwickelt und die Radiotherapie auf möglichst kleine Zielvolumina, nämlich die initial befallenen Regionen („involved field radiotherapy"), beschränkt. In jüngster Zeit wurde eruiert, bei welchen Patienten auf eine Bestrahlung ganz verzichtet werden kann. Vermutlich ermöglicht hier vor allem die PET gute Vorhersagen. Die Zahl der Therapieblöcke ist

Tab. 18.9 Stadieneinteilung der Hodgkin-Lymphome

Stadium	Definition
I	Befall einer einzelnen Lymphknotenregion (I) oder lokalisierter Befall eines einzelnen extralymphatischen Organs oder Bezirks (IE)
II	Befall von 2 oder mehr Lymphknotenregionen auf der gleichen Seite des Zwerchfells (II) oder lokalisierter Befall eines einzelnen extralymphatischen Organs oder Bezirks und seines/seiner regionären Lymphknoten(s) mit oder ohne Befall anderer Lymphknotenregionen auf der gleichen Zwerchfellseite (IIE)
III	Befall von Lymphknotenregionen auf beiden Seiten des Zwerchfells (III), ggf. zusätzlich lokalisierter Befall eines extralymphatischen Organs oder Bezirks (IIIE) oder gleichzeitiger Befall der Milz (IIIS) oder gleichzeitiger Befall von beiden (IIIE + S)
IV	Disseminierter (multifokaler) Befall eines oder mehrerer extralymphatischer Organe mit oder ohne gleichzeitigen Lymphknotenbefall; oder isolierter Befall eines extralymphatischen Organs mit Befall entfernter (nichtregionärer) Lymphknoten
B	Fieber (> 38 °C, sonst unerklärt), Nachtschweiß (stark ausgeprägt), Gewichtsverlust (sonst unerklärt, > 10 %)
A	Keines der Allgemeinsymptome (kein B-Stadium)

stadienabhängig. Bewährt hat sich eine Einteilung in drei Therapiegruppen – die jeweils die Stadien I und IIA, IIB und IIIA bzw. IIIB und IV umfassen, mit speziellen Regelungen für die E- und S-Stadien.

Auch heute ist die Strahlentherapie für die höheren Krankheitsstadien, wenn es unter der Chemotherapie nicht zur ausreichenden Rückbildung kommt, unerlässlich.

Prognose Die Prognose des Morbus Hodgkin im Kindes- und Jugendalter ist – auch bei fortgeschrittenen Stadien – gut. Die Überlebenswahrscheinlichkeit liegt für die Gesamtgruppe bei > 95 %, für Patienten mit Stadium IV bei > 80 %.

Durch die Chemotherapie wird meist eine deutliche Tumorrückbildung erreicht. Da die Lymphknoten ja überwiegend nicht aus malignen Zellen bestehen und – vor allem bei der häufigsten Form, der nodulären Sklerose – typischerweise stark bindegewebig umgebaut sind – ist das Fortbestehen vergrößerter Lymphknoten nicht unbedingt gleichbedeutend mit aktiver Erkrankung.

> Das Stadium eines Morbus Hodgkin ist für die Therapie und Prognose wesentlich wichtiger als der histologische Subtyp. Der Morbus Hodgkin im Kindes- und Jugendalter wird mit Chemotherapie, meist gefolgt von Radiotherapie, behandelt. Die Prognose ist gut.

Histiozytosen

Unter dem Begriff Histiozytosen werden drei Gruppen von proliferativen Erkrankungen der Histiozyten, also Makrophagen oder dendritischen Zellen, zusammengefasst, denen unterschiedliche Mechanismen zugrunde liegen:
- Langerhans-Zell-Histiozytose (LCH)
- Hämophagozytische Lymphohistiozytose (HLH)
- seltene bzw. Non-Langerhans-Zell-Histiozytosen

Langerhans-Zell-Histiozytose (LCH)

Definition Die LCH ist durch die klonale Proliferation und Akkumulation von Langerhans-Zellen – dendritischen Zellen der Haut – in verschiedenen Geweben gekennzeichnet. Obwohl klinisch nicht-maligne, kann sie unbehandelt letal sein.

Ätiologie und Pathogenese Die Ätiologie ist unbekannt. In den letzten Jahren wurde allerdings gefunden, dass bei rund der Hälfte der Patienten eine Mutation im BRAF-Molekül, bei weiteren Patienten auch an anderen Molekülen im BRAF-Signalweg vorliegt – einem Signalweg, der für die Regulation der Proliferation und Differenzierung von Zellen von hoher Bedeutung ist.

Pathophysiologie Charakteristikum der Krankheit ist die **abnorme CD1a-positive dendritische Zelle vom Langerhans-Typ.** Sie enthält typische sog. **Birbeck-Granula,** die der Plasmamembran entstammen und physiologischerweise an der Endozytose partizipieren. Die pathologisch-anatomisch nachweisbaren Granulome bestehen aus Langerhans-Zellen, Granulozyten und Lymphozyten. Die Granulome sind zunächst proliferationsaktiv und lokal destruierend, werden dann oft nekrotisch und schließlich durch Narbengewebe ersetzt. Am häufigsten befallen sind die Knochen aktiver Hämatopoese und hierbei insbesondere die Schädelknochen. In absteigender Häufigkeit sind Wirbelsäule, Rippen, lange Röhrenknochen und Becken betroffen. Die LCH kann sich darüber hinaus in vielen weiteren Geweben manifestieren (➤ Tab. 18.10).

Symptome Die Symptome sind vielfältig und Ausdruck des heterogenen Befalls. Die erhöhte Zytokinaktivität führt gelegentlich zu Fieber, der Knochenbefall zu lokalen Schmerzen und / oder Funktionsbeeinträchtigungen. Manchmal ist das erste Krankheitszeichen eine chronische purulente Otitis media infolge einer Beteiligung des Os temporale. Die gestörte Lebersynthese kann zu Hypalbuminämie mit sekundären Ödemen führen.

Diagnostik Wegweisend ist die klinische Symptomatik. Die laborchemische Bestimmung von Blutbild, Leberenzymen, Serumeiweiß, Gerinnungsfaktoren, Harnosmolalität und Vasopressin in Serum und Harn dient der Feststellung der Organbeteiligung. Diese wird mittels Ganzkörperröntgen unter Einschluss der Lungen sowie CT und MRT des Schädels verifiziert. Die Röntgenaufnahmen zeigen scharf demarkierte osteolytische Areale mit periostaler Reaktion. Nach Durchführung der Diagnostik erfolgt die Klassifizierung als Ein-oder Multisystemkrankheit. Unverzicht-

Tab. 18.10 Lokalisation und Häufigkeit klinischer Symptome der Langerhans-Zell-Histiozytose

Lokalisation	Symptome	Häufigkeit (%)
Knochen		80
	Schmerzen	40
	Exophthalmus	15–25
	Otitis media	20–30
	Zahnanomalien	20
Haut und Schleimhäute		35–45
	Seborrhoische Dermatitis	
	Gingivostomatitis	
	Magen-Darm-Ulzera	
Hämatopoetisches System		30
	Anämie	
	Leukozytopenie	
	Thrombozytopenie	
Lunge		25–30
	Dyspnoe	
	Tachypnoe	
Retikuloendotheliales System		25–30
	Hepatosplenomegalie	
	Leberfunktionsstörungen	
	(Zervikale) Lymphknotenvergrößerung	
Hypophyse		15–20
	Diabetes insipidus	
	Wachstumsretardierung	
	Verzögerte Geschlechtsreifung	
Systemisch		häufig
	Fieber	
	Gewichtsverlust	

bar ist die Sicherung der Diagnose mittels Biopsie und anschließender morphologischer Begutachtung einschließlich des Nachweises von Birbeck-Granula und CD1a-Antigen.

Differenzialdiagnose Differenzialdiagnostisch kommen insbesondere Osteomyelitiden, andere Histiozytosen, Leukämien und Knochentumoren infrage.

Therapie Die Therapie richtet sich danach, ob lediglich ein System (Knochen oder Haut oder Lunge oder Lymphknoten oder ZNS) befallen ist oder mehrere Systeme und ob solitäre oder multiple Herde vorhanden sind. Ist ein isolierter Herd (z. B. Knochen) vorhanden, so genügt oft die alleinige Ausräumung mit oder ohne lokale Instillation von Kortikosteroiden zur Ausheilung. Bei multifokalem und / oder Multisystembefall wird eine Kombination von systemisch verabreichten Kortikosteroiden, Vinblastin und evtl. Etoposid eingesetzt. Selten ist eine Radiotherapie notwendig. Bei schwerem systemischem Befall mit fehlendem Ansprechen auf die konventionelle Therapie kann auch eine allogene Stammzelltransplantation in Betracht kommen.

Eine „targeted therapy" mit BRAF-Inhibitoren befindet sich in der Erprobung.

Prognose Patienten mit Einsystemerkrankung und unilokulärem Befall haben eine ausgezeichnete, solche mit Multisystemkrankheit, multifokalem Befall und schlechtem Ansprechen auf die Behandlung eine schlechte Prognose mit einer Mortalitätsrate von > 70 %.

> Die LCH ist eine Krankheit der Langerhans-Zellen, deren Lokalisation und Ausprägung extrem variiert.

Hämophagozytische Lymphohistiozytose (HLH)

Die hämophagozytische Lymphohistiozytose (HLH) ist gekennzeichnet durch eine überschießende, ineffektive Immunreaktion mit Aktivierung von Lymphozyten und Makrophagen / Histiozyten und begleitender Hyperzytokinämie. Die Patienten zeigen typischerweise exzessives Fieber, einen Abfall mindestens zweier hämatopoetischer Zellreihen und eine Hepatosplenomegalie; daneben findet sich eine Reihe spezifischer Laborveränderungen.

18.2.2 Solide Tumoren

Retinoblastom

Definition Das Retinoblastom ist ein Malignom der embryonalen Retina. Es ist vererbbar und befällt nahezu ausschließlich Säuglinge und Kleinkinder.

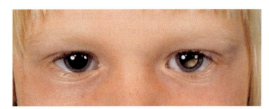

Abb. 18.3 Leukokorie des rechten Auges bei einer Patientin mit unilateralem Retinoblastom [R232]

Ätiologie und Pathogenese Ätiologisch entscheidend ist der funktionelle Verlust beider Allele des Retinoblastom-1(Rb1)-Tumorsuppressorgens in einer unreifen Retinazelle. Das Retinoblastom tritt bei 60 % der Patienten unilateral auf.

Symptome Retinoblastome sind in der Regel asymptomatisch. Leitsymptom ist die Leukokorie (auch amaurotisches Katzenauge genannt), die zufällig oder während der Vorsorgeuntersuchungen auffällt (> Abb. 18.3). Seltene Symptome sind neu aufgetretenes Schielen, lokale Schmerzen oder Rubeosis iridis.

Diagnose und Differenzialdiagnose Der Nachweis typischer Netzhauttumoren mittels indirekter Ophthalmoskopie ist diagnostisch beweisend. Probeentnahmen sind nicht notwendig und wegen der Gefahr der Tumordissemination kontraindiziert.

MRT und Ultraschalluntersuchungen sind zur Bestimmung der Größenausdehnung (über die Orbita hinaus, z. B. intrazerebral), zum Ausschluss eines trilateralen Retinoblastoms (mit zusätzlicher Lokalisation in der Pinealisregion) bzw. zur Kontrolle des therapeutischen Ansprechens notwendig.

Therapie Prinzipielle therapeutische Ziele sind die Eradikation des Retinoblastoms und der Erhalt des Visus. Insbesondere bei unilateralen sporadischen Formen ist der Tumor oft so groß, dass die Enukleation unvermeidbar ist. In den übrigen Fällen muss die Behandlung individuell gestaltet werden. Je nach Ausdehnung, Anzahl der Tumoren, Befall von Makula und / oder N. opticus werden Lokalmaßnahmen wie Kryotherapie / Photokoagulation, perkutane Radiatio und Brachytherapie eingesetzt. Als systemische Behandlung steht die Chemotherapie zur Verfügung. Sie dient der Tumorverkleinerung, um anschließende Lokalmaßnahmen nebenwirkungsärmer einsetzen zu können.

Prognose Patienten mit lokalisiertem Retinoblastom haben nach adäquater Behandlung eine Überlebensprognose von nahezu 100 %.

> Bei allen Patienten mit nachgewiesenem Retinoblastom sollte mittels molekulargenetischer Untersuchungen nach einer Keimbahnmutation des *Rb1*-Gens gesucht werden.

Neuroblastom

Definition Das Neuroblastom ist das häufigste solide Malignom des Kindesalters. Der Tumor entsteht aus unreifen Zellen des Sympathikus und befällt überwiegend Säuglinge und Kleinkinder. Er wird deshalb zu den embryonalen Tumoren gerechnet.

Ätiologie und Pathogenese Die Ätiologie des Tumors ist unklar. Die (seltene) Assoziation mit dem Morbus Recklinghausen und syndromalen Krankheiten (z. B. Beckwith-Wiedemann- und Frazier-Syndrom) weist auf genetische Komponenten hin. Da das Neuroblastom aus unreifen sympathischen Vorläuferzellen entsteht, manifestiert es sich klinisch primär in den paravertebralen Ganglien von Hals (z. B. Ganglion stellatum) und Thorax sowie in den prä- bzw. paravertebralen Ganglien des Abdomens (z. B. Nebennierenmark).

Der Primärtumor kann sich lokal ausbreiten. Gefürchtet ist das Vordringen durch die Foramina intervertebralia mit Expansion in den Spinalkanal und konsekutiver Querschnittlähmung. Der Tumor metastasiert lymphogen in benachbarte Lymphknoten und hämatogen in entfernte Gewebe, darunter insbesondere Leber, Knochen, Knochenmark und Meningen. Lungenmetastasen sind selten. Die Stadieneinteilung erfolgt entsprechend der initialen Tumorausbreitung (> Tab. 18.11).

Symptome Die Symptome des Neuroblastoms sind heterogen und Folge der individuellen Lokalisation und Ausbreitung des Tumors (> Tab. 18.12). Charakteristisch sind das Horner-Syndrom und ein- bzw. beidseitige Brillenhämatome als Ausdruck eines Befalls des Ganglion stellatum bzw. der retroorbitalen Metastasierung. Die mit 70 % häufigsten abdominal gelegenen Neuroblastome können sich recht unbehindert ausdehnen, ohne (wie z. B. in ZNS und Thorax der Fall) Kompressions- und Schmerzsymptome zu

Tab. 18.11 Stadieneinteilung des Neuroblastoms nach dem *International Neuroblastoma Staging System*

Stadium	Ausbreitung
1	Lokalisierter Tumor mit makroskopisch kompletter Entfernung
2A	Lokalisierter Tumor mit makroskopisch inkompletter Entfernung
2B	Lokalisierter Tumor mit oder ohne makroskopisch komplette Entfernung; Befall benachbarter Lymphknoten
3	Unilateraler Tumor mit Befall von Lymphknoten der Gegenseite; nicht resektabler unilateraler Tumor mit Überschreiten der Mittellinie; keine Fernmetastasen
4	Tumor mit Fernmetastasen
4 s	Lokalisierter Tumor bei Säuglingen mit Dissemination in Haut, Leber und/oder Knochenmark

Tab. 18.12 Symptome in Abhängigkeit von der Lokalisation des Neuroblastoms

Lokalisation	Mögliche Symptome
Meningen	Kopfschmerzen
Ganglion stellatum	Horner-Trias: Miose, Ptose, Enophthalmus
Paravertebraler (Sanduhr-)Tumor mit intraspinaler Expansion	Querschnittsymptomatik
Thorax	Dyspnoe
Abdomen	Oft keine
Sakralbereich	Miktions- und Defäkationsstörungen
Knochen	Schmerzen
Knochenmark	Knochenmarksuppression bis hin zur Panzytopenie
Verschiedene	Opsoklonus-Myoklonus-Ataxie-Syndrom

verursachen. Eine besondere Manifestation ist das paraneoplastische, ätiologisch ungeklärte Opsomyoklonus-Ataxie-Syndrom. Es bestehen Myoklonien von Rumpf und Extremitäten, Ataxie und schnelle, unregelmäßige Augenbewegungen. Da das Symptom wegweisend ist, muss ein Neuroblastom sicher ausgeschlossen werden.

Diagnose und Differenzialdiagnose Die sich aus den klinischen Symptomen ergebende Verdachtsdiagnose lässt sich durch pathologisch veränderte Laborparameter erhärten (darunter insb. die Erhöhung von Serum-Ferritin und Serum-LDH sowie die Katecholaminmetaboliten Vanillin- und Homovanillinmandelsäure in Serum und/oder Urin, erniedrigte Hämoglobin- und Thrombozytenwerte). Entscheidend ist die histologische Tumordiagnose. Bei ausgedehntem Knochenmarkbefall und erhöhten Katecholaminmetaboliten kann die Diagnose aufgrund dieser beiden Parameter gestellt und auf die Entnahme von Gewebe aus dem Primärtumor verzichtet werden. Aufgrund der essenziellen Bedeutung für Therapie und Prognose ist die Bestimmung des MYCN-Status im Tumor jedoch unverzichtbar.

Die Krankheitsausdehnung wird mit bildgebenden Verfahren definiert, darunter CT und MRT (> Abb. 18.4). Nach i. v. Verabreichung des Katecholamin-Vorläufermoleküls ^{123}Meta-Jodbenzylguanidin (^{123}mIBG) wird dieses selektiv in katecholaminproduzierendes Gewebe eingebaut. Metastatische Neuroblastome können so auf elegante Weise entdeckt und sichtbar gemacht werden.

Therapie Alter, Tumorausdehnung und MYCN-Status sind prognostisch entscheidend und bestimmen deshalb das therapeutische Vorgehen. Bei Säuglingen mit

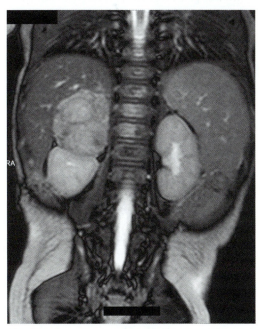

Abb. 18.4 Kernspintomografischer Nachweis eines Neuroblastoms der rechten Nebenniere [R232]

einem Stadium 4 s ohne Lebensbedrohung oder rasche Progredienz kann die Spontanregression abgewartet werden. Bei Säuglingen und älteren Kindern mit den niedrigen Krankheitsstadien 1 und 2 und ohne MYCN-Amplifikation kann die alleinige makroskopisch vollständige Tumorresektion zur Heilung führen. Tumoren der Stadien 3 und 4 werden nach histologischer Diagnosesicherung primär chemotherapeutisch behandelt mit dem Ziel der weitgehenden Tumorverkleinerung. Im Rahmen eines späteren operativen Eingriffs können die Resttumoren dann einfacher und mit geringerem Risiko entfernt werden. Bei ungenügendem Therapieansprechen sind weitere Maßnahmen, darunter die Hochdosischemotherapie mit Stammzell-Rescue, die Radiotherapie mit ^{123}mIBG und / oder experimentelle Maßnahmen notwendig.

Prognose Die Sonderform des im Neugeborenen- und Säuglingsalter auftretenden Stadiums 4 s repräsentiert ein primär metastatisches Neuroblastom mit Befall von Haut, Leber und Knochenmark. Diese Form bildet sich regelhaft spontan und ohne therapeutische Intervention zurück und besitzt deshalb eine Überlebensprognose von etwa 80 %. Auch Säuglinge mit den fortgeschrittenen Stadien 3 und 4 haben eine gute Prognose, z. T. aufgrund ihres Vermögens zur Differenzierung in die nichtmalignen Ganglionneurome. Dagegen sind fortgeschrittene Neuroblastome jenseits des Säuglings- und Kleinkindesalters oft therapieresistent und damit biologisch ungünstig. Die bei 20 % der Patienten vorliegende Amplifikation des *MYCN*-Onkogens trägt offenbar entscheidend dazu bei. Sie repräsentiert einen prognostisch entscheidenden ungünstigen Parameter und erklärt die mit 20 % sehr ungünstige Überlebenswahrscheinlichkeit von Patienten mit einem Neuroblastom im Stadium 4 mit MYCN-Amplifikation.

> Das Neuroblastom ist biologisch und klinisch enorm variabel: Neben der Spontanheilung primär metastasierter Tumoren existieren solche, die trotz intensiver multimodaler Therapie rasch progredient zum Tod führen.

Nephroblastom (Wilms-Tumor)

Definition Das Nephroblastom (auch Wilms-Tumor genannt) ist ein embryonaler, von den Nieren ausgehender maligner Tumor, der unbehandelt letal ist. Er ist selten (ca. 6 % aller pädiatrischen Malignome).

Ätiologie und Pathogenese Ätiologie und Pathogenese sind ungeklärt.

Symptome Das Nephroblastom tritt überwiegend bei Säuglingen und Kleinkindern auf. Die zur Diagnose führenden Symptome sind wenig spezifisch. Die meisten Nephroblastome werden zufällig aufgrund der abdominalen Distension bemerkt oder (z. B. von den Eltern beim Windelwechseln oder vom Kinderarzt anlässlich der Vorsorgeuntersuchungen) als hart imponierende Raumforderung getastet. Die weiteren Symptome sind meist Ausdruck der Kompression oder Invasion benachbarter Strukturen (z. B. Harntransportstörung mit Entwicklung eines Harnwegsinfekts, Einbruch in das Nierenbecken mit Hämaturie).

Diagnose und Differenzialdiagnose Bei 93 % der Patienten kann die Diagnose eines Nephroblastoms anhand bildgebender Verfahren (MRT, CT) gestellt werden. Diese Tatsache ist von essenzieller Bedeutung. Da die Tumorbiopsie aufgrund der erhöhten Nierenkapselspannung das prognostisch ungünstige Risiko einer retroperitonealen Tumoraussaat birgt, wird in Deutschland und den meisten anderen Ländern zunächst auf die bioptisch-histologische Diagnosesicherung verzichtet. Nach chemotherapeutisch induzierter Tumorverkleinerung (mit nachlassender Kapselspannung) und anschließender operativer Totalexstirpation wird dies später nachgeholt.

Differenzialdiagnostisch kommen am ehesten andere im Säuglings- und Kleinkindesalter prävalente Malignome infrage, darunter insbesondere Neuroblastom, Hepatoblastom und Rhabdomyosarkom.

Therapie Die primäre Chemotherapie besteht aus Vincristin und Actinomycin D. Sie zielt darauf ab, die Nephroblastome so zu verkleinern, dass sie zu Tumoren niedrigerer Stadien (➤ Tab. 18.13) werden und damit Tumorruptur und intraoperatives Risiko vermieden bzw. vermindert werden. Angestrebt wird immer die radikale Tumorexstirpation. Die Strahlentherapie ist prinzipiell wirksam, aber auf lokale Risikosituationen und die Behandlung von Lungenmetastasen beschränkt.

Tab. 18.13 Stadieneinteilung des Nephroblastoms gemäß der Internationalen Gesellschaft für Pädiatrische Onkologie (SIOP)

Stadium	Ausbreitung
I	Der Tumor ist auf eine Niere beschränkt und kann vollständig entfernt werden.
II	Der Tumor expandiert über die Niere hinaus, kann aber vollständig entfernt werden.
II	Der Tumor expandiert über die Niere hinaus und befällt lokale Lymphknoten, doch fehlen hämatogene Metastasen.
IV	Der Tumor hat Fernmetastasen, insbesondere in Lungen, Leber Knochen und Gehirn abgesetzt.
V	Es bestehen bilaterale Tumoren.

Bei bilateralen Nephroblastomen zielt die Behandlung darauf ab, möglichst viel gesundes Nierengewebe zu erhalten. Die präoperative Chemotherapie wird dabei individuell so lange durchgeführt, bis die organerhaltende Tumorexstirpation möglich ist.

Liegt eine Nephroblastomatose ohne Nephroblastom vor, so kann diese meist erfolgreich mit alleiniger Chemotherapie behandelt werden.

Prognose Bereits vor Einführung der Chemotherapie besaßen Patienten mit einem Nephroblastom gute Heilungsaussichten, da lokalisierte unilaterale Tumoren mittels Nephrektomie erfolgreich behandelt werden konnten. Die Einführung der Chemotherapie hat die Heilungsraten jedoch deutlich verbessert, sodass derzeit etwa 90 % aller Patienten geheilt werden. Patienten mit fortgeschrittenem Tumorstadium und hohem Malignitätsgrad besitzen eine deutlich ungünstigere Prognose.

> Das Nephroblastom ist meist asymptomatisch, kann aber oft durch Palpation des Abdomens (z. B. bei den Vorsorgeuntersuchungen) nachgewiesen werden. Die Untersuchung hat schonend zu erfolgen, da andernfalls die Ruptur der unter Druck stehenden Nierenkapsel und die prognostisch ungünstige Tumordissemination drohen.

Maligne Tumoren der Leber

Maligne Primärtumoren der Leber sind selten und stellen insgesamt 1 % aller Malignome des Kindesalters. Mehr als die Hälfte der malignen Lebertumoren sind Hepatoblastome, etwa ein Drittel sind hepatozelluläre Karzinome.

Hepatoblastom

Definition Das Hepatoblastom ist der häufigste Primärtumor der Leber im Kindesalter. Als sog. embryonaler Tumor betrifft er überwiegend Säuglinge und Kleinkinder.

Ätiologie und Pathogenese Über die Ätiologie ist wenig bekannt.

Als Zeichen ihrer Unreife produzieren die Tumorzellen große Mengen von AFP, der embryonalen Form des Albumins.

Symptome Die meisten Hepatoblastome sind asymptomatisch und werden – ähnlich wie andere im Abdomen lokalisierte Malignome – wegen der kaum eingeschränkten Expansionsmöglichkeit oft erst aufgrund des vorgewölbten Abdomens palpatorisch erfasst. Bei weiterer Tumorausdehnung mit Infiltration benachbarter oder entfernter Körperregionen können Schmerzen, Gewichtsverlust, Übelkeit und Erbrechen auftreten.

Diagnose und Differenzialdiagnose Mittels Ultraschall, MRT und CT lässt sich der palpatorisch erfasste Tumor der Leber zuordnen und so das differenzialdiagnostisch insbesondere infrage kommende Neuroblastom oder Nephroblastom weitgehend ausschließen. Ist das Serum-AFP (wie bei etwa 80 % der Patienten der Fall) weit über die Altersnorm erhöht, ist die Diagnose eines Hepatoblastoms wahrscheinlich. Sie wird nach offener Biopsie histologisch gesichert.

Therapie und Prognose Lokalisierte Hepatoblastome der Stadien I und II können primär operativ entfernt werden (> Abb. 18.5). Da Hepatoblastome chemotherapiesensibel sind, erhalten Patienten mit fortgeschrittenen Stadien zwecks Tumorverkleinerung zunächst eine präoperative Chemotherapie. Dadurch werden 85 % der Tumoren operabel, und das Operationsrisiko sinkt. Alle Patienten erhalten eine postoperative Chemotherapie.

Ist die Leber diffus von Tumor befallen und sind keine systemischen Metastasen vorhanden, so kann sie chirurgisch exstirpiert und die Übertragung eines

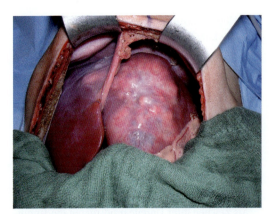

Abb. 18.5 Operationssitus eines Hepatoblastoms bei einem ehemaligen Frühgeborenen [R232]

Fremdtransplantats (z. B. des linken Leberlappens eines nahen Verwandten) versucht werden.

Durch Anwendung dieser Therapiestrategie liegen die Gesamtheilungsraten derzeit bei etwa 75 %. Patienten mit Tumoren des Stadiums I haben die günstigste, solche im Stadium IV haben die schlechteste Prognose.

> Mit Alpha-Fetoprotein steht ein sensibler Parameter zur Kontrolle des Therapieansprechens und zum Ausschluss eines Rezidivs zur Verfügung.

Hepatozelluläres Karzinom (HCC)

Definition Das hepatozelluläre Karzinom (HCC) ist ein maligner epithelialer Tumor der Leber, der überwiegend Jugendliche befällt.

Ätiologie und Pathogenese Die Ursachen des HCC sind bislang ungeklärt. Die Ergebnisse molekularer Untersuchungen zeigen jedoch sicher Unterschiede zum Hepatoblastom. Das HCC des Erwachsenen ist in Asien, Afrika und Südamerika oft Folge einer früheren Hepatitis-B-Infektion. Ob dies in gleicher Weise für das HCC des Kindes gilt, ist bislang nicht zweifelsfrei erwiesen.

Symptome Die Symptome entsprechen denen des Hepatoblastoms.

Diagnose und Differenzialdiagnose Wie beim Hepatoblastom sind Bildgebung und Bestimmung des AFP entscheidend. Allerdings ist das AFP nur bei etwa 50 % der Patienten erhöht. Manchmal ist das Serum-CEA erhöht und eignet sich dann ebenfalls als Verlaufsparameter.

Therapie Durch die rasche Entwicklung von Resistenzmechanismen gegen Chemotherapeutika besitzt diese Therapiemodalität nicht den prominenten Stellenwert wie beim Hepatoblastom. Die Behandlung besteht in erster Linie in der chirurgischen Entfernung des Tumors. Radiotherapie und Leberexplantation mit anschließender Fremdtransplantation sind keine etablierten Therapiemodalitäten und dem Einzelfall vorbehalten.

Prognose Für die Prognose entscheidend sind Ausdehnung und chirurgische Resektabilität. Da viele HCC bereits bei Diagnosestellung ausgedehnt sind, liegen die Heilungsraten mit nur 43 % deutlich unter derjenigen des Hepatoblastoms.

> Die empfohlene Impfung gegen Hepatitis B kann möglicherweise auch in unseren Breiten die Inzidenz des HCC senken.

Maligne Tumoren des endokrinen Systems

Schilddrüsenkarzinom

Definition Das Schilddrüsenkarzinom ist das häufigste Karzinom des Kindesalters. Es wird in vier Typen eingeteilt. Von diesen sind die reifen (papillären und follikulären) Schilddrüsenkarzinome mit einem Anteil von 90 % am häufigsten. Medulläre Schilddrüsenkarzinome sind dagegen selten, anaplastische eine Rarität (➤ Tab. 18.14).

Ätiologie und Pathogenese Die differenzierten Schilddrüsenkarzinome entstehen aus den T_3- und T_4-produzierenden Zellen. An ihrer Ätiologie ist die Strahlenexposition entscheidend beteiligt.

Medulläre Schilddrüsenkarzinome entstehen aus den Calcitonin produzierenden C-Zellen. Sie treten in mehr als 30 % familiär auf. Die restlichen medullären Schilddrüsenkarzinome entstehen spontan. Bei beiden Formen finden sich Mutationen des für das Auftreten der multiplen endokrinen Neoplasie 2 und B (MEN2A bzw. B) verantwortlichen *RET*-Onkogens.

Tab. 18.14 Eigenschaften verschiedener Schilddrüsenkarzinome

Eigenschaft	Differenziert		medullär	anaplastisch
	papillär	follikulär		
Anteil (%)	70	20	5–10	sehr selten
Alter bei Diagnose (Jahre)	< 7	> 7	jedes	jedes
Hormonaktivität	–	± T_3, T_4	Calcitonin	–
Metastasierungsmuster	lokal, zervikal, Lymphknoten des oberen Mediastinums, Lungen	lokal, regionale Lymphknoten	lokale Invasion, regionale Lymphknoten, Lunge, Knochen, Leber	hochaggressiv

Differenzierte Schilddrüsenkarzinome wachsen langsam und tendieren nicht zu Systemmetastasen. Als T_3- und T_4-produzierende Zellen sind sie zum therapeutisch relevanten Jodeinbau fähig. Dagegen wachsen medulläre Schilddrüsenkarzinome rasch und metastasieren früh in entfernte Körperregionen (➤ Tab. 18.14).

Symptome Schilddrüsenkarzinome fallen meist als therapieresistente zervikale Lymphadenopathie oder als intrathyreoidale Knoten auf. Bei 50 % der Patienten besteht eine Kombination von intrathyreoidalem Knoten und Lymphadenopathie. Insbesondere beim medullären Schilddrüsenkarzinom können Symptome des Befalls entfernter Organe (z. B. Knochenschmerzen) vorliegen.

Diagnose und Differenzialdiagnose Die zur Vorstellung führenden Knoten der Schilddrüse sind sonografisch echoarm und ^{99m}Tc-szintigrafisch kalt. Primärtumor und Metastasen differenzierter Schilddrüsenkarzinome können durch Einbau von ^{131}J sichtbar gemacht werden. Die laborchemische Bestimmung der Schilddrüsenhormone inkl. Thyreoglobulin und Calcitonin kann differenzialdiagnostisch genutzt werden. Die Punktionszytologie eines Knotens ist diagnostisch nicht verlässlich. Die Diagnose wird deshalb nach offener Biopsie mittels histologischer Untersuchung des Tumorpräparats gestellt.

Therapie Die Therapie der Wahl aller Schilddrüsenkarzinome ist die totale Thyreoidektomie einschließlich lokaler Lymphknoten mit anschließender lebenslanger Schilddrüsensubstitutionsbehandlung. Da differenzierte Schilddrüsenkarzinome jodspeichernd sind und bei 20 % der Kinder bereits okkulte Lungenmetastasen vorliegen, erfolgt einige Wochen nach der Thyreoidektomie die Radiojodtherapie. Durch die selektive Anreicherung von Radiojod werden auch entfernte Metastasen gezielt zerstört.

Prognose Die Prognose für Patienten mit differenzierten Schilddrüsenkarzinomen ist günstig. Die Heilungsraten betragen zwischen 80 und 90 %. Selbst der Nachweis von Fernmetastasen ist nicht gleichbedeutend mit schlechter Prognose, da durch wiederholte chirurgische und radiotherapeutische Maßnahmen die Krankheit erfolgreich angegangen werden kann. Insbesondere die Radiojodtherapie muss sorgsam abgewogen werden, da die Frequenz dieser Behandlungsform mit der Entwicklung einer späteren Sekundärleukämie korreliert. Behandlungssteuerung und Überwachung können durch Quantifizierung der Tumormarker Thyreoglobulin und Calcitonin erfolgen.

> Schilddrüsenknoten sind bei nur 5 % der Erwachsenen, aber bei 40 % der Kinder Manifestation eines Schilddrüsenkarzinoms.

Malignes Phäochromozytom

Das maligne Phäochromozytom ist selten. Nur etwa 10 % der Tumoren treten im Kindesalter auf. Phäochromozytome entstehen aus den katecholaminproduzierenden chromaffinen Zellen des Nebennierenmarks oder der Paraganglien. Manchmal tritt der Tumor extraadrenal auf, z. B. in ZNS, Mediastinum und Harnblase. Dann handelt es sich meist nicht um die sporadische, sondern um die hereditäre Form des Tumors.

Keimzelltumoren

Keimzellen entstehen an der Basis des Allantois und des Dottersacks. Von dort wandern sie entlang des dorsalen Mesenteriums zu den Keimsträngen und besiedeln sekundär die Gonadenanlagen. Die Keimzellen können jedoch aberrant migrieren und nach maligner Transformation während bestimmter Differenzierungsstadien Tumoren im Bereich der Hoden, Ovarien und in der Mittellinie im Bereich von Steiß, Mediastinum und ZNS bilden. Als unreife Gewebe können sie die pathognomonischen Moleküle AFP und β-HCG bilden (> Tab. 18.15). Die einzelnen Entitäten weisen verschiedene Altersgipfel auf: Bei Neugeborenen dominieren Teratome, bei Kleinkindern Dottersacktumoren und später Seminome und Germinome. Keimzelltumoren sind selten und stellen gemeinsam etwa 3 % aller pädiatrischen Malignome.

Rhabdomyosarkom

Definition Das Rhabdomyosarkom ist ein von unreifen Skelettmuskelzellen ausgehendes Malignom, das in vielen Körperregionen entstehen kann (> Tab. 18.16). Mit etwa 50 jährlich in Deutschland neu erkrankten Kindern ist der Tumor zwar selten, repräsentiert aber das häufigste pädiatrische Weichteilsarkom. Unterschieden wird der häufigere embryonale vom weniger häufigen alveolären Typ.

Ätiologie und Pathogenese Die Ätiologie des Rhabsomyosarkoms ist ungeklärt.

Symptome Die Symptome sind unspezifisch und abhängig von der Lokalisation des Tumors. Sie ergeben sich im Wesentlichen aus dem raschen Tumorwachstum mit konsekutiver Kompression und funk-

Tab. 18.15 Einige Charakteristika von Keimzelltumoren

Tumor	Histologisches Grading	Tumormarker		Sensitivität gegenüber	
		AFP	β-HCG	Chemotherapie	Strahlentherapie
Seminom, Germinom	maligne	–	(+)	++	++
Embryonales Karzinom	maligne	–	–	++	+
Chorionkarzinom	maligne	–	++	++	+
Dottersacktumor	maligne	++	–	++	+
Unreifes Teratom	potenziell maligne	(+)	–	?	?
Reifes Teratom	benigne	–	–	–	?

Tab. 18.16 Lokalisation, Symptome und Differenzialdiagnosen von Rhabdomyosarkomen

Lokalisation	Symptome	Differenzialdiagnosen
Kopf, Orbita	Kopfschmerzen, Sehstörungen, Strabismus, Exophthalmus, schmerzlose Raumforderung	Epidermoidzyste, Hämangiom, AML (Chlorom), metastatisches Neuroblastom
Nasopharynx und Mittelohr	Chronische Otitis media mit Entleerung eitrig-blutigen Sekrets, Nasenbluten, Schmerzen	Mastoiditis
Oropharynx	Dysphagie	Lymphom, Neuroblastom, Teratom
Hals	Schwellung mit oder ohne Schmerzen, Bewegungseinschränkung der oberen Extremität(en)	
Hepatobiliäres System	Ikterus	Hepatoblastom
Becken, Harnblase, Prostata, Uterus, Vagina	Harntransportstörung mit HWI, Hämaturie, Entleerung von Blut, aus der Vagina ragender Tumor	Neuroblastom, Nephroblastom, Teratom
Skrotum, Samenstrang	Schmerzlose paratestikuläre Raumforderung	Teratom
Stamm, Extremitäten	Schmerzlose Raumforderung	Weichteiltumoren, Neurinome

tioneller Beeinträchtigung anderer Gewebe und Organe.

Diagnose und Differenzialdiagnose Mittels einfacher Bildgebung (Ultraschall, MRT und CT) kann die Verdachtsdiagnose erhärtet und das Stadium der Tumorausbreitung bestimmt werden. ➤ Tab. 18.17 nennt die differenzialdiagnostisch in Betracht kommenden Krankheiten. Die definitive Diagnose wird nach offener Biopsie mittels pathologisch-anatomischer Evaluation des Tumorpräparats gestellt.

Therapie Rhabdomyosarkome sind chemo- und strahlensensibel. Die initiale Chemotherapie basiert auf einer Kombination von Vincristin und Actinomycin D (ohne oder mit Ifosfamid und Anthrazyklinen) und dient der Tumorverkleinerung. Zu einem späteren Zeitpunkt wird die radikale Tumorexstirpation angestrebt. Ist dies nicht möglich und/oder handelt es sich um eine ungünstige Prognose, wird der Tumor bestrahlt. Die Strahlendosis richtet sich nach dem Tumorausmaß und der Prognose. Zweck dieser intensivierten Lokaltherapie ist die Vermeidung der ohne diese Maßnahme recht häufigen lokalen Tumorrezidive.

Prognose Die Behandlung erstreckt sich über Monate. Länge und Intensität der Behandlung erfolgen angepasst an Tumorausdehnung und Prognose. Patienten mit fortgeschrittenen Stadien besitzen weiterhin eine ungünstige Prognose.

> Rhabdomyosarkome sind myogene Tumoren mit zweigipfeliger Inzidenz und ungewöhnlicher Lokalisation.

Ewing-Sarkom

Definition Ewing-Tumoren sind eine molekular einheitliche, klinisch jedoch heterogene Gruppe maligner Tumoren. Das **klassische Ewing-Sarkom** ist gekennzeichnet durch das Fehlen, der **primitive neuroektodermale Tumor (PNET)** durch das Vorhandensein neuronaler Moleküle. Eine Sonderform repräsentiert der an der Thoraxwand vorkommende Askin-Tumor.

Ätiologie und Pathogenese Zwar ist die Ätiologie der Ewing-Tumoren nicht völlig geklärt, doch scheinen Translokationsereignisse des Chromosoms 22 entscheidend beteiligt zu sein.

Symptome Im Vordergrund stehen Schmerzen. Sie können in Ruhe bestehen und bei Belastung zunehmen. Begleitend kann Fieber auftreten. Weitere Symptome sind abhängig vom Sitz des Primärtumors bzw. seiner Metastasen.

Diagnose und Differenzialdiagnose Sind die in ➤ Tab. 18.17 aufgeführten Charakteristika erfüllt, ist die Diagnose eines Ewing-Tumors wahrscheinlich. Die zur Sicherung der Diagnose notwendige offene Biopsie sollte immer aus der Weichteilkomponente des Tumors entnommen werden. Die pathologisch-anatomische Diagnostik wird ergänzt durch spezifische Immunhistochemie zum Nachweis bzw. Ausschluss neuronaler Strukturen in PNET bzw. im klassischen Ewing-Sarkom und den pathognomonischen molekularen Nachweis der EWS-Rearrangements.

Differenzialdiagnostisch kommt am ehesten das Osteosarkom infrage. Da der Tumor lokale Schwellung

Tab. 18.17 Differenzialdiagnostische Kriterien zur Unterscheidung von Ewing-Tumoren und Osteosarkomen

Eigenschaft	Ewing-Tumoren	Osteosarkome
Altersmaximum	10–18 Jahre	15–20 Jahre
Zytogenetik	t11;22, t 21;22	–
Molekulargenetik	Fusion der Gene EWS / FLI1, EWS / ERG	Verlust der Heterozygotie von RB1
Bevorzugte Lokalisation	Diaphysen	Metaphysen
Am häufigsten betroffene primäre Knochenregionen	Becken, 26 % Femur, 20 % Tibia, 10 % Rippen, 10 %	Femur, 50 % Tibia, 27 % Humerus, 10 % Becken, 5 %
Röntgenologische Charakteristika	Zwiebelschalenphänomen	Spiculae Codman-Dreieck
Bevorzugte Metastasierungsregionen	Lunge, 38 % Knochen, 31 % Knochenmark, 11 %	Lungen, 70–80 % Knochen, 15 %
Fieber	oft	selten
Strahlensensitivität	ja	nein

und erhöhte Temperaturen verursachen kann, muss eine Osteomyelitis ausgeschlossen werden. Bei den zur Diagnostik gehörenden bildgebenden Verfahren steht die MRT an erster Stelle, da sie sowohl Knochenmark als auch Weichteilkomponenten gut erfasst.

Therapie Empirische Beobachtungen zeigen, dass – auch wenn bildgebend unauffällig – der Großteil der Tumoren bereits primär metastasiert ist. Deshalb erfolgt die Therapie grundsätzlich systemisch als Chemotherapie. Besonders wirksam ist die Kombination von Vincristin mit Actinomycin D, Cyclophosphamid und Doxorubicin. Wegen der Gefahr eines Lokalrezidivs muss auch der Primärtumor ausreichend behandelt werden, und zwar mittels späterer Operation und Radiotherapie.

Prognose Die gegenwärtig empfohlene Therapie besteht in einer Kombination aus Radiotherapie und chirurgischer Tumorexstirpation. Vor und nach diesen Lokalmaßnahmen erfolgt die Chemotherapie. Mit dieser Strategie werden Gesamtheilungsraten von 50–65 % erzielt. Prognostisch ungünstig sind Alter > 15 Jahre, großer Primärtumor, zentraler Sitz, bildgebend nachgewiesene Metastasen und schlechtes Ansprechen auf die Chemotherapie.

Osteosarkom

Definition Das Osteosarkom ist ein maligner Knochentumor, der unbehandelt zum Tod führt. Im deutschsprachigen Raum erkranken pro Jahr etwa 250–300 Kinder und Jugendliche.

Ätiologie und Pathogenese Die Ätiologie ist unbekannt. Bei etwa 20 % der Patienten liegen zum Diagnosezeitpunkt bereits Metastasen vor, die sich ganz überwiegend in den Lungen befinden. Metastasierungen in die lokalen Lymphknoten sind selten.

Symptome Führendes Symptom ist in 90 % der Fälle der Knochenschmerz. Oft bestehen lokale Schwellung, Überwärmung, Ödem und / oder motorische Beeinträchtigung. Bei 10 % der Patienten führt die Spontanfraktur zur ärztlichen Vorstellung.

Diagnose und Differenzialdiagnose Die Konstellation der klinischen Symptome ist oft bereits sehr eindeutig. Das Röntgenbild ist charakteristisch und zeigt oft Spiculae oder Codman-Dreiecke. Knochenan- und -abbau sowie Weichteilinfiltration und -ödem sind klinisch und bildgebend nachweisbar. Die MRT ist die Bildgebung der Wahl. Sie wird zur Einschätzung der Prognose benötigt, insbesondere jedoch zur Therapieplanung. Systemische Metastasen werden am besten mit der Ganzkörperszintigrafie erfasst. Die Labordiagnostik ist von untergeordneter Bedeutung. Allenfalls alkalische Phosphatase und LDH können erhöht sein und dann als unspezifische Parameter des Krankheitsverlaufs dienen. Differenzialdiagnostisch ist am ehesten das klassische Ewing-Sarkom zu berücksichtigen.

Therapie Wie bei den Ewing-Tumoren liegen bei den meisten Patienten mit Osteosarkom zu Beginn bereits okkulte Metastasen vor. Deshalb ist die systemische Kombinationschemotherapie auch beim Osteosarkom von zentraler Bedeutung. Als wirksam erwiesen haben sich insbesondere Doxorubicin, Cisplatin, Ifosfamid und hoch dosiertes Methotrexat. Durch die präoperative Chemotherapie können große Tumoren verkleinert und so in einen operablen Zustand gebracht werden. Die chirurgische Therapie ist sorgfältig zu planen. Ziel ist die extremitätenerhaltende und zugleich ausreichend radikale Operation zur Vermeidung lokaler Tumorrezidive. Nach der Operation wird weitere Chemotherapie eingesetzt. Die Radiotherapie ist wenig wirksam und daher nicht Bestandteil der konventionellen Therapie.

Prognose Der Einsatz der Chemotherapie hat in den letzten Jahrzehnten zu einer dramatischen Zunahme der Überlebensraten bis auf derzeit etwa 70 % geführt. Bei etwa 25–30 % der Patienten treten jedoch im Verlauf Metastasen auf, die sich ganz überwiegend in den Lungen manifestieren. Nach vollständiger chirurgischer Entfernung und anschließender Chemotherapie besteht die Hoffnung auf bleibende Heilung.

> Chemotherapie und besondere chirurgische Erfahrung garantieren in essenzieller Weise den Heilungserfolg beim Osteosarkom.

KAPITEL 19

Franz Schaefer

Pädiatrische Nephrologie

19.1	**Nieren- und Harnwegsfehlbildungen**	432
19.1.1	Nierenfehlbildungen	432
19.1.2	Harnwegsfehlbildungen	433
19.2	**Glomerulopathien**	437
19.2.1	Nephritische Syndrome	439
19.2.2	Nephrotische Syndrome	441
19.2.3	Andere Glomerulopathien	443
19.3	**Tubulointerstitielle Erkrankungen**	443
19.3.1	Tubulointerstitielle Nephritis	443
19.3.2	Steinerkrankungen und Nephrokalzinose	444
19.4	**Tubulopathien**	445
19.4.1	Diabetes insipidus renalis	446
19.4.2	Hypophosphatämische Rachitis	446
19.4.3	Komplexe Tubulopathien	447
19.5	**Systemerkrankungen mit Nierenbeteiligung**	447
19.5.1	Purpura Schönlein-Henoch	447
19.5.2	Lupus erythematodes	447
19.5.3	Hämolytisch-urämisches Syndrom	447
19.6	**Renale Hypertonie**	449
19.7	**Akutes Nierenversagen (ANV)**	450
19.8	**Chronische Niereninsuffizienz (CNI)**	452
19.9	**Nierenersatztherapie**	454
19.9.1	Indikationsstellung	454
19.9.2	Nierentransplantation (NTx)	454
19.9.3	Behandlungsergebnisse	455

19.1 Nieren- und Harnwegsfehlbildungen

19.1.1 Nierenfehlbildungen

Nierenagenesie

Einseitige Nierenagenesien kommen mit einer Häufigkeit von ca. 1 : 1.000 Lebendgeborene vor. Bereits intrauterin tritt eine kompensatorische Hypertrophie der kontralateralen Niere ein. In der Regel sind die Patienten asymptomatisch; die Diagnose wird prä- oder postnatal als sonografischer Zufallsbefund gestellt. Häufig finden sich aber auch Anlagestörungen des kontralateralen Ureters (Reflux, subpelvine Stenose, Megaureter). Bei bilateraler Nierenagenesie besteht intrauterin eine Oligo- oder Anhydramnie, was zu einer charakteristischen Fehlbildung, der sog. **Potter-Sequenz** mit weiterem Augenabstand, abgeflachter und verbreiterter Nase, schmalen Händen und hypoplastischem Thorax, führt. Das Fehlen der Amnionflüssigkeit resultiert in einer nicht behandelbaren Lungenhypoplasie und postnataler Ateminsuffizienz, die meist in den ersten Lebenstagen zum Tod führt. Das Potter-Syndrom ist nicht spezifisch für die bilaterale Nierenagenesie, sondern tritt auch bei anderen schweren bilateralen Nierenfehlbildungen mit intrauteriner Oligoanurie (z. B. polyzystische Nieren) auf.

> **Potter-Syndrom:** faziale Dysmorphie und Lungenhypoplasie aufgrund eines Anhydramnions bei beidseitiger Nierenagenesie.

Polyzystische Nierenerkrankungen

Definition und Häufigkeit Die polyzystischen Nierenerkrankungen stellen eine besondere erbliche Form der bilateralen Nierendysplasie dar. Es werden eine **autosomal-rezessive** („autosomal recessive polycystic kidney disease", **ARPKD**) und eine **autosomal-dominante Form** („autosomal dominant polycystic kidney disease", **ADPKD**) unterschieden.
Die ADPKD gilt mit einer Prävalenz von 1 : 1.000 als die häufigste hereditäre monogene Nephropathie. Die Häufigkeit der ARPKD wird auf ca. 1 : 20.000 geschätzt. Aufgrund ihres schwereren Verlaufs wird die ARPKD im Säuglings- und Kleinkindesalter etwa gleich häufig diagnostiziert wie die ADPKD, die bei nur etwa 2 % der betroffenen Patienten bereits im Kindesalter klinisch manifest wird.

Ätiologie und Pathogenese Histopathologisch finden sich bei der ADPKD Zysten in allen Nephronabschnitten, während die ARPKD praktisch nur die Sammelrohre betrifft. Bei beiden Formen wachsen die Zysten im Krankheitsverlauf, woraus eine Atrophie des umgebenden normal ausgebildeten Nierengewebes mit ausgedehnter interstitieller Fibrose resultiert. Bei der ARPKD finden sich zusätzlich eine Proliferation und Dilatation der intrahepatischen Gallengänge, die in eine zunehmende Leberfibrose übergehen.
Beide Formen der polyzystischen Nierenerkrankung sind genetisch weitgehend aufgeklärt: Die Gene für PKD1 und die tuberöse Hirnsklerose (Typ 2, TSC2) liegen unmittelbar benachbart. Bei großen Deletionen können beide Gene betroffen sein (contiguous gene lesion), was zu einer Assoziation von tuberöser Sklerose und ADPKD führt.

> Zystische Nierenerkrankungen werden durch Mutationen in Proteinen der zentralen Zilien der Tubulusepithelzellen ausgelöst.

Symptome Die **ARPKD** manifestiert sich bei über 80 % der Patienten bereits bei Geburt oder im 1. Lebensjahr als palpabler Bauchtumor. Häufig bestehen auch schon früh eine Hypertonie und klinische Zeichen einer Leberfibrose (Hepatosplenomegalie, Ösophagusvarizen). Frühzeitig liegt auch eine renale Konzentrationsschwäche mit Polyurie und Polydipsie vor. Die Nierenfunktion verschlechtert sich im Laufe der Kindheit; bis zum Alter von 15 Jahren sind 50 % der Patienten dialysepflichtig. Bei der besonders schweren neonatalen Verlaufsform muss aufgrund der zunehmenden Nephromegalie häufig bereits im Säuglingsalter bilateral nephrektomiert und eine Dialysebehandlung eingeleitet werden.
Bei der **ADPKD** werden prinzipiell dieselben Symptome wie bei ARPKD beobachtet, in der Regel jedoch in abgeschwächter Form und langsamer verlaufend. Vor dem Erwachsenenalter treten nur selten klinische Symptome auf. Gelegentlich finden sich bereits bei Jugendlichen eine behandlungsbedürftige arterielle Hypertonie, Schmerzen durch Zystendruck, Makrohä-

maturie-Episoden oder Zysteninfektionen. Eine Niereninsuffizienz entwickelt sich erst im Erwachsenenalter.

> Die ARPKD führt meist schon im Kindesalter, die ADPKD meist erst im 4.–5. Lebensjahrzehnt zur terminalen Niereninsuffizienz. Die begleitende Leberfibrose bei ARPKD kann noch im Kindesalter funktionell bedeutsam werden.

Therapie und Prognose Mit dem Vasopressin-2-Antagonisten Tolvaptan steht eine wirksame Therapie zur Verlangsamung von Zystenwachstum und Nierenfunktionsverlust für Erwachsene mit ADPKD zur Verfügung. Diese Substanz, die bei Kindern derzeit in klinischen Studien getestet wird, könnte bei langfristigem Einsatz die terminale Niereninsuffizienz deutlich hinauszögern, ist aber mit signifikanten Nebenwirkungen wie Polyurie und idiosynkratischer Hepatotoxizität behaftet.

Daneben kann eine gute antihypertensive Therapieeinstellung den fortschreitenden Verlust funktionierenden Nierenparenchyms vermutlich verzögern. Bei Patienten mit ARPKD kann neben der Nieren- auch eine Lebertransplantation erforderlich werden.

Nephronophthise

Definition Die Nephronophthise ist eine angeborene progrediente tubulointerstitielle Nierenerkrankung mit autosomal-rezessivem Erbgang. Sie stellt mit ca. 10 % die häufigste erbliche Ursache eines chronischen terminalen Nierenversagens im Kindesalter dar.

Symptome Im Frühstadium der Erkrankung besteht bereits ein vermindertes Urinkonzentrationsvermögen mit Polyurie und Polydipsie. Nach einigen Jahren entwickelt sich eine progressive chronische Niereninsuffizienz mit ausgeprägter interstitieller Fibrose. An Sekundärkomplikationen stehen Anämie und Kleinwuchs im Vordergrund, während der Blutdruck lange normal bleibt.

Die unterschiedlichen genetischen Formen unterscheiden sich vor allem hinsichtlich des Zeitpunkts der Erstmanifestation und des Erreichens der terminalen Niereninsuffizienz, die bei *NPHP1*-Mutation durchschnittlich mit 13 Jahren (**juveniler Typ**), bei *NPHP2*-Mutationen innerhalb der ersten 3 Lebensjahre eintritt (**infantile Form**). Dagegen werden Patienten mit *NPHP3* durchschnittlich erst mit 19 Jahren terminal niereninsuffizient (**adoleszente Form**). Die Nephronophthise ist häufig mit Störungen extrarenaler Organe assoziiert.

Therapie und Prognose Kausale Therapieansätze existieren bislang nicht. Wichtig ist die frühzeitige und konsequente Behandlung von Polyurie, Azidose, Anämie und Kleinwuchs.

19.1.2 Harnwegsfehlbildungen

Doppelbildung des oberen Harntrakts

Definition Doppelbildungen der oberen Harnwege kommen bei 8 von 1.000 Neugeborenen vor und zählen somit zu den häufigsten kongenitalen Anomalien überhaupt.

Ätiologie und Pathogenese Sie entstehen, wenn in der frühen Embryonalentwicklung aus dem Wolff-Gang entweder zwei getrennte Ureterknospen entspringen (Ureter duplex) oder sich die Ureterknospe vor ihrer Verbindung mit dem Metanephros aufzweigt (Ureter fissus). Beim Ureter fissus entwickeln sich zwei getrennte Hohlsysteme mit einem gemeinsamen Ostium. Nach der sog. **Meyer-Weigert-Regel** mündet der zum oberen Doppelnierenanteil gehörige Ureter kaudal und medial von der Einmündung des den unteren Anteil drainierenden Ureters.

Das Parenchym des oberen Nierenpols ist häufig dysplastisch und trägt nur zu einem geringen Teil zur Gesamtnierenfunktion bei.

Symptome Während der kaudal mündende Ureter des oberen Nierenpols durch seinen längeren intramuralen Verlauf häufig obstruktiv verändert ist, sind die lateralen Ostien des zum unteren Nierenpol gehörigen Ureters meist refluxiv. Der zum oberen Nierenpol gehörige Ureter mündet häufig in einer sog. Ureterozele. Hierunter wird eine zystische Dilatation des terminalen Ureters in seinem submukösen intravesikalen Verlauf verstanden. Die ektop mündenden Ureteren führen häufig zu HWI oder unkontrollierter Harnentleerung.

Therapie Bei Komplikationen (gehäufte HWIs, Inkontinenz) ist eine operative Korrektur erforderlich. Je nach Funktionsanteil des betreffenden Doppelnierenanteils werden erhaltende Eingriffe (Ureterozelenresektion, Ureterozystoneostomie) oder Heminephrektomien mit partieller Ureterektomie durchgeführt.

> Doppelbildungen des oberen Harntrakts gehören zu den häufigsten kongenitalen Anomalien. Komplikationen entstehen meist nur bei ektop mündenden, refluxiven oder obstruktiven Ureteren.

Vesikoureteraler Reflux

Definition und Häufigkeit Als vesikoureteraler Reflux (VUR) wird der retrograde Rückfluss von Urin aus der Harnblase in den Ureter bezeichnet. Reicht der Rückfluss bis in das Nierenparenchym, spricht man von **intrarenalem Reflux.** Der primäre VUR wird von sekundären Formen infolge einer intravesikalen Druckerhöhung (z. B. bei neurogener Blase oder subvesikaler Obstruktion) unterschieden.

Da MCUs üblicherweise nur bei Patienten mit HWIs und sonografischen Auffälligkeiten der ableitenden Harnwege durchgeführt werden, ist die genaue Prävalenz des VUR bei gesunden Kindern nicht bekannt; sie wird auf 2–10 % geschätzt. Kinder mit fieberhaften HWIs weisen zu 30–40 % einen VUR auf. Die Anomalie tritt familiär gehäuft auf; ca. 30 % der Geschwisterkinder und 50–60 % der Kinder von Eltern mit VUR weisen ebenfalls einen Reflux auf. Diese Befunde sind mit einer **autosomal-dominanten Vererbung mit variabler Penetranz** vereinbar. Mutationen in mehreren Genen wurden mit familiärem VUR assoziiert *(TNXB, ROBO2, SOX17).*

Ätiologie und Pathogenese Die Ursache des VUR liegt in der Regel in einer lateral-proximalen Dystopie der Uretermündung infolge einer ektopen Aussprossung der Ureterknospe aus dem Wolff-Gang. Durch die dystope Lage des Ureterostiums ist der submuköse Tunnel verkürzt, und der muskuläre Ventilmechanismus ist insuffizient.

Symptome In der Regel wird der VUR anlässlich einer febrilen HWI diagnostiziert. In einem Teil der Fälle ist der VUR mit dysplastischen Nierenveränderungen assoziiert. Hierbei handelt es sich überwiegend um männliche Säuglinge mit ausgeprägtem, meist bilateralem VUR. Hingegen finden sich leichtere Refluxgrade ohne fassbare Nierenanomalien mindestens fünfmal häufiger bei Mädchen.

Diagnostik Der VUR wird mittels MCU oder Miktionsurosonografie (MUS) diagnostiziert. Die radiologische Diagnostik unterscheidet fünf Schweregrade (> Abb. 19.1).

Therapie und Prognose Die Spontanheilungsrate vor allem leichter VUR-Grade ist hoch; Langzeitstudien haben ergeben, dass sich innerhalb der ersten 10 Lebensjahre ein unilateraler VUR Grad III immer, ein bilateraler in 50 % der Fälle zurückbildet. Selbst bila-

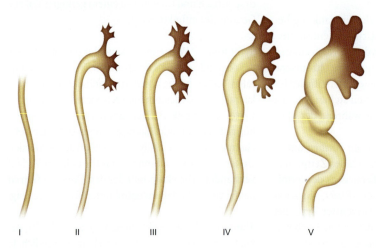

Abb. 19.1 Klassifikationsschema des vesikoureteralen Refluxes [R232]

terale Grad-IV-Refluxe maturieren zu 40 % spontan. Das Risiko, durch postpyelonephritische Narben im Nierenparenchym („Refluxnephropathie") langfristig eine progrediente Niereninsuffizienz zu entwickeln, wurde früher überschätzt. Neuere Studien belegen, dass bereits bei Neugeborenen mit VUR häufig Parenchymdefekte bestehen, die somit als primär dysplastische Bezirke zu interpretieren sind.

Aufgrund der hohen Spontanmaturationsrate und des eher geringen Risikos für irreversible pyelonephritische Parenchymschäden wird heute zumeist eine **niedrig dosierte antibiotische Infektionsprophylaxe** (abendliche Einzeldosis Nitrofurantoin, Cefaclor oder Trimethoprim) für 1–2 Jahre durchgeführt und der Maturationsprozess miktionsurosonografisch monitorisiert. Nur bei Durchbruchsinfektionen oder dringendem Elternwunsch nach operativer Sanierung wird eine **operative Refluxkorrektur** nach Politano-Leadbetter oder Grich-Legoir durchgeführt. Die operative VUR-Korrektur ist zwar zu über 95 % erfolgreich, zeigt aber keine Vorteile gegenüber einer antibiotischen Dauerprophylaxe hinsichtlich der Entstehung neuer Nierennarben und der Erhaltung der GFR. Auch entwickeln ca. 5 % der operierten Patienten eine sekundäre Harnwegsobstruktion. Eine minimalinvasive Alternative stellt die **zystoskopische Unterspritzung** des refluxiven Ureterostiums mit Hyalurondepots dar, mit der in 60–80 % eine anhaltende Beseitigung erzielt werden kann.

> Aufgrund der hohen Spontanheilungsrate ist bei VUR eine niedrig dosierte antibiotische Dauerprophylaxe meist die Therapie der Wahl.

Ureteropelvine Stenose

Definition Die ureteropelvine oder Ureterabgangsstenose stellt die häufigste Ursache der Hydronephrose im Kindesalter dar.

Ätiologie und Pathogenese Die Einengung des ureteropelvinen Übergangs wird meist durch eine kongenitale fibrotische Strukturveränderung des proximalen Harnleiters hervorgerufen („**intrinsische Stenose**"). Gelegentlich verursacht auch ein aberrierendes Polgefäß eine „**extrinsische" Verengung** des Harnleiters. Die Obstruktion bewirkt passager eine Druckerhöhung im Nierenbecken, die zur Dilatation des Nierenhohlsystems führt.

Symptome Die ureteropelvine Stenose bleibt meist asymptomatisch. Gelegentlich werden von älteren Kindern kolikartige Flankenschmerzen vor allem nach Aufnahme größerer Trinkmengen angegeben. Selten treten fieberhafte HWIs und Nierensteine auf.

Diagnostik **Sonografisch** kann die Weite der extra- und intrarenalen Nierenbeckenanteile standardisiert gemessen und mit Referenzwerten verglichen werden. Dicke und Durchmesser des Nierenparenchyms gestatten indirekte Aussagen über bereits vorhandene Druckschädigungen des Nierengewebes. Etwa die Hälfte der ureteropelvinen Stenosen wird bereits pränatal diagnostiziert. Die urodynamische Relevanz einer ureteropelvinen Stenose kann jedoch nur durch eine **Diureseszintigrafie** erfasst werden. Eine etwas aufwendigere Alternative stellt die **MR-Urografie** dar, die eine simultane Beurteilung von Morphologie, seitengetrennter Nierenfunktion und Abflussdynamik erlaubt (➤ Abb. 19.2).

Da bei 7–10 % aller ureteropelvinen Stenosen auch ein ipsilateraler VUR besteht, sollte bei sonografischen Refluxhinweisen, spätestens aber bei Auftreten einer Pyelonephritis sowie vor geplanter Nierenbeckenplastik auch eine **MCU** durchgeführt werden.

Therapie und Prognose In der Mehrzahl der prä- oder postnatal diagnostizierten ureteropelvinen Stenosen zeigt die ab dem 2. Lebensmonat durchführbare Diureseszintigrafie kompensierte Abflussverhältnisse. In diesen Fällen wird zunächst der weitere Verlauf durch sonografische Kontrollen in 6- bis 12-wöchigen Abständen und ggf. Wiederholungsszintigrafien nach 3–6 Monaten monitorisiert. Nur wenn die Nierenbeckenweite zunimmt und die anteilige Nierenfunktion der betroffenen Seite signifikant abfällt, wird eine Nierenbeckenplastik durchgeführt.

Megaureter

Definition Unterschieden wird der **primäre Megaureter** von sekundären Megaureterausbildungen infolge weiter distal gelegener Anomalien und Abflussbehinderungen (z. B. Urethralklappe). Ist der

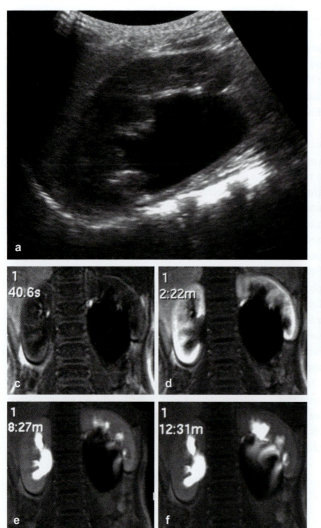
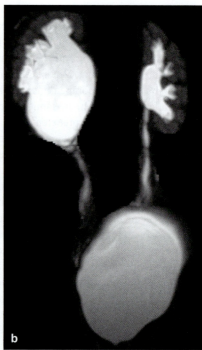

Abb. 19.2 Subpelvine Stenose der linken Niere:
a) Sonografie: überwiegend extrarenale Erweiterung des Nierenbeckens
b) Statische MR-Urografie (T2-Wichtung, Wasser hyperintens): ausgeprägte subpelvine Stenose links, leichte Nierenbeckendilatation rechts.
- c–f) Dynamische Sequenz-MR-Urografie mit MR-Kontrastmittel: beidseits zeitgerechte Anflutung und Ausscheidung bei verzögertem Abfluss über stark dilatiertes linkes Nierenbecken. Somit urodynamisch nicht relevante Harntransportstörung [R232]

Harnleiter im Rahmen eines ipsilateralen Refluxes erweitert, spricht man vom **refluxiven Megaureter.** Die refluxive Ureterweiterung verschwindet im Gegensatz zum primären Megaureter bei vollständiger Blasenentleerung. Der primäre, konnatale Megaureter stellt nach der ureteropelvinen Stenose die zweithäufigste Ursache von Hydronephrosen dar. Jungen sind bis zu fünfmal häufiger als Mädchen und linke Ureteren häufiger als rechte betroffen.

> Unterscheide primären Megaureter (Jungen/Mädchen = 5 : 1) von sekundärem Megaureter (refluxbedingt bei distaler Abflussstörung).

Symptome Primäre Megaureteren werden heute meist im Rahmen des prä- oder perinatalen Ultraschallscreenings diagnostiziert. Im Säuglings- und Kleinkindalter werden die Patienten meist durch häufig schwer verlaufende Pyelonephritiden symptomatisch, im Jugendalter auch durch Hämaturie, Koliken und Steinbildung.

Diagnostik Im sonografischen Nachweis des Megaureters wird eine **seitengetrennte Diureseszintigrafie** durchgeführt, um die urodynamische Relevanz der Harnabflussstörung zu dokumentieren. Auch ist eine MCU indiziert, um eine infravesikale Obstruktion auszuschließen und einen möglichen VUR zu dokumentierten.

Therapie und Prognose Primäre Megaureteren können bei kompensiertem Harnabfluss, normaler ipsilateraler Nierenfunktion und fehlendem Reflux zunächst konservativ behandelt und 3- bis 6-monatlich sonografisch kontrolliert werden. Bei der Mehrzahl der Kinder zeigt sich eine spontane Rückbildungstendenz der Ureteraufweitung. Tritt eine Urosepsis oder therapieresistente Pyelonephritis auf, muss das harnableitende System durch eine **perkutane Nephrostomie** akut entlastet werden. Bei häufigen Infektionen, relevanter Harnabflussverzögerung oder szintigrafischer Nierenfunktionsverschlechterung wird eine **Harnleiterneueinpflanzung** erforderlich. Die technisch anspruchsvolle Operation wird zumeist erst zum Ende des 1. Lebensjahrs durchgeführt; zwischenzeitlich kann das harnableitende System durch Anlage einer **Pyelokutaneostomie** entlastet werden.

Urethralklappen

Definition Hintere Harnröhrenklappen sind beidseits vom Colliculus seminalis ausgehende, in das Urethralumen hineinragende Segel, welche die häufigste Ursache einer infravesikalen Obstruktion im Kindesalter darstellen (Inzidenz 1 : 5.000–8.000 Jungen).

Symptome Das klinische Bild hängt vom Grad der intravesikalen Obstruktion ab. Bei schweren Formen besteht bereits vor der 24. SSW ein Oligohydramnion mit konsekutiver Ausbildung einer sog. Potter-Sequenz (Lungenhypoplasie, Arthrogryposis, faziale Dysmorphie). Leichtere Formen werden häufig erst durch Pyelonephritiden, Miktionsstörungen, persistierende Harninkontinenz oder die Sekundärkomplikationen der chronischen Niereninsuffizienz manifest.

Diagnostik Die Folgen der chronischen Obstruktion wie Hydronephrose, Ureterdilatation, Blasenwandverdickung, Pseudodivertikelbildung und Erweiterung der proximalen Urethra sowie die begleitenden dysplastischen Nierenveränderungen mit verminderter Parenchymdicke, erhöhter Parenchymechogenität und Parenchymzysten lassen sich **sonografisch** erfassen. Die Diagnose wird durch eine **MCU** gesichert. Typischerweise finden sich eine Einengung der Urethra im proximalen Drittel mit prästenotischer Dilatation, Pseudodivertikeln der Blasenwand und in 30–50 % der Fälle ein uni- oder bilateraler VUR.

Therapie Bei pränataler Diagnosestellung besteht die Möglichkeit der Einbringung vesikoamnialer Stents, deren klinischer Nutzen aber umstritten ist. Als **Sofortmaßnahme** wird eine suprapubische Harnableitung mittels Verweilkatheter oder perkutaner Zystostomie durchgeführt. Die **endoskopische Resektion der Urethralklappen** erfolgt, sobald der klinische Zustand und die Größe des Kindes dies gefahrlos zulassen. Bleibt nach Entlastung eine urodynamisch relevante Hydronephrose bestehen, kann zusätzlich eine **Pyelokutaneostomie** erforderlich werden. Häufig bleiben auch nach erfolgreicher Klappenresektion Blasenfunktionsstörungen bestehen (funktionelle infravesikale Obstruktion), die medikamentös behandelt werden müssen (Betablocker, Anticholinergika).

Prognose Etwa 10–30 % der Kinder mit Urethralklappen entwickeln noch im Kindes- oder Jugendalter eine chronische Niereninsuffizienz. Klinisch stehen häufig Folgeerscheinungen der persistierenden Blasenentleerungsstörungen im Vordergrund.

> Persistierende Urethralklappen sind meist mit einer dysplastischen Nierenentwicklung assoziiert. Dennoch trägt eine frühzeitige postnatale Druckentlastung zu einer Stabilisierung der Nierenfunktion bei.

19.2 Glomerulopathien

Klinik

Erkrankungen der Glomeruli gehen in variablem Ausmaß mit Hämaturie, Leukozyturie, Proteinurie,

Hypertonie oder Abnahme der GFR einher. Unter klinischen und therapeutischen Gesichtspunkten hat sich die Unterteilung in „nephritische" und „nephrotische" Symptomenkomplexe bewährt, wobei einzelne Glomerulopathien häufig als Mischformen aus beiden Zustandsbildern oder auch oligosymptomatisch, etwa mit isolierter Hämaturie oder Proteinurie, imponieren (> Abb. 19.3).

Nephritisches Syndrom

Das nephritische Syndrom („Glomerulonephritis") ist charakterisiert durch:
- Nephritisches Sediment (Mikro- oder Makrohämaturie, Erythrozytenzylinder und dysmorphe Erythrozyten)
- Variable Proteinurie
- Abnahme der GFR

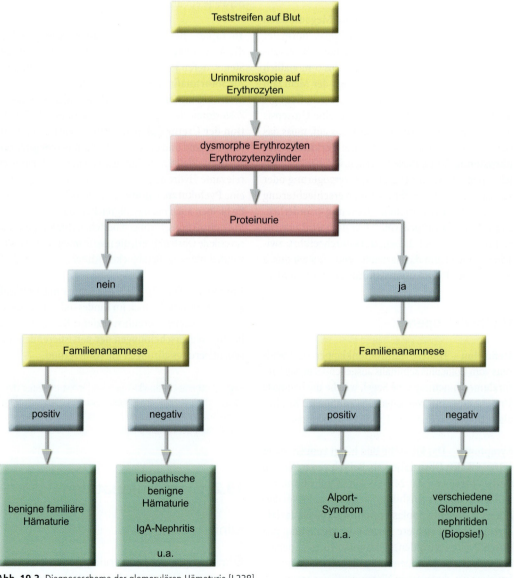

Abb. 19.3 Diagnoseschema der glomerulären Hämaturie [L238]

- Natrium- und Wasserretention mit Volumenexpansion und Hypertonie
- Ödeme und Oligurie

Klinisch steht bei Glomerulonephritiden zumeist die Hypervolämie im Vordergrund, die zu Lungen- und Hirnödemen, Pleura- und Perikardergüssen sowie hypertensiven Krisen führen kann.

Nephrotisches Syndrom

Das nephrotische Syndrom im Kindesalter ist definiert durch:
- Proteinurie 40 mg/m^2/h (> 1 g/m^2/d)
- Hypalbuminämie < 25 g/l

Meist assoziiert, aber nicht obligat bestehen Ödeme und Hyperlipidämie.

Der **renale Albuminverlust** führt zunächst zu einem Abfall des zirkulierenden Blutvolumens, der bei plötzlichem Einsetzen Schocksymptome auslösen kann. Kompensatorisch werden zunächst durch Aktivierung des Renin-Angiotensin-Aldosteron-Systems, durch Katecholamin- und Vasopressinfreisetzung die Natrium- und Wasserretention gesteigert. Nach einer passageren Hypervolämie und Austritt von Natrium und H$_2$O in das Interstitium wird meist ein labiler Steady-State erreicht, der durch Normovolämie, normale Blutdruckverhältnisse und eine ausgeglichene Natriumbilanz bei tiefen Albuminspiegeln und peripheren Ödemen gekennzeichnet ist.

Der massive renale Eiweißverlust führt zu einer kompensatorischen, unspezifischen Steigerung der hepatischen Eiweißsynthese. Hieraus resultiert eine komplexe Verschiebung des Serumeiweißprofils, die zu diversen Sekundärkomplikationen führen kann.

Die **vermehrte Produktion von VLDL- und LDL-Lipoproteinen** geht mit einer Hypertriglyzeridämie und einer Hypercholesterinämie einher. Auch akkumulieren einzelne atherogene Apolipoproteine wie Lp(a). Diese Veränderungen können bei Persistenz des nephrotischen Syndroms zu akzelerierten atherosklerotischen Gefäßveränderungen beitragen.

Die **plasmatische Gerinnung** ist im Sinne einer Hyperkoagulabilität bei gesteigerter Fibrinolyse verändert. Durch die gleichzeitig vorliegende Hypovolämie und Hämokonzentration besteht eine Neigung zu thrombembolischen Komplikationen. Thrombosen treten bei 3–5 % auf, überwiegend bei Kindern mit steroidresistentem nephrotischem Syndrom; diese betreffen oberflächliche oder tiefe Bein- und Beckenvenen, die Hirnsinus sowie gelegentlich die Nierenvenen. Bei ausgeprägter Hypalbuminämie ist daher eine niedrig dosierte Antikoagulation indiziert.

Der ausgeprägte **renale Verlust von Immunglobulinen und Komplementfaktoren** bewirkt eine erhöhte Anfälligkeit für bakterielle Infektionen. Insbesondere das Risiko für schwere Pneumokokken-Septikämien ist stark erhöht, weswegen eine Impfung gegen diesen Erreger empfohlen wird (➤ Kap. 10).

Bei länger anhaltenden Nephrosezuständen verursacht der renale Verlust von Vitamin-D-bindendem Globulin und albumingebundenem Kalzium eine **Osteoporose,** die Depletion thyroxinbindenden Globulins eine **Hypothyreose,** die eine Substitution von Vitamin D, Kalzium und Thyroxin erfordern.

Bei andauernder Proteinurie kommt es zu einem Mangelernährungszustand, der durch intestinalen Eiweißverlust infolge eines Darmwandödems verstärkt werden kann. **Anorexie und allgemeiner Katabolismus** führen zu einer Wachstumsstörung, zu der auch die Steroidbehandlung beiträgt.

> Die komplexe Störung des Plasmaproteinprofils beim nephrotischen Syndrom führt zu Hyperkoagulabilität mit Thromboseneigung, Infektanfälligkeit, Osteoporose, Hypothyreose und allgemeinem Katabolismus.

Pathomechanismen

Allen kindlichen Glomerulopathien gemeinsam ist die Schädigung der glomerulären Ultrastruktur. Diese wird entweder durch **genetisch** bedingte Struktur- bzw. Funktionsanomalien glomerulärer Proteine oder durch **Störungen des humoralen oder des zellulären Immunsystems** verursacht.

19.2.1 Nephritische Syndrome

Postinfektiöse Glomerulonephritis

Definition Die akute postinfektiöse Glomerulonephritis (AGN) manifestiert sich als nephritisches Syndrom, das 1–4 Wochen nach einer bakteriellen, viralen oder parasitären Infektion auftritt. Am weitaus häufigsten finden sich bestimmte Streptokokkenstämme der Gruppe A als auslösende Erreger (➤ Kap. 10).

Ätiologie und Pathogenese Es kommt zur Bildung von Antikörpern von Bakterienantigenen, die an glomeruläre Strukturen binden. Die lokale Ablagerung von Antigenen in Antikörperkomplexen führt zu einer Komplementaktivierung und Entzündungsreaktion (Immunkomplex-GN).

Symptome Typisch ist die Anamnese mit Pharyngitis, Angina, Otitis oder Scharlach. 80 % der Patienten weisen eine Makrohämaturie, 70 % ein erhöhtes Serum-Kreatinin, 60 % eine Hypertonie, 50 % Ödeme und 25 % eine große Proteinurie auf. Bei ca. 15 % der Patienten bestehen Zeichen einer kongestiven Herzinsuffizienz; auch zentralnervöse Symptome sind nicht selten.

> Hauptursache für AGN sind Streptokokken-Infektionen (Scharlach, Tonsillitis, Otitis media). Inzidenz durch frühzeitige antibiotische Therapie in letzten Jahrzehnten stark gefallen.

Diagnostik Laborchemisch finden sich im Urin eine Mikrohämaturie mit Erythrozytenzylindern, Leukozyten, Nierenepithelien und granulierten Zylindern sowie eine Proteinurie. In 25 % der Fälle gelingt der Keimnachweis über einen Rachen- bzw. Hautabstrich. Antistreptolysin-Titer sind nur bei zunächst ansteigendem und später abfallendem Verlauf diagnostisch aussagekräftig. Einen aussagekräftigen Leitbefund stellen hingegen die Komplementspiegel dar. Gesamtkomplement und C3 im Serum sind bei Erkrankungsbeginn stark erniedrigt und normalisieren sich mit der klinischen Heilung innerhalb von 3 Monaten.

Differenzialdiagnose Differenzialdiagnostisch müssen bei Erkrankungsbeginn sämtliche Ursachen eines akuten nephritischen Syndroms erwogen werden.

Therapie Bei nachgewiesener Streptokokken-Infektion und bei jedem V. a. AGN sollte eine Penicillin-V-Therapie eingeleitet werden, obwohl der weitere Krankheitsverlauf dadurch meist nicht wesentlich beeinflusst wird. Eine antibiotische Langzeitprophylaxe ist nicht indiziert. Auch Kortikosteroide beeinflussen den Krankheitsverlauf nicht. Entsprechend der Schwere der Niereninsuffizienz erfolgt eine supportive Therapie mit Flüssigkeitsrestriktion, diuretischer sowie antihypertensiver Medikation und bei Bedarf eine passagere Dialysebehandlung.

Prognose Die klinische Symptomatik einschließlich der Niereninsuffizienz bildet sich üblicherweise innerhalb weniger Wochen zurück. Die Langzeitprognose ist ausgezeichnet. Eine chronische Niereninsuffizienz entwickeln nur 0,5–2 % aller AGN-Patienten.

IgA-Glomerulonephritis

Es handelt sich um eine klinisch stark variierende chronische Nephropathie, die über eine massive Ablagerung von Immunglobulin A im Mesangium der Glomeruli definiert ist. Die Prävalenz der IgA-Nephropathie ist regional stark unterschiedlich. In Europa liegt bei 20–30 % aller primären Glomerulonephritiden eine IgA-Nephropathie vor.

Membranoproliferative Glomerulonephritis (MPGN)

Definition und Häufigkeit Die MPGN ist eine chronisch verlaufende GN mit mesangialer Zellproliferation und Matrixvermehrung mit gleichzeitiger Verdickung der glomerulären Kapillarrinde. Nach pathoanatomischen, klinischen und laborchemischen Kriterien lassen sich drei verschiedene Typen der MPGN unterscheiden.

Pathogenese Den drei Formen der MPGN gemeinsam sind die **Aktivierung des Komplementsystems** und der häufige **Nachweis des sog. C3-Nephritis-Faktors,** eines den Abbau einer C3-aktivierenden Konvertase hemmenden Autoantikörpers. Mutationen im Faktor H, einem komplementinaktivierenden Protein, wurden nachgewiesen.

Symptome Im Vordergrund steht eine **Proteinurie** variablen Ausmaßes. Ein nephrotisches Syndrom besteht initial bei 50 % der Patienten. Bei 20 % wird eine Makrohämaturie beobachtet.

Diagnostik In der Nierenbiopsie zeigen sich eine Proliferation der Mesangialzellen und eine Vermehrung der mesangialen Matrix zusammen mit der diagnostisch beweisenden Verdickung der glomerulären Kapillarwände.

Therapie Zur Behandlung der MPGN wurden zahlreiche immunsuppressive Konzepte vorgeschlagen, deren Effizienzbeurteilung durch die stark variierende Spontanaktivität der Erkrankung erschwert wird. Bei Vorliegen eines nephrotischen Syndroms werden i. v. Methylprednisolon-Stöße, gefolgt von einer oralen Steroidbehandlung über 1–2 Jahre empfohlen.

Prognose Insgesamt verläuft die Erkrankung progredient mit Erreichen des Terminalstadiums der Niereninsuffizienz innerhalb von 8–16 Jahren. Nach Nierentransplantation besteht ein hohes Rezidivrisiko im Transplantat (> 90 % bei Typ-II-MPGN).

19.2.2 Nephrotische Syndrome

Minimal-Change-Glomerulopathie

Definition und Epidemiologie Die Minimal-Change-Glomerulopathie ist die häufigste Ursache des nephrotischen Syndroms im Kindesalter. Der Häufigkeitsgipfel liegt zwischen 2 und 6 Jahren, die Inzidenz beträgt 20–50 pro 1 Mio. Einwohner pro Jahr.

Ätiologie und Pathogenese Die Ätiologie der Minimal-Change-Glomerulopathie ist ungeklärt. Sie tritt gehäuft im Anschluss an Luftwegsinfekte auf; auch Atopiker scheinen ein erhöhtes Erkrankungsrisiko aufzuweisen.

> Die Minimal-Change-Glomerulopathie tritt gehäuft bei Kleinkindern und allergischer Disposition auf, spricht zuverlässig auf Steroidbehandlung an und verläuft in 50 % der Fälle rezidivierend.

Symptome Die Erkrankung beginnt plötzlich mit einem schweren nephrotischen Syndrom und selektiver Proteinurie bis über $20\,g/m^2/d$. Die meist rasche Flüssigkeitsretention kann zu pulmonaler Insuffizienz und zerebralen Komplikationen führen. Die GFR bleibt in der Regel normal; in seltenen Fällen kann infolge der intravasalen Hypovolämie ein akutes funktionelles Nierenversagen resultieren.

Diagnostik Für das Vorliegen einer Minimal-Change-Glomerulopathie bei einem nephrotischen Kind sprechen die Erstmanifestation im Prädilektionsalter, der Nachweis einer selektiven hochmolekularen Proteinurie und vor allem das zuverlässige Ansprechen (> 90 %) auf eine probatorische Steroidtherapie. Die bioptische Sicherung der Diagnose erfolgt in der Regel nur bei verzögertem Ansprechen oder raschen Rezidiven nach Ende der Steroidtherapie. Lichtmikroskopisch und immunhistologisch findet sich typischerweise ein Normalbefund. Nur **elektronenmikroskopisch** sind die charakteristische Abflachung und Verschmelzung der podozytären Fußfortsätze erkennbar.

Therapie und Prognose Die Standardinitialtherapie des nephrotischen Syndroms besteht in einer **3-monatigen oralen Steroidbehandlung** (6 Wochen $60\,mg/m^2\,KOF/d$, anschließend 6 Wochen $40\,mg/m^2$ an alternierenden Tagen). Mit dieser Therapie gelingt es in über 90 % der Fälle, eine Vollremission (Eiweißausscheidung $< 150\,mg/m^2/d$) zu erzielen. 50 % der steroidresponsiven Patienten sind durch diese Therapie dauerhaft geheilt. Bei weiteren 20 % treten nach Abschluss der Initialtherapie seltene, bei den übrigen 30 % häufige Rezidive (> 2 pro 6 Monate) oder eine Steroidabhängigkeit auf (Rezidive noch unter oder binnen 2 Wochen nach Ende der alternierenden Steroidbehandlung). Rezidive werden erneut mit $60\,mg/m^2/d$ Prednison behandelt bis zum Eintreten der Remission, gefolgt von einer 4-wöchigen alternierenden Prednison-Gabe.

Dieses Therapieschema (➤ Abb. 19.4) führt bei Patienten mit sehr häufigen Rezidiven oder Steroidabhängigkeit mittelfristig zu unerwünschten **Nebenwirkungen der Steroidtherapie** (cushingoider Habitus, Wachstumsverzögerung, Osteoporose, Hypertonie, Steroidkatarakt etc.). Bei 70 % der häufig rezidivierenden Patienten kann durch die Gabe von **Cyclophosphamid** über 8–12 Wochen eine mindestens 2 Jahre andauernde Remission induziert werden. Bei steroidabhängigen Patienten ist Cyclophosphamid weniger wirksam. Cyclophosphamid wurde wegen seiner Knochenmarks- und Gonadotoxizität weitgehend durch **Calcineurin-Inhibitoren** (CNI) (Ciclosporin A, Tacrolimus) sowie Mycophenolat-Mofetil (MMF)

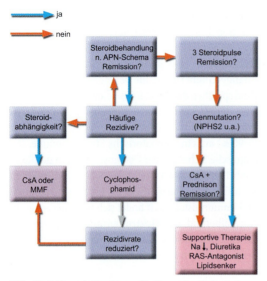

Abb. 19.4 Therapiealgorithmus für das nephrotische Syndrom im Kindesalter [L238]

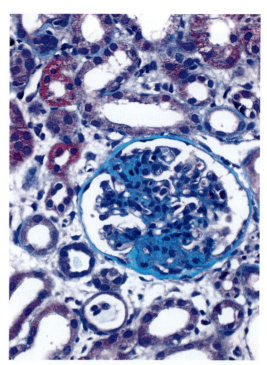

Abb. 19.5 Fokale Glomerulosklerose (FSGS) mit segmentaler Obliteration (Sklerose) der Kapillarschlingen und Kapseladhäsionen. Masson-Trichromfärbung, Originalvergrößerung × 100 [R232]

ersetzt, mit denen in den meisten Fällen eine Remission erreicht wird. Diese hält aber nur an, solange die Medikamente gegeben werden. Daneben kann auch durch eine B-Lymphozyten-depletierende Therapie mit dem monoklonalen Antikörper **Rituximab** zuverlässig eine vollständige, mindestens 6–9 Monate anhaltende Remission der Erkrankung induziert werden.

Essenziell ist auch die **symptomatische Therapie,** die im Ausschwemmen der Ödeme durch Flüssigkeits- und Kochsalzrestriktion sowie in einer intensiven diuretischen Therapie (Furosemid, ggf. kombiniert mit Thiazid und / oder Spironolacton) und, bei ausgeprägter Hypalbuminämie, in einer prophylaktischen Antikoagulation besteht.

Die Langzeitprognose ist auch für Patienten mit häufigen Rezidiven oder Steroidabhängigkeit günstig. Die Rezidivfrequenz nimmt in der Pubertät in der Regel ab, im Erwachsenenalter treten nur noch bei etwa einem Drittel der Patienten gelegentliche Schübe auf.

Fokal-segmentale Glomerulosklerose (FSGS)

Definition und Häufigkeit Die FSGS ist eine chronisch progrediente Nephropathie, bei der sklerotische Veränderungen in umschriebenen Segmenten einzelner Glomeruli (> Abb. 19.5) gefunden werden. Sie ist die zweithäufigste Ursache des nephrotischen Syndroms und die häufigste Glomerulopathie, die zur terminalen Niereninsuffizienz führt (je ca. 10 %).

Ätiologie und Pathogenese Allen Formen der FSGS gemeinsam ist eine **Störung der glomerulären Filtrationsbarriere** mit vermehrter Filtration von Eiweiß in den Primärharn. Während bei den meisten sekundären FSGS-Formen ein erhöhter transglomerulärer Filtrationsdruck besteht, scheint bei den primären Formen zumeist eine Dysfunktion der glomerulären viszeralen Epithelzellen (Podozyten) krankheitsauslösend zu sein.

Symptome Die primäre FSGS manifestiert sich meist als akut beginnendes nephrotisches Syndrom, seltener als zunächst isolierte Proteinurie. Häufig bestehen bereits initial eine Mikrohämaturie und Hypertonie. Unbehandelt entwickelt sich eine chronische

Niereninsuffizienz, die durchschnittlich innerhalb von 10 Jahren den terminalen Zustand erreicht.

Diagnostik Der klinischen und laborchemischen Diagnose des nephrotischen Syndroms folgt zunächst ein Therapieversuch mit hoch dosierten oralen Steroiden. Bei Steroidresistenz wird ein genetisches Screening durchgeführt, bei dem sich in bis zu 25 % der Fälle Mutationen in Podozyten-Genen nachweisen lassen.

Die Nierenbiopsie gibt Aufschluss über das Krankheitsstadium; charakteristisch sind die segmentale Sklerosierung einzelner Glomeruli (fokal-segmentale Glomerulosklerose), tubuläre Atrophie und interstitielle Fibrosierung.

Therapie Etwa 30 % der FSGS-Fälle sind steroidsensibel. Bei primärer Steroidresistenz kann durch eine intensivierte immunsuppressive Behandlung mit Calcineurin-Inhibitoren noch bei 40 % der Patienten eine Remission induziert werden. Die gegenüber jeglicher Immunsuppression refraktären Fälle beruhen z. T. auf genetisch bedingten podozytären Strukturanomalien. Bei diesen wie auch bei den sekundären FSGS-Formen kann der Langzeitverlauf vermutlich durch die antihypertensiv, antiproteinurisch und antifibrotisch wirksamen ACE-Inhibitoren günstig beeinflusst werden.

Bei 25–50 % der FSGS-Patienten rezidiviert die Erkrankung nach Nierentransplantation, was auf die persistierende Produktion eines Permeabilitätsfaktors hindeutet. In diesen Fällen kann durch eine B-Lymphozyten-depletierende Therapie (Rituximab) und Plasmapheresen häufig eine partielle oder vollständige Remission erzielt werden. Genetisch bedingte Fälle rezidivieren nach Transplantation nicht.

19.2.3 Andere Glomerulopathien

Alport-Syndrom

Definition und Epidemiologie Das Alport-Syndrom ist eine hereditäre Erkrankung in der glomerulären Basalmembran mit progredienter Nephropathie, Innenohrschwerhörigkeit und charakteristischen Augenstörungen. Das Alport-Syndrom ist die häufigste vererbbare progrediente Nierenerkrankung. Die Prävalenz wird auf 1 : 5.000–10.000 geschätzt. 80 % der Patienten sind männlichen Geschlechts.

> Die häufigste Form des Alport-Syndroms wird X-chromosomal vererbt; weibliche Mutationsträger erkranken nicht oder wesentlich milder als männliche Patienten.

Benigne familiäre Hämaturie

Die Erkrankung ist definiert durch eine **persistierende isolierte Mikrohämaturie** ohne Proteinurie, Schwerhörigkeit oder Augenstörungen. Die Erkrankung folgt einem autosomal-dominanten Erbgang.

19.3 Tubulointerstitielle Erkrankungen

19.3.1 Tubulointerstitielle Nephritis

Definition und Häufigkeit Als tubulointerstitielle Nephritis (TIN) werden Nephropathien mit entzündlichen oder atrophischen Läsionen des tubulointerstitiellen Gewebes ohne wesentliche Beteiligung des glomerulären oder vaskulären Apparats bezeichnet. Unterschieden werden akute und chronische Formen.

Ätiologie und Pathogenese Die **akute TIN** tritt am häufigsten als toxisch-allergische Reaktion auf die Einnahme verschiedener Medikamente auf (Antiphlogistika, Antibiotika, Antikonvulsiva, Diuretika). Seltener können akute TIN auch durch direkte Infiltration des Gewebes durch infektiöse Erreger (z. B. Hantavirus) oder im Rahmen einer immunologisch vermittelten Reaktion auf Krankheitserreger auftreten (z. B. β-hämolysierende Streptokokken, Pneumokokken, Yersinien).

Chronische TIN werden häufig bei obstruktiven und hereditären / metabolischen Nierenerkrankungen beobachtet, die mit Druckschädigungen, interstitieller Ablagerung amorpher Kristalle oder primären tubuloepithelialen Zellfunktionsstörungen einhergehen (z. B. Zystennieren, Hyperoxalurie, Hyperurikämie, Morbus Fabry, Methylmalonazidurie). Auch autoimmunologische Erkrankungen (Sjögren-Syndrom), Bestrahlungsschäden, Neoplasien und Schwermetallvergiftungen können mit chronischen TIN einhergehen.

> Tubulointerstitielle Nephritiden können durch toxisch-allergische, allo- bzw. autoimmunologische und metabolische Pathomechanismen ausgelöst werden.

Symptome Die akute Erkrankung beginnt unspezifisch mit Müdigkeit, Fieber und Gewichtsverlust infolge der meist bestehenden Polydipsie. Etwa ein Drittel der akuten TIN im Kindesalter ist mit einer Uveitis assoziiert **(TINU-Syndrom).**

Diagnostik Im Urin finden sich Mikrohämaturie, kleine Proteinurie, sterile Leukozyturie und Zylindrurie. Bei medikamentös ausgelösten TIN lassen sich häufig eine Bluteosinophilie und eosinophile Granulozyten im Urin nachweisen. Daneben bestehen tubuläre Funktionsstörungen mit Glukosurie und Hyperaminoazidurie. Die globale Nierenfunktion kann stark eingeschränkt sein.

Therapie und Verlauf Bei der akuten TIN müssen zunächst evtl. krankheitsauslösende Medikamente abgesetzt und Infektionen gezielt behandelt werden. Das Krankheitsbild bildet sich nach Elimination der auslösenden Noxe in der Regel spontan zurück; protrahierte Verläufe können durch orale Steroidbehandlung (2 mg/kg KG Prednison) vermutlich rascher zur Abheilung gebracht werden. Auch bei immunologischen Formen (TINU-Syndrom) sind Steroide wahrscheinlich hilfreich. Die tubulointerstitielle Fibrose bei chronischer TIN lässt sich möglicherweise durch eine hoch dosierte Therapie mit Angiotensin-Antagonisten vermindern.

19.3.2 Steinerkrankungen und Nephrokalzinose

Definition und Epidemiologie Konkremente im Bereich der harnableitenden Wege entstehen meist im Nierenbecken. Sekundär können sie in Harnleiter, Blase oder Harnröhre gelangen und dort Beschwerden verursachen. In Europa kommen Nierensteine bei ca. 1–5 pro 10.000 Kinder vor. Die Nephrokalzinose ist durch die Ablagerung von Kalzium (als Oxalat oder Phosphat) im Nierenparenchym (charakteristischerweise im Nierenmark = medulläre Nephrokalzinose) gekennzeichnet.

Ätiologie und Pathogenese Bei pädiatrischen Steinpatienten ist die diagnostische Aufklärung der Ätiologie der Urolithiasis indiziert, da sich in der Mehrzahl der Fälle behandelbare Ursachen nachweisen lassen. In Mitteleuropa überwiegen **metabolische Ursachen** (60–70 %) und **Harnwegsfehlbildungen** mit Urinstase (10–15 %). **Infektsteine** bei rezidivierenden Infektionen mit ureaseproduzierenden Bakterien liegen nur bei 3 % der pädiatrischen Patienten mit Urolithiasis vor. Auch in diesen Fällen besteht meist eine primäre Harnwegsanomalie (v. a. Megaureter).

Symptome Die klinische Symptomatik ist bei Kindern häufig uncharakteristisch. Nur bei älteren Kindern werden kolikartige Flankenschmerzen beobachtet, während Kleinkinder diffuse Bauchschmerzen, Übelkeit und Erbrechen zeigen.

> Die Symptome einer Urolithiasis sind bei Kleinkindern meist uncharakteristisch! Bei jeder Mikrohämaturie sollte zunächst eine Nierensonografie zum Konkrementscreening erfolgen.

Diagnostik Bei jeder mikro- oder makroskopischen Hämaturie, aber auch bei steriler Leukozyturie sollte eine Urolithiasis in Betracht gezogen werden (➤ Abb. 19.6).

Meist erfolgt die Diagnose durch den **sonografischen Nachweis** einer echodichten Struktur mit oder ohne Schallschatten. Kleine und im Ureter lokalisierte Konkremente können dem sonografischen Nachweis entgehen. Einen weiteren wichtigen diagnostischen Baustein stellen wiederholte Urinuntersuchungen dar. Neben dem Nachweis charakteristischer Kristalle (z. B. sargförmige Cystinkristalle) ist die Quantifizierung der Ausscheidung lithogener und antilithogener Substanzen im 24-h- oder im Spot-Urin bezogen auf die Kreatininkonzentration wegweisend.

Therapie und Rezidivprophylaxe Die Akuttherapie besteht in der Gabe von Analgetika (Buscopan, Metamizol) und, einen ausreichenden Urinabfluss vorausgesetzt, einer erhöhten Flüssigkeitszufuhr ($2,5 \, l/m^2/d$). Es folgt eine Intervention zur Konkremententfernung, die je nach Lage und Größe des Steins durch Stoßwellenlithotripsie, retrograde endoskopische Laserlithotripsie oder durch eine perkutane Nephrolithotomie bzw. Lithotripsie und Absaugung der Konkremente (sog. Litholapaxie) erfolgt.

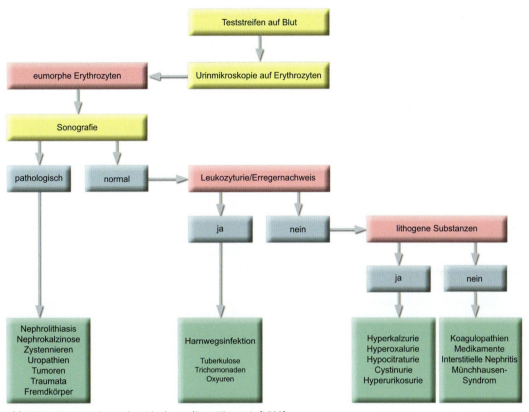

Abb. 19.6 Diagnoseschema der nichtglomerulären Hämaturie [L238]

Von größter Bedeutung ist die metaphylaktische Verhinderung einer rezidivierenden Steinbildung. Unabhängig von der auslösenden Ursache ist eine konstante und reichliche Flüssigkeitszufuhr eine der wirkungsvollsten Maßnahmen (> 2 l / 1,73 m² / d).

Bei **Hyperkalziurie** können Thiazide verabreicht werden; eine alimentäre Kalziumeinschränkung ist wegen der vermehrten intestinalen Oxalatresorption und des Risikos der Entstehung einer Osteoporose eher kontraproduktiv.

Bei **Hyperoxalurien** sind die Gabe von Kaliumcitrat oder -phosphat und ggf. die Vermeidung von oxalatreichen Speisen (Rhabarber, Spinat, dunkle Schokolade) und Getränken (Eistee) indiziert. Bei einem Teil der Patienten mit primärer Hyperoxalurie Typ 1 lässt sich die residuelle Enzymaktivität durch Gabe von Pyridoxin steigern.

Bei Patienten mit **Cystinurie** sind eine sehr reichliche Flüssigkeitszufuhr und Alkalisierung des Urins mit hohen Dosen Kaliumcitrat essenziell. Darüber hinaus können Thiolderivate (z. B. Mercaptopropio- nylglycin), die mit Cystin gut lösliche Cysteinkomplexe bilden, eingesetzt werden, um eine chemische Steinauflösung zu erreichen.

Bei **Harnsäuresteinen** sind die Beseitigung der auslösenden Ursache, die Gabe des Purinsynthesehemmers Allopurinol und die Alkalisierung des Urin-pH auf > 6,5 mittels Kaliumcitrat indiziert.

19.4 Tubulopathien

Unter renalen Tubulopathien werden meist angeborene Störungen einzelner oder mehrerer tubulärer Funktionen bei primär normaler Glomerulusfiltration verstanden. Unterschieden werden:
- **Primäre Tubulopathien,** bei denen meist spezifische genetische Defekte einzelner tubulärer Membranproteine bestehen; zu den wichtigsten zählen die Cystinurie, der Diabetes insipidus renalis, die verschiedenen Salzverlusttubulopathien

(Bartter-Syndrom, Gitelman-Syndrom) sowie die renal-tubulären Azidosen.
- **Sekundäre (komplexe) Tubulusstörungen,** die meist im Rahmen hereditärer Systemerkrankungen auftreten und neben dem Tubulusapparat auch die Glomeruli sowie andere Organsysteme betreffen können; u. a. sind hier zu nennen: Cystinose, Lowe-Syndrom, Dent-Erkrankung und die mit sekundärem Fanconi-Syndrom assoziierten Stoffwechselerkrankungen (Tyrosinämie Typ 1, Morbus Wilson, hereditäre Fruktoseintoleranz, klassische Galaktosämie).

19.4.1 Diabetes insipidus renalis

Definition und Ätiologie Der nephrogene Diabetes insipidus wird durch ein gestörtes Ansprechen des distalen Nephrons auf das antidiuretische Hormon Vasopressin verursacht. Die häufigste Erkrankung betrifft X-chromosomal vererbte Mutationen im Vasopressin-V2-Rezeptor-Gen; seltener liegen autosomal-rezessiv vererbte Mutationen im Gen für den Wassertransportkanal Aquaporin-2 (AQP-2) vor.

Symptome Bereits im Säuglingsalter bestehen eine ausgeprägte Polyurie und Polydipsie mit häufigen Exsikkosen, Fieberschüben und schlechtem Gedeihen.

Diagnostik Die Patienten produzieren häufig mehrere Liter eines hyposthenurischen Urins. Im Blut sind die Natrium- und Chloridkonzentrationen sowie die Plasmaosmolalität erhöht. Die GFR ist, außer bei akuten Dehydratationszuständen, normal.

Differenzialdiagnose Differenzialdiagnostisch kann die Erkrankung vom hypophysären Diabetes insipidus durch den fehlenden Anstieg des spezifischen Uringewichts nach Applikation von synthetischem Vasopressin abgegrenzt werden. Die molekulargenetische Sicherung der Erkrankung ist möglich und bei humangenetischem Beratungsbedarf sinnvoll.

Therapie Wichtig sind eine ausreichende Flüssigkeitszufuhr sowie eine kochsalzarme und eiweißreduzierte Kost zur Verringerung der osmotischen Last. Eine medikamentöse Reduktion des Urinvolumens gelingt in manchen Fällen durch Gabe des Prostaglandinsynthese-Hemmers Indometacin sowie durch Thiaziddiuretika. Letztere reduzieren das extrazelluläre Flüssigkeitsvolumen und die glomeruläre Filtration, was bei Diabetes-insipidus-Patienten infolge der erhöhten Natriumrückresorption zu einer paradoxen antidiuretischen Wirkung führt.

> Der Diabetes insipidus renalis wird durch Mutationen in den Genen für den Vasopressin-Rezeptor oder den Wassertransportkanal Aquaporin-2 verursacht.

19.4.2 Hypophosphatämische Rachitis

Definition Mehrere hereditäre Erkrankungen sind mit einer selektiv erhöhten Phosphatausscheidung verbunden. Sie gehen mit einer gestörten Mineralisation des wachsenden Skeletts (Rachitis) und Kleinwuchs einher und beruhen pathophysiologisch nicht auf einer intrinsischen renalen Störung, sondern auf einer gestörten endokrinen Kommunikation zwischen Knochen und Niere.

Ätiologie und Pathogenese Die zwei häufigsten Formen der hypophosphatämischen Rachitis werden **X-chromosomal- (XLH)** bzw. **autosomal-dominant (ADHR)** vererbt. Die zugrunde liegenden genetischen Läsionen betreffen die Expression bzw. Verstoffwechselung eines im Knochen gebildeten phosphaturischen Faktors, des Fibroblast Growth Factor 23 (FGF23). Dadurch wird bei beiden Formen letztlich die Aktivität des natriumabhängigen Phosphattransporters im proximalen Tubulus herunterreguliert.
- Bei der **XLH** ist eine membranständige Endopeptidase mutiert *(PHEX*-Gen), deren Defekt zu erhöhten FGF23-Plasmaspiegeln führt.
- Bei der **ADHR** liegen aktivierende Mutationen in dem für FGF23 codierenden Gen vor. FGF23 hemmt nicht nur den tubulären Phosphattransporter, sondern auch die Expression der renalen 1,25-Vitamin-D-Hydroxylase. Hieraus resultieren ein relativer Mangel an aktivem Vitamin D und konsekutiv häufig ein Hyperparathyreoidismus trotz niedriger Phosphatspiegel.

Symptome Auffällig werden die Patienten meist am Ende des 1. Lebensjahrs durch Skelettdeformitäten

(Genua vara, Dysproportioniertheit mit im Vergleich zum Rumpf kurzen unteren Extremitäten), Kleinwuchs und im weiteren Verlauf durch einen typischen Watschelgang. Durch die Familiarität wird die Diagnose meist früh gestellt.

Diagnostik Biochemisch fallen die obligate Hypophosphatämie, eine erhöhte alkalische Phosphatase, niedrig-normale oder erniedrigte 1,25-Vitamin-D$_3$-Spiegel und ein erhöhtes PTH auf.

Therapie Eine spezifische „kausale" Therapie der Erkrankung ist mit dem FGF23-bindenden monoklonalen Antikörper **Burosumab** möglich. Unter Behandlung normalisieren sich die Phosphat-, 1,25-Vitamin-D$_3$- und PTH-Konzentrationen, sodass die bisherige Notwendigkeit der lebenslangen oralen Substitution von Phosphat und Calcitriol entfällt. Vermutlich werden sich bei frühzeitigem Therapiebeginn auch die ossären Skelettdeformitäten und der dysproportionierte Kleinwuchs vermeiden lassen.

19.4.3 Komplexe Tubulopathien

Fanconi-Syndrome

Definition Als Fanconi-Syndrom wird eine generalisierte Störung der proximalen und distalen Tubulusfunktionen bei erhaltener glomerulärer Funktion bezeichnet. Fanconi-Syndrome machen etwa 50 % aller hereditären Tubulopathien aus.

Ätiologie Unterschieden wird das (seltene) primäre oder idiopathische Fanconi-Syndrom von den sekundären, meist durch Stoffwechselerkrankungen hervorgerufenen Formen (➤ Kap. 7).
- Primäres (idiopathisches) Fanconi-Syndrom
- Sekundäre Fanconi-Syndrome
  - Cystinose
  - Lowe-Syndrom
  - Dent-Erkrankung
  - Glykogenose (Fanconi-Bickel-Syndrom)
  - Galaktosämie
  - Hereditäre Fruktoseintoleranz
  - Tyrosinämie Typ 1
  - Morbus Wilson
  - Atmungskettenenzymdefekte
  - Methylmalonazidurie
  - Hyperoxalurie

Symptome und Diagnostik Die Klinik aller Formen des Fanconi-Syndroms ist gekennzeichnet durch Polyurie, Hyperaminoazidurie, Glukosurie und Hyperphosphaturie. Häufig bestehen auch eine Hyperkalziurie, eine metabolische Azidose und eine tubuläre Proteinurie.

Therapie Die Therapie erfolgt symptomatisch. Durch hoch dosierte orale Gaben von Natrium- und Kaliumbikarbonat oder -citrat, Phosphat, Kalzium, Magnesium und Chlorid gelingt es meist, ein ausreichendes Gedeihen zu erzielen.

19.5 Systemerkrankungen mit Nierenbeteiligung

19.5.1 Purpura Schönlein-Henoch

Die Purpura Schönlein-Henoch (PSH; ➤ Kap. 12.4.2) befällt in 20–60 % der Fälle auch die Nieren. Meist besteht nur eine Mikrohämaturie oder leichte Proteinurie; in ca. 1 % der Fälle entwickeln sich ein nephrotisches Syndrom und/oder eine Niereninsuffizienz.

19.5.2 Lupus erythematodes

Symptome und Diagnostik Die Erkrankung wird in ➤ Kap. 12.5.1 ausführlich dargestellt. Bei über 80 % der Kinder mit systemischem Lupus erythematodes (SLE) besteht eine Nephropathie. Die renalen Symptome bestehen meist in einer Proteinurie (in 50 % mit nephrotischem Syndrom) und Mikrohämaturie. In der Hälfte der Fälle ist auch die GFR bei Erkrankungsbeginn erniedrigt.

19.5.3 Hämolytisch-urämisches Syndrom

Definition Das hämolytisch-urämische Syndrom (HUS) ist durch hämolytische Anämie, Thrombozytopenie und akute Niereninsuffizienz gekennzeichnet. Das HUS stellt die häufigste Ursache des akuten

Nierenversagens im Kindesalter dar. Die jährliche Inzidenz beträgt ca. 3 Fälle pro 100.000 Kinder < 5 Jahren. Unterschieden werden eine typische und eine atypische Form der Erkrankung.

> Das HUS ist durch hämolytische Anämie, Thrombozytopenie und akute Niereninsuffizienz gekennzeichnet. Während das typische HUS durch eine Infektion mit toxinbildenden enterohämorrhagischen *E. coli* (EHEC) ausgelöst wird, finden sich beim atypischen HUS häufig Defekte in inhibierenden Elementen des Komplementsystems.

Ätiologie und Pathogenese Das **typische HUS** tritt überwiegend bei Kindern unter 5 Jahren im Anschluss an eine akute, meist hämorrhagische Gastroenteritis [D(iarrhö) (+)-Form] und vor allem in den Sommermonaten mit epidemieartigen regionalen Häufungen auf. Das typische HUS wird in der überwiegenden Mehrzahl der Fälle durch **bakterielle Toxine** verursacht (➤ Kap. 10). In ca. 80 % sind sog. Shigatoxin-produzierende enterohämorrhagische *E.-coli*-Stämme (EHEC) verantwortlich (häufigster Serotyp O157). Diese humanpathogenen Erreger sind Bestandteil der Darmflora von Rindern, Schafen, Ziegen, Pferden und Hühnern und werden in der Regel über ungenügend gegartes Fleisch und rohe Milch aufgenommen.

Das Toxin wird im Gastrointestinaltrakt in die Zellmembran von Granulozyten integriert und von diesen in die renalen Arteriolen und Glomeruluskapillaren transportiert, wo es an Endothelzellen bindet und eine lokale Gerinnungsreaktion auslöst. Die Bildung wandständiger Thromben verursacht durch Thrombozytenverbrauch, mechanische Hämolyse, Verlegung der Glomeruli und ischämische Tubulusschädigung das klinische Bild des HUS.

Auch Endotoxine von Shigellen, Salmonellen, Yersinien, *Campylobacter, Citrobacter* und andere Gastroenteritis-Erreger können ein HUS auslösen. Neuraminidase produzierende Pneumokokken setzen das sog. Thomsen-Friedenreich-Antigen aus Membranen von Erythrozyten, Thrombozyten und Endothelzellen frei. Da normales Serum Antikörper gegen dieses Kryptantigen enthält, resultiert eine Antigen-Antikörper-Reaktion, die zu einer Destruktion von Erythrozyten, Thrombozyten und Gefäßendothelien führt.

Die **atypische HUS-Variante** tritt überwiegend bei Kindern über 5 Jahren auf und beginnt meist schleichend ohne gastrointestinale Prodromalerkrankung [D(–)-Form]. Das atypische HUS kann familiär gehäuft auftreten und verläuft häufig rezidivierend.

Atypische HUS-Formen werden zu einem guten Teil von genetischen Anomalien verursacht, die überwiegend das Gerinnungs- bzw. Komplementsystem betreffen. In etwa 30 % der Fälle finden sich heterozygote Mutationen im **Faktor-H**-Gen, gelegentlich auch in den für **Faktor I** und das Membrane Cofactor Protein (**MCP**) codierenden Genen.

Symptome Die gastrointestinale Prodromalerkrankung beim typischen HUS kann von milden gastrointestinalen Symptomen bis zum Bild einer schwersten hämorrhagisch-nekrotisierenden Enterokolitis variieren. Einige Tage nach Beginn der abdominalen Symptomatik tritt eine rasch verlaufende akute Niereninsuffizienz ein. Etwa zwei Drittel der Patienten werden dialysepflichtig.

Das atypische HUS manifestiert sich klinisch oft weniger dramatisch, führt unbehandelt aber häufig zu terminaler Niereninsuffizienz und geht oft mit extrarenalen Manifestationen der pathologischen Gerinnungsaktivierung einher. Am häufigsten ist eine zerebrale Beteiligung, die zu Krampfanfällen und neurologischen Ausfällen führen kann.

Diagnostik Labordiagnostisch finden sich eine ausgeprägte Anämie, Thrombopenie, Hämolysezeichen (LDH, Haptoglobin) und erhöhte Retentionswerte. Pathognomonisch ist der Nachweis sog. Fragmentozyten im Blutbild. Für das **typische HUS** beweisend ist der **Nachweis von EHEC** entweder direkt im Stuhl oder indirekt über den Anstieg EHEC-spezifischer IgM- und IgG-Antikörper im Serum.

Beim **atypischen HUS** sind die Laborveränderungen in der Regel weniger ausgeprägt. Zur Diagnostik atypischer HUS-Fälle sollten Komplement C3, Faktor H und Faktor I, das Vorliegen von Faktor-H-Autoantikörpern, die Aktivität der vWF-spaltenden Protease sowie Homocystein im Serum bestimmt und ein genetisches Screening durchgeführt werden.

Therapie und Prognose Bei beiden HUS-Formen muss zunächst die fehlende Nierenfunktion mittels Dialyse überbrückt werden. Eine antibiotische Behandlung der EHEC-Enterokolitis führt vermutlich zu verstärkter Verotoxinfreisetzung und ist daher allenfalls bei septischem Verlauf indiziert.

Bei V. a. ein atypisches HUS sollte unverzüglich eine Behandlung mit **Eculizumab,** einem Inhibitor des terminalen Komplementwegs, eingeleitet werden. Bei allen komplementvermittelten Formen des atypischen HUS kann die Krankheitsaktivität durch Eculizumab wirksam unterbunden werden. Die weitere Therapie orientiert sich an der zugrunde liegenden Pathologie und kann in der langfristigen Erhaltungstherapie mit Eculizumab bei inaktivierenden Mutationen von Komplementfaktoren, Immunsuppression bei Vorliegen von Faktor-H-Antikörpern oder Vitamin B_{12} und Folsäure bei CblC-Defizienz bestehen.

Das typische HUS tritt in der Regel nur einmal auf und heilt bis auf gelegentliche Residualschäden (Hypertonie, kleine Proteinurie) spontan aus. Atypische HUS nehmen bei insuffizienter Behandlung häufig einen rezidivierenden und progredienten Verlauf und können bei Defekten im humoralen Komplementsystem auch in Transplantatnieren rezidivieren. Die Prognose des atypischen HUS hat sich durch die Einführung der therapeutischen Komplementblockade grundlegend gebessert.

Für das typische, durch EHEC ausgelöste HUS existiert keine kausale Therapie; antibiotische Behandlung ist wegen verstärkter Toxinfreisetzung meist nicht indiziert. Komplementvermittelte Formen des atypischen HUS können durch den C5-Inhibitor Eculizumab wirksam behandelt werden.

Tab. 19.1 Ursachen sekundärer Hypertonie im Kindesalter

Renoparenchymatöse Ursachen (ca. 75 %)	• Chronische Glomerulonephritiden • Zystennieren und andere Dysplasieformen • Segmentale Nierenhypoplasie • Nephropathien mit obstruktiver oder refluxiver Harnwegsfehlbildung • Hämolytisch-urämisches Syndrom (HUS) • Chronische Niereninsuffizienz
Renovaskuläre Ursachen (ca. 10 %)	• Fibrodysplasie der Nierenarterien • Neurofibromatose • Periarteriitis nodosa • Takayasu-Arteriitis • Gefäßfehlbildungssyndrome • Komprimierende Tumoren, Blutungen oder Abszesse im Hilusbereich
Aortenisthmusstenose (ca. 8 %)	
Endokrine und andere Ursachen (ca. 7 %)	• Cushing-Syndrom • Liddle-Syndrom • Hyperaldosteronismus (Conn-Syndrom) • Glukokortikoidresponsiver Hyperaldosteronismus • Pseudohypoaldosteronismus Typ II (Gordon-Syndrom) • „Apparent mineralocorticoid excess syndrome"

19.6 Renale Hypertonie

Definition und Häufigkeit Obwohl auch bei Kindern zunehmend häufig eine essenzielle Hypertonie diagnostiziert wird, überwiegen im Kindesalter die sekundären Hypertonieformen. Renoparenchymatöse Erkrankungen liegen ca. 75 % und renovaskuläre Anomalien weiteren 10 % der sekundären Hypertonieformen im Kindesalter zugrunde (➤ Tab. 19.1).

Ätiologie und Pathogenese Eine zentrale Rolle in der Pathogenese der renalen Hypertonie kommt dem Renin-Angiotensin-System zu. Bei **renovaskulären Erkrankungen** führt der verminderte glomeruläre Perfusionsdruck über die Ausschüttung von Renin aus den Zellen des juxtaglomerulären Apparats zur Aktivierung von Angiotensin II, das sowohl direkt vasokonstriktorisch wirkt als auch über die Stimulation der Aldosteronsekretion zu einer gesteigerten tubulären Natrium- und Wasserrückresorption führt. Neben der Aktivierung des humoralen Renin-Angiotensin-Systems wird bei **renoparenchymatösen Erkrankungen** vermutlich auch die intrarenale Produktion von Angiotensin II angeregt, das als lokaler Neurotransmitter afferente Nervenfasern in der Niere stimuliert. Über hypothalamische Schaltzentren erfolgt eine Hyperaktivierung des sympathischen Nervensystems mit Erhöhung des peripheren Gefäßwiderstands. Weitere, besonders bei eingeschränkter globaler Nierenfunktion bedeutsame pathophysiologische Mechanismen stellen die Zunahme des Extrazellulärraums durch Einschränkung der Natriumausscheidung sowie eine Störung der endothelvermittelten Vasorelaxation dar. Bei Niereninsuffizienz akkumuliert der endogene Stickstoffmonoxid-(NO-)Inhibitor ADMA (asymmetrisches Dimethylarginin). Die verminderte NO-Freisetzung trägt zu einem erhöhten Gefäßtonus bei.

Symptome Die klinische Symptomatik kann außerordentlich variabel sein. Selbst stärkste Blutdruckerhöhungen können lange klinisch stumm bleiben. Bei Neugeborenen und Säuglingen mit schwerer Hypertonie stehen die Zeichen der Herzinsuffizienz im Vordergrund, während bei älteren Kindern Kopfschmerzen, Nausea, Visusstörungen, Krampfanfälle und weitere neurologische Symptome als klinische Korrelate der hypertensiven Enzephalopathie imponieren. Weniger ausgeprägte Hypertonieformen bleiben in der Regel klinisch asymptomatisch, können aber in relativ kurzer Zeit zu Endorganschäden führen (linksventrikuläre Hypertrophie, Retinopathie).

Diagnostik Die Diagnostik der sekundären Hypertonie sollte der Tatsache Rechnung tragen, dass über 85 % der kindlichen Hypertoniepatienten an einer Nierenerkrankung leiden. Zur Basisdiagnostik gehören daher eine detaillierte **Sonografie** der Nieren und der ableitenden Harnwege, eine **Doppler-Sonografie der Nierenarterien,** ggf. eine seitengetrennte Isotopenszintigrafie sowie die Bestimmung der Kreatinin-Clearance und Proteinausscheidung im 24-h-Urin.

Während eine erhöhte Plasma-Renin-Aktivität auf eine renovaskuläre Hypertonie hindeutet, schließen normale Plasma-Reninwerte eine Nierenarterienstenose ebenso wenig aus wie eine negative Doppler-Sonografie. Durch eine **MR-Angiografie** kann die Diagnose mit hinreichender Sensitivität gestellt werden. Intraarterielle digitale Angiografien sind heute bei Kindern nur noch im Rahmen interventioneller Prozeduren indiziert.

> Blutdruckmessungen bei Kindern bedürfen adäquater Standardisierung (Manschettengröße, pädiatrische Referenzwerte).

Therapie Nierenarterienstenosen werden abhängig von Patientenalter und Stenosegrad meist zunächst durch eine transluminale Ballonangioplastie (ggf. mit wiederholten Eingriffen) angegangen, wodurch in der Mehrzahl der Fälle eine Besserung der Hypertonie erzielt werden kann. Bei fortbestehender, medikamentös unzureichend beherrschbarer Hypertonie erfolgt die chirurgische Resektion der Stenose durch End-zu-End-Anastomose, Erweiterungsplastik, aortale Neuimplantation der Nierenarterie, aortorenalen Bypass oder Autotransplantation der Niere in den Beckenbereich.

Bei der Mehrzahl der Kinder mit renaler Hypertonie kann auf eine **medikamentöse Dauerbehandlung** nicht verzichtet werden. Die Behandlung erfolgt nach einem **Stufenschema,** dessen Basis die Substanzklasse der RAS-Inhibitoren (ACE-Hemmer und Angiotensin-Typ-I-Rezeptorblocker) darstellt. Die Antagonisierung von Angiotensin II führt in vielen Fällen bereits als Monotherapie zu einer Blutdrucknormalisierung. Blutdruckunabhängig wird darüber hinaus durch die Verminderung der glomerulären Hyperfiltration und durch antifibrotische Effekte der Verlauf vieler chronischer Nephropathien günstig beeinflusst. Bei unzureichender Wirkung der Angiotensin-Antagonisten werden diese zunächst mit Diuretika kombiniert; bei Bedarf kann die antihypertensive Medikation um Kalziumantagonisten, Beta-Rezeptoren-Blocker und Alpha-Rezeptoren-Blocker erweitert werden.

> Angiotensin-II-Antagonisten (ACE-Hemmer, Angiotensin-Rezeptor-Blocker) sind Medikamente der 1. Wahl bei renoparenchymatöser Hypertonie.

19.7 Akutes Nierenversagen (ANV)

Definition und Häufigkeit Das ANV ist definiert als plötzliche Abnahme der Nierenfunktion um mindestens 50 %, die mit einem Anstieg der renalen Retentionswerte (Kreatinin, Harnstoff) einhergeht. Die Urinproduktion kann, muss aber nicht notwendigerweise zurückgehen. Von einer **Oligurie** spricht man bei einer Urinausscheidung unter 300 ml/m²/d, bei Neugeborenen unter 1 ml/kg KG/h. Von einer **Anurie** spricht man bei einer Diurese von unter 100 ml/m²/d bzw. < 0,2 ml/kg KG/h. Die Inzidenz des akuten Nierenversagens liegt in Deutschland bei 20–25 pro 1 Mio. Kinder und Jugendliche < 15 Jahren. Etwa 50 % der pädiatrischen ANV-Fälle treten im 1. Lebensjahr auf.

Ätiologie und Pathogenese Pathophysiologisch werden prärenale, renale und postrenale Mechanismen des ANV unterschieden.

Das **prärenale ANV** ist Folge einer Minderperfusion einer an sich funktionell intakten Niere
- durch Dehydratation (z. B. bei schwerer Gastroenteritis, osmotischer Diurese bei Diabetes mellitus oder Salzverlustsyndrom, Diabetes insipidus oder großflächigen Verbrennungen),
- bei intravasalen Flüssigkeitsdefiziten (z. B. infolge von Blutungen, „capillary leak" bei Sepsis, Hypoproteinämie bei nephrotischem Syndrom),
- bei gestörter systemischer Blutzirkulation (Schock, Herzinsuffizienz, medikamentöse Vasodilatation),
- bei renaler Vasokonstriktion (meist medikamenteninduziert, NSAR, Ciclosporin A, ACE-Hemmer).

Das prinzipiell voll reversible prärenale ANV tritt am häufigsten in der Neugeborenen- und Säuglingsperiode auf. Die Niere versucht, die glomeruläre Filtration über Kompensationsmechanismen aufrechtzuerhalten. Bei sinkendem Blutdruck dilatiert die afferente Arteriole **(sog. myogener Reflex);** zudem wird das Renin-Angiotensin-System aktiviert und durch Angiotensin II die efferente Arteriole kontrahiert. Die adrenale Aldosteronausschüttung wird stimuliert, wodurch die tubuläre Natriumrückresorption steigt. Eine Hypovolämie und erhöhte Plasmaosmolalität führen zudem zur Freisetzung von ADH aus der Neurohypophyse. ADH stimuliert die Wasserrückresorption. Infolge der Wirkungen von Aldosteron und ADH sinken das Volumen und die Natriumkonzentration des Urins. Versagen diese Kompensationsmechanismen bei anhaltender kritischer Minderperfusion, tritt eine ischämische Schädigung des Nierenparenchyms ein (sog. **akute tubuläre Nekrose**). Eine solche „renale Fixierung" des ursprünglich prärenalen ANV ist auch bei Wiederherstellung adäquater Perfusionsverhältnisse zunächst nicht reversibel.

Die **wichtigsten Ursachen für das renale ANV** sind neben der beschriebenen protrahierten Ischämie bei Kindern:
- HUS
- Glomerulonephritiden und renale Vaskulitiden
- Akute interstitielle Nephritiden
- Beidseitige venöse (v. a. bei Neugeborenen) oder arterielle Thrombose der Nierengefäße
- Wirkungen nephrotoxischer Substanzen (Antibiotika, NSAR, Zytostatika, Röntgenkontrastmittel, Schwermetalle und Lösungsmittel)
- Akkumulation endogener Substanzen (z. B. Myoglobin bei Rhabdomyolyse, Harnsäure bei Tumorlyse-Syndrom)
- Fulminante Pyelonephritiden
- Virusinfektionen der Nieren (z. B. Hantavirus)

Vor allem bei ischämisch und toxisch bedingtem ANV werden die stoffwechselaktiven Tubulusepithelien geschädigt. Der Zelldébris nekrotischer Tubulusephitelien führt zu einer Verlegung der Tubuluslumina. Nach dem Säuglingsalter stellt das HUS die häufigste Ursache des ANV im Kindesalter dar.

Das **postrenale ANV** durch Obstruktion der ableitenden Harnwege findet sich gelegentlich in der Neugeborenenperiode:
- bei schweren strukturellen Anomalien des Harntrakts (z. B. Urethralklappen, hochgradige beidseitige Ureterabgangs- oder-mündungsstenosen)
- bei funktionellen Harnabflussstörungen (z. B. neurogene Blasenentleerungsstörung)
- selten im Rahmen von intravesikalen Blutungen oder Tumoren
- in seltenen Fällen auch bei Pilzinfektionen der Nierenbecken durch obstruierend wachsende Myzelien.

Diagnostik Das ANV wird über die Erhöhung der renalen **Retentionswerte** im Serum und ggf. über die einsetzende **Oligurie** diagnostiziert. In der Ursachenanalyse sind die Anamnese, die genaue körperliche Untersuchung, die Sonografie der Nieren und ableitenden Harnwege sowie die biochemische und zytologische Urinanalyse wegweisend:
- Beim **prärenalen ANV** liegen in der Regel klinische Symptome einer Zirkulationsstörung bzw. Dehydratation vor. Die Urinosmolalität ist hoch, die fraktionelle Natriumexkretion < 1 %.
- Beim **renalen ANV** bestehen meist klinische Überwässerungszeichen und, je nach zugrunde liegender Ursache, eine wegweisende Anamnese und/oder charakteristische hämatologische bzw. serum- und urinchemische Veränderungen. Die Urinosmolarität ist niedrig (< 350 mosmol/l), die fraktionelle Natriumexkretion auf > 2 % erhöht.
- Das **postrenale ANV** wird sonografisch anhand der gestauten Harnwege diagnostiziert.

Therapie Die Therapie des ANV besteht in der Behandlung der zugrunde liegenden Ursache, der

Wiederherstellung einer ausgeglichenen Wasser- und Elektrolytbilanz sowie der Elimination harnpflichtiger Substanzen. **Kausaltherapeutische Maßnahmen** können, je nach Ätiologie des ANV, in der Beseitigung einer bestehenden Dehydratation, der Gabe von Immunsuppressiva und Zytostatika bei entzündlichen Nierenerkrankungen, im Absetzen bzw. in der Elimination nephrotoxischer Substanzen sowie in der Beseitigung einer bestehenden Harnabflussstörung bei postrenalem ANV bestehen.

Die **symptomatische Therapie** bei kompensiertem ANV besteht in der Aufrechterhaltung ausgeglichener **Wasser- und Elektrolytverhältnisse.** Hierzu erfolgen engmaschige Kontrollen von Gewicht, ZVD und Ausscheidung. Die Flüssigkeitszufuhr entspricht der Summe der messbaren Flüssigkeitsverluste und der Perspiratio insensibilis. Die Menge der Natriumsubstitution darf die der Natriumverluste in Urin und anderen Körpersekreten nicht übersteigen. Beim ANV besteht häufig eine Verdünnungshyponatriämie infolge hypotoner Hyperhydration. Diese ist prinzipiell mit Flüssigkeitsrestriktion und nicht mit weiteren Natriumgaben zu behandeln. Nur bei schwerer Hyponatriämie (< 120 mmol/l) muss der Natriumspiegel durch Gabe hypertoner Kochsalzlösungen langsam angehoben werden.

Kritisch in der symptomatischen ANV-Behandlung ist auch die Aufrechterhaltung normaler **Kalium-Serumspiegel.** In der oligo-/anurischen Phase des ANV besteht kein exogener Kaliumbedarf. Übersteigt das Serum-Kalium 6 mmol/l, ist der Einsatz von oral oder rektal applizierten Ionenaustauschern oder die Stimulation der Kaliumaufnahme in die Körperzellen durch Gaben von β_2-Mimetika (z. B. Salbutamol i. v.), Bikarbonat und ggf. Glukose-Insulin-Infusionen indiziert.

Beim ANV besteht regelhaft eine **ausgeprägt katabole Stoffwechsellage,** die zur schlechten Prognose des Krankheitsbildes beiträgt. Eine ausreichende Kalorienzufuhr über zentralvenös applizierte hochkonzentrierte Glukoselösungen und ein konsequenter Ausgleich der metabolischen Azidose durch i. v. Bikarbonatsubstitution tragen zur Aufrechterhaltung einer ausgeglichenen Stoffwechsellage bei.

Medikamentös kann bei noch erhaltener Diurese durch Gabe von Furosemid, ggf. kombiniert mit einem Thiazid zur Maximierung der Natriurese, versucht werden, die Urinproduktion zu verbessern. **Diuretika** erleichtern eine adäquate Flüssigkeitszufuhr und die Vermeidung von Hyperkaliämien, haben aber *per se* keinen Einfluss auf Verlauf und Dauer des ANV.

Die Indikation zur **Einleitung eines Blutreinigungsverfahrens** besteht bei Anurie > 24 h, andauernder Oligurie mit Überwässerung und Hypertonie, Hyperkaliämie und/oder metabolischer Azidose, beim Auftreten urämischer Symptome, Anstieg der Serum-Harnstoffwerte über 200 mg/dl sowie bei ausgeprägtem Katabolismus trotz kalorienreicher Ernährung. Meist werden extrakorporale Blutreinigungsverfahren eingesetzt, die bei instabilen Kreislaufverhältnissen kontinuierlich angewendet werden (CVVHD, CVVH). In bestimmten Situationen (Säuglinge, schwierige Gefäßverhältnisse, Thrombose oder Blutungsneigung) stellt aber auch die Peritonealdialyse eine akzeptable Therapieoption dar.

> Indikation zur Dialyse bei ANV: Anurie > 24 h, oligurische Hyperhydratation, Hyperkaliämie, kritische Retention stickstoffhaltiger Metaboliten (Harnstoff > 200 mg/dl), Hyperkatabolismus.

Prognose Die Prognose des ANV hängt vor allem von der auslösenden Ursache ab. Das isolierte prärenale ANV ist im Allgemeinen rasch und vollständig reversibel. Auch die akute Tubulusnekrose bei renalem ANV ist in der Regel innerhalb von 2–4 Wochen reversibel, wenn keine globale Nierenrindennekrose (wie etwa nach prolongierter Anoxie) vorliegt.

19.8 Chronische Niereninsuffizienz (CNI)

Definition und Häufigkeit Auch im Kindesalter wird die „**Chronic-Kidney-Disease**"-Klassifikation des K/DOQI-Komitees verwendet (➤ Tab. 19.2).

Bei Säuglingen ist zu berücksichtigen, dass die untere Grenze des körperoberflächennormierten GFR-Normbereichs erst zu Beginn des 2. Lebensjahrs erreicht wird. Reife Neugeborene weisen eine GFR von ca. 30 ml/min/1,73 m^2 auf („physiologische Niereninsuffizienz").

In Deutschland erreichen jährlich ca. 2 Kinder und Jugendliche pro 1 Mio. Einwohner das Terminalstadium der chronischen Niereninsuffizienz; die Prävalenz liegt bei 11–12 Kindern und Jugendlichen pro 1 Mio. Einwohner.

19.8 Chronische Niereninsuffizienz (CNI)

Tab. 19.2 „Chronic-Kidney-Disease"-Klassifikation des K/DOQI-Komitees

CKD-Stadium I	Nierenschädigung mit erhaltener oder erhöhter Nierenfunktion GFR > 90 ml/min/1,73 m²
CKD-Stadium II	Leichte Niereninsuffizienz GFR 61–90 ml/min/1,73 m²
CKD-Stadium III	Mäßige Niereninsuffizienz GFR 31–60 ml/min/1,73 m²
CKD-Stadium IV	Fortgeschrittene Niereninsuffizienz GFR 15–30 ml/min/1,73 m²
CKD-Stadium V	Terminale Niereninsuffizienz GFR < 15 ml/min/1,73 m²

Ätiologie und Pathogenese Etwa 70 % der Fälle von CNI im Kindesalter werden durch hypo- bzw. dysplastische Fehlbildungen der Nieren verursacht, die häufig auch mit Fehlbildungen der ableitenden Harnwege einhergehen. In etwa 15 % der Fälle bestehen primäre Glomerulonephritiden bzw. Glomerulopathien, in weiteren 15 % hereditäre bzw. kongenitale Erkrankungen. Der Verlauf der CNI im Kindesalter wird vor allem von der Art und Schwere der primären Nierenerkrankung bestimmt.

> Bei kritischer Abnahme der Zahl funktionierender Nephrone führt ein Circulus vitiosus aus glomerulärer Hyperfiltration, Proteinurie, tubulointerstitieller Schädigung und Nephronuntergang zu einem progredienten Verlust der residuellen Nierenfunktion.

Symptome und Diagnostik Entsprechend den zahlreichen homöostatischen Funktionen der Nieren sind die Auswirkungen einer CNI auf den kindlichen Organismus vielgestaltig. In der Frühphase der CNI fällt vor allem bei angeborenen Nephropathien häufig eine **Polyurie** (z. B. als persistierende Enuresis) oder **Polydipsie** als Folge des eingeschränkten renalen Konzentrationsvermögens auf.

Ein weiteres Kardinalsymptom, das vor allem in der raschen Wachstumsphase des Säuglings- und Kleinkindesalters manifest wird, ist die **urämische Anorexie** mit häufigem Erbrechen, die regelhaft zu einer schweren **Gedeihstörung** führt. Als Ursache für die urämische Inappetenz wird eine Akkumulation gastrointestinaler und zentraler Hormone vermutet, die eine verlangsamte Magenpassage und ein prolongiertes Sättigungsgefühl hervorrufen. Darüber hinaus besteht bei CNI eine **metabolische Dysregulation** mit Insulinresistenz, Proteinkatabolismus und komplexen Störungen des Fettstoffwechsels.

Auch jenseits des Säuglings- und Kleinkindesalters wird bei Kindern mit CNI eine **Wachstumsverzögerung** beobachtet. Die **Pubertätsverzögerung** wird durch eine gestörte hypothalamische Aktivierung der gonadotropen Achse erklärt. Wegen der hohen Umbaugeschwindigkeit des kindlichen Skeletts treten insbesondere bei jungen Kindern mit CNI frühzeitig **Symptome der urämischen Osteopathie** auf, die sich in Form von Skelettdeformitäten, Knochenschmerzen und gelegentlich Epiphysenlösungen manifestieren kann. Die urämische Osteopathie wird hervorgerufen durch Störungen des Vitamin-D-Stoffwechsels, Phosphatretention und sekundären Hyperparathyreoidismus. Die Entwicklung einer **normochromen, normozytären Anämie** ist eine weitere Begleiterscheinung einer fortschreitenden CNI. Diese wird vor allem durch eine verminderte Produktion von Erythropoetin (EPO) durch die peritubulären interstitiellen Zellen in geschädigten Nieren verursacht. EPO hemmt die Apoptose erythroider Vorläuferzellen.

Eine entscheidende, die Lebenserwartung limitierende Komplikation der CNI stellt die bereits im Kindesalter nachweisbare **kardiovaskuläre Komorbidität** dar. Anämie, Hypertonie, Hypervolämie, aber auch die Aktivierung des Renin-Angiotensin- und des sympathischen Nervensystems führen zu einer Druck- und Volumenbelastung des Herzens.

> Führende Symptome der (unbehandelten) CNI im Kindesalter sind Polyurie und Polydipsie, Anorexie, Gedeihstörung, Rachitis, Kleinwuchs und verzögerter Pubertätseintritt. Klinisch zunächst inapparent, aber nicht weniger gravierend sind kardiovaskuläre Schädigungen infolge von Hypertonie, Anämie, Volumenbelastung und vaskulären Verkalkungen.

Therapie Eine **Kausaltherapie** ist nur bei wenigen Grunderkrankungen möglich. Von zentraler Bedeutung sind die Absenkung der glomerulären Hyperfiltration und Proteinurie sowie die Normalisierung des systemischen Blutdrucks. Inhibitoren des Renin-Angiotensin-Systems (**ACE-Hemmer, Angiotensin-II-Rezeptor-Blocker**) senken sowohl den Blutdruck als auch den transglomerulären Druck und wirken antiproteinurisch.

Zur Vermeidung der urämischen Malnutrition muss besonders bei Säuglingen und Kleinkindern auf eine **ausreichende Kalorienzufuhr** geachtet und diese ggf. mittels Sondenernährung gesichert werden. Die Kalorienzufuhr soll mindestens 80 %, die Eiweißzufuhr 100 % der altersentsprechenden Richtlinien betragen. Die **Elektrolytzufuhr** muss der Nierenfunktion angepasst werden. Die Phosphatzufuhr muss ab einer GFR von 30–40, die Kaliumzufuhr ab 10–20 ml / min / 1,73 m^2 eingeschränkt werden. Der tägliche Natriumbedarf ist stark von der Grunderkrankung und vom Grad der Niereninsuffizienz abhängig und sollte anhand der Urin-Natriumausscheidung monitorisiert werden. Die metabolische Azidose muss durch orale Bikarbonatsubstitution korrigiert werden, sobald das Plasma-Bikarbonat 20 mmol / l unterschreitet.

Mit diesen Maßnahmen lassen sich im Säuglings- und Kleinkindesalter meist ein gutes Gedeihen und auch ein befriedigendes Längenwachstum erzielen. Mit Eintreten in die überwiegend hormonabhängige Wachstumsphase (ab dem 2. Lj.) gewinnt die **Therapie mit rekombinantem Wachstumshormon** an Bedeutung. Da die mit Wachstumshormon zu erreichende Endgröße positiv mit der Therapiedauer und negativ mit der Zeitdauer der terminalen Niereninsuffizienzphase korreliert ist, sollte die Behandlung frühzeitig begonnen werden, sobald eine perzentilenschneidende Wachstumsverlangsamung einsetzt. Zur Prophylaxe der renalen Osteopathie und des sekundären Hyperparathyreoidismus wird oral **aktives Vitamin D (Calcitriol)** verabreicht. Wichtig ist auch die Einschränkung der alimentären Phosphatzufuhr, die bei fortgeschrittener CNI durch **Phosphatbinder** (Kalziumkarbonat, bei Hyperkalzämie Sevelamer) ergänzt werden muss. Bei länger bestehendem Hyperparathyreoidismus kann eine Vitamin-D-Resistenz eintreten; in diesen Fällen stellt die Stimulation des parathyreoidalen Calcium-Sensing-Rezeptors durch die **neue Substanzklasse der Kalzimimetika** eine vielversprechende Therapiealternative dar. Die renale Anämie ist durch die Gabe von **rekombinantem Erythropoetin (EPO)** vollständig kompensierbar. CNI-Patienten erhalten EPO, sobald der Hämoglobinwert unter 12 g / dl sinkt. Wichtig in der Behandlung der renalen Anämie ist die ausreichende **Eisensubstitution.** Praktisch alle CNI-Patienten benötigen aufgrund des erhöhten gastrointestinalen Blutverlustes zumindest eine orale Eisensubstitution; bei Hämodialysepatienten sind wöchentliche i. v. Eisengaben (z. B. Ferrogluconat) erforderlich.

19.9 Nierenersatztherapie

19.9.1 Indikationsstellung

Bei Erreichen des CKD-Stadiums V muss die Einleitung einer Nierenersatztherapie geplant werden. Wenn die GFR 10 ml / min / 1,73 m^2 unterschreitet, sollte eine Nierenersatztherapie erwogen werden. Falls ein zur Spende bereiter naher Verwandter verfügbar ist, stellt die **Lebendtransplantation** für Kinder die beste Form der Nierenersatztherapie dar. Idealerweise wird diese noch vor Erreichen der Dialysepflichtigkeit als sog. präemptive Lebendtransplantation durchgeführt. Steht kein Lebendspender zur Verfügung, wird zunächst eine Dialysebehandlung (Peritoneal- oder Hämodialyse) eingeleitet. Gleichzeitig erfolgt die Meldung des Patienten zur Verstorbenennierentransplantation. Die durchschnittliche Wartezeit auf ein Organ beträgt für Kinder in Deutschland derzeit 2–3 Jahre.

Eine **absolute Indikation zum Dialysebeginn** besteht, wenn die gemessene GFR unter 5 ml / min / 1,73 m^2 liegt. Zwischen 5 und 10 ml / min / 1,73 m^2 wird man sich zum Dialysebeginn entscheiden, wenn gravierende klinische oder biochemische Komplikationen der Urämie auftreten. Zu diesen gehören Zeichen der Überwässerung wie periphere Ödembildung, urämische Perikarditis oder Pleuritis, eine Herzinsuffizienz, eine therapierefraktäre Hypertonie, das Auftreten von Hyperkaliämien, eine persistierende Hyperphosphatämie trotz maximaler Dosierung von Phosphatbindern, ein exzessives Kalzium-Phosphat-Produkt im Serum, ein schlecht kontrollierbarer Hyperparathyreoidismus, allgemeine Müdigkeit, physische und / oder mentale Leistungsschwäche (z. B. nachlassende Schulleistungen), gehäuftes Erbrechen, Mangelernährung und Dystrophie (> Abb. 19.7).

19.9.2 Nierentransplantation (NTx)

Vorbereitung und Durchführung Die **Transplantationsvorbereitung** beginnt mit Eintritt in das Stadium V der chronischen Niereninsuffizienz

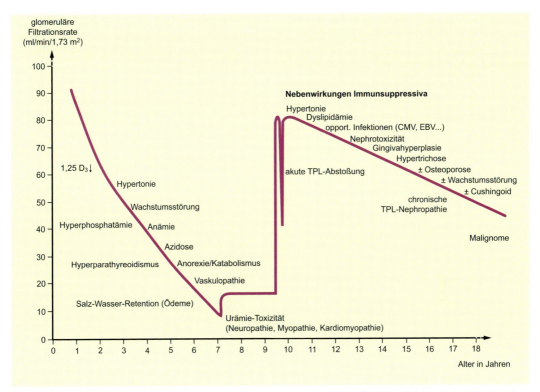

Abb. 19.7 Synoptische Darstellung von Krankheitsverlauf, Therapie und Sekundärkomplikationen bei chronischer Niereninsuffizienz im Kindesalter [V786]

(GFR < 15 ml / min / 1,73 m²) und umfasst die Bestimmung der Histokompatibilitätsantigene, das Screening auf präformierte zytotoxische Antikörper gegen HLA-Antigene und die Abklärung möglicher urologischer, gefäßtechnischer, gerinnungsphysiologischer und infektiologischer Risikofaktoren für die Transplantation und die nachfolgend erforderliche immunsuppressive Dauertherapie.

Die **Transplantatniere** wird extraperitoneal in die linke oder rechte Fossa iliaca transplantiert. Die A. renalis wird üblicherweise End-zu-Seit mit der A. iliaca communis, bei kleinen Kindern mit der Aorta anastomosiert, die V. renalis mit der V. iliaca oder der V. cava inferior. Der Spenderureter wird mittels einer antirefluxiven Implantationstechnik in die Blase eingepflanzt.

Immunsuppressive Therapie Nach Nierentransplantation ist eine dauerhafte Immunsuppression zur Verhinderung T- und B-Zell-vermittelter Abstoßungsreaktionen erforderlich. Die Erhaltungsimmunsuppression steht auf drei Säulen: den sog. Calcineurin-Antagonisten (Ciclosporin A, Tacrolimus), Mycophenolat-Mofetil (MMF) und Glukokortikoiden.

> Hauptprobleme der immunsuppressiven Dauermedikation nach Ntx: Nephrotoxizität (speziell Calcineurin-Inhibitoren), Körperwachstum und -zusammensetzung (speziell Glukokortikoide), Hypertonie, Gefäßschäden, Anfälligkeit für virale und opportunistische Infektionen, langfristig erhöhte Malignominzidenz.

19.9.3 Behandlungsergebnisse

Bei Säuglingen und Kleinkindern unter 8–10 kg KG steht zunächst nur die **Peritonealdialyse** (PD) zur Nierenersatztherapie zur Verfügung. 10–20 % der Kinder in dieser Altersgruppe versterben vor Erreichen des Transplantationsalters. Zu der höheren Mortalität in diesem Lebensalter tragen häufigere Dialysekomplikationen, aber auch assoziierte Organfehlbildungen (v. a. Herz, Leber, Gehirn) bei. Bei älteren Kindern unterscheidet sich die Patientenüberlebensrate während mehrjähriger Dialyse nicht von der nach Transplantation. Die technische Funktionsrate der PD bei Kindern liegt nach 5 Jahren bei ca. 90 %, die der Hämodialyse bei fast 100 %. Die subjektive Lebensqualität dialysierter Kinder unterscheidet sich nur unwesentlich von der transplantierter Kinder.

Die **Nierentransplantation** stellt die optimale Form der Nierenersatztherapie dar. 5 Jahre nach Transplantation leben noch 96 % aller transplantierten Kinder.

Im **Langzeitverlauf** weisen Patienten mit Nierenersatztherapie seit der Kindheit ein ca. 30-fach erhöhtes Mortalitätsrisiko auf. Kardiovaskuläre Komplikationen stellen die führende Todesursache im jungen Erwachsenenalter dar, werden aber durch verbesserte Behandlungskonzepte tendenziell seltener. Stattdessen nimmt die Häufigkeit infektiöser Komplikationen und maligner Erkrankungen zu. Etwa ein Drittel der im Kindesalter transplantierten Patienten entwickelt innerhalb von 30 Jahren Malignome.

KAPITEL 20

Markus Blankenburg, Fuat Aksu

Neuropädiatrie

20.1	Neurologische Untersuchung	458
20.1.1	Neurologische Untersuchung des Neugeborenen und Säuglings	458
20.1.2	Neurologische Untersuchung des Klein- und Schulkindes	460
20.2	Angeborene Fehlbildungen des zentralen Nervensystems	460
20.2.1	Fehlbildungen des ZNS	461
20.3	Neurokutane Syndrome	463
20.3.1	Neurofibromatose Typ 1 (Morbus Recklinghausen)	463
20.3.2	Tuberöse-Sklerose-Komplex	464
20.4	Entwicklungsstörungen	465
20.5	Zerebralparesen	466
20.6	Neurodegenerative Erkrankungen	469
20.6.1	Krankheitsbilder	469
20.7	Epilepsien	471
20.8	Fieberkrämpfe	479
20.9	Nichtepileptische paroxysmale Funktionsstörungen	482
20.10	Schädel-Hirn-Traumata	482
20.11	Neuromuskuläre Erkrankungen	484
20.11.1	Spinale Muskelatrophien	484
20.11.2	Erkrankungen der peripheren Nerven	486
20.11.3	Erkrankungen der neuromuskulären Endplatte	488
20.11.4	Angeborene Myopathien	489
20.11.5	Erworbene und sekundäre Myopathien	493
20.12	Entzündliche Entmarkungserkrankungen	493
20.13	Vaskuläre ZNS-Erkrankungen	496
20.14	Tumoren des zentralen Nervensystems	498
20.15	Kopfschmerzen	501
20.16	Schwindel	504
20.17	Psychosomatische neurologische Erkrankungen	505

20.1 Neurologische Untersuchung

Die neurologische Untersuchung und Befundbeurteilung sind vom Entwicklungsstand des Nervensystems abhängig und unterscheiden sich somit beim Neugeborenen und Säugling vom Klein- und Schulkind. Außerdem spielen die Vigilanz und die Kooperation des Kindes eine wichtige Rolle.

20.1.1 Neurologische Untersuchung des Neugeborenen und Säuglings

Beim Neugeborenen und Säugling wird die Funktion des Nervensystems durch die Beobachtung der spontanen Haltung und des Verhaltens sowie die neurologische Untersuchung beurteilt.

Neurologische Untersuchung (Befunde von diagnostischer Relevanz in Klammern):
- **Verhalten:** Kontaktaufnahme, Vigilanz, Erregbarkeitsniveau (Hyper-, Hypoexzitabilität)
- **Kopf:** Fontanelle, Schädelumfang, faziale Auffälligkeiten (Sonnenuntergangsphänomen)
- **Sehen und Hören:** Blickkontakt, Fixieren, Augenfolgebewegungen horizontal und vertikal nach einem Fixationsziel (Paresen, Nystagmus), Parallelstellung der Augen (Strabismus, kurzes Ein- oder Auswärtsschielen ist in den ersten Lebenswochen ohne Krankheitswert, bis zum 6. Lebensmonat muss eine dauerhafte Parallelstellung bestehen, sonst kommt es zur sekundären Schwachsichtigkeit des abweichenden Auges), Pupillen (Seitendifferenzen, unterschiedliche Lichtreaktion, Katarakt), Reaktion auf Geräusche (fehlt, seitendifferent).
- **Beweglichkeit:** Spontanmotorik, Lagereaktionen (Asymmetrien, fixierte Stellungen, Paresen) und **Muskeltonus** (Hyper-, Hypotonie)
- **Muskeleigen- und Fremdreflexe:** Seitendifferenz, Steigerung, Abschwächung
- **Haltung** und **motorische Automatismen** (Parese, Seitendifferenz, Persistenz der Lagereaktionen über die Wartezeit)

Durch die Lagereaktionen werden reflektorische Bewegungsmuster auf bestimmte Reize (**Primitivreflexe**) getestet. Abnorme Reaktionen und Seitendifferenzen können auf neurologische Störungen (Hemiparese, Plexuslähmung) hinweisen. Bei Persistenz der Lagereaktionen über den 4. Lebensmonat kommt es zu stereotypen Bewegungsmustern als möglichem Hinweis auf eine zerebrale Bewegungsstörung.

Lagereaktionen (Befunde von diagnostischer Relevanz in Klammern):
- **Halsstellreaktion:** Seitwärtsdrehung des Kopfes in Rückenlage führt bis zum 4. Lebensmonat zu einer Drehung des ganzen Körpers en bloc.
- **Symmetrischer tonischer Nackenreflex:** Kopfbeugung im Liegen führt zur Armbeugung und Beinstreckung, bis das Kind krabbeln kann (Seitendifferenzen).
- **Asymmetrischer tonischer Nackenreflex:** Seitwärtsdrehung des Kopfes in Rückenlage führt bis zum 4. Lebensmonat zur tonischen Streckung des Arms auf der Gesichtsseite und Beugung auf der Hinterkopfseite (Fechterstellung).
- **Hand- und Fußgreifreflex** (➤ Abb. 20.1a, b): Berührung der Handinnenfläche oder Fußsohle führt bis zum 4. Lebensmonat zum Faustschluss bzw. zur Plantarflexion der Zehen.
- **Traktionsversuch** (➤ Abb. 20.1c): Langsames Hochziehen des Rumpfes in Rückenlage an den Händen führt vom 3. Lebensmonat an zu einer stabilen Streckung von Rumpf und Beinen sowie einer Beugung von Kopf und Armen.
- **Galant-Reflex** (➤ Abb. 20.1d): Streichen über den Rücken seitlich der Wirbelsäule von der Schulter bis zum Becken führt bis zum 4. Lebensmonat zur Drehung des Kopfes, seitlichen Beugung des Rumpfes und Streckung des Beins zur Reizseite.
- **Schreitreaktion** (➤ Abb. 20.1e – g): Der Bodenkontakt der Fußsohle führt beim leicht nach vorn aufgestellten Kind bis zum 2. Lebensmonat zu einer Schreitreaktion mit Beinbeugung und Streckung auf der anderen Seite.
- **Moro-Reaktion** (➤ Abb. 20.1h, i): Eine Schreckreaktion, z. B. durch eine ruckartige Bewegung des liegenden Kindes auf einem Tuch, führt bis zum 3. – 6. Lebensmonat zu einer Armstreckung im Schulter- und Ellenbogengelenk sowie Handöffnung und dann zu einer Armbeugung mit Faustschluss.
- **Landau-Reaktion:** Ein Heben des Kindes in Bauchlage mit den Händen um den Rumpf nach oben führt vom 4. bis zum 18. Lebensmonat zu

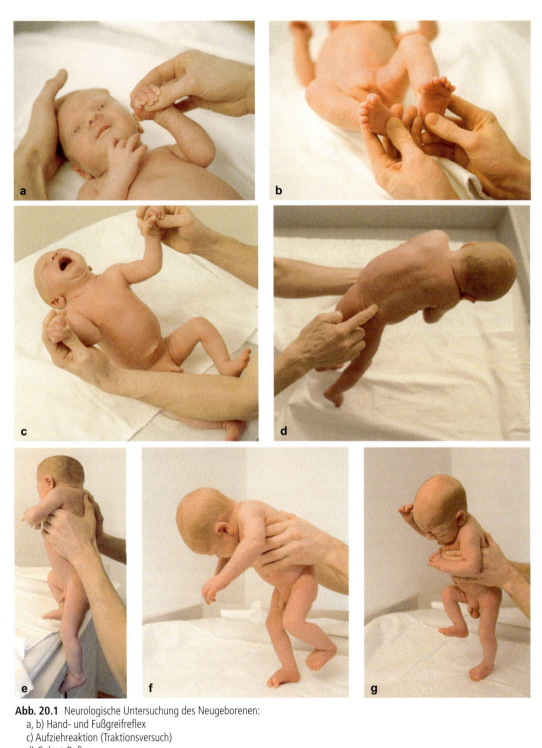

Abb. 20.1 Neurologische Untersuchung des Neugeborenen:
a, b) Hand- und Fußgreifreflex
c) Aufziehreaktion (Traktionsversuch)
d) Galant-Reflex
e–g) Schreitreaktion [R232]

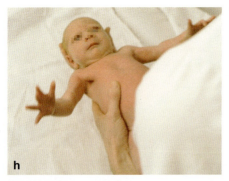
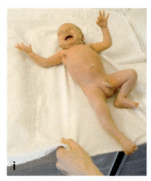

Abb. 20.1 (Forts.) h, i) Moro-Reaktion [R232]

einer Streckung von Kopf, Rumpf und Extremitäten. Die anschließende Beugung des Kopfes nach unten mit der Hand führt zu einer Beugung von Rumpf und Extremitäten.

20.1.2 Neurologische Untersuchung des Klein- und Schulkindes

Die neurologische Untersuchung beinhaltet die Beobachtung der Spontanmotorik und eine Beurteilung von Muskeltonus, Reflexen, Muskelkraft, Koordination, Sensibilität und Hirnnerven.

Neurologische Untersuchung (Befunde von diagnostischer Relevanz in Klammern):
- **Inspektion:** Kopfumfang (Makro-, Mikrozephalie), Dysmorphie, Asymmetrie, Atrophie oder Hypertrophie von Gliedmaßen und Muskeln
- **Hirnnerven:** Visus, Augenstellung und -bewegungen (Strabismus, Augenmuskellähmung, Nystagmus, Pupillendifferenz), Paresen (Fazialisparese, Zungenabweichung, Gaumensegelparese), Schluck-Sprech-Störung
- **Beweglichkeit** (Kontrakturen, Paresen) und **Muskeltonus** (hypoton, spastisch)
- **Muskeleigenreflexe** (gesteigert, vermindert, fehlend), Fremdreflexe, Pyramidenbahnzeichen (Babinski-Phänomen)
- **Sensibilität** im Seitenvergleich (Hypästhesie, Hypalgesie)
- **Koordination** (Gleichgewichtsstörung, Ataxie, Diadochokinese, Tremor, Handmotorik, spastische oder hypotone Bewegungsstörung)
- **Haltung** im Stehen (Asymmetrie, Haltungsauffälligkeit, hypotoner Rücken, Skoliose, Kyphose)

- **Gangstörung** (Zehenspitzen-, Fersen-, Strichgang, Einbeinstand, monopedales Hüpfen, Vorfußbelastung)
- **Gussform** (Fußfehlstellung, Hohl-, Spitzfuß, Zehenanomalie, Zehenfehlstellung)
- **Körperlänge, -gewicht** (Minder-, Hochwuchs, Adipositas, Gedeihstörung)

20.2 Angeborene Fehlbildungen des zentralen Nervensystems

Epidemiologie Fehlbildungen des Zentralnervensystems (ZNS; Neuralrohrdefekte) gehören zu den häufigsten angeborenen Störungen. Ihre Inzidenz und Prävalenz unterliegen erheblichen geografischen Schwankungen. Für Nordamerika und Mitteleuropa wird eine Inzidenz von 1: 1.000 angegeben. Die Prävalenz beträgt etwa 0,5 %.

Pränatale Diagnostik und Prophylaxe Hochauflösende Ultraschalluntersuchungen in Kombination mit der **Bestimmung von α-Fetoprotein (AFP)** im Fruchtwasser ermöglichen zu 98 % eine pränatale Diagnose.

Präventivmaßnahmen müssen rechtzeitig erfolgen. Das Wiederholungsrisiko liegt bei 3 % und steigt auf > 10 %, wenn zwei Kinder in der Familie betroffen sind.

Gestützt auf zahlreiche Studien ist die **perikonzeptionelle Prophylaxe mit Folsäure** heute unumstritten. Die AWMF-Empfehlungen lauten: 0,4 mg Folsäure / d für alle Frauen im gebärfähigen Alter und 4 mg Folsäure / d bei vorhandenem Wiederholungsrisiko und Einnahme von Antikonsulsiva (insbesondere Valproat). Die Einnahme sollte 4 Wochen vor und 12 Wochen nach Konzeption erfolgen.

Im Folgenden werden die häufigsten Formen der angeborenen Fehlbildungen des ZNS kurz systematisch beschrieben.

20.2.1 Fehlbildungen des ZNS

Enzephalozele

Es handelt sich hierbei um eine **zystische Ausstülpung von Hirnhäuten und -gewebe** außerhalb des Schädels. Sie ist oft von einer normalen oder atrophischen Haut überzogen und tritt am häufigsten im Hinterkopf auf.

Spina bifida

Die Spina bifida ist ein Mittelliniendefekt der Wirbelsäule und betrifft meist die Wirbelbögen. Sie kann unterteilt werden in Spina bifida occulta und Spina bifida aperta cystica.

Spina bifida occulta

Wenn der Defekt nicht sichtbar ist, spricht man von Spina bifida occulta, wobei ein oder mehrere Wirbel mit Erweiterung des Wirbelkanals befallen sein können.

> Hautveränderungen in der Mittellinie können Hinweis auf eine Spina bifida occulta sein.

Spina bifida aperta cystica

Sie ist gekennzeichnet durch eine partielle Verschlussstörung des Neuralrohrs mit sackartiger Ausstülpung von Rückenmarksanteilen durch einen Wirbelbogendefekt. In ca. 90 % manifestiert sie sich lumbosakral, in ca. 8 % thorakolumbal und in ca. 2 % okzipital. Sie kann unterteilt werden in:
- **Meningozele:** Vorwölbung von liquorgefülltem Meningealgewebe, die oft von intakter Haut überdeckt ist. Es bestehen nur diskrete neurologische Ausfälle.
- **Myelomeningozele (MMC):** Sie weist in der Zele fehlgebildete Myelonanteile auf und ist die häufigste Form der Neuralrohrdefekte. Diese Fehlanlage des Myelons führt klinisch zu einer Querschnittläsion mit sensiblen und motorischen Ausfällen sowie einer Blasen- und Mastdarmentleerungsstörung. Ferner entwickeln sich ein shuntpflichtiger Hydrocephalus internus (80–90 %), Fußdeformitäten (46 %) und Hüftdysplasien (20 %).

Hydrocephalus internus

Ein **Hydrocephalus internus progressivus** ist gekennzeichnet durch eine Erweiterung des Ventrikelsystems, die nicht durch Hirngewebsschwund bedingt ist. Dabei liegt ein Missverhältnis zwischen Liquorproduktion und -resorption mit einem erhöhten Schädelinnendruck vor. Ein **Hydrocephalus e vacuo** entsteht infolge einer allgemeinen oder umschriebenen Hirnatrophie ohne Vorliegen einer Hirndrucksteigerung.

Ätiologisch spielt dabei ein Verschluss des Aquaeductus Sylvii, der Foramina Luschkae und Magendii oder Monroi bzw. die Blockade der basalen Zisternen eine Rolle. Bei ventrikulärem Verschluss spricht man von einem **Hydrocephalus occlusivus** bzw. nichtkommunizierenden Hydrozephalus (Verschlusshydrozephalus) und bei extraventrikulärer Ursache von einem **kommunizierenden Hydrozephalus.** In der letztgenannten Form ist die Passage zwischen den Ventrikeln und der Cisterna magna frei. Ursächlich kommen hierbei eine Arnold-Chiari-Malformation, postmeningitische Verwachsungen und Adhäsionen durch Subarachnoidalblutungen in Betracht. Ein **Verschlusshydrozephalus** entsteht durch Fehlbildungen (z. B. Aquäduktverschluss, Arnold-Chiari-Fehlbildung, Dandy-Walker-Syndrom), Entzündungen, Blutungen und Tumoren. Beim **Dandy-Walker-Syndrom** liegt ein angeborener Verschluss der Foramina Magendii und Luschkae mit einer zystischen Erweiterung des IV. Ventrikels vor, verbunden mit einer Hypoplasie des Kleinhirnwurms und einer Verlagerung der Kleinhirntonsillen.

Auch die Patienten mit MMC entwickeln in 80–90 % einen Hydrocephalus internus progressivus. Dies ist am ehesten auf die in ca. 80 % der Fälle bestehende

Arnold-Chiari-Malformation als Ursache für eine Liquorzirkulationsstörung zurückzuführen.

> Die meisten Kinder mit Myelomeningozele (MMC) leiden unter Hydrocephalus internus progressivus, Störungen der Beinmotorik sowie Blasen- und Mastdarmfunktionsstörungen. Dies erfordert ein interdisziplinäres Team. Beim Hydrocephalus internus progressivus kommen ursächlich Fehlbildungen des ZNS (z. B. Aquäduktverschluss, Myelomeningozele, Arnold-Chiari-Fehlbildung, Dandy-Walker-Syndrom), Entzündungen, Blutungen und Tumoren in Betracht.

Arnold-Chiari-Malformation

Bei der Arnold-Chiari-Malformation liegt eine Verlagerung von Kleinhirnhemisphären in den Spinalkanal mit Verschluss der Ausgänge des IV. Ventrikels vor.

Tethered-Cord-Syndrom

Als Tethered-Cord-Syndrom (Syn.: Syndrom des angehefteten Rückenmarks) wird eine Aszensionsstörung des Myelons bezeichnet. Das Filum terminale des Rückenmarks steht im Normalfall in Höhe von L2 – L3 frei. Durch Verwachsungen der Meningen, durch Verkürzungen und Verdickungen des Filum terminale, durch Lipome etc. können Anheftungen des Rückenmarks an der Durawand im Sakralbereich entstehen.

Holoprosenzephalie, Balkenagenesie

Bei der **Holoprosenzephalie** handelt es sich um einen primären Defekt des prächordialen Mesoderms, der isoliert und im Rahmen von syndromalen und chromosomalen Erkrankungen (z. B. Aicardi-Syndrom) auftritt. Beträchtliche Entwicklungsstörungen können die Folge sein.

Das **Corpus callosum** ist die Verbindungsstruktur zwischen den beiden Hirnhemisphären. Es kann in unterschiedlichem Maße fehlen (**Agenesie – Balkenmangel**). Ein Balkenmangel kann isoliert ohne neurologische Symptome auftreten. Die Balkenagenesie kommt überwiegend im Rahmen von genetisch bedingten syndromalen Erkrankungen vor und kann mit allgemeinen Entwicklungsstörungen einhergehen.

Lissenzephalie

Bei der **Lissenzephalie** handelt es sich um eine Gyrierungsstörung, bei der das Hirnwindungsrelief **vollständig** fehlt. Schwere Entwicklungsstörungen können die Folge sein. Von **Pachygyrie** spricht man, wenn eine mangelnde Gyrierung vorliegt. Als **Mikrogyrie** werden die zu kleinen Gehirnfurchen und als **Polygyrie** die abnorme Vermehrung von Gehirnwindungen bezeichnet (➤ Abb. 20.2).

Mikrozephalus, Makrozephalus

Von einem **Mikrozephalus** spricht man, wenn der Kopfumfang gemessen an den Perzentilenkurven mehr als zwei Standardabweichungen (SD) unter dem Altersdurchschnitt liegt. Der Mikrozephalus kann **primär** infolge eines unzureichenden Hirnwachstums bereits intrauterin entstehen. Er kann aber auch infolge einer erworbenen Hirnschädigung **sekundär** auftreten, z. B. bei Z. n. peripartaler Asphyxie, Rett-Syndrom, Crouzon-Syndrom etc.

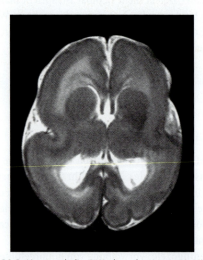

Abb. 20.2 Lissenzephalie. 2 Wochen alter Junge mit Mikrozephalus. MRT des Schädels in T2-Wichtung axial: weitgehend fehlende Furchung des Gehirns mit abnormer Verdickung des Kortex [R232]

Wenn sich der Kopfumfang innerhalb der Perzentilenkurven außerhalb von 2 SD über dem Altersdurchschnitt befindet, spricht man von einem **Makrozephalus.** Die häufigste Ursache ist ein Hydrocephalus internus.

20.3 Neurokutane Syndrome

20.3.1 Neurofibromatose Typ 1 (Morbus Recklinghausen)

Die Neurofibromatose Typ 1 (NF1) ist mit einer Inzidenz von ca. 1 : 3.000 eine der häufigsten genetisch bedingten Erkrankungen und spielt im Kindesalter die wichtigste Rolle. Sie kann aufgrund der typischen klinischen Befunde meist im Kleinkindesalter eindeutig diagnostiziert werden. Das für die Erkrankung ursächliche *NF1*-Gen auf Chromosom 17q11 codiert ein als Neurofibromin bezeichnetes Tumorsuppressorprotein. Dennoch ist die Pathogenese der charakteristischen Neurofibrome, die überwiegend gutartige Tumoren des perineuralen Gewebes sind, bislang unklar.

NF1-Diagnosekriterien nach den Empfehlungen der National Institutes of Health Consensus Conference (die Diagnose NF1 kann gestellt werden, wenn mindestens zwei der folgenden Kriterien erfüllt sind):
- 6 oder mehr Café-au-lait-Flecken mit einem größten Durchmesser von > 5 mm bei präpubertären Patienten, von > 15 mm bei postpubertären Patienten (➤ Abb. 20.3a)
- 2 oder mehr Neurofibrome jeglichen Typs oder mindestens ein plexiformes Neurofibrom
- Sommersprossenartige Pigmentierung der Achselhöhlen oder der Inguinalregion („Freckling")
- Optikusgliom
- Lisch-Knötchen (Irishamartome)

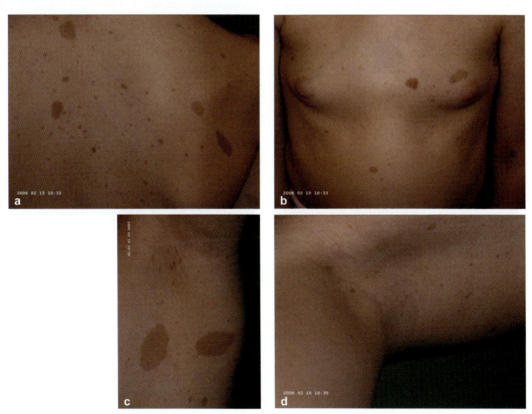

Abb. 20.3 Typische Hautveränderungen bei Neurofibromatose Typ 1: Café-au-lait-Flecken (a) und „axillary freckling" (b) [P511] nur a

- Typische Knochenläsionen wie Keilbeinflügeldysplasie oder Verkrümmungen der langen Röhrenknochen mit oder ohne Pseudarthrose
- Ein Verwandter ersten Grades (Elternteil, Geschwister oder Kind) mit der NF1-Diagnose aufgrund der o. g. Kriterien

Klinik und Diagnostik Die Diagnose einer NF1 kann gestellt werden, wenn mindestens zwei der oben genannten Kriterien erfüllt sind. Als weitere Zeichen können eine intellektuelle Retardierung, der Nachweis sog. NBOs (neurofibromatosis bright objects) in der MRT, Tumoren oder Hamartome des Nervensystems, Hydrozephalus, Kleinwuchs (ca. 30 % der Patienten haben eine Körpergröße < 3. Perzentile), Skelettveränderungen und Nierenarterienstenosen auftreten.

Therapie Kausal kann die NF1 nicht behandelt werden. Daher gilt es, Komplikationen frühzeitig zu erkennen und für den individuellen Patienten zu entscheiden, ob und wann was behandelt werden muss.

> Bei sechs oder mehr Café-au-lait-Flecken mit einem größten Durchmesser von > 5 mm bei präpubertären Patienten oder von > 15 mm bei postpubertären Patienten an eine Neurofibromatose Typ 1 denken!

20.3.2 Tuberöse-Sklerose-Komplex

Der Tuberöse-Sklerose-Komplex („tuberous sclerosis complex", TSC) ist eine autosomal-dominant vererbte Erkrankung mit einer variablen klinischen Symptomatik, deren Inzidenz ca. 1 : 6.000 beträgt. Bei familiären Fällen sind Mutationen im *TSC1*-Gen (Chromosom 9q34; Hamartin) und *TSC2*-Gen (Chromosom 16p13; Tuberin) gleich häufig zu finden. Bei sporadischem Vorkommen sind Mutationen im *TSC2*-Gen häufiger. Die *TSC1*- und *-2*-Gene gehören zu den Tumorsuppressorgenen, sind für die Teilungs- und Regulationskontrolle der Zellen verantwortlich und inhibieren den mTOR-Signalweg (mTOR = „mammalian target of rapamycin"). Die bisherigen Erkenntnisse sprechen dafür, dass beide Genprodukte zusammen agieren und ein Ausfall eines der beiden Gene zum Funktionsausfall des gesamten Komplexes und somit zur gleichartigen Symptomatik führt.

Klinik und Diagnostik Ein TSC liegt definitiv vor, wenn entweder zwei Hauptkriterien oder ein Hauptkriterium und zwei Nebenkriterien erfüllt sind (➤ Tab. 20.1). Eine wahrscheinliche TS liegt vor bei einem Haupt- und einem Nebenkriterium; eine mögliche TS bei entweder einem Hauptkriterium oder bei zwei Nebenkriterien.

Die fleckförmigen **Hypopigmentierungen** der Haut („white spots") sind häufig (> 90 %) und oft bereits bei Geburt vorhanden. Weil sie jedoch unterschiedlich groß und unterschiedlich stark ausgeprägt sind und u. U. erst unter dem Wood-Licht (UV-Licht mit 360 nm Wellenlänge) erkannt werden, führen sie meist nicht zur Diagnose. Faziale **Angiofibrome** (ca. 50 %) sind pathognomonisch für die TS (➤ Abb. 20.4), treten aber erst im Kleinkind- bzw. Schulalter auf. Sie sind also nicht entscheidend für die Erstdiagnose. Erst wenn **zerebrale Krampfanfälle** (85 % aller Patienten) bereits im Säuglingsalter als Blitz-Nick-Salaam(BNS)-Anfälle in Erscheinung treten, wird in der Regel auch

Tab. 20.1 Diagnostische Kriterien für den Tuberöse-Sklerose-Komplex (TSC)

Hauptmerkmale	Nebenkriterien
• Faziale Angiofibrome (➤ Abb. 20.4) oder Stirnplaques • Nichttraumatische Nagelfalztumoren • 3 oder mehr hypomelanotische Flecken) • Chagrinhaut (lumbosakraler Bindegewebsnävus) • Multiple Hamartome der Retina (Netzhaut) • Tubera der Hirnrinde • Subependymaler Glianknoten • Riesenzellastrozytome • Kardiale Rhabdomyome • Pulmonale Lymphangiomyomatose • Renale Angiomyolipome	• Multiple Zahnschmelzdefekte • Hamartöse rektale Polypen • Ossäre Zysten • Radiale Heterotopien der weißen Hirnsubstanz • Zahnfleischfibrome • Nichtrenale Hamartome • Unpigmentierter Fleck der Retina • Konfettiartige Depigmentierung der Haut • Multiple renale Zysten

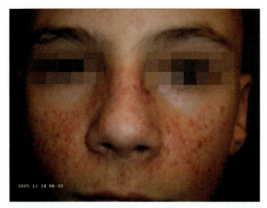

Abb. 20.4 Tuberöse-Sklerose-Komplex bei einem 10-jährigen Jungen: Angiofibrome der Wangen

auf eine TS hin untersucht. Fokale und / oder generalisierte Anfälle können auch in jedem anderen Alter erstmals auftreten, gerade als frühkindliche Anfälle sind sie jedoch mit dem Risiko einer bleibenden geistigen Behinderung assoziiert. Die Anfälle der TS gehen auf kortikale Tubera, subependymale verkalkte Knötchen und Riesenzellastrozytome zurück.

Therapie Im Vordergrund stehen gezielte Förderungsmaßnahmen und oft die antiepileptische Therapie. Die Behandlung der Epilepsie ist auch chirurgisch möglich, wenn ein Zusammenhang zwischen den Anfällen und entsprechenden Hirnveränderungen nachgewiesen wird. Außerdem sind eine umfassende Aufklärung und eine genetische Beratung wichtig. Weitere Symptome und Befunde (z. B. renale Zysten oder Angiomyolipome) müssen kontrolliert und je nach klinischer Relevanz therapiert werden.

Durch die molekulargenetische Aufklärung der TS besteht erstmals Hoffnung auf eine zielgerichtete molekulare Therapie. Das ursprünglich als Medikament gegen die Nierentransplantatabstoßung zugelassene Rapamycin (Sirolimus) inhibiert die mTOR-Überaktivität bei TS-Patienten. Everolimus wurde in Deutschland bei TS-Patienten am ausführlichsten getestet und scheint im Hinblick auf Sicherheit und Verträglichkeit dem Rapamycin überlegen zu sein.

> Bei Patienten mit zerebralen Krampfanfällen sollte nach fleckförmigen Hypopigmentierungen („white spots"), fazialen Angiofibromen oder periungualen Fibromen gesucht und differenzialdiagnostisch eine tuberöse Sklerose in Betracht gezogen werden.

20.4 Entwicklungsstörungen

Definition Von einer **Entwicklungsstörung** wird erst dann gesprochen, wenn sich deutliche Abweichungen von der Norm (2-Sigma-Grenze bzw. die 3. Perzentile) ergeben. Beim Vorliegen einer abnormalen Entwicklung sollte zunächst zwischen Auffälligkeit, Verzögerung und Störung unterschieden werden.

Differenzialdiagnose des Floppy-Infant-Syndroms

Das Floppy-Infant-Syndrom bezeichnet den **klinischen Phänotyp** einer Skelettmuskelhypotonie im 1. Lebensjahr mit der Trias:
- Ungewöhnliche Haltung (z. B. „Froschhaltung" der Beine)
- Verminderter Widerstand gegen Bewegungen
- Abnorme Gelenkbeweglichkeit

Für die klinische **Unterscheidung zwischen neuromuskulären und zentralen / metabolischen Ursachen** (➤ Tab. 20.2) ist u. a. das Kriterium der Muskelkraft hilfreich.

Bei einer **neuromuskulären Störung** steht die Muskelschwäche im Vordergrund, die sich beim Säugling häufig in der Unfähigkeit äußert, in Rückenlage die Beine gegen die Schwerkraft anzuheben. Innerhalb dieser Gruppe ist **zwischen neurogenen und myogenen Störungen zu unterscheiden**. **Tremor** und **Faszikulationen** sind wichtige **Hinweissymptome auf einen neurogenen Prozess**. Hauptursachen des **Floppy-Infant-Syndroms mit Muskelschwäche** sind die spinale Muskelatrophie, die kongenitale myotone Dystrophie, die kongenitalen Muskeldystrophien und die kongenitalen „Struktur"-Myopathien.

Für die Diagnose der **kongenitalen myotonen Dystrophie** ist die klinische Untersuchung der Mutter wegweisend, die häufig subjektiv beschwerdefrei ist (typische Fazies, kräftiger Lidschluss nicht möglich, myotone Symptome nach kräftigem Händedruck, Perkussionsmyotonie). Ergänzend ist eine **Elektromyografie (EMG) bei der Mutter** zum Nachweis myotoner Entladungen indiziert.

Die **Kreatinkinase (CK)** ist in der Diagnostik des Floppy-Infant-Syndroms von nachgeordneter Bedeutung und mit deutlicher Erhöhung nur bei den kongenitalen Muskeldystrophien wegweisend.

Tab. 20.2 Differenzialdiagnose des Floppy-Infant-Syndroms

Zerebrale Hypotonie	• „Benigne" kongenitale Hypotonie • Chromosomale Erkrankungen: Prader-Willi Syndrom, Trisomie 21 • Chronische nichtprogressive Enzephalopathie: zerebrale Malformationen • Peri- und perinatale Hirnschädigungen • Peroxisomale Erkrankungen: Zellweger-Syndrom, neonatale Adrenoleukodystrophie • Andere genetische Defekte: okulozerebrorenales Syndrom (Lowe-Syndrom), familiäre Dysautonomie • Andere metabolische Defekte: infantile GM1-Gangliosidose
Spinale Muskelatrophien (SMA)	• Infantile SMA (Werdnig-Hoffmann) • SMA mit „respiratory distress" (SMARD)
Muskeldystrophien	• Kongenitale Muskeldystrophien: zerebrookuläre Dystrophie, Typ Fukuyama • Merosindefizienz • Kongenitale myotone Dystrophie
Metabolische Myopathien	• Cytochrom-c-Oxidase-Defizienz • Phosphofruktokinasedefizienz • Phosphorylasedefizienz
Erkrankungen der neuromuskulären Transmission	• Familiäre infantile Myasthenie • Transitorische Myasthenia gravis • Infantiler Botulismus
Kongenitale Strukturmyopathien	• Central-Core-Myopathie • Kongenitale Fasertypdisproportion • Myotubuläre Myopathie • Nemalin-Myopathie
Leukodystrophien	• Pelizaeus-Merzbacher-Erkrankung • Infantile spongiöse Dystrophie (Morbus Canavan)

Muskelschwäche, die sich beim hypotonen Säugling häufig in der Unfähigkeit äußert, in Rückenlage die Beine gegen die Schwerkraft anzuheben, ist ein wichtiges Hinweissymptom auf das Vorliegen einer neuromuskulären Erkrankung.

Ursache des **Floppy-Infant-Syndroms ohne Muskelschwäche** (oder mit einer Muskelschwäche, die das klinische Bild nicht dominiert) können sein:
- **ZNS-Erkrankungen:** Hirnfehlbildungen, chromosomale Erkrankungen, perinatale Asphyxie, neurometabolische Erkrankungen
- **Bindegewebserkrankungen:** Achondroplasie, Osteogenesis imperfecta, Marfan-Syndrom, Ehlers-Danlos-Syndrom
- **Metabolische / endokrinologische / alimentäre Erkrankungen:** Morbus Pompe (Glykogenose Typ II), nichtketotische Hyperglycinämie, Rachitis, Zöliakie, Hypothyreose
- **Genetische Syndrome: Prader-Willi-Syndrom** (neben den Dysmorphiezeichen typische Symptome im Neugeborenen- und Säuglingsalter: abnorm zäher Speichel [„sticky saliva"], Gedeih- und Ernährungsstörungen).

Ursachen des **Floppy-Infant-Syndroms ohne** dominierende **Muskelschwäche** umfassen u. a. ZNS-, Bindegewebs-, metabolische, endokrinologische und alimentäre Erkrankungen sowie genetische Syndrome (z. B. Prader-Willi-Syndrom).

Therapie und Förderung Früherkennung und -behandlung von Entwicklungsstörungen sind in den letzten Jahrzehnten zu einem selbstverständlichen Teil der Gesundheitsfürsorge geworden. Für die betroffenen Kinder und Familien hat sich das therapeutische Angebot deutlich verbessert: Physiotherapie auf neurophysiologischer Basis, Frühförderung, Heilpädagogik, Ergotherapie, medikamentöse Behandlungen (z. B. Botulinustoxin, Baclofen), Hilfsmittel etc.

20.5 Zerebralparesen

Definition Die Zerebralparese (CP) betrifft eine ätiologisch heterogene Gruppe von Kindern und äußert sich durch **Störungen der Motorik** (Haltung und Bewegung), die auf eine Läsion des sich entwickelnden Gehirns zurückzuführen sind. Sie kann sich spastisch, dyskinetisch und ataktisch manifestieren und geht nicht selten mit mentaler Retardierung, Störungen der Sinnesorgane (v. a. Sehen und Hören) sowie Epilepsie einher.

Die Definition der Zerebralparesen erfolgt nach bestimmten klinischen Kriterien. Der Vorschlag einer europäischen Arbeitsgruppe, der *Surveillance Cerebral Palsy in Europe* (SCPE), gestattet eine gute Zuordnung:
- Das sich entwickelnde Gehirn ist durch nicht progressive Störfaktoren in seiner Struktur und Funktion prä-, peri- und postnatal beeinträchtigt worden.

- Das klinische Bild wird durch die Störung der Motorik (Haltung und Bewegung) charakterisiert, die sich als spastisch, dyskinetisch und ataktisch äußert.
- Eine progrediente (neurometabolische und neurodegenerative) Erkrankung ist keine Zerebralparese.
- Sie ist nicht selten mit anderen Störungen (Störungen der kognitiven Entwicklung, Seh- und Hörstörungen, Epilepsie etc.) bzw. Mehrfachbehinderungen verbunden.

Ihre Prävalenz wird in der Literatur einheitlich mit 2–2,5 % pro 1.000 Lebendgeburten angegeben.

> Die Zerebralparese kann sich spastisch, dyskinetisch und ataktisch manifestieren und geht nicht selten mit mentaler Retardierung, Störungen der Sinnesorgane und Epilepsie einher.

Ätiologie und Pathogenese Pränatale Entwicklungsstörungen in der Embryonal- und frühen Fetalperiode (4.–24. Woche) umfassen Fehlbildungen, Dysplasien oder Dysgenesien unterschiedlicher Ursache (genetisch, infektiös, toxisch, hypoxisch-ischämisch). Ab dem 3. Trimenon entstehen Schädigungsmuster im Sinne von Defektbildungen. Ursächlich kommen zwischen der 24. und 36. Woche Hypoxie, Ischämie, Hämorrhagien und Infarkte mit Entwicklung einer periventrikulären Leukomalazie (PVL) in Betracht. Ab der 37. Woche handelt es sich um eine parasagittale Schädigung, Basalganglien- und Thalamusschädigungen, häufig in Kombination mit einer kortikal-subkortikalen sowie thrombembolischen Schädigung. Postpartal bzw. jenseits der Neugeborenenperiode können Entzündungen (Enzephalitis, Meningoenzephalitis), Traumata (Schädel-Hirn-Trauma, Misshandlungsfolgen), progressiver Hydrozephalus und zerebrale Venenthrombose ursächlich sein.

Klassifikation Die klinische Zuordnung der CP erfolgt in Abhängigkeit von der Art und Schwere der Motorik und der assoziierten Störungen. Wesentlich ist dabei zunächst der Muskeltonus (Hypertonus und Dystonie). Es werden Bewegungsauffälligkeiten (Dyskinesien, Ataxie) und die Lokalisation vermerkt. Danach werden spastische Zerebralparesen von dyskinetischen und ataktischen Formen unterschieden (> Abb. 20.5). Unilateral spastische CPs (Hemiparese) können arm- oder beinbetont sein. Auch bei den bilateralen spastischen CPs (Tetraparese) werden arm-, bein- und seitenbetonte unterschieden. Dyskinetische Symptome können dabei vorkommen.

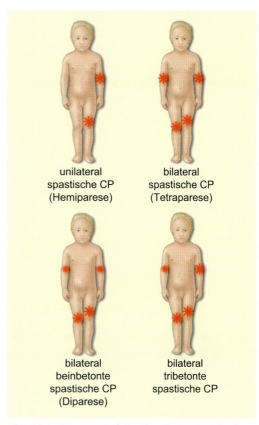

Abb. 20.5 Phänomenologische Klassifikation der infantilen Zerebralparesen nach Lokalisation und Schwere des neurologischen Befunds [R232]

Nach der phänomenologischen Klassifikation (> Abb. 20.5) werden folgende Subtypen unterschieden:
- **Spastische Zerebralparesen:** Sie machen etwa 90 % der CPs aus und können sich klinisch bilateral (60 %) und unilateral (30 %) manifestieren. Die klinische Symptomatik ist gekennzeichnet durch abnorme Haltung und Bewegung sowie **abnorm erhöhten Muskeltonus** mit gesteigerten und verbreiterten Muskeleigenreflexen sowie positiven Pyramidenbahnzeichen.

> 90 % der CPs sind spastisch. Sie können sich klinisch bilateral (60 %) und unilateral (30 %) manifestieren. Die klinische Symptomatik ist dabei gekennzeichnet durch abnorme Haltung und Bewegung sowie abnorm erhöhten Muskeltonus mit gesteigerten und verbreiterten Muskeleigenreflexen sowie positiven Pyramidenbahnzeichen.

- **Dyskinetische Zerebralparesen:** Sie bilden etwa 6 % der CPs und lassen sich in eine mehr dystone oder mehr choreoathetoide Form unterteilen. Die klinische Symptomatik ist gekennzeichnet durch einen **wechselnden Muskeltonus** (Ruhehypotonie, Hyperkinese bei Bewegung), unwillkürliche und nicht kontrollierbare Bewegungen in Form von Athetose, Chorea, Dystonie und Hyperkinese.
- **Ataktische Zerebralparesen:** Sie machen etwa 4 % der CPs aus. Bewegungen werden infolge des **Verlusts von geordneter Muskelkoordination** mit abnormer Kraft ausgeführt. Infolge der abnormen Haltung und Beweglichkeit des Körpers kommt es zu **sekundären Komplikationen** an Muskeln, Gelenken und Knochen wie Verkürzung der Achillessehne mit Entwicklung einer Spitzfußstellung, Hüftluxation, Wirbelsäulendeformitäten wie Kyphose und Skoliose sowie Osteoporose mit Entwicklung von Frakturen.

Diagnostik In erster Linie ist die **neurologische Untersuchung** bedeutsam. In der bildgebenden Diagnostik werden Sonografie des Schädels im 1. Lebensjahr und / oder MRT des Gehirns eingesetzt. Zur weiteren Diagnostik gehören die Überprüfung der Sinnesfunktionen (Hören und Sehen), eine standardisierte Entwicklungsdiagnostik bzw. eine (neuro)psychologische Untersuchung und evtl. die Ableitung eines EEG.

Abhängig von den Ergebnissen der o. g. Diagnostik sind weitere diagnostische Schritte angezeigt: pränatale Infektionen (TORCH-Diagnostik), Chromosomenanalyse, ggf. gezielte molekulargenetische Untersuchungen, z. B. bei Lissenzephalie, Pachygyrie, Polymikrogyrie etc., Stoffwechseldiagnostik bei V. a. neurometabolische oder neurodegenerative Erkrankungen sowie umfangreiche Gerinnungsdiagnostik (Protein C und S, APC-Resistenz) und Lipidstoffwechseldiagnostik nach Infarkten.

Differenzialdiagnose Die differenzialdiagnostische Abklärung ist insbesondere dann indiziert, wenn die MRT des Gehirns kein Korrelat zu der vorliegenden klinischen Symptomatik aufweist. Hierbei müssen insbesondere neurometabolische, neurodegenerative und neuromuskuläre Erkrankungen ausgeschlossen werden. Ferner ist hervorzuheben, dass eine sich im Kleinkindesalter manifestierende beinbetonte dystone Bewegungsstörung bei normaler Intelligenz und unauffälligem MRT-Befund immer verdächtig für das Vorliegen eines Segawa-Syndroms (Dopa-responsive Dystonie) ist.

Therapie Die o. g. diagnostischen Voraussetzungen sind für die erforderlichen Therapie- und Fördermaßnahmen besonders wichtig. Die Zielsetzung ist hierbei die **Vermeidung der sekundären Komplikationen** (Kontrakturen, Wirbelsäulendeformitäten, Spitzfußstellung, Trink- und Essschwierigkeiten bei Störungen der Mundmotorik etc.) und die **Unterstützung der möglichen Entwicklungsvorgänge.** Es sollte daher auf die Sekundärsymptome geachtet werden, die sich infolge der Zerebralparese einstellen können. Frühe Erkennung und rechtzeitige Maßnahmen helfen, die Entwicklungsmöglichkeiten der Kinder zu verbessern.

Zur **Therapie und Förderung** gehören physiotherapeutische Behandlung auf neurophysiologischer Basis, Ergotherapie, Logopädie bzw. orofaziale Therapie nach Castillo-Morales, Heilpädagogik und Frühförderung. Zur Verbesserung der Spastik können **medikamentös Baclofen** (oral und besonders wirksam bei schwerer Spastik intrathekal) und **Tizanidin** eingesetzt werden. Botulinumtoxin ist bei der Behandlung der Spastik ebenfalls eine sehr wichtige Option. Bei Kontrakturen und / oder Hüftluxationen müssen auch operative Maßnahmen in Betracht gezogen werden. Besonders wichtig ist zudem die frühe Versorgung der Kinder mit Brille und Hörgerät, wenn die diesbezüglichen Untersuchungsergebnisse dies erfordern. Bei Essschwierigkeiten sollte die Anlage einer PEG mit den Eltern diskutiert werden. Bei Manifestation einer Epilepsieerkrankung gelten die Prinzipien einer symptomatischen Epilepsiebehandlung.

Die **Hilfsmittelversorgung** (z. B. Lagerungs- und Funktionsorthesen für die Extremitäten, Stehständer, Gehhilfen, Korsett) kann zur Ergänzung der Physio- und / oder Ergotherapie sowie zum Erfolg der Behandlungen erfolgen.

> Die Therapie der CP ist immer eine fachübergreifende Aufgabe, die ein interdisziplinäres Team erfordert. Bei der Hilfsmittelversorgung sollte stets der Grundsatz „So viel Hilfe wie nötig und so wenig wie möglich" beachtet werden.

20.6 Neurodegenerative Erkrankungen

Definition und Einteilung

Für die neurodegenerativen Erkrankungen hat sich in der Praxis eine systematische Einteilung bewährt, welche die verschiedenen Zellkompartimente berücksichtigt. Neurodegeneration kann somit eine Folge nukleärer Defekte (z. B. Bloom-Syndrom, Nijmegen-Breakage-Syndrom) sein oder als Folge peroxisomaler (z. B. Zellweger-Syndrom, Adrenoleukodystrophien), lysosomaler (z. B. Gangliosidosen, metachromatische Leukodystrophien) und mitochondrialer Erkrankungen auftreten. Ebenso kann sie aufgrund von Störungen des Golgi-Apparats, des endoplasmatischen Retikulums sowie der Membranen (z. B. Muskeldystrophien, Myelinkrankheiten) entstehen.

Ätiologie und Pathogenese

Die Läsion betrifft zu Beginn der Erkrankung überwiegend entweder die Markscheiden des zentralen und peripheren Nervensystems („Neurodegeneration der weißen Substanz", „white-matter disease", sog. Leukodystrophien) oder die neuronalen Perikarya („Neurodegeneration der grauen Substanz", „gray-matter disease"). Seltener liegt die primäre Degeneration im Bereich der Basalganglien oder des Kleinhirns, Hirnstamms und Rückenmarks vor. Dementsprechend sind die Frühsymptome häufig entweder der primären Läsion des Myelins mit anfangs vorwiegend motorischen Symptomen oder der primären Läsion des neuronalen Perikaryons mit frühzeitigem intellektuellem Abbau zuzuordnen. Erst im Verlauf wird dann auch das jeweils andere System betroffen.

Symptome

Die klinische Symptomatik ist bei neurogenerativen Erkrankungen zumindest in der Anfangsphase immer progredient. Es kommt zunächst zu einem Stillstand (Knick!) und später zu einem Rückstand (Regression!) der motorischen und/oder mentalen Entwicklung mit Verlust der bereits erworbenen Fähigkeiten. Bei Residualsyndromen, z. B. infantilen Zerebralparesen, entwickeln sich die Kinder dagegen mehr oder weniger kontinuierlich weiter.

> Zu Beginn der Erkrankung stehen bei Leukodystrophien spastische Bewegungsstörungen, bei Basalgangliendegenerationen Hyper- und Dyskinesien und bei spinozerebellärer Degeneration ataktische Bewegungsstörungen im Vordergrund der klinischen Symptomatik. Bei Erkrankungen der Vorderhornzellen, der peripheren Nerven und der Muskulatur finden sich Hypotonie und schlaffe Paresen. Mentale Störungen werden vor allem bei Speichererkrankungen, Gangliosidosen, Zeroidlipofuszinosen, Poliodystrophien und Rett-Syndrom beobachtet.

Diagnostik

Bei der Erhebung der Anamnese ist es wesentlich, nach dem genauen Entwicklungsverlauf und den ersten Symptomen zu fragen. Die Diagnostik umfasst z. T. umfangreiche Labor- und neuroradiologische Untersuchungen. Wie eingreifend und aufwendig die Diagnostik sein soll, hängt vor allem von den Ergebnissen der klinisch-neurologischen Untersuchungen ab.

20.6.1 Krankheitsbilder

Mitochondriopathien, ein Teil der lysosomalen Speichererkrankungen, peroxisomale Erkrankungen und neurodegenerative Prozesse des peripheren neuromuskulären Systems werden in ➤ Kap. 7 abgehandelt. Nachfolgend werden die wichtigsten übrigen neurodegenerativen Erkrankungen erläutert.

Degeneration der weißen Substanz (Leukodystrophien)

Störungen des Myelins werden eingeteilt in:
- **Hypomyelinisation** (zu geringe Myelinbildung mit bekanntem und unbekanntem Defekt)
- **Dysmyelinisation** (Bildung von fehlerhaftem Myelin)
- **Demyelinisation** (Zerstörung von Myelin)

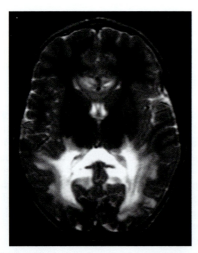

Abb. 20.6 Adrenoleukodystrophie: 7 Jahre alter Junge mit Verlust bereits erworbener Fähigkeiten. MRT des Schädels in T2-Wichtung axial: symmetrische Signalanhebungen des periventrikulären Marklagers okzipital unter Beteiligung der dorsalen Anteile der U-Fasern, der inneren Kapsel, des Thalamus und der Stammganglien [R232]

- **Leukoenzephalopathie** (sekundäre Schädigungen des Myelins durch andere Erkrankungen, ➤ Abb. 20.6).

Degeneration der grauen Substanz

Hierzu gehören G_{M1}-Gangliosidosen (Typ 1 und 2), G_{M2}-Gangliosidosen (Morbus Tay-Sachs, Morbus Sandhoff, AB-Variante und juvenile G_{M2}-Gangliosidose), Morbus Gaucher (Typ I–III), Morbus Niemann-Pick (Typ A–C), Morbus Fabry und Morbus Farber (Lipogranulomatose), die Poliodystrophien (Morbus Alpers) und lysosomalen Speichererkrankungen (➤ Kap. 7).

Degeneration der Basalganglien bzw. des extrapyramidalen Systems

Hierzu gehören Chorea Huntington (mit Manifestation meist im mittleren Erwachsenenalter), Torsionsdystonien, Neurodegeneration mit Eisenspeicherung im Gehirn, Morbus Fahr, familiärer Tremor, Restless-Legs-Syndrom und paroxysmale Choreoathetosen wie juvenile Parkinson-Krankheit, Morbus Wilson und Gilles-de-la-Tourette-Syndrom.

Degeneration von Kleinhirn, Hirnstamm und Rückenmark

Bei degenerativen Störungen in diesem Bereich steht eine **chronische bzw. progressive Ataxie** im Vordergrund der klinischen Symptomatik. Die **Ataxie** ist durch eine Störung der Koordination von Bewegungsabläufen und der genauen Kontrolle von Haltung und Bewegung gekennzeichnet und kann sowohl isoliert als auch in Kombination mit Hirnstammsymptomen, extrapyramidalen Bewegungsstörungen, Neuropathien, Taubheit, Katarakt und Demenz auftreten.

Klinisch finden sich als **typische Symptome der Ataxie:**
- Taumelnder Gang
- Störung des Sprachflusses (Dysarthrie)
- Augenbewegungsstörungen (Nystagmus und überschießende sakkadische Blickfolgen)
- Unpräzise, schwerfällige Extremitätenbewegungen (z. B. Dysdiadochokinese)

Liegt bei einem Patienten eine chronische bzw. progressive Ataxie vor, sollte nach Ausschluss einer fokalen Läsion (z. B. Tumor) mittels cMRT aus differenzialdiagnostischen Gründen auch an metabolische Erkrankungen gedacht werden.

Im Kindesalter werden häufig eine Friedreich-Ataxie und spinozerebelläre Ataxien beobachtet.

Unklassifizierte Erkrankungen mit degenerativen Charakteristika

Hierzu gehört das Rett-Syndrom, wenngleich es im engeren Sinne keine neurodegenerative Erkrankung ist. Der klinisch-progrediente Verlauf lässt aber an eine solche denken.

Rett-Syndrom

Definition Das Rett-Syndrom ist eine seltene Erkrankung, die fast ausschließlich Mädchen betrifft. Es beruht bei 95 % der Fälle auf Mutationen des *MeCP2*-Gens auf dem X-Chromosom. Die Häufigkeit beträgt etwa 1 : 10.000 Mädchen.

Symptome und Diagnostik Schwangerschaft, Geburt und Entwicklung in den ersten 1½ Jahren verlaufen weitgehend unauffällig. Auch der Kopfumfang ist bei der Geburt normal.

Für die Diagnose werden verschiedene Kriterien (nach Wilken und Hanefeld 2019) als notwendig erachtet:
- **Hauptkriterien:**
  1. Teilweiser oder kompletter Verlust erworbener Handfunktionen
  2. Teilweiser oder vollständiger Verlust der erworbenen Sprachfähigkeit
  3. Gangstörungen: eingeschränkte (Dyspraxie) oder Gehunfähigkeit
  4. Stereotype Handbewegungen: knetend, ringend, reibend, waschend, beißend
- **Unterstützende supportive Kriterien:**
  1. Postnatale Dezeleration des Schädelwachstums
  2. Störung der Atmung im Wachzustand
  3. Bruxismus im Wachzustand
  4. Gestörter Schlafrhythmus
  5. Abnormer Muskeltonus
  6. Periphere vasomotorische Störungen
  7. Skoliose / Kyphose
  8. Wachstumsretardierung
  9. Kleine kalte Hände und Füße
- **Ausschlusskriterien:**
  1. Hirnverletzungen oder Traumata (peri- und postnatal), neurometabolische Erkrankungen, schwere Infektionen mit Beteiligung des zentralen Nervensystems (ZNS)
  2. Deutliche Störung der psychomotorischen Entwicklung in den ersten 6 Lebensmonaten

Therapie Die Therapie erfolgt symptomatisch (v. a. Physiotherapie, Reittherapie, Musiktherapie, therapeutisches Schwimmen, Beschäftigungstherapie). Die Epilepsie lässt sich oft mit Antiepileptika (Sultiam, Oxcarbazepin, Valproat oder Lamotrigin) gut behandeln.

20.7 Epilepsien

Definition und Epidemiologie

Zerebrale Anfälle sind das Resultat abnormer, exzessiver elektrischer Entladungen größerer Neuronenverbände des ZNS. Sie entstehen an verschiedenen Stellen, sodass es klinisch zu sehr unterschiedlichen Symptomen kommt.

Generalisierte Anfälle entstehen an einer oder unterschiedlichen Stellen des Kortex. Sie breiten sich allerdings so rasch in bilateralen Netzwerken aus, dass weder klinisch noch technisch (EEG) eine Unterscheidung des Ursprungsortes gelingt. **Fokale Anfälle** beginnen in umschriebenen oder ausgedehnten Netzwerken einer Hemisphäre. Anfallsbeginn und -ausbreitung (auch zur Gegenseite, Entwicklung in bilaterale tonisch-klonische Anfälle) sind für einzelne Anfallstypen konsistent.

Zerebrale Anfälle sind nicht identisch mit **Epilepsien.** Um Epilepsien handelt es sich erst dann, wenn die afebrilen zerebralen Anfälle chronisch rezidivieren (mindestens zweimal) und/oder weitgehend unabhängig von akuten Erkrankungen auftreten.

Fokale Anfälle: Unterscheidung aufgrund des Grades der Beeinträchtigung:
- Ohne Beeinträchtigung von Bewusstsein und Wahrnehmung
- Mit beobachtbaren motorischen oder autonomen Symptomen (entspricht in etwa dem alten Konzept der einfach-fokalen Anfälle)
- Ausschließlich mit sensorischen oder psychischen Sensationen (entspricht in etwa dem alten Konzept der Aura)
- Mit Beeinträchtigung von Bewusstsein oder Wahrnehmung (entspricht in etwa dem alten Konzept der komplex-fokalen Anfälle und wird aktuell als dyskognitiv beschrieben)
- Mit Entwicklung in einen bilateralen konvulsiven Anfall (ersetzt den alten Begriff „sekundär-generalisierter Anfall")

> Bei zerebralen Anfällen werden zunächst zwei große Gruppen unterschieden:
> - **Epilepsien:** chronisch rezidivierende, afebrile Anfälle, die unabhängig von akuten Erkrankungen auftreten.
> - **Symptomatische bzw. Gelegenheitskrämpfe:** febrile und afebrile Anfälle, die im Rahmen oder als unmittelbares Symptom einer akuten entzündlichen, toxischen, metabolischen und traumatischen Erkrankung (mit oder ohne Beteiligung des ZNS) auftreten, z. B. Anfälle im Rahmen einer Infektion des ZNS (Meningoenzephalitis), einer Schädel-Hirn-Verletzung mit oder ohne Blutung oder eines Schlaganfalls, einer Entgleisung des körpereigenen Metabolismus (z. B. Hypoglykämie, Hypokalzämie, Erhöhung der harnpflichtigen Substanzen) etc.

Tab. 20.3 Definition des Status epilepticus

Generalisierter konvulsiver Status epilepticus	GTKA* > 5 min
Generalisierter nonkonvulsiver Status epilepticus	Absencen > 20 min
Fokaler konvulsiver oder nonkonvulsiver SE	Fokale Anfälle > 20 min

* GTKA = generalisierte tonisch-klonische Anfälle

Unter einem **Status epilepticus** versteht man einen anhaltenden epileptischen Zustand, der durch einen prolongierten Anfall (> 20–30 min) oder durch das wiederholte Auftreten von Anfällen in kurzen Intervallen zustande kommt, ohne dass der Patient zwischendurch das Bewusstsein wiedererlangt. Diese internationale Definition ist allerdings für die Praxis ungeeignet, da die Wahrscheinlichkeit gering ist, dass ein Anfall, der länger als 4 min dauert, spontan endet. Deshalb spricht man bei generalisierten tonisch-klonischen Anfällen (GTKA) bereits ab einer Anfallsdauer > 5 min von einem Status epilepticus (➤ Tab. 20.3).

Die Epilepsien gehören mit einer **Inzidenz** von 0,5 ‰ und einer **Prävalenz** von 5–8 ‰ zu den häufigsten chronischen Erkrankungen bei Kindern bis zu 10 Jahren.

Ätiologie und Pathogenese

Der Basismechanismus basiert auf einer **paroxysmalen Depolarisation.** Sie wird durch eine Imbalance zwischen exzitatorischen und inhibitorischen Neurotransmittersubstanzen (z. B. Glutamat oder Aspartat und Gamma-Aminobuttersäure [GABA]) und durch Veränderungen der Membranrezeptoren sowie Störungen des neuronalen Energiestoffwechsels ausgelöst. Daneben spielen bei einem Teil der Epilepsien auch Defekte in den Genen der Ionenkanäle ätiopathogenetisch eine Rolle, wobei verschiedene Subtypen von Ionenkanälen betroffen sein können.

Klassifikation von Anfällen und Epilepsien

Die Einteilung epileptischer Anfälle und der Epilepsien basiert auf einer genauen Anamneseerhebung und den Ergebnissen verschiedener Zusatzuntersuchungen wie Wach- und Schlaf-EEG, Langzeit-EEG, Video-Simultandoppelbildaufzeichnungen, MRT des Gehirns und Genetik. Die zunehmenden Fortschritte in der Diagnostik der Epilepsien, vor allem in der Bildgebung und Molekulargenetik, führten in den letzten Jahren zu einem Konzeptwandel hinsichtlich der Klassifikation von Anfällen und Epilepsien. Die *International League Against Epilepsy* (ILAE, Internationale Liga gegen Epilepsie) verabschiedete 2017 eine neue Klassifikation von Anfällen und Epilepsien (➤ Tab. 20.4 und ➤ Tab. 20.5).

Demnach werden die epileptischen Anfälle eingeteilt in solche mit fokalem, generalisiertem oder unklarem Beginn. Fokale Anfälle werden unterschieden bezüglich der Bewusstseinslage / Wahrnehmung (erhalten oder beeinträchtigt) und beschrieben, ob sie primär mit oder ohne motorische Symptome auftreten. Die Epilepsien werden nach Anfallstypen, Ätiologie und Syndromen eingeteilt, wobei auch Komorbiditäten berücksichtigt werden müssen.

Klinik der Epilepsien und Epilepsiesyndrome

Generalisierte Epilepsien

Absencen

Absencen werden typischerweise im Schulalter beobachtet. Sie treten ohne vorausgegangene Aura unvermittelt auf und enden nach einem Abwesenheitszustand von etwa 5–20 s Dauer ebenfalls plötzlich.

Eine genaue Analyse des Anfallsablaufs zeigt aber, dass nicht selten auch motorische Phänomene vorkommen, besonders im Bereich der Augen, der Lippen, aber auch der Extremitäten. Hilfreich bei der Differenzierung ist fast regelmäßig die **willkürliche Hyperventilation,** wodurch 2½- bis 3-Sekunden-, selten 4-Sekunden-Spike-Wave-Muster im EEG zu provozieren sind (➤ Abb. 20.7). Häufig besteht eine Photosensibilität.

Absencen können in Kombination mit Grand-Mal-Anfällen auftreten.

Tab. 20.4 Anfallsklassifikation der ILAE (2017)

Fokal	Generalisiert	Unbekannt
Bewusstsein/Wahrnehmung erhalten oder beeinträchtigt: • **Beginn motorisch:** – automotorisch – atonisch – klonisch – epileptische Spasmen – hyperkinetisch – myoklonisch – tonisch	• **motorisch:** – tonisch-klonisch – klonisch – tonisch – atonisch – myoklonisch – myoklonisch-atonisch-klonisch – myoklonisch-atonisch – atonisch – epileptische Spasmen	• **motorisch:** – tonisch-klonisch – epileptische Spasmen • **nicht motorisch:** – Verhaltensarrest
• **Beginn nicht motorisch:** – autonom – Verhaltensarrest – kognitiv – emotional – sensorisch	• **nicht motorisch (Absencen):** – typisch – atypisch – myoklonisch – Lidmyoklonien	• **unklassifiziert**
Entwicklung zu bilateralen tonisch-klonischen Anfällen		

Tab. 20.5 Epilepsieklassifikation der ILAE (2017)

Komorbiditäten	Epilepsietypen	
	Nach Anfallstypen:	fokal, generalisiert, unbekannt
	Nach Ätiologie:	strukturell, genetisch, metabolisch, infektiös, immun, unbekannt
	Nach Syndromen	(falls zutreffend)

Die Absencen manifestieren sich überwiegend im Schulalter. Deshalb fallen die Kinder nicht selten im Unterricht durch Träumereien auf. Auch das Schriftbild ist dabei durch Ausrutschen der Feder bzw. automatisches, fehlerhaftes Fortführen oft fehlerhaft. Sie treten im Gegensatz zu fokalen Anfällen ohne Aura unvermittelt auf und enden abrupt. Die Bewusstseinsstörung dauert 5–20 s. Die Absencen werden in der Regel durch Hyperventilation provoziert. Deshalb ist die Ableitung eines EEG unter Hyperventilation diagnostisch unerlässlich.

Myoklonisch-astatische Anfälle
Hierbei stehen myoklonische und astatische Anfälle mit heftigen Stürzen, Absencen und oft nächtlichen tonisch-klonischen Anfällen im Vordergrund der klinischen Symptomatik. Betroffen sind meist normal entwickelte Kinder zwischen dem 1. und 5. Lebensjahr. Charakteristische EEG-Befunde sind generalisierte 2–3/s-„spikes" and „waves" sowie Theta-Rhythmen, oft einhergehend mit Photosensibilität. Fokale und multifokale hypersynchrone Aktivität findet sich dabei nicht.

Die Prognose ist insbesondere bei Kindern mit Status epilepticus und nächtlichen tonisch-klonischen Anfällen ungünstig.

Juvenile myoklonische Epilepsie (JME)
Die **juvenile myoklonische Epilepsie (Janz-Syndrom)** manifestiert sich in der Regel im Alter zwischen dem 12. und 20. Lj. und kann sich aus einer Absence-Epilepsie entwickeln. Diese Anfälle sind charakterisiert durch meist in den Morgenstunden auftretende, bilaterale heftige Myoklonien in Schultergürtel und Armen, teilweise in Kombination mit Absencen und Aufwach-Grand-Mal.

Das EEG zeigt generalisierte irreguläre Polyspike-Komplexe. Häufig besteht eine Photosensibilität.

Die **erbliche Disposition zu zerebralen Anfällen** äußert sich im EEG durch den Nachweis von bilateral-synchronen „spikes" und „waves", Photosensibilität (photoparoxysmale Reaktion) und monomorphe 4–7/s-Theta-Rhythmen.
Die **Photosensibilität** ist definiert durch das Auftreten von „spikes" oder von „spikes" und „waves" unter Stimulation mit intermittierenden Lichtreizen und ist bei ca. 8 % aller 5- bis 15-jährigen Kinder in der Allgemeinbevölkerung nachzuweisen. Nur ein sehr

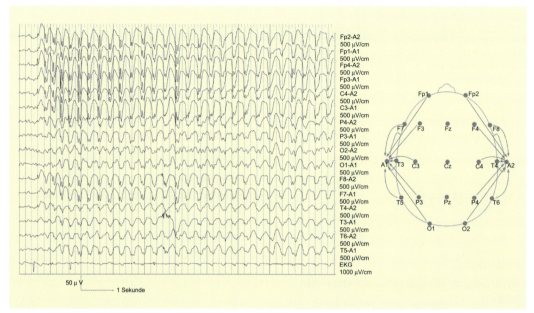

Abb. 20.7 Generalisierte bilateral-synchrone 3/s-Spike-Wave-Komplexe (SWK) im EEG während einer Absence [R232]

geringer Anteil von ihnen erkrankt jedoch an Epilepsie. Experimentellen Studien zufolge liegt ihr eine Störung des Dopaminhaushalts zugrunde, die möglicherweise autosomal-dominant vererbt wird. Deshalb ist sie insbesondere bei Kindern und Jugendlichen mit generalisierten Epilepsien wie Absencen, myoklonisch-astatischen Anfällen, juveniler myoklonischer Epilepsie und Epilepsie mit Aufwach-Grand-Mal-Anfällen nachweisbar.

Fokale Epilepsien

Fokale Anfälle treten in jedem Alter auf, meist nach vorausgegangener Aura. Sie dauern Minuten an. Nach den Anfällen sind die Patienten nicht selten desorientiert. Die topografische Zuordnung fokaler Anfälle gelingt oft klinisch durch die genaue Erfassung der Anfallssymptomatik (➤ Tab. 20.6).

Bei allen Ursprungsorten der fokalen Anfälle kann eine Kombination mit großen Anfällen (Grand-Mal- oder Hemi-Grand-Mal-Anfälle) vorkommen. Sie treten oft im Schlaf (**Schlaf-Grand-Mal**) auf.

Die klinisch vermutete Diagnose wird mithilfe der EEG-Untersuchungen (Nachweis von fokalen „sharp and spike waves") bestätigt. Eine MRT-Untersuchung sollte zur Abklärung der Ätiologie unbedingt erfolgen.

Rolando-Epilepsie

Definition Es handelt sich um eine fokale Epilepsie, die sich meist bei normal entwickelten Kindern zwischen dem 2. und 12. Lebensjahr manifestiert. Sie macht etwa 10–15 % aller Epilepsieformen im Kindesalter aus. Aufgrund der typischen Anfälle (motorische Dysphasie, d. h. eine Unfähigkeit, im Anfall und noch kurz nach dem Anfall zu sprechen) und des charakteristischen EEG-Befunds (Rolando-Fokus, ➤ Abb. 20.8) ist sie meist leicht zu diagnostizieren.

Ätiologie Komplexer polygener Erbgang. Eine molekulargenetische Diagnostik ist bisher nicht möglich.

Symptome In der Vorgeschichte der Patienten finden sich häufig Neugeborenenanfälle und Fieberkrämpfe. Charakteristisch sind überwiegend im Schlaf auftretende einfach-fokale Anfälle mit Missempfindungen im Bereich des Gesichts, der Mundhöhle und der Zunge mit vermehrtem Speichelfluss mit motorischer Dysphasie sowie seltener tonisch-klonische Anfälle. Im Verlauf zeigen die Kinder oft Teilleistungsstörungen.

Diagnostik Im EEG findet sich charakteristischerweise ein Sharp-Wave-Fokus meist zentrotempo-

Tab. 20.6 Topografische Zuordnung der Anfälle anhand der klinischen Symptome

Ursprungsorte der Anfälle	Anfallssymptome
Frontallappen	Atypische Absencen
	Wendebewegungen von Kopf und Augen
	Ganzkörperautomatismen
	Spracharrest
	Perseverationen
Supplementärmotorisch	Tonische Haltungsbewegungen mit Vokalisationen
	Spracharrest
	Fechterstellung
	Urininkontinenz
Parietalhirn	Par-/Dysästhesien
	Bewegungsdrang
	Akustische Halluzinationen
	Spracharrest
	Rechts-Links-Störung
	Psychische Veränderungen
Okzipitallappen	Visuelle Halluzinationen
	Tinnitus
	Orale Automatismen
	Umdämmerung
	Kontraversive Wendebewegungen teilweise mit „Jacksonian march"

ral (➤ Abb. 20.8), seltener aber auch temporal, parietal und okzipital mit Aktivierung im Schlaf. Nur ca. 10 % der Kinder mit diesen EEG-Veränderungen zeigen jedoch klinisch Anfälle.

Therapie Bei niedriger Anfallsfrequenz ist eine medikamentöse Behandlung nicht unbedingt erforderlich, ansonsten ist Sultiam Mittel der 1. Wahl (➤ Tab. 20.7).

Verlauf und Prognose Es sind eingehende neuropsychologische Untersuchungen und bei Anfallshäufung bzw. Therapieresistenz eine bildgebende Diagnostik (cMRT) erforderlich. Die Prognose ist in typischen Fällen sehr günstig. Die Epilepsie heilt bis zur Pubertät oder spätestens bis zu deren Ende aus.

> Bei der Rolando-Epilepsie treten die Anfälle typischerweise im Schlaf in Form von motorischer Dysphasie auf, d. h., das Kind kann infolge der Ausfälle im Mund- und Zungenbereich im Anfall und kurz nach dem Anfall nicht sprechen. Die Prognose ist sehr günstig, da die Epilepsie in der Pubertät spontan sistiert. Eine antikonvulsive Dauermedikation ist nur bei gehäuften Anfällen, insbesondere in Kombination mit Grand-Mal-Anfällen, indiziert.

Epilepsiesyndrome

Blitz-Nick-Salaam(BNS)-Krämpfe (West-Syndrom)

Definition und Ätiologie Sie treten ganz überwiegend zwischen dem 3. und 8. Lebensmonat auf. Die Anfälle (infantile Spasmen) manifestieren sich äußerst selten vor dem 1. und nach dem 18. Lebensmonat.

Das West-Syndrom hat ein sehr breites Spektrum möglicher Ursachen, die infolge moderner genetischer Diagnostik weiter zunehmen.

Ätiologisch sind häufig prä-, peri- und postnatale Hirnschädigungen und der Tuberöse-Sklerose-Komplex, seltener neurometabolische Erkrankungen sowie kortikale und kongenitale Malformationen verantwortlich.

Charakteristisch im Anfallsbild sind blitzartig auftretende **heftige Beugemyoklonien** der Arme und Beine mit Schleudern der Extremitäten nach vorn sowie Nicken des Kopfes und Beugung des Oberkörpers nach vorn, die oft insbesondere in den Morgenstunden in Serien auftreten.

Diagnose Diagnostisch wertvoll ist die im EEG nachweisbare Hypsarrhythmie mit irregulären multifokalen „sharp slow waves" mit häufiger und rascher Generalisierung (➤ Abb. 20.9), die teils in Gruppierungen und teils kontinuierlich auftreten und im Schlaf aktiviert werden können.

Prognose Die Prognose hängt von der Ätiologie ab. Sie ist bei der Form mit bekannter Ätiologie sehr ungünstig; die Patienten sind meist schwer retardiert, und die BNS-Epilepsie geht in andere Epilepsien über, z. B. in ein Lennox-Gastaut-Syndrom.

Lennox-Gastaut-Syndrom (LGS)

Das LGS kann sich aus BNS-Krämpfen entwickeln. Betroffen sind meist **hirngeschädigte Kinder**

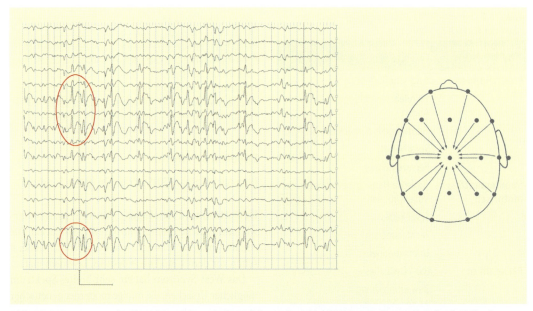

Abb. 20.8 Zentrotemporaler Sharp-Wave-Fokus mit Generalisierung im Schlaf-EEG eines Patienten mit Rolando-Epilepsie [R232]

Tab. 20.7 Antikonvulsive Langzeittherapie bei Kindern mit Epilepsien

Art der Epilepsie	1. Schritt	2. Schritt
Rolando-Epilepsie Panayiotopoulos-Syndrom	Sultiam	Levetiracetam
Landau-Kleffner-Syndrom, Pseudo-Lennox-Syndrom, CSWS	Sultiam Kortikosteroide	Levetiracetam Ethosuximid
Fokale Epilepsien (Ursache strukturell oder unbekannt)	Carbamazepin Oxcarbazepin (ab 6 Jahre)	Levetiracetam Lamotrigin (je nach Konstellation und möglicher Zeit für Eindosierung)
Kindliche Absence-Epilepsie	Ethosuximid	Valproat
Juvenile Absence-Epilepsie	Ethosuximid	M: Lamotrigin J: Valproat
Juvenile myoklonische Epilepsie	M: Levetiracetam J: Valproat	Lamotrigin
Aufwach-Grand-Mal-Epilepsie	M: Lamotrigin J: Valproat	Valproat + Ethosuximid
BNS-Epilepsie (West-Syndrom)	Vitamin B_6 Kortikosteroide nach AWMF Vigabatrin bei TSC	Sultiam
Myoklonisch-astatische Epilepsie	Valproat	Valproat + Lamotrigin oder+ Ethosuximid oder Mesuximid
Dravet-Syndrom	Valproat	Valproat + Clobazam + Stiripentol+ Brom
Lennox-Gastaut-Syndrom	Valproat	Valproat + Rufinamid

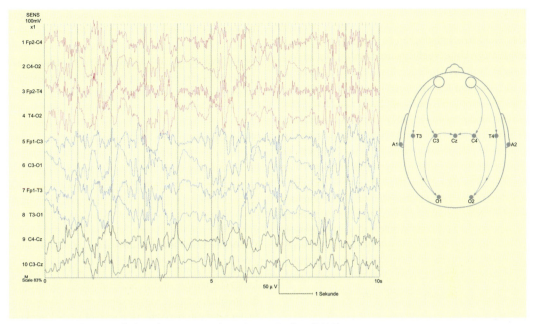

Abb. 20.9 Typische Hypsarrhythmie bei einem Säugling mit West-Syndrom [R232]

zwischen dem 2. und 6. Lebensjahr. Die Anfälle sind charakterisiert durch das Auftreten verschiedener Anfallsformen (tonisch, tonisch-klonisch, tonisch- und myoklonisch-astatisch, fokale Anfälle, Nickanfälle und atypische Absencen), wobei die tonischen Anfälle insbesondere nachts beobachtet werden. Im nächtlichen EEG findet sich eine Zunahme hypersynchroner Aktivität mit Auftreten eines oft kontinuierlichen Spike-Wave-Variant-Musters.

Die Prognose ist sehr ungünstig.

West- und Lennox-Gastaut-Syndrom (LGS) manifestieren sich zumeist auf der Grundlage einer schweren hirnorganischen Schädigung, z.B. perinatalen Hirnschädigungen, kortikalen Dysplasien, ZNS-Fehlbildungen, neurometabolischen und degenerativen Erkrankungen, tuberöser Hirnsklerose etc. Das West-Syndrom manifestiert sich im Säuglingsalter und das LGS im 2.–6. Lebensjahr, wobei das LGS in ca. 20 % der Fälle aus dem West-Syndrom hervorgeht.
Beim West-Syndrom mit ungeklärter Ätiologie sprechen die Patienten schneller und besser auf die Therapie an und haben eine bessere Entwicklungsprognose (30–50 %). Dabei ist neben dem kompletten Sistieren von Anfällen und Hypsarrhythmie die ungestörte interiktale Hintergrundaktivität im EEG ein entscheidender Faktor für die Prognose. Dies betrifft allerdings nur 5–10 % der Kinder mit BNS-Epilepsie. Die restlichen Patienten weisen im Verlauf meist schwere Retardierung der motorischen und mentalen Entwicklung auf.

Die Prognose des LGS ist ebenfalls sehr ungünstig. Die Anfälle sind therapieresistent und mit häufigen epileptischen Stati assoziiert. Es kommt zu einem gravierenden mentalen Abbau, sogar bis zur Demenz.

Dravet-Syndrom

Die schwere myoklonische Epilepsie des Säuglingsalters (SMEI) beginnt im 1. Lebensjahr mit febrilen Anfällen und/oder GTKA und Halbseitenkrämpfen mit wechselnder Seitenbetonung. Die febrilen Anfälle werden am Anfang nicht selten als Fieberkrämpfe gedeutet. Im Laufe der Zeit kommen Myoklonien, atypische Absencen sowie eine Verschlechterung der motorischen, mentalen und sprachlichen Fähigkeiten hinzu.

Diagnostik

Die Suche nach Ätiologie und Pathogenese erfordert neben einer gründlichen Eigen- und vor allem Fremdanamnese sowie einer vollständigen internistisch-neurologischen Untersuchung (u. a. mit Untersuchung der Haut mittels Wood-Lampe) vielfach den Einsatz weiterer Untersuchungsverfahren.

EEG

Das Elektroenzephalogramm (EEG) ist die einzige apparative Untersuchungsmethodik, die in Verbindung mit der vorliegenden Anfallsanamnese die Diagnose einer Epilepsie ermöglicht. Der Nachweis von Spikes, Spike-Wave-Komplexen und Sharp-slow-Wave-Komplexen im EEG ist zunächst als Zeichen einer erhöhten zerebralen Anfallsbereitschaft zu werten und nicht gleichbedeutend mit einer Epilepsie. Sie werden auch bei einem Teil der sog. gesunden Kinder gesehen, ohne dass klinisch jemals Anfälle beobachtet wurden. Die Diagnose einer Epilepsie sollte nur gestellt werden, wenn parallel zu einem Anfallsereignis iktale epileptiforme Aktivität im EEG aufgezeichnet wird. Dafür stehen das Wach- (ggf. mit Hyperventilation und Fotostimulation), Schlaf-, Langzeit-EEG und Video-Doppelbildaufzeichnungen zur Verfügung. Sie müssen allerdings als Stufendiagnostik durchgeführt werden.

Weitere diagnostische Verfahren

Die erweiterte Labordiagnostik (u. a. im Liquor) und die bildgebenden Verfahren MRT, PET und SPECT, die Einsichten in die strukturellen und biochemischen Vorgänge des epileptischen Geschehens ermöglichen, sollten nur gezielt veranlasst werden. Sie kommen bei Therapieresistenz sowie bei Stillstand (Knick!) und Rückschritt (Regression!) der motorischen und / oder mentalen Entwicklung in Betracht.

Differenzialdiagnose

> Nach jedem Anfallsereignis muss eine umfassende diagnostische Abklärung zum Nachweis bzw. Ausschluss symptomatischer Ursachen und zur Differenzialdiagnose erfolgen. Dabei ist besonders hervorzuheben, dass zahlreiche andere Erkrankungen mit anfallsartigen Ereignissen mit Bewusstseinsstörungen und/oder motorischen Phänomenen einhergehen können, z. B. Reflex- und kardiale Synkopen, Affektkrämpfe, Pavor nocturnus, psychogene Anfälle, Tics, konfusionelle Migräne, Intoxikationen oder Narkolepsie. Es gibt dabei kein diagnostisches Standardkonzept. Anamnese und klinischer Befund bestimmen die Diagnostik.

Die laborchemische Diagnostik aus Serum (u. a. die Bestimmung der CK- und Prolaktinwerte bei V. a. psychogene Anfälle) muss daher unter Berücksichtigung dieser Differenzialdiagnose durchgeführt werden.

> Die Analyse des Liquor cerebrospinalis sollte nach einem Anfallsereignis nur bei V. a. entzündliche ZNS-Erkrankungen oder neurometabolische Erkrankungen erfolgen.

Therapie

Die Prinzipien der antikonvulsiven **Akuttherapie** gelten auch für die afebrilen Anfälle und werden in ➤ Kap. 20.8 und ➤ Tab. 20.9 ausführlich erläutert.

Voraussetzungen für Langzeittherapie

Die Grundvoraussetzungen für eine **antikonvulsive Langzeittherapie** sind die Sicherung der Diagnose und die möglichst exakte Klassifikation der Epilepsieform. In der Literatur herrscht nach wie vor keine Einigkeit, wann eine antikonvulsive Dauermedikation indiziert ist. Als wesentliche **Entscheidungsfaktoren** haben sich weitgehend übereinstimmend folgende erwiesen:
- Zwei unprovozierte epileptische Anfälle innerhalb von 12 Monaten
- Erster unprovozierter Anfall mit einem erhöhten Rezidivrisiko von mindestens 60 %!
- Erster unprovozierter Anfall im Rahmen einer syndromalen Epilepsieerkrankung. (So treten z. B. BNS-Krämpfe, myoklonisch-astatische Anfälle, Absencen, JME etc. nie in Form eines einzelnen Anfalls auf. Hier muss man die Anfallsanamnese vertiefen und unbedingt Langzeit-Video-EEG-Untersuchungen durchführen.)

Antikonvulsive Langzeittherapie

Indikationen Eine antikonvulsive Langzeittherapie sollte grundsätzlich begonnen werden, wenn innerhalb von 12 Monaten mindestens zwei unprovozierte epileptische Anfälle aufgetreten sind. Man sollte aber auch nach dem ersten epileptischen Anfall sorgfältig überprüfen, ob die Indikation zu einer medikamentösen Dauertherapie vorliegt (s. o.).

Vor Einleitung einer Dauertherapie muss unbedingt berücksichtigt werden, dass auch allein die Behandlung der Grunderkrankung und die Vermeidung anfallsprovozierender Faktoren zum Sistieren der An-

Tab. 20.8 Definition von einfachen und komplizierten (= komplexen) Fieberkrämpfen (FK)

	Einfache FK	Komplexe FK
Häufigkeit	ca. 80 %	ca. 20 %
Risikofaktoren		
• Dauer	kurz (< 15 min)	lang (> 15 min)
• Frequenz	1 Anfall innerhalb von 24 h	> 1 Anfall innerhalb von 24 h
• Ausdehnung	generalisiert	fokal (+ Generalisierung)
Epilepsierisiko	1,5 %	4–6 %

fälle und zumindest zu einer deutlichen Verringerung der Anfallshäufigkeit führen können.

Bei wiederholtem Auftreten von Anfällen (mindestens zwei unprovozierte epileptische Anfälle innerhalb von 12 Monaten) ist in der Regel das Risiko der unterlassenen Therapie größer als das der Nebenwirkungen der Antiepileptika (Verletzungsgefahr im Anfall, Einschränkungen im gesellschaftlichen und beruflichen Leben, Hirnschädigungen durch prolongierte Grand-Mal-Anfälle).

Therapieplan Als Richtlinie für die Behandlung gilt im ersten Schritt die Monotherapie (➤ Tab. 20.8). Die Gabe des Antikonvulsivums wird langsam in 2- bis 5-tägigen Abständen bis zur vorläufigen Enddosierung gesteigert. Danach erfolgt unter Berücksichtigung des Steady-State (des Fließgleichgewichts) die Bestimmung der Konzentration des Antiepileptikums im Serum. Die aktuellen Behandlungsstrategien der Epilepsien bei Kindern sind in ➤ Tab. 20.8 zusammengefasst.

CAVE
Unter **Valproat-Therapie** kann eine fatale Hepatotoxizität – insbesondere bei Kindern unter 2 Jahren und bei Polytherapie – und unter **Kortikosteroid-Langzeittherapie** eine fatale Kardiomyopathie mit Hypertonie auftreten. Entsprechend den Empfehlungen der European Medicines Agency (EMA) und des Bundesinstituts für Arzneimittel- und Medizinprodukte (BfArM) darf **Valproat wegen der teratogenen Risiken** bei Mädchen im gebärfähigen Alter nur eingesetzt werden, wenn es keine Alternativen gibt.
Auch eine **Behandlung mit Vigabatrin** sollte wegen der irreversiblen Gesichtsfelddefekte erst nach sorgfältiger Nutzen-Risiko-Bewertung in Erwägung gezogen werden.

Nach den bisherigen Studien scheint Vigabatrin in einer Dosis von 100–150 mg/kg KG/d besonders bei Kindern mit tuberöser Sklerose und BNS-Krämpfen wirksam zu sein.

Bei therapieresistenten Epilepsien sollte bereits in der Phase der Behandlung mit Antikonvulsiva der 3. Wahl in Kooperation mit Zentren für Epilepsiechirurgie ein **„epilepsiechirurgischer Eingriff"** in Betracht gezogen werden. Unter dieser Fragestellung sollte insbesondere die bildgebende kranielle Diagnostik (MRT und evtl. SPECT) entsprechend optimiert werden.

Bei Pharmakoresistenz bestehen auch die Möglichkeiten einer Therapie durch „**Vagusnervstimulation**" und einer „**ketogenen Diät**".

Prognose

Vorrangiges Ziel einer medikamentösen Epilepsietherapie ist eine **möglichst rasche und andauernde Anfallsfreiheit**, verbunden **mit optimaler Verträglichkeit und hoher Sicherheit.** Dieses Ziel lässt sich etwa bei ca. drei Viertel der Patienten spätestens im zweiten Schritt der Epilepsiebehandlung erreichen.

20.8 Fieberkrämpfe

Definition und Epidemiologie Fieberkrämpfe sind die **häufigste Manifestationsform zerebraler Krampfanfälle.** 2–5 % aller europäischen und nordamerikanischen Kinder erleiden zumindest einen Fieberkrampf, die meisten in der Mitte des 2. Lebensjahrs. Fieberkrämpfe sind **epileptische Gelegenheitsanfälle.** Sie treten jenseits des 1. Lebensmonats im Rahmen fieberhafter Infektionskrankheiten ohne Beteiligung des ZNS auf. Die Körpertemperatur beträgt dabei mindestens 38 °C.

Ein epileptischer Krampfanfall wird nach ILAE als Fieberkrampf definiert, wenn er
- jenseits des 1. Lebensmonats
- in Verbindung mit einer fieberhaften Erkrankung, jedoch nicht durch ZNS-Infektion
- ohne vorausgegangene Neugeborenenkrämpfe oder afebrile Anfälle und
- ohne Zeichen eines anderen symptomatischen Anfalls auftritt.

> Fieberkrämpfe werden als Gelegenheitskrämpfe und nicht als Epilepsie aufgefasst.

Ätiologie und Pathogenese Das Fieber verringert die Krampfschwelle, die altersabhängig, individuell unterschiedlich und möglicherweise genetisch determiniert ist.

> Fieber, Altersabhängigkeit, genetische Prädisposition sowie prä- und perinatale Störungen des ZNS sind die wichtigsten ätiopathogenetischen Faktoren.

Einteilung und Symptome Einfache (unkomplizierte) Fieberkrämpfe sind mit ca. 80 % am häufigsten (> Tab. 20.8).

Diagnostik Die Diagnose eines Fieberkrampfanfalls ist in der Regel einfach und schnell durch das Zusammentreffen von anamnestisch eindeutigem **zerebralem Krampfanfall, Fieber** und **fehlenden Zeichen einer ZNS-Infektion** zu stellen. Die Anfälle treten im Rahmen eines Infekts (Luftwegsinfekt, Otitis media, Gastroenteritis, Harnwegsinfekt, Exanthema subitum etc.) auf.

Als routinemäßige **Laborbasisdiagnostik** ist insbesondere bei Säuglingen die Untersuchung von Blutbild, CRP, AP, Elektrolyten, U-Stix und Blutzucker zu empfehlen.

Das EEG hat nach einfachen Fieberkrämpfen keine Bedeutung. Nach komplizierten Fieberkrämpfen sollte es u. a. aus differenzialdiagnostischen Gründen abgeleitet werden.

Eine **cMRT** ist nur bei V. a. (Herpes-)Enzephalitis, insbesondere bei Kindern unter 18 Monaten mit fokalen Anfällen, angezeigt. Die **Schädelsonografie** ist bei komplizierten Fieberkrämpfen generell zu empfehlen, solange es die große Fontanelle zulässt.

Eine **generelle Verordnung von Lumbalpunktionen** nach Fieberkrampf ist nicht obligat und schürt Klinikängste bei Kind und Eltern. Sie ist nur bei V. a. (Herpes-)Meningoenzephalitis oder Sepsis mit grampositiven Kokken sowie bei Säuglingen mit unklarer Fieberursache auch ohne eindeutige meningeale Reizzeichen erforderlich. Fokale und prolongierte Krampfanfälle bei Fieber sowie persistierende Schläfrigkeit sollten ebenfalls mittels Lumbalpunktion abgeklärt werden.

Da der Ausschluss einer ZNS-Infektion bei Säuglingen und jungen Kleinkindern selbst für den erfahrenen Pädiater oft klinisch nicht zu sichern ist, ist die Indikation zu einer Lumbalpunktion in dieser Altersgruppe sehr großzügig zu stellen.

> Bei positiven meningealen Reizzeichen, Petechien (Kokkensepsis?), prolongierten fokalen Anfällen und persistierender Schläfrigkeit (Herpes-Enzephalitis?) ist eine Lumbalpunktion indiziert. Sehr großzügige Indikation besteht bei Säuglingen wegen der unsicheren klinischen Meningitiszeichen. Sofortiges EEG und MRT des Gehirns sind nur in seltenen Ausnahmefällen (unklarer partieller Status epilepticus, V. a. intrakranielle Druckerhöhung oder Raumforderung, Herpes-Enzephalitis) angebracht.

Therapie Akuttherapie bei Fieberkrampf: Ungefähr 85–90 % aller Fieberkrämpfe enden nach 3–4 min selbstlimitierend. Dauert ein Fieberkrampf 5 min und länger, ist das unverzügliche Unterbrechen durch rektales Diazepam oder bukkales Midazolam angezeigt (> Tab. 20.9).

Bei **Fortbestehen des febrilen / afebrilen Status epilepticus** erfolgt die weitere Behandlung auf der ITS unter Intubationsbereitschaft:
- **Levetiracetam i. v.:** 20 mg / kg KG über 5 min; anschließend 30 mg / kg KG / d verteilt auf 3 ED
- **Valproat i. v.:** 20–40 mg / kg KG über 3–5 min (max. 6 mg / kg KG / min)
- **Phenytoin i. v.:** 15 mg / kg KG über 20 min (1 mg / kg / min, max. 50 mg / min)

Levetiracetam und Valproat sind wegen des fehlenden sedativ-hypnotischen Effekts und der fehlenden kardialen Nebenwirkungen dem Phenobarbital und Phenytoin vorzuziehen.

Bei **Versagen der o. a. Therapien** sollten unter Beatmungsbereitschaft auf der ITS folgende Therapien in Betracht gezogen werden:
- **Midazolam-Dauerinfusion:** Bolus 0,2–0,5 mg / kg KG, danach 0,3–1,8 mg / kg KG / h
- **Thiopental-Dauerinfusion:** Bolus 5 mg / kg KG, danach 3–5 mg / kg KG / h
- **Propofol-Dauerinfusion:** Bolus 1–2 mg / kg KG, danach 1–4 mg / kg KG / h

Die Dosierungen dieser Präparate sollten u. a. EEG-gesteuert erfolgen (Ziel bei Midazolam Anfallskontrolle und bei Thiopental sowie Propofol das Burst-Suppression-Muster). Während der o. g. gesamten

Tab. 20.9 Akuttherapie bei Fieberkrampf (und afebrilen Krampfanfällen)

Sistiert der Krampfanfall nicht innerhalb von 3–4 min spontan:		
	Diazepam-Rektiole: 5 mg (< 15 kg KG) und 10 mg (> 15 kg KG) oder **Midazolam bukkal:** 0,2–0,5 mg / kg KG (max. 10 mg) **Cave:** ab einem Alter von 3 Monaten stationär, ab 6 Monaten ambulant Für das **bukkale Midazolam**[*] gilt folgende **altersbezogene Gesamtdosierung:**	
	(3 –)6 Monate bis 1 Jahr: **(Cave:** < 6 Monaten nur stationär)	2,5 mg
	1 Jahr bis < 5 Jahre:	5 mg
	5 Jahre bis < 10 Jahre:	7,5 mg
	10 Jahre bis < 18 Jahre:	10 mg
Wenn nach 5 min keine Wirkung	Wiederholung von Diazepam-Rektiole oder Midazolam (Buccolam®) bukkal in der o. a. Dosierung	
Nach 5 min keine Wirkung	Clonazepam i. v. 0,01(–0,05) mg/kg KG oder Lorazepam i. v. 0,1 mg/kg KG **Cave:** langsame i. v. Gabe	
Nach 5 min keine Wirkung	Therapie und Beobachtung auf der Intensivstation (ITS) Phenobarbital i. v. 10 mg / kg KG über 5–10 min	
Ggf. spätestens nach 10 min	**Status-epilepticus-Behandlung** (s. u.) in Intubationsbereitschaft	

[*] Achtung! Behandlung der lang anhaltenden akuten Krampfanfälle ist daran geknüpft, dass bei dem Patienten eine Epilepsie diagnostiziert wurde. Da Fieberkrämpfe definitionsgemäß nicht als Epilepsie klassifiziert werden, handelt es sich bei Fieberkrämpfen um eine Off-Label-Therapie!

Behandlungszeiträume ist eine kontinuierliche Monitorüberwachung (Puls, Blutdruck, Atmung, Sauerstoffsättigung) angezeigt.

Intermittierende Fieberkrampfprophylaxe: Jedes dritte Kind mit Fieberkrampf erleidet mindestens einen weiteren Fieberkrampf. Risikofaktoren für Rezidive sind:
- Junges Alter (< 18 Monate) beim ersten Fieberkrampf
- Positive Familienanamnese bezüglich der Fieberkrämpfe
- Fieberkrampf bei geringer Temperaturerhöhung
- Kurze Zeitspanne (< 1 h) zwischen Fieberbeginn und Anfall

Fieberkrämpfe lassen sich weder mit Ibuprofen noch mit Acetaminophen oder weiteren Antipyretika vermeiden. Sie können das Allgemeinbefinden der Patienten verbessern, verhindern jedoch keine Fieberkrämpfe.

Eine **orale intermittierende Diazepam-Prophylaxe** (0,33 mg / kg KG alle 8 h über max. 2 d) kann dagegen eine Senkung der Rezidivrate von Fieberkrämpfen um mehr als 40 % bewirken (44 % weniger Rezidive nach 19 Monaten). Dabei muss man allerdings mit Nebenwirkungen (z. B. Ataxie, Lethargie, Agitiertheit) rechnen. Die orale Gabe von Diazepam empfiehlt sich, wenn sich die Temperaturen nicht sicher unter 38,5 °C senken lassen.

> Antipyretika können das Allgemeinbefinden verbessern, verhindern aber keine Fieberkrämpfe (FK). Bei komplizierten FK empfiehlt sich eine orale intermittierende Diazepam-Prophylaxe über 2 febrile Tage zum Schutz vor Rezidiven.

Langzeittherapie bei Fieberkrämpfen: Grundsätzlich besteht keine Indikation für eine antiepileptische Langzeittherapie. Nur bei häufigen komplizierten Fieberkrämpfen (insb. bei zwei oder drei komplizierenden Faktoren) oder febrilem (und afebrilem) Status ist sie indiziert.

Anleitung der Eltern: Die sorgfältige Anleitung und Bewältigung der Ängste der Eltern ist ein hocheffektiver Bestandteil jeder Fieberkrampftherapie.

Prognose Fieberkrämpfe führen in aller Regel weder zu Entwicklungsstörungen noch zu bleibenden neurologischen Defiziten. Die bisherigen Ergebnisse der FEBSTAT-Studie (Febriler-Status-epilepticus-Studie) zeigen, dass bei Kindern mit Zustand nach febrilem Status epilepticus ein erhöhtes Risiko für die Entwicklung einer Hippokampussklerose (ca. ein Zehntel der Patienten) und somit einer späteren Temporallappenepilepsie besteht.

20.9 Nichtepileptische paroxysmale Funktionsstörungen

Definition Neben den dissoziativen Anfällen und Bewegungsstörungen gibt es bei Kindern andere Formen nichtepileptischer Anfälle organischer und physiologischer Natur. Die Unterscheidung von epileptischen Anfällen ist wichtig, weil sowohl eine übersehene Epilepsie als auch die fälschlicherweise behandelte Epilepsie zu einer Gefährdung des Patienten führen kann.

Epidemiologie Organische und physiologische anfallsartige Funktionsstörungen sind umso häufiger, je jünger die Kinder sind.

Ätiologie und Pathogenese In den meisten Fällen nicht bekannt. Aufgrund der familiären Häufung bei manchen Störungsbildern ist eine genetische Ursache wahrscheinlich.

Symptome Nichtepileptische Anfälle sind umso vieldeutiger, je jünger die Kinder sind. Eine Unterscheidung ist jedoch oft durch die klinischen Symptome möglich und wichtig, um eine unnötige antikonvulsive Therapie und Stigmatisierung der Patienten zu vermeiden. Am häufigsten sind im Neugeborenenalter benigne Schlafmyoklonien, im Säuglings- und Kleinkindesalter Selbststimulation, Stereotypien, Schauderattacken, Affektkrämpfe, der benigne Myoklonus des Säuglingsalters sowie Bewegungsstörungen durch einen gastroösophagealen Reflux und im Schulalter Parasomnien (Pavor nocturnus), Reflexsynkopen, Tics, Migräneäquivalente und psychogene Anfälle (> Tab. 20.10).

20.10 Schädel-Hirn-Traumata

Unfälle sind die häufigste Todesursache bei Kindern bis zum Alter von 5 Jahren. In ca. 30 % dieser Fälle ist ein Schädel-Hirn-Trauma (SHT) dafür verantwortlich. Ursächlich kommen im frühen Kindesalter Unfälle (Stürze) und bei Säuglingen eine Misshandlung („battered child syndrome"), insbesondere ein Schütteltrauma, in Betracht. Im Schulalter ereignen

Tab. 20.10 Klinische Hinweise zur Differenzierung zwischen Synkope und epileptischem Anfall

Reflex-Synkope	Epileptischer Anfall
Kurze, max. 5 min anhaltende Bewusstseinsstörung	Länger anhaltende Bewusstseinsstörung
Vorausgegangener Schwindel, Hitze-/Kältegefühl, Übelkeit, Schweißausbruch	Vorausgegangene Aura
Rasche Reorientierung	Längere Reorientierungsphase
Sturz: langsames „Zu-Boden-Sinken"	Sturz: rasch „wie ein Baum"
Motorische Symptome bei konvulsiven Synkopen möglich (z. B. Kloni)	Häufig motorische Symptome (Augen- oder Kopfwendungen, Nystagmus, klonische Zuckungen oder tonische Streckbewegung und Automatismen)
Sehstörung als Prodromi möglich	Aura mit sensiblen, sensorischen oder psychischen Symptomen (Parästhesien, Halluzinationen, Bewusstseinsveränderungen, kognitiven oder Stimmungsänderungen)
Inkontinenz und Zungenbiss möglich	Inkontinenz und Zungenbiss möglich
Auftreten nur im Wachen	Auftreten auch im Schlaf
Typisches Alter (12–19 Jahre)	Jedes Alter
Leere Anamnese	Vorausgegangene Fieberkrämpfe oder Neugeborenenanfälle, neurologische Grunderkrankung oder Entwicklungsstörung oder positive Familienanamnese für Epilepsie

sich überwiegend Sport- und Verkehrsunfälle, die oft mit schweren Hirnverletzungen einhergehen.

Definition Von einem STH spricht man, wenn das Gehirn in Mitleidenschaft gezogen wurde. Die Einteilung in **leichte, mittelschwere** und **schwere Hirnverletzungen** orientiert sich an der Dauer und Schwere der posttraumatischen Bewusstseinsstörung, die mithilfe der **Glasgow Coma Scale** (> Kap. 6) bestimmt wird. Dabei werden die motorische und die verbale Antwort und das Augenöffnen untersucht (max. 15 Punkte). Bei einem leichten SHT kann die Bewusstseinsstörung bis 1 h reichen, bei mittelschwerem SHT unter 24 h und bei schwerem SHT mehr als 24 h andauern. Bei einer **Compressio cerebri** kommt es zu Druck- und Verlagerungserscheinungen, insbesondere durch raumfordernde intrakranielle Hämatome (epi- und subdurale Blutungen) und schweres Hirnödem.

Bei der Mehrzahl der Fälle mit leichtem SHT liegt üblicherweise keine Verletzung der Schädelknochen (Schädelfraktur) vor. Bei drei Viertel der Frakturen handelt es sich um harmlose **lineare Frakturen**. Bei Blutaustritt aus den Ohren und Liquoraustritt aus der Nase muss an eine **Felsenbein- bzw. Schädelbasisfraktur** gedacht werden. Eine Sonderform der Schädelfraktur stellt die **Impressionsfraktur** dar. Hierbei werden ein oder mehrere Stücke von einem Schädelknochen ab- bzw. angebrochen und drücken direkt auf die Hirnoberfläche.

Symptome Sie sind abhängig von der Schwere des SHT. Insbesondere bei mittlerem und schwerem SHT liegen neben der retrograden oder anterograden Amnesie klinisch neurologische Herdzeichen vor, z. B. Störungen der Pupillo- und Okulomotorik, Hemianopsie, Hemiparese, Aphasie und Hirnnervenausfälle. Beim leichten SHT sind in der Regel keine neurologischen Ausfälle vorhanden.

- **Leichtes SHT:** Die Mehrzahl der SHTs im Kindesalter fällt in diese Gruppe. Die Kinder sind nach dem Trauma meist etwas desorientiert, erholen sich aber schnell und spielen unbeeindruckt weiter. Der Grund für die Vorstellung in der Klinik ist oft das einsetzende Erbrechen. Hier ist je nach häuslicher Überwachungsmöglichkeit eine stationäre Aufnahme gerechtfertigt. Im Falle einer klinischen Verschlechterung sollte ein Schädel-CT oder, falls zeitnah verfügbar, ein Schädel-MRT durchgeführt werden.
- **Mittelschweres SHT:** Die Patienten zeigen üblicherweise stabile hämodynamische Parameter, jedoch eine eingeschränkte Bewusstseinslage (GCS 9–12). Hier sollte primär eine CT oder MRT des Schädels durchgeführt und nach weiteren Begleitverletzungen gesucht werden. Eine klinische Verschlechterung oder das Auftreten von Krampfanfällen muss als Zeichen eines Hirndrucks gewertet und auf der ITS entsprechend therapiert werden. Eine Wiederholung der bildgebenden Diagnostik ist oft indiziert, um sekundär aufgetretene Blutungen zu identifizieren.
- **Schweres SHT:** Die Patienten reagieren üblicherweise nicht auf externe Stimuli und der GCS-Score beträgt ≤ 8. Sie sind intubiert und beatmet (oder sollten es spätestens zu diesem Zeitpunkt werden) und benötigen ein invasives Monitoring auf der ITS, inkl. einer Hirndrucksonde.
- **Schütteltrauma („shaking injuries") des Säuglings:** Hierbei handelt es sich um eine besondere Form der körperlichen Misshandlung, meist bei Schreisäuglingen. Besonders betroffen sind ehemalige Frühgeborene. Das gewaltsame Schütteln des Kindes, das oft an den Oberarmen oder am Brustkorb gehalten wird, führt zu schweren Hirnverletzungen und retinalen Blutungen. Die Patienten weisen eine klinisch variable neurologische Symptomatik mit Irritabilität, Somnolenz, Apathie, zerebralen Krampfanfällen, Apnoen und Temperaturregulationsstörungen sowie Rippenfrakturen auf. Der wegweisende Befund ist dabei meist der Nachweis retinaler Blutungen.

> Ein Schädel-Hirn-Trauma mit retinalen Blutungen bei einem Säugling begründet bis zum Beweis des Gegenteils den Verdacht auf eine Misshandlung. Das „Schütteltrauma" stellt eine besondere Verletzungsform in diesem Alter dar.

Der Kopf des Kindes ist im Verhältnis zum Körper relativ groß. Seine physikalischen Eigenschaften begünstigen beim Schütteln die Gewalteinwirkung auf das ZNS. Der Mechanismus der Hirnschädigung ergibt sich aus den Rotations- und Scherkräften bei schwacher Nackenmuskulatur mit eingeschränkter Kopfhaltungskontrolle, die zu axonalen Schädigungen und Hirnparenchymschäden führen.

> Das Schütteln eines Säuglings ist potenziell lebensgefährlich. Eine vorsorgende Beratung der Eltern durch Hebammen und Kinderärzte in den ersten Lebenswochen des Kindes ist besonders sinnvoll.

Therapie Beim leichten SHT ist in der Regel keine Therapie erforderlich. Eine sorgfältige Überwachung für 24 h (Vigilanz, Pupillenreaktion, Atmung und Puls) sollte jedoch wegen der Gefahr einer protrahierten Bewusstseinsstörung erfolgen.

Bei mittelschweren und insbesondere bei schweren SHTs muss der Patient auf einer ITS interdisziplinär beobachtet und behandelt werden. Findet sich in der CT / MRT des Schädels keine operationswürdige Läsion, sollte mit einer hirndrucksenkenden Behandlung begonnen werden. Hierfür eignen sich Osmotherapie (Mannitol) und die Gabe von Thiopental unter Hirndrucksonde. Ein antikonvulsiver Schutz sollte zusätzlich mit Levetiracetam oder Phenytoin verabreicht werden. Die Rolle der Hyperventilation ist umstritten, da zwar durch die Hypokapnie die Gehirnperfusion mit dem Ziel der Drucksenkung reduziert wird, andererseits aber ein minimaler zerebraler Perfusionsdruck zur Regeneration vom ursprünglich gesetzten Schaden der Neurone erforderlich ist. Alternativ kann mittels neurochirurgischer Intervention durch Entfernung eines Teils der Schädelkalotte eine Entlastung erreicht werden.

Prognose Bei mittelschweren SHTs ist meist innerhalb von Tagen / Wochen mit einer völligen Restitutio ad integrum zu rechnen. Bei schweren SHTs beträgt die Mortalität ca. 5 %. Bei 25–30 % der Patienten kommt es zu bleibenden Störungen (z. B. Beeinträchtigung der kognitiven Leistungen, extrapyramidale Bewegungsstörungen, Epilepsie, psychoorganisches Syndrom, v. a. bei frontalen Hirnschädigungen), die von Lokalisation und Ausdehnung der Schädigung sowie von den Auswirkungen des Hirnödems bestimmt werden. Bei diesen Patienten muss frühzeitig die Frage der Rehabilitationsbedürftigkeit geklärt werden.

20.11 Neuromuskuläre Erkrankungen

Bei neuromuskulären Erkrankungen (NME) handelt es sich um eine heterogene Gruppe angeborener oder erworbener Erkrankungen der motorischen Einheit. Dazu gehören die motorischen Vorderhornzellen im Rückenmark und die motorischen Hirnnervenkerne, die spinalen Wurzeln, die peripheren Nervenfasern, die neuromuskulären Synapsen und die Muskelfasern. Gemeinsame klinische Merkmale dieser Erkrankungen sind eine hypotone Muskelschwäche und Muskelatrophie sowie eine Minderung der Muskeleigenreflexe.

Die Prävalenz beträgt im Säuglings- und Kleinkindesalter 20–40 : 100.000 pro Lebensjahr, ab dem Schulalter etwa 70 : 100.000 pro Lebensjahr.

Die **angeborenen Erkrankungen** überwiegen bei Weitem. Am häufigsten ist die Muskeldystrophie Duchenne. Deutlich seltener sind spinale Muskelatrophien, kongenitale Muskeldystrophien und kongenitale Myopathien.

Zu den **erworbenen neuromuskulären Erkrankungen** gehören die entzündliche Polyneuropathie Guillain-Barré, die chronisch-inflammatorische demyelinisierende Polyneuropathie, die antikörpervermittelte Myasthenia gravis und die juvenile Dermatomyositis.

Die Abklärung der zugrunde liegenden Erkrankung ist wichtig, um so rasch wie möglich eine Therapie einleiten zu können.

20.11.1 Spinale Muskelatrophien

Definition Die spinalen Muskelatrophien (SMA) sind ganz überwiegend autosomal-rezessiv, selten dominant vererbte Erkrankungen, die durch einen Verlust von α-Motoneuronen im Vorderhorn des Rückenmarks und bulbärer Kerne entstehen. Sie führen zu progredienten atrophischen Paresen mit unterschiedlichem Beginn und Verlauf.

Epidemiologie Die Inzidenz liegt bei 1 : 6.000 Geburten, die Heterozygotenfrequenz bei etwa 1 : 60 bis 1 : 80.

Ätiologie und Pathogenese Am häufigsten sind die autosomal-rezessiven SMA-Typen I – III (80–90 % aller SMAs). Die Muskelatrophie entsteht durch das Absterben von Vorderhornzellen des 2. Motoneurons im Rückenmark und in bulbären Hirnstammkernen. Krankheitsschwere und -verlauf werden durch die Anzahl der vorhandenen Kopien des benachbarten und nahezu identischen Gens *SMN2* beeinflusst.

Symptome Charakteristisch ist eine progrediente **generalisierte muskuläre Hypotonie (Floppy-Infant-Syndrom)** mit proximal betonten symmetrischen Paresen und Atrophien der Beine mehr als der Arme mit einem Ausfall der Muskeleigenreflexe, Zungenfaszikulationen und einem Tremor der Hände. Sekundär kann es zu Fehlstellungen von Gelenken, Wirbelsäule und Thorax kommen. Abhängig vom Krankheitsbeginn und -verlauf werden drei Typen (➤ Abb. 20.10a – c) unterschieden:
- **Typ I (Werdnig-Hoffmann,** ➤ Abb. 20.10a): Beginn im 1. Lebenshalbjahr mit Saug-, Schluck- und Atemstörungen, fehlender Kopfkontrolle und verminderten Bewegungen bei normaler mentaler Entwicklung. Die Kinder haben einen aufmerksamen, ängstlichen Blick. Der Tod tritt ohne Therapie im 1. – 2. Lebensjahr aufgrund respiratorischer Insuffizienz und pulmonaler Infekte ein.
- **Typ II (Intermediärtyp,** ➤ Abb. 20.10b): Beginn im 2. Lebenshalbjahr mit beinbetonter schlaffer Muskelschwäche nach anfänglich unauffälliger Entwicklung. Die Kinder können meist frei sitzen, jedoch nicht laufen und haben einen Tremor der Hände. Die Lebenserwartung beträgt 2–3 Jahrzehnte.
- **Typ III (Kugelberg-Welander,** ➤ Abb. 20.10c): Beginn in der 1. – 2. Dekade mit watschelndem Gangbild, proximaler Schwäche der Beine mehr als der Arme und Tremor der Hände. Die klinischen Symptome sind sehr variabel ausgeprägt und die Lebenserwartung ist meist normal.

Diagnostik
- **Molekulargenetik** zum Nachweis der Deletion im Exon 7 oder 8 des *SMN1*-Gens
- **EMG** zum Nachweis von pathologischer Spontanaktivität und verbreiterten, polyphasischen Muskelaktionspotenzialen

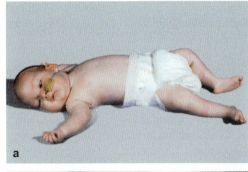
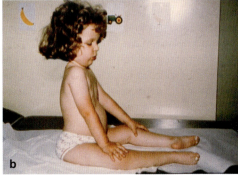
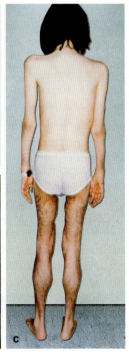

Abb. 20.10 Patienten mit spinaler Muskelatrophie:
a) Typ I: 3 Monate alter Säugling mit stark abduzierten Beinen, schmalem Thorax, aufgetriebenem Abdomen und zeltförmiger Mundform
b) Typ II: 3 Jahre altes Mädchen mit generalisierter Muskelhypotonie und proximal betonter Muskelschwäche
c) Typ III: 22-Jähriger mit proximal betonter Muskelatrophie und -schwäche sowie Pseudohypertrophie der Wadenmuskulatur beidseits[R232]

- **Ultraschall** zum Nachweis von Muskelfibrillationen und pathognomonischer Abnahme der Muskulatur im Verhältnis zur Fettschicht
- **Labor:** CK normal bis mäßig erhöht (1.000 U / l)

Therapie
Onasemnogene-Abeparvovec xioi, ein Gentherapeutikum, ersetzt das SMA-Typ I defekte Gen durch eine funktionsfähige Kopie. Anwendung bei Patienten mit 5q-assoziierter SMA mit einer biallelischen Mutation im SMN1-Gen *und* einer klinisch diagnostizierten SMA Typ I *oder* oder mit bis zu 3 Kopien des SMN2-Gens. Einmalige Gabe langsam i.v. über 60 min. Kosten derzeit sehr hoch.
Nusinersen, ein Wirkstoff aus der Gruppe der Antisense-Oligonukleotide, wird mehrmals jährlich intrathekal appliziert. Anwendung v. a. bei SMA-Typ I und II.
Symptomatisch mit Ergotherapie, Physiotherapie, Hilfsmitteln.
Heimbeatmung (BiPAP) bei reduzierter Lungenfunktion.

20.11.2 Erkrankungen der peripheren Nerven

Erkrankungen peripherer Nerven führen zu Muskelschwäche, Muskelatrophie, Verlust der MER, Sensibilitätsstörung und sensibler Ataxie sowie vegetativen Funktionsstörungen. Die Symptome sind entweder auf den Versorgungsbereich eines oder weniger Nerven begrenzt (fokale Neuropathie, Mononeuropathia multiplex und Plexusneuritis) oder sie sind symmetrisch distal betont an den Beinen mehr als an den Armen ausgebildet (Polyneuropathien). Chronische Polyneuropathien sind bei Kindern im Gegensatz zu Erwachsenen viel häufiger angeboren als erworben.

Elektrophysiologisch wird eine demyelinisierende Schädigung mit verzögerter Nervenleitgeschwindigkeit (NLG) von einer axonalen Schädigung mit reduzierter Amplitude und Denervationszeichen im EMG (Spontanaktivität, polyphasische Potenziale motorischer Einheiten, reduzierte Muskelfaserrekrutierung bei Maximalinnervation) und normaler NLG unterschieden. Am häufigsten sind gemischte Formen.

Hereditäre motorische und sensible Neuropathie (HMSN)

Definition Hereditäre Neuropathien sind genetisch determinierte Erkrankungen der motorischen und sensiblen peripheren Nerven mit unterschiedlichen klinischen, elektrophysiologischen und histopathologischen Veränderungen.

Epidemiologie Mit einer Prävalenz von 20–40 : 100.000 gehören sie zu den häufigsten Erbkrankheiten.

Ätiologie und Pathogenese Der Erbgang ist autosomal-dominant oder autosomal-rezessiv. Eine Ausnahme stellt die seltene X-chromosomale Verlaufsform bei der HMSN Typ I dar. Segmentale De- und Remyelinisierungen (Zwiebelschalenformationen) führen zu reduzierten markhaltigen Fasern und zur axonalen Degeneration als gemeinsame Endstrecke.

Symptome Die Polyneuropathie führt zu einer symmetrischen distal betonten Muskelschwäche und -atrophie mit Verlust der MER und Sensibilitätsstörungen an den Beinen mehr als an den Armen. Abhängig von Krankheitsbeginn, -verlauf, Symptomen und Pathophysiologie werden verschiedene Typen unterschieden.

Einteilung
- **HMSN / CMT Typ l (Charcot-Marie-Tooth):** Die **demyelinisierende Form** ist am häufigsten. Sie tritt im 1.–2. Lebensjahrzehnt auf mit einem neurogenen Hohlfuß, einer Fußheberschwäche und Steppergang infolge einer langsam progredienten distalen Muskelschwäche und -atrophie der Beine. Sensibilitätsstörungen und Schmerzen der Waden sind selten und gering ausgeprägt. Ursache ist eine Mutation im Gap-Junction-Protein Connexin 32.
- **HMSN Typ II:** Die **axonale Form** ist selten. Sie tritt im 2.–3. Lebensjahrzehnt mit den gleichen Symptomen, aber deutlich geringerer Ausprägung auf als die HMSN Typ 1. Die Reflexe sind oft erhalten, typisch ist ein Tremor.
- **HMSN Typ III (Déjerine-Sottas-Syndrom):** Die **demyelinisierende hypertrophe Form** tritt im 1. Lebensjahrzehnt auf mit einer Verzögerung der

motorischen Entwicklung, asymmetrischen Paresen, progredienten Muskelatrophien und Ausfall der MER. Sensibilitätsstörungen und Schmerzen sind häufiger als bei den anderen Formen. Im Liquor findet sich eine Eiweißerhöhung. Bei einer **Unterform** treten zusätzlich Schluck- und Atemstörungen sowie eine Arthrogryposis multiplex congenita auf.
- Die **kongenitale hypomyelinisierende Neuropathie (CHN)** tritt bereits im 1. Lebensjahr auf und zeigt die schwerste Ausprägung aller hereditären Neuropathien.

Diagnostik
- **Neurografie** zum Nachweis einer Verlangsamung der NLG (< 10–40 m / s) bei demyelinisierenden Formen und einer Amplitudenminderung (< 5 uV) bei axonalen Formen.
- **EMG** zum Nachweis von Denervationszeichen bei axonalen Formen.
- **Molekulargenetik** ersetzt die Nervenbiopsie (N. suralis).
- **Labor** bei unklaren Fällen zum Nachweis von Phytansäure (Morbus Refsum) und sekundären Polyneuropathien (s. u.).

Therapie   Die Therapie ist symptomatisch.

Prognose   Die Prognose ist variabel und vom Typ abhängig.

> Leitsymptome der HMSN sind symmetrische distal betonte Paresen und Sensibilitätsstörungen sowie ein Verlust der Muskeleigenreflexe. Neurophysiologisch kann eine axonale Form (z. B. HMSN Typ II) von einer demyelinisierenden Form (HMSN Typ I und III) unterschieden werden.

Hereditäre sensorische Neuropathien (HSN)

Hereditäre sensorische (HSN) und sensorisch-autonome Neuropathien (HSAN) sind extrem seltene, genetisch determinierte Erkrankungen der Schmerz- und Temperaturfasern in peripheren Nerven mit oder ohne autonome Symptome.

Erworbene (Poly-)Neuropathien

Im Gegensatz zu Erwachsenen sind bei Kindern und Jugendlichen entzündliche und post- bzw. paraentzündliche immunvermittelte (Poly-)Neuropathien viel häufiger als metabolische oder toxische Neuropathien. Die periphere Fazialisparese ist die häufigste entzündliche Neuropathie im Kindesalter infolge einer Infektion (Borreliose, VZV) oder post- bzw. parainfektiös (idiopathische periphere Fazialisparese).

> Entzündliche Neuropathien können bei verschiedenen Infektionskrankheiten (z. B. Herpes zoster, Borreliose), aber auch bei Autoimmunerkrankungen oder Vaskulitiden auftreten. Betroffen sind bei Kindern meist die Hirnnerven (N. facialis). Am häufigsten ist die idiopathische periphere Fazialisparese. Eine Neuroborreliose muss durch die Liquoruntersuchung ausgeschlossen werden.

Guillain-Barré-Syndrom (GBS)

Definition   Das GBS ist eine akute oder subakute **demyelinisierende Polyradikuloneuritis** mit rasch von den Beinen aufsteigender Muskelschwäche und Areflexie.

Epidemiologie   Die Inzidenz ist bei Kindern mit 0,5–1 : 100.000 halb so hoch wie bei Erwachsenen.

Ätiologie und Pathogenese   Eine multifokale Demyelinisierung von Nervenwurzeln und peripheren Nerven entsteht vermutlich durch Antikörper gegen Myelinbestandteile infolge einer immunologischen Kreuzreaktion gegen Erregerbestandteile oder Enterotoxine und periphere Myelinantigene.

Symptome   Die Erkrankung tritt häufig nach einer Infektion des Respirations- oder Gastrointestinaltrakts durch *Campylobacter jejuni*, CMV, EBV, *Mycoplasma pneumoniae* auf. Langsam über 1–2 (selten 4) Wochen von den Füßen aufsteigende symmetrische schlaffe Paresen mit Verlust der Tiefensensibilität und der MER führen bei 75 % der betroffenen Kinder zur Gehunfähigkeit und bei 15 % zur Ateminsuffizienz. Auf dem Höhepunkt der Erkrankung kommt es bei bis zu einem Drittel der Kinder zu bilateralen Fazialis-, Augenmuskel- und kaudalen Hirnnervenparesen sowie zu Miktions- und Defäkationsstörungen. Die Beteiligung autonomer Nervenfasern kann zu Bluthochdruck und kardiovaskulärer Instabilität führen. Nach einer Plateauphase von bis zu 4 Wochen bilden sich die Symptome in umgekehrter Reihenfolge über mehrere Monate zurück mit meist vollständiger Erholung. Eine Sonderform ist das Miller-Fisher-Syndrom mit einer externen Ophthalmoplegie, Ataxie und Areflexie.

> Das GBS ist eine postinfektiöse autoimmunologische demyelinisierende Polyradikuloneuritis mit langsam von den Füßen aufsteigenden schlaffen Paresen und Hirnnervenausfällen. Gefährlich sind Ateminsuffizienz und kardiovaskuläre Komplikationen. Typisch ist eine Eiweißerhöhung im Liquor bei normaler Zellzahl in den ersten 2 Krankheitswochen. Vorher findet sich häufig bereits ein Leitungsblock in der Neurografie. Der Krankheitsverlauf wird durch die frühzeitige Gabe von Immunglobulinen abgekürzt.

Diagnostik
- **Liquor** zum Nachweis der typischen Eiweißerhöhung bei normaler Zellzahl innerhalb der ersten 2 Krankheitswochen, oligoklonale IgG-Banden, Gangliosid-Antikörpertiter gegen GM1 und GDlb.
- **Motorische NLG** zum Nachweis eines Leitungsblock (Amplitudenminderung) und einer Verlangsamung der F-Welle.
- **Spinales MRT** zum Ausschluss einer Raumforderung (Stoppliquor) bei atypischen Befunden. Dabei findet sich oft eine Kontrastmittelanreicherung der Nervenwurzeln.
- **Stuhlprobe** zum Nachweis einer *Campylobacter*-Infektion.

Differenzialdiagnose Insbesondere bei scharf begrenzten Sensibilitätsausfällen sind eine Querschnittsmyelitis oder ein Rückenmarkstumor auszuschließen.

Therapie
- **Immunglobuline,** 2 g / kg KG über 2–5 Tage, verkürzen den Krankheitsverlauf bei zwei Drittel der Patienten. Bei frühen Rezidiven durch anhaltende Krankheitsaktivität (10 %) kann die Therapie nach 3–4 Wochen wiederholt werden.
- **Plasmapherese:** in schweren Fällen, wenn Immunglobuline keine Besserung bewirken.
- **Symptomatische Therapie** bei Ateminsuffizienz (Beatmung), Herzrhythmusstörungen und Bluthochdruck (Betablocker) unter Überwachung mit EKG-Monitor und Peak-Flow.
- **Rehabilitationsbehandlung** bei den meisten Patienten.

Prognose Die Langzeitprognose ist gut.

20.11.3 Erkrankungen der neuromuskulären Endplatte

Myasthenia gravis

Definition Die Myasthenia gravis ist eine **autoimmunologische Erkrankung der motorischen Endplatte** mit belastungsabhängiger Muskelschwäche.

Epidemiologie Die Inzidenz liegt bei 0,5–1 : 100.000, mit Beginn im Kindesalter in 10 % der Fälle.

Ätiologie und Pathogenese Eine **thymusvermittelte Antikörperbildung gegen die Acetylcholinrezeptoren** der neuromuskulären Synapse führt durch den beschleunigten Abbau oder eine funktionelle Rezeptorblockade zu einer Beeinträchtigung der neuromuskulären Übertragung in der motorischen Endplatte. Bei etwa 10 % der Patienten entwickelt sich ein Thymom.

Symptome Zu Beginn der Erkrankung und bei der okulären Form kommt es meist zu Doppelbildern und einer Ptosis nach längerem Lesen. Im Verlauf entwickeln sich eine Schluckstörung und eine Schwäche der Extremitätenmuskulatur mit Zunahme bei Belastung und im Tagesverlauf. Kinder von Müttern mit einer Myasthenie können nach der Geburt eine generalisierte Muskelschwäche mit Ernährungsproblemen durch transplazentar übertragene Antikörper entwickeln (transiente neonatale Form). Myasthene Krisen mit Atemmuskelschwäche können durch Infekte und zahlreiche Medikamente ausgelöst werden, die bei Myasthenie kontraindiziert sind (u. a. orale Kontrazeptiva, Aminoglykosid-Antibiotika, Neuroleptika, Benzodiazepine, Barbiturate, zahlreiche Antiepileptika, D-Penicillamin, Magnesium, Betablocker, Antiarrhythmika, Chinin, Muskelrelaxanzien).

Diagnostik
- **Muskelbelastungstests** beim Blick nach oben über 1 min (**Simpson-Test** → Ptose im positiven Fall) und beim Kopfbeugen im Liegen gegen die Schwerkraft über 20-mal (**Kopfbeugetest** → Schwäche der Nackenmuskulatur im positiven Fall) zum Nachweis der Muskelschwäche.
- **Tensilon®-Test** mit Edrophoniumchlorid 0,1–0,2 mg/kg KG (max. 1 mg) i. v. unter intensivmedizinischer Überwachung (Atropin im Notfall) reduziert die Muskelschwäche stark bei Myasthenia gravis, weniger bei den genetischen Myasthenien (Depolarisationsblock).
- **Acetylcholinrezeptor-, MuSK- und Anti-Titin-Antikörper** sind bei Kindern in 50 % der Fälle nachweisbar, ein minimal erhöhter Antikörper ist bei passender Klinik pathologisch zu werten.
- **EMG** mit repetitiver Nervenstimulation zum Nachweis einer pathognomonischen Amplitudenabnahme des Summenpotenzials („Dekrement").
- **MRT** in jährlichen Abständen zum Nachweis eines Thymoms.

Differenzialdiagnose Wichtig ist die Unterscheidung der autoimmunologischen Myasthenia gravis vom hereditären **kongenitalen myasthenischen Syndrom.**

Therapie
- Pyridostigmin zur Rückbildung der Muskelschwäche durch eine Hemmung der Cholinesterase. Überdosierung kann zur cholinergen Krise führen mit ähnlichen Symptomen wie bei Myasthenie (Gabe von Atropin).
- Prednison bis zum Erreichen einer deutlichen Besserung.
- Azathioprin bei der generalisierten Myasthenie für 2–3 Jahre (angestrebte Gesamtleukozytenzahl > 3.500 µl, absolute Lymphozytenzahl 500–900 µl) bis zur Remission (stabile Acetylcholinrezeptor-Antikörper-Titer).
- Rituximab bei therapierefraktärer Myasthenia gravis unter Steroiden und Azathioprin.
- Thymektomie bei generalisierter Myasthenia gravis so früh wie möglich bei stabilem Krankheitsverlauf, führt in ca. 70 % der Fälle zur Besserung und in 30 % zur Vollremission.
- Immunglobuline oder Plasmapherese bei **myasthener Krise.**
- Symptomatisch bei der **neonatalen Myasthenie,** die Symptome verschwinden nach 2–4 Wochen.

Prognose Die Prognose ist unter Ausschöpfung aller Therapiemöglichkeiten in den meisten Fällen gut.

> Typisch für die Myasthenia gravis ist eine belastungsabhängige generalisierte Muskelschwäche mit vorausgehenden Doppelbildern. Bei der transienten neonatalen Form, deren Ursache transplazentar übertragene Antikörper der Mutter sind, kommt es postpartal oft nur zu Ernährungsproblemen.

20.11.4 Angeborene Myopathien

Der Begriff angeborene Myopathien bezeichnet eine heterogene Gruppe angeborener Erkrankungen der Muskulatur. Allen gemeinsam sind hypotone Muskelschwäche, Muskelatrophien und Minderung der MER. Pathogenetisch werden unterschieden:
- Kongenitale Myopathien aufgrund einer morphologischen Strukturanomalie des Muskels
- Muskeldystrophien durch eine Erkrankung des Sarkolemms der Muskelzelle
- Myotone Dystrophie aufgrund einer Verlängerung von CTG-Repeats
- Myotonie durch eine Instabilität der Muskelzellmembran aufgrund einer Ionenkanalerkrankung

Kongenitale Myopathien

Definition Kongenitale Myopathien sind seltene Erkrankungen aufgrund von Strukturanomalien und Einschlüssen der Muskelfasern oder durch Verteilungsstörungen der Fasertypen mit früh beginnender Hypotonie und Muskelschwäche (Floppy-Infant-Syndrom).

Symptome Verdächtig sind reduzierte intrauterine Kindsbewegungen und eine früh beginnende Muskelschwäche. Anders als bei den anderen angeborenen Myopathien verbessern sich Kraft und Funktion im

Verlauf der Kindheit. Allerdings treten auch schwere Kontrakturen, eine Skoliose und eine respiratorische Insuffizienz auf.

Diagnostik
- Molekulargenetik ist bei einigen Erkrankungen möglich
- Muskelbiopsie
- Labor leicht erhöhte CK
- EMG und Muskelsonografie zeigen unspezifische Befunde
- Kardiologische Untersuchung mit EKG, Echokardiografie und Polygrafie wegen nächtlicher Hypoventilation

Therapie Physiotherapie zur Kontrakturprophylaxe und Hilfsmittelversorgung.

Progressive Muskeldystrophien

Definition Muskeldystrophien sind hereditäre Erkrankungen des Sarkolemms der Muskelzelle mit progressiver Muskelschwäche und -atrophie.

Epidemiologie Die Inzidenz beträgt 1 : 2.000 bis 1 : 3.000; in Deutschland gibt es demnach etwa 25.000–40.000 erkrankte Menschen.

Ätiologie und Pathogenese Mutationen im *DMD*-Gen auf dem X-Chromosom führen zu den Muskeldystrophien Duchenne und Becker-Kiener. Die Mutation führt zum Funktionsausfall des Proteins Dystrophin. Dystrophin verbindet das intrazelluläre Aktinfilament mit dem transmembranösen Komplexbestandteil Dystroglykan, der einer der wichtigsten Rezeptoren für Proteine der Basalmembran ist.

> Am häufigsten sind hereditäre Muskelerkrankungen durch eine Störung von Dystrophin-Glykoprotein-Komplexen im Sarkolemm der Muskelzelle bedingt. Klinisch zeigen sich zunehmende Paresen und Atrophien.

Symptome Eine progressive Muskelschwäche und Muskelatrophien sowie Minderung des Muskeltonus und der Reflexe sind allen Typen gemeinsam. Unterschiede finden sich hinsichtlich Krankheitsbeginn, -verlauf und weiteren Symptomen:

Einteilung
- Die **Muskeldystrophie Duchenne (X-chromosomal)** ist mit einer Inzidenz von 1 : 3.500 Jungen am häufigsten. Durch den vollständigen Funktionsausfall von Dystrophin kommt es zu einer motorischen Entwicklungsverzögerung und im 2. – 3. Lebensjahr zu einer langsam progredienten gliedergürtelbetonten Muskelschwäche mit Scapula alata, Gangstörung, Hyperlordose und Pseudohypertrophie der Wadenmuskulatur durch Muskelverfettung. Im Verlauf müssen die Patienten beim Aufstehen vom Boden die Hände auf die Knie stützen (**Gowers-Phänomen**) und verlieren um das 10. Lebensjahr ihre Gehfähigkeit. Es entstehen Kontrakturen mit Spitzfußstellung, eine respiratorische Insuffizienz durch die Skoliose und Schwäche der Atemmuskulatur sowie eine Herzinsuffizienz und Herzrhythmusstörungen durch eine Kardiomyopathie mit tödlichem Ausgang zwischen dem 20. und 30. Lebensjahr. Die mentale Entwicklung ist meist leicht beeinträchtigt.
- Die **Muskeldystrophie Becker (X-chromosomal)** ist mit einer Inzidenz von 1 : 17.000 Jungen seltener. Durch die Verminderung von Dystrophin entsteht ein milderes Krankheitsbild mit späterem Beginn um das 5. Lebensjahr, langsamerem Verlauf und sehr variabler Symptomatik von Muskelschmerzen bis zum Verlust der Gehfähigkeit. Wadenhypertrophie und mentale Retardierung sind seltener; eine Kardiomyopathie kann die Lebenserwartung einschränken.
- Die **Muskeldystrophie Emery-Dreifuss (X-chromosomal, autosomal-dominant)** ist selten. In der 1. Dekade kommt es zu Paresen im Schultergürtel- und Oberarmbereich, später zu Kontrakturen der Ellenbogen und Achillessehnen sowie zu einer Rigidität der Wirbelsäule. Eine nächtliche Hypoventilation, Kardiomyopathie und plötzlicher Herztod durch Erregungsleitungsblocks (Herzschrittmacher) können auftreten.
- Die **fazioskapulohumerale Muskeldystrophie (autosomal-dominant)** mit sehr variablem Krankheitsbeginn und -verlauf ist selten. Auftreten können Muskelschmerzen, Ptose, Fazialisparese, Armheberschwäche, Scapula alata, Schultergürtelatrophie und Schwäche der Beine mit Gehunfähigkeit. Außerdem können eine cochleäre Hörstörung, Teleangiektasien und Mikroaneurys-

men der Retina (Coats-Syndrom) vorkommen. Eine kardiale Beteiligung findet sich nicht.
- Die **Gliedergürtelmuskeldystrophie (autosomal-dominant** und **-rezessiv)** ist selten. Es kommt zu einer proximal betonten Muskelschwäche, nächtlicher Hypoventilation und Kardiomyopathie ähnlich wie bei der Duchenne-/Becker-Muskeldystrophie, jedoch ohne Intelligenzminderung.
- **Kongenitale Muskeldystrophien** sind sehr selten und heterogen. Durch verschiedene Kollagenstörungen entwickelt sich sehr früh eine ausgeprägte Muskelhypotrophie mit Überstreckbarkeit der Gelenke, Kontrakturen und Skoliose oder Wirbelsäulenrigidität. Charakteristisch sind Zusatzsymptome wie eine Epilepsie beim Laminin-$α_2$-Mangel (MDC 1A), eine Hirnfehlbildung (Lissenzephalie) und Sehbehinderungen beim Walker-Warburg-Syndrom, der kongenitalen Muskeldystrophie Fukuyama und der „Muscle-eye-brain"-Erkrankung.

Diagnostik
- Labor: CK stark erhöht (> 1.000–10.000 U/l), geringer GOT, GPT, LDH bei normaler Leberfunktion (CHE, GGT)
- Molekulargenetik
- Ultraschall: typische Echoanhebung der Muskulatur
- EMG zum Nachweis myogener Veränderungen (niedrige Amplitude, erhöhte Polyphasierate, vorzeitige Rekrutierung motorischer Einheiten)
- Muskelbiopsie mit Immunhistochemie, Western Blot bei unauffälliger Genetik
- Kardiologische Untersuchung: Echokardiografie, Langzeit-EKG
- Pulmologische Untersuchung: BGA, Sauerstoffsättigung, Lungenfunktion, Polygrafie im Verlauf
- Orthopädische Untersuchung und Röntgen der Wirbelsäule im Verlauf bei Skoliose

Therapie
- **Prednison** oder **Deflazacort** führt bei Patienten mit Muskeldystrophie Duchenne zu einer Verbesserung der Gehfähigkeit. Der Einsatz erfolgt vom 4. Lebensjahr bis zum Verlust der Gehfähigkeit. Aufgrund der Nebenwirkungen (Katarakt, Bluthochdruck, AV-Block, Gewichtszunahme) ist eine Dosisreduktion (25–30 %) bzw. eine alternierende Gabe jeden 2. Tag oder in wöchentlichen Abständen sinnvoll.
- **Ataluren** kann bei Patienten mit Muskeldystrophie Duchenne und einer speziellen (Nonsens- bzw. Stopp-)Mutation zur Verbesserung der Gehfähigkeit bei Patienten ab 5 Jahren führen. Patienten mit Deletionen oder Duplikationen sprechen nicht auf die Therapie an.
- **Kreatinmonohydrat** kann vorübergehend zu einer Kraftzunahme (10 %) führen, Medikamentenpausen sollte alle 3 Monate für 4 Wochen eingelegt werden.
- Wirbelsäulenoperation bei Skoliose über 20–30°.
- Symptomatisch mit **Physiotherapie** und **Hilfsmittelversorgung** (Orthesen, Stehständer) zur Kontraktur- und Skolioseprophylaxe, **BiPAP-Heimbeatmung** bei Schlafapnoe-Syndrom, kardiologische Therapie bei Kardiomyopathie.

> - Vor den typischen Muskelparesen und Atrophien kommt es häufig zu einer motorischen Entwicklungsverzögerung mit Ungeschicklichkeit und vorzeitiger Ermüdbarkeit.
> - Das Gowers-Phänomen dient als Hinweis für eine fortgeschrittene Muskelschwäche. Beim Aufstehen stützen sich die Kinder mit den Händen am Oberschenkel ab und drücken sich nach oben.
> - In fortgeschrittenen Krankheitsstadien entwickeln sich oft nächtliche Hypoventilationen, eine Kardiomyopathie und atrioventrikuläre Blocks mit plötzlichem Herztod. Kontrakturen treten besonders bei der Muskeldystrophie Emery-Dreifuss und bei kongenitalen Muskeldystrophien auf.
> - Typisch ist die exzessiv erhöhte CK mit leicht erhöhten Transaminasen. Bei begründetem Verdacht sollte eine Muskelbiopsie nur bei unauffälligem Ergebnis der molekulargenetischen Untersuchung erfolgen.

Myotone Dystrophie (Curschmann-Steinert)

Definition Die myotone Dystrophie ist eine Multisystemerkrankung mit Beteiligung von Muskulatur, Auge, Endokrinium und ZNS.

Epidemiologie Die Inzidenz liegt bei 1 : 8.000 Geburten.

Ätiologie und Pathogenese Ursache ist eine Vermehrung von CTG-Trinukleotid-Wiederholungen

(> 50–4.000) im Myotonin-Proteinkinase-Gen (Chromosom 19q13.3), deren Länge mit dem Phänotyp der Erkrankung korreliert. Als **Antizipation** wird der zunehmend schwere Krankheitsverlauf bei nachfolgenden Generationen bezeichnet.

Symptome Die myotone Dystrophie (autosomal-dominant) führt zu einer Muskelschwäche im Gesicht mit Ptosis **(Facies myopathica)**, im Pharynx mit näselnder oder verwaschener Sprache und an den Extremitäten distal betont. Charakteristisch ist die Myotonie mit verzögerter Muskelentspannung nach Händedruck oder **persistierender Muskeldelle** nach Perkussion eines Muskels mit dem Reflexhammer. Katarakt, Innenohrschwerhörigkeit, periphere Neuropathie, Kardiomyopathie, endokrinologische Störungen und Herzrhythmusstörungen treten nach der Pubertät auf. Erkrankungsalter und Symptomausprägung variieren in Abhängigkeit von der CTG-Repeat-Länge. Ein **neonataler Krankheitsbeginn** mit Hypotonie und Schwäche bis zur Schluck- und Ateminsuffizienz sowie mentaler Retardierung tritt bei Vererbung über eine symptomatische Mutter auf. Das **Narkoserisiko** ist erhöht, da depolarisierende Relaxanzien, Barbiturate und Benzodiazepine zu schweren Nebenwirkungen führen können.

Diagnostik
- Molekulargenetik
- EMG (ggf. bei den Eltern) zum Nachweis myotoner Entladungen (Sturzkampfbomber-Geräusch)

Therapie Eine Behandlung der Myotonie mit Mexiletin, Carbamazepin, Chinidin oder Procainamid ist selten erforderlich. Herzrhythmusstörungen müssen vor dem Auftreten klinischer Symptome mit einem Schrittmacher behandelt werden.

Prognose Im Allgemeinen gut. Eine genetische Beratung ist unbedingt notwendig.

> Erkrankungsalter und Symptomausprägung korrelieren mit der Länge der CTG-Repeats. Charakteristisch sind systemüberschreitende Symptome. Anlageträger können mit lediglich einer vorzeitigen Katarakt symptomatisch sein. Das Narkoserisiko ist durch depolarisierende Relaxanzien (Barbiturate, Benzodiazepine) erhöht.

Myotonien

Definition Myotonien sind Muskelerkrankungen mit einer Störung der Muskelentspannung nach Kontraktion und einer langsamen tonischen Reaktion auf mechanische Stimulation.

Ätiologie und Pathogenese Eine **Störung der Leitfähigkeit von Ionenkanälen** führt zur gestörten Repolarisation der Muskelzellmembran nach willkürlicher Kontraktion mit verlängerten Nachentladungen.

Symptome Die Symptome variieren abhängig vom Krankheitstyp von einer leichten Störung der Muskelentspannung, z. B. beim Händeöffnen nach Faustschluss, bis hin zu generalisierter Muskelsteife und periodischen Lähmungen.

Einteilung
- Die **Myotonia congenita (Typ Becker und Thomsen)** ist eine **Chloridkanalerkrankung.** Beim Typ Becker (autosomal-rezessiv) ist die Myotonie variabel ausgeprägt bis hin zur generalisierten Muskelsteife zwischen dem 3. und 30. Lebensjahr. Beim Typ Thomsen (autosomal-dominant) tritt bereits bei Neugeborenen eine Schwäche beim Augenöffnen nach dem Schreien auf. Typisch ist das Aufwärmphänomen mit Abnahme der Myotonie bei wiederholten Muskelkontraktionen.
- Die **Paramyotonia congenita (Eulenburg)** ist eine **Natriumkanalerkrankung** mit kongenitalen myotonen Symptomen an Gesicht und Händen sowie einer vorübergehenden Schwäche nach Belastung und längerer Kälteexposition. Eine Muskelschwäche und muskuläre Atrophie können später auftreten. Typisch ist eine paradoxe Zunahme der Myotonie durch wiederholte Muskelkontraktion.
- **Periodische Paralyse:** Die **hypokaliämische Form (Kalziumkanalerkrankung)** tritt in der 2.–3. Dekade mit generalisierten periodischen Lähmungen bis zu mehreren Stunden auf. Die **hyperkaliämische Form (Natriumkanalerkrankung)** tritt in der ersten Dekade auf mit einer milden Muskelschwäche für 15–60 min, besonders am Morgen.

Diagnostik
- Molekulargenetik.
- EMG zum Nachweis myotoner Entladungen (Crescendo-Decrescendo-Geräusch).
- Belastungstests: Bei der hypokaliämischen periodischen Paralyse (Kalium 2–3,5 mmol/l bei schweren Attacken) kann ein Glukosebelastungstest und bei der hyperkaliämischen periodischen Paralyse (Kalium bis zu 7 mmol/l bei schweren Attacken) ein Kaliumbelastungstest unter intensiver Überwachung durchgeführt werden.
- EKG: verlängerte PR- und QT-Intervalle bei der periodischen Paralyse.

Therapie Eine Behandlung der myotonen Symptome mit Mexiletin, Carbamazepin, Chinidin oder Procainamid ist nur selten erforderlich. Bei der akuten hypokaliämischen Paralyse müssen kohlenhydratreiche Mahlzeiten und exzessive körperliche Aktivität vermieden werden. Eine Prophylaxe ist mit Acetazolamid und Diuretika möglich. Die Krise kann durch Kaliumchlorid p. o. gebessert werden. Bei der akuten hyperkaliämischen Paralyse sind Fasten und Kälteexposition zu vermeiden. Eine Prophylaxe ist mit Salbutamol und Diuretika möglich. Aufgrund der kurzen Lähmungsdauer wird eine Unterbrechung der Krise mit Kalziumglukonat oder Glukose und Insulin i. v. sowie Salbutamol inhalativ nur selten erforderlich.

> Durch eine Störung der Leitfähigkeit von Ionenkanälen kommt es zu einer Störung der Muskelentspannung bis hin zu einer generalisierten Muskelsteife mit periodischen Lähmungen.
> Für die Diagnostik sind myotone Entladungen im EMG mit typischem Geräusch charakteristisch. Provokationstests bei V. a. hypo- bzw. hyperkaliämische periodische Lähmungen dürfen nur unter intensiver Überwachung des Patienten erfolgen.

20.11.5 Erworbene und sekundäre Myopathien

Maligne Hyperthermie

Durch eine dominant erbliche Störung u. a. der muskulären Kalziumkanäle RYRi (Ryanodin-Rezeptor) und DHPR (Dihydropyridin-Rezeptor) kommt es zu einer **abnormen Reaktion der Muskulatur auf Triggersubstanzen** wie Narkosegase und depolarisierende Muskelrelaxanzien. Ein exzessiver Kalziumeinstrom in die Muskelfaser führt zu einer lebensgefährlichen Kontraktion und Membranschädigung der Muskelzelle mit Azidose und hohem Fieber. Die Diagnose kann bei vorausgegangenen Narkosezwischenfällen und positiver Familienanamnese vermutet werden. Häufig findet sich eine leichte Erhöhung der Kreatinkinase. Gesichert wird die Diagnose molekulargenetisch oder durch einen **In-vitro-Kontraktionstest** mit einer Muskelbiopsie. Die Krise wird mit **Dantrolen** behandelt, dem spezifischen Antagonisten der muskulären Kalziumfreisetzung. Prophylaktisch sollte bei allen Muskelkranken auf Narkosemittel verzichtet werden, die eine maligne Hyperthermie auslösen können.

> Narkosemittel, die eine maligne Hyperthermie auslösen können, dürfen bei Muskelkranken nicht eingesetzt werden.

20.12 Entzündliche Entmarkungserkrankungen

Multiple Sklerose (MS)

Definition Die MS ist eine entzündliche, demyelinisierende ZNS-Erkrankung mit multifokalen neurologischen Ausfallsymptomen und mehrzeitigem, schubförmigem Verlauf.

Epidemiologie Betroffen sind in Europa 0,1 % der Einwohner. Bei 0,5 % liegt der Erkrankungsbeginn vor dem 10. Lebensjahr (kindliche MS) und bei 5 % zwischen dem 10. und 15. Lebensjahr (juvenile MS). Erst nach der Pubertät überwiegen Mädchen im Verhältnis 2 : 1 wie bei Erwachsenen. Angehörige ersten Grades haben eine 20- bis 50-fach höhere Prävalenz gegenüber der Normalbevölkerung.

Ätiologie und Pathogenese Die MS ist eine **entzündliche Autoimmunerkrankung des ZNS.** Wenn autoreaktive T-Lymphozyten die Blut-Hirn-Schranke durchwandern und auf antigenpräsentierende Zellen treffen, sezernieren sie Zytokine, die Mikrogliazellen und Astrozyten stimulieren. Dadurch werden Plasmazellen zur Produktion von Anti-Myelin-Antikörpern und Entzündungszellen stimuliert. Entzündliche Infiltrate von T-Lymphozyten und Makrophagen zerstören das Myelin der Nervenscheidewand, sodass multifokale Entmarkungsherde (Plaques) mit reaktiver glialer Narbenbildung entstehen. Demyelinisierte Axone leiten Erregungen langsamer, was die Latenzverzögerung der evozierten Potenziale erklärt. Außerdem sind die Axone empfindlicher gegenüber mechanischen und anderen Reizen. Dadurch können typische elektrische Sensationen beim Nackenbeugen (**Lhermitte-Zeichen**) und flüchtige Krankheitssymptome bei körperlicher Anstrengung oder Hitze (**Uhthoff-Phänomen**) auftreten. Später kann es durch den zusätzlichen Untergang von Axonen zu einer Hirnatrophie kommen.

Eine **genetische Prädisposition** konnte durch monozygote Zwillingsstudien (Konkordanzrate 20–30 %) nachgewiesen werden. Außerdem besteht eine Assoziation zu MHC-(HLA-)Klasse-II-Allelen. Obwohl immer wieder Viren als auslösender Faktor vermutet wurden, wurde ein MS-Erreger bislang nicht nachgewiesen. Auch ein kausaler Zusammenhang zwischen der MS und Impfungen, Nahrungsmitteln und Klimafaktoren ist nicht bewiesen.

> Die MS stellt den Prototyp einer inflammatorischen Autoimmunerkrankung des ZNS dar. Neben der entzündlichen Destruktion des Myelins kommt es zum Untergang von Axonen, was schließlich in späteren Stadien zur Hirnatrophie führt.

Symptome und Verlauf Die klinischen Symptome sind sehr variabel. Bei einem Drittel der Patienten beginnt die Erkrankung mit einem isolierten Symptom, bei zwei Dritteln mit mehreren Symptomen. Am häufigsten sind Augenbewegungsstörungen mit Doppelbildern, Paresen, Dysästhesien, eine ataktische Gangstörung und eine Retrobulbärneuritis mit Visusstörung. Nach einer isolierten Retrobulbärneuritis entwickeln aber nur 40 % später eine MS. Selten beginnt die Erkrankung dramatisch mit einer akuten Enzephalopathie und ist schwierig von einer akuten demyelinisierenden Enzephalomyelitis (ADEM), Tumoren oder einem Abszess abgrenzbar. Der **Krankheitsverlauf** ist bei Kindern fast immer primär schubförmig (95 %). Die Symptome bilden sich nach dem ersten Schub meist vollständig zurück. Nach weiteren Schüben (mindestens 4 Wochen Abstand zum vorausgegangenen Schub) können residuale neurologische Ausfälle bestehen bleiben. Die Schubrate ohne Basistherapie liegt bei Kindern im Mittel bei 1,2 pro Jahr; die Krankheitsdauer bis zu relevanten Behinderungen liegt ohne Therapie im Mittel bei 20 Jahren. Bei Kindern und Jugendlichen treten prognostisch schlechte primär progrediente Verläufe nur selten (5 %) auf (bei Erwachsenen 20 %).

Diagnostik Gemäß den **McDonald-Kriterien** kann die Diagnose nach dem ersten Schub durch ein MRT mit Nachweis von räumlich und zeitlich disseminierten Entmarkungsherden oder mit zwei Herden und oligoklonalen Banden im Liquor gestellt werden, wenn bei der Diagnostik keine andere Erkrankung nachweisbar ist.

- **MRT des Gehirns und Rückenmarks** zum Nachweis von Entmarkungsherden. Sie liegen am häufigsten supratentoriell (87 %) im Marklager periventrikulär und subkortikal sowie im Corpus callosum und in der Hirnrinde. Infratentoriell liegen sie im Kleinhirn (28 %), Hirnstamm und Rückenmark (40 %). Frische Herde nehmen aufgrund der Blut-Hirn-Schrankenstörung Kontrastmittel auf. Sie sind nicht immer von klinischen Symptomen begleitet. Die Zahl und Verteilung der Herde korreliert nicht mit dem klinischen Befund.
- **Liquor:**
  - Status: Zellzahl, Eiweiß, Zucker, Laktat. Bei MS ist die Zellzahl in 50 % leicht erhöht (< 30 Zellen / μl) und Eiweiß in 30 %.
  - Antikörper: Masern, Röteln, HSV, VZV, EBV, Borrelien, *Chlamydia pneumoniae* und Kultur zum Ausschluss anderer Infektionen. Antikörper gegen Masern, Röteln, Herpes-zoster-Antigene finden sich unregelmäßig (MRZ-Reaktion).
  - Immunglobuline (IgG, IgA, IgM) und **oligoklonale IgG-Banden** sind initial bei zwei Drittel und im weiteren Verlauf bei 90 % der Patienten nachweisbar. Sie sind typisch, aber nicht spezifisch für MS. Wichtig ist die Bestimmung von intrathekal neu gebildetem IgG (70 %) und des Liquor-IgG-Index als Hinweis auf die Intaktheit der Blut-Hirn-Schranke:

$$\text{IgG} - \text{Index}(< 0{,}65 \text{ Norm}) = \frac{\text{Liquor} - \text{IgG}\left[\frac{mg}{dl}\right] \times \text{Serum} - \text{Albumin [g/dl]}}{\text{Serum} - \text{IgG}\left[\frac{g}{dl}\right] \times \text{Liquor} - \text{Albumin } m[\text{g/dl}]}$$

- Evozierte Potenziale (VEP, SEP) zeigen eine Störung der afferenten sensorischen Weiterleitung durch Entmarkungsherde. Diese ist für den Nachweis einer Beteiligung mehrerer Systeme und für die Verlaufsbeobachtung wichtig.

- **Labor:**
  - Entzündungszeichen (Differenzialblutbild, BSG, CRP)
  - Antikörper: Masern, Röteln, HSV, VZV, CMV, EBV, HHV-6, Borrelien, *Chlamydia pneumoniae*, ggf. Entero- und Adenoviren
  - ANA, Anti-dsDNA, Laktat, C3/4, Immunglobuline
  - ggf. Stoffwechselscreening, VLCFA, Homocystein, Vitamin B_{12}, Folsäure bei atypischer Klinik und/oder Befunden

> Die Anamnese mit mehrzeitigen Symptomen und der neurologische Befund mit systemüberschreitenden Ausfällen führen zur Verdachtsdiagnose, die durch kranielle MRT, Liquor- und serologische Untersuchungen sowie evozierte Potenziale gesichert wird.

Differenzialdiagnose Die Differenzialdiagnostik ist umso umfassender, je jünger die Kinder sind. Am schwierigsten ist die Abgrenzung zu MS-Sonderformen wie der Neuromyelitis optica mit einer Optikusneuritis und multisegmentalen Myelitis sowie Aquaporin-4-Antikörpern im Serum und der **akuten disseminierten Enzephalomyelitis (ADEM).** Darüber hinaus sind entzündliche (Borreliose) und parainfektiöse Meningoenzephalitiden, Tumoren (Lymphome), vaskulitische Syndrome (Lupus erythematodes), mitochondriale Zytopathien und neurometabolische Erkrankungen (Leukodystrophien) zu berücksichtigen. Autoimmunologische Systemerkrankungen lassen sich durch Bildgebung und andere immunologische Veränderungen im Serum von der MS abgrenzen. Bei den neurometabolischen Erkrankungen treten die Symptome selten schubartig auf und bilden sich nicht innerhalb kurzer Zeit zurück.

Therapie Die Therapie bei Kindern orientiert sich an der von Erwachsenen.
- **Schubtherapie:** Methylprednison 20 mg/kg KG (max. 1 g/d) i. v. morgens über 2 h für 3 Tage bei jedem Schub so rasch wie möglich, um die Symptomrückbildung zu beschleunigen. Anschließend kann eine orale Therapie mit 1–2 mg/d ausschleichend über 2–3 Wochen durchgeführt werden. Bei schweren Schüben ohne Ansprechen auf Steroide ist eine Plasmapherese bis zu 4–(6) Wo nach dem Schub zu erwägen (Besserung 50–[70] %).
- **Basistherapie:** mit β-Interferon oder Glatiramercetat reduziert die Schubrate im Mittel um 30 % und die Anzahl neuer Läsionen sowie des Gesamtläsionsvolumens im MRT um 80 %. **Eskalationstherapie** bei Therapieversagen unter der Basistherapie. Ein Therapieversagen besteht, wenn die Schubrate (> 1/Jahr) vor Therapiebeginn nach ≥ 1 Jahr nicht gesunken ist, bei schweren Schüben bzw. unzureichender Besserung durch Steroide und bei deutlicher Behinderungsprogression (≥ 2 Punkte im EDSS für ≥ 3 Monate) (europäische Konsensempfehlung). Es stehen mehrere sehr effektive Substanzen zur Auswahl, die zu einer Schubreduktion von ca. 60–70 % und Minderung des Gesamtläsionsvolumens im MRT um ca. 80 % führen. Fingolimod (Zulassungsstudie bei Kindern abgeschlossen), Fumarsäure und Cladribin können oral gegeben werden, Natalizumab wird i. v. alle 4 Wochen verabreicht. Die Nebenwirkungen sind unterschiedlich; gefürchtet ist eine seltene progressive multifokale Leukenzephalopathie (JCV-abhängig).
- Symptomatisch Physiotherapie, Ergotherapie, Logopädie bis zur Rückbildung der Schubsymptome.

Prognose und Verlaufskontrollen Die Dauer bis zum Auftreten von relevanten Behinderungen ist bei der pädiatrischen MS länger (im Mittel 20 Jahre) als bei der adulten MS (11 Jahre). Trotzdem entwickeln Patienten mit einer pädiatrischen MS früher relevante Behinderungen (im Mittel mit 32 Jahren) als Patienten mit einer adulten MS (41 Jahre) aufgrund des früheren Krankheitsbeginns. Aus diesem Grund ist die Prognose von einer frühzeitigen und wirksamen Therapie abhängig. Unter Therapie werden MRT-Kontrollen auch bei unauffälligem klinischem Verlauf alle 4 Monate durchgeführt, um eine Zunahme stummer Herde zu diagnostizieren und ggf. die Therapie zu intensivieren. Die Patienten sollten längere Hitzeexposition meiden. Ansonsten bestehen keine Einschränkungen, z. B. in Bezug auf den Alltag, bei Hobbys und später hinsichtlich Berufs- und Kinderwunsch.

Akute demyelinisierende Enzephalomyelitis (ADEM)

Dabei handelt es sich um eine postinfektiöse akute autoimmunologisch-entzündliche Entmarkungserkrankung mit fokalen Hirnnervenausfällen und sensomotorischen Paresen. Im Unterschied zur MS sind die Patienten jünger (< 10 Jahre), und es finden sich meist ein vorausgegangener Infekt sowie eine Enzephalopathie bis hin zur Bewusstseinsstörung. Die MRT-Läsionen sind größer und die Basalganglien häufig beteiligt. **Im Gegensatz zur MS** treten keine weiteren Schübe auf, sodass eine Basistherapie wie bei einer MS nicht indiziert ist.

20.13 Vaskuläre ZNS-Erkrankungen

Ischämischer Insult

Definition Zerebrale Ischämien entstehen durch einen embolischen oder thrombotischen Verschluss und durch eine arterielle Gefäßstenose oder einen hämodynamischen Abfall des zerebralen Perfusionsdrucks. Nach der Dauer neurologischer Ausfälle wird zwischen der **transienten ischämischen Attacke** (TIA, max. 24 h), einem **reversiblen ischämischen neurologischen Defizit** (RIND) und einem **Infarkt** mit persistierenden Symptomen unterschieden.

Ätiologie und Pathogenese Viele Risikofaktoren können zu einer Ischämie im Kindesalter führen. Häufig (> 50 %) werden zwei oder sogar mehr Faktoren gefunden. Die Abklärung ist wichtig für die Therapie und Abschätzung des Wiederholungsrisikos. Folgende Faktoren spielen eine wichtige Rolle:
- **Infektionen** durch Varizellen, Borrelien, Mykoplasmen, Entero- und Parvoviren sind wahrscheinlich die häufigste Ursache.
- **Kardiale Embolien** durch angeborene Vitien, Endokarditis, Klappenanomalien, Kardiomyopathie, Rhythmusstörungen sind wahrscheinlich am zweithäufigsten und die häufigste Ursache bei Beteiligung mehrerer Gefäße.
- **Zerebrale Arteriopathien** durch Bindegewebserkrankungen und postinfektiös sind ebenfalls eine häufige Ursache und mit einem erhöhten Wiederholungsrisiko verbunden. Dazu gehören die transiente zerebrale Arteriopathie mit Stenosen in der distalen Karotis oder proximalen Media, postinfektiöse Vaskulitiden, Dissektionen nach Bagatelltrauma oder bei zervikalen Skelettfehlbildungen, Moyamoya-Erkrankung, fibromuskuläre Dysplasie, Ehlers-Danlos-Syndrom und metabolische Vaskulopathien (Morbus Fabry).
- **Koagulopathien** werden häufig (50 %) gefunden und sind ein wichtiger Risikofaktor, aber selten Hauptursache. Dazu gehören Thrombophilien (erhöhtes Lp(a), Antithrombin-III-, Protein-S- und -C-Mangel, Prothrombinmutation, Faktor-V-Leiden, Antiphospholipid-Syndrom), Sichelzellenanämie (11 % Infarkte in der 1.–2. Dekade), Polyzythämie, Thrombozytosen.
- **Metabolische Erkrankungen** sind eine seltene Ursache. Sie kommen besonders dann infrage, wenn die Ischämie nicht auf ein Gefäßgebiet begrenzt ist. Dazu gehören Mitochondriopathien (MELAS; okzipitale Hirnabschnitte), Harnstoffzyklusdefekte (Ornithin-Carbamoyl-Transferase-Mangel), Morbus Fabry, Homocysteinämie, CDG-Syndrome.
- **Systemische Krankheiten** sind eine seltene Ursache. Dazu gehören Lupus erythematodes, Panarteriitis nodosa, Granulomatose mit Polyangiitis (GPA), Purpura Schönlein-Henoch, Kawasaki-Syndrom, hämolytisch-urämisches Syndrom (HUS).
- **Genetische Defekte** und Syndrome können mit Ischämien verbunden sein wie das CADASIL-, Moyamoya-Syndrom, Neurofibromatose Typ 1, PHACES, Alagille-, Down-, Williams-Syndrom.
- **Medikamente** (z. B. L-Asparaginase, Langzeit-Steroidtherapie) und Bestrahlungsfolgen (v. a. bei Hirnbasistumoren) können mit Ischämien verbunden sein.

> Ein ischämischer Insult bei Kindern ist sehr selten. Häufigste Ursachen sind virale Entzündungen und kardiale Embolie. Bei etwa einem Drittel der Fälle bleibt die Ursache unklar.

Symptome Embolische Insulte führen zu einem plötzlichen Funktionsverlust, während sich zerebrale Thrombosen langsamer entwickeln. Am häufigsten sind **fokale Ausfälle** wie eine **sensomotorische Hemiparese** (70 %), **Sprachstörungen** (30 %), epileptische Anfälle (20 %). In ca. 30 % treten **nichtfokale Symptome** auf, z. B. (unerträgliche) Kopfschmerzen, Erbrechen oder Bewusstseinsstörung. Bei Kleinkindern finden sich besonders bei parainfektiösen Ischämien oft unspezifische Symptome wie Unruhe oder allgemeine Schwäche.

Diagnostik Die Diagnostik muss immer so rasch wie möglich erfolgen, um keine Zeit für die Therapie zu verlieren!
- **MRT** und die **MR-Angiografie** der intrakraniellen und der Halsgefäße sind am wichtigsten. Mit diffusionsgewichteten Bildern ist eine Ischämie schon nach wenigen Minuten nachweisbar.
- **Konventionelle Angiografie:** in Einzelfällen bei Embolien, wenn die Möglichkeit einer Thrombektomie besteht, ansonsten nur bei speziellen Fragestellungen.
- **Doppler-Sonografie** der intra- und extrakraniellen Gefäße.
- **Echokardiografie** und **EKG.**
- **CT-Angiografie** und **Perfusionsbildgebung** nur bei spezifischen Fragestellungen.
- **Laboruntersuchungen:**
  Notfallmäßig:
  – Infektiologie (Blutbild, CRP, BSG)
  – Gerinnung: Quick, PTT, Fibrinspaltprodukte
  – Elektrolyte, Kreatinin, Leberwerte, Eisen, Blutkultur bei Fieber
  Am nächsten Tag Screening auf:
  – Vaskulitis: BSG, aPTT, cANCA, pANKA, ANA, ds-DNA-AK, Antiphospholipid-AK
  – Stoffwechsel: Laktat, Ammoniak, Lipidstatus, organische Säuren im Urin, ggf. Transferrin-Elektrophorese, α-Glukosidase, Homocystein
  – Thrombophilie: Antithrombin III, Protein C und S, MTHFR, Faktor-V-Leiden, Prothrombin, Homocystein, Lp(a), Lupus-Antikoagulans
  – Infektionsserologie: Borrelien, Varizellen, Herpes simplex, Mykoplasmen, Entero-, Coxsackie-, Parvoviren
  – Immunologie: ANA, anti-dsDNA, Komplementfaktoren, Anti-Phospholipid-AK, Anti-Cardiolipin-AK, ggf. cANCA, pANCA
  Nach 3 Monaten: Koagulopathien: Protein S, C, Antithrombin III

Therapie Die Therapie muss so rasch wie möglich eingeleitet werden.
- **Intravenöse Thrombolyse** und interventionelle neuroradiologische **Thrombektomie** sind, abhängig vom Zeitfenster, auch bei Kindern wirksam und wahrscheinlich ohne erhöhtes Risiko verglichen mit Erwachsenen. Die Indikation sollte interdisziplinär gestellt werden. Aufgrund fehlender Studien gibt es keine klaren Grundlagen für die Nutzen-Risiko-Abwägung.
- **Heparinisierung** bei kardialen Embolien, extrakraniellen Dissektionen oder Hyperkoagulopathie mit **Clexane** in therapeutischer Dosis. Alternativ Heparin i. v. **Acetylsalicylsäure (ASS):** 3–5 mg/kg KG (max. 100 mg), alternativ Clopidogrel für 1 Jahr oder länger, abhängig von den Risikofaktoren (Vaskulopathien). Die Wirksamkeit von ASS auf die Thrombozytenaggregation kann durch die PFA-100-Verschlusszeit untersucht werden.
- **Prednisolon** 1 mg/kg KG bei ZNS-Vaskulitis, ggf. in Kombination mit Cyclophosphamid, meist als Pulstherapie.
- **Blutdruckeinstellung** auf grenzwertig hypertone Werte, Kontrolle von Blutzucker, Temperatur, Therapie bzw. Vorbeugung von Krampfanfällen auf der ITS.
- **Dekompression** bei großvolumigen Infarkten mit Schwellung und Hirndruck besonders in der hinteren Schädelgrube zu erwägen.
- **Rehabilitation,** um Spätfolgen bestmöglich zu vermindern.

Prognose und Wiederholungsrisiko Die Mortalität (8–15 %) ist abhängig von Infarktgröße, Lokalisation und Risikofaktoren. Residualsymptome sind häufig (40–70 %), am häufigsten sind eine Hemiparese, kognitive Störungen und Verhaltensauffälligkeiten. Das Wiederholungsrisiko liegt je nach Risikofaktoren bei 15–20 %. Es ist vor allem bei Vaskulopathie und Thrombophiliefaktoren erhöht.

Sinusvenenthrombose

Symptome Bei Neugeborenen und Säuglingen sind die Symptome unspezifisch (76 %) und fluktuierend. Am häufigsten treten Kopfschmerzen (70 %), Krampfanfälle (85 %), eine Hemiparese (60 %) und eine Vigilanzminderung auf. Durch die venöse Stase ist der Kapillardruck erhöht mit fortschreitender Thrombosierung sowie Stauungsblutungen und venösen Infarkten (41 %).

> Bei subakuten Kopfschmerzen und einer Vigilanzminderung in Verbindung mit sensomotorischer Hemiparese und epileptischen Anfällen ist an eine Sinusvenenthrombose zu denken.

Diagnostik
- **MRT** und **MR-Angiografie**
- **Laboruntersuchungen:** Infektiologie (Blutbild, CRP, BSG, Blutkultur bei Fieber), Thrombophilie (Quick, PTT, Prothrombinzeit, Fibrinspaltprodukte, Antithrombin III, Protein C und S, MTHFR, Faktor V Leiden, Prothrombin, Homocystein, Lp(a), ggf. Antiphospholipid-AK, Lupus-Antikoagulans, Anticardiolipin-AK), Sichelzellenanämie

Therapie
- Antibiotische Therapie bei der septischen Sinusthrombose
- **Clexane** in therapeutischer Dosis

Arteriovenöse Malformationen (AVM)

Definition Arteriovenöse Malformationen (AVMs) sind angeborene Gefäßkonvolute mit dünnwandigen Kurzschlussverbindungen zwischen Arterien und Venen infolge einer Entwicklungsstörung. Sie liegen meist supratentoriell (90 %) in der weißen Substanz. Epidemiologisch sind sie in 5 % der Autopsien bei Erwachsenen nachweisbar.

> AVMs sind bei Kindern die häufigste Ursache für eine Blutung. Durch Steal-Effekte kann es aber auch zu Ischämien des umgebenden Hirngewebes kommen.

Diagnostik
- MRT und MR-Angiografie
- Angiografie **(DSA)** aller hirnversorgenden Gefäße vor Therapiebeginn

Therapie Operation oder Thrombosierung (Histoacrylkleber, Coils) aufgrund des hohen Blutungsrisikos.

20.14 Tumoren des zentralen Nervensystems

Definition und Epidemiologie

Hirntumoren sind die häufigsten soliden Tumoren und die zweithäufigsten Tumoren im Kindesalter (20 %). Da es im Schädel bei geschlossener Fontanelle keine Ausweichmöglichkeiten gibt, können auch gutartige Neubildungen durch Verdrängung zu lebensgefährlichem Hirndruck und neurologischen Ausfällen führen. Klinik, Therapie und Prognose sind also nicht nur vom histologischen Malignitätsgrad abhängig, sondern auch von der Lokalisation im ZNS. Die morphologische Vielfalt der ZNS-Tumoren ergibt sich aus den unterschiedlichen Ursprungsgeweben, nach denen sie differenziert werden. Die häufigsten Hirntumoren sind Astrozytome (50 %), Medulloblastome (20 %), Ependymome (10 %) und Kraniopharyngeome (8 %).

> Tumoren des ZNS sind die häufigsten soliden Tumoren im Kindesalter. 96 % der ZNS-Tumoren sind im Gehirn und nur 4 % spinal lokalisiert.

Ätiologie und Pathogenese

Die Ätiologie ist meist unbekannt. ZNS-Tumoren werden nach dem morphologisch überwiegenden Zelltyp und Malignitätsgrad eingeteilt. Die **Malignitätsgrade** (WHO I – II° benigne, WHO III – IV° maligne) entsprechen dem biologischen Verhalten und der Prognose. Benigne Tumoren werden als WHO-Grad I (z. B. pilozytisches Astrozytom) und mit etwas höherer Proliferationsrate und Rezidivneigung als Grad II (z. B. fibrilläres Astrozytom) eingestuft. Letztere können über Jahre durch eine maligne Transformation in maligne Grad-III- (z. B. anaplastische Astrozytome) und hochmaligne Grad-IV-Tumoren (z. B. Glioblastom, Medulloblastome) übergehen.

> Ein erhöhtes Risiko für ZNS-Tumoren besteht bei **Neurofibromatose Typ 1** (z. B. Astrozytome bzw. Optikusgliome), bei der **tuberösen Sklerose** (z. B. subependymale Riesenzellastrozytome) und beim **Von-Hippel-Lindau-Syndrom** (Hämangioblastome) sowie nach vorausgegangener Bestrahlung von Schädel oder Wirbelsäule.

Symptome

Die Symptome sind von der Tumorlokalisation und Größe abhängig (➤ Tab. 20.11). Häufig kommt es zu Hirndruckzeichen mit Kopfschmerzen (50 %), (Nüchtern-)Erbrechen (46–76 %), Sehstörungen (Stauungspapille) und Zunahme des Kopfumfangs bei offener Fontanelle.

Lokalisation

Die Lokalisationen der wichtigsten ZNS-Tumoren sind ➤ Tab. 20.12 zu entnehmen.

Tab. 20.11 Wichtige Symptome bei ZNS-Tumoren

Allgemeine Symptome	• Kopfschmerzen • Erbrechen (morgens, nüchtern) • Visusstörungen • Kopfumfangszunahme (Säuglinge) • Verhaltensänderungen (Aggressivität, Antriebsarmut) • Hypophysärer Funktionsausfall (Diabetes insipidus, Kleinwuchs) • Hypothalamischer Funktionsausfall
Spezifische Symptome	• Fokale Ausfälle (Hirnnerven, sensomotorische Hemiparese, Aphasie) • Ataxie • Epileptische Anfälle

Tab. 20.12 Lokalisation der wichtigsten ZNS-Tumoren

Lokalisation	ZNS-Tumor
Supratentoriell (38 %)	• Großhirnhemisphäre: Astrozytom, Glioblastom, Ependymom, Oligodendrogliom, Plexuspapillom • Chiasma-Sella-Bereich: Optikusgliom, Kraniopharyngeom • Thalamus/Hypothalamus: Astrozytome I–II/PNETs • Mittelhirnbereich: Pinealistumoren, Ependymome, selten Plexuspapillome
Infratentoriell (58 %)	• Kleinhirn, IV. Ventrikel: Medulloblastom (PNET), Astrozytom, Ependymom, Plexuspapillom • Hirnstamm, Pons: Astrozytom, Glioblastom
Intraspinal (4 %)	• Astrozytom, Ependymom, Glioblastom, PNET

Supratentorielle Tumoren

Leitsymptome sind Hemianopsie, Lähmungsschielen, sensomotorische Ausfälle, epileptische Anfälle und Verhaltensänderungen (Aggressivität, Antriebsarmut).

- **Astrozytome** sind die häufigsten Hirntumoren (50 %). Sie sind meist gutartig (80 %) wie das pilozytische (WHO I°) oder fibrilläre Astrozytom (WHO II°) mit einer 5-Jahres-Überlebenswahrscheinlichkeit von 90 % (WHO I°) nach Resektion. Bei den seltenen bösartigen Tumoren, wie dem anaplastischen Astrozytom (WHO III°) und dem Glioblastom (WHO IV°), liegt die 5-Jahres-Überlebenswahrscheinlichkeit nach kompletter Resektion bei 20–40 % bzw. deutlich darunter bei inkompletter Resektion. Aufgrund des infiltrativen Wachstums ist eine komplette Resektion bei den malignen Tumoren oft nicht oder nur mit massiven neurologischen Defiziten möglich.
- **Optikusgliome** können verdrängend und infiltrativ wachsen. Bei **Neurofibromatose Typ 1** sind in 30 % beide Sehnerven und das Chiasma oder der Hypothalamus betroffen. Die Therapie ist abhängig von der Wachstumsdynamik und neurologischen Ausfällen. Bei Tumorprogredienz mit Visusstörung ist meist eine Operation oder Chemo- bzw. Strahlentherapie erforderlich, ansonsten werden Untersuchungen beim Augenarzt alle 6 Monate und beim Neuropädiater alle 12 Monate sowie ein MRT abhängig vom Befund durchgeführt. Die 5-Jahres-Überlebenswahrscheinlichkeit liegt bei 85 %.
- **Kraniopharyngeome** sind gutartige **dysontogenetische Fehlbildungstumoren** aus der Rathke-Tasche, die in der Mittellinie supra- und/oder intrasellär wachsen. Bei Kompression auf den III. Ventrikel und das Chiasma kommt es zu einer bitemporalen Hemianopsie, Kleinwuchs, Genitalentwicklungs-, Fettansatzstörungen und Verhaltensauffälligkeiten zwischen dem 8. und 15. Lebensjahr. Im CCT finden sich Verkalkungen. Die 10-Jahres-Überlebenswahrscheinlichkeit liegt nach kompletter Resektion bei 80 %, die Rezidivrate ist relativ hoch. Postoperativ sind endokrinologische Kontrollen (Schilddrüse, Wachstumshormon, Salzverlustsyndrom) erforderlich.

Differenzialdiagnostisch müssen Adenome und Mikroadenome (≤ 1 cm) der Hypophyse

abgegrenzt werden, die Wachstumshormon und ACTH produzieren.
- **Pinealis- und Mittelhirntumoren** sind histologisch heterogen (Pineozytom, Pineoblastom, Germinom und andere parenchymatöse Tumoren). Klinisch kommt es zu einer konjugierten Blicklähmung nach oben (Parinaud-Syndrom) mit Pupillenstörung, Pyramidenbahnzeichen und Hirndruckzeichen bei Aquäduktstenose. Keimzelltumoren sezernieren oft **AFP und β-HCG.** Therapie und Heilungsrate sind abhängig vom Tumortyp. Die vollständige Tumorentfernung führt in ca. 80 % zur Heilung.
- **Supratentorielle Ependymome** entstammen dem Ependym der Ventrikelwände und sind meist gutartig (WHO I° – II°).
- **Fehlbildungstumoren wie Hamartome, Dermoide** und **Epidermoide** sind selten (2 % der kindlichen Hirntumoren). Sie entstehen bei der Neuralrohrbildung (3. – 5. Embryonalwoche) durch eine Keimversprengung und liegen meist in der Mittellinie supra- und infratentoriell. Symptome und Therapie sind abhängig von der Lage und Größe. Die Prognose ist in der Regel gut.

Infratentorielle Tumoren

Leitsymptome sind Lähmungsschielen, Nystagmus, Kopfschiefhaltung, ataktische Koordinationsstörung, Intentionstremor und Verhaltensänderungen (Aggressivität, Antriebsarmut).
- **Medulloblastome** sind die **häufigsten malignen ZNS-Tumoren** (WHO IV°; 20 % aller kindlichen Hirntumoren). Histologisch gleichen sie den supratentoriellen PNETs. Aufgrund der Lokalisation in der hinteren Schädelgrube, besonders im Kleinhirnwurm, führen sie zu Koordinationsstörungen, Ataxie, Doppelbildern, Nystagmus, Kopfschiefhaltung und Hirndruckzeichen (Kopfschmerz, Erbrechen, Sehstörungen und Stauungspapille). Der Altersgipfel liegt im 4. – 8. Lebensjahr mit einer Knabenwendigkeit (2–3 : 1 bei Mädchen). Im Gegensatz zu den meisten anderen Tumoren finden sich **Metastasen** im Spinalkanal (20 %) und supratentoriell (20 %), seltener auch im Skelett (5 %). Die 5-Jahres-Überlebenswahrscheinlichkeit liegt bei etwa 70 % nach möglichst kompletter Resektion, kraniospinaler Bestrahlung und Chemotherapie. Die Strahlentherapie kann zu kognitiven Langzeitschäden und vermindertem Wachstum (spinale Bestrahlung) führen. In die **Prognose** des Medulloblastoms brachten in den letzten Jahren die Erkenntnisse der Molekularbiologie neues Licht. Die diesbezüglichen Studien haben gezeigt, dass molekulare Stratifizierungsparameter hochrelevante Risikoprofile von klinischen Subgruppen beschreiben und dabei oft die bisher zur Verfügung stehenden klinischen Parameter (Resektionsgrad, Histologie, Metastasierung, Alter) signifikant verbessern können. So können heute molekularbiologisch-klinisch-histologisch verschiedene Gruppen definiert werden, um das Risikoprofil eines Patienten einzuschätzen.
- **Infratentorielle Ependymome** sind im Gegensatz zu den supratentoriellen Ependymomen meist hochmaligne (Grad III, IV und anaplastisches Ependymom) mit Neigung zur Tumoraussaat in den Liquor (10 %). Klinische Symptomatik, Diagnose und Therapie sind mit denen von Medulloblastomen vergleichbar.

Spinale Tumoren

Leitsymptome sind schlaffe Paresen in Höhe der geschädigten Segmente und distale spastische Paresen sowie eine Hypästhesie ipsilateral und ein Verlust von Schmerz- und Temperaturempfindung kontralateral (dissoziierte Empfindungsstörung). Bei Tumoren in der Kauda kommt es zu schlaffen Paresen beider Beine, Sensibilitätsausfällen und einer Blasen-Mastdarm-Störung **(Kaudasyndrom).** Bei Tumoren im Konus finden sich nur eine Stuhl- und Harninkontinenz sowie eine Reithosenanästhesie. Außerdem kommt es häufig zu lokalen oder ausstrahlenden Schmerzen, einer Haltungsanomalie der Wirbelsäule und einer ataktischen Gangstörung.
- Primäre Rückenmarkstumoren sind selten (4 % aller ZNS-Tumoren).
- Metastatische oder sanduhrförmig einwachsende Tumoren sind häufiger als primäre Rückenmarkstumoren. Meist handelt es sich um ein Neuroblastom oder Sarkom (50 %), selten um ein Ewing-Sarkom, Non-Hodgkin-Lymphom, Rhabdomyosarkom oder um einen Wilms-Tumor.
- Benigne intraspinale (Fehlbildungs-)Tumoren (Dermoid, Epidermoid, Lipom) finden sich bei Neugeborenen und Säuglingen.

Diagnostik

- MRT vom Kopf und Spinalkanal mit Kontrastmittel
- Histopathologie
- Molekulargenetik
- Tumormarker bei V. a. Neuroblastom (Katecholamine HVA und VMA im Urin) und Keimzelltumoren (α1-Fetoprotein und β-HCG)
- EEG
- Somatosensibel evozierte Potenziale
- Röntgen-Thorax, Abdomensonografie und MRT, Szintigrafie bei V. a. ein Neuroblastom (MIBG-Szintigrafie) oder Knochenbeteiligung
- Liquor bei V. a. Metastasen (Medulloblastom)

Therapie

Die Therapie richtet sich nach Typ, Ausdehnung und Lokalisation des Tumors sowie dem Alter des Patienten und ist für die meisten ZNS-Tumoren in bundesweiten Therapiestudien festgelegt. Die drei Säulen der Behandlung sind Operation, Strahlen- und Chemotherapie.

Prognose

Die Überlebensrate von Kindern mit ZNS-Tumoren liegt insgesamt bei ca. 60 % nach 5 Jahren.

20.15 Kopfschmerzen

Definition

Zu den primären Kopfschmerzen gehören Spannungskopfschmerz (28 %), Migräne (15 %) und Mischformen (50 %) sowie seltene trigemino-autonome Kopfschmerzen (Trigeminusneuralgie, Clusterkopfschmerz, paroxysmale Hemikranie u. a.). Sie sind viel häufiger als sekundäre Kopfschmerzen (5 %) infolge einer entzündlichen, vaskulären oder tumorösen Ursache. Am häufigsten sind episodische **Kopfschmerzen vom Spannungstyp** mit beschwerdefreiem Intervall. Die **Migräne** unterscheidet sich vom Spannungskopfschmerz durch die Akuität und Intensität der Attacken sowie durch vegetative und neurologische Funktionsstörungen, denen eine Aura vorausgehen kann.

Epidemiologie

Die Kopfschmerzprävalenz liegt vor der Pubertät bei 2,5 %, danach bei 15,5 % mit steigender Tendenz.

> Kopfschmerz ist eines der häufigsten Symptome bei Kindern. Primäre Kopfschmerzen müssen von sekundären Kopfschmerzen infolge einer tumorösen, entzündlichen oder vaskulären Ursache unterschieden werden.

Einteilung

Kopfschmerzen vom Spannungstyp

Ätiologie und Pathogenese Über die Pathogenese von Spannungskopfschmerzen ist wenig bekannt. Vermutlich wirken psychologische und biologische Faktoren zusammen.

Symptome Die Diagnose wird nach der internationalen Kopfschmerzklassifikation (IHS 2018) gestellt, wenn mindestens 10 Kopfschmerzepisoden über 30 min bis 7 Tage aufgetreten sind, die mindestens zwei der folgenden Charakteristika aufweisen und nicht auf eine andere Erkrankung zurückzuführen sind:
- Beidseitige Lokalisation
- Schmerzqualität drückend oder beengend
- Schmerzintensität leicht bis mittel
- Keine Verstärkung durch körperliche Routineaktivitäten (Gehen oder Treppensteigen)
- Keine Übelkeit oder Erbrechen (Appetitlosigkeit kann auftreten)
- Photophobie oder Phonophobie, nicht jedoch beides

Migräne

Ätiologie und Pathogenese Die Migräne ist eine primäre Erkrankung des Gehirns mit erblicher Disposition.

Symptome Die Diagnose wird nach der IHS 2018 gestellt, wenn mindestens 5 Kopfschmerzattacken mit

einer Dauer von ≥ 4 h (bei Kinder 1–2 h) und ≥ 2 der folgenden Symptome aufgetreten sind:
- Einseitige Lokalisation (bei Kindern nur in 15–30 %, häufiger bifrontal oder Holokranie).
- Schmerzqualität pulsierend (bei jungen Kindern selten).
- Schmerzintensität mittel bis stark (Kinder legen sich freiwillig hin).
- Verstärkung durch körperliche Belastung.
- Kopfschmerzen werden von Übelkeit / Erbrechen, Licht- / Lärmempfindlichkeit begleitet.

Vegetative Symptome wie Gesichtsrötung, Blässe, Schweißausbruch und Zittern kommen häufig vor. Kinder gehen meist freiwillig ins Bett und sind nach dem Schlaf beschwerdefrei.

Eine **Aura** tritt bei 20 % der Migränefälle für 5–60 min auf. Am häufigsten sind Sehstörungen (Flimmerskotome, Gesichtsfeldausfälle, Verzerrtsehen), Parästhesien (perioral, halbseitig) und selten Paresen oder Sprachstörungen. Die o. g. Migränekopfschmerzen folgen in der Regel. Seltener weisen die Kopfschmerzen nicht die Migränemerkmale auf oder fehlen (typische Aura ohne Kopfschmerzen). Die Symptome dürfen nicht auf eine andere Erkrankung zurückzuführen sein. Bei langen Aurasymptomen über 1 h (ca. 2 %) ohne bekannte Migräneanamnese müssen andere neurologische Erkrankungen (Durchblutungsstörungen) durch ein MRT ausgeschlossen werden.

Einteilung In Abhängigkeit von der Aurasymptomatik werden verschiedene Migräneformen unterschieden:
- **Migräne mit Hirnstammaura:** wiederholte Attacken mit mehr als einer visuellen, akustischen, bilateralen sensiblen, Sprach-, Bewusstseinsstörung, Ataxie oder Schwindel für 5–60 min ohne Parese.
- **Hemiplegische Migräne:** wiederholte Attacken mit einer Parese und einer visuellen, akustischen, sensiblen oder Sprachstörung für 5 min bis 24 h (Ausschlussdiagnose beim ersten Auftreten). Bei der seltenen familiären Form ist ein Verwandter 1.–2. Grades betroffen.
- **Retinale Migräne:** wiederholte monokuläre Sehstörungen für 5–60 min.

In der Kindheit gibt es die selbstlimitierenden periodischen Syndrome, die im Allgemeinen Vorläufer einer Migräne sind. Die Diagnose kann bei positiver Familienanamnese vermutet werden, wenn andere Erkrankungen ausgeschlossen sind. Dazu gehören:
- **Abdominale Migräne:** mindestens 5 Attacken mit dumpfen, starken Bauchschmerzen, Appetitlosigkeit, Übelkeit, Erbrechen und Blässe für 1–72 h
- **Zyklisches Erbrechen:** wiederholte stereotype Attacken mit Übelkeit und häufigem Erbrechen (4 ×/h) über 1 h bis zu 5 Tagen
- **Paroxysmaler Schwindel der Kindheit:** mindestens fünf rezidivierende kurze Schwindelattacken für Minuten bis Stunden, die mit Nystagmus und Erbrechen verbunden sein können

Clusterkopfschmerz, paroxysmale Hemikranie und Trigeminusneuralgie sind im Kindesalter sehr selten und zeichnen sich durch heftigste, streng unilaterale Kopfschmerzattacken aus.

> Vegetative Symptome wie Gesichtsrötung, Blässe, Schweißausbrüche, Zittern und Tachykardie kommen bei Migräne als Begleitsymptome häufig vor.

Sekundäre Kopfschmerzen

Die Diagnose wird nach der IHS gestellt, wenn eine Erkrankung vorliegt, die 1. Kopfschmerzen verursachen kann, 2. ein zeitlicher Zusammenhang damit besteht und 3. die Kopfschmerzen nach erfolgreicher Therapie innerhalb von 3 Monaten verschwinden oder deutlich abgeschwächt sind. Sekundäre Kopfschmerzen sind **umso unwahrscheinlicher, je länger die Kopfschmerzanamnese besteht.**

> Akute generalisierte Kopfschmerzen sind in aller Regel Folge systemischer Infektionen. Insbesondere intrakranielle Entzündungen wie Meningitis und Enzephalitis sowie hypertone Blutdruckkrisen müssen dabei ausgeschlossen werden.

Diagnostik

Die Diagnose wird anhand der IHS-Kriterien klinisch gestellt, wenn andere Erkrankungen ausgeschlossen sind. Wichtig ist die Unterscheidung zwischen Migräne und Kopfschmerzen vom Spannungstyp aufgrund der unterschiedlichen Therapie. Häufig finden sich beide Formen beim gleichen Kind. Manchmal ist eine sichere Unterscheidung nicht möglich, oder die Kopfschmerzen lassen sich nicht nach der IHS-

Klassifikation einordnen (35 % bei Kindern). Wichtig ist die Medikamentenanamnese zum Ausschluss medikamenteninduzierter Kopfschmerzen.
- **Kopfschmerzfragebogen** eignet sich für die standardisierte Erfassung der Symptome.
- **MRT** des Kopfes notfallmäßig bei nächtlichen bzw. zunehmenden Kopfschmerzen im Liegen und Nüchternerbrechen (Hirndruckzeichen), Aurasymptomatik, neurologischen Symptomen > 60 min sowie epileptischen Anfällen, ansonsten großzügig bei persistierenden oder häufig rezidivierenden Kopfschmerzen.
- **EEG** zur Abgrenzung von fokalen epileptischen Anfällen bei Aurasymptomatik. Bei Migräne finden sich häufig (13–36 %) und bei Spannungskopfschmerzen gelegentlich (2–12 %) unspezifische Veränderungen oder ein Verlangsamungsherd.
- **Lumbalpunktion** nur bei V. a. Enzephalitis (anhaltende konfusionelle Symptome) und Pseudotumor cerebri (Liquoreröffnungsdruck > 28 cm H_2O).
- **Augenärztliche Untersuchung** zum Ausschluss von Sehfehlern und einer Stauungspapille.
- **HNO-Untersuchung** bei V. a. Nasennebenhöhlenprozesse.

> Zur Diagnostik sind eine augenärztliche Untersuchung zum Ausschluss von Sehfehlern und das EEG zum Ausschluss epileptischer Anfälle bei Aurasymptomatik angezeigt.

Therapie

Migräneattacken und **Kopfschmerzen vom Spannungstyp:**

- Aufklärung und Vermittlung der Schmerzursache (Schmerzedukation) führen oft schon zur Besserung.
- Kopfschmerzkalender zur Therapieplanung und Überprüfung des Behandlungserfolgs.
- Vermeidung von Triggerfaktoren.
- Verhaltenstherapeutische Maßnahmen (Schmerz- und Stressbewältigung durch Ablenkung, Selbstsicherheit, Entspannung).
- Pfefferminzöl 10 % bei chronischem Spannungskopfschmerz auf die Schläfen.
- NSAR bei Spannungskopfschmerz nur in Ausnahmefällen, bei Migräne frühzeitig in ausreichender Dosierung und ggf. Triptane (Kontraindikation arterielle Hypertonie).
- Antiemetika bei Erbrechen in der Migräneattacke.
- Reizabschirmung (Schlaf), Stirn kühlen bei Migräne.
- Medikamentöse Intervalltherapie zur Migräneprophylaxe mit Metoprolol / Propranolol nur bei > 4 schweren Migräneattacken pro Monat über 48 h ohne Ansprechen auf eine andere Therapie (nicht bei Asthma bronchiale, AV-Überleitungsstörungen). Da Nebenwirkungen (Müdigkeit, Schwindel) den prophylaktischen Effekt meist überwiegen, sollte die Therapie sehr zurückhaltend eingesetzt werden.

Symptomatische Kopfschmerzen:
- Analgetika und Behandlung der Grunderkrankung (> Tab. 20.13)
- Pseudotumor cerebri: Gewichtsreduktion bei Adipositas, Acetazolamid

Tab. 20.13 Pharmakotherapie für akute Kopfschmerzen vom Spannungstyp und Migräne

Wirkstoff	Initialdosis (mg/kg KG)	Intervall (h)	Maximaldosis (mg/kg KG/d)	Applikation
Ibuprofen	10–15	6–8	40	p. o., rektal
Paracetamol	20–40 initial 15–20 ED	6–8	65(– 100)	p. o., rektal
Naproxen	5–10	8–12	30	p. o., rektal
ASS	10–15	4–6	60–80	p. o., i. v.
Metamizol	10–20	4–6	80	p. o., rektal, i. v.
Sumatriptan	10–20 mg ED 12,5–50 mg ED 12,5–25 mg ED 3–6 mg ED	> 12		intranasal, p. o., rektal, s. c.

Prognose

Bei 40 % der Kinder mit Migräne kommt es nach einer häufig vorübergehenden Besserung (30–60 %) in der Pubertät zu einer kompletten Remission.

20.16 Schwindel

Definition Als Schwindel werden ganz unterschiedliche Sensationen bezeichnet, sodass die genaue Schilderung der Symptome wichtig ist, z. B. Benommenheit, Unsicherheit, Dreh- oder Schwankgefühl.

Symptome Ein **(ungerichtetes)** Benommenheits- und / oder Unsicherheitsgefühl entsteht durch Herz-Kreislauf-Störungen (Orthostase, Herzrhythmusstörung), metabolisch (Hypoglykämie), endokrinologisch (Hyperthyreose), durch Intoxikationen (Medikamenten- / Drogenanamnese) oder psychosomatisch (Hyperventilation). Ein **(gerichteter)** Dreh- oder Schwankschwindel entsteht durch eine zentrale oder periphere *vestibuläre Störung*. Nahezu alle peripheren vestibulären Schwindelformen führen akut zu Drehschwindelattacken, Nystagmus, Scheinbewegungen der Umwelt, Fallneigung, Übelkeit und Erbrechen. Die Symptome werden zentral kompensiert und verschwinden nach wenigen Wochen. Bei den zentralen vestibulären Schwindelformen ist der Schwindel vielgestaltiger und weniger intensiv. Der Nystagmus wird im Gegensatz zu peripheren Nystagmusformen beim Fixieren nicht unterdrückt.

Typen
- **Benigner paroxysmaler Lagerungsschwindel** führt zu kurzen rezidivierenden Drehschwindelattacken bei Kopflageänderungen durch traumatisch abgelöste Otolithenpartikel im hinteren (90 %) oder horizontalen (10 %) Bogengang, die bei Lageänderung einen Sog ausüben. Meist klingt der Schwindel spontan innerhalb von Tagen bis Wochen ab.
- **Neuritis vestibularis** führt akut zu Dauerdrehschwindel mit Scheinbewegungen der Umwelt, Fallneigung zur erkrankten Seite, Spontannystagmus zur Gegenseite, Übelkeit und Erbrechen durch eine infektiöse oder parainfektiöse Entzündung des N. vestibularis (Adeno-, Entero- und Herpesviren) oder eine seröse Otitis media. Durch zentrale Kompensationsmechanismen klingt die Symptomatik über Tage langsam ab, und die Nystagmusrichtung kehrt sich mehrfach um.
- **Bilaterale Vestibulopathie** führt zu Schwankschwindel und Gangunsicherheit, verstärkt im Dunkeln infolge einer Schädigung beider Nn. vestibulares. **Zentrale vestibuläre Schwindelformen** führen zu weniger ausgeprägten, vielgestaltigen Schwindelformen mit charakteristischen Augenbewegungsstörungen und neurologischen Ausfällen.
- **Episodische Ataxien (EA)**.
- **Vestibuläre Epilepsie**
- **Somatosensorischer Schwindel**
- **Psychogener Schwindel**

Diagnostik Diagnostisch sind Anamnese, Blutdruckmessung und internistische Untersuchung entscheidend. Bei ungerichtetem Schwindel werden ggf. EKG, Echokardiografie und Labor (z. B. Blutbild, Schilddrüsenparameter) durchgeführt. Bei gerichtetem Schwindel kann die neurologische Untersuchung zwischen einer peripheren und zentralen vestibulären Störung differenzieren.
- Bei der **zentralen Schädigung** finden sich meist Hirnstammsymptome und ein Nystagmus in unterschiedliche Richtungen, der durch visuelle Fixation kaum gehemmt wird.
- Bei der **peripheren Schädigung** schlägt der Nystagmus in eine bestimmte Richtung und wird durch visuelle Fixation unterdrückt.

Bei V. a. einen **benignen paroxysmalen Lagerungsschwindel** kommt es beim Lagerungsmanöver des sitzenden Patienten zur Seite auf die Liege mit 45° gedrehtem Kopf nach kontralateral für wenige Sekunden zu einem Drehschwindel und vertikalen Nystagmus. Eine periphere vestibuläre Schädigung wird durch die Un- / Untererregbarkeit bei der kalorischen Testung mit warmer und kühler Luft gesichert. Bei V. a. zentralen Schwindel wird ein MRT des Kopfes zum Ausschluss einer zerebralen Läsion und ein EEG bei V. a. epileptischen Schwindel durchgeführt. Bei Hörstörungen ist eine pädaudiologische Untersuchung mit Audiometrie, AEP und ggf. Elektrocochleografie erforderlich.

Therapie Die Therapie richtet sich nach der Ursache. Beim **benignen paroxysmalen Lagerungsschwindel** kann der Otolithenpfropf durch ein Lagerungsmanöver aus dem Bogengang herausbewegt werden. Bei der **Neuritis vestibularis** erfolgt ein Gleichgewichtstraining mit Wendebewegungen der Augen, des Kopfes und des Rumpfes, um die zentralen Kompensationsmechanismen zu fördern. Bei der parainfektiösen Genese kann Methylprednisolon zu einer rascheren Besserung führen.

20.17 Psychosomatische neurologische Erkrankungen

Definition Rezidivierende körperliche Beschwerden ohne organische Ursache werden als dissoziative und somatoforme Störungen klassifiziert. Die Symptome sind organischen Störungen sehr ähnlich und können dramatische Formen annehmen. Störungen der sinnlichen Wahrnehmung und der willentlichen Körperfunktionen werden unter **dissoziativen oder Konversionsstörungen** (> Tab. 20.14) eingeordnet, Schmerzen und unwillkürliche Empfindungsstörungen unter somatoformen Störungen. **Somatisierungsstörungen** sind Extremvarianten mit multiplen Körpersymptomen verschiedener Organsysteme über 2 Jahre. Werden die Symptome willentlich hervorgerufen, handelt es sich um Simulation, Aggravation oder „artifizielle Störungen" (z. B. Münchhausen-by-proxy-Syndrom). **Psychosomatische Störungen** sind organische Erkrankungen mit morphologisch nachweisbaren Läsionen (z. B. Ulcus duodeni, Colitis ulcerosa).

Therapie Wichtig ist, die Symptome und die Ängste der Betroffenen vor einer organischen Erkrankung ernst zu nehmen. Die Vermittlung von Untersuchungsergebnissen ist eine wichtige Voraussetzung für die weitere Therapie. Wichtig ist, Belastungsfaktoren zu eruieren und die Eltern zu beraten, wie sie die Symptome ignorieren und normale Verhaltensweisen verstärken können. Frühzeitige psychologisierende Erklärungsversuche sollten vermieden werden, weil sie die Abwehr verstärken.

Prognose Die Prognose ist umso besser, je rascher die Symptome verschwinden. Bei frühem Beginn, einer Symptomdauer oder Rezidiven über 3 Monate, später Diagnosestellung bzw. Behandlung, chronischen Belastungsfaktoren und Komorbiditäten entwickelt sich häufig ein chronischer Verlauf bis ins Erwachsenenalter (15–60 %). Ein wichtiger prognostischer Faktor ist, ob die Patienten lernen, die Symptome in Bezug zu emotionalen Belastungen zu setzen.

Tab. 20.14 Unterscheidungsmerkmale zwischen dissoziativen und epileptischen Anfällen

Kriterium	Dissoziative Anfälle	Epilepsie
Situation	vor Publikum	häufig alleine
Symptome	theatralisch, artistisch, bizarr	tonisch-klonisch
Fluktuation	Beobachtung ↑, Ablenkung ↓	keine
Augen	geschlossen, Lichtreaktion	starr-offen
Kopfwendung	Alternierend	unilateral
Stürze	Auffangbewegungen	tonisch
Verletzungen	keine	Platzwunden
Dauer	lange	kurz
Postiktal	Aufwachen	Umdämmerung
Antikonvulsiva	keine Wirkung	wirken

KAPITEL 21

Thomas Wirth

Erkrankungen des Bewegungsapparats

21.1	**Hüftgelenk**	507
21.1.1	Angeborene Hüftdysplasie, Coxa vara congenita	507
21.1.2	Morbus Perthes	508
21.1.3	Epiphyseolysis capitis femoris	510
21.2	**Muskuloskelettale Systemerkrankungen**	510
21.2.1	Osteogenesis imperfecta	510
21.2.2	Skelettdysplasien	511

21.1 Hüftgelenk

21.1.1 Angeborene Hüftdysplasie, Coxa vara congenita

Der Begriff angeborene Hüftdysplasie definiert eine Gruppe von kongenitalen Formveränderungen und Anlagestörungen des Hüftgelenks, die in einer komplexen Hüftgelenkluxation gipfeln. Dabei kommt es in den anfänglichen Stadien auf dem Boden einer Verknöcherungsstörung des Pfannenerkers zu einer mangelnden Ausbildung des Hüftgelenks mit der Möglichkeit einer zunehmenden Dezentrierung. Die komplette Dezentrierung wird als **angeborene Hüftluxation** bezeichnet. Diesem Prozess trägt der englische Begriff der „developmental dysplasia of the hip" (DDH) in geeigneterer sprachlicher Form Rechnung. Liegt eine vollständige Luxation bereits zum Zeitpunkt der Geburt vor, besteht der Verdacht auf eine syndromassoziierte teratologische Hüftluxation.

Epidemiologie Die Inzidenz der Hüftdysplasie variiert regional sehr stark und ist auch von bevölkerungsspezifischen Gewohnheiten beeinflusst. Sie liegt in Europa je nach Region zwischen 0,5 und 4 %.

Einteilung Nach Graf werden die Hüftgelenke ihrem sonografischen Befund entsprechend in vier Grundtypen eingeteilt, die jeweils befund- oder altersbezogen weiter abgestuft werden (➤ Tab. 21.1). Die Eingruppierung erfolgt anhand der gemessenen α- und β-Winkel.

Diagnostik Das Röntgenbild hat in der Frühdiagnostik seine Bedeutung verloren, ist aber zur Diagnostik ab dem 10. Lebensmonat und zur Verlaufskontrolle unverzichtbar.

Therapie Therapiepflichtig sind alle dysplastischen Hüften mit einem Graf-Typ schlechter als IIa. Typ IIa wird unterteilt in einen Typ IIa+ mit spontaner Besserung und Typ IIa–, bei dem diese Verbesserung ausbleibt oder eine Verschlechterung eintritt. Auch dieser Typ sollte behandelt werden. Die frühe Therapie ist essenziell. Sie erhöht den Therapieerfolg und verkürzt die Therapiedauer.

Je nach Befund und Behandlungsstadium werden Repositionsorthesen oder -schienen, Retentions- oder Nachreifungsschienen eingesetzt. Durch Repositionsschienen nicht reponierbare Hüften werden manuell geschlossen reponiert und in einem Beckenbeingips gehalten. Sind sie stabil, kann eine Retentions- und

Tab. 21.1 Sonografische Hüfttypen nach Graf und die therapeutische Konsequenz

Hüfttyp	Beschreibung	Knöcherne Formgebung	Knöcherner Erker	Knorpeliger Erker	Therapeutische Konsequenz
Ia/b	ausgereifte Hüfte	gut	eckig oder geschweift	übergreifend	keine
IIa plus	physiologische Reifungsverzögerung	ausreichend	rund	übergreifend	sonografische Verlaufskontrolle
IIa minus	Reifungsdefizit	mangelhaft	rund	übergreifend	Nachreifung
IIb (> 3 Monate)	Verknöcherungsverzögerung	mangelhaft	rund	übergreifend	Nachreifung
IIc stabil	gefährdete (kritische) Hüfte	mangelhaft	rund bis flach	verbreitert	Nachreifung
IIc instabil	gefährdete (kritische) Hüfte	hochgradig mangelhaft	rund bis flach	verbreitert	Retention
D	dezentrierende Hüfte	hochgradig mangelhaft	rund bis flach	verdrängt	Retention
III	dezentrierte Hüfte	schlecht	flach	nach kranial verdrängt	Reposition → Retention
IV	dezentrierte Hüfte	schlecht	flach	nach kaudal verdrängt	Reposition → Retention

später eine Nachreifungsschiene bis zum Abschluss der Behandlung angelegt werden.

Einzelne Hüftgelenke lassen sich wegen eines Interponats, das operativ beseitigt werden muss, konservativ nicht erfolgreich reponieren oder reluxieren. Es stehen zentrumsabhängig arthroskopische oder offene chirurgische Methoden zur Verfügung. Zur Nachbehandlung wird für mindestens 6, meist auch 12 Wochen ein Becken-Bein-Gips angelegt.

Komplikationen Wesentliche Komplikationen der konservativen und operativen Behandlung sind die Reluxation und die Hüftkopfnekrose.

Kontrolluntersuchungen Alle behandelten Hüftgelenke müssen bis zum Wachstumsabschluss radiologisch nachkontrolliert werden.

Behandlungsfolgen Folgen einer Hüftdysplasiebehandlung zum Wachstumsabschluss können eine Restdysplasie unterschiedlichen Ausmaßes und eine Formveränderung des proximalen Femurs und des Hüftkopfes sein. Die Restdysplasie kann im Jugendlichen- und jungen Erwachsenenalter gut mit einer Pfannenschwenkung durch Dreifachbecken- oder periazetabuläre Osteotomie korrigiert werden (> Abb. 21.1). Für die Veränderungen am proximalen Femur kommen verschiedene Umstellungsosteotomien in Betracht.

21.1.2 Morbus Perthes

Der Morbus Perthes ist die avaskuläre Osteonekrose des Hüftkopfes im Wachstumsalter.

Ätiologie Die Ursachen sind unbekannt. Es kommt unzweifelhaft zu einer Perfusionsstörung der Epiphyse des Hüftkopfes, die sich zu Beginn der Erkrankung im Perfusions-MRT sehr häufig anterolateral zeigt. Der Grund für diese Perfusionsstörung bleibt unklar. Mikrotraumata, Thrombophilie, Coxitis fugax und andere Ursachen sind bislang unbewiesen, allein für das Geschehen verantwortlich zu sein. Kinder, die in der Umgebung von Rauchern aufwachsen, haben ein 5-fach erhöhtes Risiko. Jungen sind etwa doppelt so häufig betroffen. In 20 % der Fälle tritt die Erkrankung beidseitig auf.

Klinisches Bild und Stadien Der Morbus Perthes verläuft in einer charakteristischen zeitlichen Sequenz:

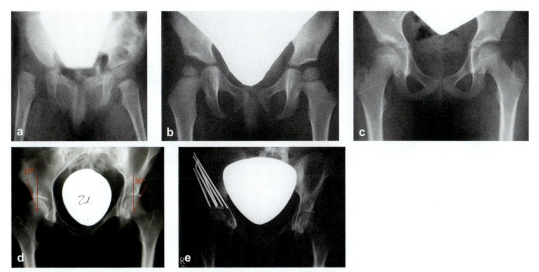

Abb. 21.1 Verspätet mit 8 Monaten diagnostizierte Hüftluxation rechts (a). Geschlossene Reposition und Beckenbeingipsbehandlung führt zu einem sehr zufriedenstellenden Ergebnis nach 2 (b) und 9 Jahren (c). Nach der Pubertät signifikante Restdysplasie rechts (d), durch Triple-Osteotomie nach Tönnis behandelt (e) [P512/T1006].

- Nach Waldenström beginnt die Erkrankung im *Initialstadium* mit einer Gelenkspalterweiterung.
- Es folgt das *Kondensationsstadium*, das eine Verdichtung und Abflachung des durchblutungsgestörten Areals im Röntgenbild zeigt. Zu Beginn dieses Stadiums findet sich in etwa 30 % der Fälle eine subchondrale Fraktur.
- Das Kondensationsstadium geht in das *Fragmentationsstadium* über, bei dem der betroffene Hüftkopfanteil schollig zerfällt. Bereits im späten Fragmentationsstadium kann eine Knochenneubildung beobachtet werden.
- Diese dominiert im *Wiederaufbaustadium*, das nach seinem Abschluss entweder eine Restitutio ad integrum ermöglicht oder in den meisten Fällen in einer mehr oder weniger ausgeprägten Defektheilung mündet.

Diese vier Stadien werden weiter in ein frühes und ein spätes Stadium unterteilt. Der Verlauf eines Morbus Perthes folgt regelhaft diesem chronologischen Schema. Eine Vorhersage über die Dauer der einzelnen Stadien und damit über den Gesamtverlauf ist aber nicht möglich. Generell gilt, dass die Stadien bei jüngeren Kindern schneller ablaufen als bei älteren. Die Diagnose wird am häufigsten im Kondensationsstadium gestellt.

Die betroffenen Kinder fallen durch ein hinkendes Gangbild und Schmerzen in der Hüfte oder im gleichseitigen Oberschenkel bis hinunter in die Knieregion auf. Hinzu kommt eine Bewegungseinschränkung, wobei vor allem die Rotation und die Abduktion eingeschränkt sind. In der floriden Phase zeigt sich in der Sonografie ein Hüftgelenkerguss.

Therapie Die Therapie orientiert sich einerseits am klinischen, andererseits am radiologischen Verlauf. Bleiben radiologische Risikofaktoren aus, wird physiotherapeutisch an der Verbesserung der Beweglichkeit gearbeitet. In der Phase akuter Beschwerden werden auch Antiphlogistika angewendet, die Benutzung von Unterarmgehstützen zur Entlastung der betroffenen Extremität oder eines Rollstuhls zur Überbrückung längerer Strecken kommt ebenfalls in Betracht. Eine Behandlung durch Entlastungs- oder Abspreizschienen ist wirkungslos. Bis zum Eintritt in das Wiederaufbaustadium sollen die Patienten im 3-Monats-Rhythmus durch Röntgen kontrolliert und auf radiologische Risikofaktoren überprüft werden (➤ Abb. 21.2).

Bestehen radiologische Risikofaktoren, ist die Therapieempfehlung operativ. Man folgt den Prinzipien des Containments, d. h., es wird operativ eine Verbesserung der Einfassung des Kopfes durch die Pfanne angestrebt. Dazu bieten sich verschiedene Verfahren, auch in Kombination, an. Am proximalen Femur kann eine **Varisierungsosteotomie** durchgeführt werden. Sie hat den Nachteil, eine Beinver-

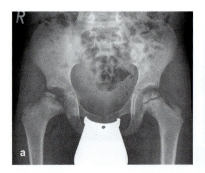
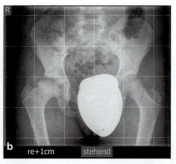

Abb. 21.2 Morbus Perthes rechts bei einem 6-jährigen Jungen: Catterall IV, Herring C (a). Ausheilung nach konservativer Therapie als Stulberg III mit Coxa magna et brevis, Beinverkürzung und Trochanterhochstand rechts (b) [P512/T1006]

kürzung und einen relativen Trochanterhochstand zu bedingen – Befunde, welche die Erkrankung im Spontanverlauf auch selbst hervorbringen kann. Bis zum 9. Lebensjahr ist dann eine Apophyseodese des Trochanters angezeigt; später ist sie unwirksam. Auf der Beckenseite wird ein verbessertes Containment durch eine einfache **Salter-Beckenosteotomie** oder durch die **Dreifach-Beckenosteotomie** erreicht.

21.1.3 Epiphyseolysis capitis femoris

Als Epiphyseolysis capitis femoris (ECF) wird ein Abrutsch der Femurkopfepiphyse nach hinten unten bezeichnet. Die Erkrankung kommt üblicherweise im Alter von 10–15 Jahren (Mädchen) bzw. 12–16 Jahren (Jungen) vor. Außerhalb dieses Altersbereichs gelten hormonelle Dysregulationsstörungen als wahrscheinliche Cofaktoren. Die ECF betrifft Jungen und Mädchen im Verhältnis von etwa 3 : 1. Drei prinzipielle Erscheinungsformen werden unterschieden: 1) die akute, einer Schenkelhalsfraktur ähnelnde Form, 2) die „Acute-on-chronic"-Form, bei der sich ein akuter Abrutsch einer bereits vorbestehenden chronischen ECF aufsetzt, und 3) die sich allmählich entwickelnde chronische Form. Letztere erlaubt meist die Belastung des Beins und gilt deshalb als stabil. Die beiden akuten Formen lassen die Belastung des betroffenen Beins nicht zu, sie sind instabil.

Die Ursachen sind nicht exakt bekannt. Parallel agierende mechanische und hormonelle Faktoren für ihre Entstehung werden verantwortlich gemacht. Im pubertären Wachstumsschub kommt es unter dem Einfluss der Hormonumstellung zu einer strukturellen Lockerung der Wachstumsfugen. Dies begünstigt im Zusammenspiel mit mechanischen Elementen wie einer relativen Retrotorsion des Schenkelhalses, einer schräg verlaufenden Wachstumsfuge und dem zusätzlichen Übergewicht der meisten betroffenen Patienten den Abrutsch. Bei Patienten außerhalb des üblichen Altersspektrums werden andere hormonelle Störungen wie Hypothyreose, Morbus Cushing u. a. beobachtet. Auch eine Wachstumshormonbehandlung begünstigt die Entstehung einer ECF.

Diagnose Die Diagnose wird radiologisch durch eine Beckenübersichtsaufnahme und eine axiale Röntgenaufnahme beider Hüftgelenke gestellt. Ergänzend sollte eine Sonografie zum Nachweis des oft ausgedehnten Hämarthros erfolgen.

Therapie Die Therapie ist immer operativ, idealerweise als Notfall innerhalb den ersten Stunden. Sie besteht in einer offenen Entlastung des blutigen Gelenkergusses durch Arthrotomie und in einer vorsichtigen kontrollierten Reposition der abgerutschten Epiphyse. Die größte **Komplikation** ist die Entstehung einer Hüftkopfnekrose, die in etwa 5–15 % der Fälle beschrieben ist. In den meisten Fällen wird auch die Gegenseite prophylaktisch mitversorgt. Der Grund liegt in einer 20- bis 40-prozentigen Mitbeteiligung oder dem Risiko des verspäteten Abrutsches dieser Gegenseite im Verlauf.

21.2 Muskuloskelettale Systemerkrankungen

21.2.1 Osteogenesis imperfecta

Die Osteogenesis imperfecta (OI) – auch Glasknochenkrankheit genannt – entsteht durch eine genetisch determinierte Störung der Kollagensynthese. Die Auswirkungen auf den Knochen resultieren in einer vermehrten plastischen Deformierbarkeit und einer erhöhten Frakturrate der langen Röhrenknochen und der Wirbelkörper.

Diagnose und Differenzialdiagnose Die Diagnose basiert auf der typischen Anamnese, der typischen Morphologie der langen Röhrenknochen im Röntgenbild mit ihren charakteristischen Formen und Verbiegungen sowie schlussendlich auf dem molekulargenetischen Befund. Typische klinische Merkmale sind: dreieckiges Gesicht, blaue Skleren und im Erwachsenenalter Taubheit. Bei der Hälfte der Patienten besteht auch eine Dentinogenesis imperfecta. Differenzialdiagnostisch müssen andere Erkrankungen, die zu weichen Knochen mit erhöhter plastischer Verformbarkeit führen können, aber auch Befunde bei Kindeswohlgefährdung berücksichtigt werden. Gerade die Kindeswohlgefährdung darf nicht unkritisch diagnostiziert werden, wenn Befunde vorliegen, die zur OI passen.

Therapie Die Therapie der OI steht auf drei Säulen: medikamentös durch Bisphosphonatgabe, physiotherapeutisch und physikalisch sowie orthopädisch-chirurgisch (➤ Abb. 21.3).

21.2.2 Skelettdysplasien

Achondroplasie

Bei der Achondroplasie liegt eine autosomal-dominante G1138A-Mutation des *FGFR3*-Gens auf Chromosom 4 (4p16.3) vor, wodurch es zu einer inadäquaten Differenzierung des Wachstumsknorpels kommt. Die Patienten zeigen einen dysproportionierten Kleinwuchs, eine hochgewölbte Stirn und Sattelnase sowie eine Dreizackhand. Hinzu kommen eine thorakolumbale Kyphose und häufig Genua vara. Im Erwachsenenalter entwickelt sich vielfach eine symptomatische Spinalkanalstenose.

In den letzten Jahren wurde eine **medikamentöse Therapie** mit einem CNP-Analogon entwickelt, das nun zur Anwendung beim Menschen bereitsteht. Die Patienten leiden auf muskuloskelettalem Gebiet unter den Achsfehlstellungen der unteren Extremitäten und ihrem Kleinwuchs. Die **orthopädische Therapie** besteht folglich aus Maßnahmen zur Beinachskorrektur durch Schienenbehandlung oder durch wachstumslenkende oder akut achskorrigierende operative Eingriffe. Eine systematische Beeinflussung der Körpergröße durch geplante Verlängerungsoperationen der langen Röhrenknochen der unteren und oberen Extremität ist sehr umstritten, wird aber von einigen Patienten und ihren Eltern gewünscht. Über zwei- bis dreimalige Ober- und Unterschenkel- und auch Ober-

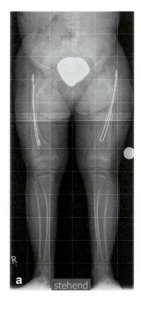
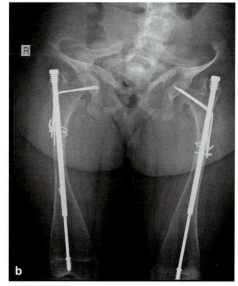

Abb. 21.3 Patientin mit Osteogenesis imperfecta Typ IV und schwerer Coxa vara und Femurdeformierung beidseits (a). 5 Jahre nach Korrektur und Implantation von Teleskopnägeln (b) [P512/T1006]

armverlängerungen kann die Körpergröße bis in den tief-normalen Bereich gesteigert werden. Meist wird aber eine moderate Verlängerung in Kombination mit einer Achskorrektur über einen Fixateur externe oder einen Verlängerungsmarknagel durchgeführt.

Die Komplikationsträchtigkeit der Verlängerungsoperationen muss dem Körpergrößengewinn in einer sehr verantwortlichen Art und Weise gegenübergestellt werden.

KAPITEL 22

Henning Hamm, Marion Wobser

Erkrankungen der Haut

22.1 Infantile Hämangiome 513

22.2 Ekzeme 515
22.2.1 Atopisches Ekzem 515
22.2.2 Seborrhoisches Säuglingsekzem 517

22.3 Psoriasis 517

22.4 Akne 519
22.4.1 Acne neonatorum 519
22.4.2 Acne vulgaris 519

22.1 Infantile Hämangiome

Allgemeines

Mit einer Prävalenz von 3–5 % sind infantile Hämangiome die häufigsten Gefäßtumoren des Säuglingsalters. Mädchen sind etwa dreimal so häufig betroffen. Risikofaktoren umfassen:
- Kaukasische Abstammung
- Frühgeburt
- Geringes Geburtsgewicht
- Mehrlingsschwangerschaft
- Vaginale Blutung der Mutter in der Frühschwangerschaft, v. a. bei Therapie mit Progesteron
- Präeklampsie
- Höheres Alter der Mutter
- Placenta praevia
- In-vitro-Fertilisation
- Positive Familienanamnese

> Typischerweise entstehen infantile Hämangiome in den ersten 4–6 Lebenswochen.

Bei Geburt kann bereits eine Vorläuferläsion in Form eines anämischen, rötlichen oder teleangiektatischen Flecks sichtbar sein. Nach ihrem Auftreten durchlaufen die Tumoren drei Entwicklungsphasen:
- eine in den ersten 3–4 Monaten rasche, danach langsamere Phase der Proliferation, die meist am Ende des 1. Lebensjahres abgeschlossen ist,
- eine Phase des Wachstumsstillstands und
- eine mehrjährige Rückbildungsphase.

Die meisten infantilen Hämangiome bilden sich vollständig zurück. Insbesondere große und subkutane Tumoren hinterlassen oft Residuen wie pergamentartige Narben, Hautatrophie, Teleangiektasien, Pigmentstörungen und fibrolipomatösen Gewebsüberschuss.

Pathogenese

Die Pathogenese ist nur unvollständig verstanden. Wichtiger Entstehungsfaktor scheint eine fokale oder regionale Gewebshypoxie zu sein, die unter Beteiligung des Renin-Angiotensin-Systems eine rasche Proliferation unreifer Blutgefäße stimuliert.

Klinik

Nach ihrer Lage in der Haut werden **kutane** (oberflächliche), **subkutane** und gemischt **kutan-subkutane** infantile Hämangiome, nach ihrer Ausdehnung werden **lokalisierte** (➤ Abb. 22.1) und **segmentale** Hämangiome unterschieden. Sie können wenige Millimeter bis zu viele Zentimeter groß werden und überall am Körper vorkommen, am häufigsten am Kopf. Voll entwickelte kutane Hämangiome imponieren als scharf begrenzte, sattrote Papeln, Knoten und Plaques von praller, leicht eindrückbarer Konsistenz. Subkutane Hämangiome wölben die Hautoberfläche meist vor, sind weniger scharf begrenzt und hautfarben oder bläulich durchschimmernd. Bis zu ein Viertel der Tumoren weist sowohl oberflächliche als auch tiefe Anteile auf. Segmentale Hämangiome manifestieren sich in einem embryonalen Entwicklungsgebiet in Form ausgedehnter lividroter Plaques und Tumoren mit unregelmäßiger Oberfläche. Am häufigsten sind sie am Kopf, an den Armen und in der Lumbosakralregion lokalisiert und können mit regionalen Fehlbildungen einhergehen. Wichtigstes Beispiel ist das **PHACE(S)-Syndrom,** dessen Leitsymptom ein > 5 cm großes segmentales Hämangiom am Kopf ist. Bei einem solchen Hautbefund liegen in 20–31 % der Fälle zerebro- oder kardiovaskuläre Anomalien vor. Entsprechend können große, lumbosakral gelegene Hämangiome mit spinalen, urogenitalen, anorektalen, vaskulären und kutanen Anomalien assoziiert sein.

Bei 10–25 % der betroffenen Säuglinge sind mehrere infantile Hämangiome vorhanden. Ab einer Zahl > 5 (nach anderer Definition > 10) liegt eine Hämangiomatose vor. Bei der auf die Haut beschränkten **benignen neonatalen Hämangiomatose** finden sich oft multiple kleine kutane Hämangiome. Von der **diffusen neonatalen Hämangiomatose** sind mindestens zwei extrakutane Organe betroffen, am häufigsten Leber, ZNS, Gastrointestinaltrakt und Lungen.

Komplikationen

Größere, rasch proliferierende Hämangiome können abhängig von ihrer Lokalisation zahlreiche Komplikationen hervorrufen, z. B.:
- Verlegung der Luftwege, High-Output-Herzinsuffizienz, Hypothyreose, ZNS-Kompression, Darmblutungen (lebensbedrohlich, aber sehr selten)
- Funktionelle Störungen wie Amblyopie, Hörverlust, Behinderung der Nahrungsaufnahme und Atmung (gelegentlich)
- Ulzeration mit Superinfektion und Schmerzen, vor allem in intertriginösen Arealen (häufig) (➤ Abb. 22.2)
- Entstellung und bleibende kosmetische Beeinträchtigung, vor allem bei Lokalisation im Mittelgesicht, an der weiblichen Brust und an den Akren (häufig).

Diagnostik

In der Regel lässt sich ein infantiles Hämangiom klinisch diagnostizieren. Zur Frage der Tiefenausdehnung subkutaner Hämangiome und zur differenzialdiagnostischen Abgrenzung dient eine (Doppler-)sonografische Untersuchung; typisch ist eine hohe Strömungsgeschwindigkeit. Bei sehr großen Tumoren sind eine

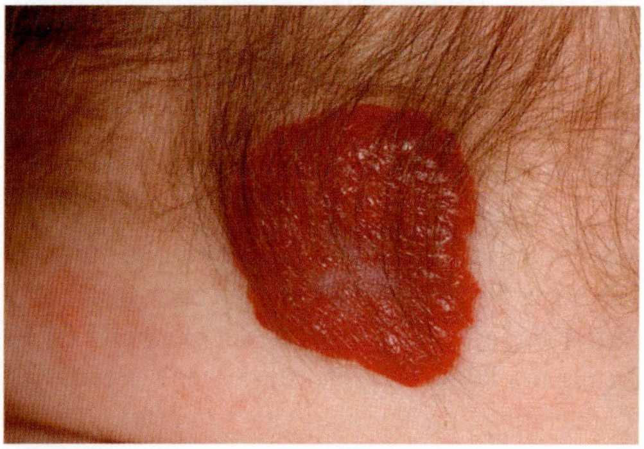

Abb. 22.1 Lokalisiertes infantiles Hämangiom [P514]

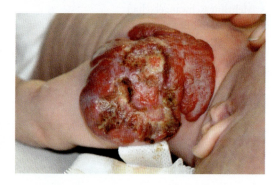

Abb. 22.2 Ulzeriertes infantiles Hämangiom [P514]

Echokardiografie und eine TSH-Bestimmung indiziert. Bei > 5 kutanen Hämangiomen wird mittels Sonografie der Leber und des Schädels nach einer extrakutanen Beteiligung gesucht. Große, insbesondere segmentale Hämangiome am Kopf und in der Lumbosakralregion erfordern eine Schnittbildgebung (MRT, Angio-MRT) zum Ausschluss assoziierter Fehlbildungen.

Therapie

Die meisten infantilen Hämangiome bedürfen keiner Therapie, sondern lediglich einer regelmäßigen Kontrolle mit Fotodokumentation während der Wachstumsphase.

> Bei komplikationsträchtigen infantilen Hämangiomen ist die orale Gabe von Propranolol in einer Dosis von 2–3 mg/kg KG täglich, verteilt auf 2–3 Dosen, heute unbestrittene Therapie der Wahl.

22.2 Ekzeme

22.2.1 Atopisches Ekzem

Allgemeines

Das atopische Ekzem (Neurodermitis) findet sich bei ca. 10 % aller Kinder, meist nur in leichter Erscheinungsform. Es manifestiert sich meist bereits im Säuglingsalter ab etwa dem 4. Lebensmonat. Genetische Faktoren prädisponieren zu einer Hautbarrierestörung und einer lokalen Immundysbalance, die in einem komplexen Zusammenspiel mit Umweltfaktoren den Manifestationszeitpunkt und Ausprägungsgrad des atopischen Ekzems bestimmen. Die Erkrankung verläuft sich bei einem Großteil der betroffenen Kinder bis zum 3. Lebensjahr, wobei jedoch eine Xerosis cutis mit Neigung zu irritativen Ekzemen lebenslang bestehen bleibt.

Klinik

Die klinische Symptomatik ist abhängig vom Lebensalter und von der Akuität des Ekzems sowie etwaiger Superinfektion deutlich variabel. Bei Säuglingen fin-

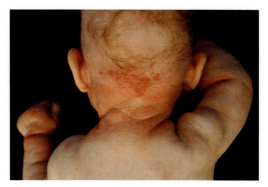

Abb. 22.3 Akut-exsudatives atopisches Ekzem [P514]

den sich charakteristische Ekzemherde vorwiegend am Kopf und an den Streckseiten der Extremitäten (➤ Abb. 22.3). Der Windelbereich ist aufgrund der okklusiven Wirkung typischerweise ausgespart. Ein häufig ausgeprägter Juckreiz kann eine erhöhte Irritabilität und Schlafstörungen bedingen.

Mit zunehmendem Lebensalter finden sich vorwiegend schuppende oder verkrustete, erythematöse Ekzemplaques im Bereich der großen Beugen (vor allem Ellenbeugen, Kniekehlen, Hals). Zu unterscheiden sind akute Ekzemmanifestationen mit erosiven, nässenden, ödematös elevierten Ekzemarealen von chronischen Effloreszenzen mit infiltrierten Ekzemplaques, Hyperpigmentierung, exkoriierten Papeln (**Prurigoknoten**) und Vergröberung des Hautreliefs (**Lichenifikation**).

Sonderformen des atopischen Ekzems sind der sogenannte **Milchschorf** (festhaftende Schuppung an der Kopfhaut im Säuglingsalter), die **Pityriasis alba** (Minimalvariante eines atopischen Ekzems mit feinlamellärer Schuppung auf hypopigmentierten Arealen), die **Pulpitis sicca** (trockene, eingerissene Finger- und Zehenkuppen) und **atopische Winterfüße,** Einrisse in Mundwinkeln (**Perlèche**) und am Ohransatz (Ohrwinkelrhagaden) und die **Head-and-Neck-Dermatitis** mit fein schuppenden, bräunlichen, flächigen Ekzemherden (Assoziation mit einer *Malassezia-furfur*-Kolonisation).

Bei mikrobiologischer Superinfektion kann sich die Ekzemmorphe akut verändern. Bei Superinfektion durch *Staphylococcus aureus* (bei 90 % der Atopiker auf der Haut als Kolonisation nachweisbar) zeigen sich honiggelbe, nässende Krusten, teils auch mit Blasenbildung (**impetiginisiertes Ekzem**), bei Infektion mit dem *Herpes-simplex*-Virus multiple aggregierte, seröse und rasch eingetrübte Bläschen, wie ausgestanzt imponierende winzige Erosionen und Krusten (**Ekzema

herpeticatum). Das Ekzema herpeticatum ist häufig begleitet von Fieber, einer lokoregionären Lymphknotenschwellung und Beeinträchtigung des Allgemeinzustands. Zudem prädisponiert das atopische Ekzem im Kindesalter zum Auftreten von Dellwarzen (Mollusca contagiosa).

Diagnostik

Neben klinisch-anamnestischen Majorkriterien (chronisches Ekzem, Juckreiz, positive Familienanamnese) werden ergänzend Minorkriterien zur Diagnosestellung eines atopischen Ekzems herangezogen:
- Kappenförmiger Haaransatz
- Rarefizierung der lateralen Augenbrauen (Hertoghe-Zeichen)
- Hyperlinearität der Handlinien („Ichthyosis-Hand")
- Ekzemnägel
- IgE-Erhöhung
- Sensibilisierung gegenüber Soforttyp-Allergenen
- Vorhandensein weiterer Erkrankungen aus dem atopischen Formenkreis (Rhinoconjunctivitis allergica, allergisches Asthma bronchiale)

Ein gern zur Stützung der Diagnose des atopischen Ekzems herangezogener und einfach anzuwendender klinischer Hauttest ist der **weiße Dermographismus:** mit einem Holzspatel am Rücken gezogene Streifen zeigen bei Atopikern aufgrund einer pathologischen Gefäßreagibilität nach 15–30 s eine Abblassung (normal: rot).

Mikrobiologische Untersuchungen sollten bei entsprechendem klinischem Verdacht durchgeführt werden.

Die Durchführung von Pricktestungen und/oder die Bestimmung von spezifischen IgE-Antikörpern wird mit Zurückhaltung und nur nach stringenter Anamnese in enger klinischer Korrelation mit ggf. Ergänzung durch entsprechende Provokationstestungen im Rahmen einer individuellen Allergiediagnostik empfohlen.

Therapie

Die topische und systemische Therapie des atopischen Ekzems erfolgt stufenweise in Abhängigkeit vom Schweregrad. Grundlage jeder Therapie ist neben der Meidung etwaiger Provokationsfaktoren eine konsequente Basispflege in ausreichender Anwendungsmenge und -frequenz. Diese sollte insbesondere sofort nach dem Baden auf das gesamte Integument appliziert werden (Soak-and-seal-Prinzip). Bei Säuglingen und Kleinkindern werden vorzugsweise glycerinhaltige Externa angewendet, da Harnstoff bei Kindern unter 3 Jahren auf der Haut brennen kann *(Stinging-*Effekt). Der Milchschorf lässt sich gut nach Einweichen der Krusten mit öligen Externa entfernen, auch spreitende Ölbäder für das gesamte Integument bilden eine gute Ergänzung zur übrigen Basistherapie. Die Auswahl der jeweiligen Galenik der Basistherapie (Salben, Cremes, Pasten, Lotiones) richtet sich nach der Ekzemmorphe, dem Ekzemstadium und der Körperlokalisation. Ergänzend können keimreduzierende Neurodermitis-Overalls oder antipruriginöse Wirkstoffe angewendet werden. Für den Nutzen von Antihistaminika zur Juckreizkontrolle gibt es keine gute Evidenz.

Bei akuten Ekzemschüben ist die kurzfristige und lokalisierte Anwendung topischer Kortikosteroide der Klassen II und III in ausschleichender Anwendungsfrequenz meist unvermeidbar.

> Zur Ekzemtherapie im Kindesalter geeignete topische Steroide mit günstigem therapeutischem Index (= gute Wirkung bei limitierten Nebenwirkungen) sind Prednicarbat, Methylprednisolonaceponat und Mometasonfuroat.

Wegen des möglichen Risikos einer Hautatrophie und systemischer Nebenwirkungen durch eine kutane Resorption topischer Steroide sollte bei Säuglingen **Prednicarbat** favorisiert und die Anwendung möglichst auf einen kurzen Zeitraum und limitierte Körperareale begrenzt bleiben. Besondere Zurückhaltung ist bei Anwendung im Gesicht, am Hals, am Skrotum und im Bereich okklusiver Areale (vor allem Windelbereich) geboten. Auf hochpotente Steroide der Klasse IV sollte im Kindesalter generell verzichtet werden. Eine steroidfreie Alternative, insbesondere in den genannten Problemarealen, stellen **Calcineurin-Inhibitoren** (Tacrolimus, Pimecrolimus) dar, die antientzündliche Wirkungen ohne Steroidnebenwirkungen entfalten. Diese Substanzgruppe ist bereits ab dem 3. Lebensjahr zur Therapie des atopischen Ekzems zugelassen (Off-Label-Use im Säuglingsalter).

Um wiederholten Ekzemschüben vorzubeugen, bietet sich in ausgeprägten Fällen eine **proaktive Therapie** an. Hierbei werden topische Steroide oder Calcineurin-Inhibitoren 1- bis 2-mal wöchentlich über einen

Zeitraum von mehreren Wochen bis wenigen Monaten auf vormals betroffene Areale aufgetragen, wodurch die Schubfrequenz und somit der Gesamtverbrauch an spezifischen antientzündlichen Externa signifikant gesenkt werden kann. Immunsuppressive Systemtherapeutika (Ciclosporin, Mycophenolat-Mofetil) stellen im Kindesalter eine absolute Reserve dar. Eine UV-Lichttherapie ist im Kindesalter nicht zu empfehlen.

Bei bakterieller Superinfektion sollte topisch antiseptisch behandelt werden (z. B. Octenidin-Lösung, chlorhexidinhaltige Externa). Topische Antibiotika sollten wegen der Gefahr der Resistenzentwicklung und Kontaktsensibilisierung vermieden werden. Bei starker bakterieller Superinfektion, insbesondere mit allgemeinen Infektzeichen, werden systemische Antibiotika, z. B. Cephalosporine der 1. oder 2. Generation oder Flucloxacillin, eingesetzt. Patienten mit Ekzema herpeticatum müssen intravenös mit Aciclovir behandelt werden. Wichtig ist bei Lokalisation des Ekzema herpeticatum im Gesicht der Ausschluss einer intraokulären Beteiligung durch den Augenarzt.

22.2.2 Seborrhoisches Säuglingsekzem

Das seborrhoische Säuglingsekzem stellt eine wichtige Differenzialdiagnose des atopischen Ekzems im Säuglingsalter dar, ist jedoch sehr viel seltener. Zur Abgrenzung ist der Zeitpunkt des Auftretens von Hautveränderungen hilfreich. Typischerweise tritt das seborrhoische Säuglingsekzem mit meist fettig-gelblichen, schuppenden Plaques am Kopf, seltener auch mit erythematösen, feinschuppenden Ekzemherden am Körper bereits in den ersten 3 Lebensmonaten auf, wohingegen sich das atopische Ekzem meist erst nach dem 3. Lebensmonat manifestiert. Abzugrenzen ist differenzialdiagnostisch ferner die Psoriasis vulgaris bei schärfer begrenzten, schuppenden Plaques.

22.3 Psoriasis

Allgemeines

Die Psoriasis ist eine polygen determinierte, immunmediierte Dermatose, deren Manifestation und Ausprägung durch äußerliche Faktoren („Trigger") stark beeinflusst wird. Nach dem atopischen Ekzem ist sie die häufigste chronisch-entzündliche Hauterkrankung. In Deutschland steigt ihre Prävalenz von 0,12 % bei Säuglingen auf bis zu 1,2 % bei 17-Jährigen linear an. Die genetische Komponente lässt sich an der häufig positiven Familienanamnese erkennen.

> Das Risiko für ein Kind, an einer Psoriasis zu erkranken, wird auf 25 % geschätzt, wenn ein Elternteil betroffen ist, und auf 60–70 % bei Erkrankung beider Eltern.

Die Bedeutung metabolischer und kardiovaskulärer **Komorbiditäten** gilt auch für die kindliche Psoriasis. Kinder mit starkem Übergewicht und Adipositas haben ein bis zu 4-fach erhöhtes Erkrankungsrisiko.

Der Psoriasis liegt eine Dysregulation der natürlichen und der adaptiven Immunität zugrunde. Die Erkenntnis, dass an der Pathogenese das proentzündliche Zytokin Tumornekrosefaktor-α (TNF-α), die Interleukine IL-12 und IL-23 sowie die Differenzierung naiver T-Zellen zu TH1- und TH17-Zellen maßgeblich beteiligt sind, hat zur Entwicklung spezifischer inhibierender Antikörper (Biologika) geführt.

Wichtige Triggerfaktoren im Kindesalter sind:
- Infektionen, insbesondere durch β-hämolysierende Streptokokken der Gruppe A, sowie Impfungen
- Physikalische Faktoren
- Psychische Faktoren

Die Lebensqualität ist bei Kindern mit dieser chronischen Dermatose oft deutlich beeinträchtigt.

Klinisches Bild

Wie bei Erwachsenen kommt auch bei Kindern der **Plaque-Typ** der Psoriasis am häufigsten vor (> Abb. 22.4). Allerdings sind die gut begrenzten, erythematosquamösen Plaques meist kleiner, flacher und weniger schuppend. Wenn sie ekzematisiert sind, ist die Diagnose erschwert. Bei früher Manifestation ist primär oft die Windelgegend befallen, wo die typische Schuppung durch Reibung und Mazeration weitgehend fehlt und von wo aus sich die Psoriasis auf den Rumpf ausdehnen kann. Bei späterem Beginn ist die behaarte Kopfhaut oft zuerst betroffen. Nicht selten reichen die Plaques dabei etwas über die Haargrenzen

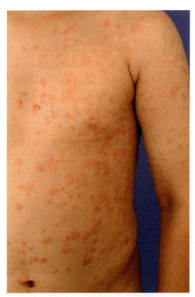

Abb. 22.4 Psoriasis vulgaris bei einem Kleinkind [P514]

hinaus. Abgesehen von den üblichen Prädilektionsstellen (Ellenbogen, Kniestreckseiten, Nabelregion) finden sich Psoriasisherde bei Kindern auch häufig im Gesicht, in den Intertrigines (Retroaurikularregion, Axillen, Leisten) und genitoanal. Sehr selten schreitet der Plaque-Typ bis zur Psoriasis-Erythrodermie fort.

Zweithäufigster Typ ist die **Psoriasis guttata,** gekennzeichnet durch das akute, exanthematische Auftreten roter, schuppender Papeln mit Betonung von Rumpf und proximalen Extremitäten. Sie kann selbstlimitiert sein oder in eine chronische Psoriasis münden.

> Klassischer Auslöser der Psoriasis guttata ist ein Streptokokkeninfekt (meist Angina tonsillaris, seltener streptogene perianale oder genitale Dermatitis).

In bis zu 40 % der Fälle geht die Psoriasis mit **Veränderungen der Nagelplatte oder des Nagelbetts** einher. Typisch sind gröbere Defekte („Grübchen") und Verdickung der Nagelplatte, Onycholyse (Ablösung der distalen Nagelplatte vom Nagelbett), partielle rotbraune Verfärbung durch Befall des Nagelbetts („Ölflecken"), subunguale Hyperkeratosen und Splitterblutungen. Eine Beteiligung der Zunge ist in Form einer migratorischen Glossitis (Lingua geographica) möglich.

Selten kommen **pustulöse Formen der Psoriasis** bei Kindern vor, am relativ häufigsten die anuläre pustulöse Psoriasis.

Etwa 7 % aller Fälle von juveniler idiopathischer Arthritis soll eine **juvenile Psoriasisarthritis** zugrunde liegen. Betroffen sind überwiegend Finger, Zehen und / oder Sprunggelenke bei Kindern im Alter von 9–12 Jahren. Bei gleichzeitigem Vorliegen typischer Psoriasiseffloreszenzen ist die Diagnose eindeutig zu stellen, bei deren Fehlen werden mindestens zwei der folgenden zusätzlichen Kriterien gefordert:
- Daktylitis
- Nagelgrübchen oder Onycholyse
- Psoriasis bei einem Verwandten 1. Grades

Diagnostik

Der Befall von Prädilektionsstellen, typische Nagelveränderungen, eher spätes Manifestationsalter, Hinweise auf mechanische Auslösbarkeit **(Köbner-Phänomen)** und positive Familienanamnese können bei der Diagnosestellung helfen.

> Häufiger als früher angenommen können Psoriasis vulgaris und atopisches Ekzem gleichzeitig vorkommen.

Ekzemläsionen sprechen sehr viel schneller als Psoriasisherde auf topische Kortikosteroide an. Die typische Psoriasis-Histologie findet sich meist nur bei klinisch typischem Bild, sodass auf eine Biopsie verzichtet werden kann.

Als Maß für die aktuelle Ausprägung der Psoriasis dienen der **Psoriasis Area and Severity Index (PASI)** und die prozentual betroffene Körperoberfläche **(Body Surface Area, BSA).**

Therapie

Bei der Wahl des Therapeutikums sind die bei Kindern höhere Penetration und Resorption von Externa und die kumulative Toxizität von Systemtherapeutika zu berücksichtigen. Die Auswahl wird durch viele Zulassungsbeschränkungen bei Kindern und Jugendlichen sowie Einschränkungen der praktischen Durchführbarkeit erschwert. Andererseits sind der oft hohe Leidensdruck und die soziale Stigmatisierung gravierende Argumente für eine adäquate Therapie. Zur Basistherapie werden Ölbäder und lipophile Salbengrundlagen, ggf. mit Zusatz von Glycerin und bei Juckreiz Polidocanol, eingesetzt.

> **CAVE**
> Im Säuglings- und Kleinkindalter sollte auf die Anwendung von Salicylsäure wegen der Gefahr der Intoxikation und auf die Anwendung von Harnstoff wegen seines irritierenden Effekts verzichtet werden.

Topische Therapie

Meist sind topische Behandlungsformen ausreichend. Zur Anwendung kommen **topische Kortikosteroide**, topische **Vitamin-D$_3$-Analoga** sowie topische **Calcineurin-Inhibitoren**. Bei ausgedehnter Plaque-Psoriasis ist auch bei Kindern das altbewährte **Dithranol** (Cignolin) eine gute Therapieoption.

Phototherapie

Aufgrund des ungeklärten Risikos der Photokarzinogenese wird die UVB-311-nm-Phototherapie frühestens ab dem Jugendalter eingesetzt. Die PUVA-Therapie ist im Kindesalter kontraindiziert.

Systemtherapie

Der Folsäureantagonist **Methotrexat** ist das älteste und wohl immer noch am häufigsten eingesetzte Systemtherapeutikum der Plaque-Psoriasis und Psoriasisarthritis im Kindesalter. **Fumarsäureester** mit dem Hauptwirkstoff Dimethylfumarat haben komplexe immunmodulierende, jedoch kaum immunsupprimierende Eigenschaften. eine Zulassung wird für Kinder mit mittelschwerer und schwerer Psoriasis ab 10 Jahren angestrebt.

Acitretin und **Ciclosporin** werden nur selten zur Psoriasistherapie bei Minderjährigen eingesetzt. Sie sind am ehesten zur Akutintervention bei erythrodermischer und generalisierter pustulöser Psoriasis geeignet.

Der Einsatz von **Biologika,** die in distinkte Signalwege der Psoriasis eingreifen, hat die Systemtherapie der Psoriasis bei Erwachsenen in den letzten 10–15 Jahren revolutioniert. Einige Substanzen (Etanercept, Adalimumab, Ustekinumab) sind inzwischen auch zur Systemtherapie bei Kindern und Jugendlichen zugelassen.

22.4 Akne

22.4.1 Acne neonatorum

Die Acne neonatorum (Syn.: neonatale zephale Pustulose) ist eine häufige transitorische Neugeborenendermatose. Maternale Androgene führen zu einer Hyperplasie der Talgdrüsen mit Besiedelung durch den lipophilen Hefepilz *Pityrosporon ovale*. Die konsekutive Entzündungsreaktion äußert sich in entzündlichen Papeln und Pusteln vor allem am Kopf (➤ Abb. 22.5). Therapeutisch kommen Ketoconazol- oder Econazol-haltige Shampoos/Lösungen oder Ciclopiroxolamin-haltige Cremes in Betracht, wobei die Mutter als wahrscheinliche Überträgerin der Hefen mitbehandelt werden sollte.

22.4.2 Acne vulgaris

Die Acne vulgaris zählt zu den häufigsten Hauterkrankungen überhaupt und tritt vorwiegend in der Pubertät auf, kann jedoch bis weit ins Erwachsenenalter fortbestehen (Acne tarda).

Ätiologie Die Akne ist ein polyätiologisches Krankheitsbild, wobei genetische Disposition, hormonelle Faktoren, Seborrhö (vermehrte Talgproduktion), follikuläre Hyperkeratose (übermäßige Verhornung des Haarfollikels), mikrobielle Kolonisation durch *Pro-*

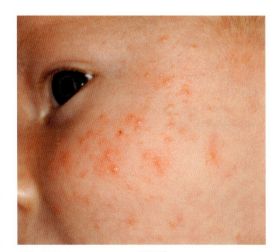

Abb. 22.5 Acne neonatorum [P514]

pionibacterium acnes und sekundäre immunologische Mechanismen für den Manifestationszeitpunkt und den Ausprägungsgrad der Akne eine entscheidende Rolle spielen.

Klinik Klinisch finden sich bei initialen und leichten Akneformen geschlossene und offene Komedonen vorzugsweise in den seborrhoischen, talgdrüsenreichen Arealen der Gesichtshaut (Stirn, Nase, paranasal, Kinn) **(Acne comedonica)**. Auch die obere Brust und der Rücken können betroffen sein. Mit zunehmender entzündlicher Aktivität entstehen rötliche Papeln und Pusteln **(Acne papulopustulosa)** (➤ Abb. 22.6), die sich zu großen Knoten und Fistelgängen weiterentwickeln können **(Acne conglobata)**. Zu beachten ist die häufige psychische Belastung mit deutlicher Beeinträchtigung der Lebensqualität.

> **CAVE**
> Die Acne fulminans ist eine foudroyant verlaufende Akneform meist bei pubertären Jungen, die sich als akutes Krankheitsgeschehen mit nekrotisch-hämorrhagischen Akneläsionen, Fieber, Leukozytose, Gelenkbeschwerden und ausgeprägtem Krankheitsgefühl präsentiert. Hierbei ist rasches Handeln mit umgehender Systemtherapie (Prednisolon initial 1 mg/kg, Antibiotika und nachfolgend Isotretinoin) indiziert.

Therapie Die Therapie richtet sich nach dem Schweregrad der Akne und erfolgt entsprechend einem konsentierten Therapiealgorithmus (➤ Tab. 22.1). Topische Antibiotika sollten aufgrund der Gefahr der Resistenzentwicklung nur zurückhaltend und kombiniert mit anderen Externa verwendet werden.

> **CAVE**
> Aufgrund der Gefahr eines Pseudotumor cerebri ist die Kombination aus oralen Retinoiden und Doxycyclin streng kontraindiziert!

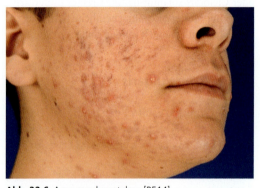

Abb. 22.6 Acne papulopustulosa [P514]

Tab. 22.1 Therapiealgorithmus bei Acne vulgaris

	Leichte Akne (Acne comedonica)	Mittelschwere Akne (Acne papulopustulosa)	Schwere Akne (Acne conglobata)
Erste Wahl	topisches Retinoid	topisches Retinoid in Kombination mit anderen topischen Aknetherapeutika oder oralem Antibiotikum	orales Retinoid in Kombination mit topischen Aknetherapeutika
Alternativen	Azelainsäure, Benzoylperoxid, Kombination mit topischem Antibiotikum	Azelainsäure in Kombination mit topischen Aknetherapeutika oder oralem Antibiotikum	orales Antibiotikum in Kombination mit topischen Aknetherapeutika
Bei Frauen		+ orales Kontrazeptivum	+ orales Kontrazeptivum
Erhaltungstherapie	topisches Retinoid	topisches Retinoid	topisches Retinoid + Benzoylperoxid

KAPITEL 23

Ulrike M.E. Schulze, Jörg M. Fegert

Psychische, psychosomatische und Verhaltensstörungen

23.1 Affektive Psychosen (F3)	521
23.1.1 Depressive Störungen	521
23.1.2 Selbstverletzendes Verhalten	522
23.1.3 Suizidalität	523
23.2 Angststörungen	524
23.3 Traumatisierung im Kindes- und Jugendalter	524
23.3.1 Traumafolgestörungen: mögliche Symptome im Kindesalter	525
23.3.2 Traumafolgestörungen im Jugendalter: Anpassungsstörungen und posttraumatische Belastungsstörungen (F43)	525
23.4 Dissoziative Störungen (F44)	526
23.5 Somatoforme Störungen (F45)	526
23.6 Essstörungen (F50)	526
23.7 Umschriebene Entwicklungsstörungen schulischer Fertigkeiten (F81)	527
23.8 Tiefgreifende Entwicklungsstörungen (F84)	527
23.9 Aufmerksamkeit, Impulsivität und aggressives Verhalten	528
23.9.1 Einfache Aktivitäts- und Aufmerksamkeitsstörung (F90.0)	528
23.9.2 Störungen des Sozialverhaltens: dissoziales Verhalten und Aggression im Kontext	529
23.10 Schlafstörungen: Diagnostik und Therapie	530

23.1 Affektive Psychosen (F3)

23.1.1 Depressive Störungen

Epidemiologie Gegenwärtig erkranken ca. 3–10 % aller Jugendlichen zwischen 12 und 17 Jahren an einer Depression. Auch vor diesem Alter sind depressive Entwicklungen nicht selten.

Symptome Je jünger die Kinder, desto weniger „typisch" sind, abgesehen von Schlafstörungen, teilweise die Symptome:
- Spielunlust
- Überhöhte Anhänglichkeit
- Vermindertes Interesse an motorischen Aktivitäten

Spätestens im **Grundschulalter** kann die Traurigkeit jedoch artikuliert werden, und es setzen Konzent-

rationsstörungen ein, die im Verbund mit weiteren somatischen Symptomen zu einem Leistungsabfall in der Schule führen können. Im Weiteren wegweisend für die Diagnose einer depressiven Störung können **bei älteren Kindern und Jugendlichen** u. a. auftreten:
- Selbstzweifel
- Selbstwertprobleme
- Stimmungsschwankungen
- Nihilistischer Denkstil
- Sozialer Rückzug
- Beziehungsprobleme
- Vermehrte psychosomatische Beschwerden
- Verschiebung des Tag-Nacht-Rhythmus
- Selbstverletzendes Verhalten
- Suizidgedanken

In der ICD-10 wird zwischen Depression als Vollbild (inkl. Schweregrad, mit oder ohne psychotische Symptome bei schwerer Ausprägung) und den dysthymen Störungen, die im Kindes- und Jugendalter häufiger beobachtet werden, unterschieden. Letztere sind schwächer ausgeprägt und zeigen nicht alle Symptome einer depressiven Episode.

Komorbidität Neben einem Chronifizierungsrisiko mit entsprechenden Auswirkungen auf die Bewältigung von Entwicklungsaufgaben und einem geglückten Übergang in die Welt der Erwachsenen spielt das hohe Ausmaß an komorbiden Störungen eine wichtige Rolle: Depressionen können z. B. parallel zu Angst- oder Zwangsstörungen, Essstörungen, ADHS, im Rahmen von (Borderline-)Persönlichkeitsstörungen und begleitend zu einer Schizophrenie oder Abhängigkeitserkrankung auftreten, was jeweils ein erhöhtes Suizidrisiko wahrscheinlich macht.

Ätiologie Als ätiologisch relevant können neben einer genetischen Belastung und familiären Häufung zahlreiche weitere Faktoren wie multikontextuelle Gewalterfahrungen, kritische Lebensereignisse, Armut, Migration, Schlafstörungen, Krebserkrankungen (auch nach Überleben) und weitere schwere pädiatrische Vorerkrankungen als Beispiele genannt werden.

Therapie Zur Behandlung der Depression bei Kindern und Jugendlichen liegen aktuelle S3-Leitlinien der Fachgesellschaften vor (siehe Auszug). Für Kinder unter 8 Jahren werden hier aufgrund mangelnder empirischer Evidenz keine Empfehlungen vorgelegt.

> **Auszug aus der AWMF-Leitlinie „Behandlung von depressiven Störungen bei Kindern und Jugendlichen"**
> - Kinder und Jugendliche mit depressiven Störungen können unter der Voraussetzung eines angemessenen allgemeinen psychosozialen Funktionsniveaus (gemäß Achse VI des MAS) im Regelfall ambulant behandelt werden.
> - Hingegen sollte bei Suizidalität und nicht vorhandener Absprachefähigkeit, im Falle erheblicher Belastungen und Funktionseinschränkungen sowie mangelnder Ressourcen eine stationäre Behandlung erfolgen.
> - Ältere Kinder und Jugendliche sollten eine kognitiv-verhaltenstherapeutische oder interpersonelle Psychotherapie oder das Medikament Fluoxetin* (oder Letzteres in Kombination mit kognitiver Verhaltenstherapie**) erhalten.
> - Hierbei ist jedoch aufgrund einer zu befürchtenden Verstärkung von Suizidgedanken und weiteren unerwünschten Nebenwirkungen der Psychotherapie der Vorrang zu geben (jeweils Empfehlungsgrad A).
> *Empfohlene Alternativen sind eine Medikation mit Escitalopram, Citalopram oder Sertralin (Empfehlungsgrad B).
> **In Erwägung zu ziehen im Falle einer schweren Depression (klinischer Konsenspunkt).

23.1.2 Selbstverletzendes Verhalten

Der Begriff „selbstverletzendes Verhalten" umspannt ein Kontinuum von Verhaltensweisen, das von Selbstverletzungen **in nichtsuizidaler Absicht** (NSSV = nichtsuizidales selbstverletzendes Verhalten: Schneiden, Kopf-Anschlagen, Aufkratzen von Wunden, Sich-selbst-Schlagen …) über suizidale Handlungen (mit der Intention zu sterben) bis hin zum vollendeten Suizid reicht.

NSSV ist ein weltweit auftretendes Phänomen mit einem deutlichen Häufigkeitsgipfel zwischen dem 13. und 15. Lebensjahr. In der ICD-10 kann es als nicht eigenständiges klinisch-psychiatrisches Syndrom auf der vierten Achse der MAS, z. B. im Sinne einer vorsätzlichen Selbstschädigung mit einem scharfen Gegenstand, klassifiziert werden.

Überwiegend sind Mädchen betroffen; die Störung muss nicht zwangsläufig im Rahmen einer psychiatrischen Erkrankung auftreten. NSSV ist definiert als „freiwillige, direkte Zerstörung oder Veränderung des Körpergewebes ohne suizidale Absicht, die sozial nicht akzeptiert, direkt und repetitiv ist sowie meist zu kleinen oder moderaten Schädigungen führt" (AWMF-

Leitlinie) und kann in unterschiedlichen Schweregraden (z. B. Ausmaß der Gewebeschädigung, Frequenz) auftreten.

Die häufigsten Selbstverletzungen finden sich im Bereich der Unterarme, Handgelenke und Oberschenkel. Während der „Ansteckungsgrad" unter Jugendlichen nicht niedrig zu sein scheint, dient NSSV häufig zur Regulation innerer Stresszustände und dem Versuch, negative Gefühle (z. B. Angst, Depression, Traumafolgesymptome) „aufzulösen".

NSSV kann vor allem im Rahmen folgender Störungsbilder auftreten:
- Affektive Störungen
- Emotional instabile Persönlichkeitsstörung vom Borderline-Typ
- Substanzmissbrauch und Abhängigkeitsstörungen
- Externalisierende Störungen (ADHS, Störung des Sozialverhaltens)
- Angststörungen (vor allem generalisierte Angststörung und soziale Phobie)
- Posttraumatische Belastungsstörung
- Ängstliche (vermeidende) Persönlichkeitsstörung

Ätiologisch werden neben möglichen biologischen Faktoren vor allem eine belastete Eltern-Kind-Interaktion bzw. eine unzureichende Fürsorglichkeit im Sinne der Vernachlässigung diskutiert. Die Abgrenzung zur Suizidalität ist nicht immer einfach: Teilweise berichten Patienten darüber, sich Selbstverletzungen zuzufügen, um damit Suizidgedanken abzuwenden. Auch können NSSV und Suizidalität gleichzeitig bestehen. Letztere ist im Zweifel immer abzuklären.

Zur chirurgischen Versorgung von NSSV
- Es soll das funktionell und kosmetisch bestmögliche Ergebnis angestrebt werden.
- Die Intervention soll so schmerzfrei wie möglich erfolgen.
- Emotionale Reaktionen und wertende Äußerungen sollen unterlassen werden.
- Der Patient sollte so lange beaufsichtigt sein, bis das Gefährdungspotenzial sicher eingeschätzt worden ist.
- Ein kinder- und jugendpsychiatrisches Konsil soll schnellstmöglich angefordert werden.

23.1.3 Suizidalität

Terminologie Suizidalität bzw. ihre Abklärung ist einer der häufigsten Gründe für akute Aufnahmen in einer kinder- und jugendpsychiatrischen Klinik.

Der Begriff Suizidalität umfasst Suizidgedanken, Suizidankündigungen, Suizidpläne und Suizidversuche.

- **Suizid:** die von einer Person willentlich und im Bewusstsein der Irreversibilität des Todes selbst herbeigeführte Beendigung des eigenen Lebens
- **Suizidversuch:** alle Handlungen, die mit dem Ziel unternommen werden, damit aus dem Leben zu scheiden, und die nicht tödlich enden
- **Suizidgedanken:** Gedanken, das eigene Leben durch eigenes Handeln zu beenden
- **Suizidplan:** Formulieren einer konkreten Methode, mittels derer ein Mensch plant, aus dem Leben zu scheiden (erhöhen das Risiko für einen Suizidversuch um das Dreifache)

CAVE
Die Einschätzung und Entscheidung, ob eine suizidale Intention vorliegt, ist eine klinische und erfolgt auf der Grundlage der Exploration des betroffenen Kindes oder Jugendlichen (Leitlinien)!

Indikatoren Mögliche Hinweise für eine akute Suizidgefahr bestehen, wenn z. B.
- eine konkrete Suizidabsicht geäußert wird,
- eine Suizidhandlung geplant und bereits vorbereitet ist, evtl. auch abgebrochen wurde,
- ein ausgeprägter Leidensdruck („seelischer Schmerz") besteht und nicht mehr ertragbar erscheint (und damit hoher suizidaler Handlungsdruck gegeben ist),
- Autoaggressivität (selbstaggressives Verhalten) vorliegt und das Kind / der Jugendliche nicht mehr steuerungsfähig und damit nicht absprachefähig ist,
- Gründe für ein Weiterleben bzw. gegen einen Suizidversuch nicht benannt werden können.

Epidemiologie Suizide und Suizidversuche bei unter 10-Jährigen sind selten, während die Häufigkeit von Suiziden in der Altersgruppe der 10- bis 14-jährigen Kinder und Jugendlichen zunimmt. Dies hat offenbar auch mit der erst in der späteren Kindheit vorhandenen Vorstellung von einer unausweichlichen Endgültigkeit des Todes zu tun. Das höchste Risiko für Wiederholungen von Suizidversuchen besteht während der ersten 12 Monate nach einem Suizidversuch.

Methoden Während früher zwischen „weichen" (z. B. Suizidversuch durch Tabletteningestion) und „harten" Methoden (z. B. Tod durch Erhängen) unterschieden und Erstere eher dem weiblichen Geschlecht zugeschrieben wurden, wird diese Trennung aktuell nicht mehr vorgenommen. Es wird davon ausgegangen, dass sich die Wahl der Methode z. B. an kulturellen Faktoren und Verfügbarkeiten (z. B. von Schusswaffen) orientiert.

Seit vielen Jahren zeigt sich, dass männliche Jugendliche häufiger vollendete Suizide begehen als weibliche.

CAVE
Vor allem im Kindes- und Jugendalter kann nicht vorschnell von der Methode eines Suizidversuchs auf die Ernsthaftigkeit bzw. den Schweregrad der Suizidalität geschlossen werden (insbesondere bei jüngeren bzw. unterdurchschnittlich begabten Jugendlichen).

Abklärung Suizidalität sollte **immer gezielt exploriert** werden (Warnzeichen siehe Leitlinien). Neben chronischen körperlichen Erkrankungen kann im Verlauf zahlreicher psychischer Störungen Suizidalität zum Thema werden. Als besonders gefährdet gelten Jugendliche mit depressiven Erkrankungen, Angsterkrankungen, ADHS, Persönlichkeitsstörungen, Suchterkrankungen und sexuellen Identitätsstörungen. Auch akuter überhöhter Konsum von Alkohol oder illegalen Drogen ist nachweislich mit einem möglichen Anstieg des Risikos assoziiert. Klinisch beobachtbar ist darüber hinaus eine mögliche Suizidalität bei an sich ungefährdeten Kindern und Jugendlichen im Rahmen unerwünschter Arzneimittelwirkungen.

Therapeutisches Vorgehen Nach einer suizidalen Handlung sollte die Kontaktaufnahme durch z. B. einen Facharzt für Kinder- und Jugendpsychiatrie und -psychotherapie möglichst früh erfolgen, da zu diesem Zeitpunkt das Mitteilungsbedürfnis und die Zugänglichkeit für gewöhnlich vergleichsweise hoch sind. Bei einer nicht gegebenen Absprachefähigkeit bzw. nicht ausreichend sicheren Distanzierung von akuter Suizidalität sollte im Konsens mit den Sorgeberechtigten die Aufnahme bzw. Verlegung in eine kinder- und jugendpsychiatrische Abteilung initiiert werden.

23.2 Angststörungen

Physiologische vs. pathologische Ängste **Krankhafte Angst** unterscheidet sich von normaler Angst durch Intensität, Dauer und „Unangemessenheit" zum situativen Kontext, bisweilen auch von der Angstform als solcher (z. B. Panikattacke).

Typische **Angstthemen** des Kindes- und Jugendalters sind reifungsabhängig (➤ Tab. 23.1).

Im Hinblick auf anstehende Entwicklungsaufgaben sollte der **sozialen Phobie** im Jugendalter besondere Beachtung geschenkt werden: Sie ist die dritthäufigste aller psychiatrischen Diagnosen und kann einen chronischen Verlauf nehmen.

Prävalenz Die Häufigkeitsraten von Angststörungen im Kindes- und Jugendalter liegen mehreren internationalen Studien zufolge zwischen 5 und 19 %.

Therapie Therapeutisch sollte in erster Linie an die Verhaltenstherapie gedacht werden.

23.3 Traumatisierung im Kindes- und Jugendalter

Traumatisierung im Kindes- und Jugendalter ereignet sich häufig in einem Umfeld, in dem verschiedene psychosoziale Belastungen zusammentreffen (z. B.

Tab. 23.1 Physiologische vs. pathologische Ängste im Entwicklungsverlauf*

Alter (Jahre)	Physiologische Ängste	Pathologische Ängste
2–4	Fantasiekreaturen, potenzielle Einbrecher, Dunkelheit	Trennungsangst
5–7	Naturkatastrophen (Feuer, Überschwemmung), Verletzungen, Tiere, medienbasierte Ängste	Tierphobie, Blutphobie
8–11	Schlechte schulische und sportliche Leistungen	Schulangst
12–18	Ablehnung durch Gleichaltrige	Soziale Phobie, Agoraphobie, Panikstörung

* modifiziert nach Scarr & Salapatek, 1970, Merrill-Palmer Quartely Wayne State University Press 16(1): 53–90

psychische Erkrankung der Eltern, Armut, soziale Isolation), und geht mit einem Risiko der Retraumatisierung im weiteren Leben einher; hier ist von einer negativen Korrelation zwischen Alter und Schweregrad der Symptome auszugehen.

Die – insbesondere auch biologische – Forschung zu früher Traumatisierung wächst zunehmend und liefert einerseits Erklärungsansätze für die Nachhaltigkeit der Folgen, gibt jedoch andererseits auch Anlass zur Hoffnung dahingehend, mithilfe spezifischer therapeutischer Interventionen und einer verstehenden pädagogischen Herangehensweise im Umgang mit den Betroffenen längerfristig positive Veränderungen erzielen zu können.

23.3.1 Traumafolgestörungen: mögliche Symptome im Kindesalter

Die Auswirkungen von Traumatisierung im Kindesalter können sehr vielfältig sein und weichen oftmals deutlich von der in den Diagnosekriterien für eine posttraumatische Belastungsstörung (PTBS) ab. Letztere sind deutlich auf das Erwachsenenalter zugeschnitten.

Traumata können zwei Typen zugeordnet werden:
- Das **Typ-I-Trauma** bezieht sich auf einmalige Ereignisse, die – überwiegend durch äußere Einflüsse (Unfälle, Krieg, Naturkatastrophen) hervorgerufen – in eine typische PTBS münden können.
- Ein **Typ II-Trauma** findet dagegen mehrmals (sequenziell) über einen längeren Zeitraum statt und ist durch eine näherstehende Person (z. B. Vernachlässigung, Misshandlung, sexueller Missbrauch) herbeigeführt. In der Folge ist von einer Störung der gesamten Persönlichkeitsentwicklung und der möglichen Ausbildung vielfältiger psychopathologischer Symptome mit schwersten Langzeitfolgen auszugehen. Diese können sich im Sinne einer Traumafolgestörung auf unterschiedlichen Ebenen äußern, z. B.:
  - Emotionsregulationsstörung,
  - selbstverletzendes Verhalten,
  - Hochrisikoverhalten,
  - Probleme hinsichtlich einer angemessenen Regulation des Selbstwerts,
  - Probleme in der Beziehungsgestaltung,
  - und im Falle einer Symptompersistenz zu einer Beeinträchtigung der Teilhabe – auch in Form

möglicher körperlicher, nicht ausschließlich somatisch begründbarer oder aber auch dissozialer Symptome – führen.

Mögliche psychiatrische Störungsbilder infolge einer kindlichen Traumatisierung – offenbar im Sinne möglicher entwicklungsassoziierter Folgen einer beeinträchtigten Emotionsregulation, einer geringen Selbstwirksamkeit und von Dissoziationstendenzen – sind:
- Frühkindliche Regulationsstörungen
- Bindungsstörungen mit und ohne Enthemmung
- Hyperkinetische Störungen des Sozialverhaltens
- Störungen des Sozialverhaltens und der Emotionen

Darüber hinaus kann es in der weiteren Entwicklung zur Ausprägung von Persönlichkeitsstörungen mit Substanzmissbrauch, selbstverletzendem Verhalten und affektiven Störungen kommen.

> **PRAXISTIPP**
>
> Für die kinderärztliche Praxis erscheint es wichtig, dass im Umgang mit Traumafolgen und Belastungsreaktionen Eltern nicht zu einer übergroßen Schonhaltung der Kinder geraten wird. Eine Beibehaltung des üblichen Rahmens und der üblichen Erziehungshaltung stärkt die Anpassungsleistung von Kindern.

23.3.2 Traumafolgestörungen im Jugendalter: Anpassungsstörungen und posttraumatische Belastungsstörungen (F43)

Auf geringfügigere Belastungen (z. B. Verlust der Peergruppe bei einem Umzug etc.) können Kinder mit **Anpassungsstörungen** reagieren. Charakteristisch für **posttraumatische Belastungsstörungen** sind wiederkehrende und eindringlich belastende Erinnerungen an Ereignisse, die Bilder, Gedanken oder Wahrnehmungen umfassen können (Flashbacks), wiederkehrende belastende Träume, intensive psychische Belastungen oder auch körperliche Reaktionen bei Konfrontation mit entsprechenden Hinweisreizen, die an das Trauma erinnern. Hieraus resultieren:
- Ein starkes Vermeidungsverhalten
- Häufig eine starke vegetative Übererregtheit
- Schwierigkeiten beim Ein- und Durchschlafen
- Reizbarkeit oder Wutausbrüche
- Konzentrationsschwierigkeiten
- Übermäßige Wachsamkeit
- Übertriebene Schreckreaktionen

Bewährt haben sich verhaltenstherapeutische, störungsspezifische Ansätze, die eine Auseinandersetzung mit den traumatischen Ereignissen im Rahmen einer relativ kurzzeitigen Intervention einbeziehen.

Spezifische Traumatherapie-Formen wie EMDR (Eye Movement Desensitization and Reprocessing) werden mittlerweile auch häufig im Kindes- und Jugendalter eingesetzt. Auch Mitarbeiter in Jugendhilfeeinrichtungen qualifizieren sich zunehmend, um mit vertieftem Verständnis im „alltäglichen Umgang" mit den Kindern und Jugendlichen gezielter zu einer positiven Entwicklung beitragen zu können.

Der Einsatz von Medikamenten erfolgt bisher überwiegend symptomgeleitet, zumal für Patienten in dieser Altersgruppe bislang keine ausreichenden Daten vorliegen.

23.4 Dissoziative Störungen (F44)

Unterschieden werden dissoziative Bewusstseinsstörungen und dissoziative Störungen vom körpersymptomatischen Typ. Zu den **dissoziativen Bewusstseinsstörungen** wird die dissoziative Amnesie gerechnet. Sehr viel seltener sind die dissoziative Fugue, der dissoziative Stupor oder entsprechende Trancezustände.

In der Klinik von Bedeutung sind **dissoziative Bewegungsstörungen, Krampfanfälle** und/oder **Sensibilitäts- und Empfindungsstörungen**. Wie schon zu Zeiten Charcots beeindruckt den Kliniker häufig die sogenannte *belle indifférence* bei der Präsentation der Symptomatik, d. h. der auffallende Kontrast zwischen der Schwere des Zustandsbildes (z. B. körperliche Lähmung) und der subjektiven (vergleichsweise erstaunlich geringen) Betroffenheit der Patienten.

> **PRAXISTIPP**
> Wichtig ist es, sowohl bei der körperlichen Differenzialdiagnostik ein Maß zu finden und nicht übertrieben zu reagieren als auch die psychogene Verursachung nicht herabwürdigend oder geringschätzig, z. B. im Sinne einer Simulation, anzusprechen.

Für die betroffenen Kinder ist dieser Vorgang bewusstseinsfern. Es handelt sich nicht um eine „vorgespielte" Erkrankung. Die Remissionschancen unter Psychotherapie sind gut.

23.5 Somatoforme Störungen (F45)

Hierzu zählen nach ICD-10 die Somatisierungsstörung, die hypochondrische Störung, die somatoforme autonome Funktionsstörung und die anhaltende somatoforme Schmerzstörung. Im Kindesalter kommen vor allem Kopf- und Bauchschmerzen, Übelkeit sowie unklare Muskel- und Gliederschmerzen, die häufig als „Wachstumsbeschwerden" interpretiert werden, vor. Nicht selten sind solche Zustände passager und sollten diagnostisch nicht überbewertet werden.

Beruhigende Maßnahmen und aktivierende Anwendungen, Bäder, Yoga etc. können hilfreich sein. Treten rezidivierend immer wieder Beschwerden auf, so sind eine Psychotherapie und Überweisung zum Facharzt dringend anzuraten.

23.6 Essstörungen (F50)

Während Fütterstörungen wie Schrei-, Gedeih- oder Schlafstörungen zu den frühkindlichen Regulationsstörungen gezählt werden, kann sich gestörtes Essverhalten im Laufe der Zeit verselbstständigen und krankhaft werden.

Epidemiologie Die Prävalenz der Anorexia nervosa liegt zwischen 0,5 und 3 %, die der meist später einsetzenden Bulimia nervosa leicht höher; insgesamt ist bei einer absoluten Überzahl von weiblichen Betroffenen bei beiden Geschlechtern ein Zuwachs unter den atypischen Formen beider Essstörungen sowie eine Zunahme besonders jung Erkrankter zu beobachten. Im Falle einer anorektischen Erkrankung im Kindesalter sind über einen schnelleren Gewichtsverlust und vermehrte somatische Komplikationen hinaus aufgrund eines weniger ausgereiften Abstraktionsvermögens seltener eine Gewichtsangst oder Körperschemastörung vorhanden.

ICD-10-Diagnosekriterien Die Klassifikationskriterien der ICD-10 (F50.0) fordern im Hinblick auf die Diagnosestellung einer **Anorexia nervosa** einen absichtlich herbeigeführten, nicht organisch bedingten Gewichtsverlust (auf mindestens 15 % unterhalb des zu erwartenden Körpergewichts oder einen

BMI < 17,5 kg/m², der überwiegend durch den Verzicht auf hochkalorische Speisen, jedoch auch durch den Einsatz gegensteuernder Maßnahmen (selbstinduziertes Erbrechen, Abführen, übertriebene körperliche Aktivität, Gebrauch von Appetitzüglern und/oder Diuretika) induziert wird. Gepaart mit der ebenfalls charakteristischen Körperschemastörung besteht eine überwertige Angst, zu dick zu werden.

Darüber hinaus besteht eine Störung der Hypothalamus-Hypophysen-Gonaden-Achse, die sich bei Mädchen als Amenorrhö (diese ist im DSM-5 nicht mehr als Kriterium gefordert), bei Jungen in Form eines Libido- oder Potenzverlusts äußert.

CAVE
Die mit dem Gewichtsverlust einhergehende Depression spricht im Kindes- und Jugendalter nicht auf eine antidepressive psychopharmakologische Therapie an.

Die **Bulimia nervosa** (F50.1) ist definiert durch das Auftreten häufiger Episoden von Essattacken (in einem Zeitraum von 3 Monaten mindestens zweimal wöchentlich), bei denen in sehr kurzer Zeit eine große Menge Nahrung konsumiert wird. Weitere Diagnosekriterien sind eine andauernde Beschäftigung mit dem Essen, eine unwiderstehliche Gier oder ein Zwang zu essen, der Einsatz gegensteuernder Verhaltensweisen inkl. einer möglichen Vernachlässigung der Insulinbehandlung bei Diabetikern und zeitweiliger Hungerperioden sowie eine den anorektischen Patienten ähnliche Selbstwahrnehmung als „zu fett" mit einer sich aufdrängenden Furcht, zu dick zu werden (was meist zu Untergewicht führt).

Therapie Wesentliches Behandlungsziel ist zunächst während der akuten Phase der anorektischen Essstörung die körperliche Stabilisierung in Form eines gesunden bzw. zumindest mit dem Leben zu vereinbarenden Körpergewichts.

CAVE
Schwer erkrankte Patienten sind unbedingt stationär in einem spezialisierten Setting zu behandeln.

Neben begleitenden psychotherapeutischen Gesprächen und einer intensiven Einbeziehung der Eltern – und wenn möglich auch der Geschwister – sollten zunächst verhaltenstherapeutische Kontingenzpläne eingesetzt werden, um einen Anreiz für eine Gewichtssteigerung zu schaffen. Auf Sonden- oder gar parenterale Ernährung sollte, wann immer möglich, verzichtet werden.

Komplikationen Die Anorexia nervosa ist die psychiatrische Erkrankung mit der höchsten Sterblichkeit: Haupttodesursache ist neben direkten körperlichen Folgen der Erkrankung der Suizid. Die Rate komorbider psychischer Störungen – insbesondere von Angst- und depressiven oder Persönlichkeitsstörungen – ist hoch. Hinzu kommen häufig bereits vorbestehende zwanghaft-perfektionistische Persönlichkeitszüge. Hierdurch wird oftmals nicht nur der therapeutische Zugang während der akuten Behandlung, sondern auch der längerfristige Heilungsverlauf im Falle einer Stabilisierung der Essstörungssymptomatik erschwert.

23.7 Umschriebene Entwicklungsstörungen schulischer Fertigkeiten (F81)

Terminologie Bei den umschriebenen Entwicklungsstörungen schulischer Fertigkeiten handelt es sich in erster Linie um die Lese-Rechtschreib-Störung (Legasthenie), die isolierte Rechtschreib- oder Lesestörung sowie die Rechenstörung (Dyskalkulie).

Therapie Die Wirksamkeit spezifischer Trainings, die o. g. Vorgaben berücksichtigen, gilt als bestätigt. Fördermaßnahmen (in Einzelsitzungen oder Kleingruppen) sollten unter Berücksichtigung interdisziplinärer Zusammenarbeit bereits im 1. Schuljahr begonnen werden.

23.8 Tiefgreifende Entwicklungsstörungen (F84)

Nachdem gemäß ICD-10-Kriterien u. a. zwischen frühkindlichem Autismus (Kanner-Autismus), atypischem Autismus, Rett-Syndrom und Asperger-Autismus unterschieden wird, findet sich im DSM-5 nur noch der übergeordnete Begriff der **Autismus-Spektrum-Stö-**

rung mit unterschiedlicher Schweregradausprägung. Letztere bezieht sich auf die Domänen A und B und beschreibt das Ausmaß des Unterstützungsbedarfs. Die Diagnosekriterien sind folgendermaßen aufgeschlüsselt und erlauben eine Spezifität über die Konstellation der Symptome:
- **Domäne A:** betrifft die **soziale Kommunikation** (qualitative Einschränkungen der sozialen Interaktion und Kommunikation) **mit Defiziten der sozial-emotionalen Reziprozität** (z. B. ungewöhnliche soziale Annäherung; keine normale geregelte, wechselseitige Konversation; verringertes Teilen von Interessen, Emotionen und Affekt; Initiierung oder Erwiderung sozialer Interaktionen können fehlschlagen), der nonverbalen Kommunikation (weniger oder kein Augenkontakt bzw. keine Körpersprache; Einschränkungen beim Verstehen und Einsetzen von Gestik und Mimik; Fehlen von Gesichtsausdruck und nonverbaler Kommunikation) sowie Defizite in Bezug auf Aufbau, Erhalt und Verständnis von Beziehungen.
- **Domäne B:** umfasst **restriktive, repetitive Verhaltensweisen, Interessen und Aktivitäten** mit stereotypen Verhaltensweisen auf motorischer, sprachlicher und spielerischer Ebene, dem Bestehen auf Routinen, eingeschränkten / intensiven Interessen, einer Hyper- bzw. Hyporeaktivität gegenüber sensorischen Reizen sowie eigenen sensorischen Interessen.

Die Symptome müssen in der frühen Kindheit vorhanden (gewesen) sein, können sich aber erst dann voll manifestieren, wenn die sozialen Anforderungen entsprechend hoch sind. Sie führen zu einer klinisch bedeutsamen Behinderung im Alltag (z. B. im familiären / schulischen Kontext) und lassen sich nicht durch eine intellektuelle Behinderung oder globale Entwicklungsstörung erklären.

Neben einer hohen psychiatrischen Komorbiditätsrate (z. B. Hyperaktivität, Ängste, depressive Störungen) **können zusätzliche Spezifizierungen** (z. B. mit / ohne intellektuelle Behinderung, mit / ohne Sprachentwicklungsverzögerung) vorliegen.

Die Häufigkeit von Autismus-Spektrum-Störungen beträgt insgesamt 6–7 pro 1.000, die des frühkindlichen Autismus 1,3–2,2 pro 1.000, diejenige des Asperger-Autismus 1–3 pro 1.000.

Jungen sind 3- bis 4-mal häufiger vom Kanner-Autismus betroffen, je nach Untersuchung besteht bei einem Drittel bis 60 % der betroffenen Kinder eine zusätzliche geistige Behinderung.

Ätiologisch spielen genetische Faktoren eine Schlüsselrolle. Das Risiko für Geschwister, an einer Autismus-Spektrum-Störung zu erkranken, ist im Vergleich zur Allgemeinbevölkerung um mindestens das 50-Fache erhöht.

Autismus ist nicht durch Psychotherapie heilbar. Eine kausale Behandlung gibt es nicht. Der frühkindliche Autismus ist eine Erkrankung, bei der die Betroffenen ihr Leben lang unter massiven Teilhabedefiziten leiden und deshalb lebenslang Unterstützung und Integrationshilfen benötigen. Verhaltenstherapeutische Programme zielen darauf ab, die Fähigkeiten zur sozialen Interaktion zu verbessern und verschiedene konkrete Fertigkeiten im sprachlichen und kommunikativen Bereich zu steigern bzw. bestimmte Stereotypien zu minimieren (➤ Abb. 23.1). **Pharmakotherapie** wird eingesetzt, um motorische Unruhe, Aggressivität, Automutilationen etc. zu behandeln. Symptomgeleitet werden vor allem atypische Neuroleptika, aber auch Stimulanzien angewendet.

23.9 Aufmerksamkeit, Impulsivität und aggressives Verhalten

23.9.1 Einfache Aktivitäts- und Aufmerksamkeitsstörung (F90.0)

Die einfache Aktivitäts- und Aufmerksamkeitsstörung (ADHS; F90.0) zählt zu den häufigsten kinder- und jugendpsychiatrischen Störungsbildern.

Klinisches Bild Nicht selten tritt zu den in ➤ Tab. 23.2 genannten Kardinalsymptomen eine Störung des Sozialverhaltens hinzu, wodurch den Klassifikationskriterien der ICD-10 gemäß eine hyperkinetische Störung des Sozialverhaltens (F90.1) diagnostiziert werden kann.

Diagnosestellung Die Diagnosestellung ADHS erfordert in erster Linie eine ausführliche und differenzierte Anamnese.

Epidemiologie Ein deutlich gehäuftes Auftreten beim männlichen Geschlecht gilt als gesichert, jedoch

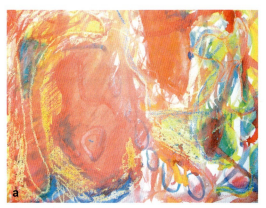
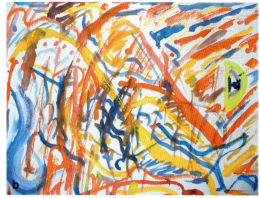

Abb. 23.1 Maldialog mit einem 12-jährigen autistischen Patienten [R232]

Tab. 23.2 Symptome der einfachen Aktivitäts- und Aufmerksamkeitsstörung (ADHS)

Kardinalsymptome	Wesentliche Ausdrucksformen
Unaufmerksamkeit	Aufmerksamkeitsstörung, Ablenkbarkeit, Mangel an zielgerichteter Aktivität
Überaktivität	Hyperaktivität, fein- und grobmotorische Unruhe, Kraft und Tempo schlecht dosiert, Verhalten nicht situationsgerecht
Impulsivität	Probleme bei der Selbstkontrolle, Mangel an vorausschauender Planung, geringe Frustrationstoleranz, schnelle Stimmungswechsel

Tab. 23.3 Medikamentöse Behandlungsmöglichkeiten

Substanz	Dosierung
Methylphenidat	0,3–1,0 mg/kg KG/d
Amphetamin	0,5–1,0 mg/kg KG/d
Atomoxetin (selektiver Noradrenalin-Wiederaufnahmehemmer)	0,5–1,2 mg/kg KG/d
Guanfacin (selektiver α_{2A}-Rezeptor-Agonist, retardiert)*	1 bis max. 4 mg (Kinder, 6–12 Jahre) 1 bis max. 6 mg (Jugendliche, 13–17 Jahre) 1 bis max. 7 mg (Jugendliche mit einem Körpergewicht von ≥58,5 kg)**

* zugelassen, wenn eine Behandlung mit Stimulanzien nicht infrage kommt
** jeweils wöchentliche Aufdosierung in 1 mg-Schritten, bei Jugendlichen abhängig vom Körpergewicht

steigt die Inzidenz des Störungsbildes – insbesondere auch in Bezug auf das weibliche Geschlecht, Jugendliche und Erwachsene – insgesamt weiter an.

Medikamentöse Therapie Zusätzlich zur Psychotherapie des Kindes bzw. Jugendlichen sowie zur Möglichkeit von z. B. verhaltenstherapeutischen Interventionen für Eltern („Elterntraining") ergänzend zur Psychoedukation stellt die medikamentöse Behandlung einen wichtigen Therapiebaustein dar (➢ Tab. 23.3).

23.9.2 Störungen des Sozialverhaltens: dissoziales Verhalten und Aggression im Kontext

Eine Störung des Sozialverhaltens (F91) ist gemäß ICD-10 durch ein sich wiederholendes und anhaltendes Muster dissozialen, aggressiven und aufsässigen Verhaltens charakterisiert, das mit seinen gröberen Verletzungen die altersentsprechenden sozialen Erwartungen übersteigt und mindestens über 6 Monate bestanden haben muss. Die Häufigkeit wird in verschiedenen Studien zwischen 6 und 8 % angegeben. Im Allgemeinen sind Jungen 2- bis 4-mal häufiger betroffen.

Kinder oder Jugendliche, auf die die vorgegebenen Diagnosekriterien zutreffen, verhalten sich aggressiv oder tyrannisch gegenüber anderen Menschen (ggf. auch mit Waffen) oder Tieren (Tierquälerei), zerstören fremdes Eigentum (z. B. vorsätzliche Brandstiftung), stehlen, betrügen, laufen weg, schwänzen häufig die Schule oder bleiben wiederholt ohne elterliche Erlaubnis über Nacht weg (beides vor dem 13. Lebensjahr).

Eine besonders ungünstige Prognose haben die **Störungen des Sozialverhaltens bei fehlenden sozialen Bindungen** (F91.1) mit definitionsgemäß deutlichen und tiefgreifenden Abweichungen in den Beziehungen der Betroffenen zu anderen Kindern; hier wird in der Regel überhaupt kein Sozial- oder Normbezug erworben. Eine schwer gestörte Eltern-Kind-Beziehung ist für die Diagnose einer auf den familiären Rahmen beschränkten Störung des Sozialverhaltens (F91.0) nicht ausreichend. Das dissoziale bzw. aggressive Verhalten muss sich ganz überwiegend auf den häuslichen Rahmen bzw. Interaktionen mit der Kernfamilie bzw. der unmittelbaren Lebensgemeinschaft beschränken.

Die Diagnosen „Störung des Sozialverhaltens mit depressiver Störung" (F92.0) sowie „Sonstige kombinierte Störung des Sozialverhaltens und der Emotionen" (F92.8) entsprechen neben den Ergebnissen epidemiologischer Studien (z. B. der KIGGS-Studie) auch der klinischen Beobachtung, dass häufig parallel zu dissozialen Verhaltensmustern eine deutliche affektive Beeinträchtigung der Betroffenen vorhanden ist. Dies spricht dafür, Aggression nicht nur zu beschreiben, sondern in einen dimensionalen Kontext zu setzen und auf mögliche Zusammenhänge z. B. mit einer Bindungsstörung, Angstsymptomatik und / oder zurückliegenden Traumatisierung zu achten.

23.10 Schlafstörungen: Diagnostik und Therapie

Störungsbilder

- **Narkolepsie** (Jugendalter): Tagesschläfrigkeit über mindestens 3 Monate (ICSD-2), häufig aggressives Verhalten (verbale Aggressionen) als Ausdrucksform der Müdigkeit, imperativ erlebter Schlafdrang („Einschlafattacken"), häufig nächtliche Schlafstörungen, „automatisches Handeln" (ausgeführt im Zustand reduzierten Wachseins), evtl. Konzentrations- und Aufmerksamkeitsprobleme. Therapeutisch wird der Einsatz von Stimulanzien (z. B. Koffein, Methylphenidat, Modafinil) empfohlen.
- **Somnambulismus** (6–12 Jahre): Schlafwandeln ist ein Zustand veränderter Bewusstseinslage, in dem Phänomene von Schlaf und Wachsein kombiniert sind. Während einer schlafwandlerischen Episode verlässt die betreffende Person das Bett, häufig während des ersten Drittels des Nachtschlafs, geht umher, zeigt ein herabgesetztes Bewusstsein, verminderte Reaktivität und Geschicklichkeit. Nach dem Erwachen besteht meist keine Erinnerung an das Schlafwandeln mehr.
- **Pavor nocturnus** (3–8 Jahre): nächtliche Episoden äußerster Furcht und Panik mit heftigem Schreien, Bewegungen und starker autonomer Erregung. Die betroffene Person setzt sich oder steht mit einem Panikschrei auf, gewöhnlich während des ersten Drittels des Nachtschlafs. Häufig stürzt sie zur Tür, wie um zu entfliehen, meist aber ohne den Raum zu verlassen. Nach dem Erwachen fehlt die Erinnerung an das Geschehen oder ist auf ein oder zwei bruchstückhafte bildhafte Vorstellungen begrenzt. Sowohl der Somnambulismus als auch der Pavor nocturnus stellen in der Regel Entwicklungsphänomene dar. Hierüber sollten die Eltern aufgeklärt und die Empfehlung gegeben werden, das Kind nicht zu wecken, sondern ins Bett zurückzubringen, damit es weiterschlafen kann. Darüber hinaus ist es meist hilfreich, die Anwendung von Entspannungsverfahren und einen Mittagsschlaf zur Reduktion des Tiefschlafdrucks einzuführen. Im Falle sehr häufiger und selbstgefährdender nächtlicher Episoden kann auch der Einsatz autosuggestiver Verfahren hilfreich sein.
- **Albträume:** Traumerleben voller Angst oder Furcht, mit sehr detaillierter Erinnerung an den Trauminhalt. Themen dieses sehr lebhaften Traumerlebens sind die Bedrohung des Lebens, der Sicherheit oder der Selbstachtung. Oft besteht eine Wiederholung gleicher oder ähnlicher erschreckender Albtraumthemen. Während einer typischen Episode besteht eine autonome Stimulation, aber kein wahrnehmbares Schreien und keine Körperbewegungen. Nach dem Aufwachen wird der Patient rasch lebhaft und orientiert.

KAPITEL 24

Knut Brockmann

Sozialpädiatrie

24.1 Prävention und Früherkennung von Krankheiten 531

24.2 Kindeswohlgefährdung: Vernachlässigung, Misshandlung, sexueller Missbrauch ... 532
24.2.1 Schütteltrauma 535
24.2.2 Sexueller Kindesmissbrauch 535
24.2.3 Vernachlässigung 536
24.2.4 Münchhausen-by-proxy-Syndrom 537

24.3 Sozialpädiatrische Versorgungssysteme 537

24.1 Prävention und Früherkennung von Krankheiten

Die Prävention von Krankheiten stellt immer schon eine der Hauptaufgaben der Kinder- und Jugendmedizin insgesamt dar. Da viele der pädiatrischen präventiven Maßnahmen im Kontext der äußeren Einflüsse auf Gesundheit und Entwicklung bei Kindern und Jugendlichen stehen, bildet Prävention eines der Kernthemen der Sozialpädiatrie. Es werden drei Formen der Prävention unterschieden:
- **Primäre Prävention** dient der Verhinderung des Auftretens von Krankheiten (Beispiele: Impfungen, Fluoridsupplementierung, Vitamin-D-, Vitamin-K-Prophylaxe).
- Als **sekundäre Prävention** wird die Früherkennung von Krankheiten, oft im Rahmen eines Screenings bezeichnet (Beispiele: Neugeborenenscreening, angeborene Hörstörungen, Hüftdysplasie).
- **Tertiäre Prävention** zielt auf die Verhinderung von Komplikationen bereits bestehender Krankheiten und die möglichst optimale Therapie chronischer Krankheiten (Beispiel: Prophylaxe der Retinopathie und Nephropathie bei Diabetes mellitus).

Die **Vorsorgeuntersuchungen** (➤ Kap. 2) sollen der Gesundheitsberatung zur primären Prävention und zur Früherkennung von Krankheiten dienen. Die 1971 eingeführten Vorsorgeuntersuchungen zielten zunächst nur auf die Früherkennung ab. Mit dem Beschluss des Gemeinsamen Bundesausschusses (G-BA) von 2016 wurde die Gesundheitsberatung ausdrücklich in den Zielkatalog der Vorsorgeuntersuchungen aufgenommen.

Gesundheitsberatung ist prinzipiell der Verhaltensprävention zuzurechnen. Der Arzt rät den Eltern bzw. Kindern, sich in bestimmter Weise zu verhalten, z. B. den Säugling stets nur in Rückenlage schlafen zu lassen, D-Fluoretten zu verabreichen, die empfohlenen Impfungen durchführen zu lassen, die Ernährung umzustellen, mehr Sport zu treiben. Eltern bzw. (ältere) Kinder sind in ihrer Entscheidung frei, ob sie diesen Ratschlägen folgen wollen oder nicht. In den neuen „Kinder-Richtlinien" des G-BA sind einzelne Themen der Gesundheitsberatung ausdrücklich und spezifisch für die jeweilige Vorsorgeuntersuchung benannt. Für viele dieser Beratungsinhalte ist die Effektivität gesichert, allerdings auf unterschiedlichem Evidenzniveau.

Früherkennungsuntersuchungen im Rahmen eines Screenings sind prinzipiell dann sinnvoll, wenn die Prognose der Erkrankung bei früher Erkennung besser ist als bei Manifestation des Vollbilds der Erkrankung. Der G-BA hat auch Richtlinien zu den Früherkennungsuntersuchungen vorgegeben, die detaillierte Anweisungen zur körperlichen Untersuchung und zur Erfassung des Entwicklungsstands ebenso wie Standards zur Erfassung von psychischen Auffälligkeiten und der Eltern-Kind-Interaktion beinhalten.

Unter **Verhältnisprävention** werden die gesundheitsfördernden Maßnahmen im Lebensumfeld des Menschen verstanden. Derartige Maßnahmen haben sich insbesondere als sehr effektiv in der Unfallprävention erwiesen (Gurtanschnallpflicht beim Autofahren, Verbot gefärbter paraffinhaltiger Lampenöle, verpflichtende Einführung kindersicherer Verschlüsse von Medikamentenflaschen). Aber auch für die Vorbeugung der Adipositas ergeben sich vielversprechende Ansätze einer Verhältnisprävention, z. B. flächendeckende Installation von Trinkwasserspendern in Schulen, Besteuerung gesüßter Getränke, täglich 1 Stunde Sportunterricht.

24.2 Kindeswohlgefährdung: Vernachlässigung, Misshandlung, sexueller Missbrauch

Definition

Der Begriff **Kindeswohlgefährdung** bezeichnet zusammenfassend alle Formen von Vernachlässigung, Misshandlung und Missbrauch von Kindern und Jugendlichen durch Erwachsene.

Definitionsgemäß handelt es sich dabei um eine bewusste oder unbewusste, jedenfalls nicht zufällige, gewaltsame körperliche und / oder seelische Schädigung, die meist wiederholt erfolgt und zu einer Beeinträchtigung des physischen oder psychischen Wohlergehens, ggf. zu körperlichen und seelischen Verletzungen, oft zu chronischen Gesundheits- und Entwicklungsstörungen und nicht so selten sogar zum Tod führt. Die Spannbreite reicht dabei von Beeinträchtigungen und passiver Unterlassung bis hin zu aktiver Gewalteinwirkung. Schauplatz der Kindeswohlgefährdung sind besonders häufig die Familien (Verursacher sind dann meist die Eltern, gelegentlich auch Geschwister, andere Verwandte oder Vertrauenspersonen der Familie), aber auch Institutionen wie Kindergärten, Schulen und Heime. Weltweit ist Gewaltanwendung gegen Kinder außerhalb der Familie im Rahmen z. B. kriegerischer oder krimineller Konflikte zwar viel häufiger, dies soll hier aber nicht erörtert werden.

Merksätze zur Kindeswohlgefährdung

1. Verursacher von Kindesmisshandlung und anderen Formen der Kindeswohlgefährdung sind meistens die Eltern oder andere nahe Verwandte.
2. Unregelmäßige Inanspruchnahme der Vorsorgeuntersuchungen, häufiger Wechsel des betreuenden Arztes oder wiederkehrende unklare Unfälle und Verletzungen können auf Misshandlung und Vernachlässigung hinweisen.
3. Auch Störungen von Kommunikation und Bindung in der Familie (z. B. aggressives Verhalten der Eltern, mangelnde Zuwendung zum Kind), psychosoziale Symptome wie auffällige Verhaltensänderung oder Entwicklungsknick oder somatische Zeichen wie Gedeihstörung und Hinweise auf mangelnde Pflege sollten an die Möglichkeit einer Kindeswohlgefährdung denken lassen.
4. Bei nichtakzidentellen körperlichen Verletzungen ist der von den Eltern berichtete Unfallhergang im Hinblick auf Muster und Schwere der vorliegenden Traumafolgen oft unplausibel.
5. Ergeben sich nach Anamnese und körperlichem Befund Anhaltspunkte für eine Kindesmisshandlung, können oft gezielte apparative Zusatzuntersuchungen zunächst nicht wahrnehmbare ältere Verletzungen nachweisen.
6. Die Differenzialdiagnose von Verletzungsfolgen nach Kindesmisshandlung ist außerordentlich komplex. Zusammenarbeit in einem multiprofessionellen Team aus Pädiatrie, Rechtsmedizin, Ophthalmologie, Radiologie / Neuroradiologie, Chirurgie / Neurochirurgie u. a. m. ist erforderlich.
7. In Kliniken für Kinder- und Jugendmedizin bilden Kinderschutzgruppen multidisziplinäre Instanzen, die Diagnostik und Management bei Verdacht auf Kindeswohlgefährdung steuern.
8. Kommunikation und Zusammenarbeit mit den Eltern sind erheblich beeinträchtigt, sodass ein gemeinsames Arbeitsbündnis zum Wohle des Kindes meist erst im Laufe der Zeit, manchmal leider auch überhaupt nicht zustande kommt.
9. Eine enge Kooperation mit Jugendamt und Vormundschaftsgericht ist unabdingbar, um ein optimales Vorgehen zu finden und weitere Kindeswohlgefährdung abzuwenden.

Epidemiologie

Misshandlung und Vernachlässigung von Kindern und Jugendlichen stellen ein weitverbreitetes Problem dar. Da in Deutschland keine Meldepflicht für Kindesmisshandlung existiert, fehlen hier verlässliche Zahlen zur Häufigkeit. In den USA gibt es seit den 1960er-Jahren ein Pflichtmeldesystem. Die dort ermittelten Zahlen sprechen für eine Prävalenz von 1–2 % bestätigter Fälle von Misshandlung, davon ca. 2.000 Todesfälle pro Jahr. Eine bedeutsame Dunkelziffer ist anzunehmen. Demnach bildet Gewalt gegen Kinder und Jugendliche durch Erwachsene eine der absolut häufigsten Ursachen akuter und chronischer Gesundheitsstörungen im Kindes- und Jugendalter.

Es ist zu vermuten, dass auch in Deutschland mehr Kinder an den Folgen körperlicher Misshandlung und Vernachlässigung sterben als an allen Krebserkrankungen in dieser Altersspanne zusammengenommen. Todesfälle infolge von Kindeswohlgefährdung sind bei Kindern unter 4 Jahren, vor allem im 1. Lj., besonders häufig und öfter auf Vernachlässigung als auf aktive Gewalteinwirkung zurückzuführen.

Risikofaktoren

Misshandlung und Vernachlässigung sind in allen sozialen Schichten zu beobachten. Als eindeutige Risikofaktoren haben sich Armut, soziale Isolation, elterliche Inkompetenz und psychische bzw. psychiatrische Erkrankungen der Eltern erwiesen. Kinder von Eltern mit gestörter Persönlichkeitsentwicklung, die ihr eigenes Leben nicht organisieren können, weisen ein erheblich erhöhtes Risiko auf, misshandelt und vernachlässigt zu werden. Das Spektrum reicht dabei von mangelndem Interesse der Eltern an einer Förderung der körperlichen und emotionalen Entwicklung ihres Kindes bis zu definitiver seelischer und/oder körperlicher Vernachlässigung und Misshandlung. Nicht selten sind misshandelnde Eltern in ihrer Kindheit selbst Opfer elterlicher Gewalt geworden. Oft sind die psychischen Störungen misshandelnder Eltern bis dahin nicht psychiatrisch erkannt und behandelt worden, oder die Eltern entziehen sich der psychiatrischen Behandlung ihrer Erkrankung, wie dies z. B. häufig bei Suchterkrankungen, aber auch bei Psychosen der Fall ist.

Typische Symptome körperlicher Misshandlung

Im Einzelfall kann es dem Pädiater und auch dem multidisziplinären Team einer Kinderschutzgruppe erhebliche Schwierigkeiten bereiten, zwischen einer akzidentellen und einer nichtakzidentellen Verletzung (Misshandlungsverletzung) zu unterscheiden. Die Anamnese liefert oft Anhaltspunkte für eine körperliche Misshandlung als Ursache einer Verletzung. Ungenaue, wechselnde oder widersprüchliche Angaben der Eltern zum Unfallhergang bzw. unterschiedliche Schilderungen durch verschiedene Bezugspersonen sollten an eine nichtakzidentelle Verletzung denken lassen. Häufig geben misshandelnde Eltern auch an, dass ernste Verletzungen durch Geschwister oder das betroffene Kind selbst (im Sinne einer Autoaggression) verursacht wurden. Als Kardinalhinweis auf eine Misshandlung aber gilt mangelnde Plausibilität des von den Eltern bzw. Sorgeberechtigten geschilderten Ablaufs des vermeintlichen Unfalls hinsichtlich des Musters und der Schwere der vorliegenden Verletzung.

Wann immer möglich, sollte das verletzte Kind selbst befragt werden; dessen Angaben können oft wegweisend sein. Von großer Bedeutung ist es auch, im Verdachtsfall Kontakt mit dem niedergelassenen Kinder- oder Hausarzt, dem Kindergarten, der Schule oder dem Jugendamt aufzunehmen, um ggf. entscheidend wichtige Informationen über die Vorgeschichte des verletzten Kindes zu erhalten. So können frühere wiederholte unklare „Unfälle" oder gar eindeutige nichtakzidentelle Verletzungen, eine psychosozial schwierige Lebenssituation der Familie, Informationen über Gewalt im Elternhaus oder frühere Jugendamtkontakte auf eine Misshandlung hinweisen. Verzögerte Inanspruchnahme ärztlicher Hilfe oder fehlende Kontinuität in der ärztlichen Betreuung mit immer wieder wechselnder Konsultation unterschiedlicher Ärzte sind typisch für Eltern misshandelter oder vernachlässigter Kinder und Jugendlicher. Wegen der juristischen Tragweite dieser Vorgänge ist es unbedingt erforderlich, solche Informationen detailgetreu und sorgfältig in der Krankenakte des Kindes zu dokumentieren.

Die vollständige und **sorgfältige körperliche Untersuchung** des Patienten ist von großer Bedeutung. Das Kind muss bei der Untersuchung entkleidet sein. Der körperliche und der neurologische Status sind vollständig zu erheben und genau zu dokumentieren.

Eine anogenitale Untersuchung soll unbedingt so erfolgen, dass eine Retraumatisierung vermieden wird. Gewicht, Länge und Kopfumfang sind zu messen und in Perzentilenkurven einzutragen.

Spezielle Verletzungsmuster, geformte Verletzungen oder Verletzungen unterschiedlichen Alters sind typisch für körperliche Misshandlung. Die **typischen Lokalisationen** von akzidentellen und nichtakzidentellen Verletzungen unterscheiden sich: Akzidentelle Verletzungen betreffen charakteristischerweise Stirn, Nase, Kinn, Hinterkopf, Ellenbogen, Handballen, Knie und Schienbeine. Demgegenüber zeigen sich nichtakzidentelle Verletzungen typischerweise an Rücken, Gesäß, den Streckseiten der Arme und Hände, am Oberkopf, an Augen, Wangen und Mundschleimhaut.

Typisch für eine nichtakzidentelle Verursachung sind geformte Verletzungen wie hand- oder fingerabdruckförmige Blutergüsse, Bissmarken oder Doppelkonturierung durch Stockschläge (> Abb. 24.1). Verbrühungen durch Immersion bei einer Misshandlung zeigen ein typisches Verteilungsmuster. Derartige körperliche Befunde sind präzise und sorgfältig zu beschreiben und unbedingt fotografisch zu dokumentieren, möglichst im Rahmen eines rechtsmedizinischen Konsils. Bei Verdacht auf Schütteltrauma wird eine augenärztliche Untersuchung mit Funduskopie (Retinablutungen?) erforderlich.

Neben den somatischen Befunden sind aber auch das **Verhalten** des Kindes oder Jugendlichen in der Untersuchungssituation und die **Kommunikation** zwischen Kind und Eltern bzw. Sorgeberechtigten von Bedeutung. Hier ergeben sich oft wesentliche Anhaltspunkte für eine schwerwiegende Störung der familiären Interaktion.

Sofern Vorgeschichte, aktuelle Anamnese, körperlicher Befund und insbesondere das Verletzungsmuster an eine Misshandlungsverletzung denken lassen, sind **technische Zusatzuntersuchungen** hilfreich, um nach älteren, klinisch nicht wahrnehmbaren Traumafolgen zu fahnden und differenzialdiagnostisch mögliche Krankheitsbilder abzugrenzen.

Nichtakzidentelle Frakturen lassen sich am häufigsten am Schädel, an den langen Röhrenknochen und an den Rippen nachweisen. Um länger zurückliegende oder auch weitere frische Frakturen aufzudecken, ist ein Röntgen-Skelettscreening erforderlich. Besonders charakteristisch für nichtakzidentelle Verletzungen sind meta- und epiphysäre Frakturen.

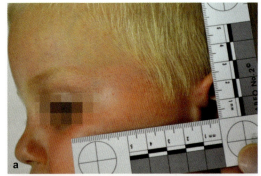

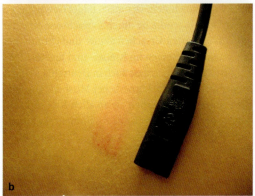

Abb. 24.1 Stauungspetechien im Gesicht eines 3-jährigen Jungen nach strangulierender Gewalt durch Würgen (a). Geformtes Hämatom im Sinne eines Werkzeugabdrucks auf der Rückenhaut eines 14-jährigen Mädchens, das vom Vater mit einem Kabel geschlagen worden war (b) [mit freundlicher Genehmigung von Herrn Prof. Dr. Grellner, Abteilung Rechtsmedizin, Universitätsmedizin Göttingen] [T1007]

Finden sich Verletzungen des Kopfes, Einblutungen der Retina, neurologische Herdbefunde oder zerebrale Anfälle, muss ohne Verzug eine zerebrale Bildgebung durchgeführt werden. Bei noch offener Fontanelle im Säuglingsalter kann die Schädelsonografie eine erste Orientierung bieten. Sofern eine kranielle MRT (cMRT), die meist in Analgosedierung erforderlich ist, kurzfristig nicht zu organisieren ist, kann ersatzweise eine kranielle Computertomografie (cCT) die Frage nach intrakraniellen Hämatomen beantworten – jedoch ist die cMRT als wesentlich sensitivere Methode zum Nachweis insbesondere intrazerebraler Verletzungsfolgen in der Regel unverzichtbar.

Anzuraten sind zudem die Bestimmung des Blutbildes, der Leber- und Pankreasenzyme, von Parametern des Knochenstoffwechsels sowie Gerinnung und Urinstatus. Im Einzelfall kann, abhängig von der individuellen Befundkonstellation, weitere gezielte laborchemische oder bildgebende Diagnostik erforderlich werden.

24.2.1 Schütteltrauma

Als spezielle Form der körperlichen Kindesmisshandlung ist das Schütteltrauma wegen der Häufigkeit und der oft katastrophalen neurologischen Langzeitschäden von herausragender Bedeutung. Betroffen sind in der Regel junge Säuglinge. Vermutlich in einer emotional aufgeladenen Situation bildet meist anhaltendes heftiges Schreien den Auslöser, der überforderte und gestresste Eltern oder andere Betreuungspersonen dazu verleitet, das Kind massiv zu schütteln. Der Säugling wird dann in der Regel am Rumpf oder an den Oberarmen gehalten und gewaltsam und länger andauernd hin- und hergeschüttelt, sodass der in diesem Alter relativ große Kopf peitschenschlagartig vor- und zurückpendelt, da er von der altersentsprechend schwachen Hals- und Nackenmuskulatur nicht stabilisiert werden kann. Daraus resultiert eine Reihe typischer intrakranieller Verletzungen: Der Einriss von Brückenvenen führt zu Subduralhämatomen (die sich später in Subduralhygrome wandeln), intrazerebrale Scherverletzungen kleiner Parenchymgefäße und axonaler Leitungsbahnen führen zu massiven diffusen Gewebsläsionen. Nach heutigem Kenntnisstand tragen Hirnödem, Ischämie, diffuses axonales Trauma, Hypoxie durch Apnoe und sekundäre inflammatorische Prozesse zu den nicht selten letalen Folgeschäden bei.

Klinik Meist unmittelbar nach dem Trauma treten die ersten klinischen Symptome auf, die allerdings uncharakteristisch sind und fehlgedeutet werden können. Äußere Verletzungszeichen am Kopf sind meist nur diskret nachweisbar, oft fehlen sie ganz. Der Allgemeinzustand des Säuglings ist unspezifisch beeinträchtigt, es kommt zu Trinkschwierigkeiten, Lethargie, Irritabilität mit schrillem Schreien, Erbrechen, Muskelhypotonie oder Opisthotonus sowie vegetativen Dysregulationen mit Apnoen oder Tachypnoe und Bradykardie, auch Temperaturregulationsstörungen. Treten Bewusstseinsstörung von Somnolenz bis Koma und zerebrale Anfälle hinzu, ist die Hirnschädigung offensichtlich. Uni- oder bilaterale Netzhauteinblutungen sind hochgradig charakteristisch, aber nicht pathognomonisch

für ein Schütteltrauma. Bestehen jedoch zusätzlich Glaskörperblutungen, so kommt praktisch nur ein nichtakzidentelles Schädel-Hirn-Trauma als Ursache infrage. Bei Verdacht auf Schütteltrauma ist daher eine fachaugenärztliche Funduskopie unabdingbar.

Bildgebung Weisen Anamnese und klinische Befunde auf ein Schütteltrauma hin, so stellt die unverzügliche MRT des Kopfes die wichtigste Zusatzuntersuchung zur Erfassung der typischen intrakraniellen und insbesondere intrazerebralen Verletzungsfolgen und damit zur Sicherung der Diagnose dar.

Langzeitfolgen Das Schütteltrauma als nichtakzidentelle Hirnverletzung stellt eine der schwersten Formen der Kindesmisshandlung dar. Die Mortalität liegt bei 20–25 %. Bei ca. zwei Dritteln der Überlebenden bleiben schwere neurologische Residualsyndrome mit lebenslanger Behinderung bestehen. In der Akutphase wird meist intensivmedizinische Überwachung mit neurologisch-pädiatrischer und neurochirurgischer, symptomorientierter Therapie erforderlich sein. Das Ausmaß der Hirnparenchymläsionen ist oft erst im Verlauf bei späteren MRT-Untersuchungen erkennbar und ausschlaggebend für die Erfolgsaussichten der Rehabilitationsmaßnahmen.

Prävention Die Vorbeugung des Schütteltraumas ist daher von größter Bedeutung. Zu den wichtigen Präventionsmaßnahmen zählen die Aufklärung junger Eltern im Rahmen der Vorsorgeuntersuchungen, die Beratung und Begleitung von Risikofamilien und die Betreuung von Familien mit „Schreibabys" in Spezialsprechstunden (z. B. in SPZs). In anderen Ländern wurden erfolgreich öffentliche Kampagnen (z. B. kurze „Werbespots" im Fernsehen) über die Gefahren des Schüttelns durchgeführt.

24.2.2 Sexueller Kindesmissbrauch

Werden Kinder und Jugendliche von Erwachsenen oder (seltener) älteren Jugendlichen in sexuelle Aktivitäten einbezogen, denen sie aufgrund ihres Entwicklungsstands nicht bewusst und verantwortlich zustimmen können oder zu denen sie genötigt werden, so spricht man von **sexuellem Kindesmissbrauch (sexueller Misshandlung)**.

Die **Prävalenz** sexuellen Missbrauchs mit Körperkontakt im Kindes- und Jugendalter dürfte enorm hoch sein, Schätzungen gehen von 10–15 % bei Mädchen und 5–10 % bei Jungen aus. Dabei werden unterschiedliche Formen sexueller Aktivitäten als sexueller Missbrauch bezeichnet: von Zeigen pornografischen Materials bis zu Vergewaltigung (gewaltsame Penetration). Typischerweise kommt es im Rahmen einer Beziehung des abhängigen Kindes zu einer Autoritätsperson, meist aus der Familie oder dem Bekanntenkreis, zum sexuellen Missbrauch, der sich oft über viele Jahre hinzieht.

Viele der betroffenen Kinder und Jugendlichen wachsen in belasteten Familien unter ungünstigen psychosozialen Bedingungen auf, und häufig steht sexueller Missbrauch im Zusammenhang mit anderen Formen von Misshandlung oder Vernachlässigung.

Ein unauffälliger körperlicher, insbesondere anogenitaler Befund schließt eine zurückliegende sexuelle Misshandlung keineswegs aus. Bei Opfern sexueller Misshandlung ist der **körperliche Untersuchungsbefund** sehr häufig, in ca. 80–90 % normal. Dies ist so, weil einerseits Missbrauch an Kindern im präpubertären Alter häufig keine penetrierende Gewalt beinhaltet und weil andererseits anogenitale Verletzungen bei Kindern und Jugendlichen innerhalb von wenigen Tagen komplett ausheilen können. Daher ist die Aussage des Kindes von besonderer Relevanz für die Diagnose.

PRAXISTIPP
Bei jedem (Verdachts-)Fall eines sexuellen Kindesmissbrauchs ist zu prüfen, ob die Indikation zu sofortiger forensischer kinder-/jugendgynäkologischer Notfalluntersuchung mit professioneller Spurensicherung vorliegt. Mehrfachuntersuchungen sind zu vermeiden!
Gegebenenfalls muss Diagnostik bzgl. sexuell übertragbarer Krankheiten (Serologie, Abstriche zur infektiologischen Untersuchung) und bzgl. einer Schwangerschaft erfolgen. Zudem ist unbedingt zu prüfen, ob eine Postexpositionsprophylaxe bzgl. sexuell übertragbarer Krankheiten (Gonokokken, Chlamydien, Trichomonaden, Lues, Hepatitis, HIV) indiziert ist.
Bei Mädchen ist auch zu klären, ob eine Notfallkontrazeption (aktueller Standard: 30 mg Ulipristalacetat p.o., Zulassung bis 120 h postkoital) erforderlich ist.
Zu Einzelheiten des empfohlenen Vorgehens siehe auch den Leitfaden für Kinderschutzgruppen (Vorgehen bei Kindesmisshandlung und -vernachlässigung. Empfehlungen für Kinderschutz an Kliniken) der Deutschen Gesellschaft für Kinderschutz in der Medizin (DGKiM): www.dgkim.de/forschung/standard-bei-v-a-kindesmisshandlung.

Zu den **Befunden,** die als beweisend für sexuellen Missbrauch angesehen werden, zählen der Nachweis von Sperma am Körper des Kindes, ausgeprägte, typische vaginale oder anale Verletzungen, der Nachweis sexuell übertragbarer Erkrankungen jenseits des Neugeborenenalters, eine Schwangerschaft bei einem Mädchen unter 16 Jahren und der glaubwürdige Augenzeugenbericht oder die Dokumentation eines Missbrauchs mittels Foto oder Video.

PRAXISTIPP
Es ist enorm wichtig, bei der körperlichen Untersuchung fraglich sexuell missbrauchter Kinder und Jugendlicher mit Einfühlungsvermögen und Sensibilität vorzugehen und auf Zwang oder Druck zu verzichten, um eine sekundäre Traumatisierung durch die medizinische Untersuchung zu vermeiden.

Sexualisiertes Verhalten kann auf erlittenen sexuellen Missbrauch deuten, stellt aber keinen Beweis dar, denn es wird auch gelegentlich bei nicht missbrauchten Kindern beobachtet. Bei den Opfern sexuellen Kindesmissbrauchs muss mit schwerwiegenden, oft lebenslangen psychischen Störungen gerechnet werden, ganz abgesehen von den körperlichen Folgen wie sexuell übertragbaren Erkrankungen oder Schwangerschaft.

24.2.3 Vernachlässigung

Unter **Kindesvernachlässigung** wird eine ausgeprägte andauernde Beeinträchtigung oder Schädigung der Gesundheit und Entwicklung von Kindern durch die Sorgeberechtigten in Form mangelnder Ernährung und gesundheitlicher Fürsorge, unzureichender Pflege und Kleidung, mangelhafter Zuwendung und Beaufsichtigung, unzureichenden Schutzes vor Gefahren sowie unzulänglicher Förderung der motorischen, kognitiven, emotionalen und sozialen Entwicklung des Kindes verstanden.

Vernachlässigung stellt also eine besondere Form der körperlichen und seelischen Kindesmisshandlung durch Missachtung der grundlegenden körperlichen und seelischen Bedürfnisse eines Kindes dar. Körperliche Vernachlässigung umfasst mütterlichen Alkohol-, Drogen- oder Nikotinkonsum in der Schwangerschaft, Missachtung körperlicher Grunderfordernisse (z. B. ausreichende Ernährung und Kleidung), aber auch unzulängliche Inanspruchnahme medizinischer Versorgung (Impfungen, Wahrnehmung von Vorsorgeuntersuchungen, zahnärztliche Versorgung kariöser Zähne).

Von **emotionaler Vernachlässigung** spricht man, wenn die seelischen Bedürfnisse des Kindes nach emotionaler Zuwendung, Anregung, sozialer Bindung, Geborgenheit und Liebe missachtet werden.

24.2.4 Münchhausen-by-proxy-Syndrom

Das **Münchhausen-by-proxy-Syndrom (Münchhausen-Stellvertreter-Syndrom)** ist gekennzeichnet durch die elterliche (meist mütterliche) Herbeiführung körperlicher Symptome oder die Simulation bzw. Erfindung von Krankheitssymptomen beim Kind, um eine Krankheit vorzutäuschen.

Dies stellt eine relativ seltene, aber wegen der besonderen differenzialdiagnostischen Schwierigkeiten für den Pädiater wichtige Sonderform des Kindesmissbrauchs einerseits und eines psychiatrischen Krankheitsbildes bei Erwachsenen mit Selbstverletzung zwecks medizinischer Zuwendung andererseits dar. Oft sind Mütter mit medizinischer Ausbildung betroffen, die wohl einen psychischen Gewinn durch die ärztlich-pflegerische Betreuung und Zuwendung erhalten. Die Manipulationen und Schädigungen der betroffenen Kinder können die Fälschung von Laborwerten, aber auch Intoxikationen, Insulininjektionen, Beinahe-Ersticken, bakterielle Infektion durch i. v. Injektion von Fäzes u. a. m. umfassen. Nicht selten kann der Verdacht auf ein Münchhausen-by-proxy-Syndrom nur im Rahmen einer stationären Behandlung durch verdeckte Videoüberwachung des Krankenzimmers bestätigt werden. Liegen Beweise vor, ist eine Fremdunterbringung des Kindes in der Regel unausweichlich.

24.3 Sozialpädiatrische Versorgungssysteme

Pädiatrie unter Berücksichtigung der erheblichen Relevanz sozialer und psychischer Faktoren für Gesundheit und Krankheit bzw. unter Beachtung der äußeren Einflüsse auf Gesundheit und Entwicklung von Kindern und Jugendlichen findet in zahlreichen unterschiedlichen Institutionen und Versorgungssystemen statt:
- Niedergelassene Kinder- und Jugendärzte
- Kliniken für Kinder- und Jugendmedizin
- Öffentlicher Kinder- und Jugendgesundheitsdienst
- Sozialpädiatrische Zentren
- Kinder- und jugendpsychiatrische Einrichtungen
- Frühförderstellen
- Jugendämter
- Psychosoziale Dienste

Die **niedergelassenen Kinderärzte** übernehmen einen besonders großen Anteil an sozialpädiatrischer Arbeit. Dies reicht von vorausschauender Beratung junger Eltern über Impfungen bis zu den Vorsorgeuntersuchungen, um nur einige wichtige Elemente aus der alltäglichen kinderärztlichen Praxis zu nennen.

In den **Kliniken und Abteilungen für Kinder- und Jugendmedizin** sind psychosoziale Aspekte schwerer akuter und chronischer Krankheiten in vielfältiger Weise zu berücksichtigen, z. B. bei der Entlassung eines ehemals sehr unreifen Frühgeborenen aus mehrmonatiger Intensivtherapie in eine prekäre häusliche Betreuung zu Eltern mit schwerwiegenden psychischen Störungen oder zu einer alleinerziehenden Mutter, die möglicherweise über nur wenige persönliche Ressourcen für die anspruchsvolle Pflege ihres Kindes verfügt.

Die **Kinder- und Jugendgesundheitsdienste** als Abteilungen der Gesundheitsämter im Bereich Öffentlicher Gesundheitsdienst übernehmen auf der Grundlage landesspezifischer gesetzlicher Regelungen wichtige Aufgaben an der Schnittstelle zwischen Jugend- bzw. Sozialhilfe und Gesundheitssystem. Dazu zählen insbesondere Vorschul- und Schuleingangsuntersuchungen sowie betriebsmedizinische Aufgaben in Gemeinschaftseinrichtungen für Kinder und Jugendliche. Hygiene, Unfallprävention, Einhaltung der Vorschriften des Infektionsschutzgesetzes und aufsuchende Gesundheitsfürsorge für Kinder in ungünstiger sozialer Lebenslage sind wesentliche Aspekte dieser Arbeit.

In Deutschland übernehmen die **Sozialpädiatrischen Zentren** (SPZs) für Kinder und Jugendliche mit Entwicklungsgefährdungen und -störungen, chronischen Krankheiten des Nervensystems, körperlichen und geistigen Behinderungen einen wichtigen Teil der ambulanten medizinischen Versorgung. Die derzeit bundesweit etwa 150 SPZs bilden eine institutionelle Sonderform multidisziplinärer ambulanter Krankenversorgung und sind gesetzlich im SGB V (§ 119) verankert. Unter kinderärztlicher Leitung arbeitet dort ein multidisziplinäres Team aus Psychologen, Physiotherapeuten, Logopäden, Ergotherapeuten, Sozial- und Heilpädagogen sowie weiteren Funktionskräften. Die Untersuchung und Behandlung der Patienten erfolgen unter besonderer Berücksichtigung des familiären und sonstigen sozialen Umfelds der Kinder und Jugendlichen. Eltern und andere Bezugspersonen werden in besonderem Maße in die Beratung und Anleitung einbezogen. Die Kooperation verschiedener Berufsgruppen mit Integration unterschiedlicher Perspektiven zu einem Gesamtbild ermöglicht optimale Entwicklungsdiagnostik und die gemeinsame Erarbeitung eines Behandlungsplans, der allen Aspekten eines entwicklungsgestörten Kindes gerecht wird. Die SPZs bilden so eine Schnittstelle zwischen klinischer Pädiatrie, pädiatrischer Rehabilitation und öffentlichem Gesundheitsdienst.

Register

Symbole
21-Hydroxylase-Defekt 146

A
AB0-Inkompatibilität 52
Abetalipoproteinämie 122
Absencen 472, 476
Abszess 186
Achalasie 357
Achondroplasie 511
Achterfigur, Lungenvenenfehlmündung 332
Acne
– comedonica 520
– conglobata 520
– fulminans 520
– neonatorum 519
– papulopustulosa 520
– vulgaris 519, 520
Acrodermatitis chronica atrophicans 235
ADEM (akute demyelinisierende Enzephalomyelitis) 496
Adenovirus-Infektionen 211, 212
ADHS 528
– Therapie 529
ADPKD (autosomal dominant polycystic kidney disease) 432
Adrenalin, Neugeborenenreanimation 45
Adrenarche 150, 154
– prämature 152
Adrenogenitales Syndrom 148
– klassisches 146
– mit und ohne Salzverlust 146
Adrenoleukodystrophie 470
– X-chromosomale 119
Affektive Psychosen 521
Agammaglobulinämie, X-chromosomale 259
Aganglionose 366
Ahornsirupkrankheit 106
Aicardi-Goutières-Syndrom 462
Aktivitäts- und Aufmerksamkeitsstörung. *siehe* ADHS
Akute infektiöse Mononukleose 221
Akute Leiste, Ursachen 84
Akute lymphatische Leukämie (ALL) 413
– DD 414
– Notfallsituationen 414, 415

– Polychemotherapie 415
– Prognose 415
– Symptome 414
Akute myeloische Leukämie (AML)
– Diagnostik 415
– Polychemotherapie 416
– Symptome 416
Akute postinfektiöse Glomerulonephritis (AGN) 439
Akutes Abdomen 83
– Ursachen 84
Akutes Leberversagen (ALV)
– spezifische Therapie 82
– Ursachen 81
Akutes Skrotum, Ursachen 84
Alagille-Syndrom 375
Albträume 530
ALI (acute lung injury) 74
Alkalose, hypochlorämische 309
Alkoholsyndrom, fetales 53
Allergene 285
Allergiesyndrom, orales 286
Allergische bronchopulmonale Aspergillose 201, 310, 311
Allergische Erkrankungen/Reaktionen 289
– Antihistaminika 292
– Asthma bronchiale 290
– Atopien 285
– auf Medikamente 290
– De-/Hyposensibilisierung 291
– Diagnostik 287
– IgE-vermittelte (Typ-I-Reaktion) 283
– immunologische Grundlagen 283
– Immuntherapie 291
– Insektengifte 290
– Karenzmaßnahmen 291
– Kortikosteroide 293
– Nahrungsmittelallergie 286
– Notfalltherapie 293
– Pathogenese 283, 284
– Pharmakotherapie 292
– Prävalenzen 286
– Rhinokonjunktivitis. *siehe* Rhinoconjunctivitis allergica
– Therapie 291
– Urtikaria 291
Alpha-1-Antitrypsin-Mangel 375
Alpha-Fetoprotein, Hepatoblastome 425
Alport-Syndrom 443

Alveoläre Echinokokkose 255
Amanita-Intoxikation 81, 384
Amblyopie 13
Amenorrhö 527
Aminoazidopathien
– aromatische 102
– schwefelhaltige 106
– verzweigtkettige 106
Amnesie, dissoziative 526
Amnioninfektionssyndrom
– antenatale Steroide 41
– Erreger 51
– Therapie 51
Amöbenruhr 212
Anaerobierinfektionen 212
Anämie(n) 396
– aplastische 391
– autoimmunhämolytische 400
– Diamond-Blackfan 392
– Eisenmangel 393
– Erythropoetinmangel 394
– extrakorpuskuläre 395
– Folsäuremangel 394
– hämolytische
– – angeborene 395
– – erworbene 395
– – G6PD-Mangel 396
– – Sphärozytose 395
– korpuskuläre 395
– makrozytäre 394
– mikrozytäre 397, 399
– normozytäre 397
– refraktäre mit Blastenexzess 416
– renale 395, 453, 454
– Thalassämie-Syndrome 397
– vermehrter Erythrozytenverlust/-abbau 395
– Vitamin-B_{12}-Mangel 394
Anamnese 1
Anaphylaktische Reaktion
– Antihistaminika 293
– Notfalltherapie 293
Anaphylaktischer Schock 78
Angelman-Syndrom 36
Angina follicularis / lacunaris 194
Angiofibrome, faziale 464
Angioödem 291
– hereditäres 265
Angst(störungen) 23
– physiologische vs. pathologische 524

Angulus infectiosus 186
Anorexia nervosa 526
Anorexie, urämische 453, 454
Anpassungsstörungen 525
Anstrengungsasthma 304
Antenatale Steroidgabe 41
Antidottherapie, Indikation, Dosierung 86
Anurie 450
Aortenisthmusstenosen 319, 323
Aortenklappeninsuffizienz 324
Aortenstenosen 322, 323
Aortopulmonales Fenster 332
Apgar-Score 42
Aplastische Anämie 391
Arbeitstechniken
– Lumbalpunktion 4
– Uringewinnung 4
Arbovirus-Infektionen 213, 214
ARDS 74
– Beatmungsparameter 75
– Murray-Score 75
Arginasemangel 108
Argininbernsteinsäurekrankheit 109
Arnold-Chiari-Malformation 462
ARPKD (autosomal recessive polycystic kidney disease) 432
Arterielle Hypertonie 318
Arteriovenöse Malformationen 498
Arthritis
– Enthesitis-assoziiert 271
– infektionsassoziiert 273
– juvenile idiopathische 268, 270
– reaktive 274
– septische 202, 274
Arzneimittelallergie 290
Askin-Tumor 429
Aspergillose, invasive 201, 202
Asphyxie, perinatale 48, 54
Aspiration, von Fremdkörpern 307
Aspirationspneumonie 199, 200
Asplenie 258
Asthma, frühkindliches 198
Asthma bronchiale 301
– Akuttherapie 305
– allergisches 304
– Ätiopathogenese 302, 303
– Diagnostik, DD 303
– Hyposensibilisierung 292
– Remodelling 285
– Schweregrade 305
– Stufentherapie 306
– Symptome 302
– Symptomkontrolle 305
– Tabakrauchexposition 285

– Therapieprinzipien/-ziele 305
– Triggerfaktoren 304
Ataxia teleangiectasia 262
Ataxie 470
Atemdysregulation, zentrale 72
Atemfrequenz, Normwerte 70
Atemnotsyndrom 59
– antenatale Steroide 41
– Diagnostik 60
– Komplikationen 60
– postnatale Therapie 60
– Prävention 60
Atemwegserkrankungen, obstruktive 296, 299
Atemwegsinfektionen
– bakterielle vs. virale 174
– Symptome 230
Atemwegsobstruktion, chronisch rezidivierende 300, 301
α-Thalassämie 397
Atopische Dermatitis. siehe Neurodermitis
Atopische Erkrankungen
– familienanamnestisches Risiko 285
– genetische und epigenetische Faktoren 285
– Lebenszeitprävalenz 286
– Neurodermitis 287
– Prävalenzen 286
– Therapie 291
– Umweltfaktoren 285
– Verlauf 285, 286
Atopisches Ekzem 515, 516
Atrioventrikuläre Septumdefekte 330, 331
Atriumseptumdefekt. siehe Vorhofseptumdefekt
Auffrischimpfung 178
Aufwach-Grand-Mal-Anfälle 473
Aufwach-Grand-Mal-Epilepsie 476
Augeninfektionen 208
Autoimmunerkrankungen, Lupus erythematodes 274
Autoimmunhämolytische Anämien 400, 401
Autoimmunhepatitis 379
Autoimmunneutropenie 402
Autoimmunthyreoiditis. siehe Hashimoto-Thyreoiditis
Autoinflammatorische Erkrankungen 265, 266
AV-Knoten-Reentry-Tachykardie 345

B
Bakterien
– anaerobe 212
– multiresistente 188
Balkenagenesie/-mangel 462
Bannwarth-Syndrom 236
Barrett-Ösophagus 354
Bartonellose 231
Bassen-Kornzweig-Syndrom 122
Bauchschmerzen, funktionelle 372
Beatmung
– Besonderheiten bei ARDS 74
– Formen 74
– im Rahmen der Reanimation 69
– Neugeborene 44
– nichtinvasive 73
– Strategien 74
Becker-Kiener-Muskeldystrophie 490
Beckwith-Wiedemann-Syndrom 37, 132
Beikost 16
Beinahe-Ertrinken 89
Betamethason, antenatale Gabe 41
Bewegungsstörungen, dissoziative 526
Bewusstseinsstörungen, dissoziative 526
Bilharziose 246
Biotinidasemangel 111
Birbeck-Granula 420, 421
Blalock-Taussig-Anastomose 326
Blasenpunktion 5
Blitz-Nick-Salaam-Krämpfe 464, 475
Blutdruck, Normwerte 76
Bodyplethysmografie 296
Borrelien-Lymphozytom 235
Borreliose. siehe Lyme-Borreliose
Botulismus 213
Brillenhämatom 422
Bronchiale Hyperreaktivität 297, 302
Bronchiektasen 313
Bronchiolitis 198
– RSV-induziert 299
Bronchitis
– komplizierte 197
– obstruktive 198, 299
Bronchoalveoläre Lavage 297
Bronchodilatationstest 296, 304
Bronchopulmonale Dysplasie 60
– Pathogenese 61
– Therapie 61
Bronchoskopie
– flexible 297
– starre 297, 307

Brückner-Test 13
Brudzinski-Zeichen 4
Brustentwicklung, Tanner-Stadien 151
Bruton-Syndrom 259
Budd-Chiari-Syndrom 384
Bulimia nervosa 526
Burkitt-Lymphom 417, 418
Bürstensaumschädel 398

C

C1-Esterase-Inhibitor-Defekt 265
Calcinosis cutis 280
Campylobacter-Infektionen 215
Candida-Infektionen 200
– invasive 201
– nosokomiale 201
Caput succedaneum 43
Caroli-Krankheit 386
Caroli-Syndrom 387
CDH (congenital diaphragmatic hernia). siehe Zwerchfellhernie, kongenitale
Charcot-Fuß 167
Chemotherapie 411
Chlamydia-trachomatis-Infektionen 198
Chlamydien-Infektionen
– C. pneumoniae 217
– C. trachomatis 198, 216, 217
Chlamydien-Konjunktivitis 209, 216
Cholangitis, sklerosierende 386
Choledocholithiasis 385
Cholelithiasis 385
Cholera 217
Cholestase
– familiäre intrahepatische 375
– neonatale 373
Cholesterinsteine 385
Cholezystolithiasis 385
Chorea Huntington 470
Chronisch entzündliche Darmerkrankungen 368
– Colitis ulcerosa 369
– Kolitis, nicht klassifizierbare 370
– Morbus Crohn 367
Chronische myeloische Leukämie (CML) 416
Chronisch-obstruktive Lungenerkrankungen 312
CINCA (chronic infantile neurocutaneous articular syndrome) 266
Citrullinämie 109
Clostridien-Infektionen 182, 250
– C. difficile 218

CMV-Infektionen 218, 220
– fetale 219
Colitis ulcerosa 368–370
Compressio cerebri 483
Conjunctivitis epidemica 209
Conn-Syndrom 149, 150
Corynebacterium 220
Coxitis fugax 273
CREST-Syndrom 277
Crigler-Najjar-Syndrom 379
Crohn-Krankheit
– Diagnostik, DD 368
– Risikofaktoren 369
CSWS (zerebrales Salzverlustsyndrom) 128
Curschmann-Steinert-Syndrom 491
– kortisoninduziert 269
Cushing-Syndrom/-Krankheit 149
CVID (common variable immunodeficiency) 260
CVVH (continuous veno-venous hemofiltration) 81

D

Dandy-Walker-Syndrom 461
Darmerkrankungen, chronisch entzündliche 367
DDH (developmental dysplasia of the hip) 507
DEB-Test, Fanconi-Anämie 389
Dehydratation
– Diabetes 162
– Formen 29
– hypertone 362
– Schweregradbeurteilung 29
– Therapie 30
Dellwarzen 244
Depression 521
– Essstörungen 527
– Suizidalität 522
Dermatitis 287
– atopische. siehe Neurodermitis
– heliotrope 280
– perianale 186
Dermatitis herpetiformis Duhring 363
Dermatomyositis, juvenile 280
Dermatophytosen, der freien Haut 220
Desensibilisierung, Allergien 291
Dexamethason, antenatale Gabe 41
DHPR-Mangel 105
Diabetes insipidus
– nephrogener 446
– neurohormonalis 126, 127

Diabetes mellitus 161, 162, 163, 164
– Akutkomplikationen 166
– assoziierte Erkrankungen 166
– Definition 159
– Diagnosekriterien 160
– Ernährung 165
– kardiovaskuläres Risiko 167
– Langzeit-/Spätkomplikationen 166
– monogene Formen 160
– neonataler 168
– psychosoziale Betreuung 166
– Typ 1
– – Akuttherapie 162
– – Antikörper 161
– – Diagnostik 161
– – glykämische Kontrolle, Zielwerte 165, 166
– – Insulinbedarf (Berechnung) 163
– – Insuline 163
– – Insulintherapie, Formen 164
– – Ketoazidose 162
– – Langzeittherapie 163
– – Pathogenese 159
– – Prognose 167
– – Stadieneinteilung 159
– – Symptome 161
– Typ 2
– – Jugendliche 168
– – Pathogenese 160
Diabetesschulung 165
Diabetische Ketoazidose (DKA) 162
Diabetische Nephropathie 167
Diabetische Neuropathie 167
Diabetische Retinopathie 167
Diabetisches Fußsyndrom 167
Diamond-Blackfan-Anämie 392
Diarrhö
– akute 361
– antibiotikaassoziierte 218
– Rehydratation 360, 361
– Rotaviren 245
– sekretorische 360
DIC (disseminierte intravasale Gerinnung) 407
Dickdarmpolypen 371
DiGeorge-Syndrom 35, 261
DILV (double inlet left ventricle) 336
Diphtherie 178, 220
– Impfung 221
Disaccharidasemangel 362
Disseminierte intravasale Gerinnung 383
Dissoziative Störungen 505, 526

Distales intestinales
 Obstruktionssyndrom
 (DIOS) 310, 312
Diurese, forcierte,
 Giftentfernung 86
Double inlet left ventricle
 (DILV) 336
Down-Syndrom 33
– akute myeloische Leukämie 416
Dravet-Syndrom 476, 477
Drehschwindel 504
DSD (differences/disorders of sex
 development)
– adrenogenitales Syndrom 146
– Diagnostik 155
– Klassifikation 155
– Leitlinienempfehlungen 156
Duarte-Galaktosämie 99
Ductus arteriosus Botalli,
 persistierender 331
– nekrotisierende Enterokolitis 49
Ductus arteriosus,
 persistierender 331
Dünndarm, bakterielle
 Übersiedelung 365
Dünndarmtransplantation 365
Dyskalkulie 527
Dysmorphiesyndrome
– chromosomale 33
– epigenetische Störungen 36
Dysmorphiezeichen 44
Dysthyme Störungen 522
Dystonie, Dopa-responsive 468
Dystrophie
– kongenitale myotone 465
– myotone 491

E

Ebstein-Anomalie 325
EBV-Infektionen 221, 222
– Burkitt-Lymphom 417
Echinokkokose 255
Echokardiografie,
 transthorakale 321
Edwards-Syndrom 34
Eisenmangelanämie 393, 394
Eisenmenger-Reaktion 330
Eisenmenger-Syndrom 328
Eiweißstoffwechselstörungen
– Aminoazidopathien 102
– Harnstoffzyklusstörungen 107
– Organoazidopathien 110
Eiweißverlierende (exsudative)
 Enteropathie 365
EKG (Elektrokardiografie) 319
Ekthymata 186
Ekzem 286

– atopisches 515
– siehe auch Neurodermitis
– impetiginisiertes 515
– seborrhoisches 517
Ekzema herpeticatum 516, 517
Elektrokardiografie (EKG) 319
Elektrolytimbalancen 30
Elektrophysiologische
 Untersuchung 322
Elektrounfälle 89
EMDR (Eye Movement
 Desensitization and
 Reprocessing) 526
Empfindungsstörungen,
 dissoziative 526
Emphysem, lobäres 298
Empyem 186, 308
Endgrößenberechnung 130
Endokarditis 339, 340
– Duke-Kriterien 341
Endokarditisprophylaxe 341
Endotracheale Intubation. siehe
 Intubation
Energiezufuhr, Empfehlungen 28
Enkopresis 370
Entamoeba histolytica 212
Enteritis, Salmonellen 246
Enterokolitis
– nekrotisierende 49
– Salmonellen 246
Enteropathie, eiweißverlierende
 (exsudative) 365
Enterovirus-Infektionen 221
Entmarkungserkrankungen,
 entzündliche
– ADEM 496
– multiple Sklerose 493
Entwicklung, feinmotorische 22
Entwicklungsstörungen 465
– Therapie 466
– tiefgreifende 527
– umschriebene schulischer
 Fertigkeiten 527
Entwicklungsverzögerung,
 konstitutionelle 154
Entzugssyndrom, neonatales 52
Entzündungskaskade 283
Entzündungsreaktion, chronische
 idiopathische 267
Enzephalitis
– Bickerstaff 189
– Herpes-Viren 190
– Hirndruckmonitoring 82
– Masern 238
Enzephalopathie
– hepatische 382, 383
– hypoxisch-ischämische 54

Enzephalozele 461
– Erstversorgung 47
Eosinophilie 403
Epididymitis 187
Epiglottitis 195
Epilepsien
– Akuttherapie 478, 481
– Ätiopathogenese 472
– DD 478
– Definition 471
– fokale 476
– generalisierte 472
– juvenile myoklonische 473, 476
– Klassifikation 472
– Langzeittherapie 476, 478
– myoklonisch-astatische 476
– Prognose 479
– schwere myoklonische des
 Säuglingsalters 477
– therapieresistente 479
– Tuberöse-Sklerose-Komplex
 465
– unklarer Ursache 474
Epiphyseolysis capitis
 femoris 510
Epstein-Barr-Virus. siehe EBV
Erbrechen, induziertes 85
Ergometrie 321
Ernährung 28
– bei Diabetes im Kindes- und
 Jugendalter 165
– teilparenterale. siehe Parenterale
 Ernährung
Ertrinkungsunfälle 89
– Präventionsstrategien 90
Erysipel 186
Erythema infectiosum 172, 173,
 242
Erythema migrans 235
Erythema nodosum 278
Erythroblastopenie,
 transitorische 393
Erythroblastophthise 393
Erythropoetinmangelanämie 394
Erythrozyten 392
– Erkrankungen. siehe Anämien
Essstörungen 526
– Anorexia nervosa 527
– Bulimia nervosa 527
Ewing-Sarkom
– Ätiopathogenese 429
– Diagnose, DD 429
– Therapie 430
Exanthema subitum 227
Exanthema toxicum
 neonatorum 44
Exantheme 179

F

FACS-Analyse 258
Fallot-Tetralogie 318, 333
Familiäres Mittelmeerfieber 266
Fanconi-Anämie 389
Fanconi-Syndrom 144, 447
Farr-Score, Reifezeichen 44
Faunsgesicht 36
Fazialisparese
– Lyme-Borreliose 236
– periphere 487
Fehlbildungen
– arteriovenöse 498
– Harnwege 433
– kardiale 316, 325, 333, 334
– pulmonale 298
– zentrales Nervensystem 460
– Zwerchfellhernie, kongenitale 46
Fetales Alkoholsyndrom 53
Fetopathia diabetica 133
Fettsäurenoxidations/
 -transportstörungen 113, 114
Fieber 181
– pharyngokonjunktivales 171, 209, 211
– unbekannter Ursache 179
– – rezidivierendes 181
– Ursachen 174
Fieberkrämpfe
– einfache 479
– komplexe 479
Flavivirus-Infektionen 222
Floppy-Infant-Syndrom 485, 489
– DD 466
– mit/ohne Muskelschwäche 465, 466
Fluoridprophylaxe 15
Flüssigkeitstherapie/-zufuhr 28
Flüssigkeitsverluste
– Abschätzung 29
Fokal-segmentale
 Glomerulosklerose 442
Follikulitis 186
Folsäuremangelanämie 394
Foramen ovale, persistierendes 327
Fototherapie,
 Hyperbilirubinämie 63
Fragile-X-Syndrom 37
Frakturen, nichtakzidentelle 534
Fremdkörperaspiration 307, 308
– Heimlich-Manöver 69
– starre Bronchoskopie 297
Fremdkörperingestion 356
Frühgeborene 41
– Atemnotsyndrom 59
– intraventrikuläre
 Hämorrhagie 54

– Pneumonie 62
– Retinopathie 48
Frühsommer-
 Meningoenzephalitis 222
Fruktose-1, 6-Biphosphatase-
 Mangel 100
Fruktoseintoleranz, hereditäre 99
Fruktosemalabsorption 362
Fugue, dissoziative 526
Furunkel 186
Fußsyndrom, diabetisches 167

G

Galaktokinasemangel 99
Galaktosämie, klassische 98
Galaktosestoffwechsel
 (störungen) 98
Galant-Reflex 458
Gallenblasenhydrops 279
Gallengangsatresie 374
– Screening 13
GALT-Mangel 98
Gastritis, Helicobacter-
 assoziierte 358
Gastroenteritis 182, 183
Gastrointestinale Infektionen,
 virale 360
Gastroösophageale
 Refluxerkrankung 354
– Therapie 355
Gastroschisis, Erstversorgung 47
Geburtsanamnese 42
Gelbfieber 223
Gelegenheitsanfälle 479
Gelenkinfektionen 202, 203, 270
Gelenkschwellungen,
 Differenzialdiagnose 272
Genitalentwicklung 153
Genomische Prägung (Imprin-
 ting) 36
Gerinnungsstörungen
– DIC 407
– Hämophilie 405
– Von-Willebrand-Syndrom 406
Gestationsalter 41
Gestationsdiabetes 160
Gesundheitsberatung 531
Giardiasis 223
Giftentfernung
– primäre 85
– sekundäre 86
Gilbert-Meulengracht-Syn-
 drom 379
Glasgow Coma Scale 83
Glasknochenkrankheit 510
Glaskörperblutungen 535
Glioblastom 499

Glomerulonephritis 438
– akute postinfektiöse 439
– membranoproliferative 440
Glomerulopathien
– Alport-Syndrom 443
– benigne familiäre Hämaturie 443
– nephritische Syndrome 438, 439
– nephrotische Syndrome 439
Glucuronidierungsstörungen 378
Glukokortikoidexzess 150
Glukose-6-phosphat-Dehydrogena-
 se-Mangel 396
Glukosemonitoring 165
Glutarazidurie Typ I 111
Glykogenosen
– Typ I 101
– Typ II (Morbus Pompe) 102
Glykosylierungsstörungen, kongeni-
 tale 119
Gonadarche 151
Gonoblennorrhö 223
Gonokokken-Infektion 223
Gottron-Papeln 280
Gower-Zeichen 280
Graft-versus-Host-Reaktion
– SCID 259
Graft-vs.-Host-Erkrankung 412
Graft-vs.-Leukämie-Effekt 412
Granulomatose, septische 264
Granulozytose 402
Grippaler Infekt 230
Grippe. siehe Influenza
Großwuchs, Beckwith-Wiedemann-
 Syndrom 37
Grundimmunisierung 178
Guillain-Barré-Syndrom 487
Gürtelrose 172

H

Haemophilus-influenzae-
 Infektionen 178, 224
Hämangiom, infantiles 513
– ulzeriertes 514
Hämangiomatose 514
Hämatologische
 Systemerkrankungen, maligne
– Diagnostik 410
– Histiozytosen 420
– Leukämien 413
– Lymphome 417
Hämatopoetisches System 389, 422
– Erkrankungen 390
– – unreifer Zellen 389
– unreife Zellen
– – vermehrte Bildung 422
Hämaturie
– benigne familiäre 443

– glomeruläre 438
– nichtglomeruläre 445
Hämochromatose, primäre (hereditäre) 377
Hämodialyse 456
– Giftentferung 86
Hämofiltration, kontinuierliche venovenöse 81
Hämolytisch-urämisches Syndrom 447
– atypisches 448
– typisches 448
Hämoperfusion
– Giftentfernung 86
Hämophagozytische Lymphohistiozytose 421
Hämophilie 405, 406
Hand-Fuß-Mund-Krankheit 172, 224
Hand-Fuß-Syndrom 400
Harnsäuresteine 445
Harnsäurestoffwechselstörungen 120
– Lesch-Nyhan-Syndrom 121
Harnstoffzyklus(störungen) 107
Harnwegsfehlbildungen
– Doppelbildung oberer Harntrakt 433
– Megaureter 435
– ureteropelvine Stenose 435
– Urethralklappen 437
– vesikoureteraler Reflux 434
Harnwegsinfektionen 183–185
Hashimoto-Thyreoiditis 135, 140
– bei Typ-1-Diabetes 166
Hausstaubmilbenallergie 292
Hauterkrankungen
– Akne 519
– Ekzeme 515
– Hämangiome 513
– Psoriasis 517
Hautinfektionen 185
Hautturgor, Beurteilung 3
HbA_{1c}-Wert 165
HbH-Krankheit 398, 399
Head-and-Neck-Dermatitis 515
Heimlich-Manöver 69
Helicobacter-pylori-Infektion 358, 359
Helminthiasen, Echinokokkose 255
Hepatische Enzephalopathie 382, 383
Hepatische Porphyrien 378
Hepatitis
– A 225
– autoimmune 379

– B 226
Hepatoblastom
– Ätiopathogenese 425
– Diagnose, DD 425
– Therapie 425, 426
– Tumormarker 410
Hepatoportoenterostomie 374
Hepatorenales Syndrom 383
Hepatozelluläres Karzinom 426
Hereditäres Angioödem 265
Herpes zoster 172, 178, 253, 254
Herpes-Enzephalitis, des Neugeborenen 190
Herpes-Virus-Infektionen 227
– HSV1 und HSV2 226
Herz, univentrikuläres 336
Herz-/Kreislaufversagen, Monitoring 75
Herzfehler, angeborene
– Ätiologie 316
– genetische Syndrome 316
Herzgeräusche 317, 318
Herzinsuffizienz 316
– chronische 351
Herzkatheteruntersuchung 322
Herz-Kreislauf-Erkrankungen
– Anamnese 316
– arterielle Hypertonie 318
– bildgebende Untersuchungen 321
– Echokardiografie 321
– elektrophysiologische Untersuchung 322
– Funktionsanalysen 321
– Herzgeräusche 318
– Herzkatheter 322
– Hypertrophiezeichen 319
– Leitsymptome 318
– perinatale Kreislaufumstellungsprozesse 316
– Röntgen-Thorax 321
– Thoraxschmerzen 318
– Zyanose 318
Herz-Kreislauf-System, postnatale Adaptation 42
Herzrhythmusstörungen 71
– bradykarde 349
– tachykarde 345
– Warnzeichen 345
Herztöne 317
Herztransplantation 352
Heubnersche Sternenkarte 172
Heuschnupfen 289
Himbeerzunge 173
Hiob-Syndrom 262
Hirnabszess 191
Hirnblutungen

– Frühgeborene 54
– Schweregrade 55
Hirndruckmessung, Einheiten 83
Hirndruckmonitoring
– Glasgow Coma Scale 82
– Indikation 83
Hirndrucktherapie 83
Hirnödem
– akutes Leberversagen 383
– hypertone Dehydratation 362
– Pathogenese bei Ketoazidose 162
Hirntumoren. siehe ZNS-Tumoren
Histiozytosen
– Einteilung 420
– hämophagozytische Lymphohistiozytose 421
HIV-Infektion
– Aids-definierende Erkrankungen 229
– cART 228
– CDC-Klassifikation 228, 229
– Postexpositionsprophylaxe, Neugeborene 229
HMSN (hereditäre motorische und sensible Neuropathie) 486
Hochfrequenzoszillation (HFO) 74
Hochwuchs
– dysproportionierter 132
– familiärer 133
– permanenter 133
– sekundärer 134
– transienter 132, 133
Hodenhochstand 157
Hodentorsion, Akutsymptomatik 84
Hodgkin-Lymphom
– Ann-Arbor-Klassifikation 419
– Symptome 419
– Therapie 419
Holoprosenzephalie 462
Homocystinurie 106, 132, 133
Horner-Syndrom 422
Hornhautinfektion 209
Hörscreening 13
HSN (hereditäre sensorische Neuropathien) 487
Hüftdysplasie
– angeborene 507
– Sonografiescreening 13
– sonografische Klassifikation nach Graf 507, 508
Hüftgelenk, Morbus Perthes 508
Hüftkopfnekrose 510
Hüftluxation, angeborene 507, 509
Hüftschnupfen 273
Humane Papillomaviren (HPV) 178

Husten, chronischer 300
Hydatidentorsion,
  Akutsymptomatik 84
Hydrocephalus
– internus progressivus 461
– occlusivus 461
Hydronephrose 43
Hydrops fetalis, Erstversorgung 48
Hyperaldosteronismus 150
Hyperammonämie 107
Hyperbilirubinämie
– Pathogenese 63
– Stufentherapie 63
Hypercholesterinämie,
  familiäre 121
Hyperglykämie 159
Hyper-IgE-Syndrom, autosomal-
  dominantes 262
Hyperinsulinismus 97
Hyperkaliämie 30
Hyperkalzämische Krise 143
Hyperkinetische Störung 528
Hyperkortisolismus 149
Hyperlaktatämie,
  Mitochondriopathien 112
Hyperleukozytose 414, 416
Hyperlipidämie, familiäre
  kombinierte 122
Hyperlipoproteinämien,
  primäre 121
Hypernatriämie 31
Hyperparathyreoidismus 143
– primärer 142
Hyperphenylalaninämie 102
– BH4-Defekte 105
– maternale 104
– PAH-Defekte 103
Hypertension, portale 380
Hyperthermie, maligne 493
Hyperthyreosen 138, 139
Hypertonie
– arterielle 318
– persistierende pulmonale,
  Neugeborene 56
– renale 449, 450
Hypertriglyzeridämie, familiäre 122
Hypoglykämie 95-97, 166
– neonatale 64
Hypogonadismus
– hypergonadotroper 99, 133
– hypogonadotroper 154
Hypokaliämie 31
Hypokalzämie 32, 141, 142
Hypolaktasie 362
Hypolipoproteinämien,
  primäre 122
Hyponatriämie 31

Hypoparathyreoidismus 140, 141
Hypophosphatämische
  Rachitis 446
Hypophosphatasie 146
Hypophysenadenom 149
Hyposensibilisierung, Allergien 291
Hypothermie 48
– Ertrinken 90
– therapeutische 73
– – Asphyxie, perinatale 48
Hypothyreosen 135, 138
– latente 137
– primäre, angeborene 135
– sekundäre (zentrale) 136
Hypothyroxinämie 135
Hypoventilationssyndrom,
  zentrales 72
Hypovolämie
– Neugeborene 46
Hypovolämischer Schock 76
Hypoxischer Anfall, Therapie 334
Hypoxisch-ischämische
  Enzephalopathie
– Krampfanfälle 56
– Prognose 54
Hypsarrhythmie 475, 477

I

Icterus prolongatus 373, 379
Idiopathische thrombozytopenische
  Purpura (ITP) 405
– akute 404
– chronische 404
IgA-Glomerulonephritis 440
IgA-Mangel, selektiver 261
IgE-Antikörper, Allergien 283, 284
IgG-Subklassen-Defekte 261
Ikterus, cholestatischer 373
Imatinib 411
– chronische myeloische
  Leukämie 417
Immundefekt(erkrankungen/
  -syndrome)
– CVID 260
– der
  Sauerstoffradikalproduktion 264
– Diagnostik 257, 258
– Ig-Isotypen, selektiver
  Mangel 261
– Komplementfunktion 264
– mit Antikörpermangel 259
– mit Blutungen 263
– mit fazialen Auffälligkeiten 261
– mit neurologischen
  Symptomen 262
– primäre (angeborene) 257, 258
– schwere kombinierte 259

– sekundäre 258
– Warnsymptome 257, 258
Immunkomplex-
  Glomerulonephritis 440
Impetiginisation 185
Impetigo contagiosa 185
Impfkalender 177, 178
Impfstoffe 177
Impfungen 176
– immunsupprimierte
  Patienten 177
– und Operationen 177
Impressionsfraktur 483
Infektionen
– Adenoviren 211
– anaerobe 212
– Arboviren 213
– Atemwege 174
– Bartonellen 231
– Blickdiagnose 171
– Bordetellen 232
– Borrelien 235
– Campylobacter 215
– Chlamydien 216
– Clostridien 213, 218, 250
– Corynebakterien 220
– Dermatophyten 220
– Diagnostik 207
– EBV 221
– Enterobacteriacae 253
– Enteroviren 221, 224
– Fieber 173
– Flaviviren 222
– gastrointestinale 360
– Giardien 223
– Gonokokken 223
– Herpesviren 226
– Hygiene- und
  Barrieremaßnahmen 176
– Immunisierung 176
– immunsupprimierte
  Patienten 187, 188
– Influenzaviren 230
– intrauterine 51
– klinische Diagnose 176
– Knochen und Gelenke 202
– konnatale 203
– Labordiagnostik 176
– Legionellen 233
– Lymphknotenschwellung 175
– Masern 238
– multiresistente Erreger 188
– Mumps 240
– Mykobakterien 252
– nach Stich- und
  Schussverletzungen 202
– Neisserien 239

– neonatale 206
– nosokomiale 176
– ophthalmologische 208
– Parasiten 237, 247
– Parvoviren 242
– Pilze 216
– Plasmodien 237
– Pneumokokken 242
– Pockenviren 244
– Polioviren 243
– regionenspezifische infektiologische/tropenmedizinische 180
– Rotaviren 245
– RSV 244
– Salmonellen 253
– SIRS 207
– Staphylokokken 248
– Streptokokken 248
– Tollwut 250
– Toxoplasmen 251
– Treponemen 249
– Übertragung(swege) 176
– Varizellen 253
– Vibrionen 217
– virale 179
– Würmer 251
– Yersinien 255
– Zentralnervensystem 188
Infektkrupp 197
Inflammasomopathien 266
Influenza 178, 230
– Impfung 231
Infusionstherapie
– Drei-Stufen-Modell 28
– Zugangswege 28
Inhalationstrauma 89
Inhalativer Provokationstest, unspezifischer 297
Innenohrschwerhörigkeit
– Alport-Syndrom 443
– CMV-Infektion 219
– Long-QT-Syndrom 348
Insektengiftallergie 290, 292
Insulinmangel 159
Insulinsekretionsstörungen 160
Insulin-Signalling-Defekte 168
Insulintherapie 163, 164
Insult. siehe Schlaganfall
Intoxikation siehe auch Vergiftungen
– akutes Leberversagen 384
Intrakranielle Druckerhöhung
– respiratorisches Versagen 72
– Therapie 83
– Ursachen 82
Intraventrikuläre Hämorrhagie

– Epidemiologie 54
– Präventionsstrategien 55
– Prognose 55
– Schweregrade 55
– Symptome 55
Intubation
– gerader vs. gebogener Spatel 73
– neonatale Reanimation 45
– Neugeborene, Zeitpunkt 45
– Sauerstoffgabe 46
– Tubusgrößen 74
– Volumenexpansion 46
Invagination 366, 367
Invasive Meningokokken-Erkrankung (IME) 175
Ionenkanalerkrankungen 348
Ischämien, zerebrale 496
Isovalerianazidurie 110
IUGR. siehe Wachstumsrestriktion, intrauterine

J
Janz-Syndrom 473
Jervell-Lange-Nielsen-Syndrom 348
Jugendliche, Transition in Erwachsenenmedizin 26
Juvenile Dermatomyositis (JDM) 280
Juvenile idiopathische Arthritis 268, 272, 273
– oligoartikuläre 270
– systemische 271
Juvenile myelomonozytäre Leukämie (JMML) 417

K
Kallmann-Syndrom 154
Kälteagglutininkrankheit 400
Kältehämoglobinurie, paroxysmale 400
Kalziumglukonat 31
Kardiogener Schock 78
Kardiokompression 70
Kardiokompression. siehe auch Thoraxkompression
Kardiologische Erkrankungen. siehe auch Herz-Kreislauf-Erkrankungen
Kardiomyopathien
– dilatative 343, 344
– hypertrophe 343, 344, 345
– primäre/sekundäre 344
– tachykardieinduzierte 345
Kardiopulmonale Reanimation. siehe Reanimation
Kariesprophylaxe 15

Kartagener-Syndrom 312
Katarakt 13
Katayama-Fieber 246
Katzenkratzkrankheit 231
Kaudasyndrom 500
Kavopulmonale Anastomose 337
Kawasaki-Syndrom 278, 338
– inkomplettes 279
Keimzelltumoren
– Charakteristika 428
– Tumormarker 410
Kephalhämatom 43
Keratitis 209
Kernig-Zeichen 4
Kernikterus 63
Keuchhusten 178, 232
– Impfung 233
KEV (konstitutionelle Entwicklungsverzögerung) 154
Kindeswohlgefährdung
– Hinweise 532
– körperliche Misshandlung 533
– Münchhausen-py-proxy-Syndrom 537
– Risikofaktoren 533
– sexueller Missbrauch 535
– Vernachlässigung 536
Kleinwuchs 132
– Down-Syndrom 33
– dysproportionierter 130, 447
– familiärer 128
– intrauteriner 130
– proportionierter 131
– Ursachen 129
Klinefelter-Syndrom 132, 133, 155
Klinische Untersuchung
– Abdomen 43
– Dysmorphiezeichen 44
– Extremitäten 43
– Früh- und Reifgeborene 42
– Haut 44
– Kopf und Hals 43
– neurologische 44
– Reifezeichen 44
– Rücken 43
– Thorax 43
Knochenalterbestimmung 130
Knocheninfektionen 202, 203
Knochenmarkinsuffizienz
– angeborene 389
– erworbene 391
Knochenmarkpunktion 410
Knochenmarkstanze 410
Knochenmarktransplantation
– akute myeloische Leukämie 416
– allogene 412

– Graft-vs.-Host-Erkrankung 412
– haploidentische 412
Knochenstoffwechselstörungen 140
Knollenblätterpilzvergiftung 384
Köbner-Phänomen 518
Kohle, Giftentfernung 85
Kohlenhydratstoffwechselstörungen 95
Kokain, Effekte auf den Fetus 52
Kolitis
– nicht klassifizierbare 370
– pseudomembranöse 218
Kollagenosen
– Sklerodermie 276
– systemischer Lupus erythematodes 274
Kolonpolyp, juveniler 371, 372
Koma
– Beatmung 73
– Glasgow Coma Scale 83
– Ursachen im Kindesalter 82
Komplementdefekte 264
Konjunktivitis 208
– bakterielle 209
– Chlamydien 209, 216
– virale 209
Kontinenz(entwicklung) 21
Konversionsstörungen 505
Kopfrose. siehe Herpes zoster
Kopfschmerzen
– Migräne 501
– primäre 501
– sekundäre 502
– Spannungstyp 501
Koplik-Flecken 172, 238
Körpergröße, Berechnung nach Tanner 131
Körperschemastörung 527
Krampfanfälle 56
– afebrile 481
– antikonvulsive Langzeittherapie 478
– DD 478
– dissoziative 526
– epileptische. siehe Epilepsie
– febrile 479
– myoklonisch-astatische 473
– neonatale
– – Diagnostik 56
– – Symptome 56
– – Therapie 56
– nichtepileptische 482
– Prognose 479
– psychogene vs. epileptische 505
– Therapie 478
– Tuberöse-Sklerose-Komplex 465
Krätze 247

Krebserkrankungen. siehe Onkologische Erkrankungen
Kreislauf
– fetaler 57, 317
– postnatale Umstellung 317
Kryopyrinopathie 266
Kryptorchismus 157
Kugelzellenanämie. siehe Sphärozytose
Kuhmilchallergie 371
Kupferintoxikation, exogene 384
Kupferspeicherkrankheit 376
Kurzdarmsyndrom 365

L

Lactobacillus GG 362
Lagereaktionen 458
Lagerungsschwindel, benigner paroxysmaler 504
Laktoseintoleranz 362
Lamblienruhr 223
Landau-Kleffner-Syndrom 476
Landau-Reaktion 458
Langerhans-Zell-Histiozytose
– Diagnostik 420
– Pathophysiologie 420
– Symptome, Lokalisation/Häufigkeit 421
– Therapie 421
Laryngitis, akute stenosierende 197
Laryngotracheitis, akute stenosierende 196
Laryngotracheomalazie 298
Larynxödem 265
Lasègue-Zeichen 4
Lebererkrankungen
– entzündliche 379
– metabolische 375
Lebertransplantation 82, 385
Lebertumoren, maligne 425
Lebervenenverschlusskrankheit 384
Leberversagen, akutes
– Ätiologie 382, 384
– Diagnostik 383
– Therapie 384
Legionellose (Legionärskrankheit) 233
Leishmaniose
– kutane 234, 235
– mukokutane 234
– viszerale 234
Leistenhernie, Akutsymptomatik 84
Lennox-Gastaut-Syndrom 475, 476

Lesch-Nyhan-Syndrom 121
Lese-Rechtschreib-Störung 527
Leukämien
– akute lymphatische 413
– akute myeloische 415
– chronische myeloische 416
– Imatinib 411
– juvenile myelomonozytäre 417
– Knochenmarkdiagnostik 410
– Laborbefunde 410
Leukodystrophien 469
Leukomalazie, periventrikuläre 55
Leukozytopenie 401
Leukozytose 402
LGA (large for gestational age) 41
Lhermitte-Zeichen 494
Lichen sclerosus et atrophicus 277
Lilac-Ring 280
Linksherzsyndrom, hypoplastisches 336, 337
Lipodystrophie-Syndrome 168
Lissenzephalie 462
Lobäres Emphysem, kongenitales 298
Long-QT-Syndrom 348
Louis-Bar-Syndrom 262
Lung-Clearance-Index (LCI) 296
Lungen, postnatale Adaptation 41
Lungenbiopsie 298
Lungenentzündung. siehe Pneumonie
Lungenerkrankungen
– chronisch-obstruktive 312
– infektiöse 297
– interstitielle
– – Diagnostik 297
Lungenfunktion(sdiagnostik) 296, 301
Lungenkrankheiten
– diagnostische Techniken 295
– genetische 308
– interstitielle 314
– obstruktive 299
Lungensequester 299
Lungentuberkulose 252
Lungenvenenfehlmündung 333
– partielle 332
– totale 332
Lupus erythematodes 274
– arzneimittelinduziert 276
– kutaner 275
– systemischer. siehe SLE
Lyme-Arthritis 236
Lyme-Borreliose 235, 236, 237
Lymphadenitis 205
– Mykobakterien, nichttuberkulöse 241

– Ursachen 175
Lymphangiektasie,
 kongenitale 365
Lymphknoten 204
– alterstypische 205
– benigne vs. maligne Vergrößerung,
 Unterscheidungskriterien 206
– pathologische Vergrößerung 206
– Schwellung / Vergrößerung. *siehe*
 Lymphadenitis
Lymphome
– großzellig-anaplastische 417, 418
– Hodgkin 419
– lymphoblastische 417, 418
Lymphozytentransformations-
 test 258
Lymphozytose 403
Lysosomale Speicherkrankheiten
– Mukolipidosen 118
– Mukopolysaccharidosen 115
– Oligosaccharidosen 116
– Sphingolipidosen 116

M

Makrozephalus 463
Malaria 237, 238
Malariaprophylaxe 238
Maldescensus testis 157
Mannheimer Elternfragebogen
 (MEF) 23
Marfan-Syndrom 132, 133
– kardiale Manifestation 350
Masern 178, 238
– Impfung 239
Mastoiditis 193
MCAD-Mangel 115
McCune-Albright-Syndrom 138
Medikamentenallergie 290
Medikamentenintoxikation 85
Megakolon, toxisches 370
Megaureter 435
Mekoniumaspiration 61
– Prävention und Therapie 62
Mekoniumileus 312
Membranoproliferative
 Glomerulonephritis 440
MEN (multiple endokrine
 Neoplasien) 142
Menarche 151
– isolierte prämature 152
Meningismus,
 Untersuchungsverfahren 3
Meningitis
– bakterielle 190, 191
– Hirndruckmonitoring 82
– lymphozytäre (Borrelien) 236
– virale. *siehe* Virusmeningitis

Meningoenzephalitis 191
– Frühsommer- 222
Meningokokken-Infektionen 178,
 240
– invasive 239
– Meningitis 239
– Sepsis 239
Merseburger Trias 138
Metabolisches Syndrom 160
Methylmalonazidurie 110
Migräne 501
– Aura(symptomatik) 502
– Diagnostik 502
Mikroalbuminurie 167
Mikrodeletionssyndrome
– 22q11.2 35
– 7q11.23 36
Mikrozephalus 462
Milchschorf 515, 516
Miliartuberkulose 252
Miller-Fisher-Syndrom 488
Milzsequestration 400
Minimal-Change-
 Glomerulopathie 441
Mischkollagenosen 277
Misshandlung, körperliche 532,
 533
Mitochondriopathien 112, 113
Mitralklappeninsuffizienz 326
Mitralklappenprolaps 327
Mitralstenosen 326
Mittelmeerfieber, familiäres 266
MODY (Maturity-Onset Diabetes of
 the Young) 160, 168
Mononukleose, akute
 infektiöse 221
Morbus Addison 148
Morbus Basedow 138, 139
Morbus Behçet 279
Morbus Crohn 367, 368
Morbus Fabry 117
Morbus Gaucher 116
Morbus haemolyticus
 neonatorum 51
Morbus Hirschsprung 366
Morbus Perthes 510
Morbus Pompe 102
Morbus Recklinghausen 463
Morbus Wilson 376, 377
Moro-Reaktion 44, 458
Morphea 276
Mukolipidosen 118
Mukopolysaccharidosen 115
Mukoviszidose 308
– CFTR-Modulation 312
– Diagnostik 301, 310
– Inzidenz 309

– Komplikationen 310
– Leitsymptome 309
– Neugeborenen-Screening 310
– Organmanifestationen 309
– Therapie 310, 311
– – hepatobiliäres System 312
Multiorganversagen
– qSOFA-Score 81
– SOFA-Score 79, 80
Multiple endokrine Neoplasien
 (MEN) 142
Multiple Sklerose 493–495
Multiresistente Erreger (MRE)
 188
Mumps 178
Münchhausen-by-proxy-
 Syndrom 537
Mundhygiene, Beratung,
 antizipatorische 15
Murray-Score, ARDS 75
Muskelatrophien, spinale 484
Muskeldystrophien,
 progressive 490
Myasthenia gravis 488
Mycoplasma pneumoniae,
 Kälteagglutininkrankheit 400
Myelinstörungen 469
Myelodysplastisches Syndrom 416
Myelomeningozele,
 Erstversorgung 47
Mykoplasmen-Infektionen,
 Pneumonie 198
Myokarditis 342
Myopathien, kongenitale 489

N

Nabelinfektion 186
Nachholimpfung 178
Nackenreflex 458
Nagelbettentzündung 186
NAGS-Mangel 109
Nährstoffzufuhr
– Flüssigkeit 27
– Makronährstoffe 27
Nahrungsmittelallergie 286
Nahrungsmittelbotulismus 213
Narkolepsie 530
Nasennebenhöhlenentzün-
 dung 194
Nebennierenrinde
– Überfunktion 149
– Unterfunktion 148
Nebennierenrindenkarzinom 150
Neisseria gonorrhoeae 224
Nekrotisierende Enterokolitis 49
Nekrotisierende Fasziitis 186
Neonatalperiode 41

Neonatologie
– antenatale Steroide   41
– Definitionen   41
– postnatale Adaptation   41
– Untersuchungen   42
Nephritis, PSH-assoziiert   278
Nephritische Syndrome   438
– IgA-Glomerulonephritis   440
– membranoproliferative Glomerulonephritis   440
– postinfektiöse Glomerulonephritis   439
Nephroblastom
– Diagnose, DD   424
– Stadieneinteilung   425
– Symptome   424
– Therapie   424
Nephroblastomatose   425
Nephrokalzinose   444
Nephronophthise   433
Nephrotische Syndrome   439
– fokal-segmentale Glomerulosklerose   442
– Minimal-Change-Glomerulopathie   441
Nesselsucht   291
Netzhauttumoren   422
Neugeborene
– Dysmorphiezeichen   44
– Hämolyse   51
– Intubation   45
– klinische Untersuchung   42
– reife   41
– Reifezeichen   44
Neugeboreneninfektion
– nosokomiale   53
– perinatal erworben   53
Neugeborenenkonjunktivitis   208
Neugeborenenpneumonie   199, 200
Neugeborenenreanimation
– ABCD-Regel   44
– Adrenalin   45
– Beatmung   44
– Intubation, endotracheale   45
– Sauerstoffgabe   46
– Thoraxkompression   45
– Volumenexpansion   46
Neugeborenenscreening
– Mukoviszidose   310
– Stoffwechselkrankheiten   94
Neugeborenensepsis   207, 208
Neuralrohrdefekte   460
Neuritis vestibularis   505
Neuroblastom
– Ätiopathogenese   422
– Diagnostik, DD   423
– Prognose   424

– Stadieneinteilung   423
– Symptome   422, 423
– Therapie   423
– Tumormarker   410
Neuroborreliose   236, 237
Neurodegenerative Erkrankungen
– Ätiopathogenese   469
– Basalganglien/extrapyramidales System   470
– Diagnostik   469
– Einteilung   469
– graue Substanz   470
– Kleinhirn, Hirnstamm, Rückenmark   470
– Symptomatik   469
– weiße Substanz   469
Neurodermitis   287, 288, 293
Neurodermitis. siehe auch Atopisches Ekzem
Neurofibromatose Typ 1   463
Neurokutane Syndrome
– Morbus Recklinghausen   463
– tuberöse Sklerose   464
Neurologische Untersuchung
– Klein- und Schulkind   460
– Neugeborenes und Säugling   458
Neuromuskuläre Erkrankungen
– angeborene Myopathien   489
– neuromuskuläre Endplatte   488
– periphere Nerven   486
– spinale Muskelatrophien   484
Neuropathien   486
– erworbene   487
– hereditäre
– – motorische und sensible (HMSN)   486
– – sensorische (HSN)   487
Neutropenie, reaktive   401
Neutrophilenverschiebung, DD   403
Neutrozytopenie   401
Niemann-Pick-Krankheit   117
Nierenagenesie   432
Nierenarterienstenosen   450
Nierenerkrankungen
– Glomerulopathien   437
– im Rahmen systemischer Erkrankungen   447
– polyzystische   432
– tubulointerstitielle   443
– Tubulopathien   445
Nierenersatztherapie
– Indikationen   454, 455
– Outcomes   455
– Transplantation   454
Nierenersatzverfahren, Indikation   81

Niereninsuffizienz, chronische   437
– kardiovaskuläre Komorbidität   453
– Klassifikation   452
– Komplikationen   455
– Symptome   453
– Therapie und Verlauf   453, 455
Nierensteine   444
Nierentransplantation
– Behandlungsoutcome   456
– Durchführung   455
– immunsuppressive Therapie   455
– Lebendspende   454
Nierenversagen
– akutes   81, 450
– konservatives Management   81
– postrenales   451
– prärenales   451
– renales   451
Nikotin, Effekte auf den Fetus   52
NNR-Insuffizienz   149
– primäre (Morbus Addison)   148
– tertiäre   148
– zentrale   148
NOMID (neonatal onset multiinflammatory disease)   266
Non-Hodgkin-Lymphom   413
– DD   418
– Diagnostik   417
– Prognose   418
– Stadieneinteilung   418
– Symptomatik   417
– Therapie   418
– Untergruppen   417
Noonan-Syndrom   417
NSSV (nichtsuizidales selbstverletzendes Verhalten)   522, 523
NTM-Infektionen   241

O

Obstipation
– chronische   370
– habituelle   366
Oligoarthritis   271
Oligosaccharidosen   116
Oligurie   450
Omphalitis   186
Omphalozele
– Erstversorgung   47
– Minorform   43
Onkologische Erkrankungen
– Behandlung   410
– Bildgebung, Funktionsdiagnostik   410
– Chemotherapie   411
– chirurgische Therapie   410

– Häufigkeiten 409
– immunologische Therapien 412
– Kindesalter 409
– Knochenmark-/
  Stammzelltransplantation 412
– Laboruntersuchungen 410
– Resektionsgrade 411
– Schmerztherapie, WHO-
  Stufenschema 412
– Strahlentherapie 411
– Symptome 409
– targeted therapy 411
– Tumormarker 410
Ophthalmologische
  Untersuchung 4
Opioide, Effekte auf den Fetus 52
Opsomyoklonus-Ataxie-
  Syndrom 423
Orales Allergiesyndrom 286
Orchitis 187
Organoazidopathien 110
Organversagen, intestinales 365
Ösophagitis, eosinophile 355, 356
Ösophagogastroduodenoskopie
  380
Ösophagusatresie,
  Erstversorgung 47
Ösophagusvarizen 380–382
Ösophagusverätzungen 357
Osteogenesis imperfecta 510, 511
Osteomyelitis 202
– nichtbakterielle 281
– vertebrale 203
Osteosarkom
– Ätiopathogenese 430
– Diagnose, DD 429, 430
– Therapie und Prognose 430
OTC-Mangel 108
Otitis 192
– externa 193
– media
– – akute 192, 193
– – chronische 193
– – mit Erguss 193

P
Palliativtherapie 412
Panaritien 186
Panayiotopoulos-Syndrom 476
Panenzephalitis, subakute
  sklerosierende 238
Pankreasinsuffizienz
– exokrine 311
– Therapie 311
Pankreasinsuffizienz, exokrine 387
Pankreatitis
– akute 387

– chronische 387
– DD 387
Paracetamol
– Intoxikation 81, 90
– Überdosierung 384
Paragranulom 419
Paratyphus 253
Parenterale Ernährung
– Drei-Stufen-Modell 28
– Flüssigkeitszufuhr 27
– Früh- und Reifgeborene 27
– Glukose-, Protein- und
  Lipidzufuhr 29
– Nährstoffzufuhr 27
– Zugangswege 28
Parinaud-Syndrom 231
Parotitis epidemica 240
Paroxysmale Funktionsstörungen,
  nichtepileptische 482
Parvovirus-B19-Infektionen 172,
  242
Pätau-Syndrom 35
Pavor nocturnus 530
Peptisches Ulkus 359
Perenniale allergische Rhinitis 289
Perikarddrainage,
  Punktionsstellen 68
Perikarditis 341
Perikardpunktion 68
Perikardtamponade 68, 342
Perinatalperiode 41
Peritonealdialyse,
  Behandlungsoutcome 455
Periventrikuläre Leukomalazie
– Inzidenz 55
– Pathogenese 56
– Prognose 56
– zystische 56
Peroxisomale
  Stoffwechselkrankheiten,
  Biosynthesedefekte 118
Persistierende pulmonale Hyperto-
  nie des Neugeborenen 56
– Prävention und Therapie 58
– sekundäre 57, 58
– Ursachen 58
Persistierender Ductus
  arteriosus 331
Persistierendes Foramen ovale 327
Pertussis 403
Pertussis. siehe auch Keuchhusten
Petechien 174
Pfeiffersches Drüsenfieber 221
Pfortaderthrombose 382
PHACE(S)-Syndrom 514
Phagozytendefekte 258
Phäochromozytom 427

Pharyngitis 173
Pharyngokonjunktivales
  Fieber 171, 209, 211
Phenylketonurie 103
Philadelphia-Chromosom 414
Phlegmone 186
Phobien, soziale 524
Phosphatdiabetes 144
Pierre-Robin-Sequenz,
  Erstversorgung 47
Pityriasis alba 515
Plasmodien 237
Plazentainsuffizienz 50
Pleuradrainage 67
Pleurapunktion 67
Pleuritis 308
Plexusparese 44
Plötzlicher Herztod 343
– Aortenstenosen 322
– Fallot-Tetralogie 334
– Herzrhythmusstörungen 347
– kardiale und arrhythmogene
  Synkopen 321
– sportassoziiert 345
Pluriglanduläre Insuffizienz 136
Pneumatosis intestinalis 50
Pneumokokken-Infektionen 178,
  242
– invasive 243
Pneumologische Diagnostik
– Biopsien 298
– Bodyplethysmografie 296
– bronchoalveoläre Lavage 297
– Bronchodilatationstest 296
– Bronchoskopie 297
– inhalativer Provokationstest 297
– Lung-Clearance-Index 296
– Spiroergometrie 297
– Spirometrie 295
Pneumonien
– ambulant erworbene 198
– bei Immundefizienz 199, 200
– Chlamydien 198, 217
– Diagnostik 198
– interstitielle 314
– konnatale 62
– Mykoplasmen 240
– Therapie 199, 200
Poliomyelitis 178, 243
Pollenallergie 289, 292
Pollinosis 289
Polyarthritis 271
Polydipsie
– Diabetes insipidus 126
– habituelle 127
Polyneuropathien 486
– entzündliche 487

Pontiac-Fieber 234
Porphyrien, hepatische 377
Portale Hypertension 380, 381
Postnatale Adaptation
– Apgar-Score 42
– kardiovaskuläre 42
– pulmonale 41
Postperikardiotomie-Syndrom 342
Post-Polio-Syndrom 244
Posttraumatische
 Belastungsstörung 525
Potter-Sequenz 437
Potter-Syndrom 432
Prader-Willi-Syndrom 36, 130
Prävention
– primäre 8, 531
– sekundäre 531
– tertiäre 531
Primäre ziliäre Dysfunktion 312
Primitive neuroektodermale
 Tumoren (PNET) 429
Primitivreflexe 458
Proctitis ulcerosa 369
Progressive familiäre intrahepatische
 Cholestase 375
Propionazidurie 110
Protonentherapie 411
Pseudogynäkomastie 152
Pseudohypoparathyreoidismus 141
Pseudo-Krupp 196
Pseudo-Lennox-Syndrom 476
Pseudomembranöse Kolitis
– Clostridium difficile 218
Pseudopubertas praecox 151, 152, 154
– adrenogenitales Syndrom 147
– Hochwuchs 133
– NNR-Tumoren 150
Pseudotumor cerebri 520
Psoriasis
– guttata 518
– vulgaris 517, 518, 519
Psoriasis-Arthritis 271
– juvenile 518
Psychosen, affektive 521
Psychosomatische Erkrankungen,
 neurologische 505
Pubarche 151
– prämature 152
Pubertas praecox 151, 153
– Hochwuchs 133
– idiopathische 152
– vera 154
Pubertas tarda 154
Pubertätsentwicklung
– normale 150
– Normvarianten 152

– Stadien nach Tanner 151
– verzögerte 154
– vorzeitige 151
Pubesbehaarung,
 Entwicklungsstadien nach
 Tanner 152
Pulmonale Adaptation 41
Pulmonalstenosen 322
Pulpitis sicca 515
Pulsoxymetrie-Screening 14
Purpura, idiopathische
 thrombozytopenische 404
Purpura fulminans 278
Purpura Schönlein-Henoch 277, 447
Pustulose, neonatale zephale 519
Pyelonephritis 185
Pyknolepsie 472
Pyoderma gangraenosum 369
Pyomyositis 186

Q
qSOFA-Score 81
QTc-Zeit, nach Alter und Geschlecht 348

R
Rachitis 145
– hypophosphatämische 144, 446
– kalzipenische 143
– phosphopenische 144
Rachitisprophylaxe 15
Radiotherapie. *siehe* Strahlentherapie
Ramsay-Hunt-Syndrom 172, 254
Rasmussen-Enzephalitis 190
RCC (refractory cytopenia of childhood) 416
RDS (respiratory distress syndrome). *siehe* Atemnotsyndrom
Reanimation 44
– ABCD-Regel 68
– Atemwege freimachen 68
– Beatmung 69
– Elterngespräch 71
– Kardiokompression 70
– neonatale. *siehe* Neugeborenenreanimation
– nicht schockbarer Herzrhythmus 72
– schockbarer Herzrhythmus 72
– Ursachen 68
Rechenstörung 527
Rechtsherzsyndrom,
 hypoplastisches 337
Reentry-Tachykardien
– atrioventrikuläre 345
– AV-nodale 345, 346
Reflex, myogener 451

Reflexsynkope 482
Reflux
– gastroösophagealer 354
– sekundärer 355
– vesikoureteraler 434
Refluxösophagitis 354, 358
Reifezeichen 44
Reisediarrhö, Campylobacter 215
Reiter-Syndrom 274
Rekapillarisierungszeit 75, 76
Respiratorisches Versagen
– peripheres 73
– zentrales 72
Respiratory-Syncytial-Virus-Infektionen 244
Retinoblastom 421, 422
Retinopathie des Frühgeborenen 48
– Prävention 49
– Therapie 49
Rett-Syndrom 470
Reversibles ischämisches neurologisches Defizit (RIND) 496
Reye-Syndrom 378
Rhabdomyosarkom
– Ätiopathogenese 428
– Diagnose, DD 428, 429
– Lokalisation 428
– Symptome 428
– Therapie und Prognose 429
Rheumatische Erkrankungen
– Anamnese 267
– Arthritiden 270
– Basistherapeutika
 (csDMARDs) 269
– bildgebende Untersuchungen 268
– Biologika, Biosimilars
 (bDMARDs) 269
– chirurgische Therapie 270
– Diagnostik 267
– Gelenke. *siehe* Arthritis
– Glukokortikoide 268
– Kollagenosen 274, 276
– Laborparameter 268
– NSAR 268
– Physiotherapie 270
– Therapie(ziele) 268
– Vaskulitiden 277, 278
Rheumatisches Fieber 338
Rhinitis, infektiöse 194
Rhinoconjunctivitis allergica 289, 292, 293
Rhinosinusitis 194
Ringelröteln 172, 173, 242
Rituximab, Leukämie 411
Robertson-Translokation 34

Rolando-Epilepsie 474, 476
Romano-Ward-Syndrom 348
Ross-Operation 323
Rotaviren 362
– Infektionen 178
Röteln 178
– Diagnose 245
– Symptome 245
Röteln-Embryopathie 245
Rubella-Panenzephalitis 245
Ruhr, bakterielle 247
Russell-Silver-Syndrom 130

S

Saccharoseintoleranz 362
Salzverlustsyndrom, zerebrales 128
SAPHO-Syndrom 203, 281
Sauerstoffgabe, Früh- und Reifgeborene 46
Sauerstoffradikalproduktion, Defekte 264
Säuglingsbotulismus 213, 215
Schädelfrakturen 483
Schädel-Hirn-Trauma 482–484
Scharlach 173, 248, 249
Schilddrüsenerkrankungen
– Dysgenesien 135
– Hyperthyreosen 138
– Hypothyreosen 135
– Struma 139
Schilddrüsenhormonresistenz 137
Schilddrüsenkarzinome
– Ätiopathogenese 426
– Diagnose, DD 427
– Eigenschaften 427
– Therapie 427
Schlafwandeln 530
Schlaganfall, ischämischer 496, 497
– kindlicher, Varizelleninfektion 254
Schmerztherapie
– WHO-Stufenschema 412
Schmetterlingserythem 275
Schneemannzeichen, Lungenvenenfehlmündung 332
Schock 76
– kardiogener 78, 322
– septischer 77, 210
Schreitreaktion 458
Schulangst 524
Schütteltrauma 482, 534, 535
Schutzimpfungen. *siehe* Impfungen
Schwangerschaftsdiabetes 160
Schwankschwindel 504
Schwartz-Bartter-Syndrom 127

Schweißtestdiagnostik, Mukoviszidose 310
Schwindel 505
– gerichtet/ungerichtet 504
– peripher/zentral 504
SCID (schwerer kombinierter Immundefekt) 259
Seborrhoisches Säuglingsekzem 517
Segawa-Syndrom 468
Sehscreening 13
Selbstverletzendes Verhalten 522
– in nichtsuizidaler Absicht. *siehe* NSSV
Sensibilitätsstörungen, dissoziative 526
Sepsis 207, 208
– bei defekter Milzfunktion 258
– nosokomiale
– – Diagnostik 207
– – Therapie 208
– therapeutische Grundprinzipien 78
– Therapie 210
Septischer Schock 77, 210
Sexueller Kindesmissbrauch 535
SGA (small for gestational age) 41
Sharp-Syndrom 277
Shprintzen-Syndrom 35
Shwachman-Diamond-Syndrom 391
SIADH (Syndrom der inadäquaten ADH-Sekretion) 127
Sichelzellenanämie 399, 400
SIDS (Sudden Infant Death Syndrome) 15
– Nikotin 52
Sinus pilonidalis 43
Sinus-coronarius-Defekt 327
Sinusitis, akute 194
Sinus-venosus-Defekte 327, 328
Sippel-Syndrom 142
SIRS (systemic inflammatory response syndrome)
– Diagnosekriterien 79
– Kinder 210
– Neugeborene 207
– therapeutische Grundprinzipien 78
Skabies 247
Sklerodermie 276
SLE (systemischer Lupus erythematodes) 274–276
Slow-virus-Enzephalitis 189
Smith-Lemli-Opitz-Syndrom 120
SOFA-Score 80
Somatoforme Störungen 505, 526
Somnambulismus 530

Soordermatitis 200
Sorbitmalabsorption 362
Sotos-Syndrom 132, 133
Soziale Phobie 524
Sozialpädiatrie
– Gesundheitsberatung 531
– Prävention 531
– Versorgungssysteme 537
Sozialpädiatrische Zentren (SPZs) 537
Sozialverhaltensstörungen 528
– aggressives/dissoziales Verhalten 529
– depressive Symptome 530
Spannungskopfschmerz 501
Speiseröhrenerkrankungen
– Fremdkörperingestion 356
– gastrointestinaler Reflux 354
– Ösophagitis, eosinophile 355
– Verätzungsösophagitis 357
Sphärozytose 395, 396
Sphingolipidosen 116
Spina bifida
– aperta cystica 461
– Erstversorgung 47
– occulta 461
Spinale Muskelatrophien 484
– Typen 485
Spinaltumoren 500
Spiroergometrie 297, 321
Spirometrie 295
ß-Thalassämie 398, 399
Stammzelltransplantation, allogene 412
Standardimpfung 178
Staphylokokken-Infektionen 248
Status asthmaticus 303, 306
Status epilepticus 472
– Indikation zur Beatmung 73
Stauungspetechien 534
Steroidgabe, antenatale 41
Sterolsynthesestörungen 120
Still-Syndrom 271
Stoffwechselerkrankungen
– akutes Leberversagen 383
– hepatisch 375
Stoffwechselnotfall 93, 95
STORCH 51
Storchenbiss 44
Strahlentherapie 411
Streptokokken-Infektionen
– Gruppe A 248
– invasive 248
Stridor
– belastungsabhängig 319
– DD, im Säuglingsalter 298
Struma 140

Stupor, dissoziativer 526
Subduralhämatom 535
Subduralhygrom 535
Substanzabusus, maternaler
– Alkohol 52
– Diagnostik 52
– Kokain 52
– Nikotin 52
Sugillationen 174
Suizidalität
– Abklärung 524
– Anorexia nervosa 527
– Definition 523
– Depression 522
– Indikatoren 523
– Risikofaktoren 524
– therapeutisches Vorgehen 524
Suizidgedanken 523
Suizidplan 523
Suizidversuch 523
Supraventrikuläre
 Tachykardien 347
– elektrophysiologische
 Mechanismen 346
Swyer-Syndrom 155
Synkopen
– Anamnese 320
– DD extrakardialer Ursachen 321
– vs. epileptischer Anfall 482
Syphilis
– erworbene 249
– konnatale 249
Systemerkrankungen, maligne
 hämatologische 410

T
Tabaksbeutelgesäß 3
Tachykardien 347
– fokale atriale 345
– supraventrikuläre 71 siehe auch
 Supraventrikuläre Tachykardien
– ventrikuläre. siehe Ventrikuläre
 Tachykardien
Tachypnoe, transiente,
 Neugeborene 62
Takayasu-Arteriitis 279
Tertiärprävention, antizipatorische
 Beratung 24, 25, 26
Tetanus 178, 250
Tethered-Cord-Syndrom 462
Thalassämie(n) 397
Thelarche 151
– isolierte prämature 152
Thoraxkompression,
 Neugeborene 45
Thoraxschmerzen 318
Thoraxsyndrom, akutes 400

Thrombembolie 408
Thrombosen 407
– Grundkrankheiten,
 Pathomechanismen 408
Thrombozyten, funktionelle
 Qualität 404
Thrombozytose 405
Thyreotoxische Krise 139
Tinea
– capitis 220
– pedis 220
TINU-Syndrom 444
Tonsillektomie 196
Tonsillopharyngitis 194–196, 248,
 249
Tonsillotomie 196
TORCH 51, 203
Torsade-de-pointes-
 Tachykardie 349
Toxic-Shock-Syndrom 210
Toxisches Megakolon 369, 370
Toxocariasis 251
Toxoplasmose 252
Tracheitis 197
Tracheomalazie 298
Tracheostoma 74
Trachom 209, 216
Traktionsversuch 458
Trancezustände 526
Tränenwegsstenose,
 kongenitale 210
Transiente inadäquate
 Relaxationen ohne Schluckakt
 (TLESR) 354
Transiente ischämische Attacke
 (TIA) 496
Transiente Tachypnoe des
 Neugeborenen 62
Translokationstrisomien 34
Transposition der großen
 Arterien 334
Trauma(tisierung)
– frühe 524
– Typ I und II 525
Traumafolgestörungen 526
– im Jugendalter 525
– im Kindesalter 525
Trennungsangst 524
Treponema pallidum 249
Trikuspidalklappenatresie 336, 337
Trikuspidalklappeninsuffizienz 325
Triple-A-Syndrom 357
Trisomie 13 35
Trisomie 18 34
Trisomie 21. siehe Down-Syndrom
Trotzphase 21

Truncus arteriosus communis 335,
 336
TSH-Screening, Neugeborene 137
Tuberkulose 252, 253
Tuberöse-Sklerose-Komplex 464,
 465
Tubuläre Nekrose, akute 451
Tubulointerstitielle Nephritis 443
Tubulopathien, renale
– primäre 445, 446
– sekundäre (komplexe) 446, 447
Tubusgröße 74
Tumorausbreitung (Staging) 410
Tumoren
– embryonale 422, 425
– endokrines System 426
– infratentorielle 500
– myogene 428
– Resektionsgrade 411
– solide 421
– supratentorielle 499
Tumorlyse-Syndrom 414
Tumormarker 410
Turner-Syndrom 155, 323
Typhus 253
Tyrosinämien,
 hepatorenale (Typ I) 105

U
U1–U11. siehe
 Vorsorgeuntersuchungen
Überempfindlichkeitsreaktio-
 nen 283
Überlaufenkopresis 370, 371
Übertragung 41
Uhthoff-Phänomen 494
Ulcus duodeni/ventriculi 359
Ulkus, peptisches 359
Ullrich-Turner-Syndrom,
 Leitsymptome 129
Undine-Syndrom 72
Unfälle
– durch elektrischen Strom 89
– Ertrinken 89
– Häufigkeit 86
– Präventionsstrategien 90
– thermische 88
Univentrikuläres Herz 336, 337
Untersuchung 16
– Vorsorge. siehe
 Vorsorgeuntersuchungen
Ureteropelvine Stenose 435, 436
Ureterozele 433
Urethralklappen 437
Urolithiasis 444, 445
Urtikaria 291, 293
Uveitis, JIA-assoziiert 271, 273

V

Varizellen-Infektionen 171, 172, 178, 254
– Herpes zoster 253
– Windpocken 253
Varizellensyndrom, fetales 254
Vaskulitiden
– der großen Arterien 279
– der kleinen Gefäße 277
– der mittelgroßen Arterien 278
VEGF (vascular endothelial growth factor), Retinopathie des Frühgeborenen 49
Velokardiofaziales Syndrom 35
Ventrikelseptumdefekte 328–330
Ventrikuläre Tachykardien, Ionenkanalerkrankungen 348
Verätzungsösophagitis 357
Verbrauchskoagulopathie 407
Verbrennungen
– Management 89
– Neunerregel, modifizierte 88
– Präventionsstrategien 90
– Schweregradeinteilung 88
Verbrühungen 88
Vergiftungen
– Anamnese 85
– Antidottherapie 86
– Epidemiologie 84
– Giftentfernung 85
– Präventionsstrategien 90
Verhalten, selbstverletzendes 522
Verhaltensprävention 531
Verhältnisprävention 532
Verletzungen
– akzidentelle vs. nichtakzidentelle 533
– geformte 534
Vernachlässigung 536
– emotionale 537
– selbstverletzendes Verhalten 523
Verschlusshydrozephalus 461
Vesikoureteraler Reflux 434
– Pyelonephritis 184
Virusinfektionen, akutes Leberversagen 383
Virusmeningitis 191
Visusprüfung 13
Vitalkapazität 295
Vitamin-B$_{12}$-Mangel-Anämie 394
Vitamin-B$_{12}$-Mangel 394
Vitamin-K-Mangel 15
Volumenmangelschock 30, 76
Von-Willebrand-Faktor (vWF) 406
Von-Willebrand-Syndrom (VWS) 406, 407

Vorhofseptumdefekt 327, 328
Vorsorgeuntersuchungen 8
– U10 23
– U11 24
– U3 9, 18
– U4 9, 18
– U5 9, 19
– U6 9, 20
– U7 9, 20
– U7a 9, 21
– U8 9, 22
– U9 9, 22
Vulvovaginitis 186

W

Wachstumsfugen 510
Wachstumshormon-Mangel
– angeborener 130
– Kleinwuchs 131
Wachstumsrestriktion, intrauterine
– Ursachen 50
Wachstumsstörungen
– Hochwuchs 132
– Kleinwuchs 128
– sekundäre 130
Warzen
– anogenitale 230
– Papillomaviren 230
Wasserintoxikation 127
Waterhouse-Friderichsen-Syndrom 239
Weichteilinfektionen 185
Weichteilsarkome 428
Werner-Syndrom 142
West-Syndrom 475
White matter damage (WMD) 56
Williams-Beuren-Syndrom 36
Wilms-Tumor. *siehe* Nephroblastom
Wilson-Krankheit, Diagnose(kriterien) 377
Wilson-Syndrom, akutes Leberversagen 82
Windpocken. *siehe* Varizellen-Infektionen
Wiskott-Aldrich-Syndrom 263
WPW-Syndrom 326, 345, 346
Wundbotulismus 215
Wundrose 186
Wundstarrkrampf 250

X

Xerosis cutis 515

Y

Yersiniose 255

Z

Zellulitis 186
Zellweger-Syndrom 118
Zentralnervensystem 498
– Fehlbildungen 460
– Tumoren. *siehe* ZNS-Tumoren
– vaskuläre Erkrankungen 496
Zentralvenöser Katheter (ZVK)
– arterieller Zugang 67
– intraossärer Zugang 66, 67
– Punktionsstellen 66, 67
Zerebralparesen
– Ätiopathogenese 467
– Definition 466
– Diagnostik, DD 468
– Klassifikation 467
– Prognose 56
– Therapie 468
Ziliendyskinesie, primäre 312
ZNS-Aspergillose 202
ZNS-Erkrankungen
– Hirndruckmonitoring 82
– Hirndrucktherapie 83
ZNS-Infektionen
– bakterielle Meningitis 190
– Enzephalitis 189
– Herpes-Enzephalitis 190
– Virusmeningitis 191
ZNS-Tumoren
– Ätiopathogenese 498
– Epidemiologie 498
– infratentorielle 500
– Lokalisation 499
– Malignitätsgrade 498
– Prognose, Nachsorge 501
– spinale 500
– supratentorielle 499
– Symptome 499
– Therapie 501
Zöliakie 363
– Screening 364, 406
Zoster
– generalisatus 172
– ophthalmicus 172, 173, 254
– oticus 172, 254
Zwerchfellhernie, kongenitale
– Erstversorgung 46
– Pathogenese 59
– Therapie 59
Zyanose 318
Zystische Echinokokkose 255
Zystische Fibrose. *siehe* Mukoviszidose
Zytostatika, Nebenwirkungen 411

Ideal als Nachschlagewerk mit leitlinienbasierten Handlungs- und Therapieempfehlungen

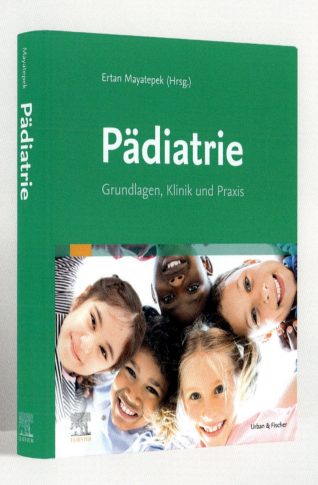

Melden Sie sich für unseren Newsletter an unter www.elsevier.de/newsletter

Diese und viele weitere Titel sowie die aktuellen Preise finden Sie in Ihrer Buchhandlung vor Ort und unter **shop.elsevier.de**

Aktuelles State-of-the-Art-Wissen für die Grundversorgung vom Säuglingsalter bis zum Jugendlichen

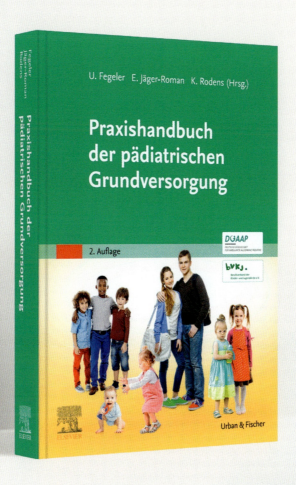

Melden Sie sich für unseren Newsletter an unter www.elsevier.de/newsletter

Diese und viele weitere Titel sowie die aktuellen Preise finden Sie in Ihrer Buchhandlung vor Ort und unter **shop.elsevier.de**

Konkrete Handlungsanweisungen für jede Altersgruppe

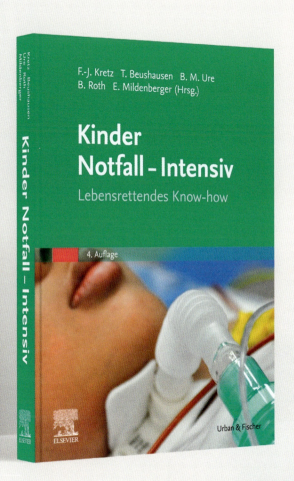

Melden Sie sich für unseren Newsletter an unter
www.elsevier.de/newsletter

Diese und viele weitere Titel sowie die aktuellen Preise finden Sie in Ihrer Buchhandlung vor Ort und unter **shop.elsevier.de**